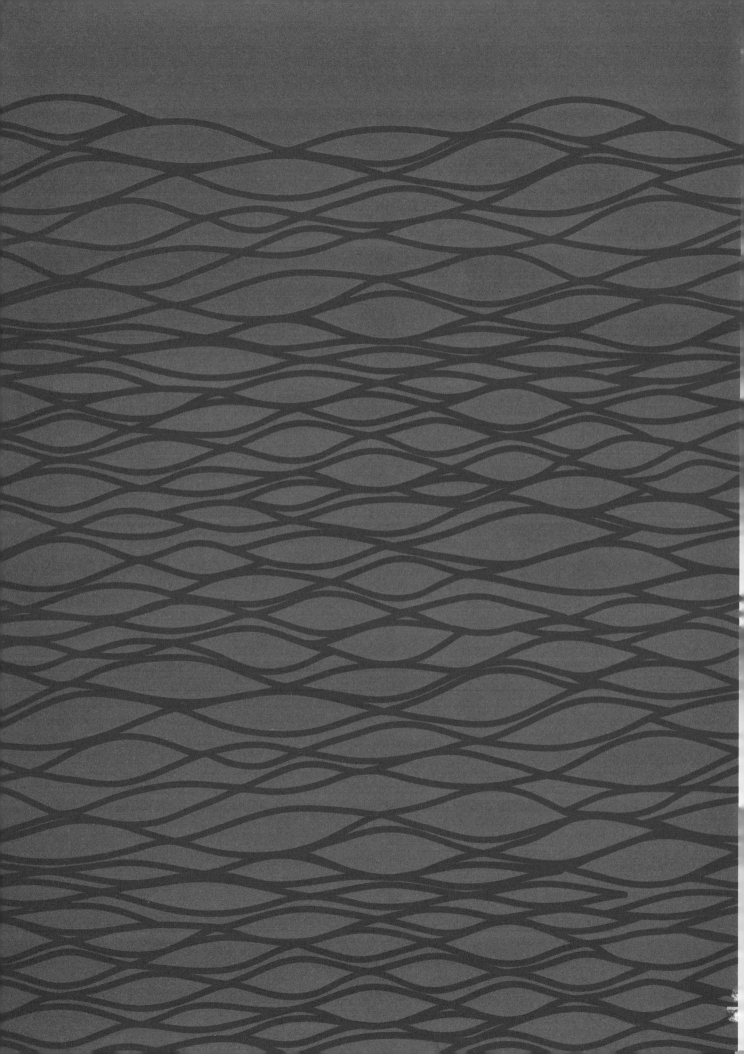

MANUAL SOGIMIG

ULTRASSONOGRAFIA EM GINECOLOGIA E OBSTETRÍCIA

MANUAL SOGIMIG

ULTRASSONOGRAFIA EM GINECOLOGIA E OBSTETRÍCIA

Carlos Henrique Mascarenhas Silva

Especialista em Ginecologia e Obstetrícia com áreas de atuação em
Medicina Fetal e Ultrassonografia em Ginecologia e Obstetrícia pela FEBRASGO.
Research Fellow em Medicina Fetal no King's College London-UK.
Coordenador dos Serviços de Medicina Fetal/Ultrassom e Ginecologia e Obstetrícia do Hospital Mater Dei –
Belo Horizonte. Presidente da SOGIMIG – Associação de Ginecologistas e Obstetras de Minas Gerais.

Benito Pio Vitorio Ceccato Junior

Mestre e Doutor em Ginecologia pela Faculdade de Medicina da UFMG.
Professor Adjunto da Faculdade de Ciências Médicas de Minas Gerais.
Diretor Científico do Instituto Mineiro de Ultrassonografia – IMEDE.
Membro das Comissões Nacional de Ultrassonografia e Titulação do
Colégio Brasileiro de Radiologia (CBR) e Diagnóstico por Imagem.

Revisão Técnica

Aristóteles dos Santos Chaves
Maria de Fátima Lobato Vilaça
Ronaldo Leitão de Carvalho

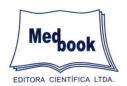

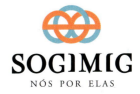

Manual Sogimig de Ultrassonografia em Ginecologia e Obstetrícia
Direitos exclusivos para a língua portuguesa
Copyright © 2018 by MEDBOOK – Editora Científica Ltda.

Nota da editora: Os autores desta obra verificaram cuidadosamente os nomes genéricos e comerciais dos medicamentos mencionados, assim como conferiram os dados referentes à posologia, objetivando fornecer informações acuradas e de acordo com os padrões atualmente aceitos. Entretanto, em virtude do dinamismo da área da saúde, os leitores devem prestar atenção às informações fornecidas pelos fabricantes para que possam se certificar de que as doses preconizadas ou as contraindicações não sofreram modificações, principalmente em relação a substâncias novas ou prescritas com pouca frequência.

Os autores e a editora não podem ser responsabilizados pelo uso impróprio nem pela aplicação incorreta de produto apresentado nesta obra. Apesar de terem envidado esforço máximo para localizar os detentores dos direitos autorais de qualquer material utilizado, os autores e a editora estão dispostos a acertos posteriores caso, inadvertidamente, a identificação de algum deles tenha sido omitida

Editoração Eletrônica: ASA Editoração e Produção Gráfica
Capa: Tom Comunicação

Reservados todos os direitos. É proibida a duplicação ou reprodução deste volume, no todo ou em parte, sob quaisquer formas ou por quaisquer meios (eletrônico, mecânico, gravação, fotocópia, distribuição na Web ou outros), sem permissão expressa da Editora.

CIP-BRASIL. CATALOGAÇÃO NA PUBLICAÇÃO
SINDICATO NACIONAL DOS EDITORES DE LIVROS, RJ

S579m

    Silva, Carlos Henrique Mascarenhas
        Manual SOGIMIG : ultrassonografia em ginecologia e obstetrícia / Carlos
Henrique Mascarenhas Silva, Benito Pio Vitorio Ceccato Junior. - 1. ed. - Rio de Janeiro : Medbook, 2018.
    408 p. : il. ; 28 cm.

    ISBN 9788583690344

    1. Ginecologia. 2. Aparelho genital feminino - Ultrassonografia. 3. Ultrassom em obstetrícia.
I. Ceccato Junior, Benito Pio Vitorio. II. Título.

18-49062   CDD: 618.107543
                              CDU: 618.1

Meri Gleice Rodrigues de Souza - Bibliotecária CRB-7/6439
13/04/2018   18/04/2018

MedBook Editora Científica Ltda.
Rua Professora Ester de Melo, 178 – Benfica – Cep 20930-010 – Rio de Janeiro – RJ
Telefones: (21) 2502-4438 e 2569-2524 – **www.medbookeditora.com.br**
contato@medbookeditora.com.br – vendasrj@medbookeditora.com.br

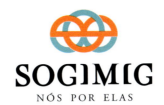

SOGIMIG
NÓS POR ELAS

Diretoria 2017–2019

PRESIDENTE: *Carlos Henrique Mascarenhas Silva*

VICE-PRESIDENTE: *Alberto Borges Peixoto*

DIRETORA ADMINISTRATIVA: *Claudia Lourdes Soares Laranjeira*

DIRETORA ADJUNTA: *Liv Braga de Paula*

DIRETOR COMERCIAL E FINANCEIRO: *Delzio Salgado Bicalho*

DIRETORA SOCIOCULTURAL: *Thelma de Figueiredo e Silva*

DIRETOR CIENTÍFICO: *Sandro Magnavita Sabino*

DIRETORA DE VALORIZAÇÃO E DEFESA PROFISSIONAL: *Inessa Beraldo de Andrade Bonomi*

DIRETOR DE AÇÕES SOCIAIS: *Márcio Alexandre Hipolito Rodrigues*

DIRETORA DE RELAÇÕES INSTITUCIONAIS: *Claudia Lucia Barbosa Salomão*

DIRETOR DE ENSINO E RESIDÊNCIA MÉDICA: *Gabriel Costa Osanan*

DIRETOR DE *MARKETING* E COMUNICAÇÃO: *Eduardo Batista Candido*

DIRETORA DE TECNOLOGIA DA INFORMAÇÃO E MÍDIAS SOCIAIS: *Ana Lúcia Ribeiro Valadares*

DIRETORA DAS VICE-PRESIDÊNCIAS E DIRETORIAS REGIONAIS: *Ines Katerina Damasceno Cavallo Cruzeiro*

■ CONSELHO CONSULTIVO

Ataíde Lucindo Ribeiro Jr.
Benito Pio Vitorio Ceccato Junior
Cláudia Navarro Carvalho Duarte Lemos
Frederico José Amedée Péret
Gerson Pereira Lopes
Márcia Salvador Géo
Marco Túlio Vaintraub
Mário Dias Corrêa Júnior
Ricardo Mello Marinho
Silvan Márcio de Oliveira

■ CONSELHO CONSULTIVO NATO

Agnaldo Lopes da Silva Filho
Maria Ines de Miranda Lima
Marcelo Lopes Cançado
Victor Hugo de Melo
João Pedro Junqueira Caetano

Colaboradores

Alberto Borges Peixoto

Doutorando da Disciplina de Medicina Fetal, Departamento de Obstetrícia, Universidade Federal de São Paulo – UNIFESP/EPM. Mestre em Medicina, Universidade Federal do Triângulo Mineiro – UFTM. Research Fellow em Medicina Fetal – King's College Hospital, London-UK. Professor da Disciplina de Ginecologia e Obstetrícia da Universidade de Uberaba – UNIUBE. Professor Assistente da Disciplina de Ginecologia e Obstetrícia da Universidade Federal do Triângulo Mineiro – UFTM. Médico do Setor de Medicina Fetal da Clínica Radiológica Uberaba – CRU.

Alim Alves Demian

Mestre e Doutor em GOB CPG/FAME/UFMG. Professor da Disciplina de Saúde da Mulher II – FAME/UNIPAC-JF. Coordenador do Internato em Ginecologia e Obstetrícia – FAME/UNIPAC-JF. Médico Ginecologista/Obstetra – Hospital das Clínicas UFMG/EBSERH.

Ana Márcia de Miranda Cota

Mestrado em Ginecologia e Obstetrícia pela UNESP/Botucatu-SP. Especialização *latu sensu* em Reprodução Humana pela FELUMA/FCMMG. Médica Ginecologista do Centro de Reprodução Humana da Rede Mater Dei de Saúde – Belo Horizonte-MG.

Ana Paula Pinho Matos

Mestranda pelo Departamento Saúde da Mulher – Universidade Federal Fluminense – UFF. Research Fellow pela Fetal Medicine Foundation – Kings College Hospital, London-UK.

Angélica Lemos Debs Diniz

Doutora em Ciências pela Universidade Federal de São Paulo – UNIFESP. Professora Adjunta IV do Departamento de Ginecologia e Obstetrícia da Universidade Federal de Uberlândia – UFU. Professora Permanente do Programa de Pós-Graduação Ciências da Saúde – UFU. Título de Especialista em Medicina Fetal pela Federação Brasileira de Ginecologia e Obstetrícia – FEBRASGO. Título de Especialista em Ultrassonografia pelo Colégio Brasileiro de Radiologia – CBR.

Aristóteles dos Santos Chaves

Mestre pela Faculdade de Medicina da UFMG – Área de Concentração – Saúde da Mulher.

Benito Pio Vitorio Ceccato Junior

Mestre e Doutor em Ginecologia pela Faculdade de Medicina da UFMG. Professor Adjunto da Faculdade de Ciências Médicas de Minas Gerais. Diretor Científico do Instituto Mineiro de Ultrassonografia – IMEDE. Membro das Comissões Nacional de Ultrassonografia e Titulação do Colégio Brasileiro de Radiologia (CBR) e Diagnóstico por Imagem.

Bruno D. Fornage

Professor, Department of Radiology and Surgical Oncology, The University of Texas, Anderson Cancer Center.

Caetano Galvão Petrini

Doutorando da Disciplina de Ginecologia e Obstetrícia, Universidade de São Paulo – USP-RP. Médico do Setor de Medicina Fetal da Disciplina de Ginecologia e Obstetrícia da Universidade de Uberaba – UNIUBE. Graduado pela Faculdade de Medicina do Triângulo Mineiro – UFTM. Residência em Ginecologia e Obstetrícia pelo Hospital das Clínicas de Ribeirão Preto – Universidade de São Paulo – USP-RP. Residência em Medicina Fetal pelo Hospital das Clínicas de Ribeirão Preto – Universidade de São Paulo – USP-RP.

Camila Silva Nascimento

Residência Médica em Ginecologia e Obstetrícia pela Universidade Federal de Uberlândia. Médica Ginecologista e Obstetra do Hospital e Maternidade Dr. Odelmo Leão Carneiro – Uberlândia. Residente em Ultrassonografia e Ginecologia da Rede Mater Dei de Saúde – Belo Horizonte-MG.

Carlos Henrique Mascarenhas Silva

Especialista em Ginecologia e Obstetrícia com áreas de atuação em Medicina Fetal e Ultrassonografia em Ginecologia e Obstetrícia pela FEBRASGO. Research Fellow em Medicina Fetal no King's College London-UK. Coordenador dos Serviços de Medicina Fetal/Ultrassom e Ginecologia e Obstetrícia do Hospital Mater Dei – Belo Horizonte-MG. Presidente da SOGIMIG – Associação de Ginecologistas e Obstetras de Minas Gerais.

Christiana Campani Nygaard

Preceptora da Residência de Ginecologia no Hospital São Lucas – PUCRS. Fellow em Uroginecologia no St George's Hospital em Londres. Doutoranda do Programa de Pós-Graduação em Medicina e Ciências da Saúde – PUCRS.

Daniel Lorber Rolnik

Especialização em Obstetrícia e Ginecologia pelo Hospital das Clínicas da Universidade de São Paulo. Mestre em Ciências pela Universidade de São Paulo. Research Fellow e Auditor do Programa de Rastreamento de Primeiro Trimestre – Fetal Medicine Foundation, London-UK. Maternal-Foetal Medicine Fellow, Monash University, Melbourne, Austrália.

Daniela Guimarães Discacciati

Médica Ginecologista e Obstetra do Hospital das Clínicas da UFMG e do Hospital Risoleta Tolentino Neves.

Deanna Lane

Associate Professor, Department of Diagnostic Radiology, The University of Texas – MD Anderson Cancer Center.

Evilane do Carmo Patrício Macedo

Especialista em Ginecologia e Obstetrícia pela Federação Brasileira das Associações de Ginecologia e Obstetrícia – TEGO/FEBRASGO. Especialista em Ultrassonografia Obstétrica e Ginecológica pelo Colégio Brasileiro de Radiologia – TUSGO/CBR.

Fábio Batistuta de Mesquita

Certificado de Atuação na Area de Medicina Fetal pela FEBRASGO. Research Fellow em Cirurgia Fetal na Rede Gestar.

Fernanda Magalhães Menicucci

Especialista em Ginecologia e Obstetrícia pela FEBRASGO e Pós-Graduação em Medicina Fetal pela CETRUS. Médica Ginecologista e Obstetra do Hospital Mater Dei. Médica do Serviço de Medicina Fetal do Hospital Mater Dei – Belo Horizonte-MG.

Francisco Eduardo de Carvalho Lima

Certificado de Atuação na Área de Medicina Fetal pela FEBRASGO.

Georgia Toffolo Ribas

Médica Graduada pela UniBH. Pós-Graduação em Ultrassonografia Geral pelo Instituto Mineiro de Ultrassonografia – IMEDE. Ultrassonografista e Preceptora do IMEDE.

Gui Tarcísio Mazzoni Júnior

Mestre e Doutor em Ginecologia e Obstetrícia pela Faculdade de Medicina da UFMG. Membro Titular do Colégio Brasileiro de Radiologia. Secretário do Comitê de Imaginologia da SOGIMIG. Diretor da Eccos – Clínica da Imagem. Doutor em Saúde da Mulher pela UFMG – Área de Concentração em Perinatologia.

Guilherme de Castro Rezende

Professor de Obstetrícia da Faculdade de Saúde e Ecologia Humana – FASEH. Doutor em Saúde da Mulher – Área de Concentração em Perinatologia pela UFMG. Título de Especialista em Ginecologia e Obstetrícia – TEGO/FEBRASGO. Área de Atuação em Ultrassonografia em Ginecologia e Obstetrícia e Medicina Fetal – FEBRASGO/AMB.

Henrique Vitor Leite

Professor Titular do Departamento de Ginecologia e Obstetrícia da Faculdade de Medicina da UFMG.

Heron Werner Júnior

Mestrado em Obstetrícia pela Universidade Federal do Rio de Janeiro – UFRJ. Doutorando em Radiologia – UFRJ. Assistente Estrangeiro pela "Université René Descartes – Paris V". Especialista em Ginecologia/Obstetrícia e Ultrassonografia – FEBRASGO/CBR. Visiting Professor Lectureship – Children's Hospital of Philadelphia. Médico da Clínica de Diagnóstico por Imagem – CDPI.

Heverton Neves Pettersen

Research Fellow no Serviço do Prof. Kypros Nicolaides, King's College Hospital, London-UK. Editor Científico da Revista Brasileira de Ultrassonografia – SBUS. Diretor Clínico da Clínica Gennus – Núcleo de Medicina Fetal de Minas Gerais. Membro da Academia Brasileira de Ultrassonografia.

José Avilmar Lino da Silva

Ginecologista e Obstetra com Residência no HC-UFMG. Mestre em Ginecologia e Obstetrícia pela Faculdade de Medicina da UFMG. Titulo de Habilitação em Ultrassom pelo CBR/FEBRASGO. Ultrassonografista e Diretor Administrativo da Clínica DOPSOM.

Juliana Moysés Leite Abdalla

Fellow em Medicina Fetal com o Prof. Philippe Jeanty, Nashville, EUA. Mestre em Saúde da Mulher pela Universidade Federal de Minas Gerais. Certificado de Atuação em Medicina Fetal – FEBRASGO.

Júlio César de Faria Couto

Assistente Estrangeiro da Université René Descartes – Paris V. Fellow em Medicina Fetal no Institute de Puericulture de Paris e na Clinique Universitaire Port Royal, Paris – França. Certificado de Atuação em Medicina Fetal – FEBRASGO. Mestre em Saúde da Mulher pela Universidade Federal de Minas Gerais.

Lara Rodrigues Félix

Especialista em Ginecologia e Obstetrícia pela Federação Brasileira das Associações de Ginecologia e Obstetrícia – TEGO/FEBRASGO. Especialista em Ultrassonografia Obstétrica e Ginecológica pelo Colégio Brasileiro de Radiologia – TUSGO/CBR. Mestre em Saúde da Mulher pela Universidade Federal de Minas Gerais.

Leandro Accardo de Mattos

Radiologista do Departamento de Diagnóstico por Imagem da UNIFESP.

Luana Machado Chianca

Ultrassonografista da Clínica Ultra SER e da Clínica DOPSOM. Ginecologista e Obstetra pelo Hospital das Clínicas da UFMG com Área de Atuação em Ultrassonografia em Ginecologia e Obstetrícia.

Luíza Meelhuysen Sousa Aguiar

Residência Médica em Ginecologia e Obstetrícia na Rede Mater Dei de Saúde – Belo Horizonte-MG. Médica Ginecologista e Obstetra da Rede Mater Dei de Saúde – Belo Horizonte-MG. Especializanda em Ultrassonografia em Ginecologia e Obstetrícia na Rede Mater Dei de Saúde – Belo Horizonte-MG.

Lumena Gonçalves Machado

Residência Médica em Ginecologia e Obstetrícia pelo Hospital Regional Antônio Dias – FHEMIG. Residente de Medicina Fetal na Rede Mater Dei de Saúde – Belo Horizonte-MG.

Manoel Orlando da Costa Gonçalves

Coordenador do Setor de Imagem da Pelve Feminina do Alta Diagnósticos.

Márcia Cristina França Ferreira

Professora Adjunta do Departamento de Ginecologia e Obstetrícia da Faculdade de Medicina da UFMG. Doutora em Fisiologia pelo Instituto de Ciências Biológicas/University of Texas. Especialista em Reprodução Humana, credenciada pela RED-LARA Título de Especialista em Ultrassonografia em Ginecologia e Obstetrícia pela FEBRASGO/CBR.

Marcos Murilo de Lima Faria

Mestre em Ginecologia/Obstetrícia pela UFMG. Research Fellow no Serviço do Professor Kypros Nicolaides, King's College Hospital, London-UK. Presidente do Comitê de Medicina Fetal da SOGIMIG. Diretor Científico da Clínica Gennus – Núcleo de Medicina Fetal de Minas Gerais. Membro da Academia Brasileira de Ultrassonografia.

Maria Christina dos Santos Rizzi

Mestre em Ciência da Saúde pelo Departamento de Obstetrícia da Universidade Federal de São Paulo. Título de Especialista em Diagnóstico por Imagem com Área de Atuação em Ultrassonografia Geral pelo Colégio Brasileiro de Radiologia/AMB. Coordenadora de Cursos de Ultrassonografia no CETRUS – Centro de Ensino em Tomografia, Ressonância e Ultrassonografia.

Maria de Fátima Lobato Vilaça

Titulo de Especialista em Ginecologia e Obstetrícia – TEGO – com Área de Atuação em Ultrassonografia – FEBRASGO/CBR. Responsável Técnica pela Ultrassonografia em Ginecologia e Obstetrícia da Santa Casa de Misericórdia de Belo Horizonte.

Maria Marta Bini Martins e Paes

Doutora em Ciências da Saúde pela Universidade Federal de Uberlândia – UFU. Médica do Setor de Ultrassonografia da Universidade Federal de Uberlândia – UFU. Título de Especialista em Ultrassonografia pelo Colégio Brasileiro de Radiologia – CBR.

Maria Tereza Penido Rebello

Mestre em Ciências da Saúde pela Universidade Estadual de Montes Claros – UNIMONTES. Fellow no Serviço do Professor Kypros Nicolaides, King's College Hospital, London-UK. Professora do Departamento de Saúde da Mulher e da Criança da UNIMONTES. Vice-Presidente da Regional Norte da SOGIMIG.

Maria Virginia Furquim Werneck Marinho

Internacional Fellowship for Pediatric and Adolescent Gynecology IFEPAG. Ultrassonografista da Clínica Ultra SER. Especialista em Ginecologia, Obstetrícia e Ultrassonografia pela FEBRASGO.

Marianna Amaral Pedroso

Ginecologista e Obstetra do Hospital Mater Dei – Belo Horizonte-MG. Membro do Serviço de Medicina Fetal e Ultrassonografia do Hospital Mater Dei – Belo Horizonte-MG.

Nassur Barroso Zogheib

Médico Graduado pela Faculdade da Saúde e Ecologia Humana – FASEH. Pós-Graduação em Ultrassonografia Geral pelo Instituto Mineiro de Ultrassonografia – IMEDE. Ultrassonografista do IMEDE.

Paulo Sérgio Cossi

Mestre em Ciências da Saúde pela Escola Paulista de Medicina – UNIFESP. Especialista em Ginecologia e Obstetrícia pela FEBRASGO. Professor Colaborador do Departamento de Ginecologia da EPM-UNIFESP – Ultrassonografista do Ambulatório de Endometriose e Algia Pélvica.

Pedro Teixeira Castro

Mestrado em Radiologia pela Universidade Federal do Rio de Janeiro. Especialista em Ginecologia/Obstetrícia e Ultrassonografia – FEBRASGO/CBR. Research-Fellow pela Fetal Medicine Foundation – King's College Hospital, London-UK.

Quésia Tamara Mirante Ferreira Villamil

Diretora Científica do Instituto Nascer – Belo Horizonte-MG. Referência Técnica Comissão Perinatal/Secretaria Municipal de Saúde de Belo Horizonte-MG. Certificado de Atuação em Ultrassonografia em Ginecologia e Obstetrícia – FEBRASGO/CBR. Mestre em Saúde da Mulher pela Universidade Federal de Minas Gerais.

Raphael Guedes Andrade

Membro Titular do Colégio Brasileiro de Radiologia. Professor Auxiliar da Faculdade de Ciências Médicas de Minas Gerais – FCMMG. Radiologista da Rede Mater Dei de Saúde – Belo Horizonte-MG.

Raquel Pinheiro Tavares

Médica Especialista em Ginecologia, Obstetrícia e Medicina Fetal. Médica Ginecologista e Obstetra e do Serviço de Medicina Fetal e Obstetrícia de Alto Risco da Rede Mater Dei de Saúde – Belo Horizonte-MG. Presidente do Comitê de Gestação de Alto Risco da SOGIMIG.

Reinaldo Torres Júnior

Ultrassonografista da Clínica Ultra SER . Especialista em Ginecologia, Obstetrícia e Ultrassonografia pela FEBRASGO.

Roberto Pimenta Barroso

Mestre em Ginecologia e Obstetrícia pela Faculdade de Medicina da Universidade Federal de Minas Gerais – UFMG. Título de Especialização em Ultrassonografia Geral pelo Colégio Brasileiro de Radiologia e Diagnóstico por Imagem. Professor da Faculdade de Ciências Médicas de Minas Gerais.

Rogério Augusto Pinto da Silva

Mestre em Medicina pela Universidade Federal de Minas Gerais – UFMG. Especialista em Ultrassonografia pelo Colégio Brasileiro de Radiologia. Médico das Clínicas CEU Diagnósticos e ECO Diagnósticos – Belo Horizonte-MG.

Ronaldo Leitão de Carvalho

Presidente do Comitê de Imagem da SOGIMIG, 2017/2018. Mestre em Ginecologia e Obstetrícia pela Faculdade de Medicina da UFMG. Títulos de Especialista em Ultrassom Ginecológico e Obstétrico pela FEBRASGO e em Ultrassom Geral pelo CBR.

Rosalind Candelaria

Assistant Professor, Department of Diagnostic Radiology, The University of Texas MD Anderson Cancer Center.

Vanessa Cristina Fernandes Lopes

Habilitação em Ultrassonografia na Área de Ginecologia e Obstetrícia – FEBRASGO/CBR.

Victor Paranaíba Campos

Mestrando da Disciplina de Ginecologia e Obstetrícia da Universidade de São Paulo – USP-RP. Professor Assistente e Membro do Departamento Científico da Faculdade de Tecnologia em Saúde – FATESA/EURP. Graduado pela Faculdade de Medicina do Triângulo Mineiro – UFTM. Residência em Ginecologia e Obstetrícia pela Universidade Federal do Triângulo Mineiro – UFTM.

Apresentação

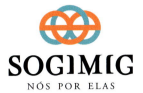

A busca constante pelo aperfeiçoamento científico e pela qualificação de excelência dos médicos ginecologistas e obstetras de Minas Gerais permeia todas as ações promovidas pela Associação de Ginecologistas e Obstetras de Minas Gerais (Sogimig) em seu dia a dia. Na verdade, esses pilares motivaram a fundação da entidade – que tem como missão principal o cuidado com a saúde da mulher – há quase 75 anos.

Nesses anos, muitas transformações ocorreram tanto na prática como na formação médica. Transitamos de um período em que o conhecimento científico estava restrito a poucos médicos e sua obtenção era demorada, difícil e dispendiosa, exigindo, muitas vezes, visitas e contatos com os melhores Centros de Ciência do mundo, e chegamos a uma época em que as informações estão ao alcance de nossas mãos nas telas dos modernos dispositivos eletrônicos. Vale ressaltar, no entanto, que a dificuldade para escolher os melhores livros, revistas e artigos científicos tem sido um problema.

Oferecer conteúdos técnicos de excelência: este é um dos objetivos do pilar científico da Sogimig. Nossa intenção é auxiliar os ginecologistas, obstetras e demais médicos interessados na especialidade a prestarem assistência de qualidade às mulheres. Nesta "filosofia existencial", a Associação publicou diversos livros, que vão desde as seis edições do *Manual Sogimig de Ginecologia e Obstetrícia* até os *Manuais de Emergências em Ginecologia e Emergências em Obstetrícia*.

Nosso intuito agora é oferecer conteúdos ainda mais aprofundados em cada área de atuação e em cada subespecialidade. Para isso recebemos contribuições de especialistas dos mais variados serviços de Ginecologia e Obstetrícia do Brasil e do exterior. Entendemos que existe um grande valor no atendimento que prestamos às nossas pacientes por sermos dignos de suas confidências, seus medos e receios, mas também porque compartilhamos de suas alegrias e conquistas. Temos, entretanto, de oferecer em contrapartida um atendimento de qualidade, e a qualidade tem estreita relação com o conhecimento técnico que cada um de nós conquistamos ao longo dos anos. Somos Nós trabalhando por Elas!

Nossa certeza é que com essa série de Manuais Sogimig estaremos, sem dúvida, oferecendo uma boa opção de leitura, estudo e qualificação científica. Ajudar as mulheres que nos procuram nos consultórios e hospitais Brasil afora também é a nossa missão.

Agradecemos a cada um dos autores que, com brilhantismo e altruísmo, contribuem para assegurar a qualidade desses manuais com sua maneira singular de apresentar os temas aqui expostos. Recebam todo o nosso reconhecimento. A contribuição de vocês é inestimável!

E muito obrigado, mais uma vez, pela confiança na Sogimig. Boa leitura!

Carlos Henrique Mascarenhas Silva
Presidente – SOGIMIG

Prefácio

A ultrassonografia como método de propedêutica diagnóstica já tem longas décadas de evolução, desde que a primeira imagem foi obtida, no final da década de 1950. Trata-se de um método de imagem indispensável para rastreamento, diagnóstico, acompanhamento e tratamento de doenças em praticamente todas as áreas da Medicina. Em Ginecologia e Obstetrícia, a aplicação do ultrassom revolucionou completamente a assistência prestada às mulheres, razão final de nossa especialidade.

Na Ginecologia, a ultrassonografia passou a ser indispensável no acompanhamento da mulher, nas diversas fases de sua vida, possibilitando diagnósticos especializados, auxiliando a definição de terapias e oferecendo valiosas informações para as mais diferentes opções de tratamento. Os procedimentos invasivos guiados por ultrassom diminuíram de maneira consistente, assim como a invasividade com que é abordado o corpo.

Em Obstetrícia, podemos acompanhar um embrião desde sua fase inicial até o momento do parto, passando pelas mais diversas idades gestacionais e suas inúmeras mudanças. Transformamos o significado de segurança na gravidez, tanto para os obstetras como para as nossas pacientes, uma vez que o ultrassom tornou muito mais seguro o acompanhamento pré-natal na gestação de risco habitual e também na gestação de alto risco, oferecendo subsídios indispensáveis para a difícil missão de retirar o feto no momento adequado e nas melhores condições. Transformamos as emoções dos pais quando passamos a conseguir mostrar de maneira mais real nossos(as) filhos(as).

A cada dia um novo mundo se abre para a ultrassonografia em Ginecologia e Obstetrícia. As revistas médicas nessa área, no mundo todo, mostram técnicas e abordagens criativas para esse fantástico método de diagnóstico e terapia.

Sabemos que atrás de cada equipamento de ultrassom deve estar um médico apaixonado pela profissão e por essa área da Medicina. Seremos insubstituíveis nessa profissão se mantivermos nossa atuação no mais alto nível científico e tecnológico, sem jamais deixarmos de acolher com atenção nossos pacientes. Acreditamos que a ultrassonografia é um ato médico pela complexidade de conhecimentos de anatomia e fisiopatologia envolvidos nessa área diagnóstica, e somente um profissional médico com qualificação está apto para atuar nessa especialidade.

Este livro, lançado pela Sogimig, tem como principal objetivo auxiliar os médicos nessa nobre missão de estarem permanentemente atualizados nas melhores práticas, não apenas o especialista na área de atuação, mas todos os médicos envolvidos nos cuidados com a mulher e o feto.

Agradecemos muito a contribuição e a confiança de cada um dos autores pela efetiva e vibrante participação. Cada um de nós, como autores, esperamos sinceramente contribuir com a formação e com a qualidade da ultrassonografia.

Carlos Henrique Mascarenhas Silva
Benito Pio Vitorio Ceccato Junior

Sumário

1. **ASPECTOS FÍSICOS DA ULTRASSONOGRAFIA, 1**
   Gui Tarcísio Mazzoni Júnior

2. **SISTEMATIZAÇÃO E TÉCNICA DO EXAME PÉLVICO, 15**
   José Avilmar Lino da Silva

3. **ANATOMIA PÉLVICA APLICADA À ULTRASSONOGRAFIA, 21**
   Roberto Pimenta Barroso
   Georgia Toffolo Ribas
   Nassur Barroso Zogheib

4. **ULTRASSONOGRAFIA PÉLVICA NA INFÂNCIA E ADOLESCÊNCIA, 33**
   Maria Virginia Furquim Werneck Marinho
   Reinaldo Torres Júnior
   Luana Machado Chianca

5. **AVALIAÇÃO ECOGRÁFICA DO ÚTERO, 45**
   Benito Pio Vitorio Ceccato Junior

6. **AVALIAÇÃO ECOGRÁFICA DA CAVIDADE ENDOMETRIAL, 67**
   Maria Christina dos Santos Rizzi
   Juliana Moysés Leite Abdalla

7. **AVALIAÇÃO ECOGRÁFICA DOS OVÁRIOS, 83**
   Aristóteles dos Santos Chaves
   Vanessa Cristina Fernandes Lopes

8. **AVALIAÇÃO ECOGRÁFICA DAS TUBAS E ANEXOS UTERINOS, 99**
   Paulo Sérgio Cossi

9. **AVALIAÇÃO ECOGRÁFICA DAS MASSAS PÉLVICAS DE ORIGEM NÃO GINECOLÓGICA, 109**
   Rogério Augusto Pinto da Silva

10. **ULTRASSONOGRAFIA: DIAGNÓSTICO DA ENDOMETRIOSE, 127**
    Leandro Accardo de Mattos
    Manoel Orlando da Costa Gonçalves

11. **ULTRASSONOGRAFIA TRIDIMENSIONAL EM GINECOLOGIA, 139**
    Maria de Fátima Lobato Vilaça

12. **ULTRASSONOGRAFIA PERINEAL E ENDOANAL, 149**
    Christiana Campani Nygaard

13. **ULTRASSONOGRAFIA DA MAMA, 155**
    Deanna Lane
    Rosalind Candelaria
    Bruno D. Fornage

14. **ULTRASSONOGRAFIA EM REPRODUÇÃO HUMANA, 171**
    Ana Márcia de Miranda Cota
    Luíza Meelhuysen Sousa Aguiar
    Camila Silva Nascimento
    Márcia Cristina França Ferreira

15. **PROCEDIMENTOS INVASIVOS EM GINECOLOGIA GUIADOS POR ULTRASSONOGRAFIA, 179**
    Raphael Guedes Andrade

16. **DETERMINAÇÃO DA IDADE GESTACIONAL, 191**
    Angélica Lemos Debs Diniz
    Maria Marta Bini Martins e Paes

17. **AVALIAÇÃO ULTRASSONOGRÁFICA NO PRIMEIRO TRIMESTRE DA GESTAÇÃO, 201**
    Maria Tereza Penido Rebello
    Marcos Murilo de Lima Faria
    Heverton Neves Pettersen

18. SANGRAMENTO NO PRIMEIRO TRIMESTRE DA GESTAÇÃO, 223

Francisco Eduardo de Carvalho Lima
Fábio Batistuta de Mesquita

19. GRAVIDEZ ECTÓPICA, 235

Ronaldo Leitão de Carvalho

20. AVALIAÇÃO ECOGRÁFICA NO SEGUNDO E TERCEIRO TRIMESTRES DA GESTAÇÃO, 245

Gui Tarcísio Mazzoni Júnior
Heverton Neves Pettersen
Marcos Murilo de Lima Faria

21. DIAGNÓSTICO DAS PRINCIPAIS MALFORMAÇÕES FETAIS, 263

Alberto Borges Peixoto
Caetano Galvão Petrini
Victor Paranaíba Campos

22. AVALIAÇÃO DA VITALIDADE FETAL, 291

Henrique Vitor Leite
Daniela Guimarães Discacciati

23. AVALIAÇÃO ULTRASSONOGRÁFICA DA PLACENTA E DO CORDÃO UMBILICAL, 301

Alim Alves Demian

24. DOPPLERVELOCIMETRIA COMO MÉTODO DE RASTREAMENTO EM CASO DE PRÉ-ECLÂMPSIA E RESTRIÇÃO DO CRESCIMENTO FETAL, 311

Marianna Amaral Pedroso
Daniel Lorber Rolnik

25. ULTRASSONOGRAFIA NAS INFECÇÕES MATERNO-FETAIS, 317

Júlio César de Faria Couto
Quésia Tamara Mirante Ferreira Villamil
Marcos Murilo de Lima Faria
Heverton Neves Pettersen
Gui Tarcísio Mazzoni Júnior

26. ULTRASSONOGRAFIA TRIDIMENSIONAL EM OBSTETRÍCIA, 327

Guilherme de Castro Rezende
Evilane do Carmo Patrício Macedo
Lara Rodrigues Félix

27. PROCEDIMENTOS INVASIVOS EM OBSTETRÍCIA GUIADOS POR ULTRASSONOGRAFIA, 345

Carlos Henrique Mascarenhas Silva
Raquel Pinheiro Tavares
Luíza Meelhuysen Sousa Aguiar

28. ULTRASSONOGRAFIA EM URGÊNCIAS OBSTÉTRICAS E GINECOLÓGICAS, 353

Fernanda Magalhães Menicucci
Raquel Pinheiro Tavares
Camila Silva Nascimento
Lumena Gonçalves Machado

29. RESSONÂNCIA NUCLEAR MAGNÉTICA FETAL, 365

Heron Werner Júnior
Pedro Teixeira Castro
Ana Paula Pinho Matos

APÊNDICE, 371
SONOGRAPHY OF THE BREAST, 373

Deanna Lane
Rosalind Candelaria
Bruno D. Fornage

ÍNDICE REMISSIVO, 381

MANUAL SOGIMIG

ULTRASSONOGRAFIA EM GINECOLOGIA E OBSTETRÍCIA

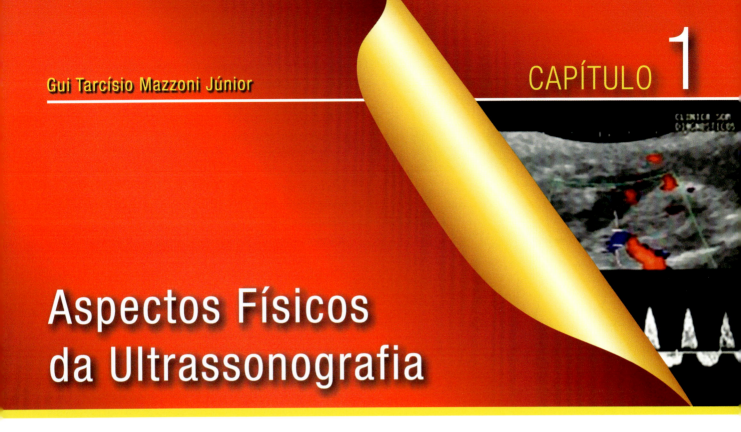

Aspectos Físicos da Ultrassonografia

Gui Tarcísio Mazzoni Júnior

CAPÍTULO 1

■ INTRODUÇÃO

Em 1880, Pierre e Jacques Curie descobrem o efeito piezoelétrico, descrevendo-o como o aparecimento de carga elétrica, igual ou oposta, em resposta a uma determinada pressão mecânica aplicada sobre uma superfície de quartzo ou outros cristais dielétricos. Inversamente, o uso de uma corrente alternada sobre a superfície dos mesmos materiais provoca uma deformidade mecânica geradora de vibrações e proporcional à intensidade do campo elétrico. Esse é o chamado efeito piezoelétrico inverso. Desse modo, o fundamento teórico que viria a ser aplicado aos transdutores dos equipamentos de ultrassom estava definido nessa descoberta.

A ultrassonografia é um dos métodos de diagnóstico por imagem mais versáteis e difundidos, lançando mão da física a serviço da medicina. Não se concebe, por isso, um operador do método que não se aprofunde nesses conhecimentos, uma vez que isso se torna condição *sine qua non* para a capacitação da formulação diagnóstica em alto nível. A compreensão das bases físicas do método torna possível o usufruto de suas potencialidades, ao mesmo tempo que favorece a capacidade de, em vez de se enganar com os artefatos gerados, ampliar a *expertise* diagnóstica a partir de suas interpretações.

A ultrassonografia se baseia na interação entre paciente, transdutores, instrumentos de medida e o ultrassonografista. Assim, a obtenção de imagem de boa qualidade, que favorece um diagnóstico adequado, exige a manipulação ativa do equipamento, usufruindo, em tempo real, dos conhecimentos físicos e médicos.

■ CARACTERÍSTICAS DA ULTRASSONOGRAFIA

A ultrassonografia é um método não invasivo ou minimamente invasivo que apresenta a anatomia em imagens seccionais que podem ser adquiridas em qualquer orientação espacial. Assim, o estudo anatômico é feito de modo tomográfico, possibilitando a escolha dos planos de corte das imagens. Não apresenta efeitos nocivos significativos dentro das especificações de uso diagnóstico na medicina e, como os leigos associam diagnóstico médico por imagem aos raios X, é sempre interessante reforçar que a ultrassonografia não se utiliza de radiação ionizante.

Outra potencialidade do método consiste no estudo não invasivo da hemodinâmica corporal por meio do efeito Doppler. Como o exame é executado em tempo real, possibilita o estudo do movimento de estruturas corporais, como, por exemplo, avaliação do bem-estar fetal mediante o estudo do padrão de sua movimentação e identificação de movimentos peristálticos, dentre diversas outras aplicações. Essa característica do exame de ser executado em tempo real é uma das peciliaridades que o tornam tão operador-dependente, uma vez que o diagnóstico é formulado ao mesmo tempo que são adquiridas as imagens. Em mãos experientes, estratégias do exame podem sofrer adequações em função dos achados durante sua execução.

Som

O som é uma energia de natureza mecânica que se propaga através de um meio como ondas compressionais longitudinais.

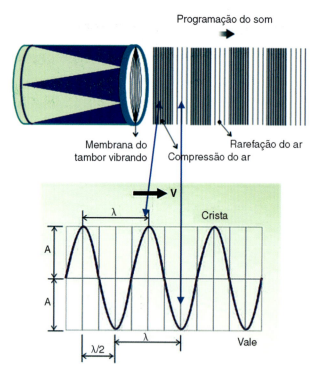

Figura 1.1 Representação gráfica do som através de ondas cujas partes positivas, situadas acima da linha de base, representam as áreas de compressão e as negativas, abaixo da linha de base, representam as áreas de descompressão (λ: comprimento de onda; A: amplitude).

O que o ser humano percebe como som é a mudança de pressão na superfície do tímpano causada por ondas mecânicas que se propagam pelo ar. O ouvido humano é capaz de ouvir frequências que variam entre 20 e 20 mil ciclos por segundo (Hertz).

A propagação do som ocorre através de ondas de compressão e descompressão de moléculas do meio de propagação. Esse meio pode ser sólido, líquido ou gasoso. Dessa maneira, a representação gráfica, demonstrada na **Figura 1.1**, é construída relacionando a região de compressão com a área positiva da onda e a região de descompressão com a área negativa da onda.

Propriedades dos sons

- **Frequência (f):** número de ciclos completos ocorridos por segundo (Hertz = Hz). Em ultrassonografia utiliza-se seu múltiplo megahertz (milhão de ciclos por segundo – MHz).
- **Comprimento de onda (λ):** a dimensão no espaço em que ocorre um ciclo. É comumente expresso em metros ou milímetros.
- **Amplitude (A):** magnitude ou intensidade da onda sonora proporcional à deflexão máxima das partículas do meio de transmissão. É o volume sonoro. Em ultrassonografia utiliza-se alta frequência, porém baixa amplitude.
- **Período (T):** tempo necessário para que ocorra um ciclo completo. Numericamente, é igual ao inverso da frequência (1/f). Assim, com o aumento da frequência há diminuição proporcional do período.

- **Velocidade de propagação (v):** velocidade com que cada onda se propaga em determinado meio, sendo constante para cada meio. Depende das propriedades elásticas e da densidade do meio. Meios muito compressíveis, como o gás, ao terem suas moléculas atingidas por uma onda sonora, movimentam-se por algum transcurso até atingirem a molécula vizinha. De modo inverso, estruturas endurecidas que apresentam suas moléculas atadas transmitem imediatamente a onda sonora à molécula vizinha, determinando alta velocidade de propagação sonora. Nos tecidos moles, a velocidade é intermediária entre a dos gases e a das estruturas endurecidas, como o osso. Conclui-se que a velocidade de propagação sonora de uma meio é diretamente proporcional à densidade desse meio e inversamente proporcional à sua elasticidade:

$$v \approx densidade/elasticidade$$

Como a maior parte dos elementos constituintes do corpo humano apresenta impedâncias acústicas que determinam velocidade de propagação semelhante à da água (exceto o ar e os ossos), os equipamentos de ultrassonografia são calibrados com sua velocidade como padrão, ou seja, 1.540m/s.

A **Tabela 1.1** exibe a velocidade em alguns tecidos do corpo humano.

A frequência sonora é diretamente proporcional à velocidade de propagação e inversamente proporcional ao comprimento de onda, ou seja:

$$F = v/\lambda$$

Como a velocidade é constante para cada meio de propagação, sendo totalmente dependente desse meio, esse dado pode ser desconsiderado da fórmula matemática, levando-se em consideração apenas os dados que variam, ou seja, a frequência e o comprimento de onda. Assim, quanto maior a frequência sonora, menor o comprimento de onda. Esse fenômeno tem relevante aplicação prática na ultrassonografia. Como resolução espacial consiste na capacidade de discriminar dois pontos próximos, quanto menor for o comprimento de onda, maior será essa capacidade. Isso ocorre porque uma onda de grande comprimento "engloba" dois pontos distintos circunvizinhos, determinando um único eco.

Contrariamente, uma onda sonora de pequeno comprimento terá maior chance de ser menor que a distância entre

Tabela 1.1 Velocidade em alguns tecidos do corpo humano (em m/s)

Cérebro	1.541
Fígado	1.549
Rins	1.561
Sangue	1.570
Músculo	1.585
Ossos	3.360
Água	1.540

dois pontos, tornando possível distingui-los. Incidirá primeiro em uma interface acústica e em seguida em outra, determinando duas reflexões sonoras distintas. Isso possibilita a formação da imagem com um número maior de elementos e, consequentemente, maior resolução espacial.

Diante dessa característica, procura-se sempre utilizar o transdutor com a maior frequência possível de modo a melhorar a resolução. No entanto, maior frequência significa que os tecidos nos quais o som se propaga sofrerão um número maior de vibrações por segundo. Essa movimentação, ou seja, energia cinética, será transformada em calor, que se dissipa, determinando perda da energia sônica. Assim, quanto maior a frequência, apesar da obtenção de maior resolução espacial, menor será a penetração. Por isso, frequências elevadas, entre 5 e 15Mhz, são utilizadas para o estudo de estruturas superficiais e ecocardiografia transesofágica, ao passo que frequências mais baixas, como 2 a 5Mhz, são mais adequadas para o estudo de estruturas mais profundas, de modo que o estudo obstétrico se enquadra nessa categoria.

A impedância acústica (Z) é a resistência, ou barreira, que o meio oferece à passagem do som. Essa resistência é diretamente proporcional tanto à densidade do meio como à velocidade de propagação nesse meio. A impedância exerce um papel fundamental na origem da imagem, pois o que determina a reflexão sonora, o eco, é a passagem do som na interface entre dois meios que exibem diferença de impedância. A reflexão acústica é tanto maior quanto mais elevada for essa diferença. Isso independe de o som advir de um meio de maior ou menor impedância em relação ao meio seguinte.

Por isso, não se pode afirmar que um tecido é mais denso que outro por meio da ultrassonografia. Uma imagem é tão mais ecogênica quanto maior for a reflexão, sendo considerada hipoecogênica quando a diferença de impedância for pequena e anecoica quando não houver diferença de impedância. Assim, a imagem de uma estrutura óssea é tão ecogênica quanto a de um gás, pois, apesar de apresentarem diferentes densidades, ambas as estruturas são bastante diversas dos meios a montante:

Impedância acústica (Z) = Densidade × Velocidade

Efeito piezoelétrico

Como comentado previamente, o efeito piezoelétrico consiste em um fenômeno da natureza que propicia o aparecimento de carga elétrica nas extremidades de um cristal dielétrico, como o quartzo, submetido a uma deformação mecânica em suas faces paralelas, conforme ilustrado na **Figura 1.2**. Atualmente, os equipamentos de ultrassonografia são construídos com o uso de cerâmicas sintéticas piezoelétricas nos transdutores, como o titanato zirconato de chumbo, que têm funções similares às do quartzo, porém esses materiais industrializados proporcionam melhores propriedades, além de serem obtidos de maneira mais fácil que os cristais da natureza com alto grau de pureza.

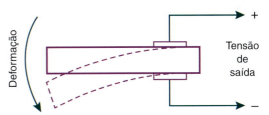

Figura 1.2 Demonstração do surgimento de eletricidade na periferia de um cristal dielétrico submetido à compressão.

Efeito piezoelétrico inverso

Quando submetido a uma diferença de potencial em suas faces opostas, um cristal dielétrico se deforma e produz, em consequência, ondas sonoras. Um diagrama ilustrativo é apresentado na **Figura 1.3**.

O processo de formação da imagem ultrassonográfica se inicia com o efeito piezoelétrico inverso. O transdutor, assim denominado por transformar um tipo de energia em outro (neste caso, transforma a energia mecânica em elétrica e vice-versa), recebe pulsos elétricos do pulsador, que produzirá deformações nos cristais de titanato zirconato de chumbo com consequente propagação de ondas sonoras (energia mecânica). Serão produzidas tantas ondas sonoras quantos forem os pulsos elétricos.

À medida que o som se propaga, parte de sua energia é dissipada, parte é espalhada, porém uma porção vai encontrando interfaces acústicas, ou seja, anteparos, que são regiões em que há diferença de impedância acústica entre dois meios. Isso determinará reflexão acústica proporcional à diferença entre as impedâncias. Os ecos que retornam impactam o transdutor, comprimindo a cerâmica piezoelétrica e produzindo potencial elétrico em sua periferia, o qual será captado e receberá tratamento.

Assim, diversos ajustes são realizados, como, por exemplo, os ecos de pequena amplitude serão desprezados (rejeição), os oriundos de topografias mais profundas serão amplificados (compensação) e grandes diferenças entre as menores e maiores amplitudes dos ecos serão reduzidas (compressão), dentre outros. A imagem é memorizada a fim de possibilitar seu congelamento ou a revisão dos últimos quadros. A frequência de pulso deve ser de pelo menos 15 vezes por segundo a fim de possibilitar a percepção humana de imagem contínua. A **Figura 1.4** exibe um diagrama ilustrativo da formação da imagem ultrassonográfica.

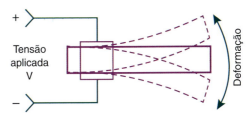

Figura 1.3 Demonstração da deformidade de um cristal dielétrico ao ser submetido a potencial elétrico.

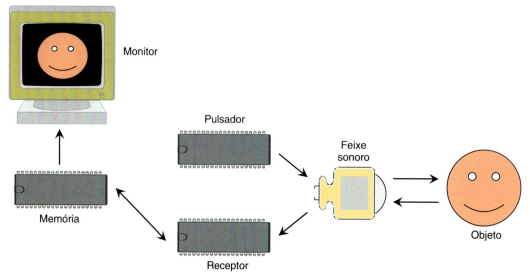

Figura 1.4 Esquema ilustrativo do processo de formação da imagem ultrassonográfica.

Na prática, deseja-se que reflexões acústicas de intensidades similares produzam potenciais elétricos similares, traduzidos por semelhante luminosidade representada no monitor, não importando a profundidade dessas interfaces refletoras no corpo humano. Em outras palavras, espera-se uma imagem com luminosidade homogênea em vez de uma imagem que seja mais clara na parte superior do monitor com queda progressiva de luminância em virtude da perda natural de energia sônica com o avançar dos pulsos sonoros.

Para que seja alcançado esse objetivo, uma maior amplificação deve ser aplicada a ecos emergentes de localizações mais distantes. Assim, quanto mais tardiamente um eco retornar, tanto maior será a amplificação do sinal resultante, uma vez que significa que se situa em topografia mais profunda, já com menor energia sônica em razão da esperada atenuação. Esse ajuste é a chamado compensação do ganho em função do tempo (em inglês, *time gain compensation* [TGC]). Essa compensação ocorre em função do tempo de maneira automática, porém é possível manipular o ganho por meio de comandos manuais.

Resolução

Resolução é um termo amplo que pode representar o nível de detalhe e qualidade de uma imagem. Em ultrassonografia são discutidas, principalmente, as resoluções temporal, de detalhes e de contraste.

Resolução temporal

Resolução temporal consiste na capacidade de identificação de eventos ao longo do tempo. A ultrassonografia se baseia na produção de sucessivos quadros, promovendo a impressão de imagem contínua. Essa percepção é tanto melhor quanto maior for o número de quadros produzidos a cada segundo. A taxa típica de frequência de quadros no sistema de imagens de ecos se situa entre 30 e 100Hz, ou seja, quadros por segundo.

Resolução de detalhes

Resolução de detalhes é a capacidade de identificação dos detalhes da imagem. Para a identificação de dois pontos distintos é necessário que ambos provoquem reflexos distintos. Essa resolução pode ser tanto axial como lateral.

Resolução axial

Resolução axial é a capacidade de distinguir dois pontos que se situam ao longo do eixo no qual caminha o feixe acústico (**Figura 1.5**). O fator que mais influencia a resolução axial é a frequência do transdutor: quanto maior, menor o comprimento de onda, proporcionando maior resolução.

Resolução lateral

Resolução lateral consiste na capacidade de distinguir dois pontos situados em um plano perpendicular ao feixe acústico (**Figura 1.6**).

A fim de melhorar a resolução transversal (ou lateral), procura-se estreitar o feixe acústico para que um feixe não "englobe" dois pontos distintos dispostos em um plano perpendicular ao sentido de propagação sonora. Esse objetivo pode ser atingido de três maneiras, as quais se encontram ilustradas na **Figura 1.7**: dispondo uma lente acústica côncava à frente

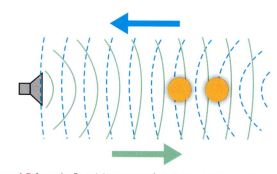

Figura 1.5 A resolução axial torna possível distinguir dois pontos no trajeto do feixe acústico.

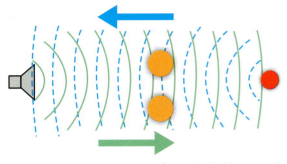

Figura 1.6 A resolução lateral torna possível distinguir dois pontos situados em um plano perpendicular ao trajeto do feixe acústico.

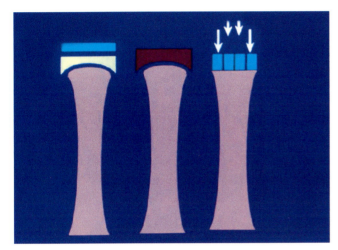

Figura 1.7 Tipos diversos para produzir o estreitamento do feixe sonoro, proporcionando melhor resolução lateral.

do elemento piezoelétrico; construindo o elemento já em formato côncavo ou, o que é mais comumente adotado na atualidade, utilizando múltiplos cristais com defasagem de excitação elétrica de modo que um feixe acústico interfira no vizinho, produzindo um feixe acústico estreitado. Essa é a focalização eletrônica, e a distância entre o ponto mais estreito do feixe (o ponto de melhor resolução) e o transdutor é a chamada distância focal. Uma distância focal de 9 a 13cm é usada na maior parte dos exames obstétricos e ginecológicos. Outro fator que interfere na resolução lateral é a frequência do transdutor, pois, quanto maior a frequência, mais estreito é o feixe sonoro, melhorando também a resolução lateral.

Resolução por contraste

A resolução por contraste consiste na escala de cinzas, possibilitando um melhor registro dos ecos menos intensos e fornecendo informações anatômicas de maior qualidade.

A melhor resolução de contraste é diretamente proporcional ao número de tons de cinza que o equipamento é capaz de produzir entre as cores branca e preta. O ajuste adequado do monitor, adotando como referência a escala de cinza, torna possível usufruir de melhor qualidade, evitando perda de qualidade em razão do "clareamento" ou do "escurecimento" inadequado do monitor.

Reflexão e transmissão do som

Durante o deslocamento do som ocorrem diversos fenômenos que, somados, determinam a redução da energia sônica, ou seja, sua atenuação. A absorção consiste na transferência de energia do feixe sonoro ao tecido, ou seja, é a perda decorrente da produção de calor. Quanto maior a frequência, maior a absorção.

Tanto o som como a luz são fenômenos de caráter ondulatório. Assim, a reflexão de ambos se comporta da mesma maneira. Há duas formas de reflexão: a especular e a por espalhamento. A especular ocorre quando o som atravessa o limite entre dois meios com diferentes impedâncias, sendo o ângulo de incidência igual ao de reflexão. Nessa situação, parte do som é refletida, enquanto parte prossegue para o interior do corpo.

Esse é um dos principais conceitos da ultrassonografia e deve ser levado em consideração sempre que se opera o equipamento. Assim, convém insonar as estruturas dispostas em um ângulo perpendicular ao feixe acústico de modo a possibilitar que maior quantidade de ecos retorne ao transdutor para produzir imagens de melhor qualidade. Em outras palavras, deve-se dispor o objeto a ser estudado no sentido horizontal no monitor, possibilitando que o feixe acústico incida em um ângulo de 90 graus na estrutura refletora e favorecendo o retorno de maior quantidade de ecos. Sob qualquer outro ângulo, certa quantidade de ecos será refletida para além do transdutor e não será detectada.

Por outro lado, quando as superfícies refletoras são tão pequenas quanto ou menores que o comprimento de onda do som, ocorre reflexão por espalhamento. Isso também ocorre quando a superfície refletora é rugosa, pois as irregularidades funcionam como pequenas superfícies refletoras. A **Figura 1.8** ilustra os dois padrões de reflexão sonora.

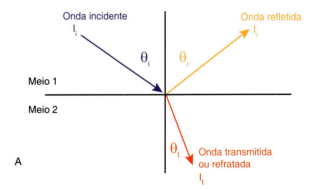

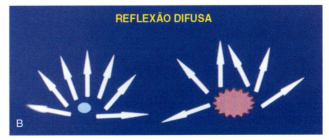

Figura 1.8 Tipos de reflexão sonora. **A** Reflexão especular, em que os ângulos de insonação e reflexão são idênticos. **B** Reflexão por espalhamento, em que superfícies de exíguo tamanho ou rugosas espalham o som.

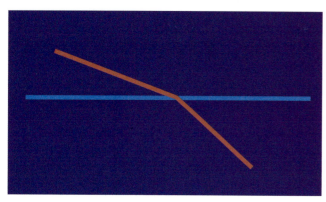

Figura 1.9 Imagem ilustrando a refração que ocorre na passagem sonora entre dois meios de diferentes impedâncias.

Refração

De acordo com a Lei de Snell, "quando uma onda ultrassonográfica atravessa uma interface entre dois materiais em um ângulo oblíquo e os materiais têm diferentes índices de refração, ondas refletidas e refratadas são produzidas". O desvio de direção de parte do feixe transmitido ao passar de um meio a outro de diferentes impedâncias acústicas e diferentes velocidades é chamado de refração (**Figura 1.9**).

Artefatos

Artefatos são alterações nas imagens produzidas pelas interações entre o som e o meio, determinando uma representação inadequada das estruturas. Em ultrassonografia, os artefatos podem prejudicar a qualidade da imagem, mas, por outro lado, também podem contribuir para o diagnóstico, haja vista a produção de sombra acústica posterior, que facilita a identificação de cálculos, ou o reforço acústico posterior, que indica maior probabilidade de uma estrutura ser um cisto.

Quando surge um artefato, pode haver a representação de ecos sem estrutura anatômica correspondente, bem como a ausência de ecos relacionados com uma estrutura verdadeira. Podem ser encontrados, também, ecos deslocados ou distorcidos.

Reverberação

Ocorre reverberação quando o feixe sonoro atinge o limite entre dois meios que apresentam grande diferença de velocidade de transmissão, como entre o tecido mole e o ar ou entre a parede anterior da bexiga e seu conteúdo líquido. Assim, ao insonar, por exemplo, a bexiga, quando o som atinge a interface entre sua parede anterior e a urina, parte do som é refletida normalmente, produzindo a imagem, parte prossegue e uma outra porção fica "retida" entre o transdutor e a parede vesical, demorando mais que o habitual para retornar definitivamente ao transdutor. Como o equipamento interpreta que o tempo de retorno do eco é sinônimo de distância da profundidade da estrutura refletora, há a representação de diversos pontos brilhantes em localização mais profunda que a real topografia da parede anterior vesical, ou seja, no interior da bexiga, próximo à parede anterior. A **Figura 1.10** mostra os principais tipos de reverberação.

Reforço acústico posterior

Durante a progressão do feixe acústico ocorre a atenuação da energia sônica. Desse modo, o equipamento amplifica os ecos de maneira proporcional à profundidade das estruturas refletoras que os produziram. Esse é o TGC. Assim, quando o som atinge uma área homogênea, que não apresenta interfaces acústicas, como em líquidos, ou mesmo estruturas sólidas com menos interfaces acústicas que os tecidos circunvizinhos, a energia sônica nessas áreas é poupada e, em consequência, o som atinge as estruturas posteriores com maior intensidade, produzindo imagem com brilhos mais intensos que as estruturas circunvizinhas (**Figura 1.11**). Cabe ressaltar, então, que o reforço acústico não é fenômeno exclusivo das estruturas císticas, podendo ocorrer em estruturas sólidas mais homogêneas que os tecidos circunjacentes.

Sombra acústica posterior

Sabe-se que a reflexão acústica é proporcional à diferença na impedância entre dois meios. Assim, quando há, por exemplo, um cálculo, produz-se intensa reflexão sonora, determinando imagem hiperecogênica, e, como a reflexão sonora é quase total, não há energia sônica progredindo para estruturas posteriores. A ausência do som nessas áreas determina

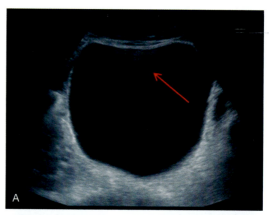

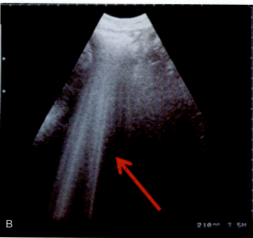

Figura 1.10 Reverberação. **A** Imagem demonstrando a presença de finos ecos no interior da bexiga sem correspondente anatômico real. **B** Imagem à semelhança de "feixes de luz" ou "cauda de cometa" a partir de gases em alças intestinais.

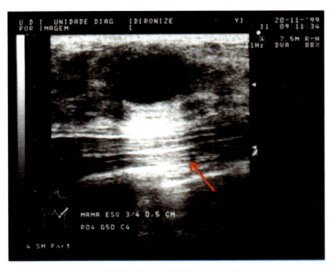

Figura 1.11 Reforço acústico posterior (*seta*).

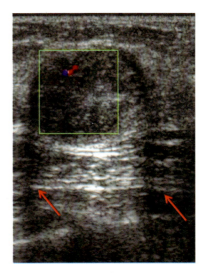

Figura 1.13 Sombra acústica lateral (*setas*).

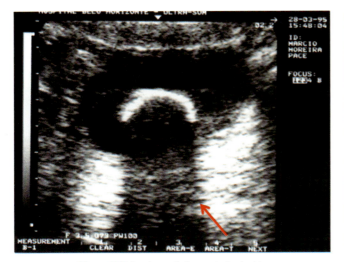

Figura 1.12 Sombra acústica posterior (*seta*).

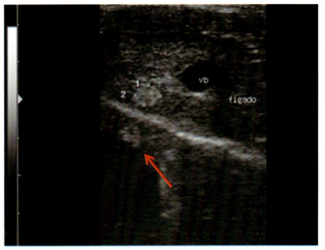

Figura 1.14 Exemplo de imagem em espelho (*seta*).

sombra identificada no monitor. De maneira similar, por terem impedância muito diferente dos tecidos moles, os gases podem determinar tanto sombra acústica posterior como reverberação (**Figura 1.10**).

A **Figura 1.12** mostra o cálculo no interior da vesícula biliar com a respectiva sombra acústica posterior. Convém destacar que a sombra acústica foi ressaltada pelo reforço acústico posterior proveniente do conteúdo líquido biliar, sendo esse reforço acústico acentuado pela forma côncava da parede anterior da vesícula biliar, que funciona como lente acústica, concentrando mais a energia sônica e tornando o reforço acústico ainda mais intenso.

Sombra acústica lateral

Como o ângulo de reflexão é igual ao de incidência, quando o feixe acústico atinge a topografia lateral de estruturas esféricas, sejam sólidas, sejam líquidas, isso se faz em ângulo agudo, determinando reflexão, em um mesmo ângulo, para um local distante do transdutor. Assim, serão formadas sombras acústicas posteriormente às regiões laterais de estruturas esféricas (**Figura 1.13**).

Imagem em espelho

A imagem em espelho é uma ocorrência muito frequente em interfaces oblíquas de grande tamanho, como o diafragma. Ao refletir-se no diafragma, que pode funcionar como uma lente convergente, o som se reflete novamente para outra área do diafragma e retorna ao transdutor por um trajeto mais longo. Como o equipamento sempre considera que os feixes acústicos transcorrem em linha reta, a demora em retornar determina a representação da imagem na direção do feixe acústico e em topografia diversa e mais profunda que a real.

Uma frequente e inquietante imagem em espelho que ocorre com certa constância no exame ultrassonográfico transvaginal consiste na duplicação da imagem ovariana. Isso se deve ao fato de parte dos ecos retornar por um trajeto mais longo, através de reflexões sucessivas nos gases intestinais, até seu retorno definitivo ao transdutor. Como esses ecos gastaram mais tempo para o retorno, as respectivas imagens serão representadas no monitor em topografia diversa dos ecos que retornaram diretamente do ovário. A **Figura 1.14** ilustra o artefato de imagem em espelho.

Modos de representação da imagem

- Modo A
- Modo B
- Modo M
- Tridimensional

O modo A, de amplitude, é o processo pelo qual a imagem é gerada em gráficos verticais, originados sempre que uma reflexão sonora atinge o transdutor. A amplitude desse pico desenhado é proporcional à intensidade dos ecos, e a localização no gráfico fornece uma noção da localização da estrutura refletora. Trata-se, essencialmente, de uma imagem em apenas uma dimensão.

O modo B, de brilho, transforma os ecos recebidos em pontos luminosos, brilhantes no monitor. A intensidade do brilho é proporcional à força do eco. Produz uma imagem bidimensional de uma área seccional, sendo, portanto, uma imagem tomográfica.

O modo M, de movimento, é o resultado do deslocamento de uma porção de modo B ao longo do monitor. Os pontos criarão um traçado que representa o movimento dos objetos em relação ao tempo. Esse modo é útil para o registro e a identificação de movimentos rápidos.

O modo 3D, tridimensional, consiste na construção de um bloco virtual a partir do composição de diversas planos bidimensionais. A **Figura 1.15** ilustra os modos de representação da imagem ultrassonográfica.

Principais tipos de transdutores

O transdutor linear contém essa disposição dos elementos piezoelétricos, determinando uma varredura em formato quadrado, ao passo que o transdutor convexo corresponde a uma varredura trapezoidal. O transdutor endocavitário geralmente é convexo e seu formato possibilita a execução nas estruturas a que se destina.

O transdutor *fased-array*, setorial eletrônico, assume um arranjo de elementos cujo disparo sequencial possibilita uma varredura triangular, favorecendo que os feixes sonoros partam de uma sonda de pequena dimensão, colocando-o, por exemplo, próximo ao apêndice xifoide e ampliando o campo de varredura no interior do corpo, nesse caso a área car-

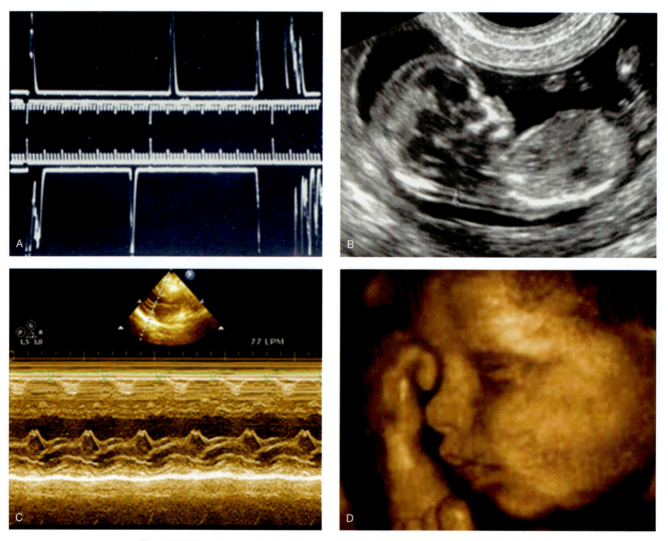

Figura 1.15 Tipos de representação da imagem. **A** Modo A. **B** Modo B. **C** Modo M. **D** Modo 3D.

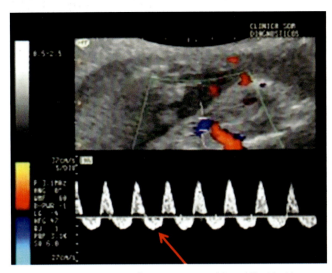

Figura 1.24 Fluxo diastólico reverso na artéria umbilical (*seta*).

das OVF torna possível inferir informações sobre o território servido pelo vaso sanguíneo.

Para o cálculo da velocidade real do fluxo arterial é necessário corrigir o ângulo de insonação, embora isso nem sempre seja possível em virtude do formato do vaso estudado. Em outras ocasiões, o conhecimento da velocidade real pode ser desnecessário. A forma das OVF não se modifica, obtendo-se curvas típicas para cada território, independentemente de as velocidades serem ou não verdadeiras. Assim, um mesmo vaso insonado em ângulos diferentes apresentará OVF com velocidades diferentes, porém com formatos iguais, ou seja, com a mesma proporção entre os diversos pontos da curva. Com base nisso foram criados diversos índices que relacionam pontos das curvas de modo a inferir a respeito da impedância ao fluxo nos vasos para avaliação da perfusão sanguínea, correlacionando-a com situações normais ou anormais, sem medir matematicamente o fluxo sanguíneo real que passa pela artéria.

Os principais índices utilizados são os de resistência (Pourcelot), relação A/B (Stuart e cols.) e de pulsatilidade (Gosling & King). Todos chegam a conclusões semelhantes, sendo o de pulsatilidade o mais indicado para artérias com OVF irregular, além daquelas que apresentam fluxo retrógrado durante a diástole (**Figura 1.25**).

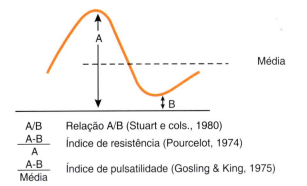

Figura 1.25 Relação matemática entre pontos específicos da OVF para elaboração de índices que inferem a resistência ao fluxo sanguíneo.

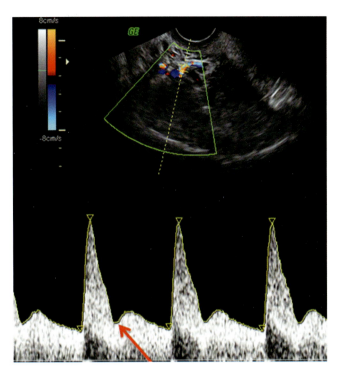

Figura 1.26 Incisura protodiastólica (*seta*).

Vale ressaltar que a incisura protodiastólica é um marcador da presença de musculatura na parede arterial, pois, após o pico sistólico, a velocidade vai se reduzindo gradativamente e pode ocorrer leve aumento em razão da contração da musculatura da parede arterial no início do período diastólico, "desenhando" uma chanfradura (incisura) no início da diástole, conforme ilustrado na **Figura 1.26**. Quando ocorre a perda da musculatura, como na invasão trofoblástica normal na gravidez, ou não há sua formação, como na neoangiogênese, a velocidade do fluxo apresenta redução contínua após pico sistólico até o início da próxima sístole.

Para o estudo da avaliação fetal, a OVF deve ser analisada durante o período em que o feto apresente frequência cardíaca (FCF) dentro da normalidade (120 a 160bpm). Essa observância é importante na medida em que, durante a bradicardia, ocorre um alongamento do tempo da diástole, prolongando o período da queda da velocidade e permitindo que a velocidade diastólica final seja menor do que quando a FCF esteja dentro da normalidade. Isso pode falsear uma elevação da resistência, uma vez que a diferença entre as velocidades do pico sistólico e o nadir diastólico está majorada. De modo inverso, diante de uma taquicardia, ocorre encurtamento do período da diástole, levando à ocorrência de um pequeno espaço de tempo para a queda da velocidade na diástole e brevemente surgirá nova sístole. Isso possibilitará a redução da diferença entre as velocidades sistólicas e diastólicas, falseando uma redução da resistência.

Efeitos biológicos

A elevação da temperatura, principalmente o aquecimento de ossos e a cavitação inercial, resultando em implosão de microbolhas, está entre os prováveis efeitos físicos produzidos pelo ultrassom que podem ser prejudiciais à matéria biológica.

Até o momento, não são conhecidos os efeitos deletérios aos tecidos dos mamíferos em decorrência do uso da ultrassonografia dentro das intensidades utilizadas com fins diagnósticos. Diversos estudos longitudinais não demonstraram consequências negativas do ultrassom diagnóstico utilizado há décadas durante a gravidez, nem para a mãe, nem para o feto, nem para o operador do método. Apesar disso, exige-se cautela no uso do diagnóstico por imagem por meio da ultrassonografia, mais notadamente quando se lança mão do efeito Doppler.

Relatório de consenso do Instituto Americano de Ultrassom em Medicina concluiu não haver evidência de uma ligação causal direta entre exposições à ultrassonografia *in utero* e consequências biológicas subsequentes em neonatos e crianças.

Critérios de segurança foram criados, sendo o índice térmico (IT) e o índice mecânico (IM) importantes parâmetros que devem ser observados durante a realização da ultrassonografia. O IT avalia o efeito térmico que traduz aproximadamente a máxima elevação térmica possível no tecido exposto com os feixes acústicos ultrassonográficos. Um IT igual a 1,0 significa que é previsível uma elevação da temperatura de 1°C, deixando-se um transdutor em posição fixa, até a temperatura se estabilizar, em um modelo de tecido perfundido, como resultado da absorção de energia sônica no tecido insonado.

As estruturas ósseas são as que mais absorvem as ondas ultrassonográficas, demonstrando, portanto, a máxima elevação térmica *in vivo*. O efeito térmico talvez seja o que apresenta maior relevância clínica. De modo a evitar agregar a elevação da temperatura das estruturas insonadas ao estado febril materno, o exame deve ser evitado na presença dessa condição clínica.

O IM, por sua vez, foi criado para prever a probabilidade de produção de cavitações durante o exame ultrassonográfico. Valores < 1,0 estão relacionados com baixa probabilidade de se desenvolverem cavidades nas estruturas insonadas. A produção de cavitação por inércia tem sido observada em órgãos com inclusões gasosas, como o intestino e os pulmões. A princípio, essas situações não ocorrem em caso de exploração embrionária ou fetal.

A responsabilidade pelo uso prudente da ultrassonografia se deslocou do fabricante para o operador do método na medida em que foi incorporada a exibição dos valores dos índices termal e mecânico nos monitores dos aparelhos de ultrassom. No entanto, os aparelhos de ultrassonografia utilizados frequentemente funcionam com IT máximo e IM automaticamente mantido em níveis inferiores a 1,0. Apesar disso, nos estudos em fetos, o tempo de exposição deve ser limitado ao necessário para a obtenção dos dados pesquisados.

Com o intuito de aumentar a segurança do concepto durante a exposição ultrassonográfica, a revista médica *Ultrasound in Obstetrics and Gynecology* aceita trabalhos científicos realizados com o uso do Doppler colorido ou pulsado no primeiro trimestre de gravidez nas seguintes bases:

- Todos os equipamentos utilizados devem demonstrar os limites de segurança para IT e IM e devem estar abaixo dos limites de segurança atualizados pelo Food and Drug Administration.
- O tempo de exposição deve ser tão baixo quanto razoavelmente exequível. Os tempos máximo, médio e mínimo e de exposição usados na coorte de pacientes devem ser discriminados.
- Os *presets* para exame obstétrico devem ser usados quando disponíveis.
- Deve constar a aprovação do Comitê de Ética em pesquisa legalmente autorizado.
- Deve ser obtido o consentimento esclarecido das pacientes.

■ CONSIDERAÇÕES FINAIS

O conhecimento das bases físicas e dos aspectos técnicos da ultrassonografia e do Doppler constitui um fascinante exemplo de como se pode desvendar e compreender um fenômeno da natureza e transpô-lo a serviço da qualidade da assistência médica. Possibilita a obtenção de imagem de maneira mais adequada e que subsidie o raciocínio clínico mais correto, determinando condutas mais acertadas. Basear uma conduta clínica em exames mal executados pode determinar resultados desastrosos.

Leitura complementar

Bailão LA, Junior JHP, Rizzi MCS, Bailão TCRS, Herren H, Missiato M. Bases físicas da ultrassonografia. Diagnosis – Curso de Aperfeiçoamento em Medicina. Ribeirão Preto-SP, 1996.

Barnett SB, Rott HD, ter Haar GR, Ziskin MC, Maeda K. The sensitivity of biological tissue to ultrasound. Ultrasound Med Biol 1997; 23:805-12.

British Institute of Radiology. The safety of diagnostic ultrasound. Br J Radiol 1987; Suppl 20:1-43.

Chervenak FA, McCullough LB. Research on the fetus using Doppler ultrasound in the first trimester: guiding ethical considerations. Ultrasound Obstet Gynecol 1999 Sep; 14(3):161.

Doppler CJ. Über das Farbige Licht der Dopplersterne. In: Abhandlungen der Königlichen Bömischen Gessellschaft der Wissenschaften 842;11: 465. Apud Matias A. Retorno venoso na avaliação da função cardíaca fetal. [Tese de doutoramento]. Porto: Faculdade de Medicina da Universidade do Porto, 2000.

Goldberg BB, Kimmelman BA. In: Medical diagnostic ultrasound: a retrospective on its 40th anniversary. Ed. Kodak Health Sciences, EUA 1988.

Jain A, Swaminathan M. Physics of ultrasound. Anaesth Pain & Intensive Care 2015; 19(4):533-9.

Kodaira SK. Princípios físicos de ultrassonografia. In: Pastore AR (ed.) Ultrassonografia em ginecologia e obstetrícia. Rio de janeiro: Livraria e Editora Revinter Ltda, 2010: 1-41.

Kossoff G. Contentious issues in safety of diagnostic ultrasound (editorial). Ultrasound Obstet Gynecol 1997; 10:151-5.

Kremkau FW. Physical principles of ultrasound seminars in roentgenology, Vol. X, No. 4 (October), 1975

Murta CGV, Batistuta PN, Filho JSC. Dopplervelocimetria no estudo da circulação fetal: revisão do aspecto segurança. Radiol Bras 2002; 35(6):365-70.

Shankar H, Pagel PS. Potential adverse ultrasound-related biological effects: a critical review. Anesthesiology 2011; 115(5):1109-24.

Starkoff B. Ultrasound physical principles in today's technology. Australasian Journal of Ultrasound in Medicine February 2014; 17(1):4-10.

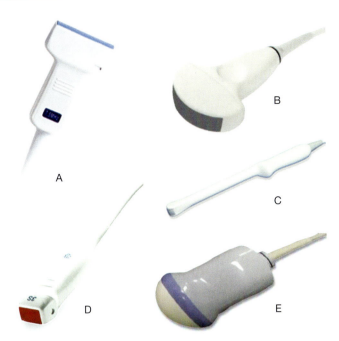

Figura 1.16 Tipos de transdutores. **A** Linear. **B** Convexo. **C** Endocavitário e convexo. **D** *Phased array*. **E** Volumétrico e setorial mecânico.

díaca. Os transdutores setoriais mecânicos, em geral, contêm um único elemento piezoelétrico que se move a partir de um eixo mecânico, determinando varredura triangular. Diversos transdutores volumétricos são construídos como setoriais mecânicos. A **Figura 1.16** ilustra os tipos de transdutores mais utilizados na prática clínica.

■ DOPPLERVELOCIMETRIA

Efeito Doppler

Christian Johann Doppler descreveu o desvio da luz vermelha emitida por estrelas binárias em 1842. A cor percebida pelo ser humano varia de acordo com a respectiva frequência, ou seja, a cor é azul quando as estrelas se aproximam da Terra e vermelha à medida que elas se afastam. Extrapolando o efeito Doppler aplicado aos raios luminosos, pode-se afirmar que se uma fonte sonora se move, aproximando-se de um observador, ou se este se aproxima, mantendo-se a fonte fixa, percebe-se, por segundo, um número maior de vibrações. Por outro lado, se há um afastamento entre a fonte e o observador, independentemente de quem se afasta, percebe-se menor número de vibrações. Essa variação entre a frequência percebida e a frequência emitida é o efeito Doppler e é proporcional à velocidade de deslocamento da fonte ou do observador.

Três anos depois, o físico Buys Ballot demonstrou a aplicação do efeito Doppler à acústica, quando dispôs uma orquestra dentro de uma locomotiva em movimento e documentou as alterações da música percebidas por diferentes observadores ao longo da estação ferroviária em Amsterdã.

Na ultrassonografia, o transdutor é simultaneamente a fonte e o observador das ondas sonoras, valendo-se do poder refletor das hemácias, cujo efeito Doppler será proporcional à velocidade sanguínea. Quando as hemácias se deslocam em direção ao equipamento, cada crista de onda sucessiva do som será refletida de uma posição mais próxima do transdutor do que a última. Portanto, cada onda leva um tempo cada vez menor do que a última para alcançar os cristais piezoelétricos, e assim há aumento na frequência com que essas ondas atingem o transdutor. Do mesmo modo, se as hemácias se afastam, cada onda é refletida de uma posição um pouco mais distante, aumentando o tempo entre as chegadas de duas ondas consecutivas e diminuindo sua frequência. Dessa maneira, o fluxo sanguíneo pode ser detectado e, por meio de dispositivos específicos, ser transformado em sons audíveis ou imagens em um monitor com a finalidade de interpretação.

Hemodinâmica

A hemodinâmica é o estudo do fluxo sanguíneo através do coração, das artérias, dos capilares e das veias.

O fluxo pode ser definido como o volume de sangue que atravessa determinado ponto do vaso por unidade de tempo ou, matematicamente, como a área de secção do vaso multiplicada pela velocidade do fluxo. Como o cálculo da área de secção é impreciso, não se aplica rotineiramente a determinação real do fluxo. Por outro lado, o cálculo da velocidade do fluxo é mais factível ou o estudo das relações das velocidades durante o ciclo cardíaco é feito rotineiramente. Desse modo, o uso do termo dopplervelocimetria se mostra mais adequado que dopplerfluxometria.

A instalação de fluxo em um sistema de vasos depende de dois fatores fundamentais: gradiente de pressão e resistência. O gradiente de pressão pode ser definido como a diferença de pressão encontrada nos extremos de um segmento. Para um dado segmento, quanto maior o gradiente de pressão, maior será o fluxo. Resistência é a força que se opõe à progressão do fluido. Ela depende, por sua vez, de fatores como a viscosidade do fluido, o comprimento e o diâmetro do vaso.

Classificação do fluxo

Fluxo normal

Fluxo normal é aquele normalmente encontrado na ausência de patologias. Pode ser constante nas veias periféricas e pulsátil nas artérias. Na prática, o fluxo normal apresenta velocidades um pouco menores na periferia do lúmen do vaso em virtude do atrito com o endotélio vascular, ao passo que o fluxo em direção à região central apresenta velocidades maiores, pois há aí o predomínio da inércia do fluxo sanguíneo. Há um perfil parabólico achatado, o que explica a possibilidade de, durante a diástole, não raramente, artérias apresentarem fluxo normal (anterógrado) na porção mais central de seu lúmen, ao mesmo tempo que se detecta fluxo reverso (retrógrado) mais próximo às paredes do vaso.

Fluxo alterado

Esse perfil de fluxo surge diante de estreitamento no transcurso do sangue ou alteração em seu trajeto, ao passo que as partículas mantêm o sentido para a frente, apesar de as linhas do fluxo não se manterem paralelas.

Fluxo turbulento

Fenômeno comum diante de obstrução da luz do vaso, impedindo a progressão sanguínea, esse perfil é tipicamente encontrado quando há deformações abruptas na parede do vaso, como, por exemplo, nos aneurismas. A direção do fluxo assume um padrão caótico, sendo possível identificar fluxo para todas as direções, inclusive em sentido retrógrado. Exemplos são placas de ateroma, fístulas arteriovenosas e estenoses significativas.

Aplicação da dopplervelocimetria

A dopplervelocimetria torna possíveis a detecção e a quantificação da presença, direção, velocidade e tipo de fluxo nos vasos sanguíneos, valendo-se do poder refletor das hemácias em movimento.

A variação Doppler ou frequência Doppler é a diferença entre as frequências do som emitido e do eco recebido e é proporcional à frequência do som emitido e à velocidade das hemácias dentro do vaso. Matematicamente, pode ser representada pela equação:

$$F_D = F_R - F_E = \frac{2v \times F_E \times \cos \alpha}{C}$$

F_D = frequência Doppler em Hz
F_R = frequência recebida (eco)
F_E = frequência de emissão (base)
v = velocidade do fluxo sanguíneo
α = ângulo entre feixe e fluxo
C = velocidade média do som nos tecidos (1.540m/s)

Cabe ressaltar que o ângulo de incidência sonora é fator de crucial importância para a obtenção de bons resultados. Como o cosseno de um ângulo varia de zero a 1, a posição do transdutor relativa ao vaso influencia de maneira significativa a frequência Doppler obtida. Assim, quando o feixe acústico estiver perpendicular ao vaso, a igualdade da equação será zero (cos 90° = zero), não havendo nenhuma frequência Doppler mensurável. Por outro lado, se o feixe acústico e o vaso estiverem alinhados (cos 0° = 1), a frequência Doppler será a máxima possível. Com o transdutor posicionado em ângulos intermediários, os valores medidos da frequência Doppler variarão, sendo tanto maiores quanto mais próximo o feixe acústico estiver de 0 grau e, inversamente, tanto menores quanto mais próximo de 90 graus. A pesquisa vascular deve ser realizada com insonação entre 0 e 60 graus, sendo o cosseno de 60 graus igual a 0,5.

Uma questão prática e de grande relevância é que na ultrassonografia de modo B o objetivo é posicionar o objeto de estudo no sentido horizontal no monitor a fim de se obter um ângulo de 90 graus com o feixe acústico propiciando significativa reflexão sonora. Já no estudo Doppler, objetiva-se posicionar o vaso em estudo no sentido vertical no monitor a fim de aproximar o ângulo de insonação a 0 grau, favorecendo uma melhor frequência Doppler. Ângulos superiores a 60 graus podem determinar sinais fracos que promovem a falsa imagem de ausência de fluxo, podendo determinar condutas inadequadas, como, por exemplo, falso fluxo diastólico ausente no cordão umbilical.

Tipos de equipamento

Doppler contínuo

Para esse tipo de Doppler é utilizado um transdutor confeccionado com dois cristais: um para emissão e o outro para recepção de sinais ultrassonográficos. Desse modo, não são possíveis a produção de cortes anatômicos simultaneamente ao estudo Doppler nem a discriminação da profundidade do vaso insonado. Por isso, se dois vasos são detectados no trajeto sonoro, serão obtidos seus sinais superpostos. Sonares obstétricos e cardiotocógrafos utilizam o Doppler contínuo.

Doppler pulsátil ou espectral

Nesse tipo de equipamento, os cristais do transdutor trabalham tanto para emitir os pulsos sonoros como para receber o eco após um período de repouso. Como parte dos cristais será destinada à produção de imagem anatômica, pode-se selecionar o vaso sanguíneo a ser insonado, além de registrar a velocidade do fluxo, pois a identificação da angulação do vaso possibilita a correção do ângulo de insonação. Outra importante função é a calibração do volume de amostra, que deve ser disposto com tamanho levemente menor que o calibre do vaso a fim de evitar artefatos provenientes de suas paredes.

Sistema duplex

Simultaneamente à aquisição da imagem anatômica, são obtidas as ondas de velocidade de fluxo (OVF) com o sistema Doppler pulsátil (**Figura 1.17**).

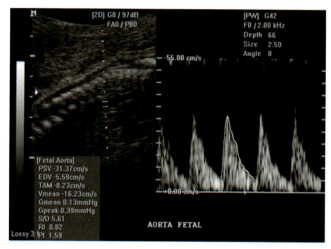

Figura 1.17 Imagem Doppler – sistema duplex, identificando-se modo B e ondas de velocidade de fluxo.

Mapeamento colorido de fluxo

O mapeamento colorido de fluxo possibilita o estudo simultâneo da anatomia em escalas de cinzas e do mapa de cores ao estudo Doppler exibido em uma caixa que o delimita (**Figura 1.18**).

Doppler triplex

Nessa modalidade de exame são feitos simultaneamente o corte anatômico em escala de cinza, o mapeamento colorido dos vasos sanguíneos e a construção das ondas de velocidade de fluxo no modo pulsátil (**Figura 1.19**).

Power Doppler ou Doppler de amplitude

A amplitude do sinal Doppler indica a intensidade do sinal. Esse modo, por ser mais sensível, tem maior capacidade de detectar fluxos com baixa velocidade, além de delinear me-

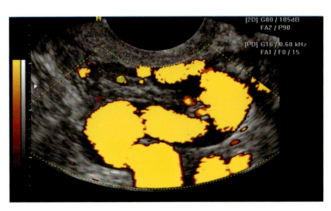

Figura 1.20 Veia pélvica insonada com Doppler de amplitude.

lhor a anatomia vascular. Apresenta virtual independência do ângulo de insonação, porém não possibilita a identificação da direção do fluxo. Como a qualidade da aquisição da imagem com esse tipo de detecção do fluxo depende da profundidade, são menores as informações sobre a amplitude do fluxo obtidas de vasos mais profundos (**Figura 1.20**).

Frequência de repetição de pulso

O Doppler pulsátil, seja no modo colorido, seja no espectral, trabalha por meio da transmissão das ondas em pulsos. É o chamado frequência de repetição de pulso (PRF – do inglês *pulse repetition frequency*), que consiste em certo número de pulsos transmitidos a cada segundo. Assim, esse sistema utiliza pulsos sonoros para fazer a leitura das ondas de velocidade de fluxo (OVF), as quais são compostas por um espectro das diversas velocidades das inúmeras hemácias, determinando diversas frequências Doppler, que são exibidas por meio de gráficos dispostos ao longo do tempo e que possibilitam o estudo clínico para a interpretação hemodinâmica.

Portanto, tem-se uma PRF própria para cada cristal que está realizando o estudo Doppler, independentemente da PRF dos cristais que estão realizando o estudo anatômico.

A PRF do Doppler pulsátil pode ser modificada pelo operador em função da profundidade do vaso em estudo e da velocidade do sangue dentro do vaso. Assim, quanto maior a profundidade, menor o limite da PRF, pois demora mais tempo para o retorno do eco, e, quanto maior a velocidade sanguínea, maior deverá ser o limite da PRF para a obtenção de um estudo contínuo da OVF. Pode-se aumentar a PRF até certo limite, o chamado limite de Nyquist. Harry Nyquist é o engenheiro eletrônico que descreveu o teorema sobre amostragem digital: "Qualquer fenômeno periódico deve ser mostrado pelo menos duas vezes a cada ciclo para que não haja ambiguidades de frequência." Por isso, o limite de Nyquist equivale à metade da PRF empregada. Qualquer frequência Doppler que ultrapasse esse limite é expressa com polaridade inversa (*aliasing*), representada no lado oposto da linha de base na análise espectral, e no Doppler em cores, pela cor oposta (**Figura 1.21**).

Para eliminar esse artefato é possível lançar mão de diversas estratégias. A mais frequentemente adotada consiste em elevar

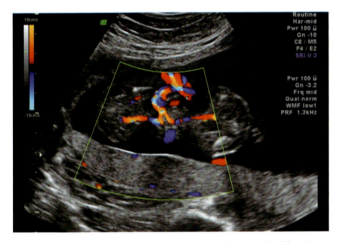

Figura 1.18 Imagem do mapeamento colorido do Doppler, identificando-se modo B e mapa de cores.

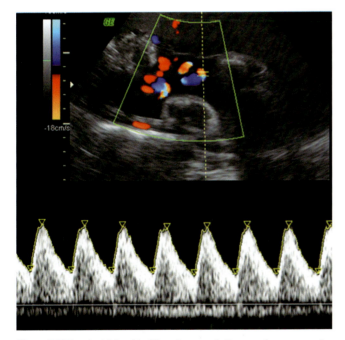

Figura 1.19 Doppler triplex, identificando-se modo B, mapa de cores e ondas de velocidade de fluxo.

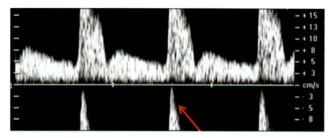

Figura 1.21 *Aliasing*, identificando-se o ápice da OVF no outro lado da linha de base (*seta*).

o PRF, alterar o nível da linha de base, aumentar o ângulo de insonação que determinará ondas de menores dimensões, utilizar menor frequência do transdutor e reduzir a distância entre o transdutor e a estrutura produtora do efeito Doppler.

Outro artefato frequente consiste no espelhamento da imagem no outro lado da linha de base (também chamada de *cross-talk*), produzido por potência elevada do sinal Doppler, alta velocidade do fluxo sanguíneo analisado e sistema Doppler mal calibrado (**Figura 1.22**). É possível reduzir esse artefato mediante redução do ganho do equipamento, elevação do filtro passa-alto e aumento do ângulo de insonação.

Filtros passa-alto

Os filtros passa-alto eliminam os componentes de baixa frequência (velocidade) e alta amplitude habitualmente originados da movimentação da parede vascular e das estruturas cardíacas, possibilitando a passagem de frequências mais altas. Na prática da ultrassonografia em ginecologia e obstetrícia, deve-se utilizar filtro ≤ 100Hz.

O controle do filtro utilizado deve ser uma constante tanto em ginecologia e obstetrícia como em qualquer outra área médica. Por exemplo, um filtro passa-alto elevado eliminará a representação gráfica das frequências de baixas velocidades que se situam próximo à linha de base, podendo falsear um quadro de fluxo diastólico ausente, quando, na verdade, o fluxo está presente e é de baixa velocidade. Desse modo, uma conduta interessante consiste em sempre conferir o nível do filtro do equipamento que está sendo utilizado, optando-se pela menor filtragem disponível no equipamento e, ao mesmo tempo, conferir se as OVF "encostam" na linha de base; caso contrário, o filtro está inadequadamente elevado.

Informações hemodinâmicas obtidas por meio do Doppler

Detecção do fluxo

Uma utilização usual para detecção do fluxo sanguíneo no estudo da vitalidade fetal consiste na identificação de cordão umbilical no bolsão de líquido amniótico. Dessa maneira, ao se avaliar o volume do líquido amniótico, o Doppler colorido tornará possível evitar o engano de se considerar uma área composta pelo cordão umbilical um bolsão de líquido amniótico, como demonstrado na **Figura 1.23**. A detecção de fluxo também pode ser utilizada para a constatação de decesso embrionário ou fetal a partir da ausência de fluxo ao Doppler colorido na área cardíaca. A documentação no laudo torna possível demonstrar a ausência da atividade cardíaca por meio da fotografia do exame, que é um método estático.

Direção do fluxo

Quando a frequência do eco supera a do som emitido, isso significa que o fluxo está na direção do transdutor e há representação da OVF acima da linha de base, ao passo que, quando a frequência de retorno é menor, o fluxo está se afastando do transdutor e é demonstrado abaixo da linha de base. Desse modo, pode ser identificado um possível fluxo diastólico reverso na artéria umbilical, bem como da onda de contração atrial no ducto venoso (**Figura 1.24**).

Índices de resistência

Independentemente da calibração exata do ângulo de insonação, são obtidas OVF típicas para cada vaso, venoso ou arterial. O estabelecimento de relações matemáticas entre pontos

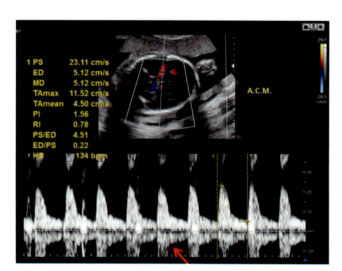

Figura 1.22 Imagem em espelho do Doppler pulsátil.

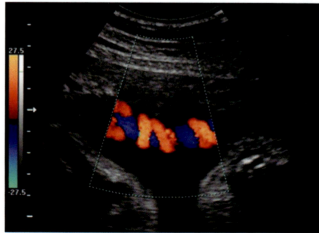

Figura 1.23 Doppler colorido exibindo cordão umbilical no interior de bolsão de líquido amniótico.

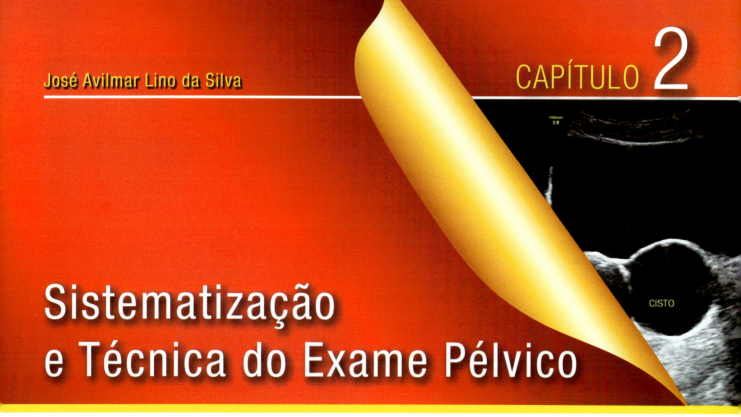

José Avilmar Lino da Silva

CAPÍTULO 2

Sistematização e Técnica do Exame Pélvico

■ INTRODUÇÃO

A ultrassonografia se constitui em uma importante ferramenta para avaliação da pelve feminina por tornar possível a identificação de patologias ginecológicas e anomalias anatômicas, fornecendo, na maioria das vezes, um possível diagnóstico e/ou diagnósticos diferenciais. Seu uso tanto pela via transabdominal como pela endovaginal é considerado um método valioso e bem sedimentado para análise dos órgãos pélvicos.

O domínio da anatomia, o conhecimento das patologias e a sistematização do exame pélvico são premissas que garantem uma boa técnica e a acurácia diagnóstica. A correta documentação do estudo ecográfico, além de proporcionar clareza na interpretação dos achados, pode ter valor legal.

■ EXAMES TRANSABDOMINAL E ENDOVAGINAL

O rastreamento ecográfico da pelve feminina pode ser feito tanto pela via transabdominal como pela endovaginal. De modo geral, as duas abordagens têm a mesma finalidade e resultados semelhantes, sendo possível optar por qualquer uma das vias. Em algumas situações, elas são complementares; em outras, um dos métodos será mais indicado, devendo ser respeitado o desejo ou a recusa da paciente.

Na técnica transabdominal é utilizado o transdutor convexo com uma frequência que varia entre 2 e 4MHz e exige preparo (repleção) vesical. As frequências mais baixas proporcionam um campo visual mais amplo e panorâmico da pelve; em contrapartida, têm resolução inferior. As principais limitações incluem pacientes obesas ou com dificuldade para encher a bexiga, enquanto suas indicações englobam mulheres virgens ou com estreitamento do canal vaginal. Para uma mensuração segura do útero é necessária uma repleção vesical adequada; por outro lado, uma bexiga muito cheia pode provocar curvatura inadequada do colo e corpo uterinos, ocasionando distorções que devem ser evitadas. A via transabdominal é menos eficaz para avaliação de úteros retrovertidos e massas anexiais.

Para a abordagem endovaginal é utilizada sonda endocavitária com frequências mais altas, entre 5 e 10MHz, as quais proporcionam melhores resolução e nitidez das imagens. Entretanto, o campo de visão é limitado, dificultando a visibilização de grandes massas pélvicas e ovários situados muito superior ou lateralmente em relação à sua topografia usual. Essa via não exige preparo prévio, evita zonas cegas, como gases e ossos, e possibilita melhor detalhamento da cavidade uterina, do canal endocervical, do endométrio e das massas anexiais.

Em ambas as técnicas são essenciais o conhecimento da anatomia e a sistematização da investigação de modo a possibilitar a cobertura total dos órgãos e estruturas pélvicas. As competências fundamentais do examinador incluem:

- Dominar a anatomia normal dos órgãos reprodutores femininos.
- Compreender as alterações fisiológicas que afetam essas estruturas de acordo com o ciclo menstrual e a faixa etária.
- Descrever as características ecográficas básicas de disfunções/doenças ginecológicas.

■ TERMINOLOGIA

A terminologia segue os mesmos critérios básicos adotados para qualquer exame ecográfico e inclui algumas particularidades da avaliação pélvica.

A imagem formada pelo ultrassom é reflexo do fenômeno de interação dos pulsos de ultrassom (ondas sonoras) emanados dos transdutores e das propriedades mecânicas (grau de dureza ou impedância) dos tecidos por onde esses passam. Os pulsos sonoros se propagam pelos órgãos e tecidos e, de acordo com a resistência (impedância acústica) encontrada, retornam em maior ou menor quantidade entre tecidos vizinhos, e são captados pelo transdutor. A seguir, são encaminhados a um computador que processa essas ondas e forma a imagem que será apresentada na tela para ser analisada e interpretada pelo examinador. Quanto maior a diferença de impedância entre tecidos, órgãos ou lesões em relação aos tecidos vizinhos, maior será a quantidade de ecos que retornam. Assim, as imagens são formadas em uma escala de cinza, sendo o tom mais escuro o local de menor diferença de resistência entre tecidos vizinhos e o mais claro, o de maior diferença. Essas imagens são descritas como anecoicas, hipoecoicas, isoecoicas ou hiperecoicas. Em geral, esses termos são utilizados comparativamente entre dois órgãos ou entre uma lesão e os tecidos adjacentes.

Imagens anecoicas

Essas imagens são formadas em regiões, órgãos ou lesões que praticamente não oferecem diferenças de impedância à onda sonora, a qual não retorna para ser captada pelo transdutor. São imagens formadas em locais cuja composição é, na grande maioria dos casos, formada por líquido, como os vasos sanguíneos, a bexiga e os cistos, representados ao ultrassom como imagem escura (**Figura 2.1**).

Se uma determinada estrutura tem formação líquida, mas exibe partículas em suspensão, estas, ao oferecerem resistência aos pulsos de ultrassom, fazem com que ecos sejam refletidos, os quais aparecem como pequenas imagens mais claras – debris – como, por exemplo, em alguns cistos lúteos, endometriomas e abscessos (**Figura 2.2**). Em alguns casos, quando há grande concentração dessas partículas, a imagem anecoica formada pode até ser confundida com uma hipoecoica.

Imagens hipoecoicas

Essas imagens são formadas em tecidos, órgãos ou lesões que oferecem pouca diferença de resistência à onda sonora entre os tecidos vizinhos, embora maiores que no meio líquido (**Figura 2.3**). Assim, ecos refletidos retornam aos transdutores e formam imagens em escala de cinza, dependendo da diferença de resistência oferecida pelo local por onde passa a onda sonora. Os de maior diferença de resistência formam imagens mais claras, e os de menor diferença formam imagens mais escuras.

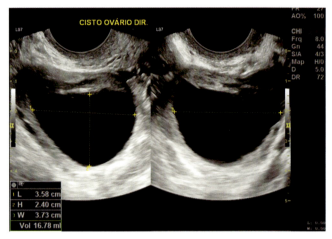

Figura 2.1 Cisto ovariano de conteúdo anecoico – via transvaginal.

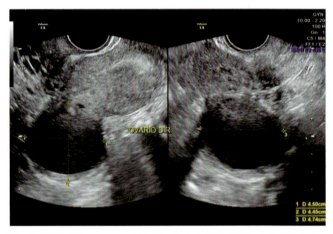

Figura 2.2 Ovário apresentando cisto de conteúdo denso, com debris, sugestivo de endometrioma. Observe o reforço acústico posterior (faixa clara posteriormente ao cisto) – via transvaginal.

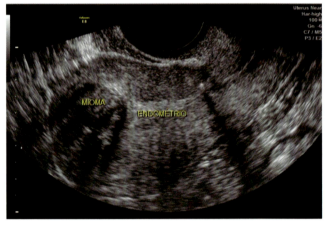

Figura 2.3 Nódulo hipoecoico no útero, sugestivo de mioma. Observe a atenuação (sombra) acústica posterior (faixa escura posteriormente à lesão) – via transvaginal.

Imagens isoecoicas

As imagens isoecoicas são formadas por um órgão ou lesão que oferece praticamente a mesma diferença de impedância que os tecidos adjacentes e são de difícil identificação, pois são pouco contrastadas com o restante da imagem formada.

Imagens hiperecoicas

Essas imagens são formadas em locais onde a onda sonora encontra alta diferença de resistência ou de impedância acústica e retorna ao transdutor em número maior, formando uma imagem mais clara, como é o caso de fáscias, lesões calcificadas e ossos (**Figura 2.4**).

A depender do tecido e da resistência por ele oferecida, fenômenos acústicos posteriores à imagem podem ser gerados, os quais são expressões de atenuação ou exacerbação da onda, sendo denominados sombra ou reforço acústico posterior.

A sombra acústica posterior (**Figuras 2.3 e 2.5**) é gerada quando o local por onde está passando a onda sonora oferece maior diferença de resistência ao feixe sonoro. Como poucos ecos passam e a maioria é refletida, a área posterior a esse local em questão adquire a coloração de um cinza mais escuro.

Já o reforço acústico (**Figuras 2.2 e 2.5**) se forma em razão da ausência ou menor diferença de resistência em determinada área por onde passa a onda sonora. Assim, os ecos passam por esse local com uma intensidade maior do que a dos que estão passando ao lado dessa área e, posteriormente a ela, os ecos ficam mais intensos, formando uma imagem mais clara do que aquela que está a seu redor.

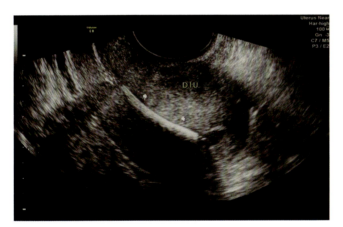

Figura 2.4 Dispositivo intrauterino de cobre (DIU) exibido como imagem linear hiperecoica na cavidade uterina – via transvaginal.

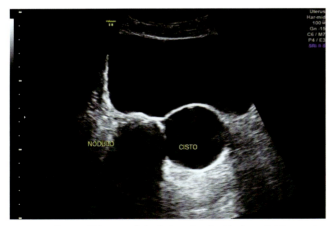

Figura 2.5 Exame pélvico transabdominal mostrando cisto de conteúdo anecoico com reforço acústico posterior (faixa clara posteriormente ao cisto) e nódulo hipoecoico com sombra acústica posterior (faixa escura posteriormente ao nódulo).

O exame ultrassonográfico da pelve feminina consiste em avaliar a anatomia e a fisiologia dos órgãos presentes.

No exame por via abdominal, além de avaliar os órgãos ginecológicos (vagina, útero e anexos), analisam-se a parede abdominal pélvica infraumbilical, com o objetivo de detectar ou afastar a presença de tumores, hérnias, agenesias de músculos, entre outros, e a bexiga, sua espessura e a regularidade de suas paredes, a ecogenicidade do conteúdo, o volume antes e após as micções, a presença ou ausência de tumores, cálculos e os óstios ureterais. No exame por via vaginal são avaliados vagina, útero, anexos e, se a bexiga tiver conteúdo, também deve ser avaliada. Entretanto, para melhor interpretação, esse exame deve ser realizado com a bexiga vazia.

A *vagina* se apresenta como uma linha ecogênica com aproximadamente 8cm de comprimento que liga o colo uterino (quando presente) ou a cúpula vaginal à vulva.

O *útero*, órgão muscular, apresenta-se com ecogenicidade homogênea, baixa ou moderada. No entanto, a presença de vasos sanguíneos calcificados ou não e de nódulos pode deixar o útero com a textura heterogênea. Em relação à posição do fundo uterino, este pode ser antevertido, intermediário ou retrovertido: antevertido quando seu fundo se encontra voltado na direção da parede abdominal ou da bexiga e retrovertido quando o fundo se volta para a região da coluna ou do reto. A posição intermediária é vista quando o fundo não aponta nem para a parede abdominal nem para a coluna. A maioria dos úteros tem posição antevertida. Em geral, o útero se localiza no centro da pelve, mas pode estar desviado para a direita ou para a esquerda, e isso deve ser relatado.

Ao se estudar o útero, é importante avaliar sua forma, a qual se modifica de acordo com a fase da vida e o perfil hormonal. Assim, na criança, de modo geral, o colo corresponde a dois terços do comprimento longitudinal do útero e o corpo a um terço. As medidas anteroposterior e transversal do colo e do corpo uterino são praticamente as mesmas. Já na mulher adulta, com o efeito dos hormônios gonadais, principalmente o estrogênio, o corpo uterino se desenvolve mais que o colo e este passa a ter apenas um terço do comprimento longitudinal do útero. Além disso, os diâmetros anteroposterior e transversal do corpo uterino ficam bem maiores que os do colo, levando o útero a assumir um formato de pera invertida. O útero normal apresenta-se regular ao ultrassom. Malformações uterinas, como útero didelfo e bicorno, bem como a presença de massas (p. ex., miomas), podem deixar o útero irregular.

O volume uterino, expresso em centímetros cúbicos (cc), é calculado multiplicando-se seus maiores eixos (longitudinal, anteroposterior e transversal) por uma constante 0,45 ou 0,52 [(L × AP × T) × constante]. Atualmente, a maioria dos autores tem usado a constante 0,52 para calcular o volume do útero que tem formato irregular e/ou gravídico e 0,45 para calcular o útero regular e não gravídico. O volume uterino pode variar de acordo com a faixa etária, o estado hormonal e a paridade.

As lesões uterinas precisam ser analisadas, descritas e documentadas. A descrição deve conter as medidas nos três diâmetros, a localização, se são bem definidas ou não, e a textura ecogênica (anecoica/hipoecoica/isoecoica/hiperecoica, homogênea/heterogênea, sólida/cística). Na tentativa de padronizar as descrições de lesões miometriais, em 2015 foi publicado um consenso produzido por especialistas em ultrassonografia, fertilidade, histeroscopia, ginecologia e pesquisa clínica e que ficou conhecido como MUSA (*Morphological Uterus Sonographic Assessment*).

No interior do útero está o endométrio, que sofre influência dos estímulos hormonais, principalmente do estrogênio e da progesterona, e pode ser acometido por patologias. Daí a importância de uma análise detalhada. Devem ser analisadas a ecogenicidade (geralmente, o útero é mais ecogênico que o miométrio e homogêneo em toda sua extensão) e a espessura, que se modifica de acordo com a fase do ciclo menstrual durante a menacme, medindo de 2mm (no período menstrual) até 14mm no período secretor (pré-menstrual). Na mulher menopausada, sem reposição hormonal, é considerada normal uma espessura de até 4 ou 5mm, e naquelas em uso de hormônios, até 8 ou 10mm.

Essa mensuração deve ser realizada na maior espessura encontrada, no sentido anteroposterior, no eixo longitudinal do útero (**Figura 2.6**). A presença de faixas hipoecoicas ou hiperecoicas no interior da cavidade endometrial pode sugerir a presença de septos ou aderências. Em 2010 foi publicado um consenso de especialistas na tentativa de padronizar as descrições das alterações endometriais detectadas pelo ultrassom, o qual foi denominado IETA (*International Endometrial Tumor Analysis*).

O canal cervical deve ser analisado, pois, assim como a cavidade endometrial, pode ser sede de patologias como pólipos, miomas e neoplasias malignas. Em geral, o canal cervical se apresenta ao ultrassom como uma linha ecogênica; porém, no período ovulatório, pode conter muco e se mostra anecoico. Em casos de malformações müllerianas, pode haver dois canais cervicais (útero didelfo) ou um canal septado (útero septado).

Os *ovários*, quando não há agenesia ou extirpação cirúrgica, são dois, um à direita e o outro à esquerda do útero. Raramente, pode existir uma anomalia durante a organogênese com a formação de um ovário acessório, que pode ser confundido com massa anexial. O ovário normal é um órgão que se encontra na parede lateral da pelve, intraperitoneal, na altura da espinha ciática, na fossa ovariana ou de Waldeyer, junto aos vasos ilíacos.

Cirurgias pélvicas, processos pélvicos infecciosos e/ou inflamatórios, bem como a presença de tumores pélvicos, podem fazer com que os ovários se localizem em posições anômalas. No exame por via vaginal, caso os ovários não sejam encontrados, deve-se complementar o exame comprimindo a parede da pelve em direção à sonda vaginal. Com esse artifício, aproxima-se o ovário da sonda e também se deslocam as alças intestinais que possam estar interpostas entre a sonda e o ovário.

De acordo com a faixa etária, os ovários variam em volume e textura, sendo menores e mais ecogênicos na infância e na senectude, o que pode dificultar sua visibilização. Para calcular o volume do ovário, as imagens devem ser obtidas passando pelo maior eixo e no plano perpendicular (**Figura 2.7**). Multiplicam-se essas medidas e o resultado por uma constante. A maioria dos autores vem usando 0,52 para ovários com massas e 0,45 para ovários sem massas [(DL × DAP × DT) × 0,52 ou 0,45], obtendo o resultado em centímetros cúbicos (cm^3).

Durante a menacme, em mulheres que não estão usando medicamentos que interfiram no ciclo ovulatório, o volume e a textura dos ovários mudam de acordo com a fase do ciclo, exibindo folículos antrais, folículos dominantes e cisto ou corpo lúteo. Daí a importância de o examinador conhecer a fisiologia do ciclo menstrual e a anatomia dos órgãos pélvicos. Os ovários podem ser alvo de várias patologias ou lesões detectadas pelo ultrassom. Quando presentes, essas lesões devem ser relatadas e documentadas. Em 2000, um grupo de especialistas internacionais publicou um consenso sobre a descrição das massas anexiais detectadas pelo ultrassom e que foi denominado IOTA (*International Ovary Tumor Analysis*).

As *tubas uterinas* sadias, sem uso de contraste, geralmente não são detectadas pelo ultrassom, porém, quando patológicas, podem ser identificadas pelo método. A tuba pode ser

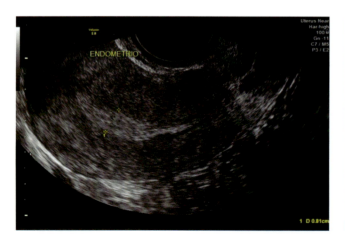

Figura 2.6 Mensuração da espessura endometrial no corte longitudinal do útero – via transvaginal.

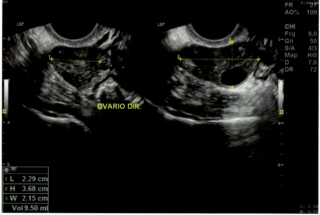

Figura 2.7 Mensuração dos eixos do ovário para o cálculo do volume – via transvaginal.

sede de tumores (raros) e conter líquido em seu interior (hidrossalpinge), formando massas.

O fundo de saco de Douglas deve ser avaliado por poder conter coleções e massas.

■ LAUDOS E DOCUMENTAÇÃO

Os protocolos de documentação, além de servirem como eventual respaldo jurídico, comprovam que o exame foi realizado, do ponto de vista técnico, seguindo os critérios mínimos de qualidade.

Os métodos de imagem são cada vez mais requisitados para auxiliar o diagnóstico de doenças. Em parte isso se explica pelo avanço tecnológico, o qual assegurou melhor definição das imagens e, consequentemente, maior percentual de acerto diagnóstico. No Brasil, a imaginologia ainda não é uma das especialidades mais envolvidas em processos judiciais. Nos EUA, entretanto, a especialidade ocupa a terceira posição no que se refere às questões judiciais.

Os motivos mais comumente relacionados com o aumento das denúncias contra os médicos são: incapacidade de os pacientes diferenciarem as complicações inerentes aos procedimentos daquelas decorrentes de negligência; grande expectativa em relação ao profissional médico e ao resultado dos procedimentos diagnósticos e terapêuticos; fragilidade da relação médico-paciente; maior conscientização e informação por parte da população.

O laudo é um documento no qual devem constar: cabeçalho, técnica utilizada, descrição detalhada dos achados e relato das possíveis intercorrências durante o exame. O texto deve ser redigido de maneira objetiva, clara e completa. Desaconselha-se o uso de neologismos, abreviações e, principalmente, termos anatomopatológicos.

Documentação

As recomendações especificadas nesse documento abrangem a documentação mínima necessária para possibilitar uma avaliação da qualidade do estudo realizado em casos sem doenças ou alterações específicas. Para exames patológicos, além da documentação mínima, devem ser registradas imagens específicas de cada alteração. Essas recomendações não podem ser usadas para limitar a documentação dos exames. Os médicos devem ter autonomia para documentar outras estruturas ou as mesmas estruturas em outros planos, além daqueles aqui especificados, visando a uma melhor prática e ao cuidado com os pacientes.

Um resumo das técnicas utilizadas para realização do exame deve constar no laudo, com destaque para o uso ou não de contraste. Quando houver alguma limitação da metodologia, seja técnica, de preparo ou referente à recusa do paciente, ela deverá ser relatada.

Não devem ser utilizadas siglas (p. ex., AVF, OE, FID).

O laudo deve conter, no mínimo, as seguintes informações:

a. Identificação do serviço, idade do paciente e data do exame.
b. História clínica resumida (motivo do exame).
c. Descrição do procedimento e eventuais intercorrências.
d. Nome e assinatura do médico interpretador.

No caso da realização do exame sem o devido preparo, deverá constar no laudo a falta de preparo do paciente, impossibilitando a correta interpretação do resultado.

Ecografia da pelve feminina (transvaginal)

Mínimo de 2 (duas) imagens para útero, ovário direito e ovário esquerdo. Pelo menos duas imagens de cada patologia devem ser documentadas, com mensurações, se aplicáveis.

Imagem	Cobertura anatômica
Útero	Plano longitudinal, incluindo as medidas dos eixos longitudinal e anteroposterior
	Plano transversal, incluindo a medida do maior eixo transversal
Endométrio	Plano longitudinal do útero com a medida da espessura do eco endometrial
Ovários	Plano passando pelo maior eixo, incluindo as medidas desse diâmetro e do maior diâmetro perpendicular ao mesmo

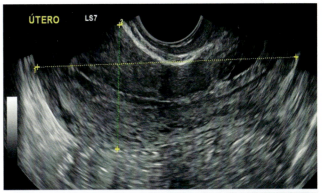
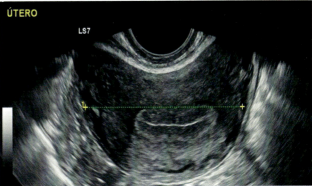

Figura 2.8 Mensuração dos eixos longitudinal, anteroposterior e transverso do útero – via transvaginal.

Ecografia da pelve feminina (transabdominal)

Mínimo de 2 (duas) imagens para bexiga, útero, ovário direito e ovário esquerdo. Pelo menos 2 (duas) imagens de cada patologia devem ser documentadas, com mensurações, se aplicáveis.

Imagem	Cobertura anatômica
Bexiga cheia	Plano sagital que inclui o maior eixo Plano coronal oblíquo, incluindo ambos os meatos ureterais
Útero	Plano longitudinal, incluindo as medidas dos eixos longitudinal e anteroposterior Plano transversal, incluindo a medida do maior eixo transversal
Endométrio	Plano longitudinal do útero com a medida da espessura do eco endometrial
Ovários	Plano passando pelo maior eixo, incluindo as medidas desse diâmetro e do maior diâmetro perpendicular ao mesmo

Leitura complementar

Fenelon S. Aspectos ético-legais em Imaginologia. Radiol Bras 2003; 36(1): 03-06.

Leone FPG, Timmerman D, Bourne T et al. Terms, definitions and measurements to describe the sonographic features of the endometrium and intrauterine lesions: a consensus opinion from the International Endometrial Tumor Analysis (IETA) group. Ultrasound Obstet Gynecol 2010; 35:103-12.

Mauad Filho F, Beduschi AF, Meschino RM et al. Avaliação ultrassonográfica das variações do volume uterino. Rev Bras Ginecol Obstet 2001; 23(3):175-9.

Nunes N, Ambler G, Foo X, Widschwendter M. Jurkovic D. A prospective evaluation of the IOTA Logistic Regression Models (LR1 and LR2) in comparison to Subjective Pattern Recognition for the diagnosis of ovarian cancer in the outpatient setting. Ultrasound Obstet Gynecol (no prelo). doi:10.1002/uog.18918.

Nunes SI et al. Correção da superestimativa do volume uterino medido à ultrassonografia: Modelo experimental. EURP 2012; 4(3):82-5.

Pastore AR. Ultrassonografia em ginecologia e obstetrícia. Rio de Janeiro: Giovanni Guido Cerri ed., 2010.

Protocolo Brasileiro de Radiologia e Diagnóstico por Imagem. Comissão de Ensino, Aperfeiçoamento e Residência Média – Colégio Brasileiro de Radiologia e Diagnóstico por Imagem. 2017. Disponível em: https://cbr.org.br/wp-content/uploads/2017/08/Protocolo-Brasileirode-Radiologia-e-Diagn%C3%B3stico-por-Imagem-v.final_.pdf. Acesso em 23 Out. 2017.

Protocolos e orientação prática para a realização de ultrassonografia. FLAUS – Federación Latinoamericana de Sociedades de Ultrasonido. Disponível em: http://www.flaus-us.org/upload/filedownload/img1_es-Materiais-Educativos-160.pdf. Acesso em 23 Out. 2017.

Rumack CM. Tratado de ultrassonografia diagnóstica. Rio de Janeiro: Elsevier Ed., 2006.

Van den Bosch T, Dueholm M, Leone FP et al. Terms, definitions and measurements to describe sonographic features of myometrium and uterine masses: a consensus opinion from the Morphological Uterus Sonographic Assessment (MUSA) group. Ultrasound Obstet Gynecol 2015; 46: 284-98.

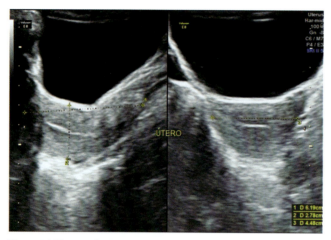

Figura 2.9 Mensuração dos eixos longitudinal, anteroposterior e transverso do útero – via transabdominal.

Roberto Pimenta Barroso
Georgia Toffolo Ribas
Nassur Barroso Zogheib

CAPÍTULO 3

Anatomia Pélvica Aplicada à Ultrassonografia

■ INTRODUÇÃO

A pelve feminina pode ser avaliada por meio da ultrassonografia a partir de quatro vias: transabdominal, transvaginal, translabial e transretal, cada uma com determinado objetivo, sendo as mais utilizadas a transabdominal e a transvaginal (**Figura 3.1**). A via transabdominal é a via menos invasiva, porém apresenta limitações, como profundidade das estruturas pélvicas, biótipo da paciente, cicatrizes abdominais, útero retrovertido e repleção não ideal da bexiga, as quais podem influenciar a qualidade do exame.

A via endovaginal possibilita o posicionamento do transdutor a uma curta distância das estruturas pélvicas, viabilizando o uso de frequências mais altas nos transdutores e oferecendo um detalhamento muito maior em relação à via transabdominal. Há um vasto incremento na quantidade de informações obtidas, melhorando a sensibilidade na detecção de patologias. A alta qualidade das imagens torna possível o diagnóstico de lesões milimétricas, como endometriose profunda em intestino, ligamento uterossacro, peritônio e outros, com acurácia semelhante à da ressonância nuclear magnética.

Além disso, a qualidade do Doppler colorido ganhou uma nova dimensão com o estudo hemodinâmico da pelve e das patologias tumorais. No entanto, como todos os outros métodos, também apresenta restrições, como não realização em pacientes que não iniciaram a vida sexual, incapacidade de estudar adequadamente a pelve falsa em razão da penetração limitada do feixe ultrassonográfico (em virtude da alta frequência do transdutor) e limitação do campo por causa da baixa amplitude de movimentos com o transdutor, quando comparado com a técnica transabdominal.

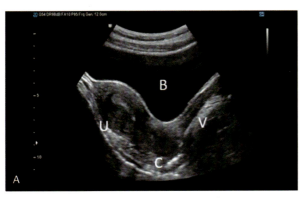 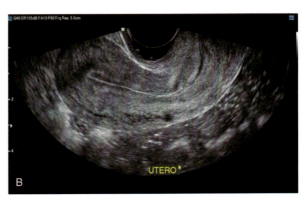

Figura 3.1A Corte longitudinal transabdominal na linha média da pelve, evidenciando bexiga (*B*), corpo do útero (*U*), colo uterino (*C*) e canal vaginal (*V*). **B** Corte longitudinal pela via transvaginal, evidenciando útero em seu eixo longitudinal.

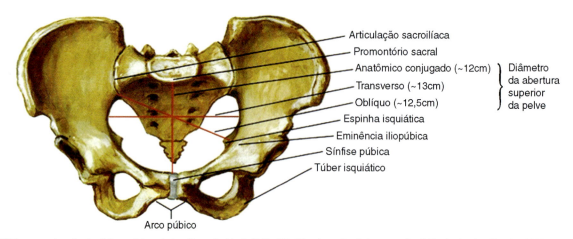

Figura 3.2 Diagrama da pelve feminina – vista anterior. (Reproduzida de Netter FH. Atlas de anatomia humana. 4. ed. Rio de Janeiro: Elsevier, 2008 – prancha 354.)

Para melhor avaliação da pelve feminina, a combinação das vias abdominal e endovaginal deve, sempre que possível, ser realizada para aumentar a acurácia diagnóstica.

■ ANATOMIA

A pelve é a parte do corpo humano localizada inferoposteriormente ao abdome, sendo dividida em pelve maior (falsa) e pelve menor (verdadeira). Essa divisão é definida pelo promontório sacral e a linha terminal (linha arqueada do ílio, linha iliopectínea e crista do púbis) (**Figura 3.2**).

A pelve maior tem como função a proteção das vísceras abdominais inferiores, sendo limitada pelas bordas dos ossos ilíacos e a base do sacro, posteriormente, e a parede abdominal, anterior e lateralmente. A pelve menor comporta o sistema genital, a parte inferior do trato intestinal, a bexiga e parte dos ureteres, sendo limitada posteriormente pelo sacro e o cóccix, lateralmente pelo ílio e o ísquio fusionados, pelo púbis e ramos púbicos anteriormente e pelos músculos do assoalho pélvico inferiormente.

A bexiga e as alças do intestino delgado estão localizadas na pelve verdadeira, anteriores ao útero, aos ovários e às estruturas anexiais. A repleção da bexiga promove o deslocamento das alças do intestino delgado superiormente em direção à pelve maior, criando uma janela para estudo ecográfico pela via transabdominal.

Músculos da pelve feminina

As paredes anterior e laterais da falsa pelve são os músculos anteriores e laterais da parede abdominal. Os músculos anteriores são os retos do abdome (**Figura 3.3**), orientados longitudinalmente, paramedianos e adjacentes à linha alba, que têm sua inserção inferior na crista do púbis. Os músculos laterais da parede incluem os oblíquos externos e internos e os transversos do abdome, que formam a camada muscular interna (**Figura 3.4**). A aponeurose desses músculos se une com a bainha do reto para formar a linha alba, na linha média. Abaixo da linha arqueada, hematomas e coleções da bainha do reto podem cruzar a linha média e deslocar a bexiga pos-

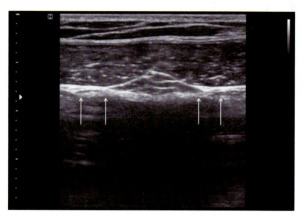

Figura 3.3 Corte transverso da parede abdominal, infraumbilical, na linha média, mostrando os músculos retos do abdome (*setas*).

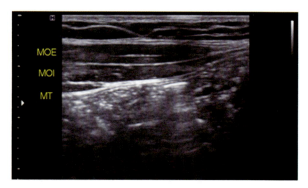

Figura 3.4 Corte transverso na parede abdominal lateral inferior evidenciando os músculos oblíquos externos (MOE), oblíquos internos (MOI) e os transversos (MT).

teriormente; quando localizados acima da linha arqueada, ficam confinados ao lado onde iniciou o processo.

Internamente na pelve é possível a visibilização de alguns músculos que revestem a estrutura óssea. O aspecto ultrassonográfico dos músculos é característico, revelando estruturas hipoecogênicas com finas linhas hiperecogênicas paralelas, as fibras musculares, apresentando assim um padrão fibrilar.

A pelve menor é composta pelos músculos psoas maior, ilíaco, piriforme e obturador interno. Para formação do assoalho pélvico são recrutados os músculos do diafragma pélvico: o levantador do ânus e o coccígeo (**Figuras 3.5 e 3.6**)

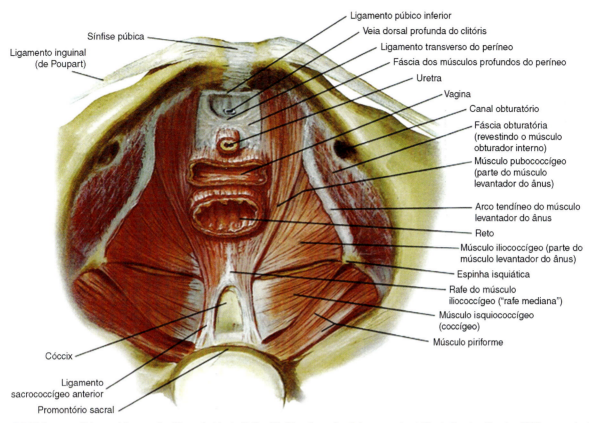

Figura 3.5 Diafragma pélvico – vista superior. (Reproduzida de Netter FH. Atlas de anatomia humana. 4. ed. Rio de Janeiro: Elsevier, 2008 – prancha 356.)

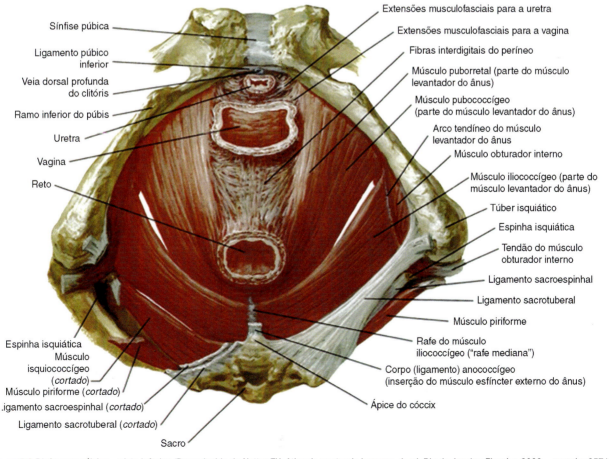

Figura 3.6 Diafragma pélvico – vista inferior. (Reproduzida de Netter FH. Atlas de anatomia humana. 4. ed. Rio de Janeiro: Elsevier, 2008 – prancha 357.)

Dentre os músculos citados, vale enfatizar o papel do músculo iliopsoas, que é um músculo longo e grosso, visibilizado ao ultrassom como imagem hipoecogênica de padrão fibrilar bilateralmente, sendo localizado lateralmente aos vasos ilíacos. Composto pelo psoas maior, psoas menor e ilíaco, serve como referência anatômica ao exame ultrassonográfico.

Ao exame transabdominal, é possível identificar os músculos que constituem as paredes anterior e lateral da pelve: retos abdominais, oblíquos interno e externo e músculo transverso do abdome (**Figuras 3.3 e 3.4**).

Vascularização da pelve feminina

A pelve feminina é composta por diversas artérias, dentre as quais as mais importantes são as artérias ilíacas (comum, interna e externa), as artérias uterinas e seus ramos e as artérias ovarianas (**Figura 3.7**). Os vasos apresentam-se à ecografia como estruturas tubulares anecoicas com paredes hiperecogênicas que atravessam as estruturas da pelve, sendo facilmente identificadas com o uso da ferramenta Doppler, que captará o fluxo interno da estrutura.

As artérias ilíacas comuns cursam anterior e medialmente aos músculos psoas, bifurcando-se em ilíacas externas e internas.

As artérias ilíacas internas, que são ramos mediais das artérias ilíacas comuns, são responsáveis pelo suprimento sanguíneo das vísceras e paredes da pelve, períneo e regiões glúteas.

As artérias ilíacas externas cursam pela pelve falsa sem entrar na pelve verdadeira, suprindo a maior parte dos membros inferiores.

A artéria uterina é originada do ramo anterior da artéria ilíaca interna. Inicia-se na parede lateral da pelve, anteriormente à artéria ilíaca interna, e segue medialmente em direção ao útero e ao músculo elevador do ânus. A cerca de 2cm do colo, a artéria uterina passa anterior e superiormente ao ureter, sendo identificada no exame endovaginal ao passar lateralmente ao colo uterino (**Figura 3.8**). Ao chegar ao colo uterino, divide-se em ramo cervical, para vascularização do colo e da vagina, e em um ramo ascendente, para a região lateral do útero, a fim de irrigar o corpo, o fundo do útero e os ovários.

À medida que ascendem lateralmente ao útero, as artérias uterinas dão origem a múltiplos ramos que penetram na parede uterina até a transição dos terços externo e médio do miométrio, dividindo-se em artérias arqueadas anteriores e posteriores, as quais se anastomosam umas com as outras,

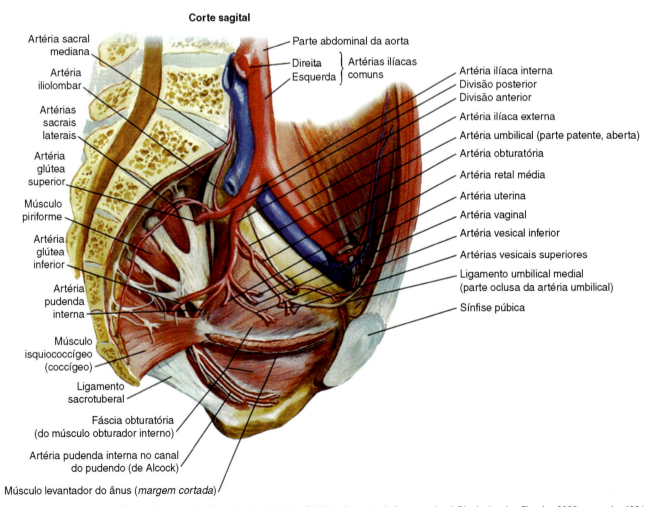

Figura 3.7 Diagrama das artérias e veias da pelve. (Reproduzida de Netter FH. Atlas de anatomia humana. 4. ed. Rio de Janeiro: Elsevier, 2008 – prancha 402.)

Capítulo 3 ▪ Anatomia Pélvica Aplicada à Ultrassonografia

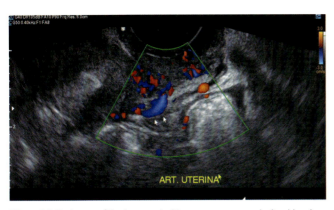

Figura 3.8 Corte ecográfico transvaginal transverso, paracervical, evidenciando artéria uterina (*setas*).

na linha média. As artérias radiais originam-se como ramos das artérias arqueadas, que cursam perpendicularmente a elas para suprir a rica rede de capilares que nutrem as camadas mais profundas do miométrio e do endométrio. Ao passarem pela junção miométrio-endométrio, passam a se chamar artérias espiraladas, as quais têm grande importância durante as fases de invasão trofoblástica durante a gravidez, podendo ser observadas com a ajuda do Doppler colorido.

Da borda lateral da aorta abdominal, inferiormente às artérias renais, saem as artérias ovarianas, que chegam aos ovários no interior dos ligamentos infundibulopélvicos pela face lateral (**Figura 3.9**). A vascularização do ovário se dá a partir de ramos das artérias uterinas que se estendem aos ovários e

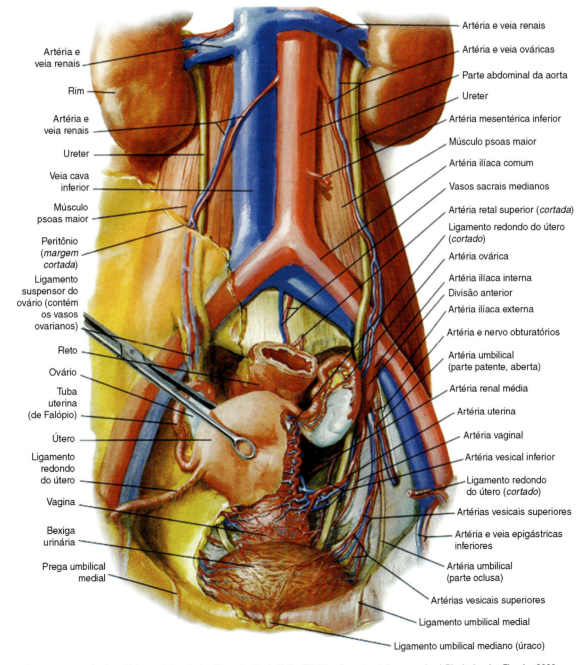

Figura 3.9 Artérias e veias dos órgãos pélvicos – vista anterior. (Reproduzida de Netter FH. Atlas de anatomia humana. 4. ed. Rio de Janeiro: Elsevier, 2008 – prancha 400.)

se anastomosam com as artérias ovarianas, formando assim uma dupla vascularização do órgão:

- A drenagem venosa da pelve é realizada pelos plexos venosos uterinos e vaginais formados pelas vênulas que drenam o sangue venoso do corpo, colo uterino e vagina e se direcionam à veia ilíaca interna.
- As veias ovarianas são formadas pela junção das vênulas que, por sua vez, formam os plexos pampiniformes e drenam à esquerda para a veia renal esquerda e à direita para a veia cava inferior.

Linfonodos pélvicos e drenagem linfática

Os linfonodos pélvicos não são normalmente visibilizados ao exame ultrassonográfico, sendo detectados nos casos de patologias linfonodais, o que explica a grande importância do conhecimento de suas cadeias.

Linfonodos de aspecto habitual aparecem ao exame ultrassonográfico como imagens nodulares hipoecogênicas com centro ecogênico, de contornos bem definidos, que apresentam captação de fluxo ao Doppler colorido de padrão hilar. Quando alterados, são estruturas nodulares de características variadas, sendo hipoecogênicos e heterogêneos com áreas anecoicas em seu interior compatíveis com áreas de necrose.

Os linfonodos pélvicos estão divididos em quatro grupos: ilíacos externos, internos, comuns e sacrais. Recebem esses nomes em razão de sua estreita relação com essas estruturas (Figura 3.10).

A drenagem linfática dos ovários tem a peculiaridade de drenar para os linfonodos aórticos, juntamente com a drena-

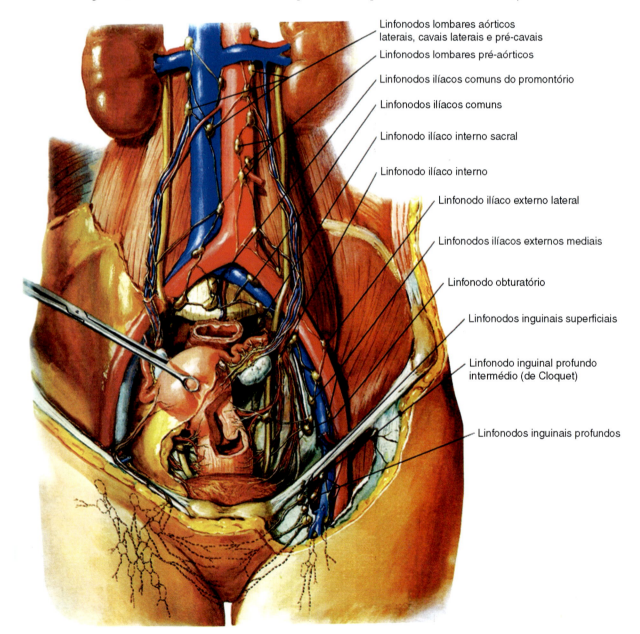

Figura 3.10 Vasos linfáticos e linfonodos da pelve e órgãos genitais. (Reproduzida de Netter FH. Atlas de anatomia humana. 4. ed. Rio de Janeiro: Elsevier, 2008 – prancha 406.)

gem das trompas e das regiões fúndica e superior do corpo uterino. O corpo inferior do útero drena para as ilíacas externas através do paramétrio. A drenagem do colo uterino segue para os linfonodos ilíacos internos, externos e sacrais. As porções superior e média da vagina drenam para os linfonodos ilíacos internos e externos, enquanto a porção inferior drena para os linfonodos inguinais superficiais.

Ligamentos da pelve

O útero é mantido centralizado na cavidade pélvica graças às suas sustentações ativas e passivas. No que se refere à sua sustentação ativa, os ligamentos são seu principal elemento. O ligamento largo é responsável por manter os ovários suspensos e revestir as tubas uterinas, sendo formado por uma dupla lâmina de peritônio e identificado ao exame ultrassonográfico apenas na presença de líquido livre na pelve.

O ligamento redondo, não visto ao exame ecográfico da pelve, origina-se nos cornos uterinos, anteriormente às tubas uterinas, e se estende até o canal inguinal, indo se inserir na fáscia dos grandes lábios. O ligamento uterossacro é identificado na face posterior do colo uterino, local frequente de implantação de endometriose.

Os ligamentos útero-ovarianos originam-se nos cornos uterinos, posteriormente às tubas, e se unem à extremidade inferior dos ovários. Quando visibilizados, podem ser utilizados como referência anatômica para a localização dos ovários (**Figura 3.11**).

Vagina

Estrutura tubular elástica, com dimensões médias de 8 a 10cm, a vagina se conecta ao colo uterino em toda a sua circunferência e alcança a genitália externa, sendo identificada ao ultrassom transabdominal posteroinferiormente à bexiga urinária como uma estrutura tubular hipoecoica com linha ecogênica central que corresponde a superfícies apostas da mucosa vaginal virtual e que se curva inferiormente acima do corpo muscular perineal no introito (**Figura 3.12**).

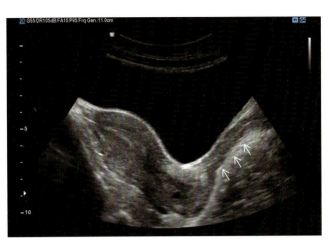

Figura 3.12 Corte longitudinal pela via transabdominal da pelve evidenciando a vagina (*setas*) posterior e inferiormente à bexiga.

Bexiga

Órgão do sistema urinário com morfologia variável de acordo com seu grau de repleção, a bexiga é identificada na pelve como uma estrutura anecoica com margens ecogênicas. As camadas de sua parede podem ser diferenciadas de acordo com a frequência do transdutor, alcançando espessura normal de até 3mm quando repleta. Quanto maior a frequência do transdutor, melhor a distinção de suas camadas. A aferição de seu volume deve ser realizada por meio da fórmula básica após a mensuração de seus diâmetros: $L \times AP \times T \times 0,52$.

A bexiga tem grande importância no estudo da pelve pela via transabdominal, uma vez que serve como janela ecográfica para avaliação das demais estruturas pélvicas, como útero e ovários (**Figura 3.13**). Já no exame ecográfico endovaginal é necessário seu esvaziamento.

Útero

Órgão muscular oco de formato piriforme (**Figura 3.14**), situado na pelve verdadeira, o útero estabelece relações anatômicas com a bexiga anteriormente, o retossigmoide posteriormente e

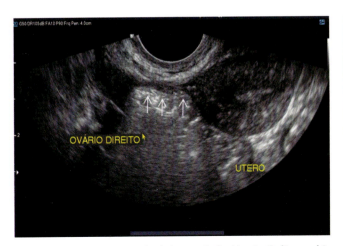

Figura 3.11 Corte transverso pela via transvaginal evidenciando útero, ovário direito e imagem hipoecoica alongada (*setas*) conectando essas duas estruturas, correspondendo ao ligamento útero-ovariano.

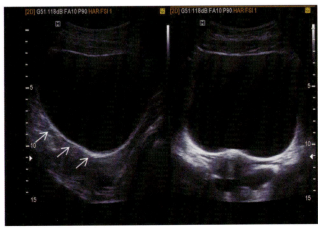

Figura 3.13 Imagem da bexiga pela via transabdominal em cortes longitudinal (à esquerda) e transversal (à direita), com paredes regulares (*setas*) e conteúdo anecoico.

os ligamentos largos lateralmente. O espaço peritoneal anterior ao útero é o fundo de saco anterior, e posteriormente a reflexão peritoneal se estende ao fórnix posterior da vagina, formando o fundo de saco posterior. Divide-se em corpo, composto predominantemente de tecido muscular liso, e colo, composto principalmente por tecido colágeno e elástico com uma proporção de músculo liso em torno de 10%. O útero conta também com uma região fúndica, determinada a partir dos cornos uterinos, os quais correspondem à saída das tubas uterinas.

A avaliação ultrassonográfica do útero pode ser feita pelas vias transabdominal e transvaginal. Durante a avaliação, o útero pode encontrar-se em diversas posições, sendo importante determiná-las: ele se encontra em anteversão quando seu maior eixo está para a frente e anterior à pelve, em medioversão quando se encontra centralizado e em retroversão quando para trás e posterior (**Figura 3.15**). Em geral, seu eixo está na linha média, porém é possível se deparar com situações em que o útero se desvia para a lateral direita ou esquerda.

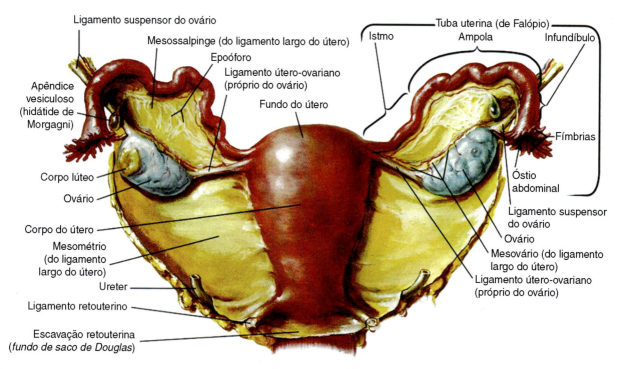

Figura 3.14 Vista posterior dos órgãos genitais internos com corpo e fundo do útero na região central. (Reproduzida de Netter FH. Atlas de anatomia humana. 4. ed. Rio de Janeiro: Elsevier, 2008 – prancha 371.)

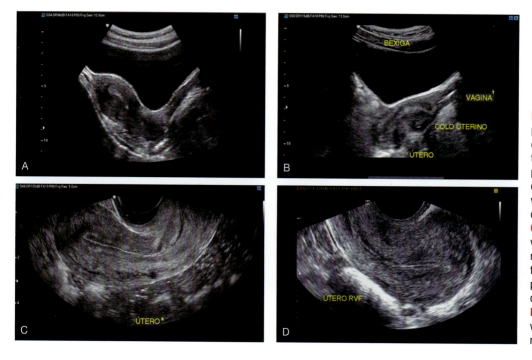

Figura 3.15A Corte ecográfico da pelve pela via transabdominal evidenciando útero em posição antevertida. **B** Corte ecográfico da pelve pela via transabdominal evidenciando útero em posição retrovertida com o fundo uterino direcionado para o dorso da paciente. **C** Corte ecográfico da pelve pela via transvaginal evidenciando útero em posição antevertida com o fundo uterino direcionado para a parede anterior da paciente (esquerda da tela do equipamento). **D** Corte ecográfico da pelve pela via transvaginal evidenciando útero em posição retrovertida.

O útero encontra-se localizado na pelve como uma estrutura de textura sólida isoecogênica, de padrão homogêneo, apresentando limites bem definidos traçados pela serosa fúndica de característica ecogênica. Nas multíparas, a metade externa da parede pode apresentar-se heterogênea em virtude da presença de áreas anecoicas que correspondem a vasos ectasiados. Nas pacientes mais idosas, os vasos arqueados podem apresentar calcificações em suas paredes, às vezes dificultando a delimitação do eco endometrial em razão da sombra sonora ocasionada.

O útero tem volume variável (**Tabela 3.1**) em função de fatores como idade, paridade e estímulo hormonal. Na idade adulta, na fase reprodutiva, o útero mede de 6 a 8,5cm de comprimento nas nulíparas e de 8 a 10,5cm nas multíparas. O diâmetro transverso é de 3 a 5cm em nulíparas e de 4 a 6cm em multíparas. O diâmetro anteroposterior mede de 2 a 4cm nas nulíparas e de 3 a 5cm nas multíparas. O útero pré-púbere mede de 2 a 4cm de comprimento.

Na infância, o tamanho do colo uterino é proporcionalmente maior que o corpo, que cresce com o estímulo hormonal, atingindo na puberdade uma proporção de 1:1, ultrapassando essa proporção após a menarca e chegando a 2:1 na menacme.

No estudo do útero devem ser observadas suas estruturas desde a serosa fúndica, camada de peritônio que reveste o órgão, até sua cavidade central, o endométrio. O miométrio, sua camada intermediária e mais espessa, é composto de tecido muscular e vascular, exibindo uma região juncional com o endométrio denominada halo subendometrial. O endométrio, camada mucosa central do órgão, tem ecogenicidade e espessura variáveis com a fase do ciclo menstrual, a idade, a paridade e o uso de hormônios exógenos, apresentando-se laminar na primeira fase do ciclo, trilaminar na periovulatória e ecogênico em sua fase secretora.

Em sua fase menstrual, o endométrio tem característica linear, sendo evidenciado como uma lâmina ecogênica no centro do órgão, medindo de 2 a 3mm. Na fase proliferativa precoce apresenta-se hipoecogênico e trilaminar, medindo entre 4 e 8mm, e na fase periovulatória o endométrio apresenta-se trilaminar, medindo entre 6 e 10mm. Na última fase do ciclo menstrual (secretora) apresenta-se espessado em relação às anteriores e de aspecto hiperecogênico, de padrão homogêneo, medindo de 7 a 14mm (**Figura 3.16**).

Após a menopausa, as pacientes mantêm o endométrio laminar, ecogênico, com espessura de até 5mm naquelas que não usam terapia de reposição hormonal e de até 8mm nas que o fazem. Quando fora desses valores, deve-se prosseguir com a propedêutica para espessamento endometrial pós-menopausa.

O colo uterino tem avaliação mais detalhada por meio da ultrassonografia transvaginal, sendo evidenciado o canal cervical ou endocérvice e frequentemente identificadas imagens císticas simples, denominadas cistos de Naboth (**Figura 3.17**).

Tabela 3.1 Valores de referência do volume uterino

Infância	<10cm³
Adolescência	10 a 40cm³
Paridade 0	25 a 90cm³
Paridade 1-2	Até 140cm³
Paridade 3	Até 160cm³
Paridade > 4	Até 180cm³

Fonte: Pastore AR, Cerri GG. Ultrassonografia em ginecologia e obstetrícia. 2. ed. Rio de Janeiro: Revinter, 2010; 905.

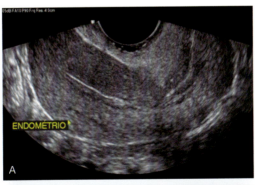
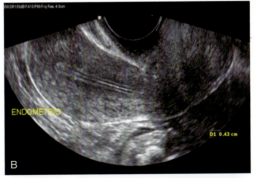
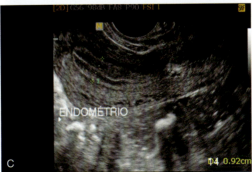
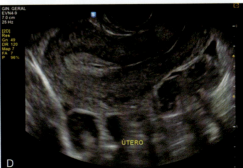

Figura 3.16 Modificações do eco endometrial nas fases do ciclo menstrual. **A** Fase menstrual: endométrio linear, sendo evidenciado como uma lâmina ecogênica no centro do útero. **B** Fase proliferativa precoce: apresenta-se hipoecogênico e trilaminar. **C** Fase periovulatória: o endométrio apresenta-se expandido e de aspecto trilaminar. **D** Fase secretora: apresenta aspecto hiperecogênico, de padrão homogêneo.

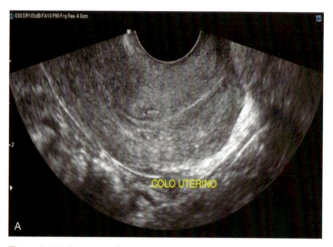
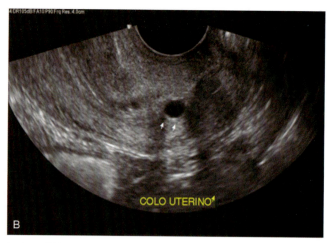

Figura 3.17A Corte ecográfico do colo uterino pela técnica transvaginal evidenciando os lábios anterior e posterior separados por linha hiperecogênica, que representa o canal cervical. **B** Setas identificando imagem anecoica, uniloculada no lábio posterior do colo uterino, correspondendo a cisto de Naboth.

Tubas uterinas

As tubas uterinas são estruturas tubulares originadas dos cornos uterinos bilateralmente, localizadas na borda livre superior do ligamento largo e recobertas por peritônio. São estruturas de difícil identificação, aparecendo à ultrassonografia como estruturas tubulares de baixa refringência e hipoecogênicas, laterais aos cornos uterinos. Sua identificação pode ser facilitada quando há líquido livre na cavidade peritoneal ou no interior das tubas, como nas hidrossalpinges.

Ovários

Gônadas de formato elíptico (**Figura 3.18**), os ovários se prendem ao ligamento largo e têm morfologia e tamanho variáveis de acordo com a idade e a influência hormonal.

Os ovários estão localizados geralmente na fossa ovariana (fossa de Waldeyer), um trígono que tem como limite anterior a artéria umbilical obliterada, posteriormente o ureter e a artéria ilíaca interna e superiormente a veia ilíaca externa. As fímbrias localizam-se superolateralmente aos ovários.

Na fase pré-púbere, os ovários se apresentam como estruturas ovaladas hipoecogênicas (medindo até 2cm³). Na puberdade, ao se iniciar o estímulo hormonal, nota-se o aparecimento de imagens anecoicas que se distribuem pela glândula e permanecem durante a menacme, correspondendo aos folículos (nessa fase, seu volume médio é de 9,8cm³). Com o passar dos anos, seguindo a falência ovariana, os ovários tendem a adquirir uma forma linear com o retorno de seu parênquima à ecogenicidade diminuída e volume reduzido.

A posição dos ovários pode variar, devendo ser levadas em consideração a posição uterina e a distensão vesical e até mesmo a retal. No entanto, quando o útero se encontra em anteversão, os ovários tendem a se posicionar lateralmente a ele e estar situados medialmente aos vasos ilíacos em sua região anexial. Durante a gravidez, o crescimento uterino desloca o ovário para fora da fossa ovariana.

A partir do quinto dia do ciclo menstrual, os ovários são estimulados e seus folículos começam a reter líquido em seu antro, aparecendo à ultrassonografia como imagens anecoicas que medem de 1 a 2mm. Durante o ciclo, entre o oitavo e o 12º dia, um ou mais folículos aumentam de tamanho e habitualmente um deles se sobressai e se torna dominante, medindo em torno de 14mm. O folículo dominante tem uma

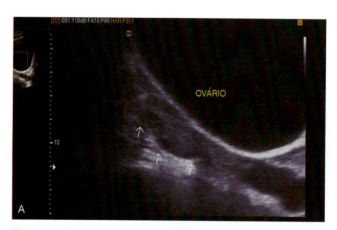
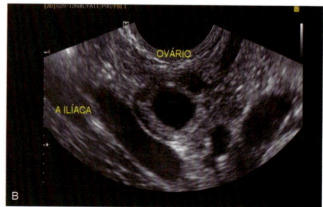

Figura 3.18 Cortes ecográficos dos ovários. **A** Estudo pela via transabdominal usando a janela acústica da bexiga. **B** Estudo pela via transvaginal evidenciando sua posição medial e anterior aos vasos ilíacos.

média de crescimento de 1,5 a 2mm ao dia, atingindo cerca de 20 a 22mm no período periovulatório (podendo atingir até 28mm).

Essas estruturas são mais bem identificadas pela via endovaginal, já que pela via transabdominal é necessário um grau de repleção vesical para ser usado como janela para sua visibilização. Mesmo pela via endovaginal, muitas vezes seu deslocamento exige a realização de manobra bimanual para alcançá-las quando estão em topografia alta ou o deslocamento das estruturas que possam encobri-las como alças.

Após a ovulação, o corpo lúteo é formado, produzindo hormônios que têm como objetivo manter a gestação, caso esta ocorra. O corpo lúteo assume diversas formas ao ultrassom, podendo ser uma imagem anecoica (cística simples), que capta fluxo em anel capsular ao estudo Doppler (**Figura 3.19**). Se durante a ovulação houver sangramento para o interior do folículo, o corpo lúteo pode aparecer cístico com debris, e se a quantidade de sangue for maior, encontra-se o corpo lúteo hemorrágico, hipoecogênico e heterogêneo. Não ocorrendo gestação e sendo iniciado um novo ciclo, o corpo lúteo regride para o corpo *albicans*, que não é identificável ao exame ultrassonográfico.

Ureter e uretra

O ureter é uma estrutura retroperitoneal tubular anecoica que conduz urina da pelve renal à bexiga e contém uma porção abdominal e pélvica. Em seu trajeto pélvico, cruza os vasos ilíacos (externos à direita e comuns à esquerda) e acompanha os vasos hipogástricos, que correspondem ao limite posterior da fossa ovariana.

Em condições habituais, os ureteres são identificados apenas em sua porção mais distal (**Figura 3.21**), ainda assim quando a paciente se encontra com certo grau de hidratação e repleção vesical. Em seu trajeto pélvico corre transversalmente, estabelecendo estreita relação com o colo e a vagina. Assim, tumores cervicais podem causar hidronefrose precocemente.

A uretra faz o percurso da urina da bexiga até o meio externo e é vista à ultrassonografia como uma estrutura tubular hipoecoica mais superficial à vagina nos exames transvaginal, translabial e transperineal.

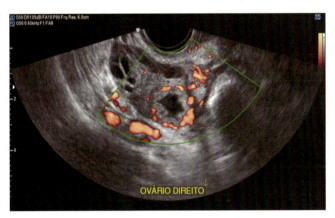

Figura 3.19 Corte ecográfico pela técnica transvaginal evidenciando ovário contendo imagem cística com contornos irregulares com halo hiperecogênico ao redor, que capta fluxo em anel capsular ao estudo Doppler, correspondendo ao corpo lúteo (*setas*).

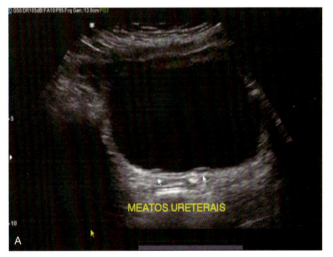

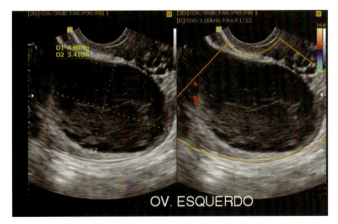

Figura 3.20 Corte ecográfico pela técnica transvaginal evidenciando ovário apresentando imagem cística, uniloculada, com finos ecos e finas trabeculações, correspondendo a corpo lúteo hemorrágico.

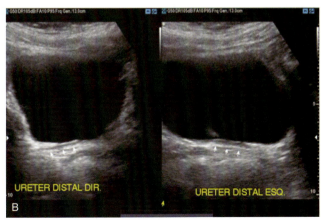

Figura 3.21A Corte transverso na região hipogástrica pela técnica transabdominal evidenciando os meatos ureterais direito e esquerdo (*setas*) na região posteroinferior da bexiga. **B** Corte oblíquo na região hipogástrica pela técnica transabdominal evidenciando os ureteres distais direito e esquerdo (*setas*), que se apresentam como estruturas anecoicas tubulares.

Intestino

No exame da pelve é identificado e estudado o retossigmoide (**Figura 3.22**), que se origina no cólon descendente, logo na entrada da pelve verdadeira, e termina em continuidade com o reto na altura da terceira vértebra sacral. O retossigmoide se apresenta de diversas maneiras ao ultrassom, podendo inclusive simular massa pélvica, sendo na normalidade identificada a parede do órgão, de característica trilaminar com fase ecogênica, hipoecogênica e novamente ecogênica, de contornos regulares e sinuosos, com luz ecogênica e heterogênea.

A região ileocecoapendicular está localizada na pelve falsa, sendo o ceco e o cólon estruturas de posição intermediária, ovaladas, compressíveis e com paredes estratificadas. O íleo é a região que se encontra medial ao ceco, tubular, e que apresenta intenso peristaltismo. O apêndice normal não é rotineiramente identificado ao exame, mas sua morfologia é tubular em fundo cego com parede de até 3mm e diâmetro de 6mm.

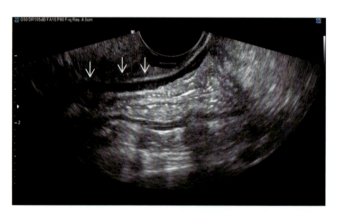

Figura 3.22 Corte transverso do intestino (*setas*), realizado com o transdutor endocavitário, evidenciado seu aspecto ecográfico habitual: fina linha ecogênica (serosa), camada hipoecogênica (muscular da mucosa) e a camada mucosa, a mais interna.

Estruturas vestigiais

- **Hidátides de Morgagni:** apêndices vesiculares nas trompas, remanescentes dos ductos mesonéfricos. Podem ser observadas na ultrassonografia, na presença de líquido livre na pelve, sendo evidenciadas como pequenos cistos de paredes finas, esféricos e uniloculados.
- **Remanescentes do ducto mesonéfrico:** podem persistir como cistos de paraovário e cistos do ducto de Gartner (parede lateral do útero e vagina).

Leitura complementar

Bazot M, Lafont C, Rouzier R, Roseau G, Thomassin-Naggara I, Daraï E. Diagnostic accuracy of physical examination, transvaginal sonography, rectal endoscopic sonography, and magnetic resonance imaging to diagnose deep infiltrating endometriosis. Fertil Steril 2009 Dec;92(6):1825-33. doi: 10.1016/j.fertnstert.2008.09.005. Epub 2008 Nov 18.

Callen PW. Ultrassonografia em ginecologia e obstetrícia. 5. ed. São Paulo: Elsevier, 2009.

Cerri GG, Chammas MC. Ultrassonografia abdominal. Rio de Janeiro: Revinter, 2009: 675.

Jannini DS. Anatomia ultrassonográfica da pelve. In: Pastore AR, Cerri GG. Ultrassonografia em ginecologia e obstetrícia. 2. ed. – Rio de Janeiro: Revinter, 2010.

Martins WP, Leite SP, Nastri CO. Ultrassonografia pélvica em crianças e adolescentes. Radiol Bras 2009; 42(6):395-401.

Moore KL. Anatomia orientada para a prática clínica. 4. ed. Rio de Janeiro: Guanabara Koogan, 2001.

Netter FH. Atlas de anatomia humana. 4. ed. Rio de Janeiro: Elsevier, 2008. II.

Nisenblat V, Bossuyt PM, Farquhar C, Johnson N, Hull ML. Imaging modalities for the non-invasive diagnosis of endometriosis.Cochrane Database Syst Rev. 2016 Feb 26;2:CD009591. doi: 10.1002/14651858.CD009591.pub2.

Pastores AR. Ultrassonografia em ginecologia e obstetrícia. 2. ed. Rio de Janeiro: Revinter, 2010.

Rumack CM. Tratado de ultrassonografia diagnóstica. 4. ed. Rio de Janeiro: Elsevier, 2012.

Vimercati A, Achilarre MT, Scardapane A et al. Accuracy of transvaginal sonography and contrast-enhanced magnetic resonance-colonography for the presurgical staging of deep infiltrating endometriosis. Ultrasound Obstet Gynecol 2012 Nov; 40(5):592-603. doi: 10.1002/uog.11179.

Maria Virginia Furquim Werneck Marinho
Reinaldo Torres Júnior
Luana Machado Chianca

CAPÍTULO 4

Ultrassonografia Pélvica na Infância e Adolescência

■ INTRODUÇÃO

A ultrassonografia é o método diagnóstico de escolha para avaliação pélvica na infância e adolescência. A melhoria na qualidade dos equipamentos e o treinamento dos ultrassonografistas tornaram possível a obtenção de imagens com estreita correlação com a anatomia real. Além de não ser invasivo, esse método pode ser repetido sempre que necessário.

O conhecimento da anatomia pélvica e das alterações hormonais de cada faixa etária é fundamental para o reconhecimento das alterações da pelve feminina em crianças e adolescentes.

As principais indicações da ultrassonografia pélvica em crianças e adolescentes são distúrbios do desenvolvimento puberal, amenorreia primária, dor pélvica, massas pélvicas, genitália ambígua, malformações genitais e sangramento vaginal em crianças.

■ INDICAÇÕES

Como o exame ginecológico clínico na infância é pouco elucidativo, a ultrassonografia fornece valiosas informações em situações de urgência e também na prática diária:

- **Sangramento vaginal na criança pré-púbere:** vulvovaginite, corpo estranho, trauma acidental, violência sexual, puberdade precoce, tumores vaginais.
- **Amenorreia primária em adolescentes:** desvios do desenvolvimento puberal, disgenesia gonadal, anomalias müllerianas.

- **Dor e/ou massas pélvicas em crianças e adolescentes:** cisto ovariano hemorrágico, tumores anexiais, torção de anexo, doença inflamatória pélvica ou gravidez.
- **Malformações urogenitais.**

■ TÉCNICA

O exame ultrassonográfico pode ser realizado de maneira segura na maioria das pacientes, principalmente por não envolver radiação ionizante e não demandar sedação. A via de escolha para a realização do exame é a abdominal, mas podem ser utilizadas a via transperineal e a transvaginal. A orientação e o preparo da paciente são de fundamental importância para a realização dos exames ultrassonográficos.

Via transabdominal

A via transabdominal é a de escolha para avaliação na infância e na adolescência em pacientes sem atividade sexual. Exige repleção vesical para melhor visibilização das estruturas pélvicas, pois quando cheia, além de constituir janela acústica, a bexiga afasta as alças intestinais da região pélvica.

Convém levar em conta a faixa etária e a capacidade de ingestão hídrica pela via oral. Recomenda-se a ingestão de líquidos em abundância 1 hora antes do exame, período no qual não deve ser permitida a micção. Do ponto de vista prático, é fornecida a seguinte orientação de acordo com a faixa etária:

- **Até 24 meses:** aumentar a ingestão líquida 30 minutos antes do exame.
- **De 2 a 4 anos:** 250 a 300mL.

- **De 5 a 8 anos:** 500mL.
- **De 9 a 12 anos:** 600mL.
- **Acima de 13 anos:** 700mL.

Em situações especiais e na emergência, quando não é possível a ingestão hídrica ou a retenção da urina, recomenda-se o cateterismo vesical com infusão de soro fisiológico na bexiga. O grau de repleção vesical é considerado satisfatório quando é possível visibilizar o fundo uterino adequadamente. A bexiga superdistendida provoca deslocamento e compressão do útero, que se alonga em seu maior eixo. A repleção vesical insatisfatória torna difícil medir adequadamente o eixo longitudinal e identificar a transição istmocervical do útero. As dificuldades são maiores na retroversão, tanto para a obtenção das medidas como na avaliação da ecotextura miometrial e na análise endometrial. Discreta coleção líquida livre em fundo de saco pode ser encontrada durante o exame transabdominal em meninas de todas as idades.

Em pacientes magras e crianças, pode-se utilizar transdutor convexo com frequência de 5 a 7MHz. Nas obesas (> 120kg), a frequência deve ser mais baixa (2 a 2,5MHz). Transdutores de alta frequência devem ser utilizados para otimizar a resolução de pequenas estruturas. Os exames em crianças são geralmente realizados com transdutores de 5MHz. A angulação oblíqua do transdutor torna possível a melhor visibilização do útero e da vagina.

Os ovários podem ser mais bem avaliados em seu eixo longitudinal com o transdutor angulado lateralmente. A tecnologia de sondas lineares é útil para a avaliação do intestino, do peritônio, do períneo e de lesões superficiais, utilizando-se transdutores de banda larga de 12 a 5MHz, de 17 a 5MHz ou de 15 a 7MHz ("taco de hóquei").

Via transperineal

Utilizada principalmente em neonatos, a via transperineal é de grande valia nos casos de malformações geniturinárias, hidrocolpos ou tumores perineais e vaginais.

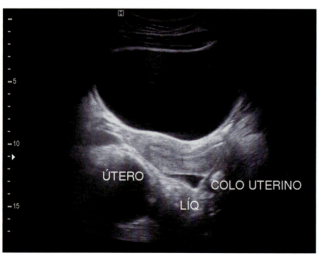

Figura 4.1 Líquido livre na cavidade peritoneal.

Via transvaginal

A utilização da via transvaginal é limitada a adolescentes sexualmente ativas, melhorando a avaliação de massas anexiais complexas e possibilitando o detalhamento das estruturas e a elucidação de sua origem e características.

Ultrassonografia em 3D

A ultrassonografia em 3D é útil principalmente para complementação do estudo ecográfico, especialmente nos casos de anomalias müllerianas.

Estudo Doppler

O estudo Doppler complementa informações no estudo ecográfico, possibilitando a identificação e a análise do comportamento de estruturas vasculares na anatomia normal e nas massas pélvicas; além da avaliação da presença do estímulo hormonal sobre o útero e os ovários.

Hidrossonografia

O uso de água destilada como agente de contraste para delinear a vagina, o reto ou o seio urogenital pode ser muito útil na avaliação da paciente pediátrica com massa pélvica ou com anomalias congênitas complexas do trato geniturinário.

■ EXAME NORMAL E PARÂMETROS PARA FAIXA ETÁRIA E *STATUS* NORMAL

O útero e os ovários sofrem uma série de alterações no tamanho e na configuração durante o crescimento e desenvolvimento normais.

Útero

O útero neonatal é relativamente grande como resultado do estímulo hormonal materno durante a gestação. O colo é mais proeminente, sendo a relação entre o diâmetro anteroposterior do corpo e o do colo de 1:2 (relação corpo-colo). O eixo longitudinal mede aproximadamente 3,5cm e a espessura miometrial mede cerca de 1,4cm. O endométrio é ecogênico, bem definido, podendo apresentar discreta coleção anecoica em seu interior.

Após o nascimento cessa o estímulo hormonal materno e se inicia uma regressão progressiva nas dimensões do útero, que passa a medir de 2,5 a 3,0cm de comprimento. Assume então um formato tubular com as dimensões do colo se igualando em proporção às do corpo uterino (relação corpo-colo de 1:1). O eco endometrial torna-se de difícil visibilização, às vezes aparecendo como uma linha tênue. Essa configuração uterina é mantida até a puberdade.

Após o primeiro ano, o comprimento uterino aumenta gradualmente, acompanhando o crescimento somático e sendo observada aceleração próximo à puberdade:

- **Meninas até 8 anos:** 3cm.
- **Pré-puberdade:** 3 a 4,5cm.
- **Puberdade:** 5 a 8cm.

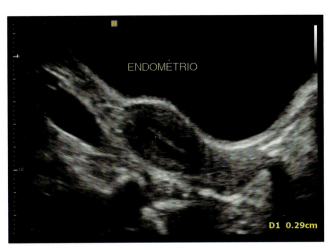

Figura 4.2 Útero longitudinal. Colo e fundo uterino bem visibilizados. Endométrio definido.

O endométrio na pré-puberdade é fino e visibilizado em 50% das meninas avaliadas nessa fase.

Na puberdade, o corpo uterino se torna mais arredondado e mais espesso (formato de pera) com uma relação corpo-colo variando de 1,5:1 até 2:1. Após a menarca, a ecogenicidade e espessura endometriais variam de acordo com a fase do ciclo menstrual, como ocorre nas mulheres adultas. O útero é suprido, principalmente, pelas artérias uterinas bilateralmente, por ramos das artérias ilíacas internas e por ramos das artérias ovarianas e do ligamento redondo. A imagem com Doppler colorido demonstra geralmente fluxo no miométrio com pouco ou nenhum fluxo endometrial.

Cálculo do volume uterino:

$$(\text{diâmetro longitudinal} \times \text{diâmetro transverso} > \text{diâmetro anteroposterior}) \times 0{,}5233$$

Vagina

Em crianças, o exame ginecológico apresenta limitações no que se refere ao estudo da genitália interna, sendo muitas vezes inconclusivo. Quando é necessária a avaliação da cavidade vaginal, a opção é a colpovirgoscopia sob sedação. A ultrassonografia de alta resolução em tempo real é um método auxiliar no exame da cavidade vaginal, principalmente pela via transperineal. As paredes vaginais aparecem como estruturas lineares ecogênicas paralelas, posicionando-se posteriormente à bexiga e distalmente ao colo uterino.

Pela via transabdominal, a vagina é mais bem visibilizada com imagens longitudinais na linha média através da bexiga distendida. Ela aparece como uma longa estrutura tubular em continuidade com o colo uterino. As superfícies mucosas apostas provocam um eco central linear brilhante, delgado e longo. Em meninas novas é comum a visibilização de discreto refluxo urinário na vagina, não sendo considerado uma anormalidade.

A hidrossonovaginografia guiada pela ultrassonografia em tempo real pode fornecer informação adicional nos casos de malformações genitais, tornando possível a avaliação da profundidade da cavidade e da presença de septos e de massa vaginal.

Ovários

No desenvolvimento embrionário normal, os ovários descem do abdome superior para a pelve e, ao nascimento, usualmente se encontram localizados dentro da margem superior do ligamento largo. Entretanto, se a descida do ovário for interrompida, ele poderá ser encontrado em qualquer local entre o polo inferior do rim e o ligamento largo. Assim, a visibilização dos ovários nas crianças pode variar quanto à localização, ao tamanho e à idade da paciente.

Cálculo do volume ovariano:

$$(\text{diâmetro longitudinal} \times \text{diâmetro transverso} \times \text{diâmetro anteroposterior}) \times 0{,}5233$$

Assim como o útero, os ovários variam em tamanho e aparência, dependendo da idade cronológica da criança e das influências hormonais. Nos neonatos, os ovários estão tipicamente localizados acima do nível pélvico e são facilmente visibilizados pela via transabdominal. Com o crescimento da criança, os ovários se localizam mais profundamente na pelve e, em geral, estão adjacentes à parede uterina (Tabela 4.1).

Em casos raros, principalmente em neonatos prematuros e especialmente se nascidos antes de 32 semanas de gestação, a patência do processo vaginal aumenta o risco do desenvolvimento de hérnia inguinal contendo estruturas peritoneais pélvicas, como ovário, útero, tubas uterinas e intestino. Nesses casos, os ovários podem descer abaixo desse ligamento e se alojar no canal inguinal, manifestando-se clinicamente como massa inguinal palpável. No estudo ultrassonográfico com transdutor de alta resolução observa-se o ovário como estrutura sólida com múltiplos pequenos cistos foliculares na região inguinal.

Em estudo realizado por Herter e cols. com 139 crianças entre 1 e 13 anos, publicado em 2002, um ovário foi visibilizado em 93% e ambos os ovários em 81% das pacientes.

Os ovários apresentam um período de relativa estabilidade em volume até os 6 anos de idade, quando tem início um

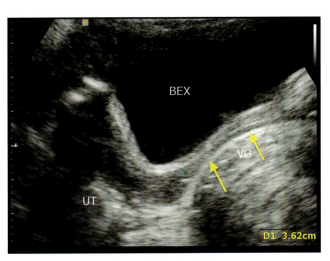

Figura 4.3 Canal vaginal.

crescimento regular relacionado com a ativação do eixo hipotálamo-hipófise-ovariano (HHO) e o desenvolvimento puberal. O volume ovariano médio nas recém-nascidas e nas meninas com menos de 6 anos de idade geralmente é de 1cm³ ou menos. A medida do volume ovariano médio em meninas na pré-menarca com idades entre 6 e 11 anos varia de 1,2 a 2,5cm³. O maior incremento volumétrico ocorre entre os estágios 2 e 4 de Tanner. Entretanto, Holm e cols., em estudo publicado em 1995, identificaram aumento progressivo no volume ovariano desde a infância até aproximadamente os 16 anos de idade (**Figura 4.4**).

No estudo ultrassonográfico dos ovários em pacientes pré-púberes é frequente a visibilização de folículos primordiais subdesenvolvidos, conferindo-lhe um aspecto finamente heterogêneo.

Em estudo de Cohen publicado em 1992, pequenos folículos foram observados em 84% dos ovários de pacientes com menos de 2 anos e em 68% daquelas entre 2 e 12 anos. Macrocistos (> 9mm) foram visibilizados mais frequentemente em ovários de meninas no primeiro ano de vida, comparadas com aquelas no segundo ano, e eles estão provavelmente relacionados com a estimulação hormonal materna. Isso pode explicar as medidas de volume maiores em crianças até 3 meses de idade.

Esses folículos podem ocorrer em 18% das meninas nos primeiros 2 anos de vida e em 11% das pacientes de 2 a 12 anos de idade. Cabe lembrar que o padrão heterogêneo do parênquima não sugere alteração endocrinológica ou outras doenças. Os folículos aumentam progressivamente com a idade, principalmente a partir dos 6 anos. Ao redor dos 11 anos, observa-se padrão morfológico multifolicular como uma fase normal do desenvolvimento ovariano (**Figura 4.4**).

O suprimento sanguíneo ovariano é duplo: da artéria ovariana, que se origina diretamente da aorta, e da artéria uterina, que fornece um ramo anexial para cada ovário. O fluxo sanguíneo pode ser visto em 90% dos ovários adolescentes; no entanto, as imagens com Doppler não distinguem os dois suprimentos.

Tabela 4.1 Valores de volume ovariano segundo Cohen e cols.

Idade (anos)	Volume médio ovariano (cm³) por US	Desvio padrão
1	1,05	0,7
2	0,67	0,35
3	0,7	0,2
4	0,8	0,4
5	0,9	0,02
6	1,2	0,4
7	1,3	0,6
8	1,1	0,5
9	2,0	0,8
10	2,2	0,7
11	2,5	1,3
12	3,8	1,4
13	4,2	2,3
Pós-menarca	9,8	5,8

Fonte: Pastore AR. Ultrassonografia em ginecologia e obstetrícia. Rio de Janeiro: Giovanni Guido Cerri ed., 2010.
US: ultrassonografia.

As artérias ovarianas aparecem com ramos retos e curtos localizados centralmente nos ovários normais (**Tabela 4.1**).

Ovários multifoliculares e ovários policísticos

A síndrome dos ovários policísticos (SOP) é a endocrinopatia mais comum na mulher na menacme, afetando cerca de 6% a 8% das mulheres no período reprodutivo. O Consenso de Roterdã recomendou a inclusão de pelo menos dois de três parâmetros no diagnóstico da SOP: (1) oligomenorreia ou amenorreia; (2) hiperandrogenismo clínico ou laboratorial; (3) ovários aumentados de volume > 10cm³, apresentando 12 ou mais folículos e medindo, em média, até 9mm de diâmetro.

Na adolescência, o diagnóstico da SOP é especialmente desafiante tanto do ponto de vista clínico, uma vez que é comum algum grau de oligomenorreia e hiperandrogenismo até o quinto ano pós-menarca, como no aspecto ultrassonográfico, pois os ovários podem estar discretamente aumentados de volume nessa fase com múltiplos folículos dispersos por todo o parênquima, configurando os ovários multifoliculares. Além disso, a via transabdominal se presta menos ao estudo do parênquima ovariano. Na puberdade, achados ultrassonográficos alterados devem ser cuidadosamente correlacionados à história menstrual e aos achados clínicos, evitando diagnósticos equivocados e estigmatizantes.

No entanto, esses achados precisam ser monitorados, pois casos exuberantes de hiperandrogenismo clínico, associados à irregularidade menstrual e ao aumento do volume ovariano na puberdade, podem realmente estar associados à SOP na vida adulta (**Figuras 4.5 e 4.6**).

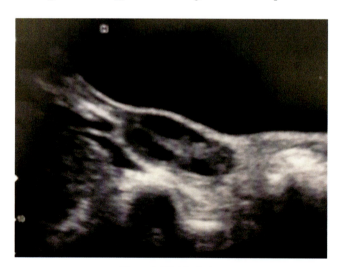

Figura 4.4 Ovário direito.

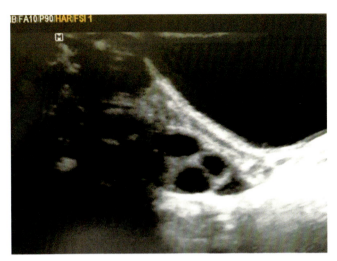

Figura 4.5 Ovário multifolicular.

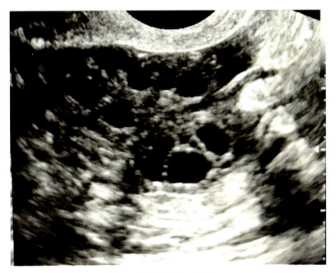

Figura 4.6 Ovário policístico.

■ PRINCIPAIS APLICAÇÕES DA ULTRASSONOGRAFIA NA GINECOLOGIA INFANTOPUBERAL

Puberdade

O conhecimento das mudanças que ocorrem na pelve feminina durante a puberdade normal é fundamental para o diagnóstico e o manejo das alterações do desenvolvimento puberal em crianças e adolescentes. O processo puberal fisiológico tem início em torno dos 7 anos de idade com a ativação do eixo HHO. Sob a ação do hormônio liberador das gonadotrofinas (GnRH) hipotalâmico, inicia-se a ativação da secreção das gonadotrofinas hipofisárias, hormônio folículo-estimulante (FSH) e hormônio luteinizante (LH), que, atuando sobre os ovários, estimulam a produção dos esteroides sexuais, principalmente o estrogênio. A estimulação crescente e progressiva dos receptores hormonais dos órgãos-alvo determina o aumento volumétrico do útero e dos ovários, o aparecimento dos caracteres sexuais secundários, o estirão de crescimento e, finalmente, a menarca.

À ultrassonografia é possível identificar os sinais que sugerem a estimulação estrogênica sobre o útero e os ovários, possibilitando o acompanhamento da puberdade normal e o diagnóstico de suas alterações.

Os achados ultrassonográficos que sugerem a estimulação estrogênica são: aumento do volume do útero, espessamento do corpo uterino com diâmetro anteroposterior do fundo maior que o do colo (relação corpo-colo > 1) e identificação do eco endometrial. Ovários aumentados de volume e a presença de folículos medindo até 10mm de diâmetro podem ser indicativos de ativação puberal, mas esses achados devem ser avaliados com cautela, uma vez que a observação de folículos é comum no período pré-puberal.

Não há consenso na literatura sobre os valores de normalidade correlacionados à faixa etária, uma vez que o desenvolvimento puberal fisiológico apresenta grande variabilidade com relação à idade cronológica. Em termos gerais, são tomados como parâmetros de ativação puberal o comprimento uterino > 4,5cm e a presença de seis ou mais folículos medindo > 4mm de diâmetro médio em um dos ovários.

Puberdade precoce

Define-se puberdade precoce como o desenvolvimento de caracteres sexuais secundários antes dos 8 anos de idade em meninas. Ocorre puberdade precoce central quando há ativação do eixo HHO, sendo, nesse caso, dependente da secreção de gonadotrofinas. A puberdade precoce periférica é aquela em que há produção periférica de estrogênio sem ativação do eixo HHO, e, portanto, não relacionada com o estímulo gonadotrófico. Podem ser observados ainda sinais isolados de desenvolvimento de caracteres sexuais secundários, como telarca, pubarca e até menarca prematuras, sem outros sinais de puberdade precoce.

Na puberdade precoce central, o desenvolvimento puberal é sempre isossexual e mimetiza o processo puberal fisiológico. De causa idiopática em até 80% dos casos, pode ser decorrente de alterações do sistema nervoso central (SNC), principalmente hipotalâmicas e hipofisárias. A progressão rápida dos eventos puberais pode sugerir acometimento do SNC.

A puberdade precoce periférica está relacionada com a produção de esteroides sexuais de maneira independente, em geral por cisto, tumor ovariano ou tumor da suprarrenal. Pode ser iso ou heterossexual e normalmente apresenta progressão rápida, não respeitando a cronologia dos eventos puberais. Nesses casos, os níveis de estradiol sérico estão elevados e os de FSH e LH estão baixos.

Na síndrome de McCune-Albright, a puberdade precoce decorre da produção periférica autônoma de estrogênio pelos cistos foliculares. Os achados ultrassonográficos mais comuns são útero aumentado de volume, endométrio espessado e cisto ovariano unilateral, que pode apresentar em seu interior cistos foliculares de menor diâmetro, os chamados *daughter cysts*.

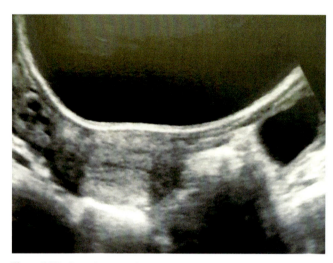

Figura 4.7 Paciente de 7 anos de idade com puberdade precoce. Cisto funcional em ovário esquerdo. Ovário direito multifolicular. Eco endometrial espessado.

Embora o diagnóstico da puberdade precoce seja predominantemente clínico e laboratorial, a ultrassonografia tem papel fundamental no diagnóstico de massas ovarianas e na avaliação da resposta do útero e dos ovários ao estímulo gonadotrófico. O aumento do volume uterino e a identificação de folículos ovarianos são sinais indicativos de ativação puberal (**Figura 4.7**).

A ultrassonografia torna possível, também, a avaliação da resposta ao tratamento da puberdade precoce com os agonistas do GnRH, demonstrando a redução do volume uterino e ovariano aos valores pré-puberais.

Nos casos de telarca e/ou pubarca prematuras isoladas, a ultrassonografia é importante recurso ao mostrar útero e ovários de dimensões e características pré-puberais, sugerindo a não ativação do processo puberal.

Amenorreia primária – malformações
Amenorreia primária

A ausência de menarca deve ser investigada em pacientes de 14 anos de idade sem sinais de desenvolvimento de caracteres sexuais secundários e aos 16 anos na presença de caracteres sexuais secundários. Várias podem ser as causas da amenorreia primária, como alterações cromossômicas, endócrinas, metabólicas e malformações genitais. Nesses casos, a determinação correta da anatomia da genitália interna e externa é fundamental para o diagnóstico e o manejo da patologia.

A presença ou ausência de caracteres sexuais secundários ao exame clínico e a identificação do útero ao exame ecográfico são os passos iniciais para a investigação laboratorial. A ultrassonografia é a primeira opção nessa avaliação, principalmente em razão de seu caráter não invasivo, mas o estudo deve ser complementado por outros métodos, como ressonância nuclear magnética e tomografia computadorizada.

O desenvolvimento do trato genital feminino representa uma sequência complexa de eventos que, se alterada, pode dar origem a uma grande variedade de anomalias estruturais. Alterações da genitália externa geralmente são evidentes ao nascimento, mas muitas anomalias da genitália interna podem passar despercebidas e só serem diagnosticadas na puberdade ou mesmo na vida adulta. As malformações genitais femininas podem estar relacionadas com agenesia, hipoplasia, fusão vertical, fusão lateral ou reabsorção, resultando em uma variedade de apresentações anatômicas e formas variadas de apresentação clínica.

Hímen imperfurado

Malformação mais frequente do trato genital feminino, o hímen imperfurado pode associar-se a outras alterações. Pode ser identificado ao nascimento como um abaulamento no introito vaginal decorrente da retenção de líquido ou muco no canal vaginal. Após o nascimento há absorção do hidrocolpo, e o abaulamento desaparece. Na puberdade pode haver retenção de muco no canal vaginal e, após a menarca, de sangue, constituindo o hematocolpo. Dor cíclica e abaulamento no introito vaginal são as queixas mais frequentes. O diagnóstico costuma ser clínico, mas a ultrassonografia auxilia a avaliação da extensão do acometimento, mostrando a presença de coleção líquido na vagina, na cavidade endometrial e nas trompas.

Anomalias uterinas e vaginais

As anomalias uterinas e vaginais podem ser diagnosticadas ao nascimento ou na infância, quando associadas a outras malformações genitais, mas costumam ser suspeitadas apenas na puberdade, em geral na pesquisa de amenorreia primária ou dor pélvica. A ultrassonografia é, em geral, o primeiro método de diagnóstico, mas precisa ser complementada pela ressonância nuclear magnética para melhor avaliação das estruturas genitais e do trato urinário. As principais anomalias uterinas e vaginais são:

- **Útero septado:** decorrente da falha na reabsorção do septo entre os dois ductos müllerianos, pode apresentar septo completo ou parcial com cavidades distintas, mas colo único.
- **Útero bicorno:** resulta da fusão parcial dos ductos müllerianos com cornos uterinos distintos e duas cavidades parciais, podendo haver um ou dois colos.
- **Útero didelfo:** decorre da falta completa de fusão dos ductos müllerianos com cornos distintos e bem definidos, dois colos e septo vaginal longitudinal. Pode estar associado a septo vaginal transverso.
- **Útero unicorno:** resulta da parada completa ou incompleta do desenvolvimento de um dos ductos müllerianos. Quando completa, há um só corno, colo e vagina, trompa e ligamento largo. Quando incompleta, pode estar presente corno rudimentar com ou sem comunicação com o corno principal. Quando há endométrio funcionante e não há comunicação entre os cornos, hematometra e/ou endometriose podem estar presentes.
- **Septo vaginal transverso:** falha na fusão ou canalização dos ductos müllerianos e do seio urogenital. Genitália externa normal, mas um septo transverso completo pode estar

presente, geralmente nos terços médio e superior, com vagina curta ou em fundo cego. Pode também estar presente uma perfuração central, que permite a passagem de algum fluxo. O quadro clínico é de mucocolpo na infância e hematocolpo na puberdade (**Figura 4.8**).
- **Atresia de colo:** associa-se à agenesia da porção superior da vagina. Clinicamente, apresenta-se como amenorreia com dor pélvico-abdominal cíclica ou crônica e massa pélvica.
- **Síndrome de Mayer-Rokitansky-Küster-Hauser:** ausência de vagina, colo e útero. Podem estar presentes situações intermediárias com útero rudimentar. Malformações renais, esqueléticas e auditivas podem estar associadas. Os ovários são normais, caracteres sexuais secundários estão presentes e o períneo também é normal. Introito vaginal e hímen estão presentes, porém com a vagina em fundo cego. A ultrassonografia confirma a presença dos ovários e a ausência do útero, auxiliando ainda a avaliação das vias urinárias.
- **Atresia distal da vagina:** falha de desenvolvimento da porção inferior do seio urogenital. Genitália interna normal. Amenorreia primária, dor cíclica ou crônica, hematocolpo, hematometra. Ultrassonografia transperineal importante no diagnóstico e avaliação intraoperatória.
- **Síndrome de Turner:** ausência total ou parcial de um dos cromossomos X. Meninas com cariótipo 45X apresentam amenorreia primária e estigmas variados, como baixa estatura, implantação baixa das orelhas, tórax em tonel, pescoço alado, além de malformações cardíacas, renais e esqueléticas, diabetes e tireoidite de Hashimoto. O estudo ultrassonográfico mostra útero de aspecto pré-púbere e ovários não identificáveis ou em fita, sem imagens foliculares. Quando presente o cariótipo mosaico, os ovários podem ter aspecto normal e pode inclusive ocorrer a puberdade.

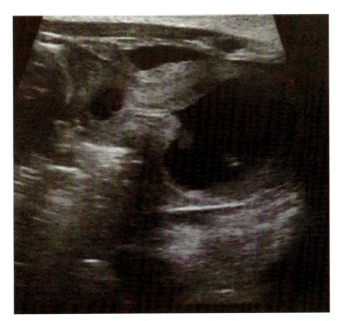

Figura 4.8 Septo vaginal transverso. Observa-se grande coleção vaginal à direita com cérvice e cavidade endometrial contendo discreta coleção.

- **Síndrome da feminilização testicular completa:** decorre da incapacidade do androgênio de se ligar aos receptores, prejudicando a formação da genitália interna masculina por insensibilidade dos canais de Wolff. Cariótipo 46XY, genitália externa feminina, porém com vagina em fundo cego, e a genitália interna feminina não se desenvolve, pois está presente o fator antimülleriano. Ao nascimento, não há qualquer indicação de anormalidade. Na puberdade esses indivíduos apresentam desenvolvimento mamário normal e pilificação escassa ou ausente por deficiência total dos receptores androgênicos. A queixa principal é a amenorreia primária. A ultrassonografia confirma a ausência de útero e ovários e possibilita a localização do testículo, que deverá ser retirado após o desenvolvimento puberal em virtude de seu potencial de malignização.
- **Genitália ambígua:** resultado da diferenciação imperfeita ou incompleta dos órgãos genitais, de origem orgânica ou genética, qualquer alteração da aparência da genitália ao nascimento deve ser prontamente investigada. Atraso ou diagnóstico incorreto podem ter consequências graves na vida da criança e de sua família. O diagnóstico clínico é difícil, devendo ser sempre complementado por dosagens hormonais, cariótipo e exames de imagem. De maneira mais ampla, os casos são classificados como:
  - **Pseudo-hermafroditismo feminino ou masculino:** o fenótipo sexual é discordante do sexo gonadal. A causa mais frequente é a hiperplasia congênita da suprarrenal (HCSR), mas pode ser decorrente de tumor materno produtor de androgênios e mesmo do uso de drogas com ação androgênica.
  - **Hermafroditismo verdadeiro:** presença de tecido gonadal feminino e masculino no mesmo indivíduo.

A ultrassonografia permite o estudo anatômico, determinando a presença e a localização das gônadas, a presença do útero e o estudo das suprarrenais. Na HCSR, útero e ovários têm aspecto normal, mas as suprarrenais apresentam aumento do volume. Nos casos de hermafroditismo verdadeiro são imperiosos o achado das gônadas e sua retirada em razão de seu potencial de malignização.

Em todos os casos, é fundamental o estudo ultrassonográfico das vias urinárias.

Em malformações geniturinárias complexas, a via transperineal pode ser associada ao uso de contraste hidrossolúvel das cavidades presentes no períneo. Nesses casos, outros exames de imagem se impõem, como vaginografia, uretrocistografia, enema opaco e ressonância nuclear magnética.

Dor pélvica

Massas ovarianas podem estar relacionadas com dor pélvica e abdominal aguda da infância e na adolescência, sendo um diagnóstico diferencial a ser considerado em situações de urgência, como a apendicite aguda. Dor pélvico-abdominal crônica é queixa em cerca de 3% a 5% das consultas de rotina na infância e adolescência. Várias condições ginecológicas podem cursar com dor pélvica crônica e/ou aguda, sendo importante considerar também outras causas, como gastrointestinais, urinárias e musculoesqueléticas. Além disso, também podem estar presentes questões psicossociais, referentes ao comportamento sexual e obstétricas.

Recomenda-se a avaliação da dor pélvica crônica com mais de 2 meses de duração, pois o diagnóstico correto e o tratamento adequado na infância e adolescência são fundamentais para evitar as repercussões negativas ao longo da vida da paciente, principalmente em seu futuro reprodutivo.

Torção anexial

Dor pélvico-abdominal aguda em qualquer idade pode estar relacionada com torção de ovários e/ou trompas, sendo a avaliação ultrassonográfica de grande valia no diagnóstico, no acompanhamento e na definição da necessidade de abordagem cirúrgica. O diagnóstico diferencial é importante em caso de suspeita de apendicite aguda em meninas. A presença de cistos ou massas ovarianas predispõe a torção. Na infância, a maior mobilidade das trompas e do ovário também pode ser um fator predisponente.

Os achados ultrassonográficos incluem a presença de massa anexial volumosa, em geral com volume 12 vezes maior que o do ovário contralateral, de textura complexa, heterogênea, observando-se a presença de cistos de tamanho e aspecto variados na periferia, que parecem estar relacionados com a congestão arterial, venosa e linfática. A presença de debris e nível no interior desses cistos sugere fortemente torção.

O estudo Doppler é importante na avaliação da suspeita de torção anexial, mas deve ser analisado com cautela, pois as alterações circulatórias são variáveis de acordo com o grau de evolução da torção. A ausência de fluxo sanguíneo usualmente indica torção completa do anexo, mas em crianças pré-púberes muitas vezes é difícil a detecção do fluxo mesmo em ovários normais. Além disso, a vascularização do ovário é feita em parte pela artéria ovariana e em parte pela artéria uterina, sendo possível a presença de fluxo intraovariano mesmo na vigência de torção completa. Cabe lembrar ainda os casos de torção intermitente do anexo.

O diagnóstico ultrassonográfico de torção consiste na soma de achados, dentre os quais o mais relevante é o aumento do volume ovariano. A presença de cistos periféricos e de líquido peritoneal e a ausência de fluxo arteriovenoso reforçam o diagnóstico. No entanto, a ausência desses achados não permite excluir torção, especialmente quando a história clínica é sugestiva.

Em virtude do atraso diagnóstico, uma quantidade muito pequena dos ovários torcidos pode ser salva durante a cirurgia.

Doença inflamatória pélvica

Doença inflamatória pélvica deve ser considerada em qualquer paciente sexualmente ativa que se apresente com clínica de dor pélvica. Geralmente de transmissão sexual, tem como agentes causais mais frequentes a *Neisseria gonorrheae* e a *Chlamydia trachomatis*. O diagnóstico costuma ser clínico, mas a ultrassonografia é útil na identificação do aspecto dos ovários e na determinação do envolvimento tubário. Os achados ultrassonográficos dependem do estágio do processo inflamatório e incluem hidrossalpinge, piossalpinge e massa anexial complexa com áreas císticas e sólidas heterogêneas, configurando o abscesso tubovariano.

Endometriose

O diagnóstico precoce da endometriose é fundamental para a preservação anatômica e funcional da genitália interna. Deve ser suspeitada na adolescência na presença de dismenorreia moderada a acentuada, de caráter progressivo, e em caso de dor pélvica crônica que não responde ao tratamento medicamentoso. A via transabdominal é pouco elucidativa na avaliação dos focos de implante peritoneal, mas possibilita boa avaliação de massas anexiais. Nódulos ovarianos regulares, hipoecogênicos, uniloculares, sem fluxo ao Doppler, podem corresponder à endometriose. O diagnóstico diferencial é realizado com cisto hemorrágico, dermoide, abscesso ovariano, gestação ectópica e neoplasia. A ressonância nuclear magnética é fundamental para o estudo do acometimento peritoneal, de fundo de saco e alças intestinais (**Figura 4.9**).

Gravidez

Em adolescentes sexualmente ativas deve ser sempre afastada a possibilidade de gravidez nos casos de dor pélvica, massa pélvica e sangramento anormal. O diagnóstico de sangramento gestacional, abortamento e prenhez ectópica demanda preferencialmente a via transvaginal.

Nos casos de gestação eutópica, a visibilização de saco gestacional intrauterino é possível a partir de 4 semanas mais 5 dias da data da última menstruação. A vesícula vitelínica é identificada com 5 semanas, e o polo embrionário com batimentos cardíacos, a partir de 6 semanas (**Figura 4.10**).

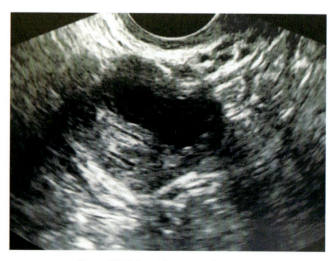

Figura 4.9 Endometrioma em ovário direito.

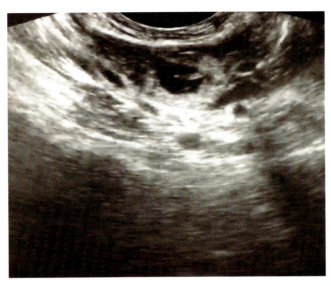

Figura 4.10 Gestação ectópica íntegra em anexo direito. Observe saco gestacional íntegro, embrião com BCF positivo e vesícula vitelínica.

A ausência desses achados na vigência de exame laboratorial com dosagem positiva da fração beta do hormônio gonadotrofina coriônica humana (β-HCG) sugere a possibilidade de gestação ectópica, que, embora rara nessa faixa etária, apresenta maior taxa de mortalidade. O achado de saco gestacional íntegro fora da cavidade endometrial define o diagnóstico, mas pode ser difícil, principalmente na presença de corpo lúteo no mesmo anexo. Na cavidade endometrial, além da ausência do saco gestacional, observa-se à ecografia a presença do pseudossaco gestacional, que aparece como coleção anecoica ocupando a porção central da cavidade, o que o diferencia do saco gestacional verdadeiro, que em geral é bem definido e de localização fúndica e lateralizada.

Apendicite aguda

Embora não seja objeto desta discussão, é importante lembrar que a apendicite aguda é a ocorrência cirúrgica mais frequente na infância. A presença de dor no quadrante inferior do abdome em meninas pode ser decorrente de condições intestinais, urinárias e genitais muitas vezes inespecíficas e de difícil definição. O diagnóstico clínico se soma aos achados laboratoriais e à ultrassonografia, que pode identificar imagens sugestivas do apêndice alterado, como imagem tubular em fundo cego, aumento do diâmetro, inflamação periapendicular, massas e coleções livres na pelve.

Massas pélvicas

A ultrassonografia é o melhor método de avaliação pélvica, possibilitando o diagnóstico de massas ovarianas em praticamente 100% dos casos.

Cistos ovarianos

À ecografia, é possível determinar se um cisto ovariano é simples ou complexo. O cisto simples apresenta formato redondo ou ovalado, é bem delimitado, margeando ou circundado pelo parênquima ovariano, de conteúdo anecoico homogêneo, sem sombra acústica e com reforço posterior.

O cisto complexo tem formato ovalado ou redondo, também em contiguidade com o parênquima ovariano, mas apresenta conteúdo heterogêneo, de ecogenicidade variável, podendo conter debris, septações, cistos e calcificações, sombra acústica e atenuação do reforço posterior.

Cistos hemorrágicos podem apresentar aspecto diferente caso o sangramento seja recente ou antigo. No sangramento recente, o aspecto é ecogênico e homogêneo, enquanto o antigo tem aspecto heterogêneo, porém de ecogenicidade baixa (**Figura 4.11**).

Cistos pélvicos podem ser identificados em qualquer momento da vida, inclusive no período fetal. Nesses casos, constituem achado em exame obstétrico, demandando acompanhamento pré-natal, embora pouco se possa elucidar quanto a sua origem e comportamento nesse período. Em geral, são unilaterais e decorrem da resposta fisiológica do ovário fetal ao estímulo das gonadotrofinas maternas. Após o nascimento, podem ser palpados no abdome, e exames de imagem definem sua origem e etiologia e propõem o seguimento ou tratamento adequado.

Com a interrupção do estímulo gonadotrófico materno ocorre regressão espontânea em 3 a 4 meses, mas algumas vezes pode persistir até os 12 meses. É necessário o seguimento ultrassonográfico periódico, pois aqueles que não involuem podem se manter inertes e estáveis, mas podem crescer, mudar de aparência e apresentar complicações, como hemorragia, rotura ou torção. Cistos pélvicos de origem não ovariana devem ser cuidadosamente avaliados, pois podem estar relacionados com malformações obstrutivas do trato genital com acúmulo de secreção, a qual tende a desaparecer após a interrupção do estímulo gonadotrófico materno (**Figura 4.12**).

Durante a infância, os cistos ovarianos podem aparecer de maneira isolada, em geral exibindo evolução espontânea sem

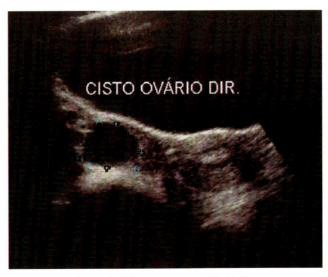

Figura 4.11 Cisto regular em ovário direito.

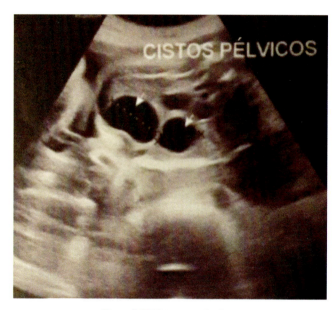

Figura 4.12 Cistos em pelve fetal.

complicações e não exigindo qualquer intervenção. Podem ser funcionais, mais frequentes no período neonatal e próximo à puberdade em resposta ao estímulo gonadotrófico, ou não funcionais, quando geralmente são não evolutivos, porém persistentes. Cistos funcionais podem ter atividade hormonal autônoma e determinar puberdade precoce periférica, não relacionada com o estímulo gonadotrófico.

Próximo à puberdade, com a ativação do eixo HHO, observa-se aumento da incidência de cistos ovarianos de caráter funcional. Na puberdade, cistos simples e corpo lúteo hemorrágico são as ocorrências mais frequentes.

Dor pélvica aguda no meio do ciclo é clinicamente sugestiva de ovulação e pode estar associada a extravasamento do conteúdo folicular na cavidade peritoneal e/ou corpo lúteo hemorrágico. À ultrassonografia, o cisto hemorrágico se apresenta como estrutura nodular anexial de contornos regulares, conteúdo denso, de baixa ecogenicidade, podendo conter debris, septações e nível em seu interior.

Dois aspectos são importantes no diagnóstico diferencial dos cistos hemorrágicos: a presença de reforço posterior, remetendo à sua origem cística, e a ausência de ecos internos no estudo Doppler. É frequente o achado de líquido livre em fundo de saco vaginal. O diagnóstico diferencial do cisto hemorrágico inclui cisto dermoide, endometrioma, abscesso anexial, gestação ectópica, cistoadenoma, torção ovariana e neoplasias. O acompanhamento ecográfico é mandatório para avaliação de sua evolução.

A ultrassonografia é fundamental no diagnóstico e acompanhamento dos cistos ovarianos na infância e adolescência, identificando suas características, se simples ou complexos, unilaterais ou bilaterais, císticos ou sólidos, velocidade de crescimento, involução e alterações. O seguimento é iniciado 4 a 6 semanas após o diagnóstico. Se não houver regressão, deverá ser repetido em 4 semanas e assim sucessivamente, até a involução ou estabilização, quando o controle passará a ser trimestral ou semestral. O aumento de volume acima de 5cm de diâmetro ou a mudança do aspecto ecográfico demanda pesquisa complementar com outros métodos diagnósticos, como ressonância nuclear magnética e avaliação da exploração cirúrgica.

Embora quase sempre assintomáticos, convém lembrar que o aumento do volume ovariano é fator predisponente para rotura e torção anexial, podendo se apresentar clinicamente de maneiras diversas: dor abdominal crônica, dor pélvica intermitente, dor pélvico-abdominal aguda, além de sinais inespecíficos, como náuseas e vômitos, e sintomas intestinais e urinários

Tumores ovarianos

Na infância e adolescência, as massas ovarianas consistem principalmente em cistos funcionais, mas podem representar neoplasia em até 40% dos casos.

As neoplasias ovarianas são benignas em cerca de 80% dos casos e podem se originar do endoderma, do mesoderma e do ectoderma. A mais frequente é o teratoma:

- **Teratoma:** compreende mais de 80% dos tumores ovarianos nessa faixa etária, sendo mais frequente na segunda década de vida. Apresenta células das três camadas ovarianas e em 90% dos casos tem caráter benigno ou maduro. Também é chamado de dermoide em razão da predominância do componente ectodérmico nos teratomas císticos (compreendem 90% dos tumores benignos dos ovários). Em geral, são unilaterais e medem entre 5 e 10cm de diâmetro (**Figuras 4.13 e 4.14**).
- **Tumores malignos:** geralmente raros na infância e adolescência, respondem por 1% a 2% de todas as neoplasias malignas até os 18 anos de idade.
- **Tumores de células germinativas:** em geral, ocorrem após a menarca, sendo pouco sintomáticos até o diagnóstico de massa abdominopélvica > 10cm de diâmetro médio, muitas vezes associada a implantes peritoneais e metástases em linfonodos e fígado.
- **Disgerminoma:** neoplasia ovariana mais comum na infância, é unilateral em mais de 90% dos casos (**Figuras 4.15**).
- **Teratomas malignos:** representam 10% dos tumores malignos; altamente malignos, são frequentemente unilaterais.
- **Tumores de células do estroma sexual:** de baixa malignidade e diagnóstico mais precoce. Os de células da granulosa são produtores de estrogênio, levando à puberdade precoce isossexual, ao passo que os de células de Sertoli-Leydig são produtores de androgênios e promovem puberdade precoce heterossexual e virilização.

À ultrassonografia, os teratomas apresentam características diversas, o que pode dificultar o diagnóstico diferencial entre a forma benigna e a maligna. Apresentam-se como massa complexa, em geral bem delimitada, com nódulo central ecogênico, chamado de *plug* dermoide margeado por anel anecoico.

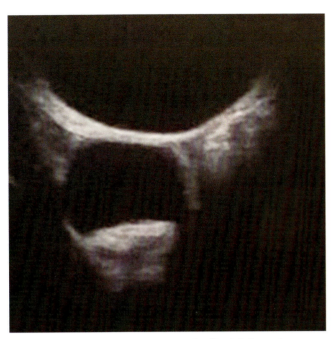

Figura 4.13 Teratoma maduro. Porção sólida inferiormente.

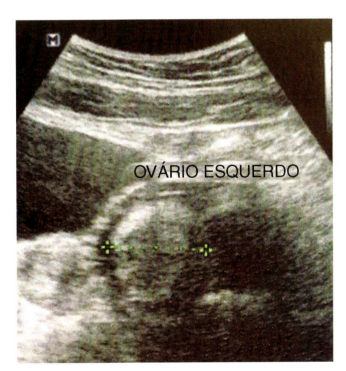

Figura 4.14 Teratoma maduro. Núcleo denso.

Em geral, o componente cístico é maior nos tumores de caráter benigno, sendo essa proporção um fator diferencial, à ecografia, entre o teratoma maduro e o imaturo. A presença de pontos ecogênicos com sombra acústica posterior é comum aos dois tipos, porém é mais focal e de distribuição curvilínea no teratoma benigno, ao passo que no teratoma maligno se dispersa por toda a área do tumor. No entanto, é importante salientar que o tamanho e o aspecto ultrassonográfico do tumor não são preditivos da benignidade ou malignidade dos teratomas.

À ultrassonografia, as neoplasias malignas se apresentam como massas heterogêneas, às vezes complexas, com áreas sólidas, focos císticos, focos ecogênicos, sombra acústica e fluxo alterado ao estudo Doppler. Podem estar presentes ascite, focos peritoneais, adenomegalia e metástase hepática:

- **Tumores epiteliais:** raros antes da puberdade, são geralmente benignos nessa fase.
- **Cistoadenoma seroso:** usualmente grande, unilateral, unilocular, de parede fina, pode conter septos finos e discretas projeções papilares em seu contorno interno.
- **Cistoadenoma mucinoso:** usualmente grande, multiloculado, unilateral, de conteúdo denso, raramente apresenta projeções no contorno interno.
- **Metástases ovarianas:** são raras na infância, mas na leucemia pode ser observado acometimento uni ou bilateral.

A ressonância nuclear magnética é fundamental na elucidação diagnóstica, sendo considerada o padrão-ouro para o estudo dos tumores ovarianos.

Sangramento genital na infância

Corpo estranho vaginal

A presença de corpo estranho vaginal é relativamente comum na infância, apresentando-se com vulvovaginite, secreção purulenta e sangramento, e até mesmo com dor pélvica e abdominal. O diagnóstico clínico é muitas vezes difícil, dependendo da natureza do objeto inserido e do tempo decorrido. A história de outros objetos inseridos em outras cavidades, como nariz e ouvidos, pode ajudar. À ultrassonografia, é possível localizar o objeto, que muitas vezes pode ser identificado pela sombra acústica posterior. Pode estar presente discreta irregularidade na parede posterior da bexiga.

Massas perineais e vaginais

Lesões benignas, como cistos e pólipos, podem cursar com sangramento. Também podem estar presentes hemangioma e prolapso de uretra.

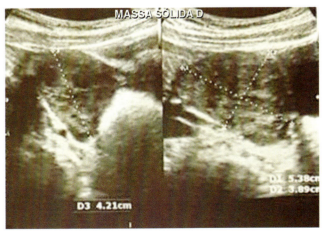

Figura 4.15 Tumor sólido em ovário direito. Disgerminoma.

Lesões malignas são raras, sendo a mais frequente o rabdomiossarcoma, principalmente o sarcoma botrioide. São mais comuns em crianças pequenas, mas podem aparecer no final da puberdade. Apresentam-se como massa heterogênea na parede vaginal, adjacente ao colo, posteriormente à bexiga, associada a sangramento e exteriorização de lesão em "cachos de uva". A ultrassonografia torna possível a avaliação da extensão da lesão e do acometimento uterino e de outras estruturas pélvicas.

A ressonância nuclear magnética e a tomografia computadorizada são fundamentais no estudo da extensão da lesão e na investigação de metástases.

■ CONSIDERAÇÕES FINAIS

A ultrassonografia apresenta grande utilidade na avaliação pélvica na infância e adolescência, principalmente em virtude de sua segurança, simplicidade e confiabilidade diagnóstica.

Fundamental no estudo da anatomia normal e com alterações e na avaliação da dor e das massas pélvicas, assim como do *status* hormonal da paciente, a ultrassonografia se apresenta como modalidade de escolha na avaliação inicial da pelve feminina na infância e adolescência. É muito importante que os profissionais ultrassonografistas tenham conhecimento específico das mudanças que ocorrem na pelve feminina durante a infância e a adolescência, evitando diagnósticos imprecisos e conclusões equivocadas que possam levar a erro diagnóstico, estigmatização da paciente e tratamentos inadequados.

Leitura complementar

Cohen HL, Eisenberg P, Mandel F, Haller JO. Ovarian cysts are common in premenarchal girls: a sonographic study of 101 children 2-12 years old. AJR Am J Roentgenol 1992; 159:89-91.

Cohen HL, Shapiro MA, Mandel FS. Normal ovaries in neonates and infants: a sonographic study of 77 patients 1 day to 24 months old. Am J Radiol 1993; 160:583-6.

Emans, Laufer, Goldstein's: pediatric and adolescent gynecology. 6. ed. Wolters Klumer Health. 421-43.

Garel L, Dubois J, Grignon A, Filiatrault D, Van Vliet G. US of the pediatric female pelvis: a clinical perspective. RadioGraphics 2001; 21(6):1393-407.

Herter LD, Golendziner E, Flores JA, Becker E Jr, Spritzer PM. Ovarian and uterine sonography in healthy girls between 1 and 13 years old: correlation of findings with age and pubertal status. AJR Am J Roentgenol 2002; 178:1531-6.

Holm K, Laursen ME, Brocks V, Muller J. Pubertal maturation of the internal-genitalia: an ultrasound evaluation of 166 healthy girls. Ultrasound Obstet Gynecol 1995; 6:175-81.

Lang IM, Babyn P, Oliver GD. MR imaging of paediatric uterovaginal anomalies. Pediatr Radiol 1999; 29:163-70.

Lee SH, Joo EY, Lee JE, Jun YH, Kim MY. The diagnostic value of pelvic ultrasound in girls with central precocious puberty. Chonnam Med J 2016 Jan; 52(1):70-4.

Langer JE, Oliver ER, Lev-Toaff AS, Coleman BG. Imaging of the female pelvis through the life cycle. RadioGraphics. 2012; 32:1575-97.

Levine D, Brown DL, Andreotti RF et al.. Management of asymptomatic ovarian and other adnexal cysts imaged at US: Society of Radiologists in Ultrasound consensus conference statement. Radiology 2010; 256(3):94354.

Magalhães MLC, Reis JTL. Ginecologia infanto-juvenil. Diagnóstico e tratamento. Rio de Janeiro: Medbook, 331-41.

Martins WP, Leite SP, Nastri CO. Ultrassonografia pélvica em crianças e adolescentes. Radiol Bras 2009 Nov/Dez; 42(6):395-401.

Paltiel HJ, Phelps A. US of the pediatric female pelvis. Radiology 2014; 270(3): 644-57.

Pastore AR. Ultrassonografia em ginecologia e obstetrícia. Rio de janeiro: Giovanni Guido Cerri ed., 2010.

Rosenfield RL. The diagnosis of polycystic ovary syndrome in adolescents. Pediatrics December 2015, Volume 136/6.

Rumack CM. Tratado de ultrassonografia diagnóstica. Rio de Janeiro: Elsevier, 2012.

Stranzinger E, Strouse. PJ. Ultrasound of the pediatric female pelvis. Semin Ultrasound CT MR 2008 Apr; 29(2):98-113.

Trotman GE, Gomez-Lobo V. Pelvic pain in the adolescent. Contemporary OB/GYN 2013; 58(1):50-5.

Ziereisen F, Guissard G, Damry N et al. Sonographic imaging of the paediatric female pelvis. Eur Radiol 2005; 15:1296-309.

Benito Pio Vitorio Ceccato Junior

CAPÍTULO 5

Avaliação Ecográfica do Útero

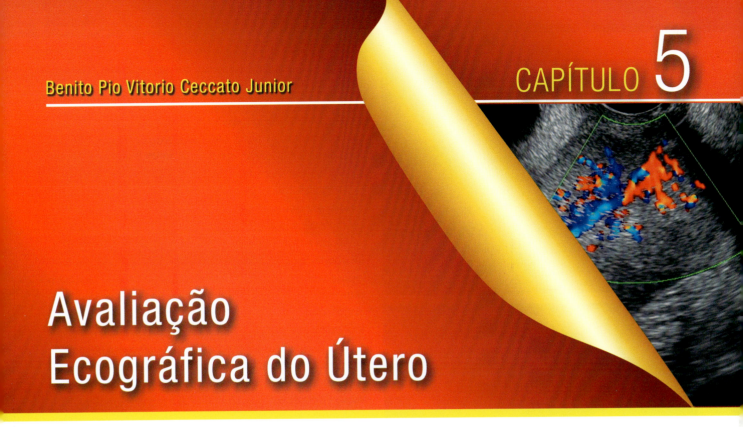

■ INTRODUÇÃO

O útero é um órgão muscular composto de musculatura lisa e tecido conjuntivo, de formato piriforme, revestido por uma camada de peritônio parietal (serosa) e composto por uma porção intraperitoneal (corpo e istmo uterinos) e outra extraperitoneal (colo uterino) com uma cavidade virtual revestida por um epitélio glandular (endométrio e endocérvice).

A função do endométrio é receber o ovo fecundado e estabelecer a conexão com a circulação materna através da placenta, ao passo que a função do útero é albergar o saco gestacional mediante hipertrofia da musculatura lisa e contração durante o trabalho de parto.

O útero é irrigado pelas artérias uterinas, que são ramos diretos das artérias hipogástricas. A perfusão sanguínea varia de acordo com a época do ciclo menstrual, havendo aumento da velocidade de fluxo e da diástole na segunda fase do ciclo.

Trata-se de um órgão estrogênio-dependente, e seu aspecto e volume variam de acordo com a faixa etária segundo a atividade estrogênica: período neonatal, infância, puberdade, menacme e menopausa.

Período neonatal

Os estrogênios que atravessam a barreira placentária estimulam o crescimento uterino e o endométrio: a proporção corpo:colo uterino é de 1:1 com a cavidade endometrial aparente (é comum ocorrer sangramento uterino por descamação endometrial nas primeiras semanas de vida).

Infância

Com a metabolização dos hormônios placentários ocorre a involução uterina, notadamente do corpo e do fundo, com proporção corpo:colo igual a 1:2 (o colo uterino tem o dobro do volume do corpo), e a cavidade endometrial não é mais aparente. Os padrões de normalidade nessa faixa etária são comprimento uterino ≤ 4cm e espessura uterina em anteroposterior (AP) na região fúndica ≤ 1cm.

Puberdade

Com o amadurecimento do eixo hipotálamo/hipófise tem início a produção basal de estrogênio, levando ao crescimento uterino, principalmente do corpo e fundo, e ao aparecimento dos caracteres sexuais secundários. A proporção corpo:colo e o volume uterino aumentam progressivamente, e essas mudanças são consideradas normais quando ocorrem após os 8 anos de idade (**Figura 5.1**).

Menacme

Após a menarca, inicia-se o período reprodutivo ou menacme. O útero apresenta agora a proporção corpo:colo de 2:1, e o endométrio assume aspecto variável de acordo com a fase do ciclo ou o uso de terapia hormonal. O volume uterino normal varia de 20 a 90cc. Pode haver aumento do volume uterino após a gestação, não existindo consenso na literatura acerca dos valores de normalidade para as multíparas: alguns autores consideram normal um volume de até 180cc, desde que a textura ecográfica esteja normal e a paciente se apresente assintomática.

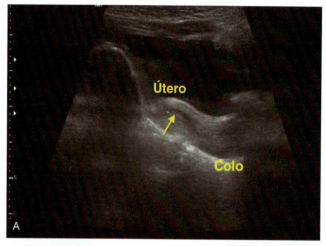

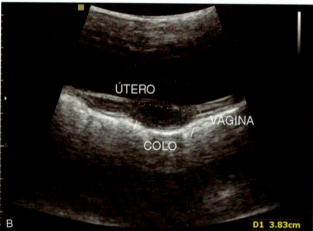

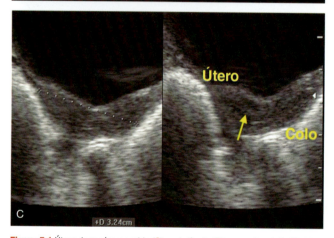

Figura 5.1 Útero de recém-nascida (**A**), na infância (**B**) e na puberdade (**C**). Note as diferentes proporções corpo:colo. As setas indicam a cavidade endometrial.

O miométrio é composto de fibras musculares lisas com diferentes disposições, definindo três camadas: externa, média e interna. As camadas externa e média têm origem embriológica mesenquimal, enquanto a origem da camada interna é mülleriana. Portanto, são estrutural e funcionalmente diferentes. A camada interna varia com a atividade hormonal, é praticamente inexistente na infância e aumenta com a idade, tendendo a diminuir nas menopausadas sem terapia de reposição hormonal (TRH).

Nas camadas externa e média, que são separadas pelas artérias arqueadas, as fibras são entrelaçadas em diferentes direções com a função de promover hipertrofia e crescimento na gestação e contração durante o trabalho de parto. Na camada interna ou subendometrial, as fibras são concêntricas e unidirecionadas, com disposição circular, objetivando promover contrações peristálticas que variam de acordo com a fase do ciclo menstrual.

Durante a menstruação, as contrações são direcionadas do fundo para o colo uterino com o objetivo de retirar os detritos da cavidade endometrial (essas contrações podem ser observadas em tempo real durante a menstruação ou nos trabalhos de abortamento). Durante a primeira fase do ciclo são direcionadas do istmo para o fundo com o objetivo de auxiliar o transporte do espermatozoide (os espermatozoides alcançam a cavidade endometrial em menos tempo do que permite sua velocidade de locomoção), e na segunda fase as contrações acontecem na região ístmica em direção ao fundo com o objetivo de manter o ovo fecundado na região fúndica. Essas contrações são demonstradas por meio da ultrassonografia, quando a gravação é exibida em velocidades cinco a seis vezes mais rápidas.

À ultrassonografia, as camadas externa e média são homogêneas, hipoecoicas, diferenciadas apenas pela identificação das artérias arqueadas, que podem estar aparentes ou podem ser identificadas pela dopplervelocimetria. Já a camada interna, que tem menos interfaces que as outras, apresenta-se mais hipoecogênica, delimitando a cavidade endometrial com uma interface bem definida.

Menopausa

O hipoestrogenismo característico da menopausa, mais notadamente naquelas mulheres que não fazem TRH, leva à atrofia miometrial com diminuição progressiva do volume uterino, podendo a proporção corpo:colo ser de até 1:2.

Em síntese, o útero consiste em um órgão estrogênio-dependente e seu aspecto e volume variam de acordo com a faixa etária. A disposição das fibras musculares confere a diferença do aspecto ecográfico das camadas miometriais, e a camada interna, hipoecogênica, define bem a cavidade endometrial.

■ ANATOMIA ECOGRÁFICA UTERINA NORMAL E VARIAÇÕES DA NORMALIDADE

A avaliação uterina deve ser realizada preferencialmente pela via abdominal com moderada repleção vesical, seguida pela via endovaginal, após esvaziamento vesical. A via abdominal torna possível a avaliação de toda a cavidade abdominal e do retroperitônio, possibilitando uma melhor visão espacial da pelve. Limitada pela pouca profundidade em razão da frequência mais alta dos transdutores, a via endovaginal avalia apenas a pelve; alterações importantes podem estar fora do alcance do transdutor endovaginal.

Para o exame por via endovaginal são usados transdutores de maior frequência, possibilitando uma melhor definição das estruturas mais próximas ao transdutor, além de testar a mobilidade uterina e dos anexos, o que é importante para a correlação dos dados clínicos com os de imagem: um útero fixo ao toque do transdutor significa um processo aderencial, como visto em caso de doença inflamatória pélvica (DIP) ou endometriose, e a dor ao toque do transdutor é indicativa de processo inflamatório e/ou infeccioso, como DIP aguda, endometriose profunda, torção anexial e sangramento na cavidade peritoneal.

Devem ser avaliados os contornos uterinos e a textura miometrial. As medidas uterinas devem ser realizadas nos diâmetros longitudinal e AP em corte longitudinal e diâmetro transversal no corte axial e calculado o volume. As medidas em úteros volumosos e/ou com miomas uterinos são frequentemente mais bem realizadas pela via abdominal, enquanto a cavidade endometrial e a interface com a camada miometrial interna, a textura miometrial e pequenos nódulos são mais bem definidos por meio da via endovaginal (**Figura 5.2**).

O útero é móvel e não doloroso à mobilização gentil com o transdutor, e essa manobra deve integrar o exame. O útero pode estar em várias posições: desviado para um dos lados, ante ou retrovertido, porque os elementos de fixação estão localizados na região ístmica. Cerca de 20% a 30% dos úteros são retrovertidos, e a retroversão móvel não representa anormalidade.

As camadas miometriais externa e interna são hipoecogênicas, separadas pelas artérias arqueadas, e devem ser homogêneas e simétricas. As artérias arqueadas podem estar aparentes como áreas anecoicas concêntricas ou podem ser identificadas apenas à dopplervelocimetria. Pode ocorrer a calcificação dessas artérias na menopausa (**Figura 5.3**).

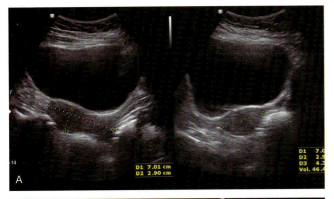

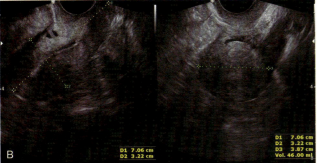

Figura 5.2 Medidas uterinas pelas vias transabdominal (**A**) e transvaginal (**B**).

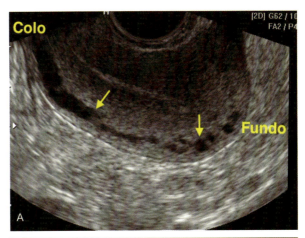

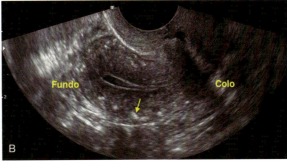

Figura 5.3 Vasos arqueados (*setas*): mulher na menacme (**A**) e com calcificações da parede na menopausa (**B**).

Recapitulando, vale lembrar que à ecografia o útero normal apresenta contornos regulares, textura miometrial hipoecogênica com simetria das paredes e com a camada interna mais hipoecogênica, delimitando nitidamente a cavidade endometrial. Deve ter a mobilidade preservada e não deve ser doloroso à mobilização gentil. O volume varia de 20 a 90cc na nuligesta, podendo ser de até 180cc nas multigestas, desde que as características citadas estejam preservadas.

■ MALFORMAÇÕES UTERINAS

A prevalência das anomalias uterinas varia de 0,1% a 3,8% da população em geral, sendo maior nas pacientes inférteis (até 6,3%) e nas mulheres com abortamentos de repetição (variando de 15% a 27%).

Os ductos de Müller ou paramesonéfricos formam-se a partir da sexta semana de gestação no mesoderma dorsal, próximo ao mesonefro (rim primitivo). Desenvolvem-se na ausência do fator de inibição mülleriano (MIF), que acontece na ausência do cromossomo Y e na ausência de ambiente androgênico dos embriões com cromossomo XX. Apresentam crescimento caudal e medial, fundindo-se na porção média da pelve. A porção distal forma o tubérculo mülleriano, que formará o terço proximal da vagina e induzirá a formação do restante da vagina, que tem origem endodérmica, no seio urogenital. A fusão distal dos dois ductos formará o colo e o corpo uterino. A canalização e a reabsorção do septo começam na nona semana com a formação completa do útero e das tubas uterinas na 12ª semana.

As tubas uterinas são formadas nas porções distais dos ductos de Müller, e as malformações tubárias são bastante raras. Os septos vaginais podem ser transversos ou longitudinais, os quais estão normalmente relacionados com a formação dos tubérculos de Müller: estão presentes nos septos uterinos completos e nas duplicações cervicais.

Os ductos mesonéfricos ou ductos de Wolff, originários do mesonefro ou rim primitivo, involuem nos embriões do sexo feminino e têm origem muito próxima aos ductos paramesonéfricos ou de Müller. A junção dos ductos mesonéfricos com o seio urogenital origina o broto ureteral, que dará origem aos ureteres, à pelve, aos cálices e ductos coletores renais. Essa proximidade torna muito frequente a associação das anomalias müllerianas às anomalias renais. A agenesia renal é a mais prevalente, seguida pelas ectopias e outras distopias. A avaliação renal deve integrar a avaliação das pacientes portadoras de anomalias müllerianas e vice-versa.

Os ovários se originam da crista gonadal e não têm relação com as anomalias müllerianas.

A classificação mais utilizada é a da American Fertility Society (AFS), de 1988, com cinco categorias e suas variantes (**Figura 5.4**):

- **Categoria I:** hipoplasia, agenesia.
- **Categoria II:** unicorno.
- **Categoria III**: didelfo.
- **Categoria IV:** bicorno.
- **Categoria V:** septado e arqueado.

As causas das anomalias podem ser falhas no desenvolvimento, na fusão ou na reabsorção do septo:

- **Falhas no desenvolvimento:** agenesia uterina (síndrome de Mayer-Rokitansky-Küster-Hauser), útero unicorno e corno uterino rudimentar.
- **Falhas na fusão:** desde a duplicação apenas do corpo e fundo uterinos (bicorno) até a duplicação completa (didelfo).
- **Falhas na reabsorção do septo:** septos uterinos parciais ou completos.

O útero septado é a anomalia mais comum (cerca de 50% a 80% dos casos) e a que tem o pior prognóstico reprodutivo (perdas gestacionais em até 60% das pacientes), sendo o único que admite um tratamento mais simples e eficaz (histeroscopia cirúrgica), seguido pelo útero bicorno, que corresponde a cerca de 10% dos casos. As outras anomalias são mais raras.

As portadoras dessas anomalias são mais frequentemente assintomáticas, sendo o diagnóstico estabelecido em exames de rotina ou durante a pesquisa de infertilidade ou perdas gestacionais de repetição. Alguns casos se apresentam como amenorreia primária (síndrome de Mayer-Rokitansky-Küster--Hauser) ou dismenorreia acentuada e com quadro clínico semelhante ao da endometriose pélvica, em consequência das duplicações uterinas incompletas com corno uterino não comunicante com o canal vaginal, ou septos vaginais transversos, que podem levar a hematométrio e hematossalpinge.

Outras anomalias uterinas podem ser causadas por lesão intrauterina, como exposição ao dietilestilbestrol no primeiro trimestre da gestação. A exposição intrauterina a esse esteroide (mais utilizado na década de 1960) pode acarretar deformações uterinas, sendo a mais comum a cavidade endometrial em forma de T.

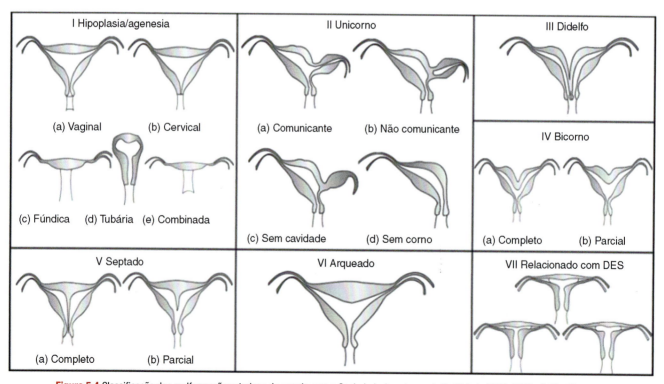

Figura 5.4 Classificação das malformações uterinas de acordo com a Sociedade Americana de Fertilidade (ASF). (DES: dietilestilbestrol.)

O diagnóstico dessas anomalias é estabelecido por meio de histerossalpingografia (HSG), ultrassonografia endovaginal (USEV) e ressonância nuclear magnética (RNM).

A USEV tridimensional, que torna possível a realização de cortes uterinos coronais, é o exame de escolha em virtude de sua alta sensibilidade e do custo menor.

Anomalias de desenvolvimento

Síndrome de Mayer-Rokitansky-Küster-Hauser

Anomalia rara, a síndrome de Mayer-Rokitansky-Küster-Hauser consiste na ausência de formação dos ductos, sem formação uterina. Os terços médio e inferior da vagina têm origem embriológica diferente, originando-se do seio urogenital, e sua formação é independente, o que possibilita que essas mulheres tenham formação normal dos terços inferiores da vagina e possibilitando uma vida sexual também normal. Apresentam-se clinicamente com amenorreia primária com desenvolvimento normal dos caracteres sexuais secundários. A associação a anomalias renais é frequente (**Figura 5.5**).

Útero unicorno

Nessa anomalia ocorre o desenvolvimento de apenas um ducto. Pode haver a persistência de corno rudimentar contralateral. A ultrassonografia 3D mostra um útero de pequenas dimensões com desvio lateral acentuado. O corno rudimentar, quando presente, pode ter ou não cavidade endometrial. Na ausência de endométrio, nota-se a presença de um nódulo arredondado, homogêneo e bem definido, contralateral ao útero. Na presença de cavidade endometrial sem comunicação externa, ocorrerá a formação de hematométrio, hematossalpinge e endometriose pélvica com sintomas de dismenorreia intensa e progressiva após a menarca (**Figura 5.6**).

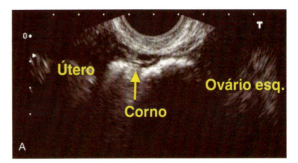
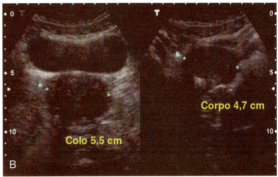
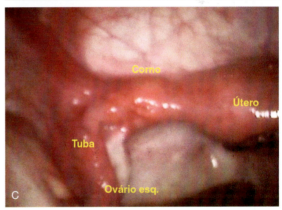

Figura 5.6 Útero unicorno com corno uterino hipoplásico: cortes transversais mostrando o corno rudimentar lateral ao útero (**A**) e a maior proporção do colo uterino (**B**). **C** Cirurgia.

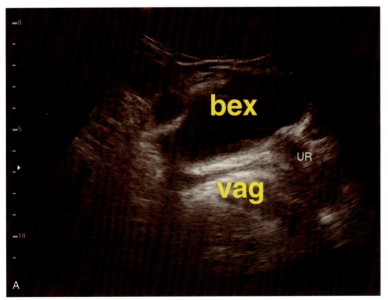
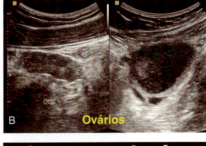
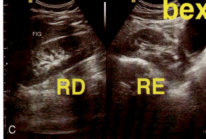

Figura 5.5 Síndrome de Mayer-Rokitansky-Küster-Hauser. Vagina em fundo cego com útero ausente (**A**). Note os ovários normais (**B**) e a presença de rim pélvico (**C**).

Anomalias de fusão

A anomalia de fusão mais frequente é o útero bicorno, em que ocorre a fusão apenas na porção distal dos ductos com formação de colo único e dois cornos uterinos independentes divididos em profundidade da endentação variável, atingindo apenas o corpo uterino ou se estendendo até o istmo uterino (**Figura 5.7**).

Pode ser detectada a ausência completa da fusão dos ductos (útero didelfo) com a formação de dois úteros independentes. Nesses casos, é frequente a presença de um septo vaginal por causa da indução da formação de dois canais vaginais em razão da presença de dois tubérculos de Müller (**Figura 5.8**).

Anomalia de reabsorção do septo

A não reabsorção do septo uterino, separando as cavidades endometriais, pode ocorrer em extensão variável, estando presente apenas no fundo uterino ou se estendendo até o colo.

O útero arqueado é uma variação da normalidade, apresentando uma leve projeção do miométrio na região fúndica (arqueamento), o que não caracteriza uma anomalia por não ter implicações clínicas, ou seja, não tem repercussões na reprodução (**Figura 5.9**).

Diagnóstico diferencial das anomalias müllerianas

O diagnóstico diferencial entre o arqueamento uterino (**Figura 5.9**), a septação (**Figuras 5.10 e 5.11**) e o útero bicorno (**Figura 5.12**) muitas vezes é um desafio para os imaginologistas. O arqueamento é uma variação da normalidade e não está relacionado com a piora do prognóstico reprodutivo. Já o útero septado e o útero bicorno podem estar relacionados com perdas gestacionais de repetição e prematuridade (**Figura 5.12**). O diagnóstico correto é importante para o controle clínico e o prognóstico dessas pacientes durante o gestação. Os critérios mais utilizados são os de Salim e cols., que levam em consideração o contorno do fundo uterino e a profundidade e angulação da endentação do septo uterino na cavidade endometrial (**Figura 5.13**). Esses aspectos são

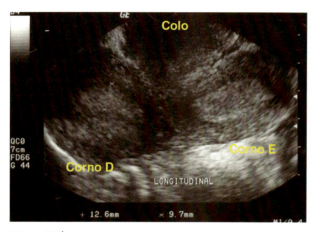

Figura 5.7 Útero bicorno. Colo único com dois cornos uterinos distintos.

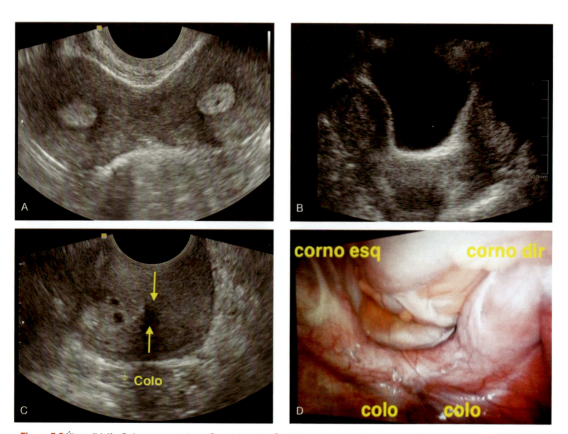

Figura 5.8 Útero didelfo. Dois cornos uterinos (**A**) e dois colos (**C**) distintos em cortes transversais. Corte coronal em **B**. **D** Cirurgia.

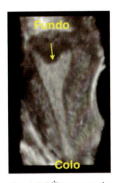 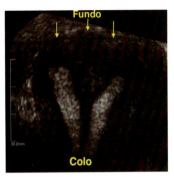 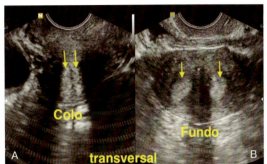

Figura 5.9 Útero arqueado. Note o fundo uterino regular e a projeção discreta do miométrio (*seta*) em forma de arco (ângulo obtuso).

Figura 5.10 Útero septado. Note o fundo uterino regular e a projeção do miométrio em maior proporção com ângulo agudo.

Figura 5.11 Septação uterina completa. Note a presença de dois canais endocervicais (**A**) e duas cavidades endometriais (**B**) distintas. **C** Corte coronal.

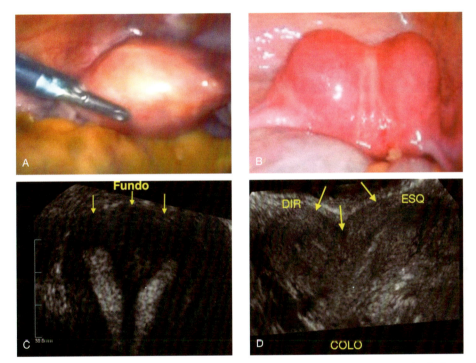

Figura 5.12 Diferenciação entre útero septado (fundo uterino liso em **A** e **C**) e bicorno (fundo uterino com chanfradura em **B** e **D**).

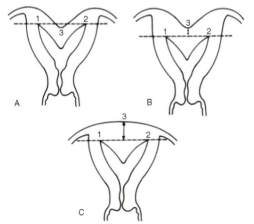

Figura 5.13 Linha horizontal passando pelo ápice das cavidades endometriais para diagnóstico diferencial entre útero bicorno e arqueamento (**A** e **B**) e septação (**C**). (Homer. The seplate uterus. Fertil Steril 2000.)

bem definidos através dos cortes coronais uterinos realizados pela ultrassonografia 3D:

- **Contorno uterino fúndico:** a presença do contorno uterino fúndico regular ou com profundidade da chanfradura ≤ 10mm é um indicativo de útero normal, arqueado ou septado. A concavidade ≥ 10mm é um indicativo de útero bicorno (**Figuras 5.14 e 5.15**).

- **Endentação do miométrio para a cavidade endometrial:** quando o contorno uterino fúndico é regular, a endentação, quando presente, deve ser medida a partir de duas linhas, uma cruzando as cavidades endometriais nos cornos no fundo uterino e a outra até o limite da endentação: quando ≤ 10mm, é indicativo de arqueamento uterino (variação da normalidade); quando ≥ 10mm, indica septo uterino.

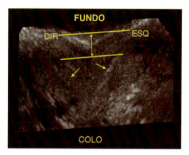

Figura 5.14 Útero bicorno. Presença da chanfradura > 1cm (distância entre o fundo uterino e a chanfradura – *linhas horizontais*). As setas indicam as cavidades endometriais.

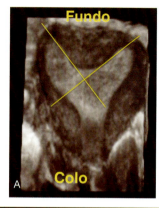

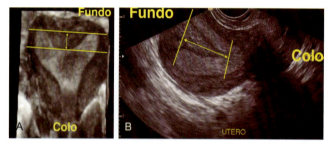

Figura 5.15A Útero arqueado. Fundo uterino liso com distância entre os ápices das cavidades endometriais e a profundidade da projeção miometrial *(linhas paralelas)* < 1cm com ângulo obtuso. **B** Útero septado. Fundo uterino liso com distância entre os ápices das cavidades endometriais e a profundidade da projeção miometrial (*linhas paralelas*) > 1cm com ângulo agudo (< 90 graus).

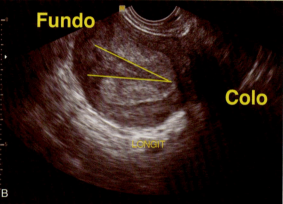

Figura 5.16 Diferenciação entre arqueamento (**A**) e septação (**B**) pela angulação da projeção miometrial (ângulo obtuso em **A** e agudo em **B**).

Outro critério utilizado para o diagnóstico consiste na a angulação da endentação, quando o fundo uterino é regular: o ângulo é obtuso (≥ 90 graus) no arqueamento, enquanto na septação o ângulo é agudo (**Figura 5.16**).

Algumas anomalias müllerianas mais raras podem apresentar-se corno uterino rudimentar com endométrio sem drenagem para o meio externo. Essas pacientes apresentarão quadro de dismenorreia intensa que se inicia após a menarca, desenvolvendo hematométrio e, dependendo do tempo até o diagnóstico, hematossalpinge e endometriose pélvica (**Figura 5.17**).

Os septos vaginais longitudinais geralmente estão presentes nas duplicações cervicais ou nas septações uterinas completas. Os septos vaginais transversos e o hímen imperfurado são anomalias do seio urogenital de origem endodérmica, mais raramente associadas às anomalias müllerianas. Apresentam-se como criptomenorreia, sendo o hematocolpo identificado à ultrassonografia (**Figura 5.18**).

A histerossonografia (HSNG) consiste na injeção de solução salina na cavidade uterina, facilitando a identificação das cavidades endometriais e auxiliando o diagnóstico diferencial das anomalias müllerianas, principalmente a diferenciação entre útero septado e bicorno (**Figuras 5.19 e 5.20**).

Recapitulando, vale lembrar que as malformações müllerianas são mais frequentemente assintomáticas e seu diagnóstico ecográfico é estabelecido em exames de rotina. São mais frequentes nas portadoras de abortamentos de repetição e prematuridade. Apresentam sintomas em caso de corno uterino com cavidade endometrial sem comunicação com o meio externo.

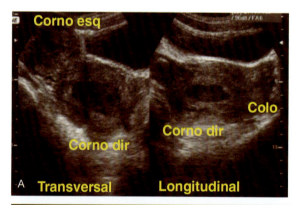

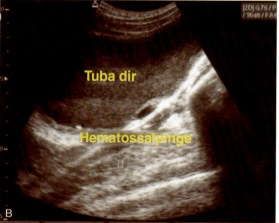

Figura 5.17 Útero bicorno com corno à direita não comunicante: hematométrio (**A**) e hematossalpinge (**B**) à direita.

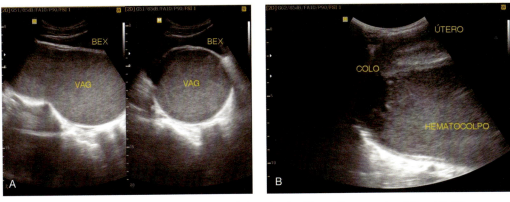

Figura 5.18 Hímen imperfurado. Note o grande hematocolpo (**A**) com útero normal na linha média (**B**).

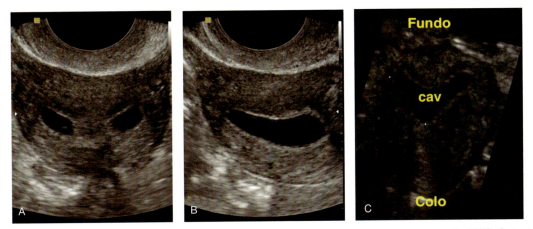

Figura 5.19 Útero arqueado. A identificação das cavidades endometriais fica mais bem definida por meio da histerossonografia (HSNG). Cortes transversais em que se identificam duas cavidades no fundo uterino (**A**) e uma no corpo uterino (**B**). **C** Corte coronal.

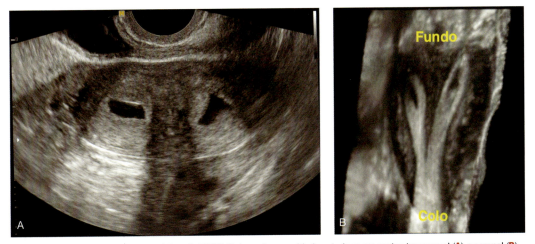

Figura 5.20 Septação uterina completa pela HSNG. Note as duas cavidades uterinas nos cortes transversal (**A**) e coronal (**B**).

O diagnóstico preciso do tipo de anomalia é importante para avaliação e indicação da correção cirúrgica. A frequente associação às anomalias renais torna a avaliação renal parte integrante do exame ecográfico. A ultrassonografia 3D tem altas sensibilidade e especificidade para categorizar as anomalias müllerianas e em mãos experientes tem acurácia semelhante à RNM.

■ MIOMAS E OUTROS TUMORES UTERINOS

Miomas

Miomas são tumores benignos monoclonais originários da musculatura lisa do endométrio compostos de matriz extracelular e colágeno.

A etiologia e a história natural dos miomas uterinos ainda não estão bem esclarecidas. Discute-se se os miomas são uma entidade única ou se constituem um grupo de doenças: algumas mulheres têm miomas únicos que raramente recorrem, enquanto em outras os miomas são múltiplos e apresentam altas taxas de recorrência.

A incidência varia de acordo com a idade (são raros antes dos 25 anos, aumentando com a idade) e a raça. A prevalência é maior nas mulheres negras (variando de 16% a 80%) do que nas brancas (9% a 70%). Estrogênio e progesterona parecem promover o desenvolvimento dos miomas, os quais são mais frequentes nas situações de hiperestrogenismo e tendem a diminuir na menopausa.

A maioria dos miomas está localizada no corpo uterino (95%), sendo mais raros no colo e nos ligamentos. A maioria (> 50%) é assintomática. Os sintomas principais são sangramento aumentado, dor pélvica, sintomas urinários (hidronefrose, polaciúria e retenção urinária), constipação intestinal e disfunções reprodutivas, todos relacionados com o tamanho e/ou a localização dos miomas. Nas mulheres sintomáticas, nem sempre é possível atribuir com certeza a causa dos sintomas aos miomas.

O sangramento é o sintoma mais frequente e está relacionado com a posição (miomas submucosos ou com projeção submucosa). A dor pélvica está relacionada com a vascularização do mioma, que se mostra menos eficiente que a do miométrio normal, o que pode levar a degenerações, como a hialina (a forma mais leve e comum), a mixoide (com ou sem componente cístico) e a rubra (isquemia aguda ou infarto, mais frequente na gravidez).

A calcificação pode ocorrer com o tempo. Sintomas compressivos podem ocorrer, sendo o mais comum a polaciúria em razão da compressão vesical dos miomas da parede anterior do útero. A compressão de outros órgãos por miomas é rara. Estudo de metanálise demonstrou que apenas os miomas submucosos ou que têm projeção submucosa interferem com a fertilidade.

O comportamento dos miomas durante a gravidez é imprevisível: estudo de coorte mostrou que apenas 69% dos miomas apresentaram crescimento durante a gravidez, e o crescimento maior ocorreu até a décima semana.

Entre as mulheres portadoras de miomas uterinos, cerca de 9% apresentaram degeneração cística durante a gestação, a maioria com queixa de dor. Essas alterações estão relacionadas com o suprimento sanguíneo menos eficiente dos miomas que crescem durante a gestação. Entre essas mulheres, 11,7% também apresentaram dor, mas sem alteração ecográfica.

As indicações de tratamento estão relacionadas com a idade, a sintomatologia e o futuro reprodutivo, sendo várias as opções, como observação, tratamento medicamentoso, miomectomia (via histeroscopia, videolaparoscopia ou laparotomia), ablação endometrial (via histeroscopia, térmica ou por ultrassom), embolização ou oclusão das artérias uterinas ou histerectomias em suas várias modalidades. A predição do crescimento dos miomas e do início dos sintomas é pouco precisa.

A ultrassonografia é o método de escolha, operador-dependente, com sensibilidade variando de 65% a 99%. A ultrassonografia deve ser realizada pela via transabdominal e complementada pela via endovaginal. A via transabdominal proporciona uma melhor visão panorâmica da pelve, maior penetração da onda sonora e a avaliação de toda a cavidade abdominal, tornando possível uma melhor avaliação dos miomas volumosos e de localização subserosa. A via endovaginal define melhor o número, a topografia e a relação dos miomas com a cavidade endometrial. Nos úteros com múltiplos miomas, a RNM tem maior precisão para determinar o número e a topografia dos miomas e diagnostica com mais precisão os adenomiomas.

Os miomas aparecem à ultrassonografia como nodulações sólidas arredondadas de limites bem definidos. A ecogenicidade depende da composição histológica dos miomas. Quando há predomínio da musculatura lisa, os miomas se apresentam hipoecogênicos, heterogêneos e, caracteristicamente, com atenuação sônica posterior (cerca de 70% dos miomas têm essas características). Quando há predomínio de tecido conjuntivo, os miomas são hiperecogênicos ou, quando a proporção é similar à do miométrio normal, isoecogênicos (**Figura 5.21**).

Podem ocorrer calcificações dos miomas, as quais, quando presentes, podem ser periféricas ou centrais grosseiras com a sombra acústica posterior característica. Podem ocorrer, também, degenerações nos miomas, sendo a hialina a mais comum (cerca de 60% dos casos). A degeneração rubra, que ocorre mais frequentemente durante a gestação (o aporte sanguíneo é menos eficaz para o mioma), pode provocar quadro álgico. Nas degenerações hialina e rubra, os miomas podem apresentar textura ecográfica mais heterogênea, porém não há nenhum sinal ecográfico característico.

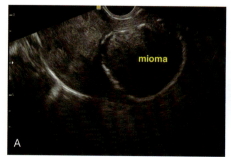
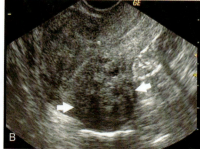
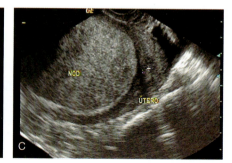

Figura 5.21A a **C** Miomas uterinos hipo, iso e hiperecogênicos.

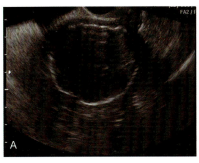 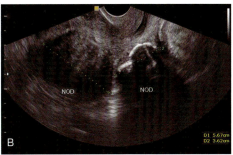 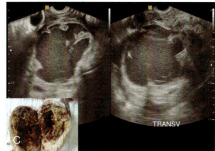

Figura 5.22 Degeneração dos miomas uterinos. **A** Calcificações periféricas ("casca de ovo"). **B** Calcificações centrais grosseiras. **C** Degeneração cística.

As degenerações císticas ocorrem em cerca de 4% dos miomas, os quais apresentam aspecto atípico com conteúdo líquido e o reforço acústico posterior característico, não devendo ser confundidos com massas anexiais ou ovarianas: a mobilização conjunta com o útero, o aporte sanguíneo medial e, principalmente, a identificação do ovário definem o diagnóstico (**Figura 5.22**).

Os miomas devem ser medidos em pelo menos dois eixos, a localização e o número devem ser definidos, e deve ser medida a margem miometrial livre, ou seja, a menor espessura do miométrio entre a margem externa do nódulo e a superfície uterina, principalmente nos casos em que é cogitada a indicação de miomectomia histeroscópica (a margem mínima recomendada é de 5mm para que o procedimento possa ser realizado com segurança).

A Sociedade Americana de Medicina Reprodutiva classifica os miomas submucosos em três tipos:

- **0:** quando o mioma é inteiramente submucoso.
- **I:** quando a extensão intramural é < 50%.
- **II:** quando a extensão intramural é > 50% (**Figura 5.23**).

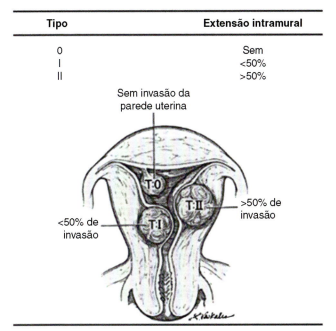

Figura 5.23 Classificação dos miomas submucosos de acordo com a extensão miometrial. (Reproduzida de Parker. Management of uterine myomas. Fertil Steril 2007.)

A HSNG, que consiste na instilação de solução salina na cavidade endometrial, possibilita uma melhor identificação dos miomas submucosos e da relação entre os miomas com projeção submucosa e a cavidade endometrial, apresentando acurácia semelhante à da histeroscopia com a vantagem de avaliar melhor a projeção intramural e a capa miometrial (margem livre de miométrio externa ao nódulo) (**Figura 5.25**).

A HSNG aumenta a sensibilidade para detecção de lesões focais endometriais de 70% para 96%. Estudo de revisão sistemática e metanálise demonstrou que a HSNG tem alta sensibilidade para detecção e diagnóstico de pólipos endometriais e miomas submucosos e deve ser o método diagnóstico de primeira linha para mulheres com sangramento uterino anormal (**Figura 5.26**).

A vascularização dos miomas é mais intensa na periferia com aspecto circunscrito e variável no padrão de captação. O *status* proliferativo dos miomas não pode ser atribuído com certeza ao padrão vascular, ou seja, miomas hipervascularizados não apresentam necessariamente maior potencial de crescimento.

Miomas submucosos podem estimular contrações uterinas e levar a processo de parturição e ter como resultado final um mioma parido. O quadro clínico é de sangramento excessivo com fortes cólicas abdominais, e o diagnóstico ecográfico é estabelecido mediante a identificação do mioma no canal endocervical e/ou na vagina com o pedículo vascular originário do útero (**Figura 5.27**).

O suprimento sanguíneo dos miomas pediculados é menor, e alguns deles podem perder a conexão com o útero e tornar-se parasitas com suprimento sanguíneo do omento. O diagnóstico diferencial com tumores ovarianos sólidos poderá ser feito com certeza apenas após identificação inequívoca dos ovários (**Figura 5.28**).

A leiomiomatose peritoneal disseminada é uma condição rara, que se caracteriza pela presença de múltiplos tumores de musculatura lisa, com a presença ou não de endométrio, disseminados na superfície peritoneal e no omento. Os tumores aparecem como múltiplos nódulos hipoecoicos de tamanhos variados em toda a cavidade peritoneal (**Figura 5.29**).

Outros tumores benignos uterinos são raros, sendo o lipoma o mais comum. Os lipomas uterinos se apresentam como nódulos heterogêneos e ecogênicos em razão do componente gorduroso (**Figura 5.30**).

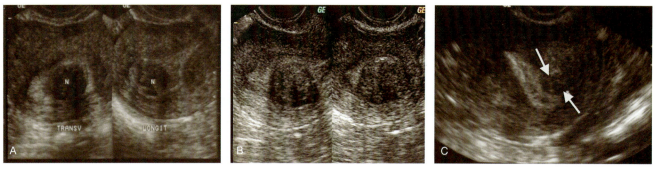

Figura 5.24 Classificação dos miomas pelo grau de projeção submucosa: inteiramente submucoso (A), projeção > 50% (B) e projeção < 50% (C).

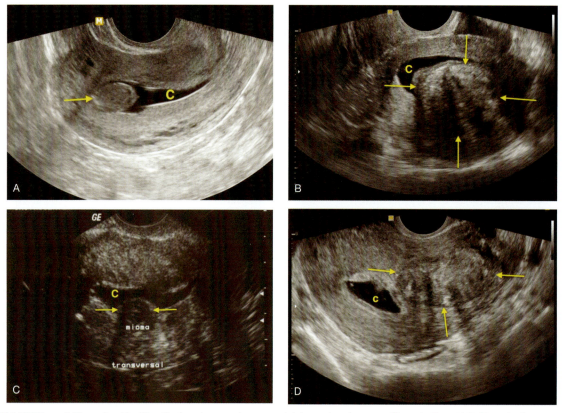

Figura 5.25 A HSNG possibilita melhor identificação dos miomas submucosos: inteiramente submucoso (A), projeção > 50% (B), projeção < 50% (C) e sem projeção submucosa (D). (C: cavidade endometrial.)

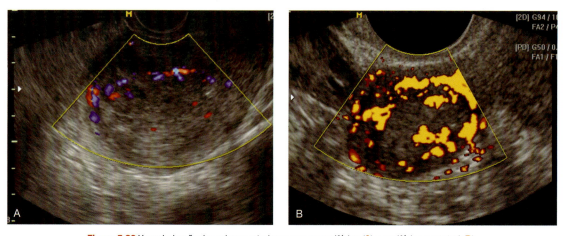

Figura 5.26 Vascularização dos miomas uterinos: apenas periférica (A) e periférica e central (B).

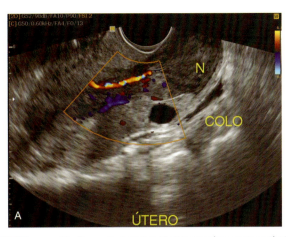
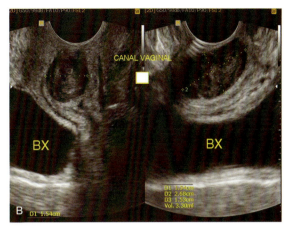

Figura 5.27 Mioma parido. Presença de nodulação hipoecogênica com pedículo vascular de origem uterina (corte longitudinal uterino em **A**) localizada no canal vaginal (**B**).

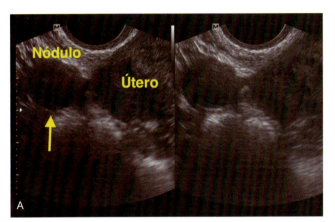
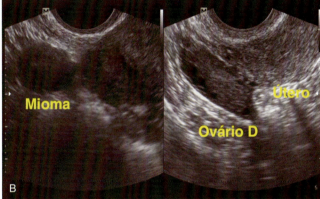

Figura 5.28 Mioma pediculado. Note a aparente desvinculação do nódulo em anexo direito do útero (**A**). A identificação dos ovários (**B**) define o diagnóstico.

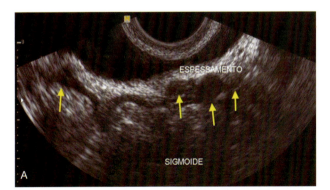
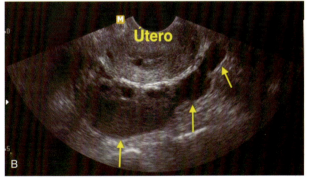
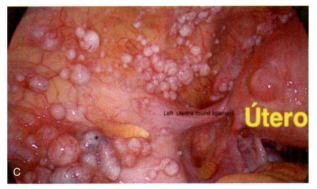

Figura 5.29 Leiomiomatose peritoneal. Presença de inúmeros nódulos hipoecoicos, alguns coalescentes, localizados no peritônio pélvico (**A** e **B**). **C** Cirurgia.

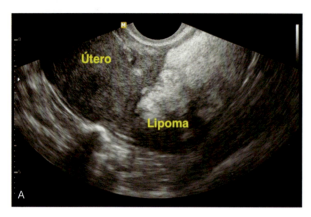
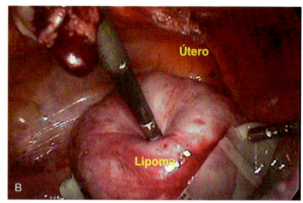

Figura 5.30 Lipoma uterino. **A** Aspecto mais heterogêneo e maior ecogenicidade. **B** Consistência mais amolecida e aspecto típico à cirurgia.

Para padronização da terminologia e da descrição das alterações miometriais foi realizado um painel de consenso entre especialistas e pesquisadores com experiência em ultrassonografia, denominado *MUSA (Morphological Uterus Sonographic Assessment) group*. Foram propostas as seguintes medidas:

1. A ultrassonografia deve ser realizada pela via transabdominal e complementada pela via transvaginal.
2. Nos casos difíceis, a ultrassonografia 3D pode facilitar a segunda opinião de um especialista por meio da aquisição das imagens. A camada juncional também é mais bem identificada.
3. O miométrio deve ser descrito como homogêneo ou heterogêneo.
4. Todas as lesões devem ter tamanho e localização definidos. As medidas deverão ser feitas em três planos. Deverão ser descritos os limites (definidos ou não) e a ecogenicidade (homogênea ou heterogênea – hipo, iso ou hiperecoica em relação ao miométrio normal – atenuação posterior ausente, leve, moderada ou forte – presença ou não de calcificações e/ou áreas císticas).
5. Deve ser medida a distância mínima entre o nódulo e o endométrio e a serosa.
6. A camada juncional deve ser identificada e descrita como regular, irregular, interrompida ou não identificada.
7. A dopplervelocimetria deve ser realizada utilizando baixas velocidades e o Doppler de amplitude. As lesões devem receber graduação de 1 a 4 (sem captação, captação mínima, moderada ou exuberante) com captação periférica, central ou ambas.

Diagnóstico diferencial do miométrio heterogêneo

No diagnóstico diferencial dos miomas uterinos devem ser considerados os adenomiomas e os pseudonódulos de origem vascular.

Os adenomiomas aparecem como nódulos próximos à cavidade endometrial, com limites menos definidos que os miomas, e padrão vascular radiado e central em vez do padrão circular e periférico dos miomas (veja mais adiante a **Figura 5.40**).

As artérias arqueadas uterinas podem estar calcificadas ou apresentar dilatações, simulando nódulos uterinos. O mapeamento dopplervelocimétrico utilizando o Doppler de amplitude promoverá o diagnóstico diferencial (**Figura 5.31**).

As fístulas arteriovenosas se apresentam como imagens nodulares heterogêneas com captação exuberante de vasos de alta velocidade ao mapeamento colorido (**Figura 5.32**).

Cicatrizes de cesariana podem aparecer como retrações e/ou fibrose na região ístmica uterina. Pode haver também a formação de divertículos, que aparecem como estruturas anecoicas nessa região. A presença de sangramento discreto e persistente após o término da menstruação é característica dessas formações diverticulares (**Figura 5.33**).

A RNM está indicada para o diagnóstico diferencial com os tumores de origem intestinal, anexial e retroperitonial e adenomiomas.

As contrações miometriais podem simular nodulações, e o diagnóstico diferencial é estabelecido a partir da observação dessas contrações transitórias, as quais irão desaparecer após alguns minutos.

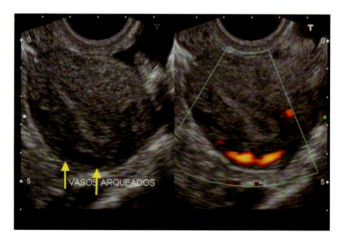

Figura 5.31 Artérias arqueadas simulando nodulação uterina: o Doppler de amplitude define o diagnóstico.

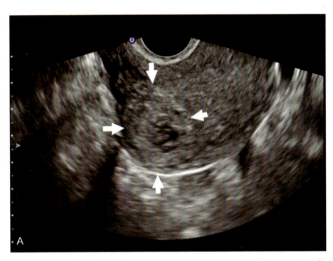 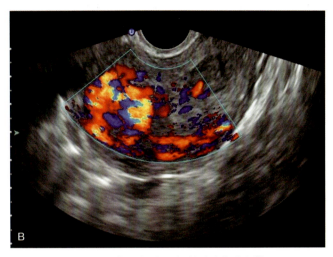

Figura 5.32 Fístula arteriovenosa simulando nódulo uterino (**A**). O Doppler mostra vasos com fluxo de alta velocidade (*aliasing*) (**B**).

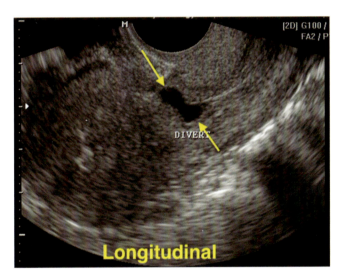

Figura 5.33 Divertículo de cesariana. Note a área anecoica na região ístmica uterina em continuidade com a cavidade endometrial.

Leiomiossarcomas

As diferenças genéticas entre miomas e leiomiossarcomas indicam que eles têm origens distintas, e a maioria dos leiomiossarcomas não se origina de miomas uterinos. Esses tumores raros podem ocorrer em qualquer faixa etária, mas são mais frequentes na menopausa. Na maioria das vezes são muito agressivos, invasivos, com crescimento rápido e disseminação precoce com mau prognóstico. Os tipos principais são os leiomiossarcomas, originários da musculatura lisa, e os carcinossarcomas, com componente misto, epitelial e estromal, conhecidos como tumores müllerianos mistos. Os principais sinais e sintomas são sangramento genital e crescimento uterino rápido, sendo comuns as queixas gastrointestinais e urinárias em razão das rápidas disseminação e invasão.

As características ecográficas dos leiomiossarcomas são seu tamanho (geralmente grandes), a heterogeneidade e a presença de áreas císticas centrais. A dopplervelocimetria mostra padrão hipervascular, mas sem nenhuma característica que defina o diagnóstico diferencial com mioma hipervascularizado. Portanto, a característica ecográfica de um leiomiossarcoma inicial não se diferencia da de um leiomioma uterino.

Nas fases mais avançadas, ascite, hidronefrose e outros sinais de invasão normalmente estão presentes. Suspeita-se de um nódulo uterino que apresenta crescimento na menopausa. Apenas o crescimento rápido do mioma na menacme não é indicativo de leiomiossarcoma. Muitas vezes, o diagnóstico é estabelecido apenas a partir da evolução, que costuma ser muito rápida nessa doença.

Como a aparência ecográfica pode ser muito semelhante à de um leiomioma, o diagnóstico diferencial muitas vezes é impossível por meio da ultrassonografia. O diagnóstico de mioma uterino deve ser firmado apenas quando há um exame de controle anterior com intervalo superior a 6 meses em que o nódulo já tenha sido identificado, principalmente em mulheres menopausadas (**Figura 5.34**). Algumas vezes, o diagnóstico de leiomiossarcoma é estabelecido após histerectomia por suposto mioma uterino (**Figura 5.35**).

Adenomiose uterina

A adenomiose consiste em uma proliferação benigna de glândulas endometriais e estroma, ocasionando lesões miometriais. Pode apresentar-se de forma focal ou difusa ou formar adenomiomas caracterizados como uma adenomiose focal com hiperplasia do miométrio circundante.

A etiologia da adenomiose uterina não está totalmente esclarecida, mas sua incidência aumenta com a idade e a paridade e está relacionada com procedimentos invasivos que traumatizam a cavidade (curetagens, biópsias, histeroscopias etc.). Pode afetar cerca de 20% das mulheres (variando de 5% a 70%, segundo a literatura), porém é mais comum em multíparas e em mulheres com mais de 40 anos de idade.

Os sintomas principais são dismenorreia e metrorragia, associadas a aumento de volume e diminuição da consistência uterina. A associação à endometriose ocorre em 6% a 22%

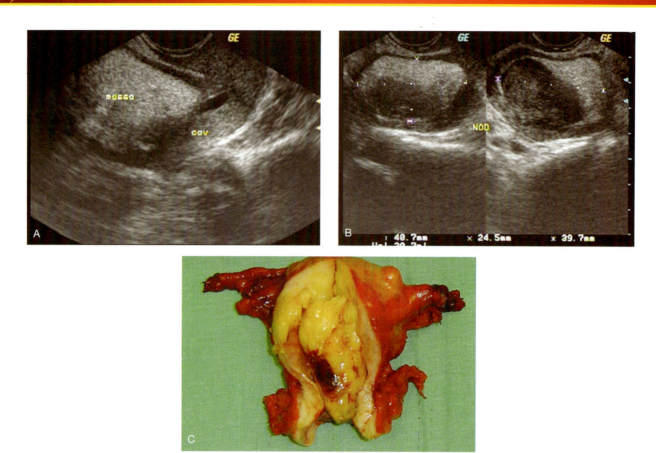

Figura 5.34A a **C** Tumor mülleriano misto. Mulher na menopausa com sangramento vaginal e massa ecogênica e heterogênea em continuidade com a cavidade endometrial.

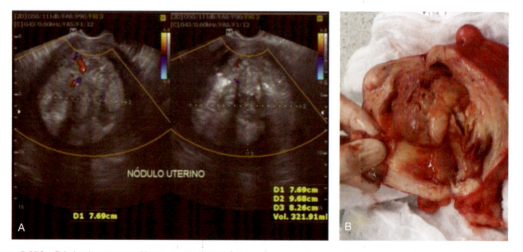

Figura 5.35A e **B** Leiomiossarcoma. Massa uterina heterogênea e vascularizada em mulher menopausada com sangramento vaginal.

dos casos. Embora pareça haver a associação da adenomiose à infertilidade, os mecanismos dessa associação não estão bem estabelecidos. A adenomiose está associada à endometriose em até 35,1% das pacientes inférteis.

Embora a incidência seja maior em mulheres com mais de 35 anos, a adenomiose também pode ocorrer em mulheres jovens. Estudo demonstrou a presença de sinais ecográficos de adenomiose em 34% das mulheres jovens (< 30 anos), e 83% das que apresentaram alterações à ultrassonografia eram sintomáticas. Sangramento uterino aumentado ocorreu em 18,9% das mulheres com alterações ecográficas contra 2,9% das que apresentavam útero normal à ultrassonografia.

Existe relação entre a intensidade dos sintomas e o grau da adenomiose e as alterações ecográficas: a gravidade da adenomiose pode ser fundamentada no número de alterações detectadas à ultrassonografia.

Estudo de metanálise e revisão sistemática mostrou que a USEV é um método acurado para o diagnóstico de adenomiose, com sensibilidade (S) de 82,5% e especificidade (E) de 84,6%, sendo de 66,2% a probabilidade de adenomiose em ultrassom alterado e de 9,1% em ultrassom normal. Outro estudo de revisão sistemática, comparando a acurácia da ultrasonografia para o diagnóstico da adenomiose com a RNM, mostrou S de 72% e 77%, E de 81% e 89%, valor preditivo positivo de 3,7% e 6,5% e valor preditivo negativo de 0,3% e 0,2%, respectivamente.

A camada juncional (também chamada de camada miometrial interna ou subendometrial) é de origem embriológica mülleriana, a mesma origem do endométrio, diferentemente do restante do miométrio, que tem origem mesenquimal. Não existe a camada basal separando-a do endométrio, o que predispõe a invasão característica da adenomiose. Essa camada tem aspecto hipoecogênico, formando uma interface com o endométrio que deve ser bem definida. O espessamento dessa camada e/ou a perda dessa definição são os primeiros sinais da invasão miometrial do endométrio, caracterizando a adenomiose.

A camada juncional é mais bem identificada pela ultrassonografia 3D e é considerada espessada quando ≥ 8mm, mas os principais critérios para o diagnóstico de adenomiose são sua irregularidade (diferenças de espessura ≥ 4mm entre a maior e a menor medida) e a infiltração por tecido endometrial.

As alterações ecográficas relacionadas com a adenomiose são:

- Aumento do volume uterino.
- Espessamento assimétrico das paredes uterinas (**Figura 5.36**).
- Perda da interface endométrio/miométrio (**Figura 5.37**).
- Heterogeneidade miometrial com áreas hipoecoicas com atenuação sônica e estrias ecogênicas lineares (**Figura 5.38**).
- Cistos miometriais (**Figura 5.39**).

O aumento de volume uterino está associado à consistência amolecida percebida ao toque vaginal durante o exame clínico.

O espessamento assimétrico das paredes acontece mais frequentemente na parede posterior e não está relacionado com a presença de miomas uterinos.

A perda da interface endometrial aparece como irregularidade da camada juncional ou miometrial interna, que pode estar irregular, assimétrica, infiltrada por tecido endometrial ou não identificada.

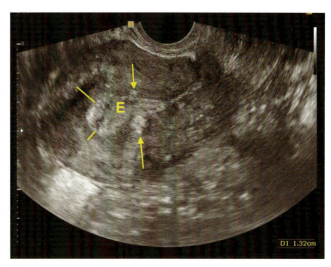

Figura 5.37 Adenomiose. Assimetria da camada juncional (*linhas*) e invasão pelo endométrio (*setas*).

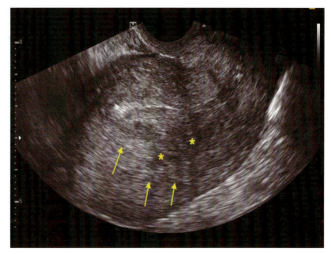

Figura 5.38 Adenomiose. Note o espessamento e a heterogeneidade da parede posterior uterina com áreas hipoecoicas maldefinidas (*) e estrias lineares (*setas*).

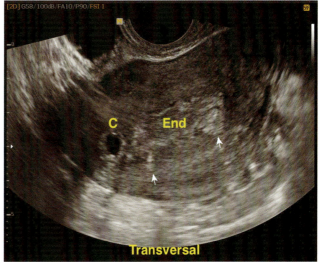

Figura 5.39 Adenomiose. Presença de cistos miometriais (*C*) e perda da camada juncional na parede posterior (*setas*).

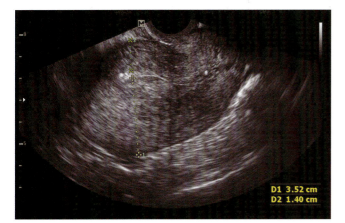

Figura 5.36 Adenomiose uterina. Note a assimetria das paredes com espessamento e a heterogeneidade da parede uterina posterior.

O miométrio heterogêneo com áreas hipoecoicas com atenuação sônica posterior e estrias lineares está fortemente associado à adenomiose.

Os cistos miometriais são áreas anecoicas características com reforço acústico posterior e também fortemente indicativos de adenomiose.

Os adenomiomas são formados pela presença de tecido endometrial com estroma e hiperplasia das células miometriais adjacentes, formando nódulos às vezes difíceis de diferenciar dos miomas uterinos. Os adenomiomas têm como característica limites maldefinidos e não têm atenuação sônica posterior (ao contrário dos miomas, que apresentam limites precisos e o som é atenuado posteriormente), são ovalados (os pequenos miomas tendem a ser redondos) e apresentam os vasos radiados à dopplervelocimetria (nos miomas, os vasos são periféricos e circundantes) (**Figura 5.40**).

A ultrassonografia é um método eficaz e suficiente para o diagnóstico de adenomiose, principalmente nas mulheres que apresentam sintomas, mas a acurácia diminui na presença de miomas, principalmente em úteros volumosos ($\geq 300mm^3$). A RNM deve ser indicada nos casos não conclusivos.

Tamoxifeno

O tamoxifeno (TX) é um modulador seletivo de receptor hormonal utilizado no tratamento do câncer de mama, onde tem efeito antiestrogênico. Paradoxalmente, tem efeito estrogênico no útero, mais notadamente no endométrio. As mulheres que usam essa medicação apresentam incidência maior de pólipos endometriais (de 8% a 36%), atrofia cística e hiperplasia (1,3% a 20%), com risco maior de desenvolver câncer de endométrio. O TX atua também na camada juncional, que tem a mesma origem embriológica do endométrio, podendo causar alterações císticas subendometriais e reativação de focos de adenomiose. Nessas situações, o endométrio é fino e regular com as áreas císticas de localização subendometrial (**Figura 5.41**).

A HSNG é útil no diagnóstico diferencial entre os espessamentos endometriais por pólipos, por atrofia cística e por reativação dos focos de adenomiose (**Figura 5.42**).

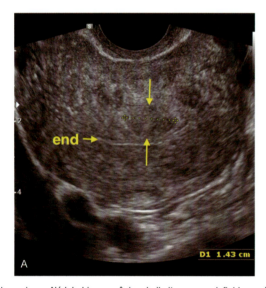
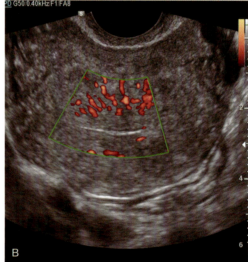

Figura 5.40 Adenomioma. Nódulo hipoecogênico de limites pouco definidos, próximo à cavidade endometrial, sem atenuação sônica e vascularização radiada ao Doppler.

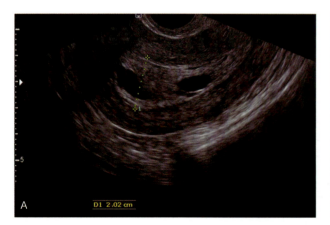
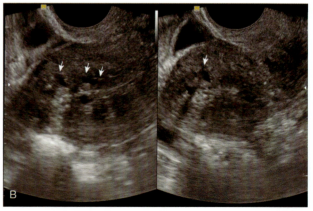

Figura 5.41 Efeitos do tamoxifeno. Espessamento endometrial com áreas císticas centrais (**A**) e cavidade endometrial irregular sem delimitação e perda completa da interface (**B**).

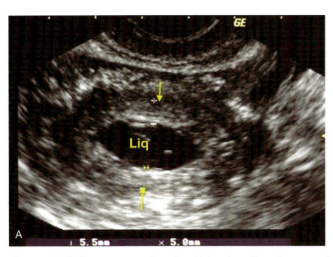 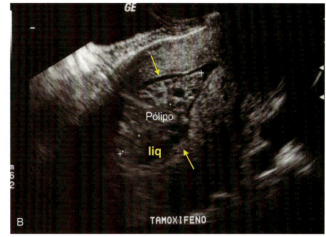

Figura 5.42 HSNG em espessamento endometrial por tamoxifeno. Espessamento endometrial com perda da camada juncional (**A**) e grande pólipo endometrial (**B**).

■ AVALIAÇÃO ECOGRÁFICA DO COLO UTERINO

O colo uterino é a parte extraperitoneal do útero e está localizado no canal vaginal, sede de vários tipos de doenças (inflamatórias, infecciosas, tumorais etc.), cujo principal método propedêutico é o exame especular, complementado pela colposcopia e pelos exames citológicos.

O colo uterino tem formato cilíndrico e mede de 2 a 4cm de espessura, variando de acordo com a idade, a paridade e o estado hormonal. Constituído de musculatura lisa e tecido conjuntivo com o canal cervical revestido por epitélio colunar secretor, sua ecogenicidade é semelhante à do útero, sendo delimitado pela identificação do orifício interno (OI) do canal.

A avaliação ecográfica pode ser realizada tanto pela via transabdominal como pela via transperineal e a endovaginal (EV). Pela via EV o transdutor deve ser recuado e posicionado anteriormente ao colo, sendo facilmente identificados os lábios anterior e posterior, o fórnix vaginal e o canal endocervical, circundado por um halo hipoecogênico regular, podendo conter muco cervical no período ovulatório (**Figura 5.43**).

O colo uterino gravídico deve ser avaliado pela via EV por meio da medida longitudinal do canal endocervical com protocolos bem definidos.

Os cistos de Naboth, decorrentes da metaplasia escamosa do epitélio endocervical com formação de cistos de tamanho e número variáveis, são frequentes, fisiológicos e destituídos de importância clínica.

A estenose cervical pode acontecer após a menopausa em razão da involução uterina, após procedimentos cirúrgicos no colo (cauterizações, cautério de alta frequência [CAF], conizações etc.) ou neoplasias. O diagnóstico é estabelecido a partir da observação de distensão da cavidade endometrial por muco, sangue ou outras secreções (**Figura 5.44**).

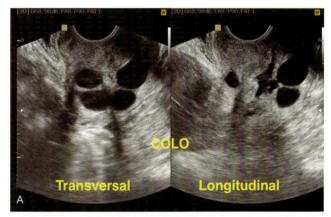

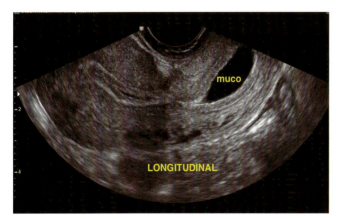 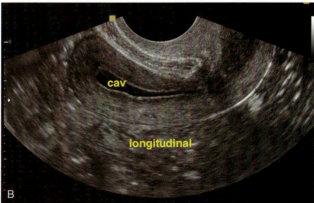

Figura 5.43 Corte longitudinal do útero evidenciando colo uterino com muco cervical.

Figura 5.44 Colo uterino. **A** Cistos de Naboth. **B** Colo com estenose cervical traduzida por distensão da cavidade endometrial por muco.

As malformações do colo uterino estão relacionadas com as malformações müllerianas e geralmente associadas a septos vaginais. Pode haver duplicação completa ou apenas do canal cervical (**Figura 5.45**).

As cervicites e outros processos infecciosos são diagnosticados no exame clínico e não têm expressão ecográfica. Os abscessos são identificados como estruturas císticas com debris dolorosos ao toque do transdutor (**Figura 5.46**).

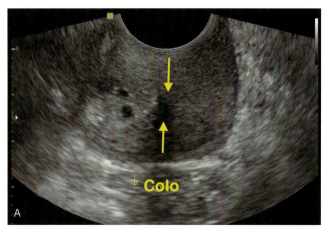

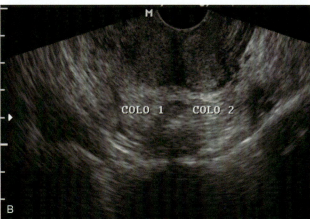

Figura 5.45 Colo uterino duplo. Note as cavidades endocervicais distintas (**A** e **B**) pela via endovaginal (as setas delimitam a separação).

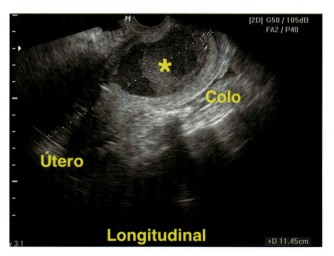

Figura 5.46 Abscesso cervical. Presença de coleção com debris em colo uterino doloroso ao toque do transdutor.

Os miomas uterinos de localização cervical são raros e apresentam as mesmas características dos miomas de localização uterina (**Figura 5.47**). Os pólipos cervicais podem ocasionalmente ser diagnosticados à ultrassonografia como estruturas ovaladas ecogênicas e heterogêneas, de localização endocervical, com pedículo vascular característico ao mapeamento colorido.

O diagnóstico de endometriose profunda com envolvimento do tórus uterino e dos ligamentos deve ser feito rotineiramente. A mobilização do colo uterino ao toque gentil do transdutor não deve ser dolorosa com a identificação da parede do retossigmoide com espessura e ecogenicidade normais. A presença desse sinal, chamado de *sliding* ou deslizamento, tem sensibilidade e especificidade de 85% e 96% para afastar a possibilidade de endometriose profunda. A mobilização dolorosa e/ou a presença de colo fixo são indicativas de processo aderencial, como DIP ou endometriose, e em casos duvidosos deve ser indicada propedêutica específica para endometriose profunda, conforme especificado no Capítulo 10. O espessamento das paredes intestinais e dos ligamentos por endometriose aparece com nodulações hipoecoicas dolorosas ao toque do transdutor.

Segundo dados do Instituto Nacional de Câncer (INCA), o câncer de colo uterino é o segundo mais frequente na população feminina brasileira e a quarta *causa-mortis* por câncer relacionado com a infecção pelo papilomavírus humano. Os outros tipos de câncer cervical são raros.

O câncer nos estádios iniciais (estádio FIGO 1) não tem expressão ultrassonográfica. Nos tumores acima do estádio 2, a ultrassonografia tem papel importante na avaliação do tumor e do grau de infiltração no estroma, na avaliação do paramétrio e da infiltração das paredes vaginal, vesical e retal, assim como dos linfonodos e hidronefrose.

O câncer cervical aparece à ultrassonografia como nodulação irregular hipoecogênica, de limites pouco definidos, hipervascularizada ao mapeamento colorido.

Nos casos de suspeita de câncer de colo uterino devem ser avaliados os seguintes parâmetros ecográficos:

- Tamanho do tumor: a invasão é caracterizada como grande quando envolve mais de dois terços do estroma.
- A extensão para a vagina é avaliada por meio do exame dinâmico, ou seja, mobilização conjunta e fixação do colo à parede vaginal.
- A invasão das mucosas retal e vesical também é detectada por avaliação dinâmica, ou seja, a mobilização conjunta e ausência do deslizamento das estruturas ao toque do transdutor.
- A invasão parametrial é identificada como extensão da lesão hipoecoica, ocupando o espaço paracervical.
- Avaliação do trato urinário para identificar obstrução.

A sensibilidade e a especificidade da ultrassonografia são semelhantes às da RNM no estadiamento do câncer cervical (**Figura 5.48**).

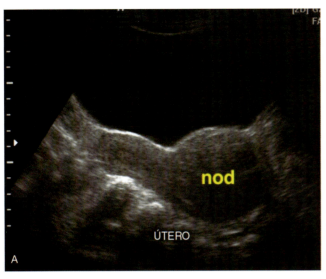 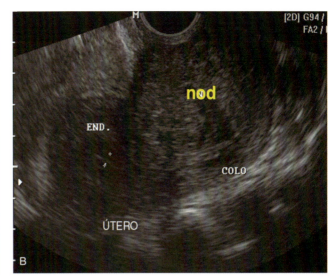

Figura 5.47 Mioma cervical. Nodulação hipoecogênica no colo uterino com as mesmas características do mioma uterino. A Via transabdominal. B Via transvaginal.

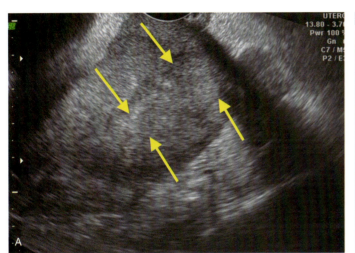 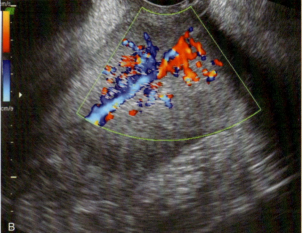

Figura 5.48 Neoplasia do colo uterino estádio 1B. Note a massa heterogênea (setas) e hipervascularizada no canal cervical.

Leitura complementar

Alborzi S, Dehbashi S, Parsanezhad ME. Differential diagnosis of septate and bicornuate uterus by sonohysterography eliminates the need for laparoscopy. Fertil Steril 2002; 78:176-8.

Berger A, Batzer F, Lev-Toaff A, Berry-Roberts C. Diagnostic imaging modalities for Mullerian anomalies: the case for a new gold standard. Journal of Minimally Invasive Gynecology 2014; 21:335-45.

Bermejo C, Martínez Ten P, Cantarero R et al. Three-dimensional ultrasound in the diagnosis of Mullerian duct anomalies and concordance with magnetic resonance imaging. Ultrasound Obstet Gynecol 2010; 35:593-601.

Bittencourt CA, Simões RS, Fuchs LPF, Soares Jr JM, Pastore AR, Baracat EC. Acuracy of saline contrast sonohysterography in detection of endometrial polyps and submucosal leiomyomas in women of reproductive age with abnormal uterine bleeding: systematic review and meta-analysis. Ultrasound Obstet Gynecol 2017; 50:32-9.

Bosch VD, Dueholm M, Leone FPG et al. Terms, definitions and measurements to describe sonographic features of myometrium and uterine masses: a consensus opinion from the Morphological Uterus Sonographuc Assesment (MUSA) group. Ultrasound Obstet Gynecol 2015; 46:284-98.

Ceccato Jr BPV, Lopes APC, Nascimento LF, Novaes LM, Melo VH. Prevalência de infecção cervical por papilomavírus humano e neoplasia intraepitelial cervical em mulheres HIV-positivas e negativas. RBGO 2013; 37(4):178-85.

Champaneria R, Abedin P, Daniels J, Balogun M, Khan KS. Ultrasound scan and magnetic resonance imaging for the diagnosis of adenomyosis: systematic review comparing test accuracy. Acta Obstetrica Gynecologica 2010; 89: 1374-84.

Dueholm M. Transvaginal ultrasound for diagnosis of adenomyosis: a review. Best Pratice Reasearch Clinical Obstetrics and Gynecology 2006; 4:569-82.

Follen M, Levenback CF, Iyer RB et al. Imaging in cervical cancer. 2003 American Cancer Society DOI 10.1002/cncr.11679

Fung MFK, Reid A, Faught W et al. Prospective longitudinal study of ultrasound screening for endometrial abnormalities in women with breast cancer receiving tamoxifen. Gynecologic Oncology 2003; 91:154-9.

Georg Kunz. Control and function of uterine peristalsis during the human luteal phase. Reproductive BioMedicine Online 2006; 13(4):528-40.

Homer HA, Li T-C, Cooke ID. The septate uterus: a review of management and reproductive outcome. Fertil Steril 2000; 73:1-14.

Hudelist G, Fritzer N, Staettner S et al. Uterine sliding sign: a simple sonographic predictor for presence of deep infiltrating endometriosis of the rectum. Ultrasound Obstet Gynecol 2013; 41:692-5.

Naftalin J, Jurkovic D. The endometrial–myometrial junction: a fresh look at a busy crossing. Ultrasound Obstet Gynecol 2009; 34:1-11.

Kepkep K, Tuncay A, Goynumer G, Tutal E. Transvaginal sonography in the diagnosis of adenomyosis: which findings are most accurate? Ultrasound Obstet Gynecol 2007; 30:141-5.

Levi CS, Holt SC, Lyonos EA, Lindsay DJ, Dashefsky SM. Normal anatomy of the female pelvis. In: Callen Ultrasonography in Obstetric and Gynecology, WB Saunders, 2000: 781-813.

Lev-Toaff AS, Coleman BG, Arger PH, Mintz MC, Arenson RL, Toaff ME. Leiomyomas in pregnancy: sonographic study. Radiology 1987; 164:375-80.

Levy G, Dhaene A, Laurent N et al. An update on adenomyosis. Diagnostic and Interventional Imaging 2013; 94:3-25.

Payson M Leppert P Segars J. Epidemiology of myomas. Obstet Gynecol Clin N Am 2006; 33:1-11.

Mazouni C, Girard G, Deter R, Haumonte JB, Blanc B, Bretelle F. Diagnosis of Mullerian anomalies in adults: evaluation of practice. Fertil Steril 2008; 89: 219-22.

Meredith SM, Sanchez-Ramos L, Kaunitz AM. Diagnostic accuracy of transvaginal sonography for the diagnosis of adenomyosis: systematic review and metaanalysis. Am J Obstec Gynecol 2009; 201:107e1-6.

Naftalin J, Hoo W, Nunes N, Holland T, Mavrelos D, Jurkovic D. Association between ultrasound features of adenomyosis and severity of menstrual pain. Ultrasound Obstet Gynecol 2016; 47:779-83.

Naftalin J, Jurkovic D. The endometrial-myometrial junction: a fresh look at a busy crossing. Ultrasound Obstet Gynecol 2009; 34:1-11.

Parker WH. Etiology, symptomatology, and diagnosis of uterine myomas. Fertil Steril 2007; 87:725-36.

Parker WH. Uterine myomas: management. Fertil Steril 2007; 88:255-71.

Pinzauti S, Lazzeri L, Tosti C et al. Transvaginal sonographic features of diffuse adenomyosis in 18-30 year-old nulligravid women without endometriosis: association with simptoms. Ultrasound Obstet Gynecol 2015; 46: 730-6.

Polin SA, Ascher SM. The effect of tamoxifen on the genital tract. Cancer Imaging 2008; 8:135-45.

Puente JM, Fabris A, Patel J et al. Adenomyosis in infertile women: prevalence and the role of 3D ultrasound as a marker of severity of the disease. Reprod Biology and Endocrinology 2016; 14:60.

Salim S, Woelfer B, Backos M, Regan L, Jurkovic D. Reproducibility of three-dimensional ultrasound diagnosis of congenital uterine anomalies. Ultrasound Obstet Gynecol 2003; 21:578-82.

Richenberg J, Cooperberg P. Ultrasound of the uterus. In: Callen Ultrasonography in Obstetric and Gynecology. WB Saunders, 2000: 814-46.

Rosati P, Exacoustos C, Mancuso S. Longitudinal evaluation of uterine myoma growth during pregnancy. A sonographic study. J Ultrasound Med 1992; 11: 511-5.

Sunkara SK, Khairy M, El-Toukhy T, Khalaf Y, Coomarasamy A. The effect of intramural fibroids without uterine cavity involvement on the outcome of IVF treatment: a systematic review and meta-analysis. Human Reproduction 2010; 25(2): 418-29.

Sheth SS, Hajari AR, Lulla, Darshana Kshirsagar D. Sonographic evaluation of uterine volume and its clinical importance. J Obstet Gynaecol Res 2016: 1-5.

Testa AC, Ludovisi M, Manfredi R et al. Transvaginal ultrasonography and magnetic resonance imaging for assessment of presence, size and extent of invasive cervical cancer. Ultrasound Obstet Gynecol 2009; 34:335-44.

Deutch TD, Abuhamad AZ. The role of 3-dimensional ultrasonography and magnetic resonance imaging in the diagnosis of Müllerian duct anomalies. J Ultrasound Med 2008; 27:413-23.

Troiano RN, McCarthy SM. Mullerian duct anomalies: imaging and clinical issues. Radiology 2004; 233:19-34.

Vitiello D, McCarthy S. Diagnostic imaging of myomas. Obstet Gynecol Clin N Am 2006; 33:85-95.

Groszmann Y, Benacerraf BR. Complete evaluation of anatomy and morphology of the infertile patient in a single visit; the modern infertility pelvic ultrasound examination. Fertility and Sterility 2016; article in press.

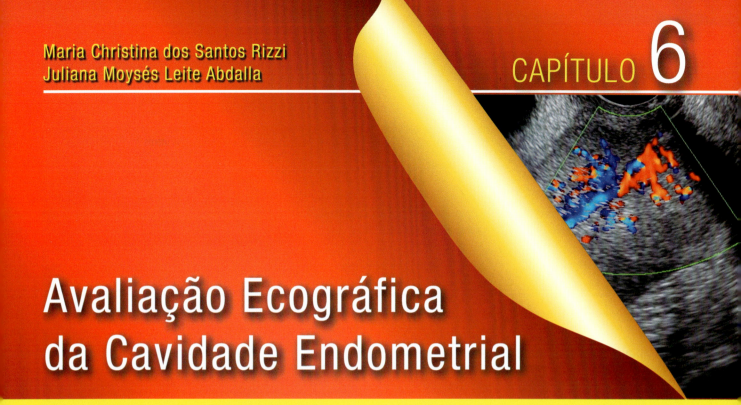

Maria Christina dos Santos Rizzi
Juliana Moysés Leite Abdalla

CAPÍTULO 6

Avaliação Ecográfica da Cavidade Endometrial

■ INTRODUÇÃO

A ultrassonografia ginecológica com foco no estudo do endométrio tem grande importância não apenas no período reprodutivo da mulher, mas também na pós-menopausa. Preferencialmente, e se possível, deve ser realizada pela via transvaginal (USTV) com transdutor de alta frequência (4 a 9MHz), que fornece imagens de melhor qualidade. O exame pélvico pela via transabdominal está indicado para as pacientes virgens e para as que apresentam grandes massas pélvicas à palpação.

A avaliação ultrassonográfica bidimensional (US2D) dos órgãos pélvicos, por ambas as vias, possibilita estudar a localização, a forma, o contorno, a textura, o conteúdo e as eventuais lesões e mensurar todos os achados. A ultrassonografia tridimensional (US3D) por via transvaginal com a avaliação triplanar torna possível adicionar o corte coronal, o que melhora ainda mais a caracterização da anatomia e das patologias.

A identificação da vascularização das estruturas pode ser feita com o Doppler colorido ou o Doppler de amplitude.

A histerossonografia com USTV bi ou tridimensional promove um estudo apurado da cavidade endometrial.

■ IETA

O IETA (Grupo Internacional de Análise de Tumores Endometriais) é uma declaração de consenso que padroniza termos, definições e medidas para descrever as características do endométrio e da cavidade uterina em ultrassonografias em escala de cinza, com o Doppler colorido ou de amplitude, associadas ou não à histerossonografia. Em 2014, o Comitê Educacional da Sociedade Internacional de Ultrassonografia em Obstetrícia e Ginecologia (ISUOG) passou a recomendar a utilização do IETA para uma boa prática da ultrassonografia em ginecologia.

A técnica de exame é preferencialmente por via transvaginal; se não for possível, poderá ser utilizada a transabdominal ou a transretal.

Na menacme, o exame deve ser realizado preferencialmente na fase proliferativa precoce, entre os dias 4 e 6 do ciclo; já em mulheres na pós-menopausa com terapia hormonal de substituição cíclica, deve ser realizado de 5 a 10 dias após o término da progesterona. Na pós-menopausa, sem terapia hormonal, o exame pode ser realizado a qualquer dia.

Inicialmente, deve ser realizada a identificação geral do útero (posição, contornos, textura e medidas). A ampliação da imagem uterina deve ser a maior possível e conter apenas o corpo uterino. A insonação do endométrio deve estar próxima dos 90 graus.

A medida do endométrio, em seu ponto de maior espessura, é feita no plano sagital, incluindo as duas camadas endometriais, colocando-se os *calipers* na interface endométrio-miométrio. Se houver conteúdo líquido na cavidade endometrial, soma-se a medida de cada camada individual. A medida deve ser expressa em milímetros com uma casa decimal (**Figuras 6.1 e 6.2**).

Se o endométrio não for visibilizado em toda sua totalidade, deve ser descrito como não mensurável. Quando houver uma patologia endometrial intracavitária, a medida das camadas endometriais deve incluir a patologia. Todavia, se a patologia for de origem miometrial, a medida das camadas endometriais não deverá incluí-la.

A junção endométrio-miométrio pode ser referida como regular, irregular, interrompida ou não definida (**Figuras 6.3 a 6.9**).

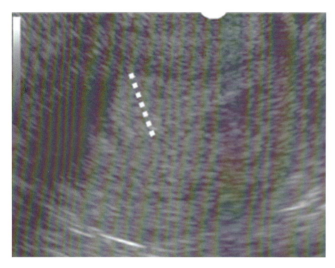

Figura 6.1 A medida da espessura endometrial é a soma das duas camadas endometriais no ponto de maior espessura.

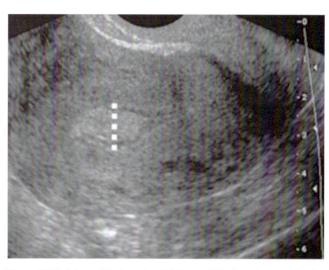

Figura 6.4 Incluir a patologia endometrial na medida da espessura do endométrio.

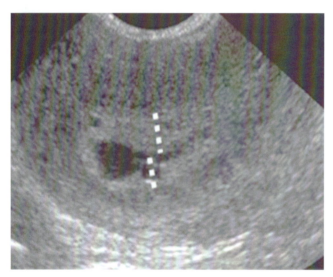

Figura 6.2 A medida da espessura endometrial é a soma das duas camadas endometriais no ponto de maior espessura.

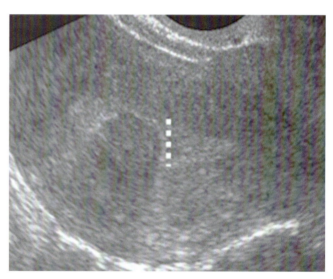

Figura 6.5 Não incluir a patologia miometrial na medida do endométrio.

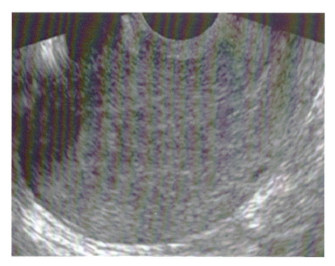

Figura 6.3 Endométrio não mensurável é aquele que não é bem caracterizado em toda sua extensão.

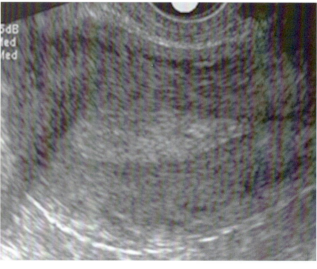

Figura 6.6 Junção endométrio-miométrio regular.

A ecogenicidade é uniforme se o endométrio é homogêneo com as camadas anterior e posterior simétricas, podendo se apresentar hipoecogênico (**Figura 6.10**), isoecogênico (**Figura 6.11**) e hiperecogênico (**Figura 6.12**) em relação ao miométrio. A ecogenicidade é caracterizada como não uniforme quando o endométrio é heterogêneo, assimétrico ou cístico (**Figura 6.13**).

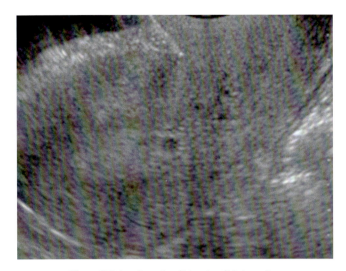

Figura 6.7 Junção endométrio-miométrio irregular.

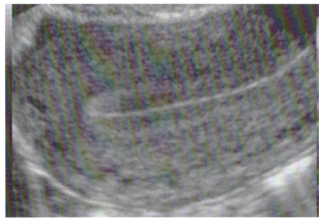

Figura 6.10 Junção endométrio-miométrio regular. Ecogenicidade do endométrio uniforme, hipoecogênica, trilaminar.

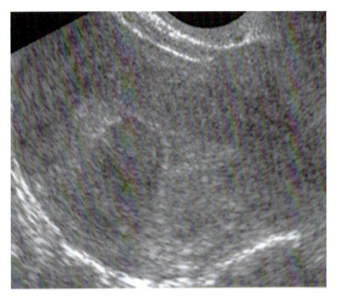

Figura 6.8 Junção endométrio-miométrio interrompida.

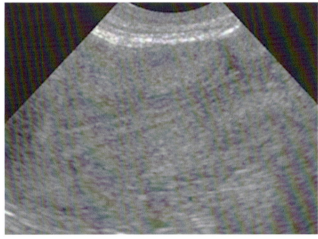

Figura 6.11 Junção endométrio-miométrio regular. Ecogenicidade do endométrio uniforme, isoecogênica.

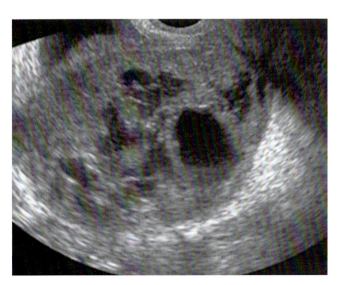

Figura 6.9 Junção endométrio-miométrio não definida.

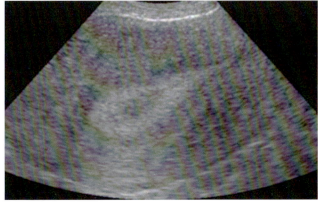

Figura 6.12 Junção endométrio-miométrio regular. Ecogenicidade do endométrio uniforme, hiperecogênica.

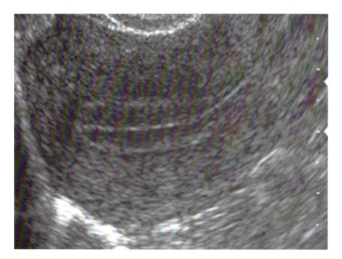

Figura 6.13 Junção endométrio-miométrio regular. Endométrio não uniforme cístico, espessado.

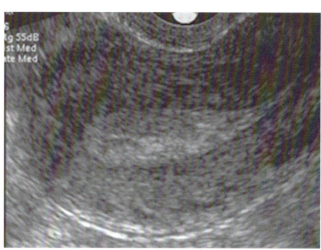

Figura 6.15 Junção endométrio-miométrio regular. Endométrio não uniforme, assimétrico. Interface entre os folhetos do endométrio não linear.

A linha média corresponde à interface entre os folhetos endometriais e é descrita como linear, não linear, irregular ou, ainda, como não definida (**Figuras 6.14 a 6.17**). A "borda brilhante" é o eco formado pela interface entre uma lesão intracavitária e o endométrio (**Figura 6.18**).

As características morfológicas do endométrio e do conteúdo intracavitário são mais bem analisadas quando há pequena quantidade de fluido na cavidade uterina, seja preexistente, seja instilado. O líquido intracavitário preexistente pode se apresentar anecoico, de baixa intensidade, em vidro fosco ou, ainda, de ecogenicidade mista. A medida da quantidade do líquido é realizada no plano sagital, em sua maior espessura. À histerossonografia, a distensão da cavidade uterina com solução salina ou gel ultrassonográfico é referida como ótima, subótima ou não obtida. O contorno da superfície do endométrio voltado para a cavidade é descrito como regular, ondulado, polipoide ou irregular (**Figuras 6.19 a 6.24**).

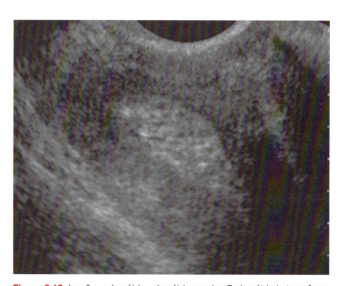

Figura 6.16 Junção endométrio-miométrio regular. Endométrio heterogêneo. Interface entre os folhetos endometriais irregular.

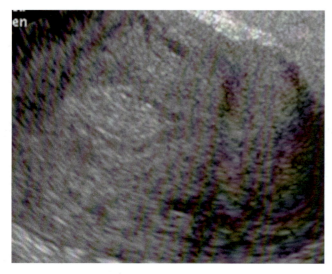

Figura 6.14 Junção endométrio-miométrio regular. Endométrio uniforme trilaminar. Interface entre os folhetos do endométrio linear.

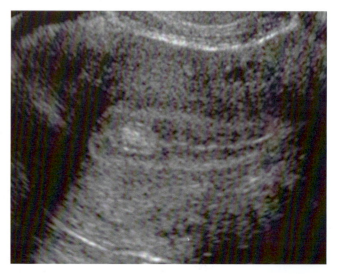

Figura 6.17 Junção endométrio-miométrio regular. Endométrio não uniforme, cístico. Interface entre os folhetos do endométrio não definida.

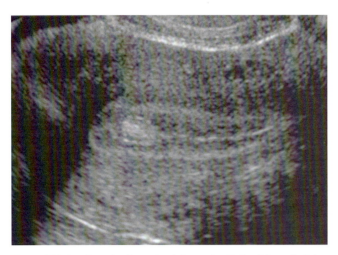

Figura 6.18 Junção endométrio-miométrio regular. Endométrio assimétrico. Interface entre os folhetos do endométrio não linear com borda brilhante.

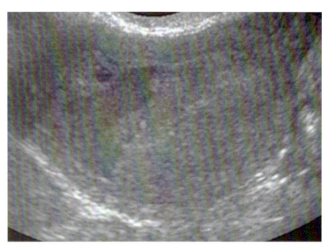

Figura 6.21 Junção endométrio-miométrio não definida. Endométrio não uniforme, heterogêneo. Líquido intracavitário em vidro fosco. Contorno da superfície endometrial irregular.

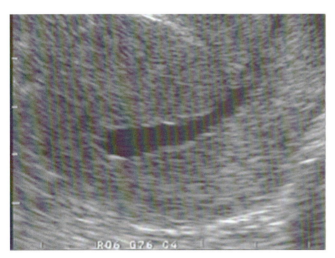

Figura 6.19 Junção endométrio-miométrio regular. Endométrio ecogênico. Líquido intracavitário anecoico com contorno endometrial superficial regular.

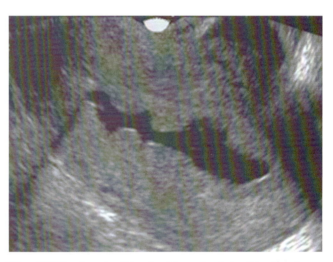

Figura 6.22 Junção endométrio-miométrio regular. Endométrio não uniforme, assimétrico. Histerossonografia mostrando contorno da superfície endometrial polipoide.

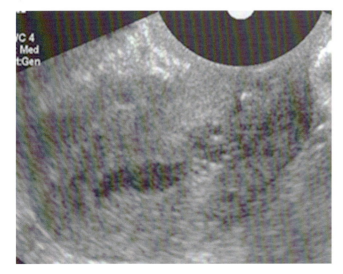

Figura 6.20 Junção endométrio-miométrio irregular. Endométrio não uniforme, assimétrico. Líquido intracavitário com ecos de baixo nível e contorno da superfície endometrial ondulado.

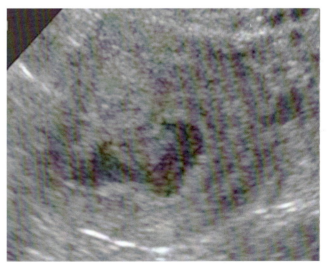

Figura 6.23 Junção endométrio-miométrio irregular. Endométrio não uniforme, assimétrico. Líquido intracavitário com ecos de baixo nível com contorno endometrial irregular.

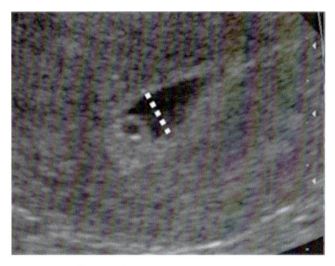

Figura 6.24 Medida do líquido intracavitário.

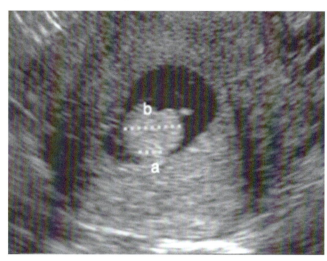

Figura 6.26 Histerossonografia. Lesão endometrial pediculada, relação a/b < 1.

As lesões intracavitárias são classificadas, segundo sua origem, como endometriais ou miometriais. A lesão endometrial é caracterizada como extensa quando envolve mais do que 25% da superfície endometrial; se ocupa menos de 25%, é considerada localizada. A lesão endometrial localizada pode ser descrita como pediculada quando a relação entre a medida do diâmetro da base e o comprimento da lesão é menor do que 1 e como séssil quando essa relação é igual ou maior do que 1 (**Figuras 6.25 a 6.27**).

O nódulo miometrial pediculado totalmente intracavitário é classificado como de grau 0; o nódulo miometrial submucoso com um componente intramural menor do que 50% corresponde ao grau 1, e o submucoso com componente intramural igual ou maior do que 50% é o de grau 2. A ecogenicidade dessas lesões deve ser descrita como uniforme ou não uniforme e o contorno, como regular ou irregular (**Figuras 6.28 a 6.30**).

As sinéquias uterinas são traves de tecido semelhante ao do miométrio que unem as duas paredes uterinas de maneira irregular e impedem a distensão completa da cavidade uterina na histerossonografia, onde são mais bem caracterizadas (**Figura 6.31**).

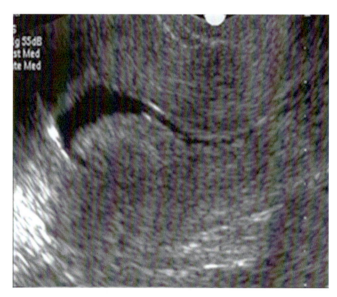

Figura 6.27 Histerossonografia. Lesão endometrial séssil.

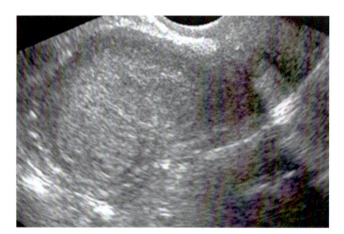

Figura 6.25 Junção endométrio-miométrio regular. Endométrio não uniforme assimétrico. Interface entre os folhetos endometriais irregular. Lesão endometrial extensa.

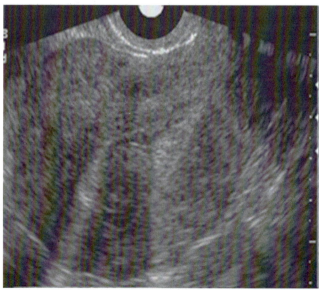

Figura 6.28 Leiomioma intracavitário grau 0.

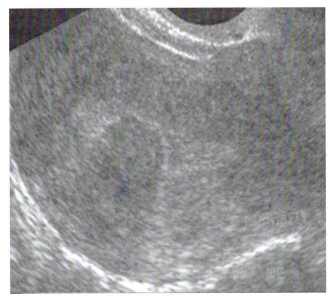

Figura 6.29 Leiomioma submucoso grau 1 com componente intramural < 50%.

Na avaliação com o Doppler colorido ou o de amplitude, a frequência de ultrassom a ser utilizada é de pelo menos 5MHz com frequência de repetição de pulso de 0,3 a 0,9kHz, filtro de parede de 30 a 50Hz e potência reduzida até que desapareçam todos os artefatos de cor.

O padrão vascular pode ser descrito como ausente, com um vaso dominante com ou sem ramificações, com múltiplo vasos dominantes com origem focal ou multifocal, com vasos dispersos ou com fluxo circular (**Figuras 6.32 a 6.36**).

Uma avaliação subjetiva e semiquantitativa também pode ser feita, utilizando-se de um escore da quantidade de fluxo observada no endométrio: no escore 1, não se observa fluxo; no escore 2, é visibilizada quantidade mínima de cor; no escore 3, a cor é moderada; no escore 4, a cor é abundante (**Figuras 6.37 a 6.40**).

A padronização dessa terminologia possibilitará a comparação de estudos multicêntricos futuros e a determinação das características relevantes para a predição de patologia intrauterina nas mulheres na pré e pós-menopausa (**Quadro 6.1**).

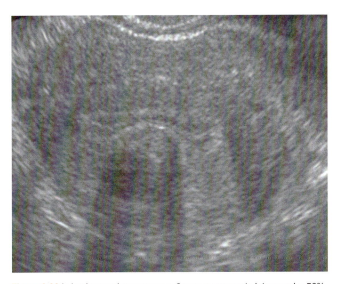

Figura 6.30 Leiomioma submucoso grau 2 com componente intramural ≥ 50%.

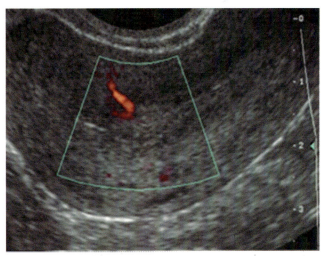

Figura 6.32 Lesão endometrial com Power Doppler mostrando vaso dominante sem ramificações.

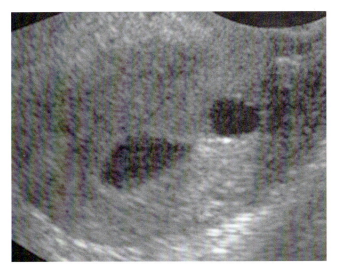

Figura 6.31 Sinéquia uterina vista à histerossonografia.

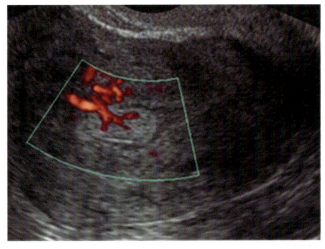

Figura 6.33 Lesão endometrial com vaso dominante com ramificações ao Power Doppler.

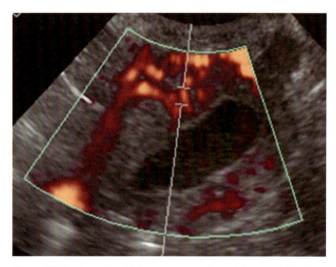

Figura 6.34 Lesão endometrial com presença de múltiplos vasos de origem unifocal.

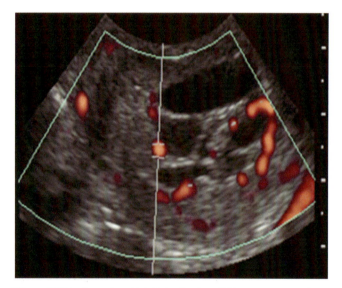

Figura 6.35 Lesão endometrial. Detecção de múltiplos vasos com origem multifocal.

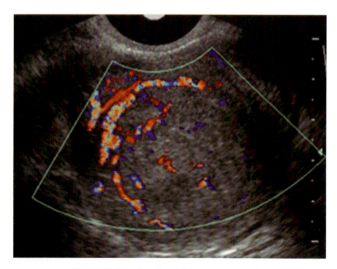

Figura 6.36 Lesão miometrial com vaso circular.

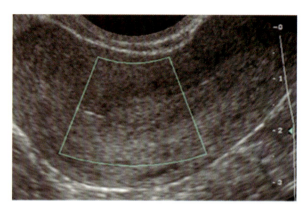

Figura 6.37 Lesão endometrial. Escore 1 – ausência de sinal Doppler.

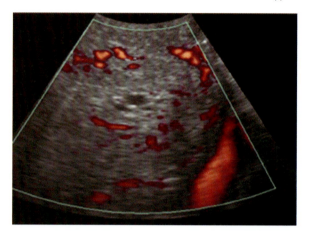

Figura 6.38 Lesão endometrial. Escore 2 – pequena quantidade de vasos.

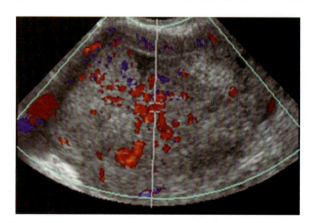

Figura 6.39 Lesão endometrial. Escore 3 – moderada quantidade de vasos.

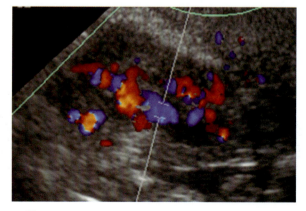

Figura 6.40 Lesão endometrial. Escore 4 – vasos abundantes.

Quadro 6.1 Descritores do endométrio para laudos ultrassonográficos

Descritores IETA					
Junção endométrio-miométrio	Regular	Irregular	Interrompida	Não definida	
Ecogenicidade do endométrio uniforme	Hiperecogênica	Isoecogênica	Hipoecogênica		
Ecogenicidade do endométrio não uniforme	Assimétrica	Heterogênea	Cística		
Interface endometrial	Linear	Não linear	Irregular	Não definida	
Líquido intracavitário	Anecoico	Com ecos de baixa intensidade	Vidro fosco	Misto	
Superfície endometrial	Regular	Ondulado	Polipoide	Irregular	
Lesão intracavitária endometrial	Pediculada	Séssil	Extensa		
Lesão intracavitária miometrial	Grau 0	Grau 1	Grau 2		
Vascularização com Color ou Power Doppler	Ausente	Vaso dominante	Múltiplos vasos	Sinais dispersos	Fluxo circular
Escore com Color ou Power Doppler	Sem sinal	Sinal mínimo	Sinal moderado	Sinal abundante	
Medida da espessura endometrial	0,0mm				
Medida do líquido intracavitário	0,0mm				

■ CARACTERÍSTICAS DO ENDOMÉTRIO NORMAL

No neonato, o eco endometrial é caracterizado como uma linha ecogênica decorrente do estímulo dos hormônios maternos, desaparecendo após os primeiros meses. Na infância, com transdutores de alta frequência é possível identificar o endométrio como uma fina linha central (**Figura 6.41**).

No período reprodutivo da mulher, o aspecto ecográfico do endométrio revela modificações durante o ciclo menstrual e foi correlacionado à histologia.

O endométrio apresenta duas camadas: uma superficial funcional e uma basal profunda. Do quinto ao 14º dia do ciclo menstrual, na fase proliferativa, a ação estrogênica promove um crescimento gradativo do tecido glandular da camada superficial, que se mostra inicialmente fina e hipoecogênica. Na fase proliferativa tardia, em função desse crescimento e do edema, ela se torna mais espessa e definida, medindo de 4 a 8mm de espessura. No período periovulatório, o aspecto trilaminar do endométrio se torna gradativamente heterogêneo e ecogênico (veja a **Figura 6.10**).

Após a ovulação, com o aumento da progesterona na fase secretora, do 15º ao 28º dia do ciclo menstrual, há um acúmulo de muco e de glicogênio no interior das glândulas, o que, associado ao aumento do número e da tortuosidade dos vasos espirais, modifica a ecogenicidade do endométrio, que passa a ser isoecogênico e posteriormente hiperecogênico, aumentando também sua espessura e medindo, nessa fase, de 7 a 14mm (veja as **Figuras 6.11 e 6.12**). A camada basal permanece inalterada durante todo o ciclo. Não ocorrendo a fecundação, com a involução do corpo lúteo e a queda da progesterona, a camada superficial descama e ao final da menstruação, geralmente no quinto dia do ciclo, o endométrio consiste em uma fina linha ecogênica com menos de 4mm de espessura (**Figura 6.42**).

É importante correlacionar os achados ecotexturais do endométrio com os achados ovarianos e do canal endocervical, em função do dia do ciclo menstrual em que se encontra a paciente, e relatar no laudo da ultrassonografia se são concordantes ou não.

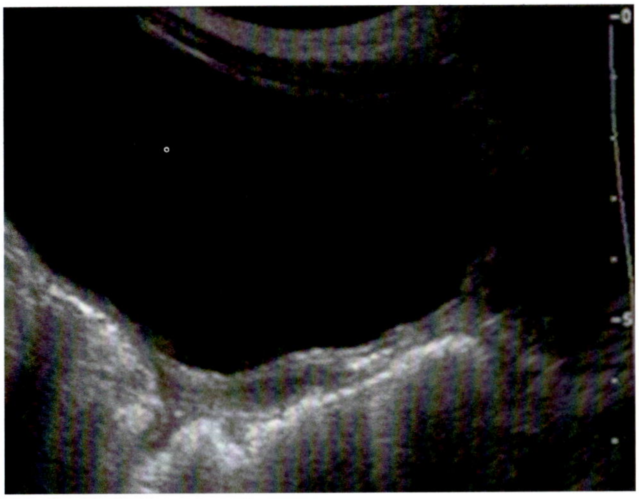

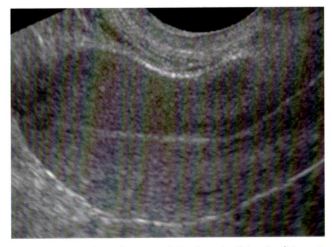

Figura 6.41 Útero infantil (7 anos). Endométrio fino e linear.

Figura 6.42 Endométrio pós-menstrual. Junção endométrio-miométrio regular. Endométrio uniforme, fino e ecogênico.

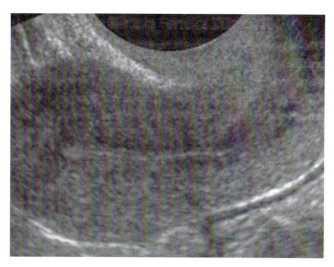

Figura 6.43 Endométrio pós-menopausa com TRH normal < 5mm.

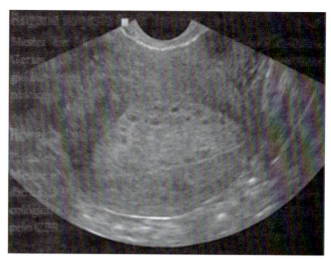

Figura 6.44 Endométrio espessado, não uniforme, com áreas císticas e perda da interface entre os folhetos endometriais. Observe a integridade da junção endométrio-miométrio, sugerindo o diagnóstico de hiperplasia endometrial.

Após a menopausa, o endométrio se atrofia, apresentando-se como uma fina linha ecogênica (≤ 5mm) independentemente do uso ou não de hormonoterapia (**Figura 6.42**).

A avaliação do endométrio deve ser realizada, preferencialmente, por meio da USTV, sempre que possível com transdutores de alta resolução, no corte sagital do útero, com ampliação da imagem do corpo uterino, a um ângulo de insolação no endométrio o mais próximo de 90 graus, medindo-se as duas camadas endometriais no local de maior espessura. As características ecográficas deverão ser descritas conforme as orientações do IETA, as quais se encontram especificadas anteriormente.

■ HIPERPLASIA ENDOMETRIAL

As hiperplasias endometriais são lesões proliferativas da camada funcional do endométrio, de caráter não neoplásico, com participação de glândula, estroma e vasos. Na USTV pode ser diagnosticada em razão de um espessamento difuso do endométrio, com aspecto ecogênico, com perda da interface entre os folhetos endometriais e presença de áreas císticas intraendometriais (veja as **Figuras 6.2, 6.6 e 6.16**). As alterações císticas são mais frequentes nos casos de atrofia endometrial, hiperplasia e pólipos. A junção endométrio-miométrio está preservada (**Figura 6.44**).

O espessamento endometrial é sugerido em caso da medida do endométrio ≥ 5mm em pacientes na pós-menopausa. O ponto de corte de 5mm em mulheres na pós-menopausa apresenta sensibilidade de 90% e especificidade de 54%, comparado a 98% de sensibilidade e 35% de especificidade quando o ponte de corte é reduzido para 3mm.

O diagnóstico ultrassonográfico do espessamento endometrial em mulheres assintomáticas leva a um dilema clínico. Em virtude da elevada taxa de falso-positivos no diagnóstico do espessamento endometrial, muitas vezes é adotado um tratamento desnecessário, ocasionando a ansiedade da paciente e possíveis complicações em decorrência dos procedimentos cirúrgicos adotados. Vale ressaltar que o câncer endometrial cursa com sangramento nas fases iniciais, podendo ser adotada uma conduta conservadora em pacientes clinicamente assintomáticas e de baixo risco, quando é possível um seguimento rigoroso. A conduta em pacientes do grupo de risco, como anovulatórias crônicas, pacientes obesas, em uso de terapia de reposição hormonal e sob tratamento com tamoxifeno e diabetes, deve ser individualizada.

■ PÓLIPOS ENDOMETRIAIS

Os pólipos são lesões benignas que se apresentam como áreas focais vascularizadas de crescimento endometrial recobertas de epitélio. Histologicamente, são reconhecidos em razão do estroma fibroso e de vasos sanguíneos com paredes espessas, típicos da camada basal, recobertos por epitélio glandular normal, atrófico ou com hiperplasia típica. As características histológicas não se correlacionam com o quadro clínico da paciente.

Clinicamente, manifestam-se como menometrorragia ou sangramento intermenstrual em mulheres na menacme ou como causa de sangramento na pós-menopausa. Algumas pacientes podem ser assintomáticas, e o diagnóstico é estabelecido a partir de um achado em um exame transvaginal de rotina na propedêutica de pacientes com infertilidade. Aproximadamente 13% a 50% das mulheres com sangramento anormal apresentam pólipos. A maioria se apresenta como únicos, mas cerca de 20% podem ser múltiplos. A degeneração maligna é incomum, ocorrendo em 1% a 3% dos casos.

Na USTV, os pólipos são visibilizados como espessamento endometrial ecogênico, que pode ser difuso ou focal. Podem ser individualizados como estruturas ecogênicas arredondadas, de dimensões variadas, fixas no folheto anterior ou posterior do endométrio, que deslocam a interface entre os folhetos (veja as **Figuras 6.4, 6.15 e 6.18**). Esse aspecto é mais facilmente identificado quando há líquido no interior da cavidade (veja as **Figuras 6.26 e 6.27**).

Pequenas imagens císticas podem ser observadas no interior dos pólipos, que correspondem à dilatação das glândulas endometriais. O estudo Doppler adicional pode auxiliar o diagnóstico mediante a identificação do pedículo vascular único em 80% dos pólipos (sensibilidade de 80% e especificidade de 100%); 7,5% dos casos mostram um padrão de vasos múltiplos, mas em 12,5% a vascularização não é observada (veja as **Figuras 6.32, 6.33 e 6.37**).

A melhor época para o estudo ultrassonográfico direcionado para a pesquisa de pólipos na menacme é próximo ao período pré-ovulatório, fase em que o endométrio se apresenta trilaminar, facilitando a identificação dos limites de suas paredes internas. A histerossonografia apresenta alta acurácia para o diagnóstico dessas lesões. A polipectomia via histeroscopia é o método de escolha para o tratamento.

■ CARCINOMA DE ENDOMÉTRIO

O carcinoma de endométrio é a neoplasia ginecológica maligna mais comum nos países desenvolvidos, sendo o quinto tipo de câncer mais frequente nas mulheres (4% a 8% dos cânceres femininos). O tipo histológico mais encontrado é o adenocarcinoma endometrioide, que acomete principalmente mulheres na sexta e sétima décadas de vida. Clinicamente, pode ser suspeitado a partir de sangramento na pós-menopausa, mas apenas 10% das mulheres com sangramento na pós-menopausa apresentarão carcinoma de endométrio. Os principais fatores de risco incluem o estímulo em razão do uso de estrogênios, pacientes obesas que apresentam conversão periférica, nuliparidade, menarca precoce, menopausa tardia e uso de tamoxifeno.

O diagnóstico ultrassonográfico é suspeitado mediante a identificação do endométrio espessado e de aspecto heterogêneo. Pode levar à obstrução do canal cervical, resultando em hematométrio. Os critérios de espessamento endometrial são os mesmos utilizados nos quadros de hiperplasia, ou seja, espessura ≥ 5mm em pacientes na pós-menopausa, independentemente do uso de terapia hormonal.

A perda da interface miométrio-endométrio (zona de junção subendometrial) é o sinal ultrassonográfico fundamental que auxilia o diagnóstico diferencial com os quadros de hiperplasia endometrial (veja as **Figuras 6.9 e 6.21**). O uso complementar do Doppler pode auxiliar, pois a identificação de vasos múltiplos com origem focal no interior do endométrio espessado tem sensibilidade de 42%, mas alta especificidade (91%) (veja as **Figuras 6.35, 6.39 e 6.40**).

Alguns critérios devem ser considerados preditores de câncer endometrial:

- Índice de massa corporal ≥ 30.
- Espessamento endometrial ≥ 5mm (o risco aumenta potencialmente em endométrios com espessura > 10mm).

- Interrupção da zona de junção endométrio-miométrio.
- Vascularização identificável ao estudo Doppler, principalmente a presença de múltiplos vasos.
- Superfície endometrial irregular ao estudo complementar com histerossonografia.

Em pacientes com sangramento na pós-menopausa e não usuárias de terapia de reposição, o risco de câncer de endométrio varia de 4,9% a 11,5%. O risco de câncer está aumentado, principalmente, nas mulheres que apresentam sangramento 10 anos após a menopausa. Caso apresentem espessura endometrial ≥ 5mm, está indicada a investigação histológica do endométrio. Nas mulheres com sangramento persistente na pós-menopausa, a investigação com biópsia de endométrio está indicada independentemente da espessura endometrial à ultrassonografia.

Nas pacientes na pós-menopausa em uso de terapia de reposição sem a associação de progestogênios, o risco de câncer de endométrio é cinco vezes mais elevado em comparação com as não usuárias. Esse risco é eliminado quando se adiciona a terapia cíclica ou contínua com progesterona. Nas mulheres usuárias de terapia de reposição hormonal com sangramento nos primeiros 6 meses após o início da terapia não há indicação de complementação com USTV.

A ultrassonografia estará indicada nos casos em que há sangramento persistente por mais de 6 meses, e o ponto de corte utilizado para a medida da espessura endometrial é o mesmo adotado nas pacientes não usuárias de terapia de reposição hormonal, ou seja, 5mm.

Em mulheres assintomáticas na pós-menopausa não há indicação de exame ultrassonográfico transvaginal para o rastreamento do câncer de endométrio, já que a incidência de câncer nesse grupo é extremamente baixa com prevalência de carcinoma endometrial de 0,62% e de 0,59% de hiperplasia atípica, respectivamente.

Atenção especial deve ser dada ao estudo de pacientes em uso de tamoxifeno para o tratamento do câncer de mama. O tamoxifeno é um composto antiestrogênico não esteroidal que pode ter efeito estrogênico no endométrio. Associa-se a aumento do risco de hiperplasia endometrial, pólipos e carcinoma do endométrio. O risco de câncer de endométrio nas usuárias de tamoxifeno é de cerca de 10%, dependendo da dose e do tempo de uso.

Espessamento endometrial associado a alterações císticas é um achado mais frequente, havendo uma correlação direta entre a duração do tratamento e o grau de espessamento (veja a **Figura 6.17**). Mulheres usuárias de tamoxifeno que apresentam sangramento devem ser obrigatoriamente investigadas por meio de biópsia endometrial. A USTV para acompanhamento dessas pacientes não apresenta sensibilidade e especificidade aceitáveis para a prática clínica. Em todos os casos suspeitos deve ser realizada biópsia endometrial, complementada por ressonância magnética para estadiamento pré-cirúrgico.

■ DISPOSITIVOS INTRAUTERINOS

A USTV tem um papel importante na localização do dispositivo intrauterino (DIU). As características ultrassonográficas variam conforme sua composição, mas a presença de sombra acústica posterior geralmente é demonstrada, assim como a presença de dois ecos paralelos, que representam a reflexão de entrada e saída do DIU entre as superfícies anterior e posterior.

O DIU de cobre pode ser facilmente visibilizado mediante a identificação de uma linha fortemente ecogênica com discreta reverberação acústica posterior. Já o DIU com levonorgestrel exige uma avaliação ultrassonográfica mais cuidadosa, pois não apresenta uma linha ecogênica tão evidente à ultrassonografia quanto o de cobre, o que dificulta a avaliação de seu posicionamento, embora apresente sombra acústica posterior característica. A ultrassonografia multiplanar tridimensional auxilia a avaliação, possibilitando a análise do DIU no plano coronal (**Figuras 6.45 e 6.46**).

Para que um DIU seja considerado adequadamente posicionado, a haste longitudinal deve ter sua extremidade superior localizada no interior da cavidade endometrial com a extremidade inferior acima do orifício interno do colo uterino; a haste transversal deve estar no fundo da cavidade uterina com seu eixo maior no sentido laterolateral, garantindo taxas elevadas de efeito contraceptivo.

A ultrassonografia torna possível a identificação do posicionamento inadequado do DIU, como quando localizado no colo uterino ou perfurando o miométrio. Dispositivos localizados no colo apresentam aumento de 14 vezes nas taxas de gestação em comparação com os localizados próximo ao fundo uterino.

Nos casos em que o DIU não é identificado no interior da cavidade endometrial, a complementação com a radiografia auxilia o diagnóstico diferencial entre a expulsão e a migração para o interior da cavidade abdominal (**Figuras 6.47 e 6.48**).

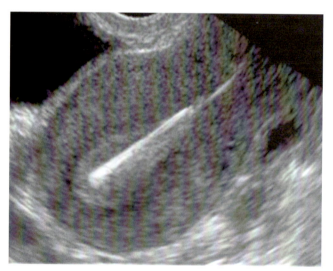

Figura 6.45 DIU de cobre normoposicionado. Imagem linear hiperecogênica intracavitária.

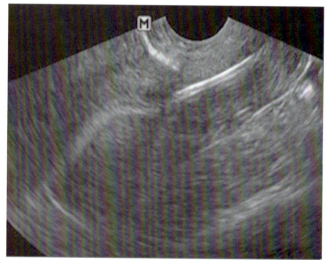

Figura 6.47 DIU de cobre localizado no canal cervical.

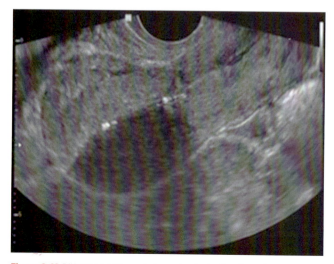

Figura 6.46 DIU com levonorgestrel com implantação adequada na cavidade endometrial, mostrando sombra acústica posterior.

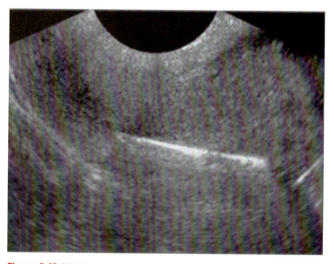

Figura 6.48 DIU de cobre encravado na parede miometrial anterior de um útero em RVF.

ADERÊNCIAS

As aderências ou sinéquias decorrem de procedimentos pós-cirúrgicos e/ou pós-endometrites e se manifestam como infertilidade ou perda gestacional recorrente. Inicialmente descritas no final do século XIX por Heinrich Fritsch, foi Joseph Asherman, em 1948, quem associou essa condição à amenorreia traumática causada pelos procedimentos mecânicos pós-parto ou pós-aborto, o que consagrou o uso da expressão síndrome de Asherman.

A prevalência mundial de sinéquias uterinas varia entre 0,3% e 21,5%, sendo as taxas mais elevadas descritas na América do Sul, em Israel e na Grécia. Essa variação geográfica pode ser explicada pelo grande número de mulheres submetidas a curetagens uterinas após abortos e pelas altas taxas de infecções puerperais. A história de curetagens repetidas é o fator de risco mais importante na gênese das sinéquias.

A etiologia se baseia na remoção mecânica da camada estromal do endométrio, que passa a ser substituída por tecido fibroso, avascular, não responsivo ao estímulo hormonal, o que leva à adesão dos folhetos do endométrio, resultando na formação de aderências.

O diagnóstico ultrassonográfico é difícil e consiste na identificação de pontes hipoecoicas miometriais que atravessam a cavidade endometrial, formando faixas de interrupção do endométrio visibilizadas no exame em tempo real. Essas pontes podem ser espessas e se apresentam com a mesma ecogenicidade do miométrio. A integridade da camada basal endometrial está interrompida e pode ser verificada através de disrupções na junção endométrio-miométrio. Em alguns casos, pode haver líquido intracavitário distendendo a cavidade, o que facilita o diagnóstico (**Figura 6.49**).

Recomenda-se o estudo ultrassonográfico do endométrio durante a segunda fase do ciclo menstrual, quando ele se apresenta espessado e hiperecogênico, facilitando a identificação das aderências, que podem obstruir a cavidade. As aderências parciais devem ter sua localização avaliada através da ultrassonografia, pois, quando localizadas próximo aos óstios tubários, podem favorecer a gênese da gestação ectópica ou infertilidade. Mulheres com aderência completa cursam com amenorreia e infertilidade.

A histerossonografia pode complementar o diagnóstico ultrassonográfico (veja a **Figura 6.31**). A histeroscopia é o método de imagem padrão-ouro por possibilitar a confirmação do diagnóstico e o tratamento em um mesmo tempo mediante a ressecção das pontes aderenciais. O tratamento pode ser sugerido, mas devem ser consideradas as altas taxas de recorrência e o mau prognóstico.

CALCIFICAÇÕES

Calcificações endometriais são incomuns e podem se apresentar como calcificações grosseiras ou como pequenos pontos ecogênicos no interior da cavidade endometrial.

As calcificações grosseiras podem ser visibilizadas à ultrassonografia como placa endometrial fortemente ecogênica com sombra acústica posterior. Associam-se à história prévia de aborto, de modo que aproximadamente 80% das pacientes relatam história de perdas gestacionais. Decorrem, mais provavelmente, de uma metaplasia óssea causada por inflamação ou de irritação do endométrio pós-procedimentos de curetagem.

A metaplasia óssea endometrial consiste na presença de tecido semelhante a osso dentro da cavidade uterina. Trata-se de uma entidade rara, acometendo 0,15% das pacientes submetidas à histeroscopia. Menos frequentemente, pode representar produtos ósseos residuais fetais após aborto. Em relação às manifestações clínicas, 70% das mulheres se apresentam com queixas de infertilidade, 30% com alterações menstruais e 10% com dor pélvica.

A histeroscopia tem papel estabelecido no diagnóstico e tratamento dessas lesões em mulheres sintomáticas. Metade das pacientes submetidas à histeroscopia em virtude da associação de calcificações à infertilidade secundária apresenta retorno da fertilidade após o procedimento. O diagnóstico diferencial deve ser realizado com DIU, corpo estranho e síndrome de Asherman.

Já as microcalcificações são decorrentes de projeções papilares epiteliais ou degeneração das glândulas endometriais. Acometem principalmente mulheres no período pós-menopausa, na faixa etária de 50 anos. Podem ser assintomáticas ou manifestar sangramento vaginal anormal. A extensão das calcificações está diretamente correlacionada à presença de pólipos endometriais, ao uso de terapia de reposição e à atrofia endometrial. Calcificações encontradas acidentalmente em exames de rotina não estão associadas a alterações malignas do endométrio e não exigem a adoção de medidas terapêuticas (**Figura 6.50**).

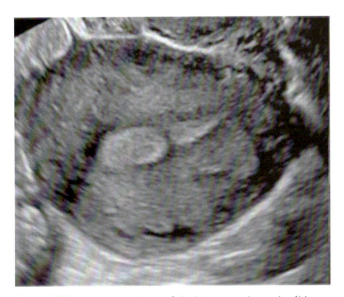

Figura 6.49 Observe a trave hipoecogênica interrompendo o endométrio, sugerindo sinéquia uterina.

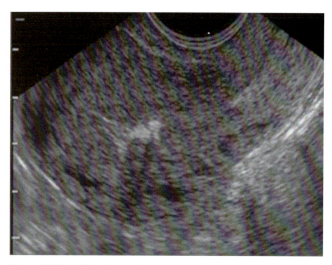

Figura 6.50 Calcificações endometriais grosseiras com sombra acústica posterior.

■ HISTEROSSONOGRAFIA

A histerossonografia é um método minimamente invasivo que consiste na instilação de solução salina ou gel ultrassonográfico estéreis na cavidade endometrial sob visibilização ultrassonográfica direta, ocasionando distensão e a consequente separação das paredes endometriais (veja a **Figura 6.22**). Fornece informações detalhadas sobre o endométrio, possibilitando a diferenciação de lesões intracavitárias, endometriais e submucosas. Trata-se de uma ferramenta complementar ao exame transvaginal com indicação precisa em mulheres com sangramento uterino anormal, infertilidade feminina, dificuldade de avaliação endometrial ao exame transvaginal e suspeita de patologias endometriais. Deve ser realizada preferencialmente na primeira fase do ciclo menstrual em mulheres na menacme, entre o quarto e o sétimo dia do ciclo, a fim de evitar prejudicar uma gestação inicial (**Figuras 6.51 e 6.52**).

A técnica para realização da histerossonografia consiste em inserção de um espéculo, visibilização do colo, assepsia e inserção de um cateter através do canal cervical. O cateter pode ser específico com balão inflável na ponta, o que evita o refluxo do líquido, ou uma sonda de Foley número 8, ou ainda um cateter de sucção neonatal de 2mm. Após a inserção do cateter, o espéculo é removido, o transdutor vaginal é inserido e é iniciada a infusão da solução salina ou de gel ultrassonográfico estéreis. Em geral, bastam 1 a 3mL de solução para distender os folhetos endometriais. Recomenda-se não aumentar o volume de infusão para evitar dor.

Além de possibilitar o estudo da cavidade endometrial, nos casos de patologias focais, a histerossonografia torna possível a avaliação de sua extensão e o uso simultâneo do Doppler para avaliação detalhada da vascularização.

A histeroscopia é considerada o padrão-ouro para avaliação da cavidade endometrial, porém exige profissionais especializados no método e equipamento complexo para sua realização, além de ser um método invasivo. A histeronossografia tem se mostrado tecnicamente um método de fácil execução, muito acessível, seguro, com poucos efeitos colaterais, pouco desconforto e baixo índice de complicações, sendo considerado um método alternativo à histeroscopia.

Em 2016, Bittencourt e cols. realizaram uma revisão sistemática da literatura e concluíram que a histerossonografia 2D apresenta excelente acurácia no diagnóstico de pólipo endometrial e leiomioma submucoso, constituindo uma modalidade diagnóstica alternativa à histeroscopia. A complementação com a histerossonografia 2D aumentou em 5,4 vezes as taxas de detecção do pólipo endometrial e em 4,2 vezes as do leiomioma submucoso nas mulheres em idade reprodutiva com sangramento uterino.

Atualmente, a histerossonografia 2D pode ser realizada acrescentando-se o uso da ultrassonografia multiplanar tridimensional (3D), mas estudos atuais não revelaram qualquer significância estatística entre os dois métodos. A adição do 3D revelou ter sensibilidade maior, mas sem um resultado clínico evidente.

Diante das evidências atuais, a histerossonografia pode ser sugerida como um método complementar à USTV para ava-

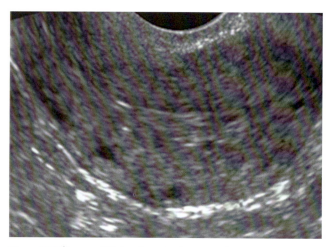

Figura 6.51 Útero em RVF. Junção endométrio-miométrio regular. Endométrio não uniforme, cístico. Interface entre os folhetos endometriais não definida.

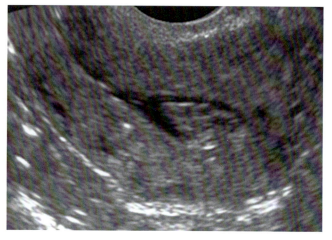

Figura 6.52 Mesma paciente da figura anterior com histerossonografia mostrando um pólipo na cavidade uterina.

liação da cavidade uterina, podendo ser usada como primeira linha na avaliação do sangramento uterino e de pacientes com diminuição da fertilidade em virtude de seu baixo custo, facilidade técnica, alta acurácia e baixo índice de complicações.

■ CONSIDERAÇÕES FINAIS

Nas últimas três décadas, a avaliação do endométrio com a USTV de alta resolução, associada ao Doppler colorido ou de amplitude, à histerossonografia e à US3D evoluiu da simples medida da espessura endometrial para uma análise mais profunda de todas as características endometriais e da cavidade uterina. A utilização dos descritores do Grupo IETA possibilita a comparação dos resultados de diferentes estudos multicêntricos, além de melhorar a comunicação entre os ultrassonografistas, patologistas e médicos assistentes, otimizando o atendimento dessas mulheres.

Leitura complementar

Amin TN, Saridogan E, Jurkoviu D. Ultrasound and intrauterine adhesions: a novel structured approach to diagnosis and management. Ultrasound Obstet Gynecol 2015; 46:131-9.

Bittencourt CA, Simões RS, Bernardo WM et al. Accuracy of saline contrast sonohysterography in detection of endometrial polyps and submucosal leiomyoma in women at reproductive age with abnormal uterine bleeding: a systematic review and meta analysis. Ultrasound Obstet Gynecol 2016 Nov 15. doi: 10.1002/uog.17352. [Epub ahead of print]

Breijer MC, Peeters JA, Opmeer BC et al. Capacity of endometrial thickness measurement to diagnose endometrial carcinoma in asymptomatic postmenopausal women: a systematic review and meta-analysis. Ultrasound Obstet Gynecol 2012; 40:621-9.

Callen PW, Norton M, Scoutt LM, Feldstein VA. Callen's ultrasonography in obstetrics and gynecology. 6. ed. Elsevier, 2017.

Cogendez E, Eken MK, Bakal N, Gun I, Kaygusuz EI, Karateke A. The role of transvaginal power Doppler ultrasound in the differential diagnosis of benign intrauterine focal lesions. J Med Ultrason 2015 Oct; 42(4):533-40.

Duehom M, Moller C, Rydbjerg S, Hansen ES, Ortof G. An ultrasound algorithm for identification of endometrial cancer. Ultrasound Obstet Gynecol 2014; 43(5):557-68.

Fleischer AC, Kalemeris GC, Machin JE, Entman SS, James AE Jr. Sonographic depiction of normal and abnormal endometrium with histopathologic correlation. J Ultrasound Med 1986 Aug; 5(8):445-52.

Fleischer AC, Toy EC, Lee W, Manning FA, Romero R. Sonography in obstetric and gynecology: principles & practice. 7. ed. McGraw-Hill, 2011.

Forrest TS, Elyaderani MK, Muilenburg MI, Bewtra C, Kable WT, Sullivan P. Cyclic endometrial changes: US assessment with histologic correlation. Radiology 1988 Apr; 167(1):233-7.

Guerra LFA, Pessanha LB, Oliveira GA, Melo AMF, Braga FS, Souza RSM. Metaplasia óssea endometrial: aspecto ultrassonográfico, radiológico e histopatológico. Rad Brasileira 2016; 49(1):56-64.

ISUOG Committee. Education Committee recommendations for basic training in obstetric and gynecological ultrasound. Ultrasound Obstet Gynecol 2014; 43:113-6.

Munro MG, Critchley HO, Broder MS, Fraser IS. FIGO classification system (PALM-COEIN) for causes of abnormal uterine bleeding in nongravid women of reproductive age. Int J Gynaecol Obstet 2011; 113:3-13.

Kabil Kucur S, Temizkan O, Atis A et al. Role of endometrial power Doppler ultrasound using the international endometrial tumor analysis group classification in predicting intrauterine pathology. Arch Gynecol Obstet 2013 Sep; 288(3):649-54.

Leone FP, Timmerman D, Bourne T et al. Terms, definitions and measurements to describe the sonographic features of the endometrium and intrauterine lesions: a consensus opinion from the International Endometrial Tumor Analysis (IETA) group. Ultrasound Obstet Gynecol 2010; 35:103-12.

Lieng M, Istre O, Sandvik L, Qvigstad E. Prevalence, 1-year regression rate, and clinical significance of asymptomatic endometrial polyps: cross sectional study. J Minim Invas Gynecol 2009; 16(4):465-71.

Morice P, Leary A, Creutzberg C, Abu-Rustum N, Darai E. Endometrial cancer. Lancet 2016 Mar 12; 387(10023):1094-108. Published online September 7, 2015.

Munro MG. Investigation of women with postmenopausal uterine bleeding: clinical practice recommendations. Perm J 2014 Winter; 18(1):55-70.

Nieuwenhuis LL, Hermans FJR, Bij de Vaate AJM et al. Three-dimensional saline infusion sonography compared to two-dimensional saline infusion sonography for the diagnosis of focal intracavitary lesions. Cochare Library 2017.

Nowitzki KM, Hoimes ML, Chen B, Zheng LZ, Kim YH. Ultrasonography of intrauterine devices. Ultrasonography 2015; 34(3):183-94.

Pastore AR. Ultrassografia em ginecologia e obstetrícia. 2. ed. Rio de Janeiro: Revinter, 2010.

Pereira MC, Vaz MM, Miranda SP, Araujo SR, Menezes DB, Medeiros FC. Uterine cavity calcifications: A report of 7 cases and a systematic literature review. J Minim Invas Gynecol 2014; 21:346-52.

Timmerman D, Valentin L, Bourne TH, Collins WP, Verrelst H, Vergote I. Terms, definitions and measurements to describe the sonographic features of adnexal tumors: a consensus opinion from the International Ovarian Tumor Analysis (IOTA) Group. Ultrasound Obstet Gynecol 2000; 16:500-5.

Timmerman D, Verguts J, Konstantinovic ML et al. The pedicle artery sign based on sonography with color Doppler imaging can replace second-stage tests in women with abnormal vaginal bleeding. Ultrasound Obstet Gynecol 2003; 22:166-71.

Truskinovsky AM, Gerscovich EO, Duffield CR, Vogt PJ. Endometrial microcalcifications detected by ultrasonogradephy: clinical associations, histopathology, and potential etiology. Int J Gynecol Pathol 2008; 27(1):61-7.

Van den Bosch T. Ultrasound in the diagnosis of endometrial and intracavitary pathology: an update. Australas J Ultrasound Med 2012 Feb; 15(1):7-12.

Aristóteles dos Santos Chaves
Vanessa Cristina Fernandes Lopes

CAPÍTULO 7

Avaliação Ecográfica dos Ovários

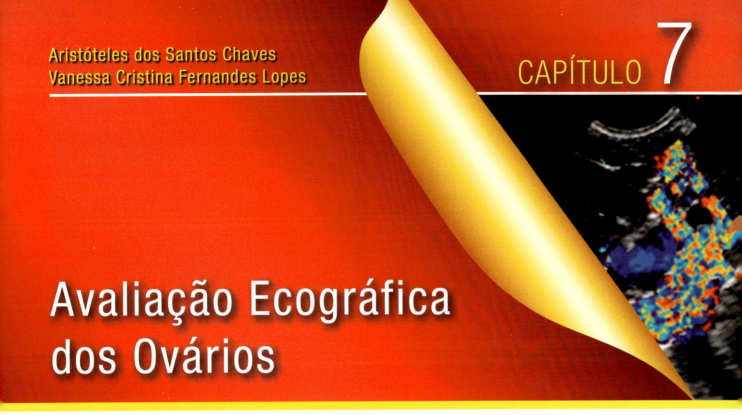

■ INTRODUÇÃO

A ultrassonografia transvaginal (USTV) é um método objetivo e sensível e amplamente utilizado na atualidade para reconhecimento de inúmeras condições que afetam os ovários nas diferentes fases hormonais vividas pelas mulheres.

É ponto fulcral para o ultrassonografista o conhecimento da dinâmica ovariana, bem como de todas as transformações por que passa esse pequeno e magnífico órgão nas diversas fases da vida da mulher. Saber reconhecer, inicialmente, o que é normal – regra de ouro para a ultrassonografia – auxilia a elaboração de uma hipótese diagnóstica e evita muitos equívocos.

Além disso, a caracterização das massas ovarianas e a distinção entre patologia benigna e maligna são fundamentais não apenas para diminuir a ansiedade das pacientes, mas também para possibilitar a tomada de decisões terapêuticas, visando a um tratamento adequado. Patologias benignas podem ser conduzidas de maneira conservadora ou abordadas cirurgicamente em hospitais gerais. Por outro lado, massas com suspeita de malignidade devem ser referenciadas para centros e profissionais especializados. Desse modo, o conhecimento prévio da natureza das massas ovarianas é imprescindível para a condução adequada dos casos individuais.

O objetivo deste capítulo é familiarizar o ultrassonografista com a morfologia, fisiologia, patologia e dinâmica ovariana. Somente após um conhecimento profundo do comportamento ovariano o examinador será capaz de diferenciar, com excelência, o fisiológico do patológico.

■ ASPECTOS ECOGRÁFICOS DOS OVÁRIOS DO PERÍODO NEONATAL À SENECTUDE

Durante a infância e a adolescência, a ultrassonografia pélvica transabdominal é o método mais largamente utilizado para o estudo dos ovários, sempre levando em conta a idade e o estágio de desenvolvimento da paciente. Já em mulheres na menacme, com vida sexual ativa, a via transvaginal é preferível em virtude de sua acurácia.

Em neonatos e meninas mais jovens podem ser utilizados os transdutores lineares de maior frequência (5 a 10MHz), que possibilitam um estudo mais detalhado dos diminutos ovários. Já em meninas maiores e adolescentes, ou mesmo em mulheres adultas sem indicação para a via transvaginal (ausência de atividade sexual, malformações vaginais, entre outros), é preferível a utilização de transdutores setoriais com frequências entre 3 e 5MHz. A bexiga repleta como janela acústica torna possível o estudo da pelve feminina em todas as idades.

Na varredura devem ser avaliados: anatomia, posição, volume, forma, ecogenicidade e, se possível, a vascularização ovariana. Em caso de alterações, estas deverão ser descritas. Cabe ressaltar, ainda, a dificuldade na avaliação dos ovários em neonatos e crianças com menos de 6 anos de idade, quando as modificações no volume e na anatomia dos ovários facilitam sua identificação.

No período neonatal, os ovários têm volume pouco maior que o observado a partir do primeiro ano de vida – cerca de 1cm^3, podendo chegar a um ponto máximo de corte de 3,6cm^3. Isso se deve à influência dos hormônios maternos e placentários sobre o aparelho genital da menina. A presença de diminutos folículos ovarianos com diâmetros < 10mm pode ser rotineiramente verificada, sem caráter patológico, em cerca de 84% dos neonatos, até o segundo ano de vida.

O volume ovariano cai para cerca de 0,67cm³ em torno do segundo ano de vida, ainda sendo possível visibilizar folículos < 9mm. Até os 6 anos de idade, o volume se mantém em torno de 1cm³, e a possibilidade de identificação de folículos < 9mm gira em torno de 68% – esse achado é considerado normal e pode ser encontrado na grande maioria das meninas pré-púberes (**Figura 7.1**).

Entre os 6 e os 10 anos de idade há um aumento significativo no volume ovariano, variando entre 1,2 e 2,3cm³, mantendo-se a possibilidade de visibilização de folículos < 9mm. Do ponto de vista prático, nas meninas em fase pré-puberal é possível adotar 3cm³ como ponto de corte para o volume ovariano, embora alguns estudos indiquem que esse ponto possa se estender até 5cm³ sem conotação patológica (**Figura 7.2**).

Depois da puberdade (que se inicia em torno dos 6 aos 9 anos), há um aumento progressivo no volume ovariano. O ovário começa a adquirir um formato mais ovoide, típico da menacme (**Figura 7.3**). Entre 7 e 9 anos, há um aumento progressivo no número de folículos identificáveis. Na avaliação da estimulação estrogênica, o volume e a morfologia dos ová-

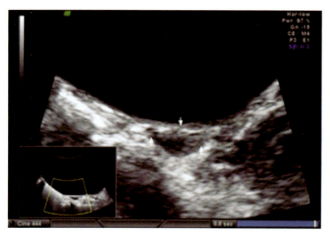

Figura 7.1 Ovário normal em menina de 5 anos de idade.

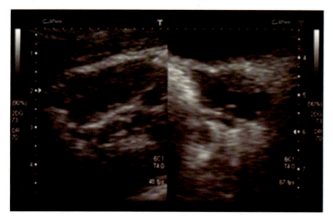

Figura 7.2 Ovário normal em menina de 9 anos de idade.

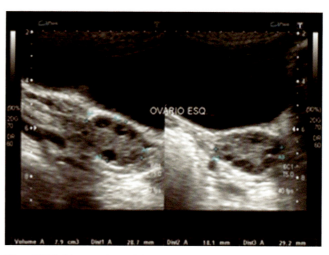

Figura 7.3 Ovário normal em adolescente de 16 anos de idade eumenorreica e sem uso de contraceptivo hormonal.

rios acabam sendo menos úteis que a avaliação uterina, e ainda há controvérsias sobre os pontos de corte. Além disso, a possibilidade de visibilizar folículos desde o período neonatal pode diminuir a sensibilidade da avaliação da qualidade e quantidade do estímulo estrogênico.

Em mulheres na pré-menopausa, o volume ovariano médio é de 6,6 ± 0,19cm³, podendo chegar a 20cm³, dependendo da fase do ciclo menstrual, em pacientes com menos de 30 anos de idade – o pico máximo do volume ovariano acontece na segunda década de vida. Em sequência, segundo Ravlik, observa-se a seguinte distribuição do volume de acordo com a faixa etária: 6,1 ± 0,06cm³ entre 30 e 39 anos e 4,8 ± 0,03cm³ entre 40 e 49 anos. Não foram observadas diferenças significativas no volume ovariano de acordo com paridade, peso e estilo de vida, mas os ovários tendem a ser um pouco maiores em mulheres mais altas.

Desse modo, o que se observa é um declínio do volume ovariano ao longo das décadas de vida da mulher, começando aos 30 anos. A partir dos 70 anos, o volume se estabiliza e não há mais redução perceptível.

O ovário da mulher na menacme contém múltiplos folículos entre 2 e 10mm distribuídos pelo parênquima. A fase ideal do ciclo menstrual para avaliação ovariana é a mesma utilizada para contagem de folículos antrais (assunto discutido adiante), entre o segundo e o quinto dia do ciclo, evitando as alterações anatômicas e morfológicas causadas pelas estruturas funcionais. O ovário considerado normal deve conter mais de seis a oito folículos antrais por corte. Números inferiores podem sugerir ovários com baixa reserva folicular de acordo com a idade da paciente.

A partir da quinta década de vida, o volume ovariano médio é de 2,6 ± 0,01cm³. Dos 60 aos 69 anos fica em torno de 2,1 ± 0,01cm³. A partir dos 70 anos, o volume médio é de 1,8 ± 0,08cm³, já não havendo mais redução perceptível. Alguns autores definem 3,1 ± 2,9cm³ como a média de volume ovariano nas pacientes climatéricas (**Figura 7.4**).

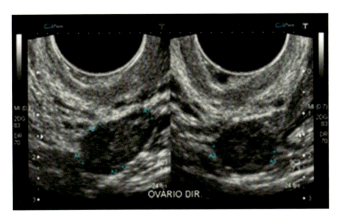

Figura 7.4 Ovário de paciente na pós-menopausa sem reposição hormonal.

Além da alteração volumétrica, os ovários passam por mudanças em sua morfologia. Tornam-se mais elipsoides com raros folículos detectáveis. A diminuição do volume, aliada à mudança em sua ecogenicidade (tornam-se, muitas vezes, isoecogênicos em relação às outras estruturas pélvicas adjacentes), dificulta sua identificação, e a taxa de detecção pode variar de 46% a 64% em pacientes na pós-menopausa.

Embora muito frequentemente eles não sejam visibilizados, não há evidências de que outros métodos diagnósticos, como a ressonância nuclear magnética (RNM), devam ser solicitados. Após uma varredura extensa e metódica das regiões anexiais de uma paciente na pós-menopausa sem identificação dos ovários, haverá a presunção de que, provavelmente, eles estão atróficos e que não há massas detectáveis. Segundo Lisanti, o risco teórico do diagnóstico de uma neoplasia de ovário pela RNM em paciente cujo ovário não foi identificado pela ultrassonografia é menor que 1,3%.

Dessa maneira, é possível enxergar a importância do conhecimento da dinâmica ovariana, desde sua primeira identificação no neonato até sua senescência na pós-menopausa. Mediante o conhecimento estrito de sua anatomia, desenvolvimento e fisiologia, o ultrassonografista poderá formular, com a devida excelência, hipóteses realmente pertinentes.

FISIOLOGIA OVARIANA E RASTREAMENTO DA OVULAÇÃO

O conhecimento da fisiologia ovariana – desde a formação dos folículos primordiais não renováveis, formados ainda na vida intrauterina, até seu funcionamento cíclico ao longo dos anos reprodutivos – é de suma importância para o ultrassonografista. Para compreender os achados, formular suas hipóteses e fornecer ao médico solicitante um diagnóstico relevante é necessário saber como se comporta o ovário durante o ciclo menstrual. A correta compreensão da dinâmica ovariana torna possível uma melhor abordagem na predição, qualidade e acompanhamento do perfil reprodutivo da mulher.

Durante o desenvolvimento ovariano, ainda no período intrauterino, ocorre a maturação das células germinativas em folículos primordiais. Com cerca de 5 meses de gestação há milhões de folículos primordiais com queda significativa ao longo da vida reprodutiva da mulher, chegando a cerca de 1.000 folículos remanescentes aos 50 ou 51 anos.

Estudos pioneiros de Block na década de 1950 demonstraram que entre os 7 e os 9 meses de gestação há cerca de 350.000 a 1,1 milhão de folículos primordiais (com uma média de 700.000). Dos 6 aos 9 anos de idade, a média é de 500.000. Hamish, em estudo mais recente, postula que o pico de formação de folículos primordiais, que ocorre entre 18 e 22 semanas de gestação, definiria a longevidade reprodutiva: quanto maior o *pool* de folículos formados, mais tardia a menopausa. O pico máximo de recrutamento de folículos primordiais para maturação, segundo Hamish, é em torno dos 18 anos e 11 meses. Desse modo, cerca de 95% das mulheres na terceira década de vida têm apenas cerca de 12% de sua reserva original de folículos, e na quarta década esse número chega a 3%. Uma baixa reserva inicial, ou a depleção precoce, resulta em infertilidade com idades de menopausa mais precoces.

Dados mostram que 95% das variações da reserva folicular estão relacionadas com a idade – com decréscimo mais significativo a partir dos 25 anos. Os outros 5% estão relacionados com fatores como índice de massa corporal, estilo de vida, tabagismo e paridade. Pode-se inferir desses estudos que, à medida que a idade cronológica avança, mais impacto esses fatores terão sobre a qualidade reprodutiva.

Segundo o American College of Obstetricians and Gynecologists (ACOG), é necessária uma avaliação da reserva ovariana em toda mulher com mais de 35 anos que não engravidou após 6 meses de tentativas, assim como nas mulheres com alto risco de falência ovariana precoce: nas pacientes com histórico de tratamento de neoplasias com agentes gonadotóxicos que tenham sido submetidas a irradiação pélvica e nas pacientes após ooforectomias ou cirurgia ovariana prévia (retirada de endometriomas, por exemplo).

Cabe reforçar que a idade é um dos fatores de maior peso. O prognóstico reprodutivo é diferente em mulheres de idades variadas que apresentem sinais de baixa reserva – embora com número reduzido de folículos, mulheres mais jovens tendem a ter folículos de melhor qualidade, ao contrário das mulheres em idades mais avançadas. No entanto, embora o declínio da função ovariana ocorra fundamentalmente em função da idade, há uma grande variação na fertilidade entre mulheres de uma mesma faixa etária, o que torna essa avaliação muitas vezes imprevisível e fadada ao contexto individual. Estudos recentes procuram meios de abordar de maneira mais objetiva a reserva ovariana individual.

Para o ultrassonografista é importante saber avaliar com máxima precisão o volume ovariano e realizar a contagem dos folículos antrais. Com a progressão dos anos, o volume ovariano decresce. Volumes menores que a média considerada adequada para a idade podem indicar baixa reserva, embora não indiquem, diretamente, a impossibilidade de concepção.

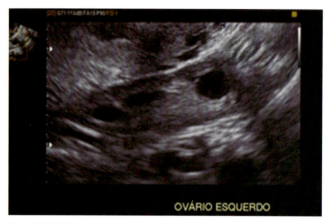

Figura 7.5 Ovário com baixa reserva folicular em paciente de 33 anos de idade.

A avaliação do volume ovariano, no entanto, é limitada se comparada com a contagem de folículos antrais, que deve ser realizada na fase folicular precoce. A foliculogênese se inicia na fase lútea do ciclo anterior, quando é recrutada uma coorte de folículos antrais. Desse modo, a avaliação deverá ser realizada entre o segundo e o quinto dia do ciclo menstrual. Entre o quinto e o sétimo dia do ciclo já se observam pequenos folículos bilaterais com diâmetros entre 2 e 6mm. Uma contagem é considerada baixa se há menos de seis folículos antrais por corte com uma média de 5,2 (**Figura 7.5**). A avaliação da reserva ovariana, no entanto, deverá ser sempre fundamentada em testes combinados – ultrassonografia e testes bioquímicos – uma vez que nenhum parâmetro isolado apresenta 100% de especificidade e sensibilidade.

Em seguida à contagem dos folículos antrais, o ultrassonografista poderá ser solicitado a monitorar a ovulação. A técnica visa avaliar o momento da ovulação, seja para um estudo preliminar de pacientes que desejam gravidez, seja para pacientes já em tratamento com especialistas em medicina reprodutiva. Como citado previamente, entre o quinto e o sétimo dia do ciclo já é possível visibilizar folículos ovarianos com diâmetros entre 2 e 6mm, bilateralmente. No oitavo dia, o folículo que será o dominante atinge cerca de 10mm. Normalmente, observam-se alguns folículos que podem crescer simultaneamente, atingindo diâmetros próximos a 10mm, mas não ultrapassam esse tamanho. Podem ser visibilizados, ainda nessa fase precoce, mais de 11 folículos com ≥ 2mm em ambos os ovários, não havendo, nesse ponto, diferença entre o ovário dominante e o não dominante.

Desse modo, as medições devem ser seriadas, normalmente se iniciando entre o sexto e o oitavo dia do ciclo – a seleção folicular se inicia no dia 6,3 ± 2,3. A partir desse ponto, exames poderão ser realizados com intervalos de 24 a 48 horas, de acordo com o desenvolvimento folicular e o objetivo do monitoramento.

O folículo cresce cerca de 2mm por dia em ciclos induzidos ou naturais. Tentativas vêm sendo feitas ao longo dos anos pelos pesquisadores para predizer corretamente o momento da ovulação. Em ciclos naturais, os folículos se rompem em torno de 21,1mm (entre 17 e 30mm). Em ciclos induzidos por medicação, a rotura ocorre mais precocemente, em torno de 18,4mm.

Alguns sinais morfológicos podem ser observados e também auxiliar a avaliação de folículos na iminência de rotura: a avaliação do *cumulus oophorus* (protrusão arredondada ou triangular localizada na parede do folículo) e o fenômeno de crenação (separação das células da granulosa e da teca). O *cumulus oophorus* aparece cerca de 24 horas antes da ovulação e pode ser percebido em cerca de 60% a 65% dos folículos dominantes (**Figura 7.6**). Já o fenômeno da crenação ocorre apenas algumas horas antes da ovulação, podendo, assim, não ser identificado (**Figura 7.7**).

A rotura do folículo ocorre cerca de 24 a 36 horas após o pico do hormônio luteinizante (LH). Após a rotura, observa-se redução do volume folicular em cerca de 50% ou formação do corpo lúteo e suas variações morfológicas (cístico hemorrágico). Há também um aumento notável do volume de líquido no fundo de saco posterior. Caso não haja ovulação, será formada uma estrutura cística com diâmetro médio ≥ 30mm – o folículo luteinizado não roto ou cisto folicular.

Outro ponto importante da avaliação é o próprio ultrassonografista. Muitos autores descreveram que a diferença interobservador (cerca de 1,2mm) é muito mais significativa e impactante do que a diferença intraobservador (0,6mm). Além disso, os erros de estimativa são mais significativos em folículos

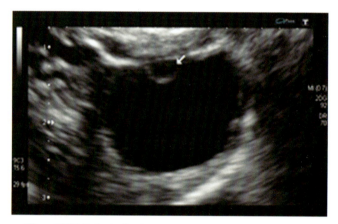

Figura 7.6 Folículo dominante com *cumulus oophorus* evidente (seta).

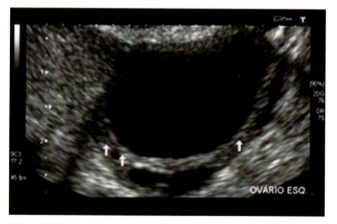

Figura 7.7 Ovário no 14º dia do ciclo menstrual com fenômeno de crenação.

maiores. Desse modo, preferencialmente, o ciclo deve ser seguido por um mesmo ultrassonografista do início ao fim.

Assim, de posse dos conhecimentos sobre fisiologia ovariana e dinâmica da ovulação, o examinador terá plenas condições de oferecer ao clínico informações precisas que permitirão um acompanhamento adequado do quadro clínico e a tomada de decisões terapêuticas.

■ CISTOS FUNCIONAIS OVARIANOS E OUTRAS ALTERAÇÕES FUNCIONAIS

A determinação da etiologia das massas pélvicas muitas vezes se sobrepõe como desafio à própria identificação da massa. A correta descrição morfológica é imprescindível para a formulação de uma hipótese, assim como a precisa localização topográfica. No entanto, muitas vezes o ultrassonografista é instigado a ir mais longe: responder ao clínico se a estrutura encontrada – achado ocasional de um exame ou secundário a uma queixa específica – pode ser de etiologia funcional. Para isso, é indispensável não apenas o conhecimento anatômico das estruturas, mas também o fisiológico. Nesse ponto, o ultrassonografista experiente se distingue e chancela sua diferença.

As estruturas ovarianas funcionais podem estar presentes desde o período fetal até a pré-menopausa. A primeira identificação de um cisto ovariano no período fetal foi realizada por Valenti, em 1975. A suspeita de cisto ovariano funcional em fetos femininos deve acontecer quando são encontradas estruturas anecoicas na pelve ou no abdome visibilizadas no terceiro trimestre (a maior parte entre 32 e 36 semanas de gestação, sendo mais comumente diagnosticados após 28 semanas), sem relatos anteriores. Essas estruturas derivam do estímulo ovariano por hormônios maternos e tendem a ser autolimitadas, podendo corresponder a cerca de 5% das massas abdominais em neonatos femininos no primeiro mês de vida.

Os cistos funcionais no período fetal normalmente são descritos como estruturas anecoicas regulares, uniloculares, sem ecos internos, com cápsula fina e, na maior parte das vezes, unilaterais (**Figura 7.8**). Há, na literatura, relatos de maior incidência à direita. O tamanho médio é em torno de 50mm com a descrição de um mínimo de 25mm. O diagnóstico diferencial deve considerar cistos mesentéricos, omentais, do úraco, duplicações e anomalias obstrutivas do trato gastrointestinal e alterações do trato geniturinário.

A involução normalmente é espontânea, assim que cessada a fonte hormonal de estímulo após o nascimento. Entretanto, uma das consequências temidas e não muito incomuns é a torção ovariana, que pode levar à perda do ovário afetado. A torção deve ser suspeitada quando há aumento volumétrico súbito do cisto com alteração de suas características prévias: há a formação de ecos internos grosseiros, aumento da ecogenicidade e, muitas vezes, a identificação de ascite fetal. Essa mudança é secundária à hemorragia interna do cisto, que pode sofrer, nesse processo, rotura parcial ou total.

O monitoramento ultrassonográfico é imprescindível para o controle do bem-estar fetal e a identificação de anemia secundária ao processo hemorrágico. A punção de cistos maiores é uma controvérsia na literatura, e muitos autores demonstram não haver benefícios suficientes para o procedimento.

Cerca de 60% das massas ovarianas encontradas na infância são de origem funcional. Os cistos funcionais são muito mais comumente detectados nos períodos fetal e neonatal, quando ainda há estímulo ovariano exógeno. Na infância, principalmente em meninas menores de 6 anos, os ovários, sem influência hormonal, contêm somente alguns diminutos folículos < 9mm. A partir dos 8 anos, ou após o início da puberdade, cistos ovarianos anecoicos podem ser identificados nos ovários. Convém ressaltar que folículos ≥ 9 a 10mm antes da puberdade podem representar uma das causas de puberdade precoce periférica e devem ser relatados.

Ainda na adolescência, um diagnóstico cada vez mais comum e muitas vezes equivocado é o de síndrome dos ovários policísticos (SOP). Embora haja certa concordância na solicitação de ultrassonografia pélvica para o diagnóstico da SOP em adolescentes, é prudente observar aspectos fisiológicos importantes. Primeiro, os ovários das adolescentes e mulheres adultas jovens são pouco maiores que nas demais fases da vida. Segundo, a contagem de folículos pela via transabdominal é problemática e imprecisa, não tendo boa reprodutibilidade entre os examinadores. Terceiro, ovários multifoliculares, com mais de seis folículos com 4 a 10mm, sem aumento do volume ovariano, são comuns na adolescência e podem ser variantes da normalidade sem que estejam relacionados com hiperandrogenismo. Assim, cerca de um terço à metade das adolescentes terá ovários com morfologia policística (OMP) sem que haja SOP concomitante.

Por esses motivos, que determinam grande variação nos achados, o último consenso para diagnóstico de SOP em adolescentes, de 2015, não considera a ultrassonografia um critério necessário. Mesmo assim, podem ser considerados ovários com morfologia policística, nas adolescentes, aqueles multifoliculares e com volumes ≥ 12cm³ (ou unilateralmente > 15cm³).

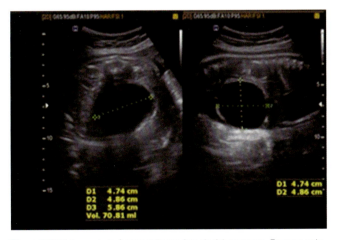

Figura 7.8 Cisto ovariano à esquerda em feto de 34 semanas. Exames anteriores não mostravam a coleção.

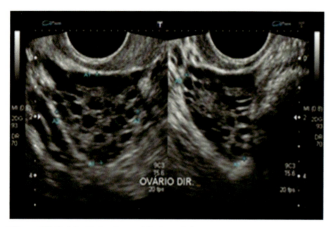

Figura 7.9 Ovário direito de morfologia policística em paciente de 19 anos de idade com SOP.

Cabe lembrar que em pacientes assintomáticas OMP serão considerados variantes da normalidade.

Em mulheres adultas, atualmente é consensual a utilização dos critérios de Roterdã: presença de 12 ou mais folículos com diâmetros entre 2 e 9mm, visibilizados em corte longitudinal e transversal, e/ou ovários com volume $\geq 10\text{cm}^3$ (**Figura 7.9**). Não é necessário descrever o tipo de distribuição dos folículos ou o aumento e a ecogenicidade do estroma ovariano – o simples fato de haver aumento volumétrico já é, por si, um indicativo capaz de predizer o aumento do volume estromal. Tal definição, porém, não deve ser utilizada em pacientes em uso de contraceptivo hormonal, já que há uma mudança na morfologia ovariana nessas pacientes e supostamente também naquelas com SOP.

Cabe frisar que o diagnóstico será pertinente se somente um dos ovários obedecer aos critérios, devendo ser revisto posteriormente se houver alguma imagem funcional (folículo > 10mm, corpo lúteo) ou imagem que altere a morfologia habitual (endometriomas, teratomas etc.). A fase ideal do ciclo para a avaliação é sempre entre o segundo e o quinto dia do ciclo menstrual.

Ademais, não é menos importante reafirmar que pacientes assintomáticas – sem sinais de anovulação ou de hiperandrogenismo – não devem ser consideradas portadoras de SOP até que investigações posteriores possam confirmar a presença da síndrome. Assim como nas adolescentes, há mulheres com OMP sem a presença de SOP, considerando-se, desse modo, como variante da normalidade.

Em estudos de seguimento foi demonstrado que pacientes eumenorreicas portadoras de ovários com morfologia policística não apresentam risco aumentado para o desenvolvimento de SOP.

Avançando a discussão, seja na puberdade, seja em qualquer fase do ciclo reprodutivo da mulher, o comportamento das coleções funcionais é o mesmo: estruturas autolimitadas, relacionadas com o período do ciclo menstrual, sintomáticas ou não. No processo normal de ovulação, o folículo dominante cresce, amadurece e se rompe, liberando o óvulo, e involui, formando um corpo lúteo. O folículo em desenvolvimento em si – assim como todos os folículos que formam a reserva ovariana – e o corpo lúteo são estruturas funcionais que devem ser compreendidas dentro de sua pertinência no ciclo menstrual e que não precisam ser necessariamente descritas no exame.

Quando há falhas na rotura de folículo e ele continua seu processo de crescimento, surgem os cistos foliculares – estruturas anecoicas, uniloculares, sem ecos internos, com reforço acústico posterior, e diâmetros $\geq 30\text{mm}$ (**Figura 7.10**). Os cistos uniloculares anecoicos funcionais podem atingir 10cm – e, quanto maiores, maior é a dúvida entre etiologia funcional e patológica.

A Sociedade de Radiologistas em Ultrassom (SRU) publicou em 2010 um consenso para auxiliar o acompanhamento dessas estruturas: cistos anecoicos (veja também as regras simples do IOTA, adiante) entre 5 e 7cm devem ser avaliados anualmente; quando $\geq 7\text{cm}$, em razão de limitações técnicas, a SRU sugere a realização de ressonância magnética. Vale ressaltar que essas diretrizes são direcionadas às coleções assintomáticas. Em caso de sintomatologia, o acompanhamento e a conduta serão selecionados de acordo com cada quadro clínico individualmente. É prudente observar que essa orientação só é pertinente para pacientes na pré-menopausa; o acompanhamento das pacientes na pós-menopausa deve seguir outras diretrizes e será discutido adiante.

Caso a estrutura visibilizada não seja um cisto simples, a pergunta fundamental é: isto é realmente funcional? Imagens mais complexas, mesmo que de reduzidas dimensões, podem causar alguma confusão. Por exemplo, da falha de involução do corpo lúteo surgem as estruturas desse espectro: corpo lúteo cístico e hemorrágico.

No caso da formação de um corpo lúteo cístico, observa-se uma estrutura anecoica cercada por uma parede espessada e com típico halo vascular, em geral em torno de 2 a 3cm. Já o corpo lúteo hemorrágico apresenta ecos grosseiros no centro, também com o halo vascular. Normalmente, essas estruturas são achados ocasionais de exames rotineiros ou no primeiro trimestre da gestação. Os cistos hemorrágicos, derivados

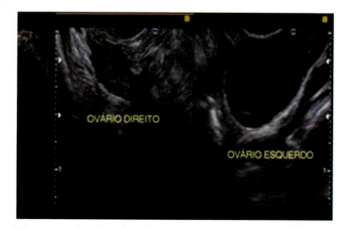

Figura 7.10 Ovários de paciente de 30 anos de idade: o direito normal, sem coleções, e o esquerdo aumentado de volume por um cisto folicular (25º dia do ciclo).

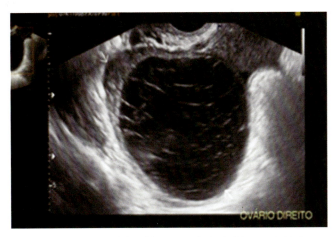

Figura 7.11 Cisto hemorrágico típico em paciente de 26 anos de idade sem uso de contracepção hormonal.

de folículos rotos ou não rotos, têm características muito peculiares: paredes finas, ecos internos grosseiros, reticulares, ecogênicos, podendo haver ou não nível líquido-sólido (**Figura 7.11**). Os ecos internos podem simular septos finos. Há uma vascularização periférica que demonstra a atividade metabólica da coleção.

Embora os cistos hemorrágicos apresentem um aspecto sonográfico bastante típico, muitas vezes acompanhado de clínica de dor pélvica aguda, o diagnóstico diferencial com endometriomas, por exemplo, pode não ser tão fácil. A experiência do examinador, uma boa anamnese inicial, a qualidade do aparelho e o seguimento ecográfico são fatores esclarecedores nesses casos. Como discutido previamente, coleções funcionais, mesmo as de tamanho maior, tendem a regredir em cerca de 4 a 8 semanas.

Caso a estrutura identificada não se encaixe em nenhum desses critérios ou a paciente em questão já esteja na pós-menopausa, é necessário progredir. Um terceiro e decisivo passo para o diagnóstico deve ser dado. Não menos importante é a determinação exata de etiologia da massa pélvica, tarefa executada com excelência pela anatomopatologia – embora, claro, estruturas como hidrossalpinges, endometriomas, leiomiomas uterinos e teratomas maduros exibam aspecto ecográfico muito típico e possam permitir um diagnóstico mais direto. É fundamental que o ultrassonografista responda, com o máximo de precisão, uma simples pergunta: a massa é benigna ou maligna? Para tanto, grupos vêm se esforçando para criar modelos que, nas mãos de examinadores experientes, possam fazer avançar a qualidade e a precisão do diagnóstico ultrassonográfico das massas pélvicas. Adiante, veremos a importância e a aplicação desses modelos na prática diária.

■ NEOPLASIAS OVARIANAS BENIGNAS E MALIGNAS

A USTV é a modalidade de imagem mais comum para a abordagem das massas anexiais e apresenta alto valor preditivo negativo. A análise morfológica das patologias anexiais é precisa para identificar massas, sejam elas de baixo ou alto risco para malignidade. As características morfológicas, incluindo paredes irregulares e espessas, septos, projeções papilares e porções sólidas, têm sido descritas como sugestivas de malignidade.

O Doppler colorido contribui na identificação dos componentes sólidos vascularizados no interior das massas. As lesões benignas tendem a iniciar a formação de novos vasos sanguíneos perifericamente utilizando vasos preexistentes, enquanto os tumores malignos tendem a iniciar a formação de novos vasos a partir da porção central do tumor. O Doppler espectral (índices de resistência e de pulsatilidade) se correlaciona muito bem à malignidade, mas geralmente acrescenta pouca informação às características morfológicas da lesão.

Uma comparação de diferentes estudos demonstrou que nenhum padrão foi estabelecido sobre qual índice dopplervelocimétrico deveria ser utilizado ou qual o valor de *cutoff* mais apropriado. Contudo, índices de resistência ≤ 0,4 a 0,8 e de pulsatilidade ≤ 1,0 são geralmente considerados suspeitos de malignidade.

Os problemas associados à dopplervelocimetria incluem a dependência da experiência do operador e a dificuldade na detecção do sinal dopplervelocimétrico na ausência de projeções papilares e áreas sólidas. Além disso, em virtude das alterações fisiológicas que ocorrem nos ovários durante o ciclo menstrual, os índices dopplervelocimétricos nas mulheres na menacme podem estar mais baixos – mimetizando, assim, malignidade. Em estudo realizado por Reles e cols., a sensibilidade do Doppler colorido foi de 80% e a especificidade de 67% nas mulheres na menacme, enquanto nas mulheres na pós-menopausa a sensibilidade e a especificidade foram de 93% e 83%, respectivamente.

Modelos de predição foram elaborados com a finalidade de maximizar a capacidade da ultrassonografia endovaginal. Em muitos países, o índice de risco de malignidade (IRM), que combina características ultrassonográficas, os níveis de CA 125 sérico e o *status* menopausal da paciente, é usado para caracterizar a patologia ovariana. Entretanto, mais recentemente foram criados pelo *International Ovarian Tumor Analysis* (IOTA) os modelos de regressão logística e as regras ultrassonográficas simples.

Não obstante essas vantagens, a melhor abordagem para avaliação das características ultrassonográficas das massas ovarianas continua sendo a interpretação subjetiva por um operador experiente. Diante desses achados, pode-se concluir que um examinador experiente é capaz de diagnosticar e diferenciar certos tipos específicos de patologias ovarianas mediante um treinamento adequado e a partir do conhecimento das características comuns dessas patologias. Convém lembrar que, quando se avaliam mulheres com massa anexial, antes da formulação de uma hipótese diagnóstica é necessário correlacionar as características ultrassonográficas à história clínica e aos sinais e sintomas da paciente.

DIAGNÓSTICOS ESPECÍFICOS

Este tópico tem por objetivo a descrição das características das massas ovarianas encontradas por meio da ultrassonografia e que podem predizer os tipos mais comuns de patologia.

Os tumores ovarianos podem ser classificados como epiteliais, tumores de células germinativas, tumores do cordão sexual e metastáticos. Todas as neoplasias ovarianas podem ser classificadas como benignas, *borderline* ou malignas (carcinomas) com base em sua característica histológica e comportamento clínico.

Teratomas císticos maduros

Teratomas são as neoplasias ovarianas mais comuns, segundo alguns estudos, e derivam das células germinativas do ovário. Apesar de todas as três camadas de células germinativas estarem presentes, o componente ectodérmico predomina – por isso, essas lesões são geralmente referidas como cistos dermoides. Uma vez que são assintomáticos, os teratomas são descobertos incidentalmente no exame pélvico de rotina. As características ultrassonográficas descritas no teratoma maduro incluem a presença de cisto hipoecoico ou anecoico unilocular com um nódulo mural hiperecoico (tampão dermoide ou protuberância de Rokitansky). As múltiplas interfaces produzidas pelo cabelo e pela gordura produzem a aparência ecogênica. A sombra é advinda das porções calcificadas. Algumas dessas características se confundem com outras neoplasias ovarianas, como os endometriomas, ou com carcinoma ovariano (**Figura 7.12A e B**).

Fibromas ovarianos e fibrotecomas

Os fibromas, tecomas e fibrotecomas são tumores ovarianos benignos do estroma gonadal responsáveis por aproximadamente 4% de todas as neoplasias ovarianas. Mulheres com esses tumores são geralmente assintomáticas. Eles podem estar associados à ascite em 40% dos casos, particularmente nas grandes lesões, e a derrame pleural em um pequeno percentual dos casos (síndrome de Meig).

Os fibrotecomas se originam tanto das células fusiformes como das células da teca e podem produzir pequena quantidade de estrogênio.

Os fibromas se manifestam mais comumente como massas sólidas, hipoecoicas, regulares, com atenuação do feixe acústico posterior em pequena porcentagem dos casos. O diagnóstico diferencial deve ser feito com miomas pediculados e miomas intraligamentares. Os achados dopplervelocimétricos dessas lesões mostram discreta vascularização periférica (**Figura 7.13A a C**).

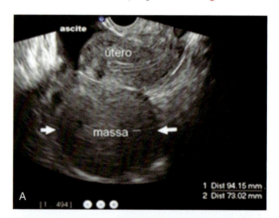
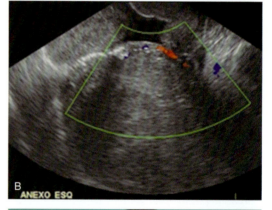
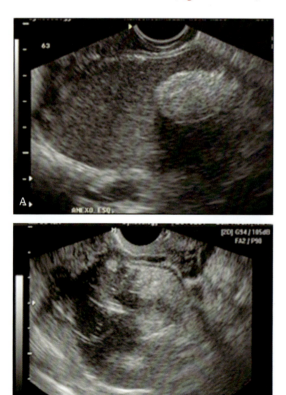
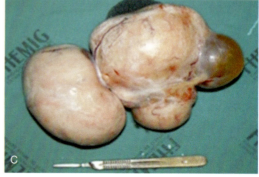

Figura 7.12A Teratoma maduro com tampão de Rokitansky. **B** Teratoma maduro.

Figura 7.13A e **B** Fibroma (ultrassonografia). **C** Fibroma (peça cirúrgica).

Neoplasias epiteliais

As neoplasias ovarianas epiteliais representam 60% de todas as neoplasias ovarianas e 85% das neoplasias malignas. Raras antes da puberdade, sua prevalência aumenta com a idade e o pico máximo ocorre entre a sexta e a sétima décadas de vida. Os tumores serosos e mucinosos são os dois tipos histológicos mais comuns. Os tumores de células claras, endometrioides, de Brenner e os indiferenciados se encaixam nessa categoria, porém são mais raros.

Os tumores epiteliais benignos são menores, com vascularização menos exuberante e menor número de projeções papilares em relação aos tumores malignos. Paredes espessas e septações são sinais menos confiáveis de malignidade, enquanto tecido sólido e ascite são considerados preditores mais fortes.

Os tumores *borderline* apresentam maior número de projeções papilares quando comparados aos cistoadenomas, sendo geralmente encontrados em pacientes mais jovens. A avaliação dopplervelocimétrica da vascularização não é útil em diferenciar tumores *borderline* dos tumores invasivos. Os tumores *borderline* são predominantemente serosos ou mucinosos, apesar de também encontrados nos demais subtipos de tumores epiteliais (**Figura 7.14**).

Os tumores serosos são as neoplasias benignas e malignas mais comuns (40% dos casos). Cistoadenomas serosos são usualmente cistos uniloculares de paredes finas e conteúdo anecoico. São bilaterais em 15% dos casos, e seu diâmetro médio é de cerca de 5 a 8cm (**Figura 7.15A e B**). Alguns podem ter finas septações, enquanto sua porção maligna é multilocular e com componente sólido (**Figura 7.16A e B**).

Os tumores ovarianos mucinosos são menos comuns do que as neoplasias serosas. Representam 20% de todos os tumores ovarianos e aproximadamente 10% de todos os tumores ovarianos malignos. Os tumores mucinosos são geralmente císticos e unilaterais. São multiloculados, contendo mucina, que aparece como fluido de baixa ecogenicidade (**Figura 7.17**). Sua porção maligna se apresenta como grande massa cística multiloculada com projeções papilares e aspecto ecográfico semelhante ao do cistoadenocarcinoma seroso (**Figura 7.18A e B**).

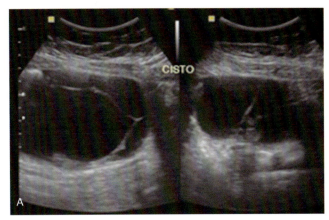
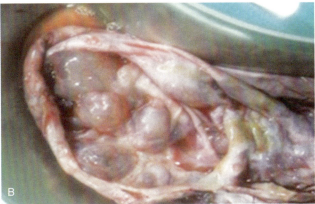

Figura 7.15A Cistoadenoma seroso (ultrassonografia). **B** Cistoadenoma seroso (peça cirúrgica).

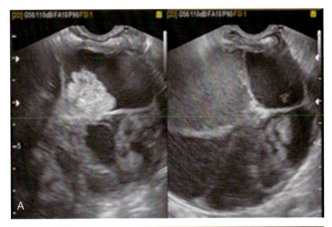
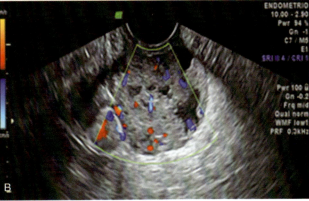

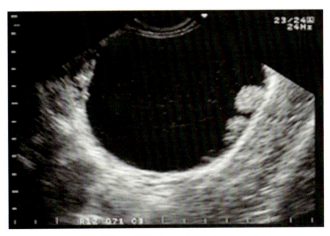

Figura 7.14 Tumor *borderline*.

Figura 7.16A e B Cistoadenocarcinoma seroso.

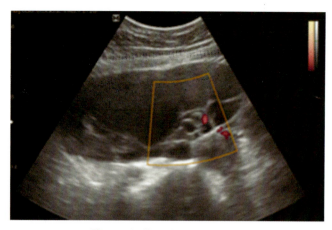

Figura 7.17 Cistoadenoma mucinoso.

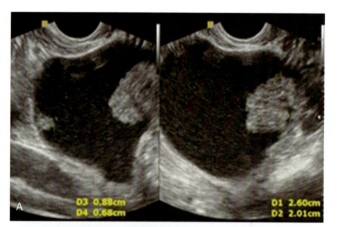

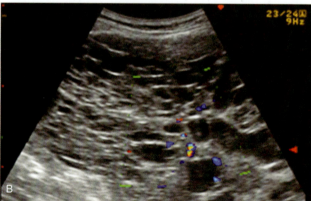

Figura 7.18A e B Cistoadenocarcinoma mucinoso.

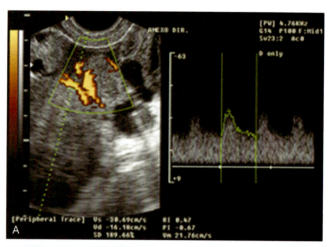

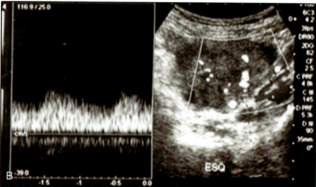

Figura 7.19A Tumor metastático do ovário (intestino). **B** Tumor de Krukenberg.

Tumores metastáticos do ovário

Cerca de 5% a 10% das neoplasias ovarianas têm origem metastática. As metástases ovarianas provenientes de tumores da mama, estômago e útero, bem como os linfomas, apresentam aspecto sólido ao exame ultrassonográfico. Ao contrário, as metástases ovarianas provenientes do cólon, reto e trato biliar tendem a exibir aspecto multilocular/sólido ou multilocular com ecos de baixa ecogenicidade. A detecção de projeção papilar é rara nos tumores metastáticos. A presença de vascularização exuberante é encontrada em todos os tumores metastáticos, mas aqueles de cólon, reto e trato biliar tendem a ser menos vascularizados do que os demais (**Figura 7.19A e B**).

■ NEOPLASIAS OVARIANAS: CLASSIFICAÇÃO IOTA

A acurácia diagnóstica das massas anexiais é essencial para uma decisão clínica adequada. O câncer ovariano é uma doença comum e letal, mas a detecção e o tratamento por especialistas promovem aumento na sobrevida.

O exame ultrassonográfico tem sido largamente utilizado para predição da malignidade das massas anexiais. Tradicionalmente, o diagnóstico ultrassonográfico é embasado na impressão subjetiva do examinador. Foram observadas, contudo, grandes variações no desempenho diagnóstico de acordo com o nível de experiência individual.

Sistemas de escore ou modelos de regressão logística foram desenvolvidos na tentativa de tornar mais objetivo o exame ultrassonográfico e melhorar o desempenho diagnóstico.

Entretanto, até a presente data nenhum desses modelos ou sistemas de escore produziu resultados superiores aos obtidos por um examinador experiente. Infelizmente, a experiência de um operador não é facilmente transferida para outros.

A fim de garantir a adequação das pacientes com câncer de ovário ao tratamento e com isso melhorar o desfecho dessa doença, é essencial a correta caracterização da patologia ovariana antes de qualquer cirurgia. A partir de 1999, com o objetivo de padronizar a descrição ultrassonográfica das massas anexiais, foi criado o IOTA. O estudo foi realizado em mais de

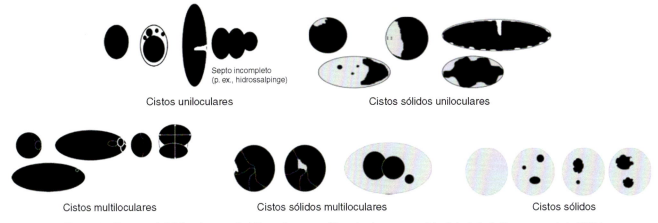

Figura 7.20 Termos e definições das características ultrassonográficas dos tumores anexiais. (Adaptada de Timmerman et al., 2000.)

20 centros diferentes em diversos países, tanto em hospitais gerais como nos de referência em oncologia. Os resultados foram consistentes e, portanto, é provável que sejam sólidos e generalizáveis. Até a presente data, o estudo do IOTA é o maior estudo na literatura sobre o diagnóstico ultrassonográfico da patologia ovariana.

O IOTA classificou as massas anexiais em seis categorias (**Figura 7.20**):

1. Cisto unilocular.
2. Cisto sólido unilocular (cisto unilocular que contém ao menos uma porção sólida, como, por exemplo, projeção papilar para o interior do cisto com altura de no mínimo 3mm).
3. Cisto multilocular.
4. Cisto sólido multilocular (cisto multilocular que contém ao menos uma porção sólida).
5. Cisto sólido (contém no mínimo 80% de tecido sólido).
6. Não classificável em virtude da pobre visibilização (p. ex., calcificação causando intensa sombra acústica ou em alguns cistos dermoides).

Os conteúdos císticos (**Figura 7.21**) foram classificados como:

1. Anecoicos.
2. Hipoecogênicos:
   – tipo vidro fosco (geralmente vistos nos cistos endometrióticos);
   – hemorrágico;
   – misto (geralmente vistos nos teratomas).

Em avaliação semiquantitativa e subjetiva, os seguintes termos podem ser utilizados para descrever o fluxo sanguíneo no septo, na parede do cisto ou nas porções sólidas do tumor:

- **Escore 1:** nenhum fluxo sanguíneo é detectado no interior da lesão.
- **Escore 2:** quando pequena quantidade de fluxo é detectada.
- **Escore 3:** quando moderada quantidade de fluxo está presente.
- **Escore 4:** quando se detecta fluxo vascular exuberante no interior da lesão.

Cabe ressaltar que esse escore se refere apenas ao Doppler colorido e não ao Doppler espectral.

Nos últimos anos, além da padronização nas definições e medidas das massas anexiais, o grupo IOTA propôs vários modelos preditivos para a detecção do câncer ovariano: regressão logística modelo 01 (RL1), regressão logística modelo 02 (RL2), regras simples (RS) e os descritores imediatos (DI).

A RL1 tem 12 variáveis prognósticas independentes, enquanto a RL2 representa uma versão mais simplificada que se utiliza apenas de seis variáveis selecionadas (**Quadro 7.1**).

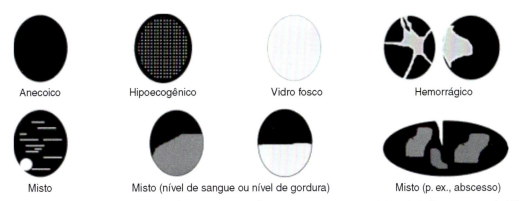

Figura 7.21 Termos e definições das características ultrassonográficas dos tumores anexiais. (Adaptada de Timmerman et al., 2000.)

Quadro 7.1 Variáveis analisadas nos modelos de regressão logística

LR1 (12 variáveis)	LR2 (6 variáveis)
Antecedentes pessoais de tumor do ovário	Idade
Atualmente sob terapêutica hormonal	Ascite
Idade	Vegetação vascularizada
Diâmetro máximo do tumor	Diâmetro máximo do componente sólido
Dor durante o exame	Parede interna do quisto irregular
Ascite	Sombra acústica
Vegetação vascularizada	
Tumor puramente sólido	
Diâmetro máximo do componente sólido	
Parede interna do quisto irregular	
Sombra acústica	
Índice de cor	

A RL1 teve sensibilidade e especificidade de 92% e 87%, respectivamente. A RL2 obteve sensibilidade de 92% e especificidade de 86%. A RL2 é preferida na prática clínica por ser mais simples do que a RL1. Apesar de o uso dos sistemas de escore e de regressão logística poder ajudar examinadores menos experientes, críticas têm sido feitas em relação às informações ultrassonográficas requeridas por alguns modelos de cálculo de risco, uma vez que são muito difíceis de obtenção fora de centros especializados.

Regras ultrassonográficas simples

O grupo IOTA concluiu que muitas massas anexiais apresentam aspecto ultrassonográfico típico e, portanto, poderiam ser corretamente classificadas mesmo por operadores menos experientes. Com isso, em 2008, esse grupo propôs as regras ultrassonográficas simples para o diagnóstico da malignidade ovariana. Essas regras consistem em cinco características ultrassonográficas de malignidade e cinco características sugestivas de benignidade. Essas características, com as respectivas imagens ultrassonográficas, são apresentadas na **Figura 7.22**.

Uma massa será classificada como maligna se pelo menos uma característica de malignidade e nenhuma de benignidade estiver presente, e vice-versa. Se nenhuma característica de benignidade ou malignidade estiver presente ou se ambas estiverem presentes, então as regras serão consideradas inconclusivas e um novo método diagnóstico deverá ser utilizado. O cisto unilocular com menos de 10cm e a ascite são as características que têm maior valor preditivo de benignidade e malignidade, respectivamente.

O grupo IOTA sugeriu a realização de uma avaliação subjetiva por examinador experiente como segunda etapa para os casos em que as regras simples produziram resultados inconclusivos.

Em 2010, Timmerman e cols. validaram as regras simples utilizando dados de 1.938 pacientes da fase 2 do IOTA com taxa de malignidade de 19,2%. Nesse estudo, as regras simples puderam ser aplicadas em 77% dos tumores ovarianos com sensibilidade de 95% e especificidade de 91%. Esse estudo demonstrou que a principal vantagem das regras simples é sua praticidade. As variáveis ultrassonográficas são obtidas diretamente e as regras são de utilização mais fácil na prática clínica do que os modelos matemáticos. Os resultados podem ser obtidos rapidamente sem a necessidade de um computador.

Em 2011, o Royal College of Obstetricians e Gynaecologists (RCOG) incluiu as regras simples em suas diretrizes para a avaliação das patologias ovarianas em mulheres na menacme.

Por essas razões, os autores concluíram que as regras simples têm se mostrado um método confiável na distinção entre as massas ovarianas benignas e malignas e podem ser facilmente utilizadas por operadores menos experientes.

Descritores imediatos

Um importante dado fornecido a partir dos estudos do IOTA é que quase a metade das massas ovarianas tem características que possibilitam sua individualização de maneira relativamente fácil. Os autores definiram retrospectivamente seis descritores imediatos que podem auxiliar um examinador a estabelecer um diagnóstico "instantâneo" de uma massa ovariana sem a necessidade do uso de modelos estatísticos, testes com duas etapas ou de uma segunda opinião.

Os descritores imediatos compreendem seis parâmetros fundamentados nos aspectos ultrassonográficos e a dosagem do CA 125: quatro descrevem características de benignidade, enquanto dois descrevem características de malignidade. Essas características, com as respectivas imagens ultrassonográficas, são apresentadas na **Figura 7.23**.

Quando foram aplicadas retrospectivamente aos dados do IOTA, cada uma dessas seis características teve excelente acurácia diagnóstica em predizer se uma massa era benigna ou maligna. Nos tumores em que esses descritores puderam ser aplicados, os autores demonstraram sensibilidade de 98% e especificidade de 97%. Contudo, se nenhum dos seis descritores pôde ser usado, ou se parâmetros de ambas as categorias estavam presentes, os autores consideraram o diagnóstico como não instantâneo.

Na prática clínica foi necessário um segundo teste ou a opinião de um examinador experiente. Como um teste secundário para essas massas recorreu-se à utilização das "regras simples" como segunda etapa. Nas situações em que as regras simples foram inconclusivas utilizou-se a avaliação subjetiva de um operador experiente. Esse protocolo obteve sensibilidade e especificidade de 92% com base em dados retrospectivos. Uma validação externa prospectiva é ainda necessária para a aplicação dessa abordagem em protocolos clínicos.

As duas principais condutas diante de massas ovarianas foram desenvolvidas usando a base de dados do IOTA. A primeira se utiliza dos modelos de predição de risco (LR1 e LR2) e a segunda envolve o uso das regras simples e também dos descritores imediatos (**Figura 7.24**).

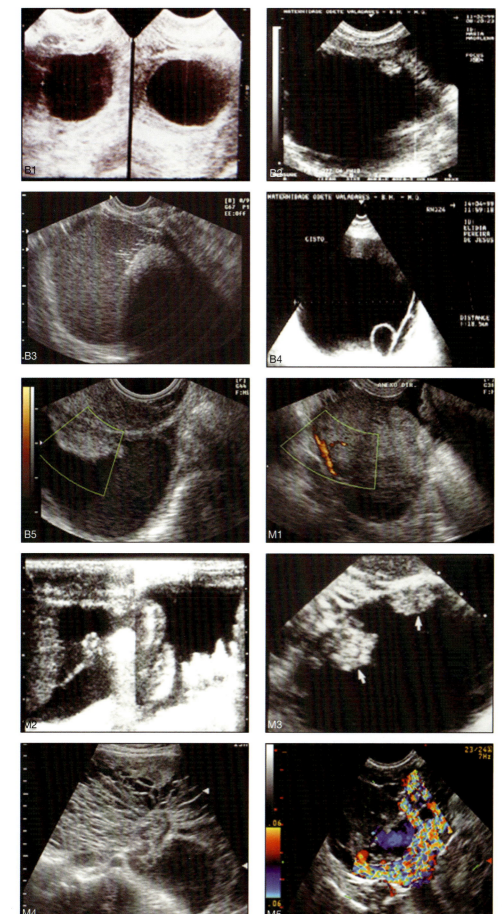

Figura 7.22 Características das regras ultrassonográficas simples. (*B1*: cisto unilocular; *B2*: presença de componente sólido com diâmetro < 7mm; *B3*: presença de sombra acústica; *B4*: cisto com septações finas com diâmetro < 10cm; *B5*: ausência de fluxo ao Doppler; *M1*: tumor sólido irregular; *M2*: ascite; *M3*: presença de no mínimo quatro projeções papilares; *M4*: tumor com componente sólido multilocular com maior diâmetro ≥ 10cm; *M5*: fluxo vascular intenso ao Doppler.)

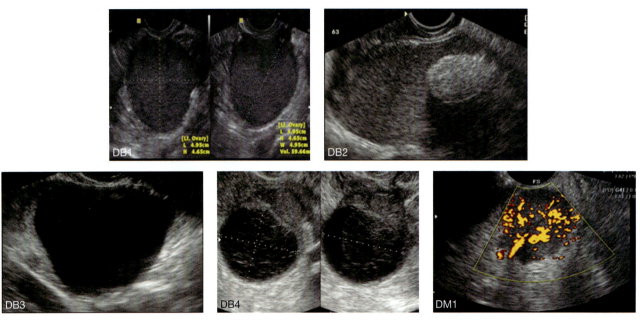

Figura 7.23 Características dos descritores imediatos. (*DB1*: tumor unilocular ecogênico em mulheres na menacme [sugestivo de endometrioma]; *DB2*: tumor unilocular com ecogenicidade mista e sombra acústica posterior em mulheres na menacme [sugestivo de teratoma benigno]; *DB3*: tumor unilocular de paredes regulares e com maior diâmetro < 10cm [sugestivo de cisto simples ou cistoadenoma]; *DB4*: tumor unilocular de paredes regulares e com finas traves ecogênicas; *DM1*: tumor associado à ascite com moderada quantidade de fluxo ao Doppler em mulheres na pós-menopausa.)

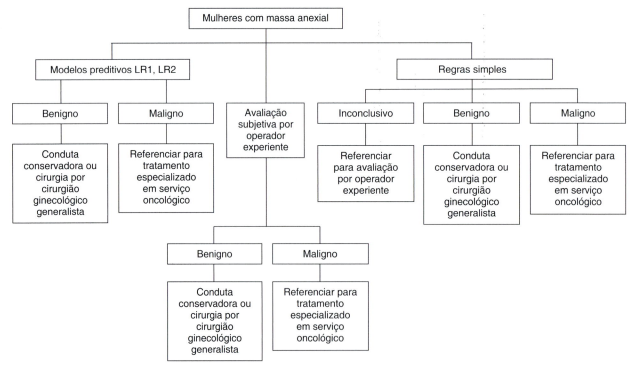

Figura 7.24 Fluxograma mostrando diferentes condutas utilizando a ultrassonografia na avaliação de mulheres com massas anexiais para estimativa do risco de malignidade, incorporando as evidências do IOTA. (*LR1*: regressão logística modelo 1; *LR2*: regressão logística modelo 2.)

■ CONSIDERAÇÕES FINAIS

Com a mudança do perfil socioeconômico-cultural da sociedade contemporânea, constatou-se uma alteração no perfil reprodutivo das mulheres – há o trabalho, a carreira, o casamento, as aspirações. As gestações são cada vez mais tardias. As famílias têm cada vez menos filhos. Nasce a necessidade de uma abordagem voltada para essa mudança cada vez mais consolidada de paradigmas – tanto na avaliação do potencial reprodutivo da mulher como nas patologias que acometem os ovários. Não cabem mais avaliações parciais e incompletas, que, muitas vezes, levam a decisões e atitudes iatrogênicas. Conhecer a dinâmica ovariana em todas as suas dimensões, bem como as patologias que acometem os ovários, torna-se um desafio e uma obrigação.

É preciso que o médico se qualifique e acompanhe essa evolução do comportamento. Muito embora tenhamos mudado nosso perfil como sociedade, a natureza, em sua magnitude, mantém seus caminhos e determinações. Cabe a nós saber lidar e nos preparar cada vez mais para os desafios.

Leitura complementar

ACOG. The American College of Obstreticians and Gynecologysts. Commitee on Gynecologic Practice. Ovarian Reserve Testing Jan 2015; 618.

Ameye L, Timmerman D, Valentin L. Clinically oriented three-step strategy for assessment of adnexal pathology. Ultrasound Obstet Gynecol 2012; 40(5): 582-91.

Asavoaie C, Fufezan O, Cosarca M. Ovarian and uterine ultrasonography in pediatric pacients. Pictorial essay. Med Ultrason 2014; 16(2):160-7.

Bakos O, Lundkvist Ö, Berg T. Transvaginal sonographic evaluation of endometrial growth and texture in spontaneous ovalatory cicles – a descriptive study. Hum Reprod 1993; 8:799-806.

Bentzen JG, Forman JL, Johannsen TH, Pinborg A, Larsen EC, Andersen AN. Ovarian antral follicle subclasses and anti-müllerian hormone during normal reproductive age. J Clin Endocrinol Metab 2013; 98(4):1602-11.

Bourne TH, Hagström HG, Hahlin M et al. Ultrasound studies of vascular e morphological changes in the human corpus luteum during the menstrual cycle. Fertl Steril 1996; 65(4):753-8.

Bromley B, Goodman H, Benacerraf BR. Comparison between sonographic morphology and Doppler waveform for the diagnosis of ovarian malignancy. Obstet Gynecol 1994; 83:434-7.

Campbell S, Bourne T, Bradley E. Screening for ovarian cancer by transvaginal sonography and colour Doppler. Eur J Obstet Gynecol Reprod Biol 1993: 49:33-4.

Chung EM, Biko DM, Schoroeder JW, Cube R, Conran RM. From de radiologic pathology archives: precocious puberty: radiologic-pathologic correlation. RadioGraphics 2012; 32:2071-99.

Clement PB, Young RH, Scully RE. Clinical syndromes associated with tumors of the female genital tract. Semin Diagn Pathol 1991; 8:204-33.

Cohen HL, Eisenberg P, Mandel F et al. Ovarian cysts are common in premenarcheal girls: a sonographic study of 101 children 2-12 years old. AJR Am J Roentgenol 1992; 159:89-91.

Cohen HL, Shapiro, MA, Mandel FS et. al. Normal ovaries in neonates and infants: a sonographic study of 77 patients 1 day to 24 months old. AJR Am J Roentgenol 1993; 160:383-586.

Cohen L, Sabbagha R. Echo patterns of benign cystic teratomas by transvaginal ultrasound. Ultrasound Obstet Gynecol 1993; 3:120-3.

Eissa MK, Hudson K, Docker MF, Sawers RS, Newton JR. Ultrasound follicle diameter measurement: an assessment of interobserver and intraobserver variation. Fertil Steril 1985; 44(6):751-4.

Enriquez G. Durán C, Torán N et al. Conservative versus surgical treatment for complex neonatal ovarian cysts: outcomes study. AJR Am J Roentgenol 2005; 185:501-8.

Exacoustos C, Romanini ME, Rinaldo D et al. Preoperative sonographic features of borderline ovarian tumors. Ultrasound Obstet Gynecol 2005; 25:50-9.

Ferrareti AP, La Marca A, Fauser BC, Tarlatzis B, Nargund G, Gianaroli L. ESHRE Consensus on the definition of ¨poor response¨ to ovarian stimulation for in vitro fertilization: Bologna criteria. ESHRE working group on Poor Ovarian Response Definition. Hum Reprod 2011; 26:1616-24.

Ferrazi E, Zanetta G, Dordoni D, Berlanda N, Mezzopane R, Lissoni AA. Transvaginal ultrassonographic characterization of ovarian masses: comparison of five scoring systems in a multicenter study. Ultrasound Obstet Gynecol 1997; 10:192-7.

Fritz MA, Speroff, L. The endocrinology of the menstrual cycle: the interaction of folliculogenesis and neuroendocrine mechanisms. Fertl Steril 1982; 38(5):509-509.

Garel L, Dubois J, Grignon A, Filiatrault D, Van Vilet G. US of the pediatric female pelvis: a clinical perspective. RadioGraphics 2001; 21:1393-407.

Gollub EL, Westhoff C, Timor-Tritsch IE. Detection of ovaries by transvaginal sonography in postmenopausal women. Ultrasound Obstet Gynecol 1998; 159:810-4.

Guerriero S, Alcazar JL, Pascual MA et al. The diagnosis of ovarian cancer: is color Doppler imaging reproducible and accurate in examiners with different degrees of experience? J Womens Health 2011; 20:273-7.

Guerriero S, Saba I, Alcazar JL et al. Past, present and future ultrasonographic techniques for analyzing ovarian masses. Women's Health June 2015; 11.3:369.

Hamish W, Wallace B, Kelsey TW. Human ovarian reserve from conception to the menopause. PLos ONE 2010; 5(1):e8772.

Hasiakos D, Papakonstantinou K, Bacanu AM, Argeitis J, Botsis D, Vitoratos N. Clinical experience of five fetal ovarian cysts: diagnosis and follow-up. Arc Gynecol Obstet 2088; 277:575-8.

Hendricks DJ, Mol BW, Bancsi LF, Te Velde ER, Broeckmans FJ. Antral follicle count in the prediction of poor ovarian response and pregnancy after in vitro fertilization: a meta-analysis and comparison with basal follicle-stimulating hormone level. Fertil Steril 2005; 83:291-301.

Jacobs I, Oram D, Fairbanks J, Turner J, Frost C, Grudzinskas JG. A risk of malignancy index incorporating CA 125, ultrasound and menopausal status for the accurate preoperative diagnosis of ovarian cancer. Br J Obstet Gynecol1990; 97:922-9.

Jermy K, Luise C, Bourne T. The characterization of common ovarian cysts in premenopausal women. Ultrasound Obstet Gynecol 2001; 17:140-4.

Kaijser J, Bourne T, Valentin L Improving strategies for diagnosing ovarian cancer: a summary of the International Ovarian Tumor Analysis (IOTA) studies. Ultrasound Obstet Gynecol 2013; 41(1):9–20.

Kaijser J, Sayasneh A, Van Hoorde K et al. Presurgical diagnosis of adnexal tumours using mathematical models and scoring systems: a systematic review and meta-analysis. Hum Reprod Update 2014; 20:449-62.

Karlan BY, Bristow RE, Li AJ. Gynecologic oncology: clinical practice & surgical atlas. New York: McGraw-Hill Medical, 2012.

Kerr, JB, Myers M, Anderson RA. The dynamics of the primordial follicle reserve. Reproduction 2013; 146:205-15.

Koonings PP, Campbell K, Mishell DR Jr, Grimes DA. Relative frequency of primary ovarian neoplasms: a 10 year review. Obstet Gynecol 1989; 74:921-6.

Krigman H, Bentley R, Robboy SJ. Pathology of epithelial ovarian tumors. Clin Obstet Gynecol 1994; 37:475-91.

Kurjak A, Predanic M, Kupesic-Urek S, Jukic S. Transvaginal color and pulsed Doppler assessment of adnexal tumor vascularity. Gynecol Oncol 1993; 50:3-9.

Levine D, Brown DL, Benacerraf B et al. Management of assymptomatic ovarian and other adnexial cysts images at US: Society of Radiologists in Ultrasound consensus conference statement. Radiology 2010; 256(3):943-54.

Lisanti CJ, Wood JR, Schwope RB. Nonvisualization of the ovaries on pelvic ultrasound: does MRI add anything? Abdominal Imaging 2014; 39(1):162-7.

Martins, WP, Leite SP, Nastri, CO. Ultrassonografia pélvica em crianças e adolescentes. Radiologia Brasileira 2009; 42(6):395-401.

Merz E, Miric-Tesanic D, Bahlmann F, Weber G, Wellek S. Sonographic size of uterus and ovaries in pre- and postmenopausal women. Ultrasound Obst Gynecol 1996; 7:38-42.

Modesitt SC, Pavlik EJ, Ueland FR, DePriest PD, Kryscio RJ, Van Nagell JR Jr. Risk of malignancy in unilocular ovarian cystic tumors less than 10 centimeters in diameter. Obstet Gynecol 2003; 102(3):594–9.

Moore RG, Bast RC Jr. How do you distinguish a malignant pelvic mass from a benign pelvic mass? Imaging, biomarkers or none of the above? J Clin Oncol 2007; 25:4159-61.

Murphy MK, Hall JE, Adams JM, Lee H, Welt CK. Polycystic ovarian morphology in normal women does not predict the development of polycystic ovary syndrome. J Clin Endocrinol Metab 2006; 10:3878.

Mustafa AA, Akin L, Özbek S et al. Fetal-neonatal cysts – their monitoring and management: retrospective evaluation of 20 cases and review of the literature. J Clin Res Ped Endo 2010; 2(1):28-33.

Nussbaum AR, Sanders RC, Benator RM, Haller JA Jr, Dudgeon DL. Spontaneous resolution of neonatal ovarian cysts. AJR Am J Roentgenol 1987; 148:175-6.

Orsini, LF, Salardi S, Pilu G, Bovicelli L, Cacciari E. Pelvic organs in premenarcheal girls: real-time ultrasonography. Radiology 1984; 153:113-6.

Pache TD, Wladimiroff JW, de Jong FH, Bart CJ, Hop WC. Growth patterns of nondominant ovarian follicules during the normal menstrual cycle. Fertil Steril 1990 Oct; 54(4):638-42.

Paladini D, Testa A, Van Holsbeke C, Mancari R, Timmerman D, Valentin L. Imaging in gynecological disease (5): clinical and ultrasound characteristics in fibroma and fibrothecoma of the ovary. Ultrasound Obstet Gynecol 2009; 34:188-95.

Patel MD, Feldstein VA, Filly RA. The likelihood ratio of sonographic findings for the diagnosis of hemorrhagic ovarian cysts. J Ultrasound Med 2005 May; 24(5):607-14.

Patel MD. Practical approach to the adnexal mass. Radiol Clin North Am 2006 Nov; 44(6): 879-99.

Prat J. Serous borderline tumors of the ovary. Adv Clin Pathol 1997; 1: 97-102.

Queenan JT, O'Brien GD, Bains LM et al. Ultrasound scanning of ovaries to detect ovulation in women. Fertil Steril 1980; 34(2):99-105.

Ravlik EJ, De Priest PD, Gallion HH et al. Gynecol Oncol 2000; 77(3):410.

RCOG guideline: management of suspected ovarian masses in premenopausal women. December 2011 (Green top 62). Disponível em: http://www.rcog.org.uk. Acesso em 02/12/2011.

Rehn M, Lohmann K, Rempen A. Transvaginal ultrasonography of pelvic masses: evaluation of B mode technique and Doppler ultrasonography. Am J Obstet Gynecol 1996; 175:97-104.

Reles A, Wein U, Lichtenegger W. Transvaginal color Doppler sonography and conventional sonography in the preoperative assessment of adnexal masses. J Clin Ultrasound 1997; 25:217-25.

Sanjay NO, Parelkar SV, Akhtar T et al. Laparoscopic management of neonatal ovarian cysts. J Indian Assoc Pediat Surg 2005; 10:100-2.

Sassone AM, Timor-Tritsch IE, Artner A, Westhoff C, Warren WB. Transvaginal sonographic characterization of ovarian disease: evaluation of a new scoring system to predict ovarian malignancy. Obstet Gynecol 1991; 78:70-6.

Sokalska A, Timmerman D, Testa AC et al. Diagnostic accuracy of transvaginal ultrasound examination for assigning a specific diagnosis to adnexal masses. Ultrasound Obstet Gynecol 2009; 34:462-70.

Stranzinger E, Strose PJ. Ultrasound of the pediatric female pelvis. Semin Ultrasound CT MR 2008; 29:98-113.

Testa AC, Ferrandina G, Timmerman D et al. Imaging in gynecological disease (1): ultrasound features of metastases in the ovaries differ depending on the origin of the primary tumor. Ultrasound Obstet Gynecol 2007; 29:505-11.

The Rotterdam ESHRE/ASRM – Sponsored PCOS Consensus Workshop Group. Revised 2003 consensus on diagnostic criteria and long-term health risks related on polycystic ovary syndrome. Fertil Steril 2004; 81:19-25.

Timmerman D. The use of mathematical models to evaluate pelvic masses; can they beat an expert operator? Best Pract Res Clin Obstet Gynaecol 2004; 18:91-104.

Timmerman D, Ameye L, Fischerova D et al. Simple ultrasound rules to distinguish between benign and malignant adnexal masses before surgery: prospective validation by IOTA group. BMJ 2010; 341:c6839.

Timmerman D, Testa AC, Bourne T Logistic regression model to distinguish between the benign and malignant adnexal mass before surgery: a multicenter study by IOTA group. J. Clin Oncol 2005; 23(34):8794–801.

Timmerman D, Testa AC, Bourne T. Simple ultrasound-based rules for the diagnosis of ovarian cancer. Ultrasound Obstet Gynecol 2008; 31(6):681–90.

Timmerman D, Valentin L, Bourne TH, Collins WP, Verrelst H, Vergote I. Terms, definitions and measurements to describe the sonographic features of adnexal tumors: a consensus opinion from the International Ovarian Tumor Analysis (IOTA) group. Ultrasound Obstet Gynecol 2000; 16(5):500–5.

Timmerman D, Van Calster B, Testa AC et al. Ovarian cancer prediction in adnexal masses using ultrasound-based logistic regression models: a temporal and external validation study by the IOTA group. Ultrasound Obstet Gynecol 2010; 36:226-34.

Valentin L, Ameye L, Savelli L et al. Adnexal masses difficult to classify as benign or malignant using subjective assessment of gray-scale and Doppler ultrasound findings: logistic regression models do not help. Ultrasound Obstet Gynecol 2011; 38:456-65.

Van Gorp T, Veldman J, Van Calster B et al. Subjective assessment by ultrasound is superior to the risk of malignancy index (RMI) or the risk of ovarian malignancy algorithm (ROMA) in discriminating benign from malignant adnexal masses. Eur J Cancer 2012; 48:1649-56.

Van Holsbeke C, Van Calster B, Bourne T. External validation of diagnostic models to estimate the risk of malignancy in adnexal masses. Clin Cancer Res 2012; 18(3):815–25.

Wagner BJ, Buck JL, Seidman JD, McCabe KM. From the archives of the AFIP. Ovarian epithelial neoplasms: radiologic-pathologic correlation. RadioGraphics 1994; 14:1351-74.

Witchel SF, Oberfield S, Rosenfield RL et al. The diagnosis of polycystic ovary syndrome during adolescence. Horm Res Paediatr 2015; 136(6):1154-65.

Woo YL, Kyrgiou M, Bryant A, Everett T, Dicckinson H. Centralization of services for gynecological cancers – a Cochrane systematic review. Gynecol Oncol 2012; 126:286-90.

Zampieri N, Borruto F, Zamboni C, Camoglio FS. Foetal and neonatal ovarian cysts: a 5-year experience. Arch Gynecol Obstet 2008; 277:303-6.

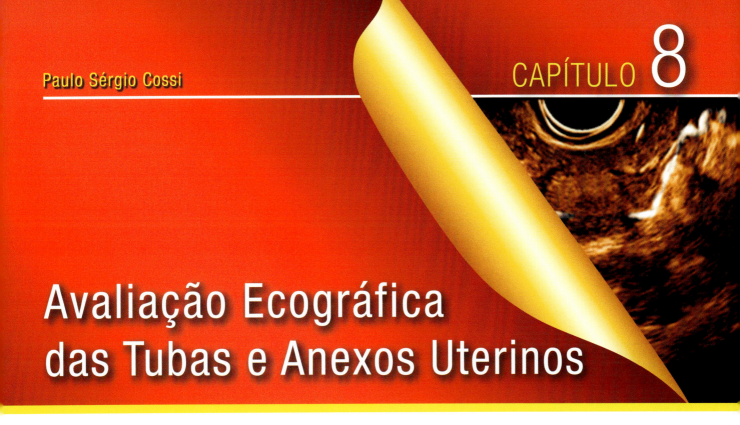

CAPÍTULO 8

Paulo Sérgio Cossi

Avaliação Ecográfica das Tubas e Anexos Uterinos

■ INTRODUÇÃO

Há uma crescente preocupação com a fertilidade feminina no momento atual, em parte em razão do estilo de vida adotado pela mulher contemporânea, em que a primeira gestação costuma ser postergada a favor da carreira profissional. Estima-se que aproximadamente 10% a 15% das mulheres em idade reprodutiva terão pelo menos um episódio de doença inflamatória pélvica (DIP) e 12% dessas mulheres apresentam quadros de subfertilidade. As patologias tubárias são relatadas como fator causal de infertilidade feminina em cerca de 30% dos casos.

As tubas desempenham papel importante, exercendo, entre outras funções, a de transporte e capacitação do esperma, o processo vital da fertilização ocorre em sua porção ampular, e a de nutrição e transporte do embrião para o interior do útero para nidação.

A ultrassonografia, em especial por via transvaginal bidimensional (USTV-2D), é a ferramenta de primeira escolha para acesso aos órgãos pélvicos, pois, ao se utilizar de transdutores de alta resolução, promove alto grau de detalhamento do útero e de seus anexos. Essa avaliação iconográfica propicia abordagens confiáveis, precisão diagnóstica e é minimamente invasiva, reprodutível e economicamente viável.

Benacerraf e cols. defendem que a melhor época para a avaliação da pelve feminina se situa entre o quinto e o nono dia do ciclo, momento em que podem ser coletadas mais informações em uma única abordagem. A ultrassonografia transvaginal tridimensional (USTV-3D) possibilita a captura de blocos de volume que podem ser estudados em tempo real ou posteriormente (pós-processamento), tornando possível a realização de estudos volumétricos com reconstruções chamadas "renderizações" ou de estudo dos planos ortogonais (planos seccionais) tanto do útero como de seus anexos.

A USTV-3D introduz uma nova era no estudo da pelve ao possibilitar o estudo do plano coronal do útero, antes somente acessível por meio da ressonância nuclear magnética (RNM), facilitando o diagnóstico das anomalias uterinas congênitas e o estudo da zona juncional para o diagnóstico de adenomiose. Além disso, possibilita a análise das massas anexiais complexas, como, por exemplo, nos casos de hidrossalpinge, onde a reconstrução 3D é importante para a melhor compreensão de sua relação com os órgãos adjacentes, particularmente nos casos de cistos ovarianos multiloculados.

A histerossalpingossonografia (sono-HSG) é uma técnica baseada em ultrassonografia proposta como alternativa à histerossalpingografia (HSG) para avaliação da permeabilidade das tubas uterinas, na pesquisa inicial dos casais inférteis.

O estudo Doppler fornece imagens que descrevem a vascularização e a perfusão das estruturas pélvicas, adicionando informações relevantes ao exame da pelve feminina, e pode também ser utilizado como ferramenta auxiliar na pesquisa da patência tubária.

Muitos países têm adotado a sono-HSG como primeira escolha para a análise do *status* tubário, como é o caso do National Institute for Health and Clinical Excellence (NICE), na Inglaterra.

AVALIAÇÃO DAS TUBAS UTERINAS

A avaliação ultrassonográfica dos órgãos pélvicos, em especial das tubas uterinas, tornou-se viável após a introdução dos transdutores de alta frequência. Normalmente, as trompas não são visibilizadas com facilidade em cortes longitudinais ou cortes seccionais, a menos que haja fluidos ao redor ou em sua luz. Na presença de fluido peritoneal ou de algum meio de contraste, as trompas se apresentam com finas estruturas tubulares que, no corte transverso do fundo uterino, estão em posição justauterina em trajeto ascendente e na porção distal margeiam o ovário, como mostrado na **Figura 8.1**. A porção intersticial eventualmente pode ser vista na região cornual como uma linha ecogênica saindo do eco endometrial na USTV-2D, embora seja mais bem visibilizada em corte coronal em 3D (**Figura 8.2**).

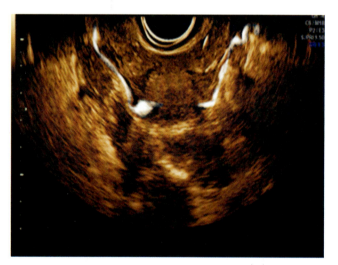

Figura 8.1 Trajeto habitual das tubas na porção intersticial e justauterina. "Colorido artificial" para demonstrar o real trajeto tubário. Sono-histerossalpingografia com contraste.

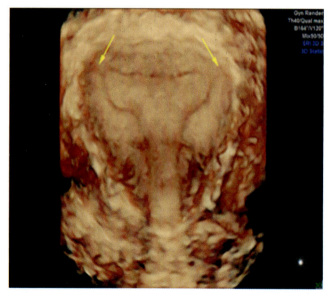

Figura 8.2 Corte coronal USTV-3D do útero, onde é possível demonstrar a porção intramural das trompas com maior nitidez.

Em termos anatômicos, as trompas estão localizadas na borda superior dos ligamentos largos (mesossalpinge), têm de 10 a 12cm de comprimento e 1 a 4cm de diâmetro e são divididas em quatro segmentos: a porção intramural ou intersticial está localizada dentro do miométrio; o istmo é a porção lateral ao corno e a parte mais estreita das trompas; próximo aos ovários as trompas se alargam e formam o segmento ampular, que representa mais da metade do comprimento das trompas; a porção distal é o infundíbulo, em forma de funil, e em sua borda (estoma) se projetam cerca de 25 diminutos tentáculos, denominados fímbrias.

PRINCIPAIS PATOLOGIAS TUBÁRIAS
Doenças inflamatórias pélvicas

As DIP compreendem um largo espectro de patologias que afetam o trato genital superior e são resultantes de infecções ascendentes oriundas de patógenos da vagina e da cérvice uterina ou decorrentes de processos inflamatórios contíguos, como apendicite, diverticulite ou outros processos inflamatórios da pelve. Incluem salpingite, piossalpinge, perioforite e abscesso tubovariano. Os patógenos mais frequentemente envolvidos na gênese dessas patologias são a *Neisseria gonorrheae* e a *Chlamydia trachomatis*. As infecções polimicrobianas representam mais de um terço dos casos. A tuberculose é um evento raro; no entanto, convém lembrar que o primeiro foco da tuberculose genital são as trompas. À ultrassonografia, elas podem aparecer apenas com características de piossalpinge ou hidrossalpinge.

Os fatores de risco para DIP são: múltiplos parceiros sexuais, alta frequência de coitos, mulheres jovens e presença de dispositivo intrauterino (DIU).

Achados ultrassonográficos das doenças inflamatórias pélvicas

As imagens dos anexos uterinos podem ser sistematicamente separadas em formas aguda e crônica. A forma aguda é representada pelas seguintes patologias:

Salpingite

Em virtude do edema e de uma pequena quantidade de líquido em topografia anexial proveniente do processo inflamatório adjacente, é mais factível a visibilização das tubas. No entanto, não há edema, mas uma fina camada de líquido na luz pode ser um fator facilitador (**Figura 8.3**).

FORMAS AGUDAS
Piossalpinge

A piossalpinge costuma se apresentar com espessamento das tubas bilateralmente. Esse espessamento pode estar ou não associado à presença de conteúdo denso com debris, sendo mais pronunciado ao redor do ovário. Ao Doppler, há aumento de fluxo, que pode ser facilmente observado com o mapeamento de cor com índices de resistência altos. Também pode ser observada maior ecogenicidade da gordura em decorrência do edema (**Figuras 8.4 e 8.5**).

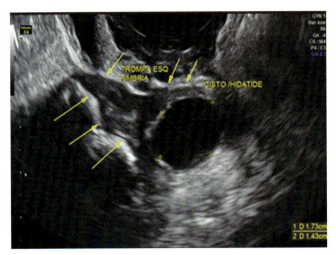

Figura 8.3 Salpingite. Quadro clínico de DIP. Edema da porção ampular e fímbrias. Nota-se a presença de hidátide junto à trompa (achado casual).

Abscesso tubovariano

O abscesso tubovariano é uma das mais sérias complicações tardias da doença inflamatória, ocorrendo em cerca de 15% dos casos, e é representado pela presença de formações sólido-císticas complexas com perda da arquitetura anexial habitual, não sendo possível delinear o ovário e a tuba. As paredes geralmente são espessas e irregulares, apresentando septações e nível líquido com debris heterogêneos. As pequenas interfaces lineares observadas representam ar no interior do abscesso. Há aumento de fluxo sanguíneo ao mapeamento de cor pelo estudo Doppler (**Figura 8.6A e B**).

São observados líquido ao redor dessa massa e aumento da ecogenicidade pélvica, além da presença de líquido com debris (exsudato) no interior da cavidade uterina, o que pode auxiliar o diagnóstico (**Figura 8.7**).

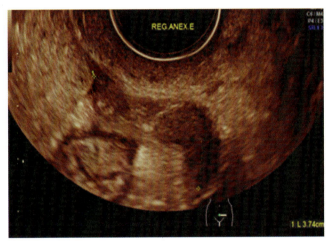

Figura 8.4 Piossalpinge. Quadro clínico compatível com o achado ultrassonográfico de anexite. Observam-se distensão, edema e conteúdo ecogênico intraluminar na trompa esquerda.

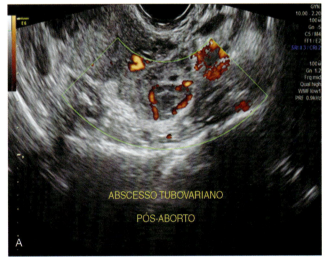

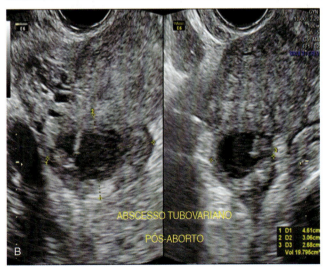

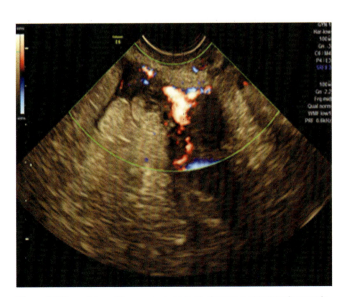

Figura 8.5 Piossalpinge. Mesmo caso, onde se observa o aumento de vascularização com o mapeamento de cor ao Doppler.

Figura 8.6A Abscesso tubovariano fazendo parte de um aborto séptico. Anexo com perda do padrão arquitetural. Observa-se a presença de lojas de conteúdo denso e móvel (bolsões purulentos). Ao Doppler, há aumento da vascularização. **B** Abscesso tubovariano. Aborto séptico. Anexo com perda das interfaces. Observa-se a presença de lojas de conteúdo denso – "dor à compressão do transdutor".

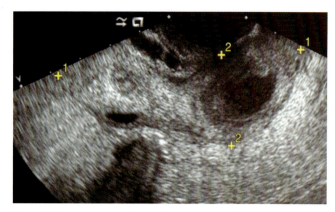

Figura 8.7 Abscesso tubovariano – DIP aguda. Tubas dilatadas com conteúdo denso (lojas de pus) e paredes edemaciadas. (Cortesia de Benacerraf B. Ultrassonografia ginecológica. Elsevier.)

Formas crônicas

As formas crônicas das doenças inflamatórias são:

Hidrossalpinge

A hidrossalpinge ocorre quando há obstrução na porção distal das trompas que estão preenchidas por líquido seroso. Comumente decorrente de episódios prévios de DIP, pode ser consequência de endometriose, processos aderenciais peritoneais pós-cirúrgicos, em especial pós-histerectomia, neoplasia tubária, gestação tubária prévia e pós-laqueadura.

O aspecto ultrassonográfico é típico, observando-se tubas dilatadas bilateralmente com aspecto tubular serpentiforme, o que lhe confere um aspecto pseudosseptado. A parede tem espessura fina, medindo menos de 5mm. Pode-se dizer que a parede está espessada quando mede mais de 5mm. As septações incompletas apresentam o aspecto de roda de carroça em razão das dobras sobre si própria. Pequenas projeções sólidas (≤ 2 a 3mm) fixadas à parede são vistas principalmente nos cortes transversais. A US-3D pode facilitar o diagnóstico (**Figuras 8.8 e 8.9**).

Tuberculose tubária

A tuberculose tubária é um fator importante de infertilidade nos países em desenvolvimento. Nos casos de tuberculose pélvica, as trompas estão acometidas em 90% a 100% das vezes, o endométrio, em 50% a 80%, e os ovários, em 20% a 30%. O diagnóstico clínico é por vezes dificultado por causa da ausência de sinais específicos. Quando o endométrio está acometido, amenorreia e oligomenorreia podem ser a "ponta do *iceberg*". À USTV, os achados, quando presentes, são semelhantes aos dos processos inflamatórios crônicos e por vezes podem simular processos neoplásicos de anexos.

Salpingite ístmica nodosa

A salpingite ístmica nodosa é um processo inflamatório das trompas de etiologia desconhecida. Caracteriza-se pela presença de pequenos divertículos e formações nodulares na miossalpinge na porção ístmica. Pode ser uni ou bilateral.

Torção tubária

A torção tubária é uma condição infrequente tanto na fase reprodutiva como na pós-menopausa e simula uma DIP. Os fatores predisponentes são tortuosidade tubária, hidrossalpinge, massas peritubárias e ligadura tubária, entre outras patologias anexiais. Os achados ultrassonográficos são inespecíficos, podendo ser observados espessamento da trompa e hematossalpinge. Ao Doppler, se o componente vascular estiver presente, pode ser visto o vaso de formato espiralado, descrito na língua inglesa como *whirlpool sign* (turbilhão da hidromassagem), que também é visibilizado na torção ovariana. A ausência de fluxo confirma o diagnóstico.

Neoplasia tubária

Embora seja a patologia neoplásica primária de trompas mais comum, o adenocarcinoma é bastante raro, correspondendo a 0,3% dos casos de neoplasias ginecológicas. Os sintomas e os achados de imagem são inespecíficos, embora a combinação

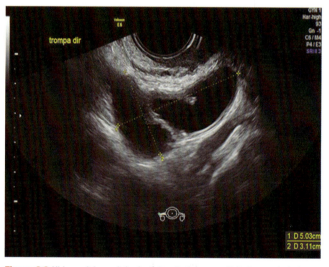

Figura 8.8 Hidrossalpinge. Achado típico de trompas dilatadas conferindo aspecto cístico pseudosseptado. Conteúdo líquido anecoico com projeções micropapilares.

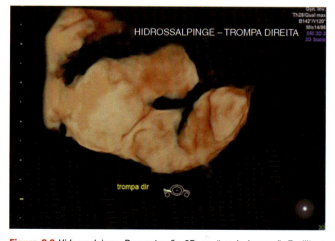

Figura 8.9 Hidrossalpinge. Reconstrução 3D em "modo inverso". Facilita a compreensão dessa estrutura no interior da pelve.

de secreção vaginal, dor pélvica e massa anexial possa levantar alguma suspeita.

Quanto aos achados ultrassonográficos, é possível notar a presença de imagem cística tubular com componentes sólidos cilíndricos na parede e aumento da vascularização ao mapeamento colorido. Quando associado a ascite ou fluido peritoneal, pode ser útil no diagnóstico diferencial. Clinicamente, há a concomitância de corrimento aquoso, e a ultrassonografia pode detectar líquido na cavidade uterina.

Tromboflebite da artéria ovariana

A tromboflebite da artéria ovariana é uma complicação infrequente e séria da DIP e no pós-parto. Em geral, ocorre mais à direita em cerca de 80% a 90% dos casos. Os sintomas dominantes são dor e febre em fossa ilíaca direito 10 dias após o parto. O achado à ultrassonografia pode ser dificultado pela interposição de gases. Apresenta-se como uma estrutura tubular serpinginosa, hipoecoica, adjacente à artéria ovariana, sem fluxo. Deve-se ter o cuidado de diferenciá-la de dilatação ureteral e apendicite.

■ GESTAÇÃO ECTÓPICA

Por vezes, uma gestação ectópica está mascarada com clínica inespecífica. A tríade clássica está presente em menos da metade dos casos. Nesse momento, a astúcia do obstetra e do ultrassonografista é circunstancial. Gestações ectópicas íntegras com embrião vivo estão presentes em 8% a 26% dos casos. A grande maioria das gestações ectópicas (97,7%) está localizada nas trompas, mais comumente na porção ampular (80%), seguida pelo istmo (12%), fímbria (5%), região cornual (2%) e região ístmica (2% a 3%).

A avaliação ultrassonográfica deve ser iniciada pela via abdominal à procura de grandes coleções, especialmente no espaço hepatorrenal, pois, quando presentes nessa região, é grande a quantidade de líquido intracavitário. Por via transvaginal, a presença de gestação intrauterina não exclui gestação ectópica, principalmente nos casos de fertilização assistida, em virtude do grande risco de gestação heterotópica. Na cavidade uterina, é possível o achado de pseudossaco gestacional, onde há o espessamento decidual e uma pequena quantidade de líquido com distribuição simétrica, diferentemente da excentricidade observada no saco gestacional real. Por vezes, podem ser vistos cistos deciduais.

Para confirmação diagnóstica, achados extrauterinos e intrauterinos devem ser relacionados com a dosagem sérica da fração beta do hormônio gonadotrofina coriônica humana (β-HCG).

Os achados extrauterinos incluem líquido livre em fundo de saco posterior anecoico ou com debris (hemoperitônio), presença de massa pélvica complexa, que deve ser cuidadosamente separada do ovário por meio de manobras, e presença do corpo lúteo ipsilateral a uma massa complexa. Cerca de 80% das gestações ectópicas são ipsilaterais ao corpo lúteo. O

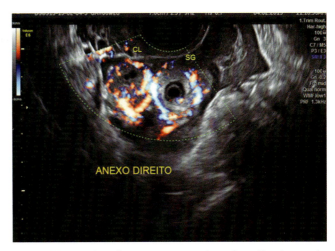

Figura 8.10 Gestação ectópica – mapeamento de cor. Corpo lúteo à esquerda. Saco gestacional com vesícula vitelina e embrião vivo. Reação decidual ricamente vascularizada.

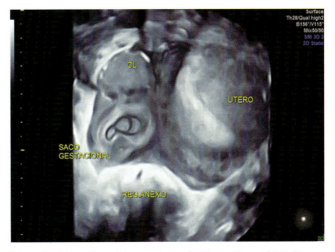

Figura 8.11 Gestação ectópica – reconstrução 3D. Região anexial direita com detalhamento do saco gestacional com reação decidual e vesícula vitelina. Acima, o corpo lúteo. Útero à direita com cavidade vazia.

sinal do anel tubário representa o edema tubário em uma ectopia íntegra. Ao mapeamento por meio do Doppler colorido pode ser identificado o sinal do "anel de fogo" (*ring-of-fire*), que é a representação do trofoblasto no interior da tuba. No entanto, é importante diferenciar essa imagem do fluxo do corpo lúteo, que pode apresentar aspecto similar. Todos esses achados, em conjunto ou separadamente, apresentam altos índices de sensibilidade, especificidade e acurácia para gestação ectópica, embora só sejam obtidos 100% de sensibilidade mediante a presença do saco gestacional íntegro com embrião vivo (**Figuras 8.10 e 8.11**).

■ ESTUDO DA PERMEABILIDADE TUBÁRIA

A avaliação da permeabilidade tubária é etapa essencial na propedêutica do casal infértil e várias modalidades não cirúrgicas e cirúrgicas são descritas com essa finalidade. Um teste ideal deveria identificar corretamente todas as mulheres com patologias tubárias com um mínimo de resultados falso-negativos, devendo ser economicamente viável, bem tolerado e apresentar o mínimo de complicações.

A HSG, descrita por Carey em 1914, ainda é a técnica realizada rotineiramente com esse objetivo e se baseia no uso de radiação ionizante e contraste iodado. Não possibilita maior detalhamento de patologias miometriais e do formato da cavidade uterina, sendo necessária a adoção de outras modalidades de imagem, como histeroscopia, histerossonografia, USTV-3D e RNM, para confirmação das anomalias müllerianas.

A laparoscopia com cromotubagem é considerada o padrão-ouro para acesso à permeabilidade tubária, porém é um método considerado caro por exigir a internação hospitalar e com os riscos inerentes a qualquer procedimento cirúrgico.

Recentemente foi introduzida uma nova técnica de estudo da permeabilidade tubária por meio de *software* dedicado em ultrassonografia que possibilita o uso de contrastes ultrassônicos de segunda geração e ultrassonografia de segunda harmônica, o qual tem propiciado melhores avaliações.

Cabe ressaltar que a USTV apresenta ainda a vantagem de pesquisar outros pormenores da pelve, o que não se consegue com a HSG. Além disso, a ultrassonografia pode evitar o risco de processos alérgicos decorrentes do contraste iodado e impedir os inconvenientes da radiação ionizante sobre as gônadas.

Histerossalpingografia

A HSG é uma técnica radiológica amplamente utilizada ao redor do mundo para avaliação do *status* tubário nos casos de subfertilidade. Tem sensibilidade de 72% a 85% e especificidade de 68% a 89%, comparada à laparoscopia, respectivamente. Utiliza meio de contraste iodado, o qual pode estar associado a reações alérgicas. Esse método não possibilita a avaliação pormenorizada de patologias uterinas, como miomatose e adenomiose, é falho em casos do estudo das malformações müllerianas e não promove o estudo dos ovários e de patologias como endometriose pélvica em sua forma profunda.

Histerossalpingossonografia

Os primeiros relatos a respeito da sono-HSG datam de meados dos anos 1980, por Nannini e cols., Richman e cols. e Randolph e cols., que se utilizavam da ultrassonografia transabdominal após a injeção de cerca de 200mL de líquido através do colo uterino. Quando o conteúdo era observado no fundo de saco posterior, aferia-se a possibilidade de tubas patentes. Em 1992, Füfekçi e cols. foram os pioneiros no uso da USTV e da injeção de soro fisiológico, e Deichert e cols. foram os primeiros a utilizar um fluido contrastado.

Na literatura pode ser encontrada uma vasta sinonímia para esses procedimentos, como histerossalpingossonografia, histerossonossalpingografia contrastada (Hy-Co-Sy), histerosso-

nossalpingografia 2D (2D-Hy-co-Sy) e sono-histerossalpingografia contrastada.

Histerossalpingossonografia bidimensional (2D-sono-HSG)

Em muitos serviços ao redor do mundo, a 2D-sono-HSG é frequentemente realizada como primeiro exame nas pacientes que relatam quadro de infertilidade. Maheux-Lacroix e cols., em revisão sistemática, observaram a alta acurácia da sono-HSG para o diagnóstico de oclusão tubária (sensibilidade de 92% e especificidade de 95%).

Essa técnica consiste na colocação de soro fisiológico incorporado com bolhas de ar após vigorosa agitação. Tem as vantagens de ser significativamente barata, evitar os riscos da HSG convencional e ser um procedimento ambulatorial rápido.

A visibilização de líquido ecogênico no trajeto tubário e ao redor dos ovários significa permeabilidade tubária. No entanto, se houver obstrução unilateral, será muito difícil avaliar o lado acometido. Na presença de obstrução bilateral, pode ser um processo bastante doloroso.

Esse método apresenta as seguintes desvantagens:

1. A tortuosidade das tubas não possibilita que elas sejam ensonadas em um mesmo plano.
2. Quando se utiliza soro fisiológico com bolhas de ar, os ecos oriundos do extravasamento através das fímbrias se confundem com os ecos das alças adjacentes, que apresentam a mesma ecogenicidade. Portanto, exige grande experiência dos operadores.

Uma variação dessa técnica consiste no uso dos contrastes ativos de primeira geração com microbolhas de galactose e ar – Echovist® e Levovist®, não mais disponíveis no mercado. Essa alternativa não conseguiu suplantar certas deficiências, pois as bolhas eram muito grandes e rígidas, não possibilitando o emprego de harmônica tecidual, o que levou ao descrédito dessa técnica.

Outra maneira de aferir a patência tubária com a histerossonografia consiste em sua associação ao Doppler pulsado e ao Doppler colorido. Durante um exame bidimensional, em caso de suspeita de obstrução, pode-se colocar a "janela de interesse" do Doppler pulsado justamente onde se especula haver a parada da solução salina. Convém ter o cuidado de ajustar o tamanho da janela à largura da tuba. Recomenda-se a injeção do soro durante 5 segundos enquanto é observado o sinal Doppler.

O Doppler colorido parece ser mais eficiente quando é realizada a cateterização seletiva das tubas. Deve-se colocar a caixa do Doppler visibilizando-se o ovário e a região anexial, enquanto se injeta a solução. Um estudo com 50 pacientes inférteis submetidas à histerossonografia com Doppler colorido averiguou, por meio da laparoscopia com cromotubagem, que 33 pacientes apresentavam permeabilidade tubária bilateral e cinco pacientes, permeabilidade unilateral. A sensibilidade, a especificidade e a acurácia foram, respectivamente, de 94,4%, 100% e 96,2%.

Técnica da sono-histerossalpingografia contrastada (sono-HSG contrastada)

A sono-HSG contrastada é uma modalidade de estudo de permeabilidade tubária que combina o uso de contrastes ultrassônicos de segunda geração e *software* dedicado, tornando possível diferenciar o meio de contraste dos ecos provenientes dos tecidos adjacentes. Empregam-se tanto a US-2D para a visibilização do trajeto tubário como a US-3D para a reconstrução da cavidade uterina e das tubas.

Os contrastes ultrassonográficos de segunda geração geram excelente resposta harmônica à baixa pressão acústica emitida pelas ondas ultrassônicas. Com sua combinação ao *software* Coded Contrast Imaging – CCI (GE Heathcare, Zipf, Áustria) é possível subtrair a onda fundamental (a imagem 2D convencional) e receber uma estreita faixa de resposta harmônica, a qual é o dobro da frequência "habitual" dos transdutores de banda larga. Dessa maneira, evita-se a superposição de imagens, tornando possível visibilização de todo o trajeto tubário, tanto em 2D como em 3D.

Os contrastes chamados de segunda geração, em particular o SonoVue® (Bracco Intenational BV, Amsterdã, Holanda), o único comercializado no Brasil, utilizam microbolhas de fosfolípides com diâmetro semelhante ao das hemácias e um gás inerte, o hexafluoreto de enxofre, de alto peso molecular, que não se difunde e é insolúvel. Suas microbolhas flexíveis são mais responsivas às ondas do ultrassom.

O procedimento deve ser realizado, preferencialmente, na metade da primeira fase do ciclo menstrual, logo após o encerramento do fluxo menstrual, geralmente até o décimo dia do ciclo.

Inicia-se com uma USTV convencional para avaliação geral da pelve, em especial da cavidade uterina e dos anexos (trompas), procurando afastar a presença de hidrossalpinge, que é uma contraindicação ao exame.

Em seguida é realizada a colocação do espéculo e feita a antissepsia com clorexidina aquosa. Por via transcervical é introduzida uma sonda própria para histerossonografia, a HSG-Cateters 5,0Fr 1,0mL (Cook Medical, Bloomington, EUA), que é fixada com um balão de 1mL na endocérvice. Deve-se ter o cuidado de não ultrapassar o orifício interno do colo, o que proporciona uma fixação maior sem refluxo. Evita-se o uso da pinça de Pozzi para o pinçamento do colo, a qual é utilizada apenas nos casos em que é difícil o acesso ao canal endocervical.

Uma vez o cateter esteja fixado, remove-se o espéculo, e o transdutor transvaginal volumétrico de 6 a 9MHz é reintroduzido protegido por preservativo sem lubrificante.

O meio de contraste SonoVue® é previamente preparado da seguinte maneira: dilui-se o pó liofilizado (59mg de SonoVue®) em 5mL de solução salina, aspira-se a solução e adicionam-se mais 10mL de solução salina 0,9%, agitando-se vigorosamente para homogeneização e perfazendo o total de 15mL.

Para aquisição 2D aciona-se o *software* CCI com índice mecânico baixo (0,14 a 0,20), a um ângulo de 179 graus, sensibilidade/intervalo de repetição de pulso 1.5, modo: inversão de pulso codificado com ou sem *color*.

O transdutor é posicionado em corte transverso ao fundo da cavidade uterina. Ao ser acionado o *software*, a tela aparecerá quase que completamente anecoica. Então, a solução do contraste é instilada lentamente por um auxiliar, via cateter, observando-se a passagem do contraste ecogênico pela cavidade uterina, regiões cornuais e tubas. O contraste aparecerá como ecos de alta ecogenicidade, e a passagem pelas tubas poderá ser visibilizada de maneira lenta, gradual e contínua, observando-se o extravasamento através das fímbrias com extravasamento na fossa ovárica (**Figuras 8.12 e 8.13**). Com a observação em tempo real é possível ver o contraste evoluindo de modo mais rígido, não suave, ou não se observar sua passagem pelas trompas.

Utilizamos a ferramenta "B-Flow" com persistência baixa-média para a identificação do contraste ao redor dos ovários e em fundo de saco posterior, o que denominamos de "Cottè Ultrassonográfico" ou "US-Cottè" (**Figura 8.14**).

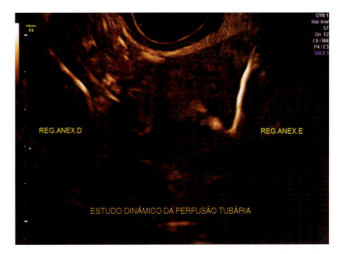

Figura 8.12 Passagem do contraste pelas trompas de maneira lenta e contínua (ao exame dinâmico). Índice mecânico: 0.2.

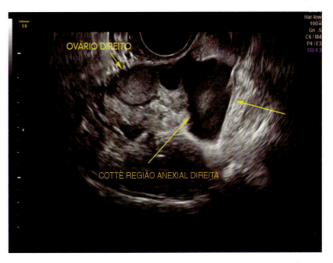

Figura 8.13 Extravasamento do contraste de microbolhas na fossa ovárica – US – Cottè positivo.

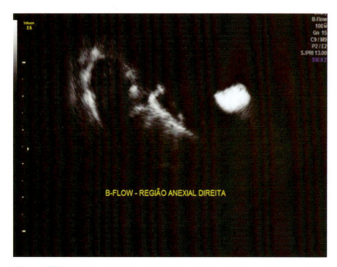

Figura 8.14 Identificação do contraste através do *B-flow* em fossa ovárica. Índice mecânico: 0.6.

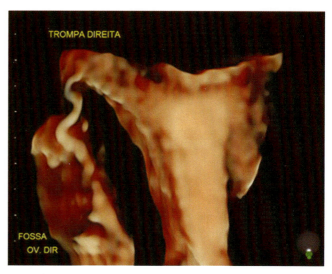

Figura 8.15 Sono-HSG com reconstrução 3D. Mesmo caso da figura anterior. Acúmulo de contraste na fossa ovárica direita e demonstração da trompa direita.

Técnica da 3D-sono-histerossalpingografia contrastada (3D-sono-HSG)

Baseamos nossa experiência na técnica da 3D-sono-HSG contrastada preconizada por Exacoustos e cols., Chan e cols. e Yanni e cols. A preparação da paciente e a colocação do cateter e do contraste são as mesmas descritas anteriormente. As aquisições são realizadas utilizando o equipamento GE Voluson E6 BT-13 (GE Heathcare, Zipf, Áustria) com transdutor volumétrico de 6 a 9MHz e *software* CCI.

Para a aquisição da área de interesse, o volume do bloco 3D deve ser o mais largo possível, tentando englobar o fundo uterino, no nível dos cornos e de ambos os ovários. O ângulo de 2D deve ser ajustado para 179 graus e o de 3D para 120 graus; qualidade de imagem: mid 1; direção: *up/down* e *threshold: low*. Se possível, faz-se a aquisição em um único bloco; no entanto, rotineiramente adquirimos blocos em separado de ambas as regiões anexiais. Pode-se solicitar que a paciente pare de respirar durante a aquisição, o que pode durar de 8 a 10 segundos.

A renderização da imagem, ou seja, a formação da imagem 3D, é feita com o modo de superfície (*surface mode*), na posição de cima para baixo (*up-down direction*), e os limites (*threshold*) são configurados de acordo com a passagem do contraste. Os ecos sem interesse são subtraídos com a ferramenta "Magicut". O uso de contrastes de alta definição (HD Live Mode) é habilitado e a direção da luz é ajustada para definição das fímbrias e acúmulo de contraste na fossa ovariana (**Figuras 8.15 a 8.17**).

Exacoustos e cols. demonstraram uma grande concordância dos resultados obtidos com o emprego do *software* CCI comparado com a laparoscopia e a cromotubabem, da ordem de 97%, e a consideraram uma técnica que suplanta a 2D-sono-HSG por ser menos dependente do operador. Em estudo de Kupersic e cols. Com a 3D-sono-HSG foram observados os seguintes índices: sensibilidade de 97,9%, especificidade de 100%, valor preditivo positivo de 97,9% e valor preditivo ne-

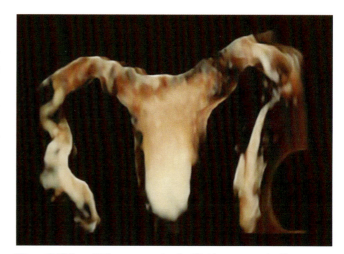

Figura 8.16 Sono-HSG com reconstrução 3D. Mesmo caso das Figuras 8.14 e 8.15. Pós-processamento utilizando *software* SonoVue®. Visibilização da trompa esquerda e extravasamento do contraste na fossa ovárica esquerda.

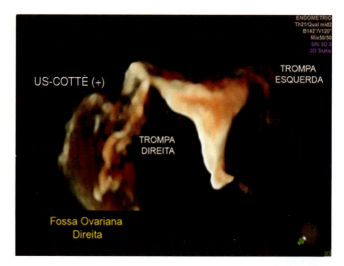

Figura 8.17 Sono-HSG com reconstrução 3D. Trompa direita bem individualizada nesta imagem. Observa-se o extravasamento do contraste para a fossa ovárica.

gativo de 100%, revelando-se discretamente superiores aos da 2D-sono-HSG, que foram de 93,6%, 97,3%, 98,2% e 97,3%, respectivamente.

Efeitos adversos da sono-histerossalpingografia contrastada

A sono-HSG contrastada é um procedimento ambulatorial bem tolerado pelas pacientes. Em uma série de 1.153 exames, Dessole e cols. relataram efeitos adversos em apenas 8,8% dos casos, dor moderada ou severa em 3,8%, sintomas vasovagais em 3,5%, náuseas em 1,0%, vômitos em 0,5% e febre em 0,8% das pacientes.

O uso do contraste SonoVue® é bastante difundido em cardiologia e oncologia, principalmente em tumores de fígado e tireoide, e seus efeitos adversos são bastante raros.

■ CONSIDERAÇÕES FINAIS

A avaliação da permeabilidade tubária é parte essencial da investigação propedêutica dos casais inférteis e um dos primeiros exames a serem solicitados. A HSG vem sendo utilizada há anos com essa finalidade. Já a sono-HSG para acessar a permeabilidade tubária tem se mostrado uma técnica factível, e sua acurácia pode ser melhorada com o emprego de Doppler pulsado e colorido. O emprego de contraste na sono-HSG melhora a visibilização de todo o trajeto tubário e a torna tão eficiente quanto a HSG radiológica. Tem a vantagem de possibilitar uma avaliação pormenorizada de patologias pélvicas relacionadas com a infertilidade e de outras comorbidades, pois apresenta altas sensibilidade e especificidade para detectar patologias intrauterinas, como miomas submucosos e intracavitários, pólipos e sinéquias, além de promover o diagnóstico prévio de situações que impeçam o exame, como gestação incipiente e hidrossalpinge.

A principal limitação da sono-HSG é a falta de informações sobre a morfologia e o aspecto endoluminar das tubas.

Os custos da sono-HSG e da HSG podem variar; no entanto, podem ser considerados semelhantes. Contudo, a sono-HSG pode ser considerada de melhor custo-benefício, uma vez que possibilita a avaliação completa de toda a pelve.

A sono-HSG em associação à 3D, ao contrário da HSG, é uma excelente ferramenta para o diagnóstico das anomalias müllerianas. Melhora a eficácia do estudo da permeabilidade, porém é uma ferramenta pouco acessível, assim como a laparoscopia e a cromotubagem.

Em virtude do excelente grau de concordância entre a sono-HSG, a HSG e a laparoscopia com cromotubagem, o National for Health and Clinical Excellence (NICE), da Inglaterra, tem recomendado a sono-HSG em associação ao contraste de segunda geração SonoVue® como um procedimento ambulatorial de primeira linha por ser adequado para a avaliação da permeabilidade de trompas naquelas mulheres que não são conhecidas por quaisquer comorbidades, como DIP anterior ectópica ou endometriose.

Leitura complementar

Adelusi B, al-Nuaim L, Makanjuola D, Khashoggi T, Chowdhury N, Kangave D. Accuracy of hysterosalpingography and laparoscopic hydrotubation in diagnosis of tubal patency. Fertil Steril 1995; 63(5):1016-20.

Benjaminov O, Atri M. Sonography of the abnormal fallopian tube. Am J Roentgenol 2004; 183(3):737-42.

Chan CCW, Ng EHY, Tang O-S, Chan KKL, Ho P-C. Comparison of three-dimensional hysterosalpingo-contrast-sonography and diagnostic laparoscopy with chromopertubation in the assessment of tubal patency for the investigation of subfertility. Acta Obstet Gynecol Scand 2005; 84(9):909-13.

De Sutter P. Rational diagnosis and treatment in infertility. Best Pract Res Clin Obstet Gynaecol 2006; 20(5):647-64.

Dialani V, Levine D. Ectopic pregnancy: a review. Ultrasound Q 2004; 20(3):105-17.

Exacoustos C, Di Giovanni A, Szabolcs B, Binder-Reisinger H, Gabardi C, Arduini D. Automated sonographic tubal patency evaluation with three-dimensional coded contrast imaging (CCI) during hysterosalpingo-contrast sonography (HyCoSy). Ultrasound Obstet Gynecol 2009; 34(5):609-12.

Exacoustos C, Di Giovanni A, Szabolcs B et al. Automated three-dimensional coded contrast imaging hysterosalpingo-contrast sonography: feasibility in office tubal patency testing. Ultrasound Obstet Gynecol 2013; 41(3):328-35.

Groszmann YS, Benacerraf BR. Complete evaluation of anatomy and morphology of the infertile patient in a single visit; the modern infertility pelvic ultrasound examination. Fertil Steril 2016; 105(6):1381-93.

He Y, Geng Q, Liu H, Han X. First experience using 4-dimensional hysterosalpingo-contrast sonography with SonoVue for assessing fallopian tube patency. J Ultrasound Med 2013; 32(7):1233-43.

JR R, YK Y, DB M. Comparison of real-time ultrasonography, hysterosalpingography and laparoscopy/hysteroscopy in the evaluation of uterine abnormalities and tubal patency. Fertil Steril 1986; 46(5):828-32.

Killick SR, Allison G, Parker P. The use of SonoVue for HyCoSy: UK experience to date. Ultrasound 2011; 19(1):6-10.

Kupesic S, Plavsic BM. 2D and 3D hysterosalpingo-contrast-sonography in the assessment of uterine cavity and tubal patency. Eur J Obstet Gynecol Reprod Biol 2007; 133(1):64-9.

Maheux-Lacroix S, Boutin A, Moore L et al. Hysterosalpingosonography for diagnosing tubal occlusion in subfertile women: A systematic review with meta-analysis. Hum Reprod 2014; 29(5):953-63.

Nannini R, Chelo E, Branconi F, Tantini C, Scarselli GF. Dynamic echohysteroscopy: a new diagnostic technique in the study of female infertility. Acta Eur Fertil 1981; 12(2):165-71.

O'Flynn N. Assessment and treatment for people with fertility problems: NICE guideline. Dr J Gen Pract 2014; 64(610):50-1.

Panchal S, Nagori C. Imaging techniques for assessment of tubal status. J Hum Reprod Sci 2014; 7(1):2-12.

Richman TS, Viscomi GN, DeCherney A, Polan ML, Alcebo LO. Fallopian tubal patency assessed by ultrasound following fluid injection. Work in progress. Radiology 1984; 152(2):507-10.

Romaniuk A, Gyryavenko N, Lyndin M, Romaniuk S, Starkiv M, Slobodyan G. A rare case of tuberculous salpingitis. Interv Med Appl Sci 2016; 8(3):131-4.

Sakhel K, Benson CB, Platt LD, Goldstein SR, Benacerraf BR. Begin with the basics. J Ultrasound Med 2013; 32(3):381-8.

Sam JW, Jacobs JE, Birnbaum B a. Spectrum of CT findings in acute pyogenic pelvic inflammatory disease. RadioGraphics 2002; 22:1327-34.

Simpson WL, Beitia LG, Mester J. Hysterosalpingography: a reemerging study. RadioGraphics 2006; 26(2):419-31.

Soliman AA, Shaalan W, Abdel-Dayem T et al. Power Doppler flow mapping and four-dimensional ultrasound for evaluating tubal patency compared with laparoscopy. Eur J Obstet Gynecol Reprod Biol 2015; 195:83-7.

Thut DP, Morrow MS, Moore CC. Imaging of female pelvic emergencies. Semin Ultrasound, CT MRI 2017; 1-17.

Timor-Tritsch IE, Lerner JP, Monteagudo A, Murphy KE, Heller DS. Transvaginal sonographic markers of tubal inflammatory disease. Ultrasound Obstet Gynecol 1998; 12(1):56-66.

Rogério Augusto Pinto da Silva

CAPÍTULO **9**

Avaliação Ecográfica das Massas Pélvicas de Origem Não Ginecológica

■ INTRODUÇÃO

Na pelve feminina, além de útero e ovários, encontram-se diversas outras estruturas anatômicas – ossos, músculos, nervos, vasos sanguíneos e linfáticos, linfonodos, alças do intestino delgado e grosso, bexiga, ureteres, além do peritônio visceral e parietal, todas passíveis de alterações que podem ser evidenciadas pela ultrassonografia transabdominal suprapúbica (USTA) ou transvaginal (USTV), as quais apresentam vantagens e desvantagens (**Quadro 9.1**).

Quadro 9.1 Vantagens e desvantagens da ultrassonografia transabdominal e transvaginal

Método	Vantagens	Desvantagens
Ultrassonografia transabdominal	Maior campo de visão Pode ser realizada em crianças e mulheres virgens	Necessita de enchimento vesical Menor resolução, especialmente em caso de obesidade Bloqueio por gases e fezes intestinais
Ultrassonografia transvaginal	Melhor resolução Permite palpação dirigida Doppler com maior sensibilidade Realizada com bexiga vazia	Menor penetração Campo visual limitado Não pode ser realizada em mulheres virgens, crianças ou em pós-operatório ginecológico imediato Desconforto Opção: US transretal ou transperineal

Doenças dos órgãos pélvicos costumam levar a mulher inicialmente ao ginecologista e podem ser confundidas com doenças ginecológicas. Esse equívoco pode ser apontado pela ultrassonografia, a qual, se não for resolutiva, pode pelo menos indicar a melhor sequência de exames para se chegar ao diagnóstico. Neste capítulo serão listadas algumas das doenças pélvicas não ginecológicas mais comuns e seus aspectos ultrassonográficos.

■ TRATO GASTROINTESTINAL
Sinal da assinatura intestinal

O ultrassonografista deve conhecer o sinal da assinatura intestinal – aspecto característico da parede intestinal presente em todo o tubo gastrointestinal e composto por cinco camadas superpostas (**Quadro 9.2**).

O conhecimento da assinatura intestinal é útil para reconhecer estruturas normais ou patológicas originadas no intestino ou quando há comprometimento por destruição da parede intestinal.

Quadro 9.2 Estrutura de camadas da parede intestinal: assinatura intestinal

Camada	Ecogenicidade
Mucosa superficial	Ecogênica
Muscularis mucosae	Hipoecogênica
Submucosa	Ecogênica
Muscular própria	Hipoecogênica
Serosa	Ecogênica

Apêndice cecal

O apêndice cecal é a única víscera abdominal cuja posição não é fixa, podendo situar-se desde o flanco esquerdo até a pelve, onde inflamação pode ser confundida com doença inflamatória pélvica, infecção urinária ou diverticulite. Inicialmente, a inflamação está circunscrita à parede apendicular – nessa fase, a dor é vaga, situada na região epigástrica ou mesogástrica, sendo do tipo visceral em cólica (**Figura 9.1A e B**). Algumas horas depois, a inflamação costuma atingir o peritônio parietal, e o paciente pode localizá-la com maior precisão. Entretanto, quando a ponta do apêndice se situa na pelve, essa localização fica prejudicada e a dor com frequência continua mais vaga, embora localizada na pelve.

A USTA pode evidenciar o apêndice cecal, mas costuma ser limitada em razão da distensão gasosa intestinal, que pode ocorrer na apendicite, e pela incapacidade de o paciente ingerir água e encher a bexiga. O diagnóstico, nesse caso, exigirá abordagem por USTV, a qual apresenta melhor resolução e não sofre limitações por gases intestinais.

A apendicite é resultado da obstrução da luz apendicular por edema ou fecalito (**Figura 9.1E**), o que irá levar, nas fases iniciais da inflamação, a alterações parietais, como espessamento com estratificação exagerada, com reforço da nitidez das camadas parietais, cuja espessura ultrapassa 3 a 4mm. O diâmetro aumenta, ultrapassando 6mm. Quando obstruído, o apêndice não se deforma durante a compressão dirigida, o que fecha o diagnóstico de apendicite aguda (**Figura 9.1C**).

Essas alterações são mais nítidas na extremidade distal e acompanhadas de espessamento ecogênico da gordura periapendicular, que é bastante doloroso durante a palpação dirigida. Após essa fase inicial, a inflamação pode regredir, os sintomas podem melhorar espontaneamente e a condição, se diagnosticada, será considerada como crise apendicular. Caso contrário, a inflamação irá progredir e a luz irá distender, levando a pontos de perfuração na parede com extravasamento de conteúdo infectado para o peritônio, o qual irá reagir com bloqueio pelo mesentério, omento, alças intestinais ou ovário e útero, formando gradualmente o abscesso apendicular, ou seja, coleção de líquido turvo envolta por tecido adiposo hiperecogênico e hiperemiado ao Doppler (**Figura 9.1F e G**).

Caso a perfuração seja grande, o apêndice pode se esvaziar e não ser identificado por nenhum método de imagem. Diversos estudos têm demonstrado que a ultrassonografia é mais confiável para o diagnóstico de apendicite do que para sua exclusão, ou seja, um exame negativo não pode afastar com segurança a hipótese diagnóstica de apendicite, demandando, nesses casos, outros métodos diagnósticos, como tomografia computadorizada (TC) ou ressonância nuclear magnética (RNM). A esta última deve ser dada a preferência nos casos de pacientes grávidas por não envolver radiação ionizante.

A apendicite aguda ocorre mais frequentemente em crianças e adultos jovens, motivo pelo qual se deve usar inicialmente o ultrassom, apesar de seu desempenho variar conforme a experiência do examinador e o tipo de equipamento usado (equipamento portátil *point-of-care versus* máquinas mais robustas), evitando a exposição desnecessária à radiação em vários casos. Dentre os principais diagnósticos diferenciais da apendicite aguda estão o infarto (torção) omental, que deve ser suspeitado na presença de massa hiperecogênica dolorosa sem alteração intestinal, a apendagite epiploica (veja adiante), a trombose venosa mesentérica, a diverticulite cecal e os tumores do apêndice.

A *mucocele do apêndice* constitui moléstia perigosa e que é facilmente confundida com cisto anexial. Sua rotura pode levar ao pseudomixoma peritoneal, doença grave que acarreta grande e prolongado sofrimento ao paciente. Quando íntegra, apresenta-se como formação cística em forma de salsicha, envolta por parede estratificada com um vértice direcionado para a região cecal (**Figura 9.2A a E**). Ao perfurar, dá origem ao pseudomixoma peritoneal, doença grave caracterizada por uma ou mais coleções semilíquidas, repletas de mucina, contendo material sólido semelhante a septos grosseiros, que se dissemina pelo peritônio, ocasionando síndrome compartimental, aderências interalças etc. (**Figura 9.2F**).

O *carcinoide do apêndice* constitui tumor mais raro, porém de maior gravidade. Pode ser encontrado somente no estudo anatomopatológico após ressecção. À ultrassonografia, observam-se alterações parietais semelhantes às da apendicite aguda com espessamento hipoecoide da parede, bem como espessamento hiperecogênico da gordura periapendicular. Entretanto, os pacientes apresentam queixas arrastadas, usualmente por mais de 1 semana, por vezes por semanas ou meses. A presença de linfonodos globosos acentuadamente hipoecoides envoltos por gordura mesentérica ou do mesoapendicular também deve levantar essa suspeita.

Cólon sigmoide e reto

O cólon sigmoide pode ser identificado não apenas pela assinatura intestinal na fossa ilíaca esquerda (FIE), mas por conter fezes hiperecogênicas com sombra posterior envoltas por parede intestinal formada por camadas hiper e hipoecogênicas superpostas. Contíguo ao cólon descendente, passa pela fossa ilíaca esquerda, podendo chegar ao quadrante inferior direito em alguns pacientes, onde sofre flexura para dar origem ao reto, cujo aspecto é semelhante. A parede retal normal mede até 5mm de espessura. A gordura intestinal é fracamente ecogênica e indolor, deformando-se durante a compressão dirigida.

Os *pólipos intestinais* podem ser visibilizados ao ultrassom como estruturas sólidas, frequentemente hipoecoicas, na luz intestinal, vascularizadas ao Doppler por perfusão interna após injeção de contraste por microbolhas. Esse achado torna possível diferenciá-los do conteúdo intestinal, que não mostra vasos (**Figura 9.3**).

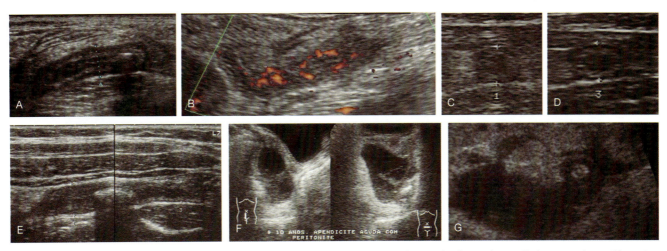

Figura 9.1 Apendicite aguda e suas complicações. **A** Fase inicial da apendicite aguda, realçando camadas da parede apendicular, que se tornou hipoecoica. **B** Doppler colorido mostrando hiperemia da parede. **C** Imagem basal. **D** Compressão com o transdutor, mostrando ausência de deformação do apêndice cecal, o que é indicativo de obstrução – primeiro passo para a inflamação. **E** Apendice inflamado contendo fecalito. **F** Abscesso pélvico em menina com apendicite aguda. **G** Abscesso apendicular. Observe perfuração na parede e coleção turva junto ao apêndice cecal.

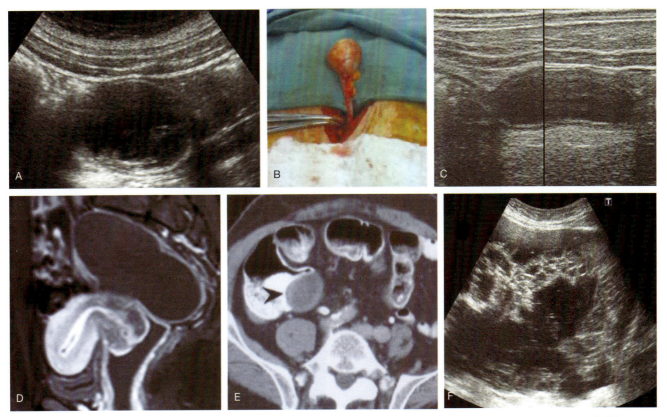

Figura 9.2A Mucocele do apêndice cecal: estrutura cistiforme com vegetações parietais aderida ao ceco. **B** Cirurgia da estrutura mostrada em **A**. **C** Outra mucocele do apêndice com aspecto em salsicha; quando visibilizada na pelve, pode ser confundida com cisto anexial. **D** RNM sagital de estrutura cística pélvica retrouterina, cuja extremidade superior termina no ceco (**E**), configurando volumosa mucocele do apêndice cecal. (Caso cedido pelo Prof. Dr. Luis Ronan M. F. Souza.) **F** Pseudomixoma peritoneal: complicação mais temível da mucocele do apêndice rompida: aglomerações peritoneais de formações líquidas ou semilíquidas com áreas sólidas de permeio semelhantes a septos espessos, condicionando síndrome compartimental.

Divertículos cólicos não complicados podem ser reconhecidos como pequenas formações saculares hiperecogênicas exofíticas junto ao cólon e envoltas por tecido adiposo. São mais frequentes no cólon sigmoide, mas podem estar presentes em outros segmentos. A *diverticulite aguda* constitui condição frequente em adultos com mais de 50 anos de idade, embora possa ser encontrada a partir dos 20 anos. Decorre da perfuração diverticular, seguida por contaminação da cavidade abdominal por fezes e combatida mediante bloqueio da gordura pericólica, que se espessa e fica hiperecogênica, dolorosa e hiperemiada ao Doppler (**Figura 9.3C a G**).

A parede subjacente se encontra espessada e hipoecoica, levando, por vezes, ao diagnóstico diferencial com tumor colônico. O conjunto é muito doloroso à palpação dirigida. Quando a inflamação toca o peritônio parietal, o paciente é capaz de localizá-la com maior precisão. Perfurações maiores levam à formação de coleções na cavidade abdominal (**Figura 9.3H a J**). Caso o bloqueio falhe ou a perfuração seja grande e aguda, o conteúdo fecal extravasado atingirá a cavidade abdominal e poderá produzir peritonite aguda difusa, condição muito grave (**Quadro 9.3**).

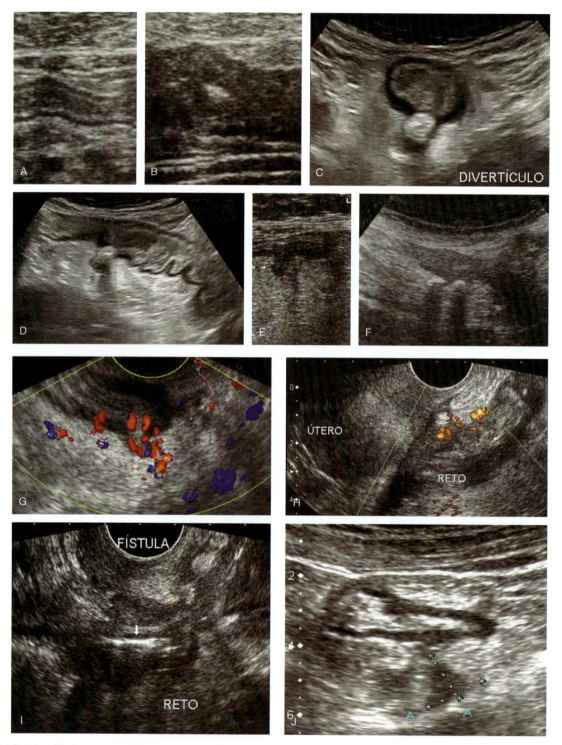

Figura 9.3A Cólon sigmoide discretamente inflamado, realçando estratificação da parede. **B** Em outra região do cólon do mesmo paciente observam-se alterações inflamatórias mais intensas, condicionando aumento da espessura parietal com moderada hipoecogenicidade. Cortes transversal (**C** e **E**) e longitudinal (**D** e **F**) do cólon sigmoide evidenciando diverticulite aguda: observa-se divertículo volumoso se projetando da parede posterior do cólon, circundado por tecido adiposo inflamado, espessado e hiperecogênico. **G** Em outro paciente com diverticulite aguda, evidencia-se hiperemia no mapeamento com Doppler colorido em USTV. **H** e **I** USTV em paciente com diverticulite aguda com abscesso pericólico – observe gases extraluminais circundados por líquido turvo. **J** Outro paciente com abscesso pericólico circundado por tecido adiposo inflamatório.

Quadro 9.3 Classificação de diverticulite aguda

Estágio 1a	Flegmão (inflamação localizada)
Estágio 1b	Diverticulite com abscesso pericólico ou mesentérico
Estágio 2	Diverticulite com abscesso pélvico com parede definida
Estágio 3	Diverticulite com peritonite purulenta generalizada
Estágio 4	Diverticulite com peritonite fecal generalizada

A diverticulite aguda nos estágios 1 e 2 pode ser diagnosticada tanto por meio da USTA como por USTV, que irá evidenciar as alterações parietais e da gordura pericólica. Já os estágios 3 e 4 necessitam de avaliação por TC e cirurgia urgente.

A *apendagite epiploica* ou epiploíte apresenta quadro clínico semelhante ao da diverticulite aguda quando ocorre na fossa ilíaca esquerda; quando ocorre no quadrante inferior direito, lembra apendicite, embora com dor de menor intensidade, mas que o paciente é capaz de localizar com precisão, pois o tecido inflamado toca o peritônio parietal. Somente por essa característica é possível estabelecer o diagnóstico ecográfico, que deve ser direcionado para o local da dor, onde o ultrassonografista poderá perceber um nódulo ecogênico com características adiposas aderido à parede abdominal, ou seja, imóvel durante a respiração (**Figura 9.4A e B**). A parede intestinal subjacente conserva-se normal.

A *colite isquêmica* constitui outra condição inflamatória frequente em pacientes idosos. Trata-se de doença da microcirculação na parede colônica, usualmente da metade esquerda do cólon, ocasionando hematoquezia, dor abdominal e diarreia. A forma gangrenosa, com alta mortalidade, ocorre em cerca de 15% dos casos; a forma não gangrenosa será observada na grande maioria dos pacientes. O diagnóstico definitivo frequentemente será realizado por colonoscopia. À ultrassonografia, observa-se parede abdominal espessada, hipoecoica, mas com estratificação preservada, dolorosa à palpação dirigida, com mais de 10cm de comprimento (**Figura 9.3B**). Em cerca de metade dos pacientes também são observadas alterações da gordura pericólica, além de líquido livre na cavidade. Esses achados são isoladamente inespecíficos e devem ser cotejados com o quadro clínico e acompanhados até a resolução do quadro.

A *retocolite ulcerativa* se caracteriza por leve espessamento parietal associado a estratificação exagerada da parede em pacientes com dor abdominal e sangramento nas fezes (**Figura 9.4B**). Ao contrário da doença de Crohn, acomete somente a mucosa e a submucosa do cólon.

O cólon sigmoide e o reto são sede frequente de *tumores* sólidos (em especial o adenocarcinoma), que se apresentam à ultrassonografia como áreas de espessamento hipoecoico sólido, em geral indolor ou pouco doloroso, circundado por tecido adiposo espessado, por vezes contendo linfonodos globosos hipoecoicos (**Figura 9.5**). No caso de tumores complicados por perfuração intestinal, o quadro clínico e ultrassonográfico poderá ser confundido com diverticulite aguda. Ao se suspeitar de tumor, deve-se avaliar o restante do abdome, procurando sinais de metástases linfonodais ou hepáticas.

Intussuscepção retal, retocele (**Figura 9.4B**) e enterocele se caracterizam por abaulamento no períneo ou na parede vaginal posterior. Ocorrem em cerca de 4% das pacientes com queixas uroginecológicas ou sintomas defecatórios. O diagnóstico é realizado por defecografia radiológica ou por RNM, mas a ultrassonografia pode levantar a suspeita dessa condição ao se observar deslocamento da parede retal para o períneo durante manobra de Valsalva.

Os *fecalomas* produzem massas palpáveis de difícil reconhecimento ecográfico, pois o examinador verá somente uma linha ecogênica com sombra acústica posterior na linha média, posteriormente à bexiga (**Figura 9.4C**). Se não fizer o exame físico, não compreenderá o que está vendo. Esse aspecto não deve ser confundido com o de corpo estranho, que também é hiperecogênico com sombra acústica posterior, porém bastante irregular com linhas superpostas entremeadas com líquido (**Figura 9.4D**).

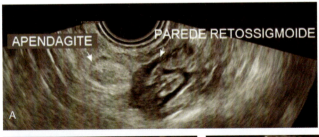
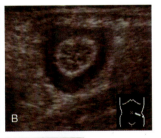
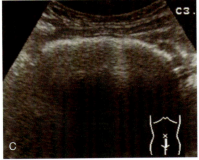
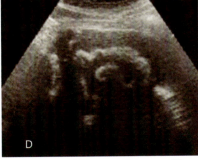

Figura 9.4 Apendagite epiploica. **A** USTV evidencia nódulo adiposo hiperecogênico adjacente ao retossigmoide. **B** Retocolite ulcerativa: espessamento da parede colônica com realce da estratificação. **C** Fecaloma retal: massa sólida hiperecogênica produzindo sombra acústica posterior. **D** Corpo estranho (compressa) em cavidade abdominal: estrutura hiperecogênica projetando sombra acústica posterior, circundada por líquido turvo.

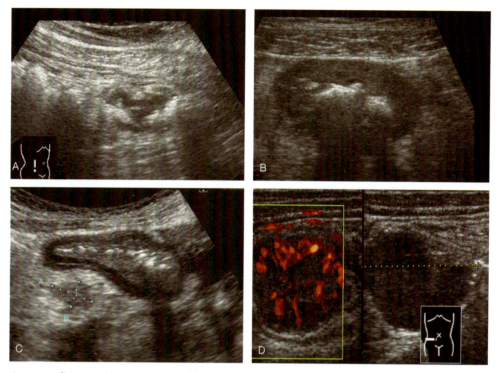

Figura 9.5A Pequeno tumor em cólon ascendente: espessamento hipoecoico segmentar sem alteração pericólica e sem dor. **B** Tumor colônico em outro paciente: acentuado espessamento hipoecoico comprometendo todas as camadas da parede intestinal e envolvendo lúmen com gases. **C** Tumor colônico mais avançado e extenso com linfonodo pericólico metastático. **D** Pólipo intestinal – o Doppler confirma que se trata de estrutura sólida intraluminal.

Intestino delgado

Dentre as moléstias que podem acometer o intestino delgado e que podem ser confundidas com patologia pélvica, destacam-se o *divertículo de Meckel* e o cisto de duplicação intestinal. O primeiro é a anomalia congênita mais comum do intestino delgado, ocorrendo em cerca de 2% da população e sendo assintomático na grande maioria dos casos. Consiste na degeneração fibrosa da extremidade umbilical do ducto onfalomesentérico, o que leva ao encistamento da extremidade intestinal, ocorrendo sempre na borda antimesentérica do intestino.

O divertículo de Meckel pode complicar-se com hemorragia, obstrução intestinal, inflamação, perfuração ou neoplasia. Sua parede contém todas as estruturas usualmente observadas e, portanto, apresenta aspecto e estratificação semelhantes aos da parede intestinal normal (**Figura 9.6A e B**). Quando visível ao ultrassom, apresenta aspecto sólido ou cístico com parede intestinal visível ligado ao intestino no quadrante inferior direito (**Figura 9.6A e B**). A persistência do ducto onfalomesentérico se manifesta como secreções na cicatriz umbilical, podendo ser visibilizada como linha hipoecoica entre esta e o íleo distal (**Figura 9.6C**).

O *cisto de duplicação intestinal* também apresenta parede com estratificação evidente com padrão intestinal envolvendo quantidade variável de líquido. O tipo ileal pode ocorrer na pelve e ser confundido com cisto anexial. A identificação da assinatura intestinal na parede torna possível sua identificação correta.

Dentre as doenças inflamatórias, destaca-se a *doença de Crohn* (**Figura 9.7**), que pode acometer qualquer segmento intestinal, mas com predileção pelo íleo distal. Trata-se de doença inflamatória crônica grave que durante períodos de atividade evolui com fístulas e abscessos, podendo comprometer outras vísceras, como bexiga, ureter, parede abdominal etc. A parede intestinal, durante a atividade da doença, encontra-se completamente alterada da mucosa até a serosa e o mesentério adjacente, tornando-se espessada e hipoecogênica ao ultrassom com hiperemia evidente ao Doppler.

Podem ser observados abscessos mesentéricos ou interalças intestinais, fístulas variadas e linfonodomegalia. O diagnóstico diferencial com tuberculose ou paracoccidioidomicose pode ser difícil, necessitando biópsia. Embora a ultrassonografia seja útil para avaliação inicial, seguimento e drenagens percutâneas, a enterografia por TC ou RNM é necessária para avaliação mais completa e estadiamento da doença. A doença de Crohn pode acometer o apêndice cecal, assumindo um aspecto por imagem indistinguível da apendicite aguda. Entretanto, esses pacientes frequentemente cursam com queixas crônicas, por vezes com anos de evolução, o que deve levantar a suspeita do médico de que não se trata de um mero quadro agudo, mas de acutização de doença crônica.

Tumores de intestino delgado são bastante raros. Ecograficamente, apresentam-se como infiltração hipoecoica da parede, levando a apagamento das camadas, usualmente sem dor, podendo condicionar semiobstrução intestinal ou obstrução completa do intestino (**Figura 9.9C**).

CAPÍTULO 9 ■ Avaliação Ecográfica das Massas Pélvicas de Origem Não Ginecológica

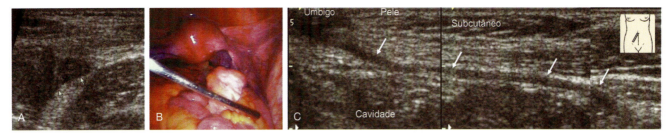

Figura 9.6A Ecograma do quadrante inferior direito mostrando pequena estrutura com aspecto intestinal, terminando em fundo cego, aderida ao íleo distal (*setas*), compatível com divertículo de Meckel, confirmado por ressecção cirúrgica (**B**). **C** Persistência de ducto onfalomesentérico (linha hipoecoica marcada por setas) se estendendo da cicatriz umbilical até o íleo distal na fossa ilíaca direita.

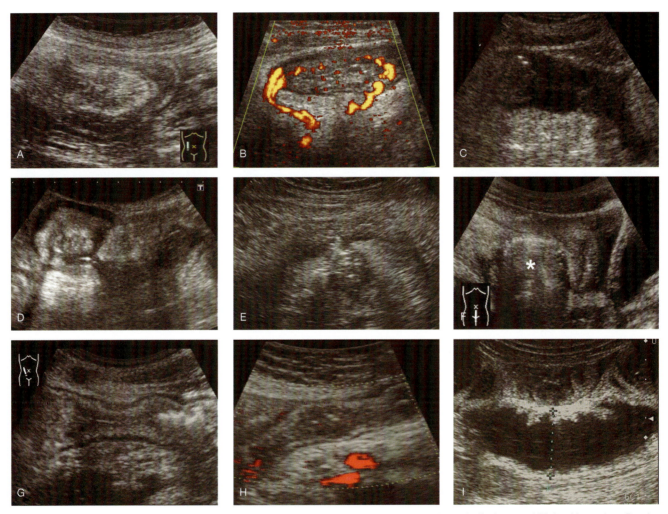

Figura 9.7 Doença de Crohn. **A** e **B** Alterações inflamatórias leves ou iniciais com espessamento da parede e redução da ecogenicidade e hiperemia ao Doppler. **C** Inflamação acentuada com apagamento da estratificação parietal substituída por tecido inflamatório hipoecogênico associado a espessamento inflamatório do mesentério. Fístula interalças (**D**) e fístula mesentérica (**E**) da doença de Crohn em atividade. **F** Coleção mesentérica contendo gases (*) em decorrência de fístula intestinal. **G** e **H** Alterações crônicas da fase de remissão com redução do lúmen por parede espessada, predominantemente ecogênica, sem hiperemia ao Doppler, condicionando dilatação de alças a montante com peristalse aumentada (**I**).

Na *enterite* observa-se discreto espessamento da parede intestinal, em especial da camada hipoecoica intermediária, em virtude do predomínio do tecido linfoide. Associa-se linfonodomegalia mesentérica com os linfonodos permanecendo fusiformes, regulares, hiperemiados e com hilo presente e centralizado (**Figura 9.8**).

Os *linfomas* podem se manifestar como massas mesentéricas hipoecoicas volumosas envolvendo os vasos mesentéricos (**Figura 9.9C**). Quando envolvem o intestino, podem conter focos gasosos internos com aspecto hiperecogênico com artefato em cauda de cometa (**Figura 9.9E**). Em geral, devem ser incluídas no diagnóstico diferencial doenças granulomatosas, como a micobacteriose e a paracoccidioidomicose. O diagnóstico definitivo exige biópsia e estudo imuno-histoquímico.

Dentre os *sarcomas intestinais*, assumem importância os GIST (tumor do estroma gastrointestinal), que podem ocorrer em qualquer ponto do sistema digestório, mas que são mais frequentes no estômago (até 70% dos casos). Cerca de 20% a 25% ocorrem no intestino delgado e 5% no ânus e reto. Têm origem na camada muscular própria. Quando pequenos, são hipoecogênicos (**Figura 9.9B**), mas usualmente são descobertos em fase avançada, quando formam grandes massas heterogêneas com áreas predominantemente ecogênicas entremeadas a áreas hipoecoicas ou císticas. O diagnóstico por imuno-histoquímica é essencial para o tratamento oncológico correto.

Lipossarcomas constituem tumores raros que se manifestam como massas indolores volumosas, agressivas, frequentemente com áreas líquidas associadas a componente sólido (**Figura 9.9A**). Quando ocorrem na cavidade abdominal, constituem importante desafio para seu tratamento em razão da dificuldade de ressecção completa e das recidivas frequentes.

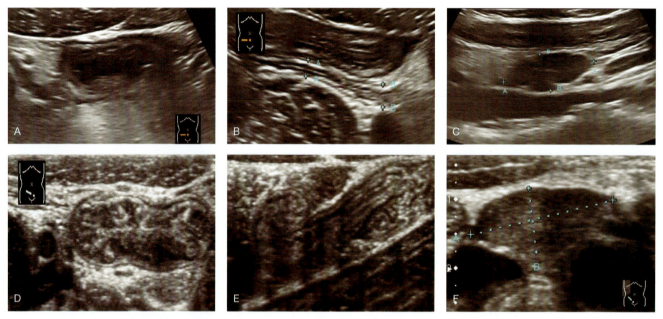

Figura 9.8 Enterite e linfonodomegalia mesentérica inflamatória em dois pacientes. **A**, **B**, **D** e **E** Íleo distal com parede espessada e algo hipoecoica, mas com estratificação preservada. Em **B** se visibiliza o apêndice cecal normal posteriormente ao íleo. **C** e **F** mostram linfonodos inflamatórios hipoecoicos com hilo central levemente apagado.

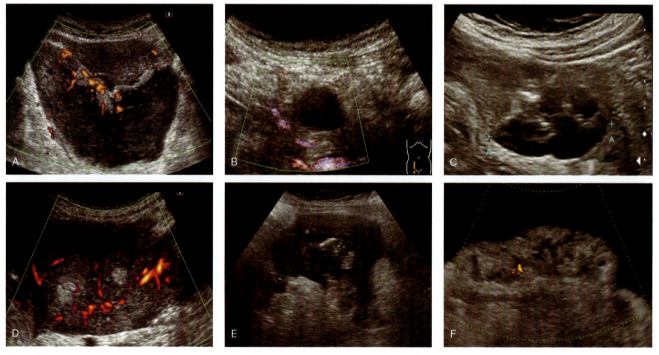

Figura 9.9 Tumores abdominais. **A** Lipossarcoma com áreas líquidas turvas envolvendo áreas sólidas vascularizadas. **B** GIST cecal. **C** Adenocarcinoma de intestino delgado. **D** Linfoma mesentérico envolvendo vasos mesentéricos superiores. **E** Linfoma intestinal. **F** Carcinomatose peritoneal: infiltração omental.

Trato urinário

Patologias pélvicas podem comprometer o ureter, obstruí-lo e levar à *hidronefrose*, motivo pelo qual se deve proceder ao exame renal na presença de massas ovarianas ou uterinas. A hidronefrose se manifesta como dilatação dos cálices com a base voltada para as pirâmides renais, contíguas à pelve renal, que aos poucos se afina inferiormente em direção ao ureter (**Figura 9.10B e C**). Não deve ser confundida com cistos do seio renal, que são fechados, não se comunicam entre si e não tocam nas pirâmides renais, sendo envoltos pela gordura do seio renal.

O Doppler colorido ou a ultrassonografia contrastada por microbolhas identificam os vasos renais (**Figura 9.10D e E**). A presença de hidronefrose unilateral em paciente com dor abdominal aguda pode indicar a ocorrência de cálculo/cólica renal. O ureter deve ser examinado em busca de imagem de cálculo, a qual costuma ser encontrada nos três pontos mais críticos para sua passagem: a junção ureteropélvica (JUP), o cruzamento com os vasos ilíacos e a parede vesical (**Figura 9.15D**). Na ausência de dor, deve-se suspeitar de refluxo vesicoureteral ou obstrução crônica, como, por exemplo, por neoplasia (**Figura 9.15E**).

A familiaridade do ultrassonografista com o aspecto renal possibilitará o diagnóstico de *rim ectópico pélvico* ao não encontrar o rim em sua loja anatômica. Rins ectópicos frequentemente se associam à má rotação e, portanto, a distorções anatômicas. Também podem estar relacionados com outras malformações do trato urinário. Podem conter cistos ou cálculos do mesmo modo que os rins tópicos. O uso do Doppler pode ajudar em virtude da abundância de vasos renais. *Rins transplantados* são colocados na fossa ilíaca e ligados aos vasos ilíacos. Seu aspecto não oferece dificuldades para o diagnóstico, exceto quando atróficos, os quais podem simular massas hipoecoicas com focos calcificados.

Na *doença renal policística do adulto*, os rins atingem grandes volumes, podendo chegar até a pelve e simular massa cística pélvica. O exame, portanto, deve incluir a avaliação das fossas ilíacas e dos flancos, que irá evidenciar mais cistos renais (**Figura 9.10H e I**).

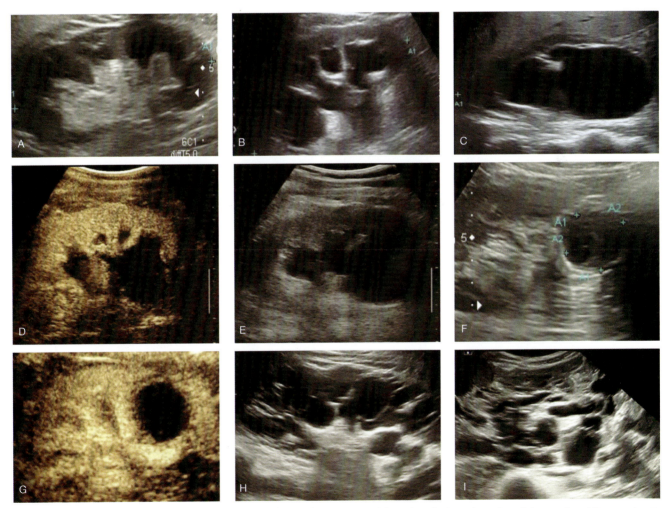

Figura 9.10A Rim normal: córtex com média ecogenicidade envolvendo pirâmides hipoecogênicas, circundando o seio renal ecogênico, exceto no hilo, por onde passam vasos e a pelve renal. **B** Hidronefrose moderada com arredondamento dos cálices. **C** Hidronefrose avançada com grande distensão de cálices e pelve e redução da espessura do parênquima corticomedular. **D** e **E** Cistos do seio renal se destacam no exame contrastado por microbolhas, as quais ficam restritas à microcirculação e, portanto, não aparecem no interior dos cistos. **F** Cisto renal com parede espessa e conteúdo misto. À ultrassonografia contrastada por microbolhas (**G**), evidencia-se ausência de perfusão interna ou nódulos parietais – cisto hemorrágico. **H** e **I** Doença renal policística do adulto. Múltiplos cistos com diversos tamanhos em todo o rim.

A *bexiga* deve ser examinada durante a avaliação pélvica por qualquer via (USTA, USTV, translabial e transretal). As medidas do diâmetro, em centímetros, multiplicadas por 0,52 fornecem a estimativa de seu volume. A bexiga é considerada repleta quando contém 240 a 570cm³; volumes menores ou maiores prejudicam a avaliação do resíduo pós-miccional.

Não existe consenso sobre o volume vesical pós-miccional normal. Em geral, volumes ≥ 80 a 100cm³ devem ser relatados, pois se associam a infecção urinária recorrente, incontinência urinária, bexiga hiperativa, esclerose múltipla e prolapso de órgãos pélvicos. A estimativa do volume vesical inicial e pós-miccional deve ser realizada antes e após o tratamento cirúrgico ou farmacológico dessas condições (**Figura 9.11A**).

A parede vesical pode chegar a medir entre 3 e 5mm quando a bexiga está repleta, sendo lisa, uniforme, com pelo menos três camadas superpostas, envolvendo lúmen vesical anecoico. Após a micção, sua espessura pode atingir 7mm. Hiperatividade do detrusor deve ser suspeitada quando se observam contrações frequentes da parede durante a fase de enchimento vesical.

A parede vesical deve ser examinada preferencialmente com a bexiga repleta, porém não excessivamente. Interrupções na linha da parede podem ser decorrentes da presença de divertículos ou fístulas (**Figura 9.14B**). O espessamento difuso da parede pode ser ocasionado pela bexiga de esforço, na qual se observam diversas irregularidades na face interna (**Figura 9.11C**), obstrução da via de saída, cistite infecciosa ou decorrente de radioterapia (**Figura 9.11B**).

A bexiga de esforço e a bexiga neurogênica se associam com frequência aos divertículos vesicais, facilmente reconhecidos como estruturas semelhantes a cistos contíguas à luz vesical (**Figura 9.11D**). Casos graves e crônicos frequentemente levam à dilatação ureteral por refluxo.

Dentre as causas de espessamento focal estão os diversos tumores vesicais (de células escamosas, adenocarcinoma, linfoma, leiomioma e tumores neurogênicos), endometriose (**Figura 9.13A**) e cistite glandular (**Figura 9.13D**), alguns dos quais se apresentam como pólipos (**Figura 13B, C e E**). A ultrassonografia tridimensional, bem como a contrastada por microbolhas, tem se mostrado superior à convencional na avaliação de tumores vesicais. O exame negativo não pode afastar com segurança possíveis tumores na bexiga, especialmente em pacientes de alto risco (fumantes etc.).

Na luz vesical podem ser visibilizados cálculos com seu aspecto ecográfico característico, cuja confirmação exige sua movimentação durante as mudanças de decúbito (**Figura 9.12B**). Em caso de infecção urinária ou hematúria macroscópica, podem ser observados pequenos focos ecogênicos flutuantes; entretanto, esse achado não deve ser considerado significativo na ausência de alterações do sedimento urinário. Entretanto, quando o sedimento é abundante, deve ser relatado (**Figura 9.12C**). Alguns aparelhos são pródigos em produzir artefatos na luz vesical, os quais usualmente se estendem além dos limites da bexiga e não sofrem mudanças com o decúbito (**Figura 9.12D**).

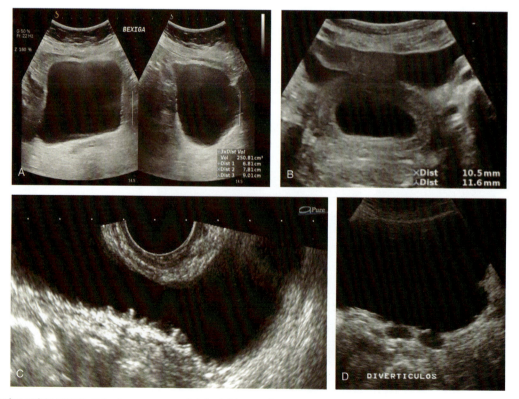

Figura 9.11A Bexiga repleta normal: cortes transverso e sagital. Conteúdo anecoico envolto por parede ecogênica regular medindo até 5mm de espessura. **B** Cistite actínica: parede espessada e hipoecogênica com estratificação exagerada. **C** Bexiga de esforço em USTV – parede espessada e trabeculada. **D** Divertículos vesicais se projetando na parede posterior.

CAPÍTULO 9 ▪ Avaliação Ecográfica das Massas Pélvicas de Origem Não Ginecológica 119

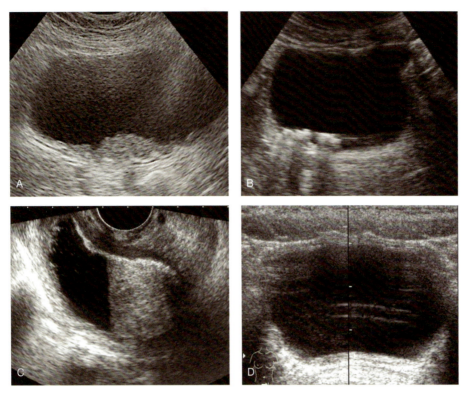

Figura 9.12 Alterações do conteúdo vesical. **A** Depósito de material ecogênico que se move após mudança de decúbito, o qual pode corresponder a piúria ou hematúria. **B** Litíase vesical: aspecto típico de cálculos: hiperecogênicos com sombra posterior. **C** Cistite hemorrágica: depósito hemático na bexiga em USTV. **D** Artefato: falsos ecos no interior da bexiga.

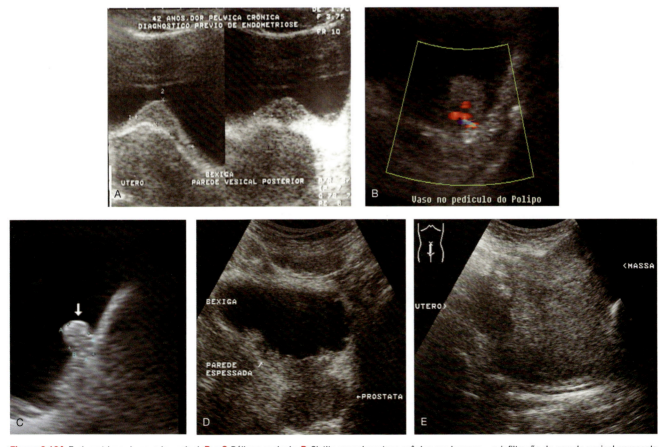

Figura 9.13A Endometriose de parede vesical. **B** e **C** Pólipos vesicais. **D** Cistite granulomatosa crônica em homem – a infiltração da parede vesical apresenta limites indefinidos em relação à próstata. **E** Tumor vesical infiltrando toda a luz

A *bexiga* se situa anteriormente ao útero e à vagina e posteriormente à sínfise púbica. Durante a manobra de Valsalva, pode-se avaliar seu deslocamento caudal do assoalho vesical e da *uretra* através do exame translabial (**Figura 9.14A**), bem como estimar deformidades da uretra, diferenciar diversos tipos de prolapso e avaliar causas de incontinência urinária, bem como estabelecer o diagnóstico diferencial com cistocele (**Figura 9.14D**), cistos vaginais, divertículo uretral e intussuscepção retal.

A uretra costuma se deslocar de 20 a 30mm durante a manobra de Valsalva, não existindo consenso sobre o limite normal de deslocamento. Entretanto, a ausência de deslocamento significativo (hipomotilidade) contraindica o tratamento cirúrgico com *sling* em virtude do alto índice de falha (até quatro vezes em relação às pacientes com hipermotilidade). A USTV ou a ultrassonografia translabial pode ser utilizada na avaliação pós-cirúrgica, pois os implantes artificiais são facilmente evidenciados como estruturas lineares hiperecogênicas, as quais, para serem eficazes, devem cobrir pelo menos 50% do comprimento uretral. Os piores resultados do *sling* são observados quando a fita passa somente na porção superior da uretra, acarretando recorrência dos sintomas em 50% a 70% dos casos. Além disso, a fita deve passar entre 3 e 5mm da uretra; distâncias menores se associam a disúria e urgência.

No exame transvaginal podem ser observados divertículos uretrais, originados das glândulas periuretrais, podendo ser simples ou complexos. Associam-se a infecção urinária de repetição, disúria, dispareunia, gotejamento urinário pós-miccional, urgência, incontinência etc. Quando volumosos, podem ser confundidos com cistocele. Outras massas perineais podem ser visibilizadas à USTA ou USTV, mas, nesses casos, usualmente a RNM está indicada para melhor avaliação da extensão da lesão e sua caracterização.

Os *ureteres inferiores* são visibilizados idealmente com bexiga com repleção média, o que evita sua compressão. Ambos apresentam longo trecho intramural, com 2 a 3cm de comprimento no sentido diagonal, com ângulo em torno de 30 graus, atravessando gradualmente a parede vesical, de modo que durante a micção são fechados pelo detrusor (**Figura 9.15A**). Medem normalmente menos de 3mm de diâmetro e, quando alargados, deve-se inicialmente pensar em obstrução (litíase, tumores etc.) ou refluxo vesicoureteral (**Figura 9.15C**). Nesse caso, em geral o trecho intramural se encontra reduzido com ângulo aumentado, chegando a 90 graus. Eventualmente, é possível deparar com megaureter, quando o diâmetro ultrapassa 7mm sem causa evidente.

Dentre as alterações congênitas, encontram-se ureteroceles tópicas e ectópicas – estas últimas podendo ocorrer na uretra (**Figura 9.15B**), no útero e na vagina e apresentar aspecto cístico ao ultrassom. A ureterocele ectópica associa-se à duplicidade do sistema coletor em 70% dos casos, ocorrendo mais frequentemente na unidade superior. Quando volumosa, pode levar à hidronefrose ipsi ou mesmo bilateral, bem como a sintomas urinários baixos. Eventualmente, pode conter cálculos.

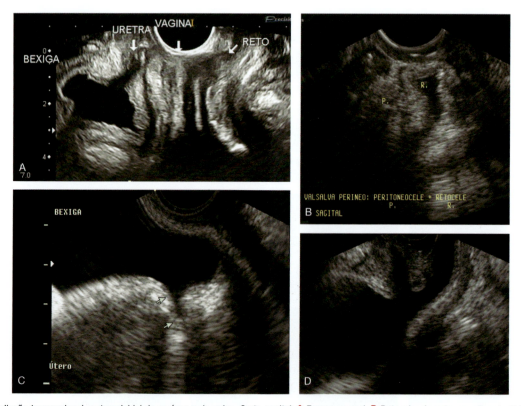

Figura 9.14 Avaliação transperineal ou translabial do períneo e da pelve. Corte sagital. **A** Exame normal. **B** Retocele: durante manobra de Valsalva, o reto se insinua no períneo. **C** Fístula vesicouterina: comunicação entre a luz vesical e o útero evidenciada por USTV. **D** Avaliação de incontinência urinária de esforço por ultrassonografia transperineal durante manobra de Valsalva: observam-se deslocamento acentuado do assoalho vesical para o períneo e abertura da uretra.

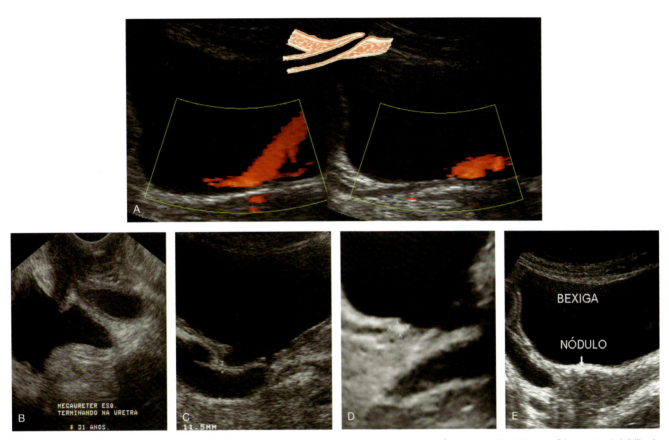

Figura 9.15A Anatomia normal dos ureteres: ambos devem penetrar gradualmente na parede vesical, em ângulo entre 20 e 30 graus. O jato ureteral visibilizado pelo Doppler consequentemente apresentará inclinação diagonal em relação à parede vesical. **B** Ureter ectópico desembocando na uretra. **C** Ureter sem trajeto intramural vesical desembocando em ângulo > 30 graus. **D** Cálculo ureteral. **E** Obstrução ureteral por massa pélvica.

O *úraco* é o remanescente fibroso do alantoide fetal, frequentemente visibilizado na linha média entre a bexiga e a parede abdominal como pequena estrutura sólida levemente hipoecoica. A maioria de suas patologias decorre de anomalias no fechamento, destacando-se o cisto, quando ocorre oclusão das extremidades, preservando líquido no terço médio, o seio úraco-umbilical, quando a oclusão se dá somente na extremidade vesical, manifestando-se como onfalite, e o divertículo úraco-vesical, quando ocorre apenas o fechamento da extremidade umbilical, geralmente levando a infecção urinária de repetição (**Figura 9.16**). Quando o fechamento não ocorre, é caracterizado o úraco patente, que se manifesta por eliminação de urina pelo umbigo. Adenocarcinoma pode ocorrer raramente em remanescentes do úraco.

Outras anomalias congênitas urinárias, como duplicidade vesical, uretral e cloacal, são bem mais raras.

Retroperitônio e outros

Na pelve ainda são encontrados o retroperitônio, contendo tecido conjuntivo e adiposo, vasos sanguíneos e linfáticos, linfonodos, ossos e músculos, os quais podem eventualmente simular doença ginecológica. Dentre essas se destaca o *linfangioma* cístico, encontrado no trajeto de vasos linfáticos, em especial na região ilíaca, que pode simular cisto ovariano. Sua parede é fina, regular, e o conteúdo anecoico, por vezes septado (**Figura 9.17A e B**). Quando puncionado, aspira-se líquido translúcido, às vezes semelhante à água de coco. O aspecto quiloso é geralmente observado em linfáticos do abdome superior. Reforma-se com rapidez após ser esvaziado e, por ser retroperitoneal, não apresenta mobilidade.

A *meningocele pré-sacral* constitui outra estrutura cística não ginecológica que o ultrassonografista deve conhecer (**Figura 9.17C e D**). Apesar de rara, quando presente pode ser confundida com cisto anexial simples em razão do conteúdo anecoico, sem septos, envolto por parede fina e regular, cuja punção irá produzir intensa cefaleia – o líquido aspirado com aspecto translúcido é liquor. Essa malformação congênita também pode manifestar-se com cefaleia durante a gravidez ou na presença de outras massas pélvicas. Sua posição mediana, junto ao sacro, bem como possíveis sintomas durante a compressão dirigida, deve levantar a suspeita, a qual será confirmada por RNM da pelve.

Outras estruturas císticas não ginecológicas que podem ser encontradas na pelve são metástases linfonodais de tumores císticos, cistos de desenvolvimento retrorretais e a linfangioleiomiomatose, que integra o grupo de tumores conhecidos por pecomas.

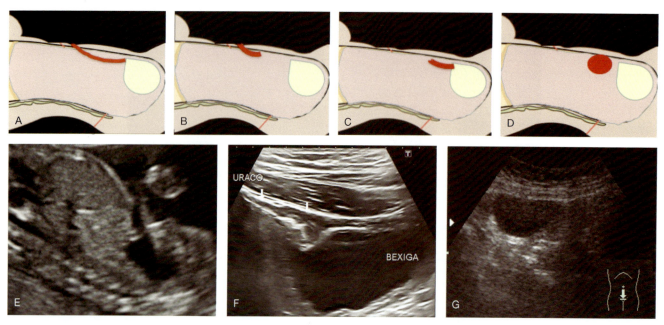

Figura 9.16 Diagrama de anomalias do úraco. **A** Persistência (fístula) do úraco. **B** Seio do úraco se abrindo no umbigo. **C** Divertículo vesicouracal. **D** Cisto do úraco. **E** Ultrassonografia fetal mostrando persistência do úraco, que deve desaparecer por volta da 12ª semana de gestação. **F** USTA sagital de divertículo do úraco: estrutura contígua ao fundo vesical na linha média hipogástrica. **G** Cisto do úraco: formação cística em linha média na região hipogástrica.

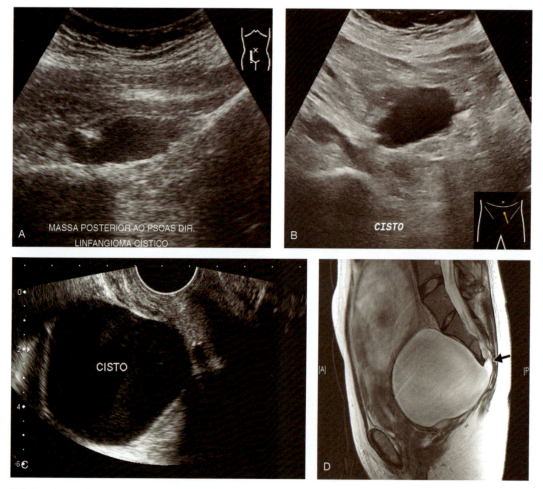

Figura 9.17A e **B** Dois exemplos de linfangioma cístico em região ilíaca. Formação cística retroperitoneal de parede fina. **C** e **D** Paciente com dor pélvica encaminhada para punção transvaginal de cisto (**C**). Apresentou intensa cefaleia imediatamente após início da aspiração, a qual foi interrompida. **D** RNM mostrou tratar-se de meningocele pré-sacral.

Aneurisma de artéria ilíaca pode ocorrer na pelve; sua identificação não é difícil, desde que se use o Doppler, que mostrará fluxo pulsátil com padrão Yin-Yang (**Figura 9.18A**). Dilatações varicosas de veias pélvicas não costumam levantar dúvida diagnóstica. Veias são estruturas tubulares compressíveis quando normais e incompressíveis quando contêm trombos. Ao Doppler, apresentam fluxo após manobra de Valsalva ou durante, no caso de refluxo, desde que se otimize o aparelho para detecção de fluxo lento.

O *tecido adiposo* também pode ser sede de inflamação, bem como de diversos tumores benignos e malignos. Lipomas são encapsulados, usualmente pouco ecogênicos, avasculares ao Doppler, e apresentam dimensões estáveis ao longo do tempo. O crescimento de nódulos adiposos na cavidade abdominal ou pélvica deve levantar a suspeita de degeneração maligna e a indicação de cirurgia. Os lipossarcomas constituem um terço dos tumores retroperitoneais. O tipo bem diferenciado pode ser indistinguível do lipoma. As formas mais agressivas podem apresentar contornos irregulares, áreas císticas e realce heterogêneo aos meios de contraste.

O retroperitônio é sede de 15% dos sarcomas, tumores agressivos que costumam evoluir para o óbito em cerca de 1 ano. Desses, os mais comuns são os lipossarcomas e os leiomiossarcomas. A apresentação clínica mais comum é detectada por método de imagem realizado em caso de queixas de desconforto ou dor abdominal ou massa palpável. Apesar de a ultrassonografia ser útil no diagnóstico inicial e na biópsia, a TC e a RNM serão necessárias para melhorar a avaliação e o estadiamento. Sarcomas agressivos frequentemente rompem barreiras e ocupam mais de um espaço abdominopélvico (**Figura 9.18D**). O fato de crescerem silenciosamente torna seu prognóstico sombrio, pois o controle local depende de cirurgia inicial agressiva com remoção completa do tumor e planos adjacentes na primeira abordagem.

Nervos pélvicos podem raramente desenvolver tumores, usualmente benignos, como schwanomas, neurilemomas etc. São nódulos únicos ou múltiplos, bem delimitados, com superfície lisa, em geral hipoecogênicos ou com imagem de camadas concêntricas em casca de cebola (**Figura 9.18E**). Sua punção com agulha ocasiona dor intensa, desproporcional ao pequeno dano observado. Eventualmente, podem apresentar degeneração com focos hemorrágicos, císticos, calcificações ou hialinização, o que irá dificultar o diagnóstico diferencial.

O *paraganglioma* (feocromocitoma) pode ser encontrado na pelve como massa sólida frequentemente com baixa ecogenicidade, bastante hiperemiada ao Doppler (**Figura 9.18B e C**). A palpação dirigida pode provocar crise hipertensiva. Pode ser achado incidental ou se manifestar por sintomas compressivos ou hematúria, ou ainda por crises hipertensivas durante a micção, se estiver implantado na parede vesical.

Linfonodos estão presentes no períneo, na pelve, na região ilíaca e no mesentério. Normalmente se apresentam como estruturas fusiformes, de superfície lisa e regular, com córtex hipoecoico periférico envolvendo hilo central ecogênico por conter gordura (**Figura 9.19A**). Os linfonodos reacionais apresentam aspecto semelhante com aumento das dimensões e aparecimento de vasos evidentes ao Doppler na região hilar, conservando-se fusiformes, ou seja, com relação entre o maior e o menor eixo > 2 (**Figura 9.19B**).

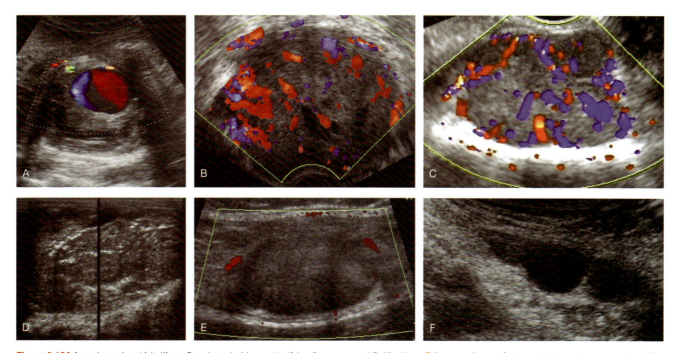

Figura 9.18A Aneurisma de artéria ilíaca. Doppler colorido mostra típico fluxo com padrão Yin-Yang. **B** Paraganglioma pélvico avaliado por via transvaginal (**A**) e transretal (**B**): massa pélvica hipervascular, com diversos vasos evidentes ao Doppler. A palpação dirigida pode produzir crise hipertensiva. **D** Osteossarcoma de osso ilíaco: massa infiltrativa contendo calcificações. **E** Tumor neurogênico: nódulo hipoecoico, bem delimitado, regular, sem vasos evidentes ao Doppler. **F** Tumor desmoide: nódulo acentuadamente hipoecogênico, bem delimitado, regular, relacionado com o plano muscular da parede abdominal.

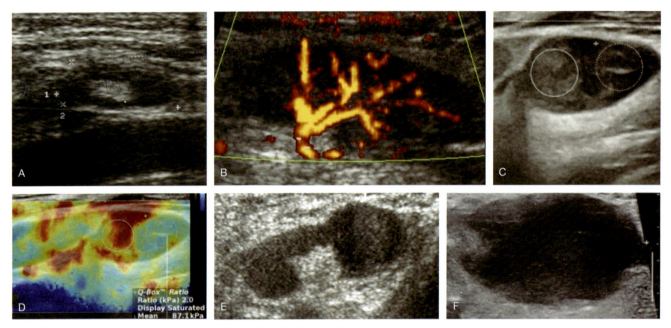

Figura 9.19A Linfonodo normal: córtex hipoecoico envolvendo região hilar ecogênica (em virtude da presença de tecido adiposo). **B** Linfonodo com alterações inflamatórias ou reacionais: fusiforme, hipoecoico com hiperemia ao Doppler. **C** e **D** Linfonodo contendo metástase: aumento assimétrico e heterogêneo do córtex com rigidez elevada em **D**, caracterizada pela região avermelhada. **E** Outro linfonodo com metástase em fase inicial, com abaulamento localizado do córtex. **F** Linfoma: linfonodo globoso e hipoecogênico difusamente infiltrado.

Quando se tornam globosos, aumenta a suspeita de neoplasia ou doença linfoproliferativa ou granulomatosa, como tuberculose, sarcoidose ou doença fúngica. As metástases atingem os linfonodos pelos vasos linfáticos aferentes, direcionados para o córtex, opostos aos vasos sanguíneos, que penetram pelo hilo. Na fase inicial do acometimento linfonodal metastático, o linfonodo apresenta assimetria de forma com abaulamento localizado em virtude da presença de trabéculas incompletas que dividem o córtex em pequenas lojas (**Figura 9.19C** e ***E***). Nessa fase também pode ser evidenciado o aparecimento de vasos sanguíneos corticais ao Doppler. A elastografia bidimensional também mostra áreas focais de alta rigidez (**Figura 9.19D**). No linfoma, o linfonodo em geral se torna globoso, acentuadamente hipoecoico, com afilamento ou desaparecimento da medular (**Figura 9.19F**).

Parede abdominal

Dentre as moléstias da parede abdominal que podem levantar queixas pélvicas estão a endometriose e o hematoma de músculo reto do abdome. A endometriose de parede ocorre quase exclusivamente em cicatriz de cesariana, caracterizando-se por nódulo hipoecoico irregular ou mal definido, doloroso, infiltrando fibras do músculo reto do abdome unilateralmente. A lesão aumenta durante o período menstrual, quando pode exibir vasos no mapeamento com Doppler colorido.

O hematoma do músculo reto do abdome pode ocorrer por trauma ou durante tosse intensa e prolongada, sendo mais comum em pacientes que usam anticoagulantes ou portadores de coagulopatias. Ao surgir, produz dor intensa, sendo causa de abdome agudo. Geralmente contido pela bainha do músculo reto do abdome, apresenta aspecto fusiforme, heterogêneo, com líquido turvo na fase aguda, passando a áreas líquidas entremeadas a septos de fibrina, não vascularizados, na fase crônica (**Figura 9.20B**). Quando volumoso, pode se estender até a pelve em razão da menor resistência da bainha posterior no terço inferior do músculo, simulando coleção pélvica.

O hematoma do espaço de Retzius e o hematoma subfascial se situam entre a parede vesical e a parede abdominal hipogástrica em decorrência da rotura de veias do plexo de Santorini. São reconhecidos ultrassonograficamente como uma coleção nesse sítio anatômico, produzindo dor e alterações urinárias (**Figura 9.20C**).

Os hematomas devem ser diferenciados dos granulomas secundários a fio cirúrgico, cujo aspecto ultrassonográfico é típico, fino e bastante ecogênico, embora por vezes de difícil reconhecimento em virtude de sua tortuosidade (**Figura 9.20D**).

Após cirurgias com extensa ressecção linfonodal ou após transplante renal, podem ser observadas linfoceles, que se apresentam como coleções septadas que se refazem rapidamente após punção. O líquido aspirado costuma ser translúcido claro ou levemente esverdeado.

Quando ocorre infecção de coleção, podem surgir focos gasosos hiperecogênicos em seu interior (**Figura 9.20E**). Outros achados que sugerem infecção são: conteúdo turvo, por vezes simulando estrutura sólida; dor à palpação dirigida; parede espessa, especialmente quando associada a dados clínicos como febre, leucocitose e aumento da PCR.

A celulite se apresenta como espessamento hiperecogênico do tecido subcutâneo com diversas pequenas áreas líquidas filiformes de permeio (**Figura 9.20A**). No mapeamento com Doppler, pode-se observar hiperemia.

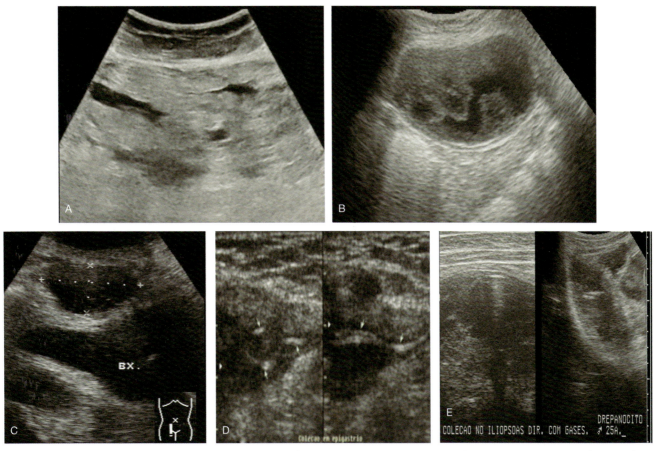

Figura 9.20 Exemplos de coleção. **A** Infecção do tecido subcutâneo após laparotomia: espessamento hiperecogênico do tecido adiposo subcutâneo com áreas líquidas de permeio. **B** Hematoma espontâneo do músculo reto do abdome. **C** Hematoma pré-vesical no espaço de Retzius pós-cesariana. **D** Coleção turva ao redor de fio cirúrgico na porção profunda da parede abdominal. **E** Abscesso no músculo iliopsoas direito contendo bolha de gás hiper-refringente.

Dentre os nódulos da parede abdominal, destaca-se o tumor desmoide, bastante raro, formado por miofibroblastos, que deve ser suspeitado na presença de nódulo sólido, de crescimento lento, acentuadamente hipoecoico, bem definido, relacionado com o plano muscular (**Figura 9.18F**). Apesar de histologicamente benignos, apresentam alta taxa de recorrência pós-cirúrgica se a ressecção não for realizada com margens seguras. Há os que defendem a retirada completa do músculo acometido. Cerca de 10% dos casos podem regredir na menopausa e 50% podem permanecer estáveis. Os demais apresentam progressão ou ciclos de progressão e regressão.

■ CONSIDERAÇÕES FINAIS

Sem a pretensão de esgotar o assunto, esperamos ter despertado a atenção do leitor para as diversas patologias que podem acometer a pelve feminina, ampliando a lista de diagnósticos diferenciais, especialmente quando o útero e os ovários estiverem claramente visíveis ao lado de estruturas de origem desconhecida.

Finalmente, é aconselhável conhecer o aspecto da próstata normal e aumentada para evitar erros de interpretação (**Figura 9.21**), especialmente em pacientes com genitália ambígua ou distúrbios de gênero.

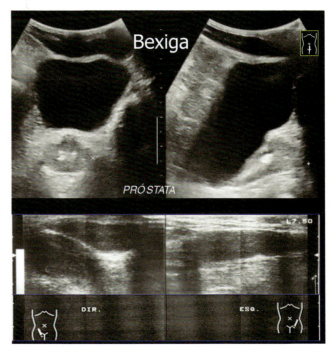

Figura 9.21 Pelve masculina normal. Posteriormente à bexiga com repleção média evidencia-se a próstata com média ecogenicidade contendo algumas calcificações periuretrais. A vesícula seminal é visibilizada em direção cranial na imagem da direita.

Leitura complementar

Adler D, Liu R. Duplication cysts: diagnosis, management, and the role of endoscopic ultrasound. Endoscopic Ultrasound. 2014; 3(3):152.

Berrocal T, López-Pereira P, Arjonilla A, Gutiérrez J. Anomalies of the distal ureter, bladder, and urethra in children: embryologic, radiologic, and pathologic features. RadioGraphics 2002 Sep; 22(5):1139-64.

Bogusiewicz M. Ultrasound imaging in urogynecology – state of the art 2016. Menopausal Review 2016; 3:123-32.

Chiorean L. Ultrasonographic imaging of inflammatory bowel disease in pediatric patients. World Journal of Gastroenterology 2015; 21(17):5231.

Filgueiras MFTF, Lima EM, Sanchez TM, Goulart EMA, Menezes AC, Pires CR. Bladder dysfunction: diagnosis with dynamic US. Radiology. 2003 May; 227(2):340-4.

Gorter RR, Eker HH, Gorter-Stam MAW et al. Diagnosis and management of acute appendicitis. EAES consensus development conference 2015. Surgical Endoscopy 2016 Nov; 30(11):4668-90.

Hafeez S, Huddart R. Advances in bladder cancer imaging. BMC Medicine [Internet]. 2013 Dec [cited 2017 Apr 23];11(1). Available from: http://bmcmedicine.biomedcentral.com/articles/10.1186/1741-7015-11-104

Hinchey EJ, Schaal PG, Richards GK. Treatment of perforated diverticular disease of the colon. Adv Surg 1978; 12:85-109.

Karaköse O, Pülat H, O uz S et al. A giant ancient schwannoma mimicking an adnexal mass: Case report. Medicine 2016 Jul; 95(30):e4240.

Kilcoyne A. Inflammatory bowel disease imaging: current practice and future directions. World Journal of Gastroenterology 2016; 22(3):917.

Levy AD, Manning MA, Al-Refaie WB, Miettinen MM. Soft-tissue sarcomas of the abdomen and pelvis: radiologic-pathologic features, Part 1—Common Sarcomas: From the Radiologic Pathology Archives. RadioGraphics 2017 Mar; 37(2):462-83.

López E, Ripolles T, Martinez M, Bartumeus P, Blay J, López A. Positive predictive value of abdominal sonography in the diagnosis of ischemic colitis. Ultrasound International Open 2015 Nov 6; 1(2):E41-5.

Muradali D, Goldberg DR. US of gastrointestinal tract disease. RadioGraphics 2015 Jan; 35(1):50-68.

O'Neill WC. Renal relevant radiology: Use of ultrasound in kidney disease and nephrology procedures. Clinical Journal of the American Society of Nephrology 2014 Feb 7; 9(2):373-81.

Pinto-Silva RA. Ultra-sonografia. In: Fahel E; Savassi-Rocha PR (Org.). Abdômen agudo não-traumático. Rio de Janeiro: MedBook, 2008: 55-68.

Pinto-Silva RA, Lanna F, Martins FP, Reis OLL. Ultra-sonografia. In: Castro LP, Vaz Coelho LG (Org.) Gastroenterologia clínica. Rio de Janeiro: Medsi, 2003.

Rufener SL, Ibrahim M, Raybaud CA, Parmar HA. Congenital spine and spinal cord malformations— Pictorial Review. American Journal of Roentgenology. 2010 Mar; 194(3_supplement):S26-37.

Self-Education Ultrasound Study Group, Department of Genetics and Pathomorphology of the Pomeranian Medical University in Szczecin, Poland, Smereczyński A, Kołaczyk K, Self-Education Ultrasound Study Group, Department of Genetics and Pathomorphology of the Pomeranian Medical University in Szczecin, Poland, Bernatowicz E, Self-Education Ultrasound Study Group, Department of Genetics and Pathomorphology of the Pomeranian Medical University in Szczecin, Poland. Intra-abdominal fat. Part III. Neoplasms lesions of the adipose tissue. Journal of Ultrasonography 2016 Jun 30; 16(65):145-54.

Self-Education Ultrasound Study Group, Department of Genetics and Pathomorphology of the Pomeranian Medical University in Szczecin, Poland, Smereczy ski A, Kołaczyk K, Self-Education Ultrasound Study Group, Department of Genetics and Pathomorphology of the Pomeranian Medical University in Szczecin, Poland, Bernatowicz E, Self-Education Ultrasound Study Group, Department of Genetics and Pathomorphology of the Pomeranian Medical University in Szczecin, Poland. Intra-abdominal fat. Part II: Non-cancerous lesions of the adipose tissue localized beyond organs. Journal of Ultrasonography 2016 Feb 20; 16(64):32-43.

Shogilev D, Duus N, Odom S, Shapiro N. Diagnosing appendicitis: Evidence-based review of the diagnostic approach in 2014. Western Journal of Emergency Medicine 2014 Nov 1; 15(7):859-71.

Yu J-S, Kim KW, Lee H-J, Lee Y-J, Yoon C-S, Kim M-J. Urachal remnant diseases: spectrum of CT and US findings. RadioGraphics 2001 Mar; 21(2):451-61.

Leandro Accardo de Mattos
Manoel Orlando da Costa Gonçalves

CAPÍTULO 10

Ultrassonografia: Diagnóstico da Endometriose

■ INTRODUÇÃO

A endometriose se apresenta de três maneiras distintas sob o aspecto clínico e de imagem: superficial, ovariana e profunda (EP). Esta última é definida histologicamente como lesões que penetram mais de 5mm no peritônio. Apesar de a suspeita diagnóstica se iniciar na anamnese e no exame clínico, o toque ginecológico apresenta limitações para estabelecer a extensão das lesões endometrióticas profundas, tornando necessária a utilização de outras ferramentas para auxiliar o diagnóstico e o estadiamento da doença. Durante muito tempo a videolaparoscopia foi o único método considerado adequado para esse fim, restando aos exames de imagem, principalmente a ultrassonografia transvaginal (USTV) e a ressonância nuclear magnética (RNM), o papel de auxiliar a avaliação da endometriose ovariana.

A partir da década de 1990, vários autores publicaram artigos sobre diagnóstico por imagem na endometriose profunda, inicialmente utilizando a ultrassonografia transretal ou endoscópica para a avaliação da endometriose de reto. Posteriormente surgiram trabalhos sobre a aplicação da RNM para o diagnóstico de endometriose profunda, e apenas a partir de 2003 foram publicados os primeiros trabalhos avaliando a utilização da USTV para o diagnóstico de endometriose profunda.

A decisão sobre o tratamento clínico ou cirúrgico depende das características das lesões, dos sintomas, do desejo reprodutivo e da idade da paciente.

■ MÉTODOS DE IMAGEM PARA AVALIAÇÃO DE ENDOMETRIOSE E TÉCNICA DO EXAME ULTRASSONOGRÁFICO

Vários métodos de imagem podem ser úteis na avaliação de endometriose ovariana e EP, mas nenhum deles tem valor prático na detecção da endometriose superficial.

O enema opaco e a colonoscopia apresentam baixas sensibilidade e especificidade para o diagnóstico da EP intestinal, já que avaliam somente a superfície interna e o calibre da alça. Portanto, a não ser que haja lesão da mucosa, podem detectar apenas sinais indiretos de endometriose. A tomografia computadorizada (TC), principalmente os equipamentos com múltiplos detectores, mostra a parede da alça, mas, ao contrário da RNM e da ultrassonografia (US), não tem boa capacidade para distinguir entre diversos tecidos de partes moles, apresentando dificuldade em diferenciar e delimitar os órgãos pélvicos e as lesões.

A urografia excretora pode indicar se há comprometimento dos ureteres e da bexiga, mas pode não detectar pequenas lesões vesicais e, assim como a TC, tem a desvantagem de utilizar contraste iodado endovenoso e radiação ionizante.

Atualmente, a USTV e a RNM são os principais métodos utilizados para detecção e estadiamento da endometriose.

A pesquisa de endometriose deve ser sistematizada para que todos os sítios possíveis de comprometimento sejam avaliados de maneira minuciosa.

A maior parte dos serviços de imagem, principalmente no Brasil, aplica o protocolo desenvolvido por nosso grupo em colaboração com o Setor de Endometriose da Divisão de Clínica Ginecológica do Hospital das Clínicas da Faculdade de Medicina da Universidade de São Paulo. Para as pacientes com suspeita de endometriose, realizamos o exame com preparo intestinal do seguinte modo:

- **Véspera do exame:** picossulfato de sódio, via oral, 10 a 20mg.
- **Dia do exame:** difosfato de sódio 120mL, via retal, próximo à hora do exame (no máximo 1 hora antes).

O preparo tem o objetivo de eliminar o conteúdo fecal do intestino, principalmente do reto e sigmoide, o que facilita a identificação dos diferentes segmentos intestinais, do grau de infiltração da parede e das lesões, mesmo quando são pequenas ou múltiplas.

Ros e cols., comparando exames de USTV com e sem preparo, conseguiram melhorar de maneira significativa a capacidade de detecção de lesões intestinais mediante a utilização de preparo intestinal.

Sequência do exame de ultrassonografia

1ª etapa:
- **Avaliação renal com transdutor convexo abdominal:** considerando-se que o comprometimento ureteral por endometriose pode promover hidronefrose (**Figura 10.1**).
- **Avaliação do diafragma direito e do pericapsular hepático (lobo direito) com transdutor convexo abdominal e transdutor linear de alta resolução (> 7MHz):** a US tem acurácia inferior à RNM na localização de lesões nesse sítio, mas eventualmente é possível identificar focos maiores. Em virtude do bloqueio exercido pelo ligamento frênico-cólico, é muito raro encontrar lesões de endometriose no diafragma esquerdo (**Figura 10.2**).

2ª etapa:
- **Avaliação pélvica transabdominal com o transdutor convexo:** para identificar cistos ovarianos ou nódulos uterinos que estejam fora do alcance do transdutor transvaginal.

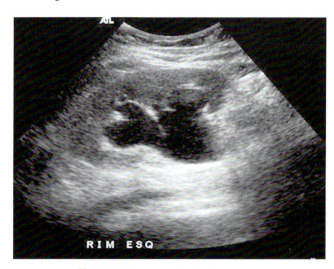

Figura 10.1 Rim esquerdo com hidronefrose.

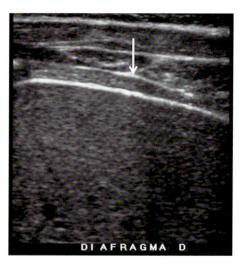

Figura 10.2 Diafragma direito regular e normal.

- **Avaliação das fossas ilíacas direita e esquerda com o transdutor linear de alta resolução:** para identificar lesões no íleo, ceco, apêndice e na porção mais alta do sigmoide (transição com o colo descendente), por vezes não acessíveis ao transdutor transvaginal (**Figura 10.3**).

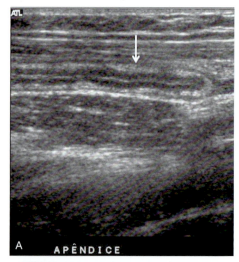

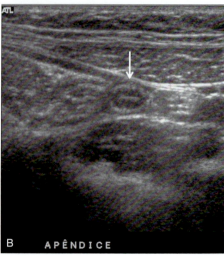

Figura 10.3 Apêndice normal nos planos longitudinal (**A**) e axial (**B**).

3ª etapa: avaliação da região retrocervical (ligamentos uterossacros e tórus uterino), septo retovaginal (região entre o terço médio da vagina e o reto), vagina, intestino (reto, sigmoide, íleo, ceco e apêndice, quando estes estão na escavação pélvica), bexiga e ureteres distais com transdutor transvaginal.

Endometriose ovariana

A endometriose ovariana pode ser classificada em dois tipos:

- implantes superficiais na cápsula ovárica;
- endometriose parenquimatosa (endometrioma).

Nenhum método é adequado para o diagnóstico de implantes superficiais nas cápsulas ováricas. Na USTV, esses implantes superficiais podem se apresentar como pontos hiperecogênicos junto à cápsula ovárica, indicativos de depósito de hemossiderina. No entanto, esse aspecto é pouco específico, considerando-se que na maioria dos casos correspondem a pequenos cistos de inclusão e/ou calcificações psamomatosas, sem relevância clínica (**Figura 10.4**).

A USTV apresenta excelentes sensibilidade e especificidade para o diagnóstico de endometriomas, especialmente em lesões > 2cm. Guerriero e cols. avaliaram, em estudo duplo-cego, 170 lesões anexiais com USTV associada ao Doppler e encontraram sensibilidade de 97%, especificidade de 90% e valores preditivos positivo e negativo de 95% para o diagnóstico de endometrioma ovariano.

Comparativamente à US, apesar de ser um método menos acessível e mais caro que a USTV, a RNM tem a vantagem de ser menos operador-dependente, e os estudos mostraram melhor acurácia para o diagnóstico de endometriomas ovarianos, mesmo quando pequenos. Os endometriomas > 1cm podem ser diagnosticados corretamente, na grande maioria das vezes, por meio da RNM. Hottat e cols. obtiveram, para endometrioma ovariano, sensibilidade de até 96%, especificidade de 98%, valor preditivo positivo de 96% e valor preditivo negativo de 98%.

Os principais critérios ultrassonográficos utilizados para que um cisto de conteúdo espesso seja diagnosticado como endometrioma são:

- ecogenicidade baixa e homogênea (**Figura 10.5**);
- nível líquido (indicativo de componentes sedimentados com diferentes tempos de sangramento) (**Figura 10.6**);
- pontos hiperecogênicos na parede do cisto (**Figura 10.7**).

O Doppler colorido pode auxiliar os casos duvidosos. As principais aplicações do Doppler são:

- Diferenciar endometrioma de cisto hemorrágico, principalmente nos casos em que o conteúdo do cisto é espesso associado a septações. O fluxo parietal intenso e de baixa resistência favorece a possibilidade de cisto hemorrágico (**Figura 10.8**).

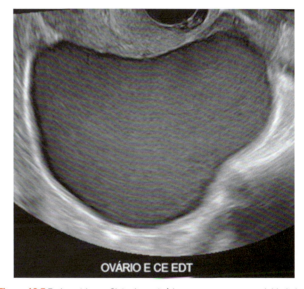

Figura 10.5 Endometrioma. Cisto de conteúdo espesso com ecogenicidade baixa e homogênea.

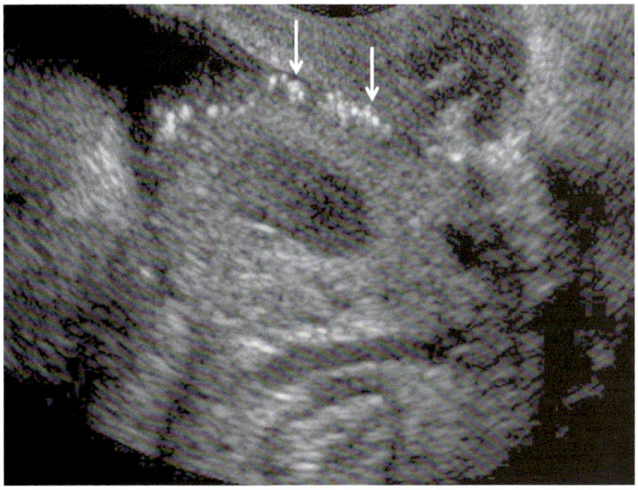

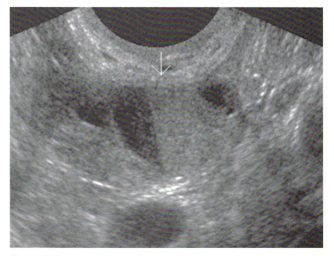

Figura 10.4 Pontos hiperecogênicos na cápsula ovárica (*setas*) – não são específicos de endometriose.

Figura 10.6 Presença de nível líquido (*seta*) por sangramentos em diferentes períodos – típico de endometrioma.

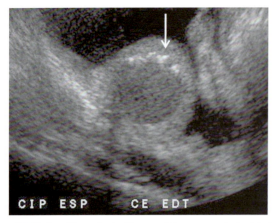

Figura 10.7 Endometrioma. Pontos hiperecogênicos na parede do cisto (*seta*).

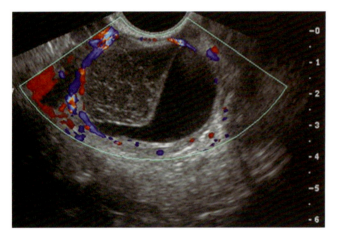

Figura 10.8 Cisto hemorrágico. Intensa vascularização parietal.

- Diferenciar o endometrioma dos cistoadenomas (mais comumente mucinoso e seroso), que também podem ter conteúdo espesso. Nos endometriomas, que apresentam um componente espesso mais concentrado e de difícil mobilização, não se observa movimentação dos ecos internos quando aplicado o Doppler colorido (**Figura 10.9**). Aspecto diferente ocorre nos cistoadenomas, que apresentam uma imagem em "chuvisco" quando o Doppler colorido é aplicado (ao contrário dos endometriomas, o estímulo promovido pelas ondas do Doppler pode movimentar o componente mais fluido dos cistoadenomas, promovendo esse tipo de artefato na imagem) (**Figura 10.10**).
- Caracterizar se um nódulo na periferia do endometrioma tem ou não vascularização. Essa informação é extremamente importante, considerando que a presença de vascularização dentro desse nódulo pode corresponder à associação a neoplasia (**Figuras 10.11 e 10.12**).

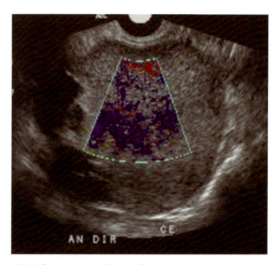

Figura 10.10 Cistoadenoma. O conteúdo interno se movimenta facilmente. Essa mobilidade pode ser percebida com o Doppler colorido.

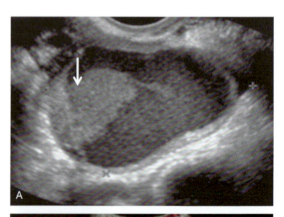

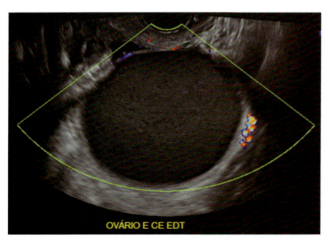

Figura 10.9 Endometrioma. O conteúdo interno não apresenta movimentação significativa.

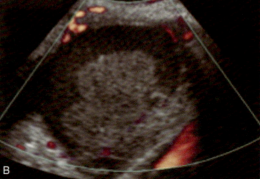

Figura 10.11A Presença de componente nodular sólido (*seta*) na periferia do cisto espesso. **B** Ao Doppler colorido, não se observa fluxo vascular nesse componente, o que favorece tratar-se de coágulo.

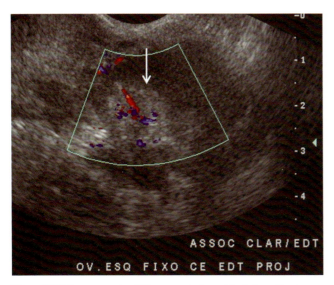

Figura 10.12 O componente sólido apresenta fluxo detectado ao Doppler colorido. O diagnóstico anatomopatológico foi de carcinoma de células claras associado a endometrioma.

Endometriose profunda

Os sítios mais comuns da EP são: região retrocervical, vagina, intestino (reto, sigmoide, íleo e apêndice), bexiga e ureteres.

O diagnóstico de endometriose profunda pela US é fundamentado em dois critérios:

- textura
- morfologia

Essas características variam de acordo com a localização e o componente predominante da lesão (fibrótico e/ou hemorrágico).

Região retrocervical

Essa região, que inclui também os ligamentos uterossacros e o tórus uterino, corresponde ao sítio mais comum da endometriose profunda. Com frequência, essas lesões causam dismenorreia e dispareunia.

Características das lesões retrocervicais

- Nódulo hipoecogênico com contornos irregulares, indicando componente predominantemente estromal (fibroso). Eventualmente, pontos hiperecogênicos podem ser encontrados de permeio ao nódulo, sugerindo focos de conteúdo hemático (**Figura 10.14**).
- Espessamento hipoecogênico do ligamento uterossacro (> 3mm de espessura), que pode ser nodular.

Embora a USTV e a RNM sejam os melhores exames para avaliação da região retrocervical, os estudos têm demonstrado maior acurácia da USTV para esse diagnóstico.

Para avaliação de lesões retrocervicais, comparando o toque vaginal, a USTV com preparo intestinal e a RNM, Abrão e cols. obtiveram, com o toque vaginal, sensibilidade de 68% e especificidade de 46%; com a USTV, sensibilidade de 95% e especificidade de 98% e com a RNM, sensibilidade de 76% e especificidade de 68%.

A associação entre endometrioma e neoplasia pode ocorrer em aproximadamente 1% dos casos. Apesar dos fatores de risco conhecidos, como idade (> 40 anos) e tamanho do endometrioma (> 5cm), os métodos de imagem são capazes de selecionar os casos com suspeita de uma neoplasia associada, considerando que a grande maioria desses casos apresenta nódulos/vegetações sólidas vascularizadas que podem ser identificados por meio da USTV ou da RNM.

Processos aderenciais podem alterar a topografia dos ovários. Sua medianização na região retrouterina e principalmente retrocervical é indicativa do processo. Nesses casos, é realizada a "manobra do deslizamento" com o transdutor transvaginal para confirmação ou não da presença de aderências. A mobilização do ovário para sua topografia habitual indica não haver aderência dessa estrutura (**Figura 10.13**).

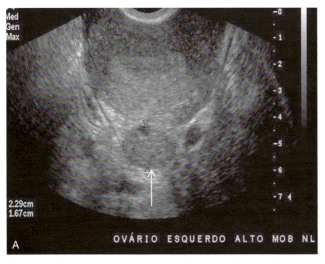
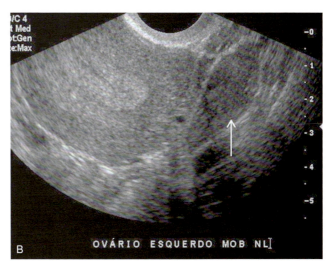

Figura 10.13A Ovário esquerdo de localização retrouterina (*seta*). **B** Com a pressão do transdutor o ovário esquerdo se deslocou para a região anexial (*seta*), indicando mobilidade preservada.

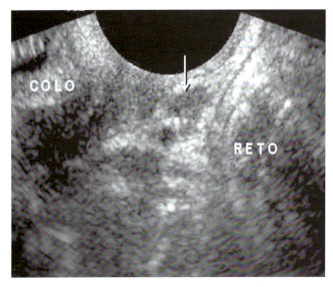

Figura 10.14 Nódulo sólido irregular na região retrocervical (*seta*), entre o colo do útero e o reto, medindo 1,3 × 1,0cm. Seu componente é predominantemente hipoecogênico (estromal) com pequenos focos hiperecogênicos de permeio (hemossiderina).

Da camada mais externa em direção à mais interna, observam-se:

- serosa (linha fina hiperecoide);
- as duas camadas (externa e interna) da muscular própria (duas faixas hipoecoides separadas por uma fina linha hiperecoide);
- submucosa (hiperecoide);
- muscular da mucosa (hipoecoide);
- interface entre a mucosa e o lúmen (hiperecoide).

Ao se considerar o aspecto retrátil dessas lesões (principalmente as maiores e mais profundas), pode haver angulações com morfologia em U ou C do segmento afetado (**Figuras 10.16 e 10.17**).

As informações mais importantes para o planejamento cirúrgico no caso de lesões intestinais são: tamanho, número de lesões, camadas da parede intestinal comprometidas, circunferência da alça envolvida e distância da borda anal.

A cirurgia é a terapia de escolha para pacientes sintomáticos com lesões profundas que não melhoram com tratamento

Intestino

As lesões de intestino (aproximadamente 90% no reto e no sigmoide) se apresentam como nódulos hipoecogênicos se infiltrando na parede intestinal com aspecto de origem extramucosa, formando ângulo obtuso com a parede intestinal. As lesões de reto e sigmoide estão quase sempre localizadas na parede anterior da alça.

O nível de infiltração da parede intestinal é variável, iniciando-se na serosa e raras vezes se estendendo até a mucosa. Todas as camadas intestinais podem ser identificadas por meio da USTV, principalmente quando o exame é realizado após o preparo intestinal (**Figura 10.15**).

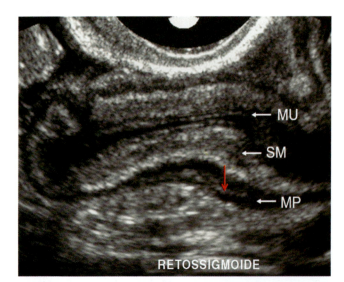

Figura 10.15 Camadas da porção do retossigmoide identificadas à USTV após preparo intestinal. (*MU*: mucosa; *SM*: submucosa; *MP*: muscular própria.) A fina linha ecogênica (*seta vermelha*) divide a camada muscular própria em interna e externa.

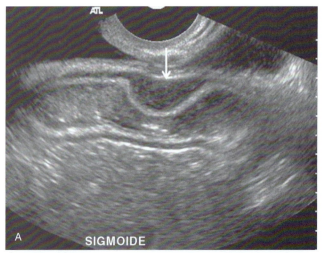

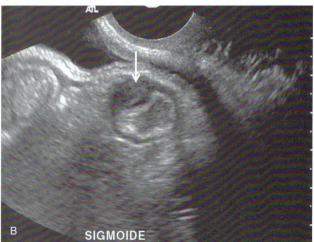

Figura 10.16A Nódulo sólido hipoecogênico (*seta*) que infiltra até a camada muscular própria interna do sigmoide, identificado por via transvaginal. Observe que a camada hiperecogênica adjacente à lesão (submucosa) está preservada. **B** A mesma lesão observada no eixo axial.

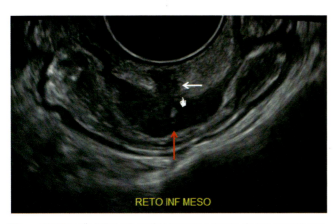

Figura 10.17 Lesão infiltrando profundamente a parede do reto (*seta vermelha*), promovendo discreto acotovelamento desse segmento (configuração em C). Repare que a lesão infiltra focalmente o mesorreto (*seta branca*).

clínico. Quando a lesão de endometriose no reto ou sigmoide é superficial (restrita à serosa), um procedimento cirúrgico mais simples pode ser utilizado – o *shaving* (em que é realizada a raspagem da lesão). Para lesões profundas (que infiltram pelo menos a camada muscular própria), o tratamento cirúrgico pode ser realizado ressecando apenas o nódulo (discoide) ou o segmento intestinal. Uma ressecção discoide é considerada apenas para nódulos ≤ 3cm. Quando a lesão apresenta mais de 40% da circunferência comprometida, também é mais difícil confeccionar o disco. Lesões profundas ≥ 3cm ou com comprometimento de mais de 40% da circunferência da alça geralmente são encaminhadas para ressecção segmentar.

Atualmente, os exames de USTV e RNM também são os mais utilizados para avaliação das lesões de endometriose intestinal. Bazot e cols. relataram sensibilidade de 95% e 82% e especificidade de 100% e 88% para o diagnóstico de endometriose de retossigmoide por ultrassonografia transretal (USTR) e USTV, respectivamente.

Abrão e cols. obtiveram sensibilidade de 98% e especificidade de 100% com a USTV e sensibilidade de 83% e especificidade de 98% com a RNM para o diagnóstico de lesões de endometriose no reto e sigmoide.

Os resultados obtidos por Abrão e cols. revelam a grande acurácia da USTV nos casos de endometriose de retossigmoide e retrocervical em comparação com o estudo de Bazot e cols. Esse fato pode ser justificado, pelo menos em parte, pelo protocolo específico utilizado, em que a paciente foi submetida a preparo intestinal com enema retal realizado aproximadamente 1 hora antes do exame. Esse procedimento remove resíduos fecais e evita artefatos ou áreas cegas na imagem, proporcionando uma condição adequada para a avaliação dessa região. Além disso, torna possível a identificação das camadas intestinais acometidas e da distância da borda anal, como citado anteriormente.

A multifocalidade é uma das principais características da endometriose, especialmente quando está envolvido o trato intestinal. Quando a endometriose profunda afeta o retossigmoide, as lesões intestinais multifocais são observadas em 40% das pacientes.

A distância entre a lesão e a borda anal também deve ser avaliada, pois o tratamento cirúrgico das lesões retais baixas (definido como < 5 a 8cm da borda anal) está associado a risco maior de complicações pós-operatórias, como *leak* anastomótico, fístula e bexiga neurogênica. Por meio da RNM é mais fácil estabelecer essa medida. Por meio da USTV é difícil mensurar objetivamente a distância da borda anal. Para isso, utilizam-se dois parâmetros: a primeira e a segunda curvas retais, que distam aproximadamente 3 e 8cm da borda anal, respectivamente (**Figura 10.18**).

Atualmente, entende-se que o planejamento pré-operatório é fundamental para definição da estratégia terapêutica ideal, discutindo terapias alternativas com a paciente, indicando preparação intestinal e agendando com uma equipe multidisciplinar, quando necessário.

Finalmente, a avaliação do ceco, do íleo terminal e do apêndice (comprometidos em aproximadamente 7% das mulheres com endometriose profunda) é importante e pode ser mais bem realizada mediante o rastreamento da fossa ilíaca direita com ultrassom por via pélvica transabdominal e transvaginal. Lesões no íleo (**Figura 10.19**) devem ser bem avaliadas em virtude da possibilidade de a obstrução intestinal ser maior do que nos casos de intestino grosso, enquanto lesões do apêndice (**Figura 10.20**) necessitam de diagnóstico diferencial com tumor neuroendócrino por terem, aos métodos de imagem, formato e textura semelhantes. A RNM e a TC são inferiores à US para detecção dessas lesões.

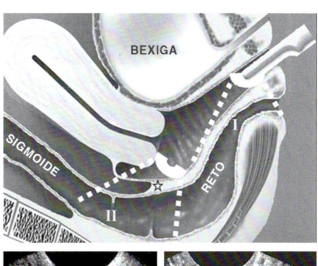

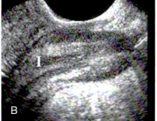
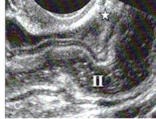

Figura 10.18 Parâmetros do reto para determinação da distância da borda anal. Plano da reflexão peritoneal (*estrela*). I e II representam a primeira e segunda curvas retais, que distam cerca de 3 e 8cm da borda anal, respectivamente.

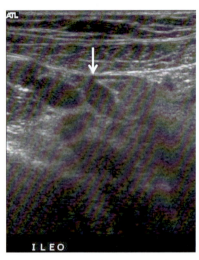

Figura 10.19 Nódulo sólido hipoecogênico (*seta*) no íleo distal, identificado através do transdutor linear de alta resolução.

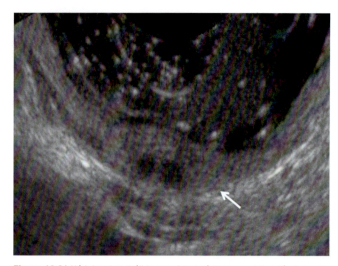

Figura 10.21 Nódulo misto (sólido com focos císticos – *seta*) no fórnice vaginal posterior, identificado à USTV. Repare que a vagina está distendida por gel.

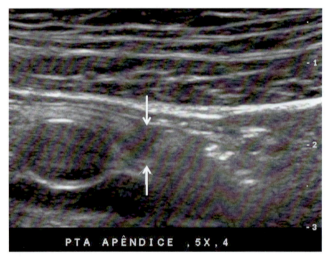

Figura 10.20 Pequeno nódulo sólido hipoecogênico, medindo 0,5 × 0,4cm, localizado na ponta do apêndice cecal.

Não existem estudos que tenham comparado os métodos de imagem para avaliação das lesões de fossa ilíaca direita. No entanto, na prática clínica, verifica-se a superioridade da US com essa função. A dificuldade na visibilização de alguns desses casos por meio da RNM pode ser explicada pelos intensos artefatos peristálticos presentes nesse local, os quais podem impossibilitar a detecção de pequenas lesões.

Vagina

O comprometimento da vagina, que ocorre em aproximadamente 12% dos casos de endometriose profunda, está quase sempre localizado no fórnice vaginal posterior e pode ser bem avaliado por USTV e RNM.

Na USTV, diferentemente das retrocervicais e intestinais, as lesões vaginais se apresentam comumente como nódulos mistos com conteúdo sólido hipoecogênico e pequenos cistos de permeio, indicando componente fibroso associado a glandular (**Figura 10.21**).

Na avaliação por meio dos dois métodos, a colocação do gel, distendendo o canal vaginal (cerca de 60mL do próprio gel utilizado no ultrassom), ajuda a comprovar se a lesão está apenas aderida ou se está se infiltrando profundamente na parede da vagina, o que determinará a necessidade ou não de ressecção da parede vaginal.

Quanto à abordagem cirúrgica, lesões que se infiltram na parede vaginal são abordadas mediante ressecção parcial do fórnice vaginal posterior. As lesões retrocervicais que aderem ao fórnice, mas não se infiltram em sua parede, são removidas sem a necessidade de ressecção parcial da vagina.

Vias urinárias

No caso do comprometimento das vias urinárias, os dados mais importantes são: a presença ou não de hidronefrose e se há infiltração do músculo detrusor nas lesões vesicais.

Ureter

Apesar de a avaliação dos ureteres/hidronefrose poder ser realizada por meio da urografia excretora, tanto a RNM (inclusive com a urorressonância) como a US (abdominal e transvaginal), além de fornecerem informações sobre o comprometimento ureteral ou a presença de hidronefrose, diferentemente da urografia excretora, avaliam outros sítios de endometriose e não utilizam contraste iodado e radiação ionizante.

As lesões ureterais podem ser:

- **Intrínsecas:** quando infiltram a camada muscular da parede ureteral (**Figura 10.22**).
- **Extrínsecas:** envolvem o ureter, mas não infiltram sua parede (**Figura 10.23**).

O comprometimento ureteral ocorre quase sempre por contiguidade de lesões retrocervicais que se infiltram na paracérvice. Quanto maior a extensão paracervical, maior a chance de infiltração ureteral.

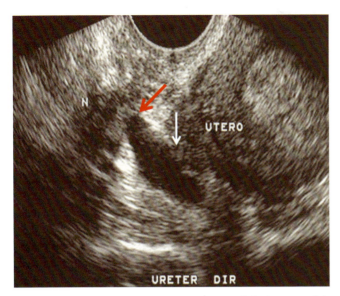

Figura 10.22 Lesão paracervical (*N*) infiltrando o ureter direito (*seta vermelha*), que está dilatado (*seta branca*), promovendo hidronefrose.

As lesões intrínsecas, responsáveis por 20% dos casos de endometriose ureteral, apresentam-se como nódulos hipoecogênicos irregulares que infiltram profundamente a parede ureteral, promovendo dilatação a montante. As extrínsecas, responsáveis pela maioria dos casos (aproximadamente 80%), podem ser identificadas como nódulos ou espessamentos hipoecogênicos que aderem à parede medial ou envolvem o ureter, podendo, em alguns casos, promover dilatação do sistema coletor.

Pacientes com endometriose ureteral podem necessitar de procedimentos concomitantes durante a cirurgia de endometriose profunda, variando desde a ureterólise (realizada nos casos em que não há infiltração profunda da parede do ureter), até reimplante ureteral ou ureteroureteroanastomose, nos casos em que a lesão é profunda.

Bexiga

A grande maioria das lesões vesicais profundas ocorre na porção posterior da cúpula vesical (plano do peritônio vesicouterino). Estão presentes em aproximadamente 10% dos casos de endometriose profunda e podem ser medianas (a maioria) ou paramedianas.

Na USTV, observa-se nódulo hipoecogênico irregular com aspecto de origem extramucosa, infiltrando profundamente a parede vesical e aderido à serosa anterior do útero (**Figura 10.24**). É comum a identificação de focos císticos de permeio nessas lesões, assim como nas de vagina.

Em uma série com 142 pacientes, Bazot e cols. relataram sensibilidade e especificidade de 71% e 100%, respectivamente, no diagnóstico de endometriose de bexiga com o uso da USTV. O mesmo grupo publicou um estudo em que foi utilizada a RNM, relatando sensibilidade e especificidade de 88% e 99%, respectivamente.

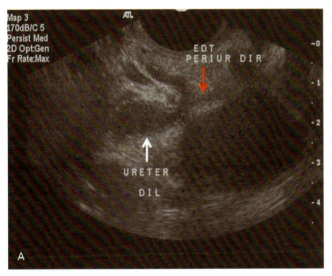

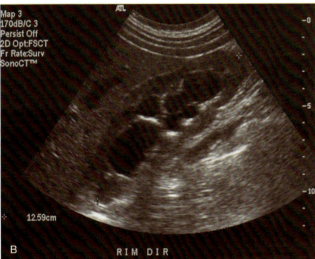

Figura 10.23A Trave espessa hipoecogênica com características de endometriose (*seta vermelha*). O ureter direito está um pouco dilatado acima da lesão (*seta branca*). **B** Rim direito com hidronefrose.

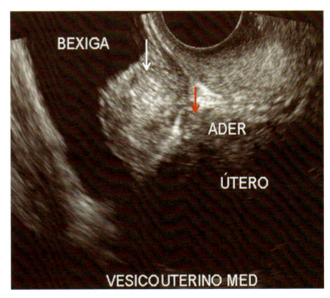

Figura 10.24 Nódulo sólido infiltrando profundamente a parede da cúpula vesical (*seta branca*). Observe a presença de traves aderenciais entre a bexiga e o útero, no peritônio vesicouterino (*seta vermelha*).

Um diagnóstico diferencial importante é com o remanescente de úraco, que pode se apresentar com uma configuração nodular em sua inserção vesical. Sua diferenciação pode ser estabelecida por meio dos seguintes critérios:

- **Localização:** a inserção uracal é anterior, diferentemente da endometriose (posterior).
- **Morfologia:** o úraco tende a apresentar um pequeno prolongamento alongado na direção cranial, seguindo o percurso do remanescente embrionário em direção ao umbigo (**Figura 10.25**).

A USTV é o método com maior acurácia para a identificação de implantes de endometriose na bexiga, sua mensuração e caracterização da infiltração profunda do músculo detrusor vesical.

Na presença de infiltração profunda da parede vesical, a cistectomia parcial pode ser realizada e a paciente é informada antecipadamente de que utilizará sonda vesical por alguns dias. Caso as lesões no peritônio vesicouterino não se infiltrem no músculo detrusor, não há necessidade da cistectomia (**Figura 10.26**).

Ligamento redondo

O local mais comum de infiltração do ligamento redondo é a região mais próxima ao útero, comumente associada a lesões no peritônio vesicouterino e na serosa anterior do útero.

Na USTV, caracteriza-se por nódulo sólido hipoecogênico irregular ou espessamento hipoecogênico focal, que pode apresentar pequenos focos císticos de permeio, frequentemente associado à redução da mobilidade em relação à bexiga (**Figura 10.27**).

As lesões também podem ser encontradas, com menor incidência, no terço médio do ligamento redondo e em sua porção dentro do canal inguinal.

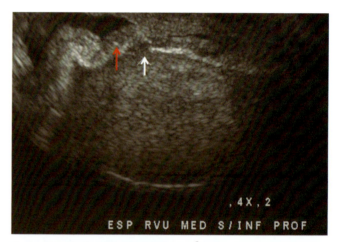

Figura 10.26 Lesão sólida hipoecogênica e irregular no peritônio vesicouterino (*seta branca*). A parede da cúpula vesical adjacente (*seta vermelha*) não apresenta sinais de infiltração profunda do músculo detrusor (repare que há gordura hiperecogênica entre as duas estruturas).

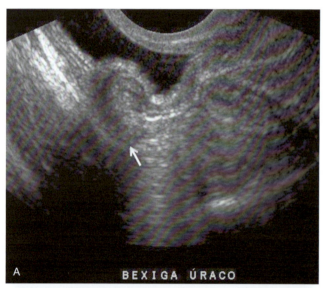

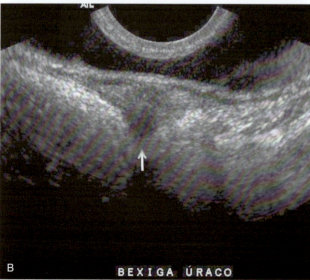

Figura 10.25 Inserção do úraco (*seta*) na bexiga. Observe sua localização anterior e o prolongamento em direção cranial. **A** Plano sagital. **B** Plano coronal.

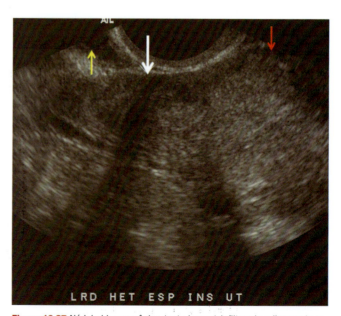

Figura 10.27 Nódulo hipoecogênico (*seta branca*) infiltrando o ligamento redondo direito, que está espessado e heterogêneo. A *seta vermelha* mostra o útero, e a *seta amarela*, a bexiga.

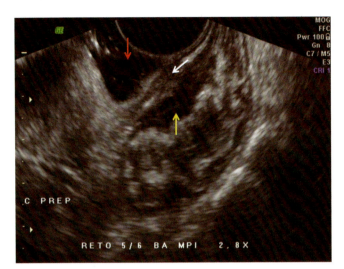

Figura 10.28 Lesão hipoecogênica (*seta branca*) infiltrando a vagina e a porção superior do septo retovaginal. A seta vermelha indica a vagina distendida por gel. A seta amarela mostra uma lesão retal baixa, infiltrando até a camada muscular própria interna.

Septo retovaginal

Esse sítio de comprometimento incomum, presente em aproximadamente 4% dos casos de endometriose profunda, corresponde tipicamente às lesões no terço médio entre a vagina e o reto, abaixo do plano da reflexão peritoneal. As lesões se apresentam como nódulos ou espessamentos hipoecogênicos que se estendem da região retrocervical para o septo retovaginal, geralmente associadas à infiltração profunda do fórnice vaginal posterior e do reto baixo (**Figura 10.28**).

Locais incomuns

Principalmente nos casos de endometriose avançada, quando há múltiplos sítios de endometriose profunda, é possível encontrar lesões em localizações incomuns, como diafragma, pleura, assoalho pélvico, raiz da coxa e canal inguinal.

ACOMPANHAMENTO DAS PACIENTES ATRAVÉS DOS EXAMES DE IMAGEM

Como a maioria das pacientes assintomáticas com endometriose não é operada, é fundamental um acompanhamento adequado para avaliação do comportamento das lesões com o intuito de diagnosticar precocemente sinais de progressão da doença, como comprometimento ureteral com hidronefrose ou associação entre endometrioma e câncer. Como os exames laboratoriais não são fidedignos nesse acompanhamento, a USTV e a RNM são consideradas os métodos de escolha para o seguimento dessas pacientes.

Para as pacientes já operadas, o controle por métodos de imagem segue o mesmo raciocínio.

CONSIDERAÇÕES FINAIS

O diagnóstico da endometriose e a decisão sobre o tipo de tratamento a ser proposto dependem de uma adequada anamnese, exame físico (principalmente toque vaginal) e exames laboratoriais e de imagem.

A cirurgia é o tratamento de escolha para as pacientes sintomáticas que não responderam ao tratamento medicamentoso. Os dois sítios que mais influenciam o planejamento cirúrgico da endometriose são as vias urinárias e o retossigmoide.

Inicialmente, a USTR era o método mais utilizado para avaliação do retossigmoide, mas os centros de referência tendem agora a desenvolver a metodologia por RNM e USTV em razão da maior disponibilidade de equipamentos instalados e de sua maior abrangência, avaliando com boa acurácia a maior parte dos sítios que podem ser comprometidos pela endometriose.

Os dois métodos são eficientes no estadiamento global da endometriose, com a RNM mostrando vantagem na avaliação de pequenos endometriomas ovarianos e o ultrassom (transabdominal associado ao transvaginal), nos sítios intestinais. Como a detecção das lesões intestinais é prioritária, vários artigos têm defendido a ultrassonografia (transabdominal associada à transvaginal) como método de primeira escolha para as pacientes com suspeita de endometriose. Na maioria dos artigos publicados na literatura a USTV é realizada sem preparo intestinal, mas em nosso meio predomina o exame com preparo intestinal em virtude da maior facilidade na detecção dos nódulos e na determinação das camadas comprometidas.

Para que isso se efetive, é necessária a implantação de protocolos adequados (tanto nos exames de US como de RNM) e que mais profissionais sejam treinados na avaliação dessa doença complexa e multifocal.

O diagnóstico e estadiamento corretos propiciam a discussão com a paciente e a decisão a respeito do tratamento; caso seja cirúrgico, possibilitam o planejamento da abordagem e a formação de uma equipe multidisciplinar quando necessário.

Leitura complementar

Abrão MS, Petraglia F, Falcone T, Keckstein J, Osuga Y, Chapron C. Deep endometriosis infiltrating the recto-sigmoid: critical factors to consider before management. Human Reproduction Update 2015; 21 (3):329-39.

Abrão MS, Podgaec S, Dias SA, Averbach M, Silva LFF, de Carvalho FM. Endometriosis lesions that compromise the rectum deeper than the inner muscularis layer have more than 40% of the circumference of the rectum affected by the disease. Journal of Minimally Invasive Gynecology 2008; 15 (3):280-5.

Abrão MS, Dias JA, Podgaec S, Chamie LP, Blasbalg R. Comparison between clinical examination, transvaginal sonography and magnetic resonance imaging for the diagnosis of deep endometriosis. Human Reproduction 2007; 22 (12):3092-7.

Almeida A de, Fernandes LF, Averbach M, Abrão MS. Disc resection is the first option in the management of rectal endometriosis for unifocal lesions with less than 3 centimeters of longitudinal diameter. Surgical Technology International 2014; 24 (March):243-48.

Bazot M. Transvaginal sonography and rectal endoscopic sonography for the assessment of pelvic endometriosis: a preliminary comparison." Human Reproduction 2003; 18 (8):1686-92.

Bazot M, Darai E, Hourani R, et al. Deep pelvic endometriosis: MR imaging for diagnosis and prediction of extension of disease." Radiology 2004; 232 (2): 379-89.

Bazot M., Thomassin I, Hourani R, Cortez A, Darai E. Diagnostic accuracy of transvaginal sonography for deep pelvic endometriosis. Ultrasound in Obstetrics & Gynecology: The Official Journal of the International Society of Ultrasound in Obstetrics and Gynecology 2004; 24 (2):180-5.

Chapron C. Presurgical diagnosis of posterior deep infiltrating endometriosis based on a standardized questionnaire. Human Reproduction 2004; 20 (2): 507-13.

Chapron C, Chopin N, Borghese B, Foulot H et al. Deeply infiltrating endometriosis: pathogenetic implications of the anatomical distribution." Human Reproduction 2006; 21 (7):1839-45.

Chapron C, Dubuisson J-B, Pansini V et al. Routine clinical examination is not sufficient for diagnosing and locating deeply infiltrating endometriosis. The Journal of the American Association of Gynecologic Laparoscopists 2002; 9 (2):115-9.

Chapron C, Fauconnier A, Vieira M et al. Anatomical distribution of deeply infiltrating endometriosis: surgical implications and proposition for a classification." Human Reproduction 2003; 18 (1):157-61.

Donnez J., Squifflet J. Complications, pregnancy and recurrence in a prospective series of 500 patients operated on by the shaving technique for deep rectovaginal endometriotic nodules. Human Reproduction 2010; 25 (8):1949-58.

Dousset B, Leconte M, Borghese B et al. Complete surgery for low rectal endometriosis: long-term results of a 100-case prospective study. Annals of Surgery 2010; 251 (5):887-95.

Duepree HJ, Senagore AJ, Delaney CP, Marcello PW, Brady KM, Falcone T. Laparoscopic resection of deep pelvic endometriosis with rectosigmoid involvement. Journal of the American College of Surgeons 2002; 195 (6):754-58.

Garry R, Clayton R, Hawe J. The effect of endometriosis and its radical laparoscopic excision on quality of life indicators. BJOG: An International Journal of Obstetrics and Gynaecology 2000; 107 (1):44-54.

Goncalves MO, Dias Jr JA, Podgaec S, Averbach M, Abrão MS. Transvaginal ultrasound for diagnosis of deeply infiltrating endometriosis. International Journal of Gynaecology and Obstetrics: The Official Organ of the International Federation of Gynaecology and Obstetrics 2009; 104 (2):156-60.

Goncalves MO, Podgaec S, Dias JA, Gonzalez M, Abrao MS. Transvaginal ultrasonography with bowel preparation is able to predict the number of lesions and rectosigmoid layers affected in cases of deep endometriosis, defining surgical strategy. Human Reproduction 2009; 25 (3):665–71.

Guerriero S., Ajossa S, Mais V, Risalvato A, Lai MP, Melis JB. The diagnosis of endometriomas using colour Doppler energy imaging. Human Reproduction 1998; 13 (6):1691-5.

Hottat N, Larrousse C, Anaf V, Noël J-C, Matos C, Absil J, Metens T. Endometriosis: contribution of 3.0-T Pelvic MR Imaging in preoperative assessment – Initial results. Radiology 2009; 253 (1):126-34.

Kavallaris A, Köhler C, Kühne-Heid R, Schneider A. Histopathological extent of rectal invasion by rectovaginal endometriosis. Human Reproduction 2003; 18 (6):1323-7.

Koninckx PR, Meuleman C, Demeyere S, Lesaffre E, Cornillie FJ. Suggestive evidence that pelvic endometriosis is a progressive disease, whereas deeply infiltrating endometriosis is associated with pelvic pain. Fertility and Sterility 1991; 55 (4):759-65.

Moore J, Copley S, Morris J, Lindsell D, Golding S, Kennedy S. A systematic review of the accuracy of ultrasound in the diagnosis of endometriosis. Ultrasound in Obstetrics & Gynecology: The Official Journal of the International Society of Ultrasound in Obstetrics and Gynecology 2002; 20 (6):630-4.

Panebianco V, Poli A, Blandino R, et al. [Low anterior resection of the rectum using mechanical anastomosis in intestinal endometriosis]. Minerva chirurgica 1994; 49 (3):215-7.

Piketty M, Chopin N, Dousset B, et al. Preoperative work-up for patients with deeply infiltrating endometriosis: transvaginal ultrasonography must definitely be the first-line imaging examination. Human Reproduction 2008; 24 (3):602-7.

Podgaec S. Endometriose: Coleção Febrasgo. Elsevier Brasil, 2015.

Remorgida V, Ragni N, Ferrero S, Anserini P, Torelli P, Fulcheri E. How complete is full thickness disc resection of bowel endometriotic lesions? A prospective surgical and histological study. Human Reproduction 2005; 20 (8):2317-20.

Ros C, Martínez-Serrano MJ, Rius M Bowel preparation improves the accuracy of transvaginal ultrasound in the diagnosis of rectosigmoid deep infiltrating endometriosis: A prospective study. Journal of Minimally Invasive Gynecology, June 2017. Disponível em: https://doi.org/10.1016/j.jmig.2017.06.024.

Ruffo G, Scopelliti F, Scioscia M, Ceccaroni M, Mainardi P, Minelli L. Laparoscopic colorectal resection for deep infiltrating erndometriosis: analysis of 436 cases. Surgical Endoscopy 2010; 24 (1):63-7.

Sharpe DR, Redwine DB. Laparoscopic segmental resection of the sigmoid and rectosigmoid colon for endometriosis. Surgical Laparoscopy & Endoscopy 2 (2):120-4.

Simões MA, Neme RM, Averbach M, Petta CA, Aldrighi JM. Rectal endoscopic ultrasound with a radial probe in the assessment of rectovaginal endometriosis. The Journal of the American Association of Gynecologic Laparoscopists 2004; 11 (1):50-4.

Maria de Fátima Lobato Vilaça

CAPÍTULO 11

Ultrassonografia Tridimensional em Ginecologia

■ INTRODUÇÃO

A ultrassonografia tridimensional (US3D) é uma evolução da bidimensional (US2D) e pode ser usada para complementar e auxiliar a investigação diagnóstica dirigida. A tecnologia 3D surgiu nos anos 1980 e passou a ser comercializada a partir dos anos 1990.

Essa tecnologia se baseia na captura 2D de imagens (centenas de quadros) nos três planos, sagital, transversal e coronal (ortogonais), simultaneamente, de modo a formar um "bloco" ou "volume" no qual estão inseridas todas as informações capturadas. De acordo com os recursos do equipamento e a capacidade do operador, é possível buscar imagens que ficaram "escondidas" no volume, fazer a manipulação (movimentação e cortes) para o estudo das estruturas de maneira diferente da convencional e evidenciar detalhes da imagem ultrassonográfica. As imagens podem também ser revisadas e reexaminadas posteriormente, melhorando assim a precisão e a acurácia do exame.

Além disso, é possível capturar imagens 3D com Doppler, promovendo o estudo da árvore vascular, excluindo os tecidos adjacentes ou tornando os tecidos transparentes com os vasos no interior, conhecido por *ice cube* (**Figura 11.1**).

Enquanto a US2D fornece imagens nos cortes longitudinal e transversal, a US3D torna possível a reconstrução de imagem em corte coronal, o que se reveste de grande importância para a avaliação do útero na presença de malformações uterinas, a definição da zona juncional, a identificação de pólipos endometriais e a localização de miomas, conforme será des-

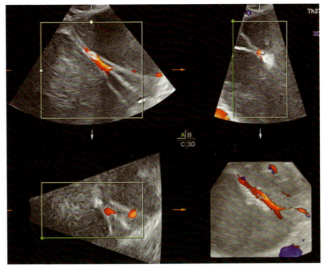

Figura 11.1 Margem cística em ovário com septo vascularizado em cortes longitudinal, transversal, coronal e por transparência no modo *ice cube*.

crito a seguir. Essa pode ser considerada a maior evolução do ultrassom para avaliação do útero, nos últimos anos. Proporciona, sem dúvida, a melhor visão anatômica para fornecer informações sobre tamanho, forma e contornos, bem como sobre o aspecto do endométrio.

■ TÉCNICA DO EXAME

A técnica do exame é a mesma utilizada para o estudo 2D. Quando o exame for realizado por via transabdominal, a repleção vesical deverá ser suficiente para evidenciar as estruturas que serão avaliadas. A segunda fase do ciclo é sempre a melhor para avaliação do útero em razão do estímulo hormonal, o que torna o endométrio mais evidente.

Para a captura das imagens o equipamento é calibrado com um ângulo de abertura adequado para conter todo o volume; nesse momento, definem-se a quantidade de quadros a ser capturada e a área de interesse a ser estudada. Para a obtenção de imagens 3D adequadas é necessário que a imagem 2D de origem seja de boa qualidade. A imagem 2D inicial é o centro do volume ou bloco adquirido para estudo.

Uma vez adquirida a imagem, inicia-se o pós-processamento, o que possibilita a análise das imagens de maneiras diversas, dependendo do que se deseja avaliar.

As formas mais frequentes de pós-processamento são:

- **Multiplanar:** metodologia simples que possibilita avaliar a estrutura nos três planos ortogonais individual ou simultaneamente. Na imagem aparece um marcador que indica o ponto de interseção entre os planos (**Figura 11.2**). É com essa metodologia que mais frequentemente são avaliados o útero e o endométrio, principalmente usando o corte coronal. Nesse modo, é possível realizar medidas.
- *Multislice:* mostra cortes sequenciais da estrutura original com espaçamento e número de quadros predeterminados, como na tomografia computadorizada (TC) ou ressonância nuclear magnética (RNM) (**Figura 11.3**). Esses cortes podem ser obtidos em cada plano ortogonal individualmente.

- **Renderização:** nos métodos citados, identificam-se as múltiplas imagens capturadas em sua forma e planos originais. A renderização consiste no processamento digital dessas imagens, tornando possível a visibilização de maneira diferente da adquirida originalmente. A imagem renderizada é uma representação de todos os *voxels* (volume+*pixel*) contidos na área de captura definida previamente. Assim é possível definir no volume que será estudado uma estrutura na superfície ou no interior, além de possibilitado o uso de ferramentas que permitam trabalhar com mudanças de brilho, cor, escala de cinza, contraste, luminosidade, além dos modos especiais, como *Advanced Volume Contrast Imaging* (VCI) (**Figura 11.4**). O VCI melhora a resolução do contraste e proporciona a visibilização da estrutura anatômica em qualquer plano de imagem, combinando múltiplos quadros em uma só espessura de modo a evidenciar os detalhes.

Cada equipamento conta com uma grande variedade de recursos, sendo fundamental que o ultrassonografista domine esse conhecimento para extrair o máximo de informações possíveis dos volumes capturados. A forma de pós-processamento será definida de acordo com a necessidade do operador.

A US3D com Doppler ou *Power* Doppler vem sendo utilizada com mais frequência, e estudos têm demonstrado sua utilidade para melhorar a acuidade diagnóstica. O processo de renderização torna possível a visibilização detalhada da árvore vascular em todas as estruturas pélvicas (**Figura 11.5**). Para a captura das imagens é necessário acionar o Doppler

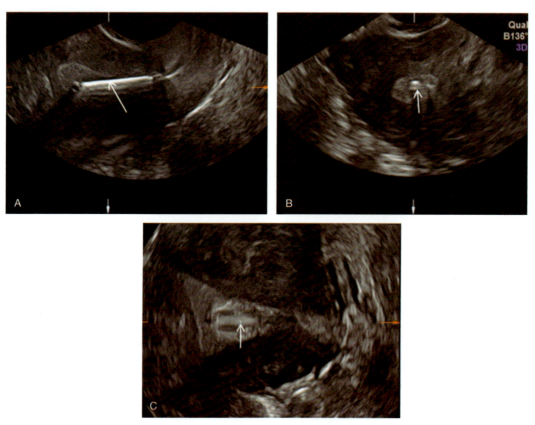

Figura 11.2A a **C** Modo multiplanar com seta indicando o ponto de interseção dos planos ortogonais.

CAPÍTULO 11 • Ultrassonografia Tridimensional em Ginecologia 141

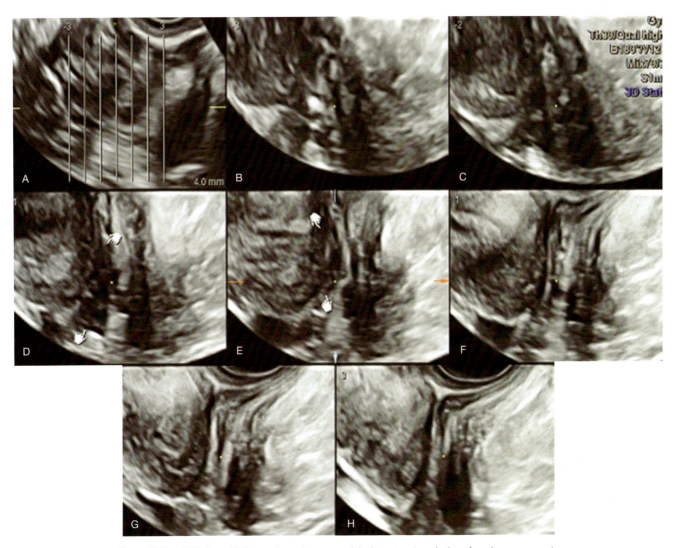

Figura 11.3A a H Modo *multislice* mostra cortes sequenciais do septo retovaginal em área de espessamento.

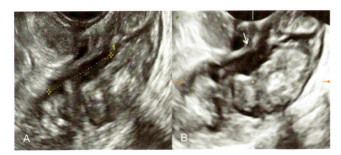

Figura 11.4A e B Foco de endometriose em junção reto/sigmoide sem e com VCI.

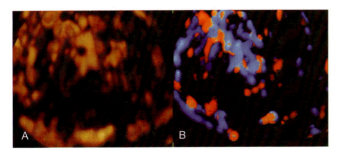

Figura 11.5A e B Árvore vascular em Power Doppler e Doppler.

na área de interesse e em seguida definir a janela de captura. Nesse momento, deve-se optar pelo modo *ice cube* ou árvore vascular. Depois de capturado o bloco, a avaliação é feita no modo renderização 3D.

■ LIMITAÇÕES DO ULTRASSOM 3D

Como acontece com a US2D, existem limitações da física ultrassonográfica. Um pré-requisito importante consiste na obtenção de uma imagem em 2D de qualidade de modo a alcançar uma imagem em 3D adequada. O ajuste adequado antes da captura é fundamental, bem com a verificação da presença de imagens entre a sonda e a estrutura a ser estudada que possam gerar artefatos. A presença de cicatrizes e implantes pode ocasionar sombras que impossibilitam o estudo da área de interesse. Nos exames por via transabdominal, a espessura do panículo adiposo e as cicatrizes da parede abdominal podem inviabilizar o estudo 3D.

O equipamento, dependendo de seus recursos, pode ter um custo elevado, uma vez que grande parte dos recursos tecnológicos não é incluída nos equipamentos com valores básicos.

O conhecimento e a maneira de utilização dos recursos estão entre os fatores mais limitantes dessa tecnologia, tendo em vista a necessidade de uma curva de aprendizagem para a manipulação do equipamento.

Por se tratar de uma tecnologia recente, a US3D ainda não conta com um grande número de estudos científicos como outras tecnologias, apesar de o número de publicações ter aumentado significativamente nos últimos anos.

■ INDICAÇÕES

Avaliação do útero em 3D

A captura é feita em corte longitudinal ou transversal do útero e deve varrer de uma região cornual até a contralateral e do fundo ao colo do útero. O endométrio deve estar situado perpendicularmente ao feixe sonoro. Caso o útero seja muito grande, podem ser feitas varreduras seriadas. A partir da captura, deve-se selecionar a técnica que será utilizada para estudo.

A avaliação do útero em corte coronal no modo multiplanar promove a visão dos contornos externos e da cavidade uterina simultaneamente, possibilitando a identificação da zona juncional (ZJ) com muita precisão, além de tornar possível a realização de medidas. O estudo em 3D com renderização é feito usando o ponto de interesse perpendicular ao endométrio, proporcionando a visão em corte coronal (**Figura 11.6**).

Malformações uterinas

Nas últimas três décadas, com base em publicação da Sociedade Americana de Medicina Reprodutiva (ASRM, 1988), a classificação das malformações uterinas continha muitos critérios subjetivos e era considerada um tanto complexa. Em 2009 foram formuladas algumas modificações com base em estudos ultrassonográficos. Em 2013 foi publicada pela Sociedade Europeia de Reprodução Humana e Embriologia/Sociedade Europeia de Endoscopia Ginecológica (ESHRE/ESGE) uma nova classificação progressiva de acordo com o grau de desvios anatômicos. Ainda não há consenso sobre o uso dessas classificações.

As malformações uterinas consistem em um grupo heterogêneo de alterações estruturais no útero, no colo e nos dois terços superiores da vagina decorrentes de:

- Organogênese inadequada, levando à agenesia: síndrome de Mayer-Rokitansky-Küster-Hauser, agenesia uterina, útero unicorno e agenesia vaginal.
- Desordem na fusão dos ductos de Müller, levando a alterações do contorno externo do útero, útero duplo (bicorno, didelfo), alterações dos dois terços superiores da vagina e duplicação do colo.
- Absorção inadequada das paredes mediais após a fusão dos ductos de Müller, levando à alteração do contorno interno do útero. A absorção das paredes pode ser incompleta ou parcial, formando assim o útero septado e arcuado. A vagina poderá ser afetada.

A prevalência dessas malformações varia de 3% a 7% na população geral, 7% a 13% na população infértil e 3% a 38% nas mulheres com abortamento de repetição.

A US3D, obtida a partir de uma imagem 2D, apresenta grande concordância com a RNM, a histeroscopia e a laparoscopia. Comparativamente à US2D, a acurácia da US3D é de 60% a 80%.

A US3D se transformou na técnica de referência para o estudo das malformações uterinas. A US2D apresenta acurácia em torno de 60% a 80%, comparada à RNM, sensibilidade de 70% a 100%, especificidade de 33% a 100%, valor preditivo positivo de 83% a 100% e valor preditivo negativo de 25% a 100%. A US3D apresenta sensibilidade, especificidade e valores preditivos positivo e negativo de 100%.

A grande importância do diagnóstico e da classificação das malformações uterinas reside no prognóstico reprodutivo (infertilidade, abortamentos e complicações obstétricas). Nos úteros septados e bicornos, há maior chance de abortamentos; nos úteros unicorno e didelfo, aumenta a incidência de partos pré-termo. As complicações no terceiro trimestre e as apresentações anômalas estão mais frequentemente relacionadas com úteros arqueados.

Os achados ultrassonográficos que levam a suspeitar de malformação uterina mais frequentemente são: diâmetro laterolateral aumentado, irregularidades no contorno externo do útero na região fúndica e endométrio duplo. Nessas situações, deve ser feita a captura em 3D do útero, e o pós-processamento deve ser realizado no modo multiplanar com ou sem VCI, usando o corte coronal, de modo que os cornos uterinos fiquem perfeitamente definidos. A partir dessa imagem que expõe os contornos externos e internos do fundo uterino, avalia-se a presença de chanfradura (depressão) no fundo uterino. No momento, os critérios mais aceitos para a definição de útero bicorno são os apresentados nas **Figuras 11.7 e 11.8**.

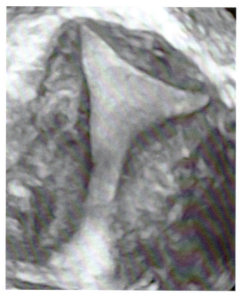

Figura 11.6 Corte coronal do útero mostrando os contornos externo e da cavidade uterina simultaneamente.

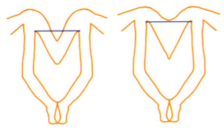

Figura 11.7 Representação esquemática de como identificar útero bicorno. (Reproduzida de Bermejo et al., 2015)

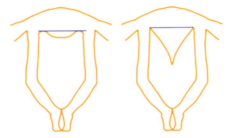

Figura 11.8 Representação esquemática de como diferenciar útero arqueado de útero septado.

Para avaliação do colo uterino e do terço superior da vagina deve ser feita a captura da imagem com a janela incluindo os orifícios interno e externo do colo e o terço superior da vagina. O pós-processamento pode ser feito usando o modo multiplanar ou a renderização com o útero em corte coronal (**Figura 11.9**).

Na avaliação das malformações uterinas, o estudo da árvore vascular não tem importância significativa.

Avaliação do miométrio

A técnica para obtenção de imagens do miométrio é a mesma já descrita. Cabe lembrar que na presença de estruturas com maior ecogenicidade que o miométrio, como miomas, ou áreas muito heterogêneas é necessário buscar o melhor ponto para captura, refazendo a calibragem do equipamento sempre que necessário.

No estudo de miomas podem ser observadas a relação dos nódulos com o endométrio e a serosa uterina e a presença de irregularidades na cavidade, bem como realizadas medidas para definição da distância entre essas estruturas (**Figura 11.10**). Essa avaliação também é feita por meio do corte coronal. O estudo dos vasos em 3D pode ser utilizado para avaliação da vascularização dos nódulos.

O estudo da ZJ em 3D possibilita a adequada visibilização da estrutura em três cortes simultâneos no modo multiplanar, sendo possível a utilização de vários recursos de renderização ou ainda do modo *multislice*. Esses recursos são usados para evidenciar as possíveis irregularidades e interrupções, bem como facilitam a descrição de sua localização e medidas da espessura máxima e mínima da ZJ, conforme preconizado pelo *Morphological Uterus Sonographic Assessment* (MUSA). A ZJ pode se apresentar como regular, irregular, interrompida e não visível (**Figura 11.11**).

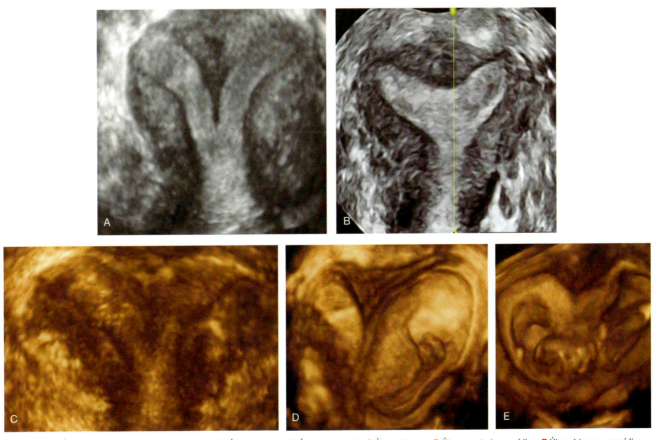

Figura 11.9 Úteros malformados em corte coronal. **A** Útero septado. **B** Útero arqueado. **C** Útero bicorno. **D** Útero septado gravídico. **E** Útero bicorno gravídico.

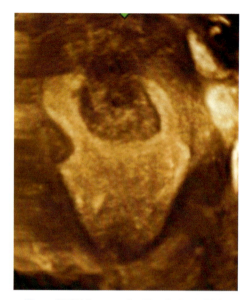

Figura 11.10 Miomas – classificação 0 e 6 (FIGO).

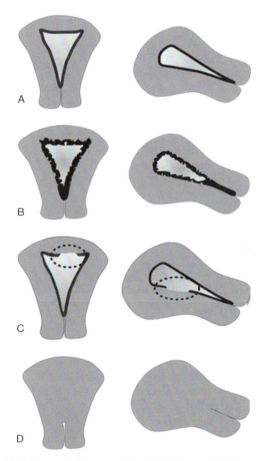

Figura 11.11 Representação esquemática da ZJ. **A** ZJ normal. **B** ZJ irregular. **C** ZJ interrompida. **D** ZJ não visibilizada. (Reproduzida de Van den Boch et al., 2012.)

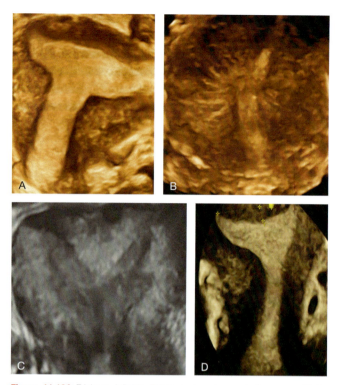

Figura 11.12A ZJ bem definida. **B** Adenomiose formando imagem estriada. **C** Adenomiose difusa em útero septado. **D** Adenomiose focal em útero arqueado.

O diagnóstico da adenomiose é muito importante porque, além de provocar sintomas muito variáveis, essa doença é considerada causa de sangramento uterino segundo a classificação da Federação Internacional de Ginecologia e Obstetrícia (FIGO, 2011), bem como de infertilidade e abortamento. Além disso, apresenta associação à endometriose na seguinte proporção: 80,6% das pacientes com endometriose apresentam adenomiose e 90,1% das pacientes com adenomiose apresentam endometriose.

A **Tabela 11.1** mostra o desempenho da US2D e da US3D no diagnóstico de adenomiose.

O estudo do útero em corte coronal usando o modo de renderização VCI pode ser muito útil para essa avaliação. Na US3D, imagens estriadas, focos hiperecogênicos e lesões pseudonodulares são as imagens mais características. A ZJ, conforme descrito previamente, é muito bem avaliada (**Figura 11.12**).

Ao Doppler, pode ser estudada a árvore vascular para definição da presença de vasos translesionais na adenomiose focal e imagens pseudonodulares.

Tabela 11.1 Desempenho da US2D e da US3D na avaliação de adenomiose

	2D	3D
Acurácia	85%	89%
Sensibilidade	75%	91%
Especificidade	90%	88%
Valor preditivo positivo	86%	85%
Valor preditivo negativo	82%	92%

Adenomiose

A adenomiose pode ser de difícil diagnóstico ao ultrassom. Caracteriza-se pela proliferação de glândulas endometriais e estroma no miométrio com rotura da ZJ. Pode apresentar-se isoladamente ou ocupando praticamente todo o miométrio em variadas formas e localidades (**Figura 11.12**).

Avaliação de dispositivo intrauterino

O estudo 3D dos dispositivos intrauterinos (DIU) possibilita a identificação das hastes longitudinal e transversais e, às vezes, a identificação do fio, bem como de suas relações com os limites da cavidade uterina. Além disso, torna possível a caracterização do DIU. A localização anômala das hastes transfixando a ZJ e atingindo o miométrio pode estar associada a dor pélvica e sangramento uterino anormal (**Figuras 11.13 e 11.14**).

Avaliação do endométrio

A avaliação 3D do endométrio vem sendo estudada nos últimos anos e reconhecida sua utilidade. Estudo publicado em 2016 por Rodríguez-Trujillo e cols., avaliando o grau de invasão em casos de câncer de endométrio, mostrou que a US3D apresenta sensibilidade de 77%, especificidade de 83% e acurácia de 81%, enquanto a RNM DWI (sequências ponderadas de difusão) apresentou sensibilidade de 69%, especificidade de 86% e acurácia de 81%. A associação das técnicas mostrou sensibilidade de 87%, especificidade de 93% e acurácia de 91%.

O estudo da vascularização do endométrio em 3D pode complementar a avaliação do escore de vascularização preconizado pelo grupo IETA (*International Endometrial Tumor Analysis*).

Pólipos endometriais e endocervicais são proliferações epiteliais com tecidos vascular, glandular e fibromuscular. Usualmente benignos, podem apresentar eventualmente atipias ou transformações malignas. Normalmente são bem identificados à US2D, porém a complementação com o estudo em corte coronal ou renderização de superfície possibilita melhor definição dos contornos, bem como a localização da base e a disposição do pólipo na cavidade uterina. O uso do efeito Doppler pode ser útil na definição do pedículo vascular.

A visibilização do endométrio em corte coronal torna possível a identificação de sinéquias e outras irregularidades.

Avaliação dos ovários

Para a obtenção de imagem 3D é necessário insonar o ovário em seu maior eixo dentro da área de captura, procurando a imagem com menos artefatos. A visão em modo *multislice* no plano da captura promove uma vista de toda a extensão do ovário para que a partir daí sejam feitas a opção pela área a ser estudada e a opção de pós-processamento.

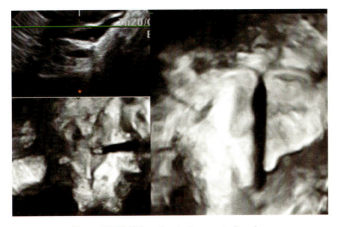

Figura 11.13 DIU em fundo de saco de Douglas.

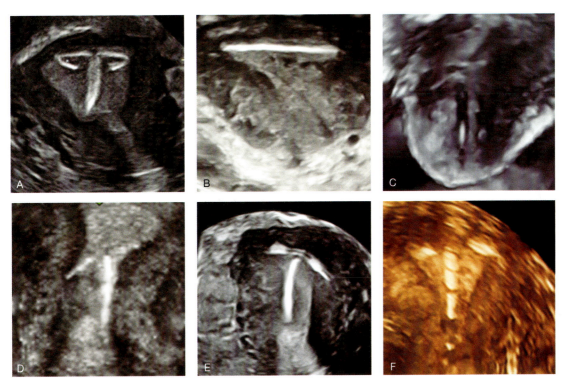

Figura 11.14 DIU intrauterino. **A** DIU oblíquo. **B** DIU em posição transversa. **C** DIU no colo uterino. **D** DIU no istmo uterino. **E** DIU com haste transversal no miométrio. **F** DIU fragmentado.

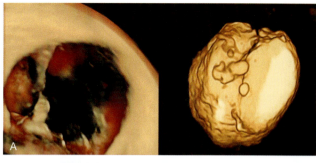

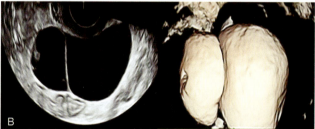

Figura 11.15A e B Imagens ovarianas, anecoicas, mostrando a imagem renderizada modo *inversion* evidenciando o conteúdo da imagem.

Os novos equipamentos de US3D oferecem a possibilidade de aquisição de um *software* que faz a contagem automática de folículos a partir de uma imagem em 3D. Essa ferramenta, conhecida como sono-AVC (*Sono-Automatic Volume Calculation*), tem sido usada para estudo de folículos antrais, ovários policísticos e rastreamento de ovulação. Mesmo sem esse recurso, a US3D pode facilitar esse tipo de avaliação usando o modo multiplanar, a renderização de superfície ou com inversão, recurso pelo qual as estruturas líquidas aparecem opacas como se fossem sólidas e as sólidas adquirem um aspecto anecoico.

No estudo de imagens císticas é possível avaliar com detalhes as paredes internas e possíveis vegetações, a regularidade de septos e simultaneamente os contornos externos (**Figura 11.15A e B**).

O estudo da árvore vascular com Doppler e Power Doppler tem demonstrado grande importância na medicina reprodutiva e no estudo de lesões ovarianas complexas.

Avaliação do períneo e do trato geniturinário inferior

A US3D torna possível a avaliação da musculatura perineal e também do trato geniturinário inferior, bem como do ânus e de sua musculatura periférica. Nos últimos anos, o períneo tem sido estudado com a tecnologia 3D com excelentes resultados no que diz respeito à acurácia, à facilidade técnica para realização do exame e ao custo, que é baixo. O estudo do períneo proporciona a avaliação do esfíncter anal e dos músculos transverso do períneo (profundo e superficial), pubovesical, puboperineal, puborretal e iliococcígeo. A bexiga deve ser avaliada com repleção total ou parcial e pós-miccional. O trígono vesical pode ser visto em imagem renderizada de 3D, bem como a uretra e os ureteres (**Figura 11.16**).

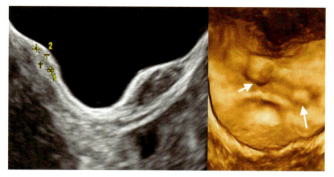

Figura 11.16 Focos de endometriose em parede vesical formando nódulos para a luz da bexiga (*setas*).

O estudo em 3D em tempo real, também chamado 4D, pode ser utilizado no estudo dinâmico da musculatura antes e durante a manobra de Valsalva. A captura das imagens pode ser realizada por via translabial, para avaliar a musculatura, ou por via transvaginal ou introitovaginal, para avaliar massas, bexiga, uretra, vagina e colo uterino. Após a captura, as imagens devem ser avaliadas no modo multiplanar, *multislice* ou com renderização de superfície (**Figura 11.17**).

Endometriose

A US3D tem sido usada com mais frequência para o estudo da endometriose pélvica, sendo considerada superior à cistoscopia como método diagnóstico e tão efetiva quanto a RNM para diagnóstico e planejamento cirúrgico da endometriose vesical. Os focos de endometriose no septo retovaginal, bem como os focos nas paredes do reto, também podem ser estudados e mensurados pela US3D.

O estudo dopplervelocimétrico em 3D do estroma ovariano tem sido considerado parâmetro importante no prognóstico de sucesso para fertilização *in vitro* em pacientes com endometriose ovariana.

Estudo publicado em 2010 mostrou a sensibilidade e a especificidade da US3D e da RNM em locais específicos:

- **Tórus e ligamento uterossacro:** sensibilidade de 50% e especificidade de 94,7% para US3D e sensibilidade de 69,2% e especificidade de 94% para RNM.

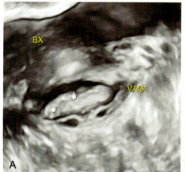 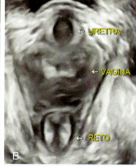

Figura 11.17A Corte coronal do assoalho pélvico mostrando septo vesicouterino com espessamento. **B** Corte coronal do períneo.

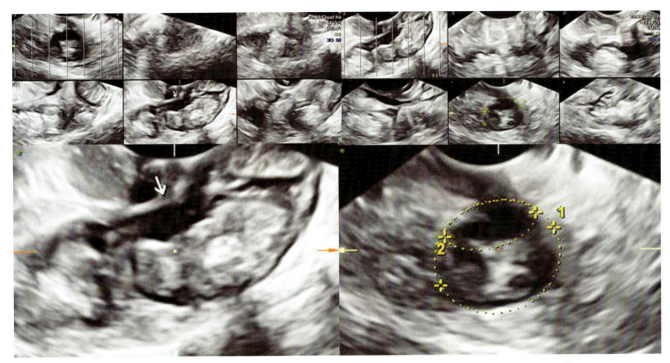

Figura 11.18 Foco de endometriose em junção reto/sigmoide em modo multiplanar com VCI, em cortes longitudinal e transversal. Possibilita medidas.

- **Vagina:** sensibilidade de 84% e especificidade de 80% para US3D e sensibilidade de 83,3% e especificidade de 88,8% para RNM,
- **Septo retovaginal:** sensibilidade de 76,9% e especificidade de 100% para US3D e sensibilidade de 76,4% e especificidade de 100% para RNM.
- **Bexiga:** sensibilidade de 25% e especificidade de 100% para US3D e sensibilidade de 83% e especificidade de 100% para RNM (**Figura 11.18**).

■ CONSIDERAÇÕES FINAIS

A utilização da US3D na prática diária tem aumentado significativamente. A tecnologia exige não apenas o conhecimento anatômico para o entendimento das estruturas e de suas relações de modo tridimensional, mas também dos *softwares* de cada equipamento e das várias maneiras como podem ser utilizados. Não existe padronização da forma de captura, análise dos blocos, modo de descrição nos relatórios ou mesmo de mensurações. Com o aumento das publicações científicas relacionadas com o estudo 3D das estruturas pélvicas espera-se que a padronização dos exames em breve se torne uma realidade.

Leitura complementar

Albrich S, Steetskamp J, Knoechel SL, Porta S, Hoffmann G, Skala C. Assessment of pelvic floor muscle contractility: digital palpation versus 2D and 3D perineal ultrasound. Arch Gynecol Obstet 2016 Apr; 293(4):839-43. doi: 10.1007/s00404-015-3897-5. Epub 2015 Sep 25.

Bazot M, Stivalet A, Daraï E, Coudray C, Thomassin-Naggara I, Poncelet E. Comparison of 3D and 2D FSE T2-weighted MRI in the diagnosis of deep pelvic endometriosis: preliminary results. Clin Radiol 2013 Jan; 68(1):47-54. doi: 10.1016

Benacerraf BR, Shipp TD, Bromley B. Three-dimensional ultrasound detection of abnormally located intrauterine contraceptive devices which are a source of pelvic pain and abnormal bleeding. Ultrasound Obstet Gynecol 2009 Jul; 34(1):110-5. doi: 10.1002

Bermejo C, Martinez Ten P, Cantarero R et al. Three-dimensional ultrasound in the diagnosis of Müllerian duct anomalies and concordance with magnetic resonance imaging. Ultrasound Obstet Gynecol 2015; 46:616-22. Published online 5 October 2015 in Wiley Online Library (wileyonlinelibrary.com). DOI: 10.1002/uog.1482.

Chan YY, Jayaprakasan K, Tan A, Thornton JG, Coomarasamy A, Raine-Fenning NJ. Reproductive outcomes in women with congenital uterine anomalies: a systematic review. Ultrasound Obstet Gynecol 2011; 38:371-82.Published online in Wiley Online Library (wileyonlinelibrary.com). DOI: 10.1002/uog.10056

Deutch TD, Abuhamad AZ. The role of 3-dimensional ultrasonography and magnetic resonance imaging in the diagnosis of Müllerian duct anomalies. A review of the literature. MD© 2008 by the American Institute of Ultrasound in Medicine. J Ultrasound Med 2008; 27:413-23. Ultrasound Obstet Gynecol 2010; 35:593-601.Published online in Wiley InterScience (www.interscience.wiley.com). DOI: 10.1002/uog.7551

Engels V, Sanfrutos L, Perez-Medina T et al. Periovulatory follicular volume and vascularization determined by 3D and power Doppler sonography as pregnancy predictors in intrauterine insemination cycles. J Clin Ultrasound 2011 Jun; 39(5):243-7. doi: 10.1002/jcu.20816. Epub 2011 Apr 15.

Exacoustos C, Brienza L, Di Giovanni A, Szabolcs B, Romanini ME, Zupi E, Arduini D. Adenomyosis: three-dimensional sonographic findings of the junctional zone and correlation with histology. Ultrasound Obstet Gynecol 2011 Apr; 37(4):471-9. doi: 10.1002/uog.8900.PMID:2143316.

Ghi T, Casadio P, Kuleva M et al. Accuracy of three-dimensional ultrasound in diagnosis and classification of congenital uterine anomalies. Fertil Steril 2009 Aug; 92(2):808-13. doi: 10.1016/j.fertnstert.2008.05.086.

Grasso RF, Di Giacomo V, Sedati P et al. Diagnosis of deep infiltrating endometriosis: accuracy of magnetic resonance imaging and transvaginal 3D ultrasonography. Abdom Imaging 2010 Dec; 35(6):716-25. doi: 10.1007

Graupera B, Pascual MA, Hereter L et al. Accuracy of three-dimensional ultrasound compared with magnetic resonance imaging in diagnosis of Müllerian duct anomalies using ESHRE-ESGE consensus on the classification of congenital anomalies of the female genital tract. Ultrasound Obstet Gynecol 2015 Nov; 46(5):616-22. doi: 10.1002/uog.14825.

Leone FP, Timmerman D, Bourne T et al. Terms, definitions and measurements to describe the sonographic features of the endometrium and intrauterine lesions: a consensus opinion from the International Endometrial Tumor Analysis (IETA) group. Ultrasound Obstet Gynecol 2010 Jan; 35(1):103-12. doi: 10.1002

Munro MG, Critchley HOD, Broder MS, Fraser IS. FIGO classification system (PALM-COEIN) for causes of abnormal uterine bleeding in nongravid women of reproductive age. International Journal of Gynecology and Obstetrics 2011; 113:3-13

Nylander M, Frøssing S, Bjerre AH et al. Ovarian morphology in polycystic ovary syndrome: estimates from 2D and 3D ultrasound and magnetic resonance imaging and their correlation to anti-Müllerian hormone. Acta Radiol 2017 Aug; 58(8):997-1004. doi: 10.1177.

Pascual MA, Guerriero S, Hereter L et al. Diagnosis of endometriosis of the rectovaginal septum using introital three-dimensional ultrasonography. Fertil Steril 2010 Dec; 94(7):2761-5. doi: 10.1016

Performance of the EDHRE/ESGE classification in differentiating anomalies of double uterine cavity in comparison with the ASRM classification.

Rodríguez-Trujillo A, Martínez-Serrano MJ, Martínez-Román S, Martí C, Buñesch L, Nicolau C, Pahisa J. Preoperative assessment of myometrial invasion in endometrial cancer by 3D ultrasoundand diffusion-weighted magnetic resonance imaging: a comparative study. Int J Gynecol Cancer 2016 Jul; 26(6):1105-10. DOI: 10.1097

Santoro GA, Shobeiri SA, Petros PP, Zapater P, Wieczorek AP. Perineal body anatomy seen by three-dimensional endovaginal ultrasound of asymptomatic nulliparae. Colorectal Dis 2016 Apr; 18(4):400-9. doi: 10.1111/codi.13119.

Shipp TD1, Bromley B, Benacerraf BR. The width of the uterine cavity is narrower in patients with an embedded intrauterine device (IUD) compared to a normally positioned IUD. J Ultrasound Med 2010 Oct; 29(10):1453-6.

Siafarikas F1, Staer-Jensen J, Braekken IH, Bø K, Engh ME. Learning process for performing and analyzing 3D/4D transperineal ultrasound imaging and interobserver reliability study. Ultrasound Obstet Gynecol 2013 Mar; 41(3):312-7. doi: 10.1002

The American Fertility Society classifications of adnexal adhesions, distal tubal occlusion, tubal occlusion secondary to tubal ligation, tubal pregnancies, Mullerian anomalies and intrauterine adhesions. Fertility and Sterility June 1988; 49(6).

Van den Bosch T, Dueholm M, Leone FP et al. Terms, definitions and measurements to describe sonographic features of myometriumand uterine masses:a consensus opinion from the Morphological Uterus Sonographic Assessment (MUSA) group.2015 A10.PMID:25652685

Vrachnis N, Sifakis S, Samoli E, Kappou D, Pavlakis K, Iliodromiti Z, Botsis D. Three-dimensional ultrasound and three-dimensional power Doppler improve the preoperative evaluation of complex benign ovarian lesions. Clin Exp Obstet Gynecol 2012; 39(4):474-8.

Wong L, White N, Ramkrishna J, Araujo Júnior E, Meagher S, da Silva F. Tree-dimensional imaging of the uterus: The value of the coronal plane. World Jornal of Radiology 2015; 7(12):484-93.

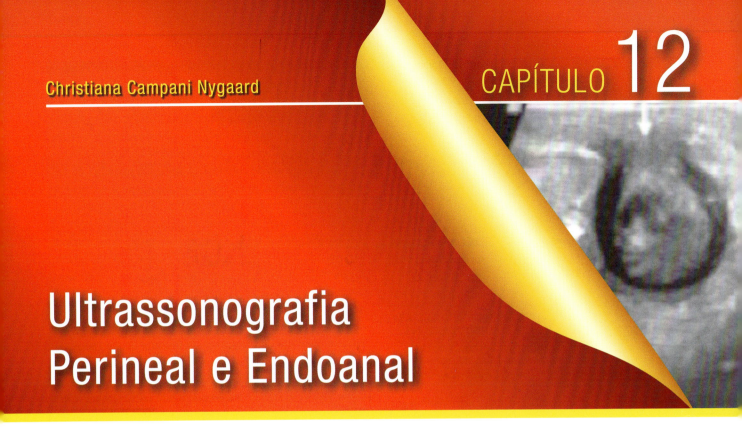

Christiana Campani Nygaard

CAPÍTULO 12

Ultrassonografia Perineal e Endoanal

■ INTRODUÇÃO

A ultrassonografia é amplamente utilizada em ginecologia e obstetrícia há décadas. No entanto, apenas recentemente começou a ser popularizada na área de uroginecologia e disfunções do assoalho pélvico. Com transdutores de alta resolução, tecnologia 3D/4D e o uso da via transperineal, os órgãos pélvicos podem ser avaliados com clareza. Em relação a outros métodos diagnósticos utilizados nessa área, como a tomografia computadorizada, a ressonância nuclear magnética e a urografia excretora, apresenta as seguintes vantagens: é menos invasiva, tem custo baixo, não utiliza radiação e possibilita a avaliação dinâmica do assoalho pélvico.

A ultrassonografia endoanal é considerada atualmente o padrão-ouro para avaliação de patologias relacionadas com o esfíncter anal e de sintomas de incontinência anal, sendo realizada com equipamento específico e relativamente invasivo. Nesse contexto, a ultrassonografia transperineal ou transanal vem ganhando espaço por estar mais disponível e ser mais confortável para a paciente. No entanto, ainda são necessárias a uniformização da técnica e a padronização dos parâmetros.

■ ULTRASSONOGRAFIA PERINEAL

O exame é realizado em posição de litotomia. A paciente deve esvaziar a bexiga imediatamente antes do exame. A ampola retal cheia pode ter impacto na qualidade das imagens. Por ser um exame dinâmico, é necessária a participação da paciente, que deve realizar manobras de Valsalva e a contração da musculatura do assoalho pélvico quando requisitada. É utilizado um transdutor curvo com frequência de 3,5 a 5.0MHz, o qual deve ser recoberto com gel e com uma luva sem talco ou filme plástico.

Procede-se ao afastamento dos pequenos lábios, e o transdutor é pressionado em direção à sínfise púbica (**Figura 12.1**). A primeira parte do exame é realizada em 2D, no plano sagital. As funções 3D e 4D são úteis para capturar imagens dinâmicas, como manobra de Valsalva e contração da musculatura

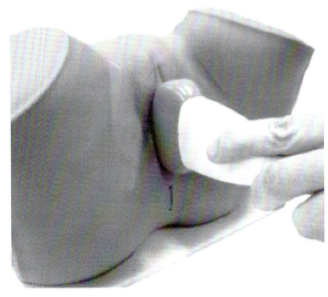

Figura 12.1 Posição para realização da ecografia transperineal. (Reproduzida de Dietz HP, 2010.)

149

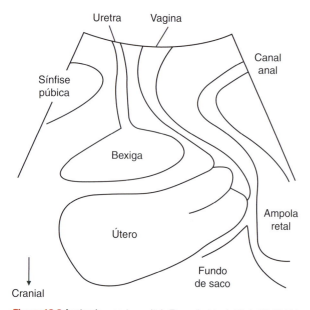

Figura 12.2 Anatomia – corte sagital. (Reproduzida de Dietz HP, 2010.)

do assoalho pélvico. Os tecidos são mais bem visibilizados durante a gestação e muito mal visibilizados no período pós-menopausa em razão da atrofia.

O corte sagital padrão deve incluir a sínfise púbica anteriormente, a uretra e o colo vesical, a vagina, a cérvice uterina, o reto e o canal anal (**Figura 12.2**).

O assoalho pélvico pode ser dividido nos compartimentos anterior, que compreende a uretra e a bexiga, apical, onde está localizado o útero ou o fundo de saco vaginal, nas pacientes que foram submetidas à histerectomia, e posterior, local onde ficam o canal anal e o reto. As avaliações realizadas por meio da ecografia perineal em 2D serão descritas a seguir de acordo com os três compartimentos.

Compartimento anterior

A hipermobilidade uretral é um dos achados ecográficos típicos das pacientes com incontinência urinárias aos esforços (IUE). O ponto de referência para ambas as medidas é a sínfise púbica. Devem ser realizadas uma medida em repouso e uma outra com a paciente executando a manobra de Valsalva. A diferença entre as duas medidas gera um valor numérico para a descida do colo vesical (DCV). Pontos de corte entre 1,5 e 2,5mm têm sido propostos, mas não há um valor padrão definido. A DCV e a hipermobilidade são preditores de sucesso para correção cirúrgica da IUE (**Figura 12.3**).

O afunilamento do colo vesical durante a manobra de Valsalva e eventualmente no repouso também pode ser visibilizado no compartimento anterior e tem sido associado tanto à IUE como à incontinência urinária de urgência (IUU).

O prolapso de parede anterior ou cistocele pode também ser avaliado durante a manobra de Valsalva. A descida da bexiga a mais de 10mm da sínfise púbica está fortemente associada a sintomas de prolapso genital. O prolapso de parede anterior pode ser classificado como cistouretrocele, quando se identifica hipermobilidade uretral associada e sugere um risco aumentado de incontinência urinária oculta (pacientes com prolapso de parede anterior que não têm IUE, mas cujo sintoma aparece quando o prolapso é corrigido) ou apenas como cistocele, sem alteração do ângulo retovesical, que está mais frequentemente associada à disfunção miccional do que à incontinência (**Figura 12.4**).

A uretra é visibilizada como uma imagem hipoecoica vertical devido ao sentido das fibras musculares e da mucosa. Por meio desse exame é possível estabelecer o diagnóstico diferencial de lesões parauretrais, como divertículo de uretra, cisto de Gartner e glândula de Skene.

O aumento da espessura da parede vesical ou do músculo detrusor (> 0,5mm) é um achado comum em pacientes com hiperatividade detrusora, porém não há evidências suficientes para que seja considerado na prática clínica. A medida deve ser realizada com a bexiga vazia (**Figura 12.5**).

O resíduo pós-miccional pode ser avaliado a partir de duas medidas perpendiculares dos maiores diâmetros da bexiga, as quais devem ser multiplicadas por 5,6 (X × Y × 5,6 = volume em mL).

As telas sintéticas de polipropileno são muito utilizadas atualmente para o tratamento da IUE e são facilmente visibilizadas à ultrassonografia perineal. Elas têm se revelado uma

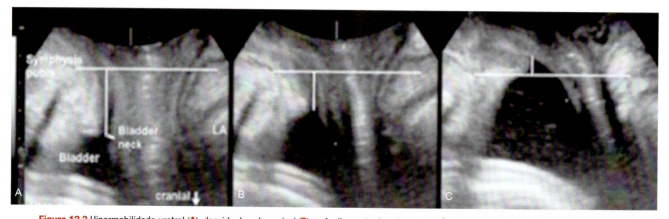

Figura 12.3 Hipermobilidade uretral (**A**), descida do colo vesical (**B**) e afunilamento do colo vesical (**C**). (Reproduzida de Oerno A e Dietz HP, 2007.)

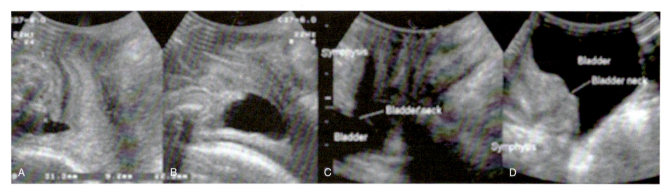

Figura 12.4A Repouso. B Valsalva mostrando cistouretrocele. C Repouso. D Valsalva mostrando cistocele isolada. (Reproduzida de Dietz HP, 2006.)

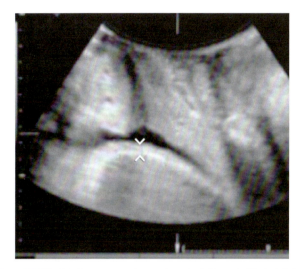

Figura 12.5 Medida da espessura da parede vesical. (Reproduzida de Lekskulchai O e Dietz HP, 2006.)

ferramenta útil para avaliação de complicações e insucessos no pós-operatório. A distância da tela ao púbis está relacionada com retenção urinária, quando muito próxima, e com falha de tratamento, quando muito distante (**Figura 12.6**). Também pode ser avaliado se a tela se encontra no terço médio da uretra, o que é importante para promover a continência nesse

tipo de cirurgia. A diferenciação entre *slings* transobturatórios e retropúbicos pode ser vista na imagem 3D, na qual é possível visibilizar todo o trajeto intrapélvico da tela (**Figura 12.7**). Agentes de preenchimento injetados na altura do colo vesical para IUE também podem ser localizados pela ecografia.

Compartimento apical

O prolapso uterino não é tão facilmente visibilizado em razão da aparência isoecoica do colo uterino. Em pacientes na menacme, a presença de cistos de Naboth pode facilitar a identificação.

Compartimento posterior

O prolapso de parede posterior pode ser diferenciado por meio de imagem em casos de retocele com defeito da fáscia retovaginal, em geral transversal, e em perineoceles, que estão associadas a partos vaginais. É possível visibilizar também a presença de intussuscepção ou invaginação do reto, que no exame físico se apresenta apenas como retocele e se trata de uma patologia mais complexa e que não é incomum em pacientes com prolapso genital.

O uso da tecnologia 3D e 4D melhorou muito a visibilização do assoalho pélvico por possibilitar o acesso ao plano

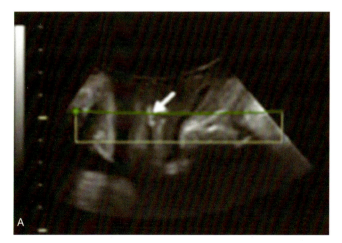
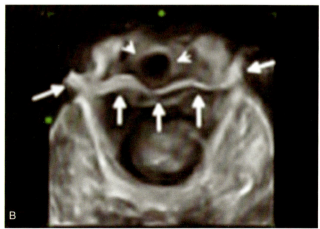

Figura 12.6A e B Tela de *sling*-repouso e Valsalva com medida da distância do púbis. (Reproduzida de Dietz HP.)

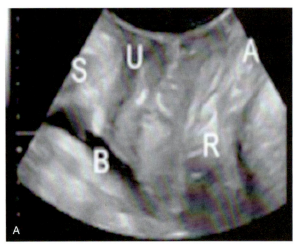 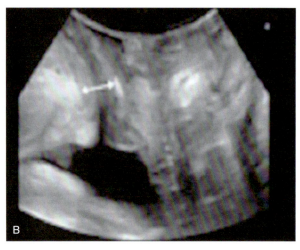

Figura 12.7 Tela de *sling* transobturatório. **A** Plano sagital. **B** Plano coronal. (Reproduzida de Dietz HP.)

coronal, o que antes só era possível por meio da RNM. A avaliação 3D em tempo real ou 4D torna possível a avaliação dinâmica do assoalho pélvico. O processamento e a otimização das imagens podem ser realizados em programas específicos após a captura. É possível também realizar cortes com espaçamento predeterminado, similares a cortes tomográficos.

O alargamento do hiato genital está associado ao aumento do risco e da gravidade do prolapso genital. A medida da circunferência do hiato genital pode ser realizada durante a manobra de Valsalva no plano coronal com a função 3D (**Figura 12.8**).

A avaliação da musculatura pélvica é possível por meio do exame ecográfico. A contração dos músculos do assoalho pélvico (exercícios de Kegel) pode ser identificada e inclusive utilizada como *biofeedback* para que a paciente visualize a contração correta da musculatura.

Ainda com a função 3D, é possível avaliar a integridade da inserção dos músculos elevadores do ânus no púbis. A avulsão desses músculos, caracterizada pela desinserção do púbis, está associada ao parto normal e ao uso de fórceps e parece aumentar o risco de prolapso e recorrência após a correção cirúrgica.

A avulsão do ramo puborretal dos elevadores do ânus é um conceito antigo em obstetrícia, mas que apenas recentemente voltou a ser valorizado. Eventualmente, a avulsão pode ser evidenciada durante o parto no caso de lacerações amplas da parede vaginal, mas na grande maioria dos casos ocorre de maneira oculta. É mais frequente quando ocorrem lacerações de esfíncter anal concomitante, mas pode acontecer até mesmo com o períneo íntegro. Essa rotura ou avulsão pode ser bilateral ou unilateral. Nos casos em que é unilateral, pode ser palpada mais facilmente no exame físico, pois se nota a diferença entre os dois lados; já nos casos em que é bilateral, pode passar mais facilmente despercebida.

No plano coronal, durante a contração do assoalho pélvico, é possível avaliar a avulsão, que se apresenta como uma descontinuidade da musculatura ou um *gap* entre o músculo e o púbis (**Figura 12.9**). A possibilidade de correção cirúrgica da avulsão ainda está sendo estudada, mas poderia diminuir os altos índices de recidiva após correção de prolapso.

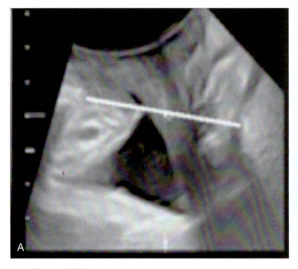 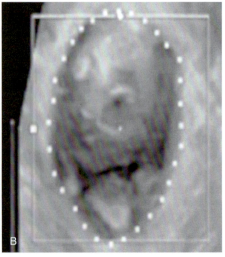

Figura 12.8 Medida da circunferência do hiato genital. **A** Plano sagital. **B** Plano coronal. (Reproduzida de Dietz HP.)

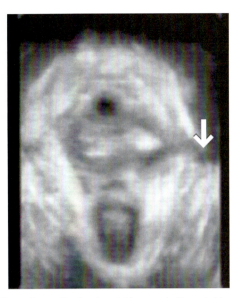

Figura 12.9 Avulsão do músculo puborretal à esquerda. (Reproduzida de Dietz HP.)

■ ULTRASSONOGRAFIA ENDOANAL

A ultrassonografia endoanal pode ser realizada em decúbito lateral ou em litotomia. Utiliza-se um *probe* específico de alta resolução, rotacional, que possibilita a visibilização em 360 graus com frequência de 7 ou 10MHz. O *probe* é introduzido cerca de 6cm e então retirado até que seja possível a visibilização do músculo puborretal, do músculo longitudinal e esfíncteres interno e externo e da mucosa endoanal.

O trauma durante o parto vaginal é o principal fator de risco para incontinência anal. A fisiopatologia envolve desde lesões nervosas do nervo pudendo até lesões ocultas ou não reconhecidas do esfíncter anal durante o parto. A avaliação dos defeitos do esfíncter anal é importante para o planejamento do tratamento. O esfíncter interno é hipoecoico e mais facilmente visibilizado, enquanto o externo tem ecogenicidade mais parecida com a das estruturas próximas, como a gordura isquioanal.

Os defeitos de ambos os esfíncteres são visibilizados com a perda da continuidade da estrutura. Podem ser defeitos isolados de cada músculo ou envolver tanto o esfíncter interno como o externo. Podem ainda ser incompletos ou completos. O uso da US3D possibilita a visibilização detalhada da musculatura através dos cortes similares aos da tomografia, auxiliando a avaliação dos defeitos.

Esse exame, no entanto, só se encontra disponível em grandes centros de radiologia, o que abriu espaço para a investigação do uso da ecografia transvaginal e da transanal, que ainda estão sendo validadas. Entretanto, obtêm imagens de ótima qualidade a um custo menor e com menos desconforto (**Figuras 12.10 e 12.11**).

■ CONSIDERAÇÕES FINAIS

O uso da ultrassonografia possibilita uma avaliação acurada das patologias do assoalho pélvico, sendo importante a disseminação dessa tecnologia em nosso meio de modo a favorecer o tratamento mais adequado de cada paciente.

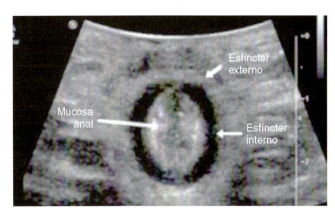

Figura 12.10 Ultrassonografia transanal com identificação dos esfíncteres anais externo e interno e da mucosa anal. (Reproduzida de Dietz HP.)

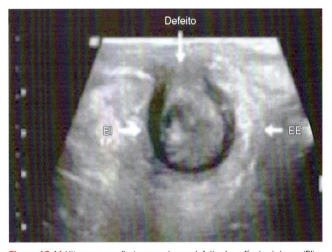

Figura 12.11 Ultrassonografia transanal com defeito de esfíncter interno (EI) e externo (EE). (Reproduzida de Dietz HP.)

Leitura complementar

Abdool Z, Sultan AH, Thakar R. Ultrasound imaging of the anal sphincter complex: a review. Br J Radiol 2012; 85(1015):865-75.

Abrams P, Cardozo L, Wagg A, Wein A. Incontinence book. 6. ed. Tóquio: Icud, 2016.

Cardoso L, Staskin D. Textbook of female urology and urogynaecology. 4. ed. Boca Raton : CRC Press, 2017.

Diagnosis and clinical management. 1. ed. Londres : Springer, 2007.

Dietz HP, Hoyte LPJ, Steensma AB. Pelvic floor ultrasound. 1. ed. Londres: Springer, 2008.

Dietz HP. Pelvic floor ultrasound - atlas and textbook, 2016.

Dietz HP. Pelvic floor ultrasound: a review. Am J Obstet and Gynecol 2010; 202:321-34.

Dietz HP. Why pelvic floor surgeons should utilize ultrasound imaging. Ultrasound Obstet Gynecol 2006; 28(5):629-34.

Haylen BT, Maher CF, Barber MD et al. An International Urogynecological Association (IUGA) / International Continence Society (ICS) Joint Report on the Terminology for Female Pelvic Organ Prolapse (POP). Neurourol Urodyn 2016; 35:137-68.

Lekskulchai O, Dietz HP. Detrusor wall thickness as a test for detrusor overactivity in women. Ultrasound Obstet Gynecol 2008; 32(4):535-9.

Oerno A, Dietz HP. Levator co-activation is an important confounder of pelvic organ descent on Valsalva maneuver. Ultrasound Obstet Gynecol 2007; 30:346-50.

Sultan AH, Thakar R, Fenner DE. Perineal and anal sphincter trauma aiagnosis and clinical management. 1. ed. Londres : Springer, 2007.

Walsh KA, Grivell RM. Use of endoanal ultrasound for reducing the risk of complications related to anal sphincter injury after vaginal birth. Cochrane Database of Systematic Reviews 2015, Issue 10.

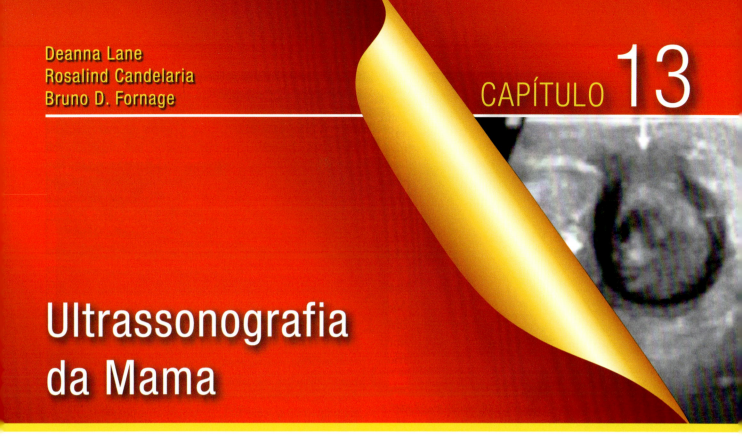

Deanna Lane
Rosalind Candelaria
Bruno D. Fornage

CAPÍTULO 13

Ultrassonografia da Mama

■ INTRODUÇÃO

A aquisição de imagens da mama é efetuada para rastreamento em mulheres assintomáticas ou para a investigação diagnóstica de um problema clínico. A ultrassonografia (US) é um recurso essencial para a investigação diagnóstica de pacientes sintomáticos, podendo ser utilizada para avaliação de um nódulo palpável, descarga mamilar, integridade de um implante da mama e também anormalidades identificadas à mamografia. Consiste na técnica de escolha em caso de biópsia de massas da mama identificadas à US e possibilita o estadiamento local e regional do câncer de mama. A US completa da mama também é utilizada para avaliação suplementar em mulheres que apresentam tecido mamário denso à mamografia.

Os nódulos palpáveis percebidos pela paciente ou pelo clínico estão entre as indicações mais comuns da US da mama. Muitos desses nódulos são benignos, especialmente em mulheres com menos de 30 anos de idade. Todavia, o câncer de mama ocorre efetivamente em mulheres jovens e por isso quase todas as massas da mama palpáveis tornam necessário um exame de US, a qual possibilita a caracterização de uma lesão como cística ou sólida. No caso de uma massa sólida, as características ultrassonográficas são utilizadas para determinação do nível de suspeita e para seleção do tratamento apropriado. Se não houver correlação entre a mamografia e a US de uma nodularidade palpável questionável, o valor preditivo negativo da combinação dos exames mamográfico e US negativos é muito alto, e isso geralmente é muito tranquilizador para a paciente. Entretanto, cabe destacar a necessidade de uma biópsia excisional quando o nódulo palpável ainda apresenta um grau elevado de suspeita clínica.

As características ultrassonográficas de uma lesão da mama podem ser descritas usando-se a nomenclatura adotada pelo *Breast Imaging Reporting and Data System* (BI-RADS), o qual oferece uma terminologia uniforme e possibilita o tratamento apropriado com base na probabilidade de uma condição maligna. As massas são caracterizadas com base em seu formato, orientação, margens, padrão de ecos e características acústicas posteriores. As características ultrassonográficas suspeitas incluem formato irregular, orientação não paralela à parede torácica (formato "mais alto do que largo"), margens insuficientemente nítidas e sombras acústicas posteriores. Como regra, o tratamento da lesão deve ser fundamentado na característica mais suspeita.

■ DOENÇAS BENIGNAS
Alterações císticas/fibrocísticas

Os cistos são uma causa comum de nódulos palpáveis, mas também podem ser vistos acidentalmente, quando a mama é examinada por outro motivo. Para ser classificada como um cisto simples, a massa cheia de líquido arredondada ou oval deve ser totalmente anecoica com margens circunscritas, parede fina e intensificação acústica posterior (**Figura 13.1**). Os ajustes do aparelho, incluindo a seleção de uma zona focal e os ajustes de ganho, precisam ser otimizados para a eliminação de ecos internos que causem artefatos. Convém ter o cuidado de desligar (ou pelo menos reduzir a um mínimo) a mistura espacial em tempo real.

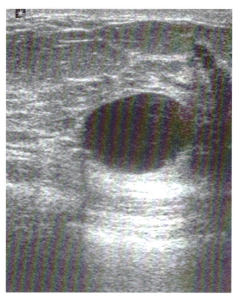

Figura 13.1 Cisto simples. O cisto é anecoico, tem paredes finas e se associa a uma acentuada intensificação acústica distal.

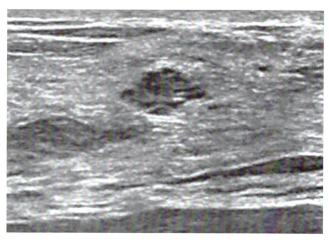

Figura 13.3 Um cisto dito "complexo". A US mostra múltiplos septos finos na lesão.

Os cistos espessos apresentam material viscoso ou até mesmo sólido, "semelhante à pasta de dente", que é levemente ecogênico. Uma aparência em dois tons, combinando tanto componentes ecogênicos como anecoicos, frequentemente separados por uma interface plana ou ondulante, é patognomônica de um cisto espesso (**Figura 13.2**). A intensificação acústica pode estar ausente. Nenhuma intervenção adicional é necessária caso sejam satisfeitos os critérios para um cisto simples ou espesso.

Um cisto complexo é aquele que não satisfaz os critérios para um cisto simples ou espesso, geralmente em virtude da presença de ecos internos (**Figura 13.3**). Nesses casos, a lesão deve ser examinada cuidadosamente quanto às características suspeitas. A lesão deve ser submetida à biópsia caso estejam presentes septos internos grossos ou nódulos murais.

Áreas de alterações fibrocísticas difusas aparecem habitualmente como aglomerados de microcistos. Com a experiência o responsável pela aquisição de imagens da mama deve aprender a identificar essas áreas de tecido glandular benigno entremeadas a cistos diminutos e a ductos proeminentes e assim se abster de realizar uma biópsia desnecessária.

Alterações da lactação

A US é a modalidade de aquisição de imagens de primeira linha em mulheres grávidas ou amamentando que apresentem uma massa palpável. Durante a lactação, os ductos se distendem, especialmente na região retroareolar (**Figura 13.4**).

As galactoceles são cistos cheios de leite e constituem as lesões mais comuns da mama em mulheres que estão amamentando. A aparência ultrassonográfica varia de cística a sólida. Uma aspiração sob orientação ultrassonográfica produziria um líquido leitoso e proporcionaria o alívio da dor (**Figura 13.5**).

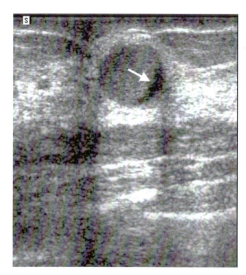

Figura 13.2 Cisto espesso. O cisto tem aparência típica de dois tons com um componente levemente ecogênico, correspondendo ao conteúdo interno espesso e a uma lasca de líquido anecoico (*setas*).

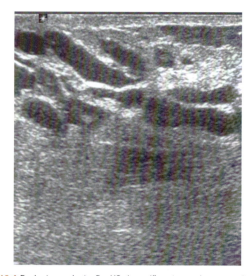

Figura 13.4 Paciente em lactação. US da região retroareolar em paciente amamentando mostra múltiplos ductos distendidos e cheios de leite, alguns com ecos internos móveis, porém sem massa sólida intraductal nem achados suspeitos.

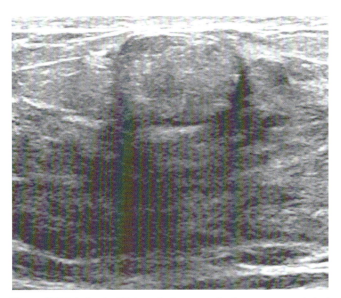

Figura 13.5 Galactocele. US de paciente amamentando com massa palpável mostra uma massa circunscrita, de paredes finas, levemente ecogênica.

Os adenomas da lactação são tumores benignos que frequentemente regridem depois de cessada a amamentação. A aparência dos adenomas da lactação à US é semelhante à dos fibroadenomas (**Figura 13.6**).

Embora muitas biópsias realizadas em nódulos palpáveis em mulheres grávidas ou amamentando produzam um resultado patológico benigno, a tarefa mais importante do ultrassonografista é afastar um câncer de mama. O pronto diagnóstico do câncer de mama em mulheres grávidas ou amamentando é imperativo, já que esses cânceres podem ter uma biologia agressiva e qualquer demora no diagnóstico pode associar-se a um estágio mais avançado da doença e a um prognóstico mais sombrio. Se a avaliação clínica inicial ou a US apresentar suspeita de malignidade, deverá ser realizada uma mamografia. A gravidez e a amamentação não devem retardar a biópsia de um achado suspeito.

Mastites e abscessos

Os sintomas clínicos de uma infecção da mama incluem dor, eritema, edema/tumefação, induração, uma massa palpável ou alterações do mamilo. A infecção pode ocorrer em mulheres que estejam amamentando ou não. A US é realizada nessas pacientes para confirmação ou afastamento de um abscesso, o qual tornaria necessária a drenagem. À US, a área da mama envolvida pela mastite mostra ecogenicidade aumentada do tecido adiposo subcutâneo e espessamento da pele. Pode estar presente um linfedema subcutâneo (**Figura 13.7**). É preciso estabelecer uma correlação entre a história clínica e o exame físico, sendo imprescindível o acompanhamento cuidadoso até a resolução completa, uma vez que um câncer de mama inflamatório pode manifestar-se inicialmente por meio de achados clínicos e de aquisição de imagens semelhantes. Se os sintomas persistirem após o tratamento antibiótico de uma suposta mastite, cabe uma biópsia por punção da pele para afastar câncer de mama inflamatório.

Os abscessos aparecem como massas císticas maldelimitadas, por vezes com componentes sólidos ecogênicos e septos ou detritos que podem ser mobilizados em tempo real, "sacudindo" a mama com o transdutor (**Figura 13.8**). A US com *Power* Doppler demonstra uma vascularidade aumentada na periferia da massa. Os abscessos com frequência estão localizados na região retroareolar. A aspiração sob orientação ultrassonográfica é realizada para confirmação do abscesso e o pus aspirado é enviado ao laboratório de microbiologia para cultura e sensibilidade. Abscessos pequenos (< 3cm) costumam ser tratados com êxito mediante aspirações percutâneas repetidas e irrigação de solução antibiótica. Os linfonodos axilares podem estar aumentados, mas conservam uma aparência ultrassonográfica benigna.

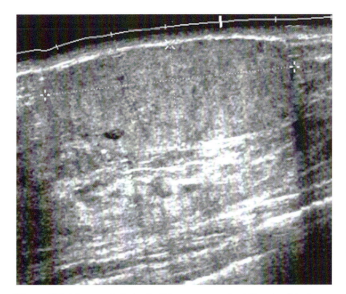

Figura 13.6 Adenoma da lactação. US com campo de visão estendido de um nódulo palpável em mulher grávida mostra massa isoecoica de formato oval e 4,5cm de tamanho com margens bem circunscritas (entre os *calipers*). Observe a transmissão acústica transversa.

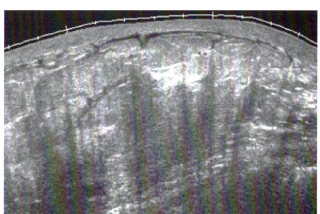

Figura 13.7 Mastite. US com campo de visão estendido mostra acentuado espessamento da pele e linfedema subcutâneo. Há ecogenicidade aumentada no tecido adiposo subcutâneo. Não é identificada nenhuma massa. A aparência sonográfica é semelhante à de um câncer de mama inflamatório.

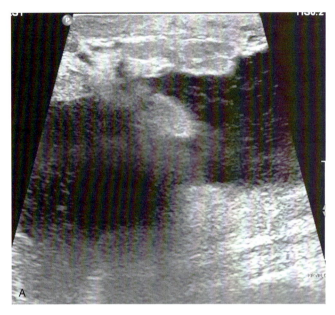 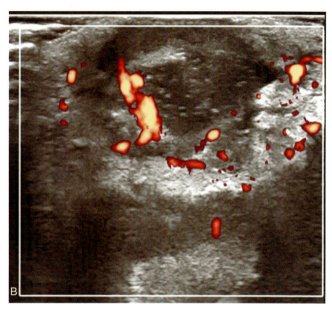

Figura 13.8 Mulher de 21 anos com massa palpável, dor, tumefação e eritema da mama. **A** US em escala de cinza demonstrando coleção de paredes grossas com líquido ecogênico e septo grosso. **B** US com Power Doppler de potência mostrando vascularidade aumentada na parede espessa. A aspiração sob orientação ultrassonográfica produziu 10cm^3 de pus.

Fibroadenomas

Os fibroadenomas são neoplasias benignas que contêm tanto elementos epiteliais como do estroma. São as massas sólidas benignas da mama mais comuns, sendo encontrados mais comumente em mulheres jovens. Com frequência múltiplos e bilaterais, podem ser detectados acidentalmente ou evidenciar-se como um nódulo palpável.

As características ultrassonográficas dos fibroadenomas incluem margens circunscritas, formato oval com algumas possíveis lobulações leves e uma orientação paralela à parede torácica (**Figura 13.9**). Quando presentes, calcificações grandes aparecem como ecos brilhantes que produzem sombras posteriores. Nas mamografias, as calcificações se apresentam com a característica aparência de "pipoca". Embora costumem medir de 2 a 3mm, os fibroadenomas podem aumentar de tamanho por influência hormonal, especialmente durante a gravidez, tendendo a involuir após a menopausa. Os fibroadenomas juvenis ou gigantes são variantes que podem atingir até 15cm (**Figura 13.10**).

O tratamento dos fibroadenomas depende tanto dos achados à aquisição de imagens como do contexto clínico. Se a aparência ultrassonográfica for típica de um fibroadenoma, o acompanhamento seriado a cada 6 meses por US é adequado para a documentação da estabilidade. Uma biópsia com agulha deve ser realizada quando a massa não apresenta todas as características esperadas de um fibroadenoma, quando ela é nova ou quando aumenta de tamanho.

Figura 13.9 Fibroadenoma pequeno e típico de 1cm. A massa de formato oval apresenta margens circunscritas e está orientada paralelamente à parede torácica. Uma intensificação posterior pode ser vista nos fibroadenomas.

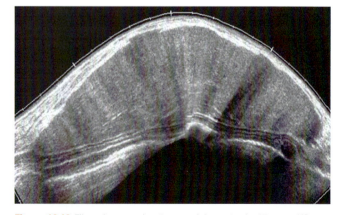

Figura 13.10 Fibroadenoma gigante em adolescente de 17 anos. US com campo de visão estendido mostra massa homogênea circunscrita de 17cm. A excisão cirúrgica confirmou um fibroadenoma gigante.

Tumor filoide

Assim como os fibroadenomas, os tumores filoides são tumores fibroepiteliais bifásicos com componentes epiteliais e do estroma. Entretanto, um tumor filoide pode continuar a crescer e se mostrar localmente agressivo; por essa razão é necessária a excisão cirúrgica com margens adequadas em todos esses tumores. Embora as características histopatológicas de um tumor filoide benigno possam se superpor às de um fibroadenoma, o estroma de um tumor filoide é mais celular do que o de um fibroadenoma. Os tumores filoides podem ser benignos, *borderlines* ou malignos e são classificados patologicamente com base no grau de celularidade de seu estroma, em seu pleomorfismo, atipia e atividade mitótica.

O tamanho médio de um tumor filoide é de 4 a 5cm; todavia, eles podem ser muito maiores e ocupar toda a mama, tornando necessária a mastectomia. Também podem ser detectados com um tamanho menor em mamografias de rastreio. À US, os tumores filoides são massas ovais, arredondadas ou lobuladas com margens bem circunscritas, espaços císticos internos e, ocasionalmente, reforço acústico posterior (**Figura 13.11**). Como a aparência ultrassonográfica de um tumor filoide pode ser indistinguível de um fibroadenoma, a excisão cirúrgica deve ser considerada para um suposto fibroadenoma maior do que o habitual (> 2 a 3cm) ou que tenha aumentado mais de 20% em uma US de seguimento em 6 meses.

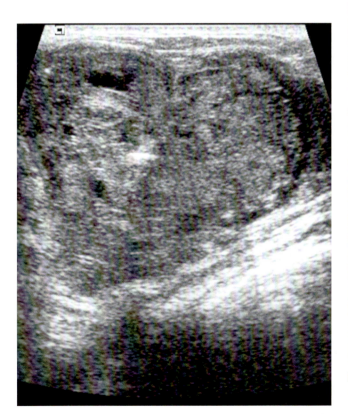

Figura 13.11 Tumor filoide benigno. A massa cística evidencia espaços císticos internos.

Papilomas

Os papilomas são uma causa comum de descarga mamilar sanguinolenta e aparecem mais comumente como uma massa intraductal, frequentemente próxima ao mamilo (**Figura 13.12**). As lesões papilares consistem em uma proliferação de células epiteliais ductais e mioepiteliais sustentadas por um pedículo fibrovascular. Variam desde lesões inteiramente benignas até malignas. Não se pode, apenas pelas características das imagens, diferenciar de maneira segura uma lesão papilar benigna de outra associada a atipias ou malignidade. Além disso, a heterogeneidade de uma lesão pode tornar difícil para o patologista distinguir com segurança um papiloma benigno de uma lesão

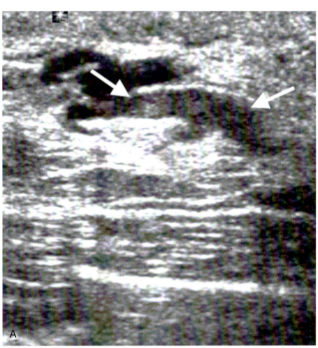

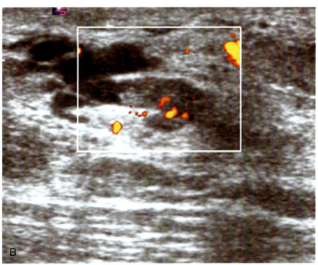

Figura 13.12 Papiloma. **A** US em escala de cinza mostrando um ducto distendido contendo uma massa intraductal sólida (*setas*). **B** Power Doppler demonstrando sinais Doppler no interior do papiloma, confirmando que a massa é de fato uma neoplasia e não detritos. A biópsia nuclear sob orientação ultrassonográfica revelou um papiloma benigno.

papilar atípica ou maligna com base em uma *core biopsy*, ou seja, sem examinar a lesão em sua totalidade. Em virtude dessas dificuldades e dos diversos relatos de mudança na classificação para atipia ou malignidade após a excisão cirúrgica, os papilomas benignos diagnosticados após a *core biopsy* guiada por ultrassonografia são frequentemente considerados lesões de alto risco e o tratamento ideal ainda é controverso. Enquanto alguns autores recomendam a excisão cirúrgica de papilomas benignos, outros consideram que os papilomas benignos podem ser monitorizados com segurança se forem coletadas amostras adequadas. Os papilomas atípicos, por outro lado, devem ser excisados. Em algumas instituições, a biópsia por agulha grossa assistida a vácuo (BAV) sob orientação ultrassonográfica é efetuada para remoção de toda a lesão, e em algumas pacientes a remoção por BAV pode ocasionar a interrupção da descarga mamilar e o alívio dos sintomas.

Necrose gordurosa

A necrose gordurosa ocorre após lesão traumática do tecido adiposo da mama e habitualmente decorre de traumatismo direto, cirurgia ou radioterapia. Também pode ser decorrente de uma lesão nova. A necrose adiposa pode ser vista incidentalmente nas imagens ou pode estar na origem de uma massa palpável. Trata-se da causa mais comum de massas encontradas em mamas reconstruídas.

A aparência ultrassonográfica da necrose gordurosa varia muito, dependendo da idade da lesão, e pode evoluir ao longo do tempo de uma massa subcutânea sólida não homogênea e ligeiramente ecogênica a um cisto oleoso calcificado (**Figuras 13.13 e 13.14**). As lesões podem variar de uma aparência obviamente benigna (como um cisto oleoso) a uma massa de aparência maligna. A correlação com a mamografia é essencial e pode evitar uma biópsia desnecessária. No entanto, os

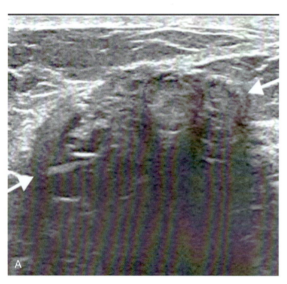
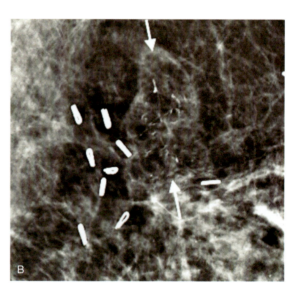

Figura 13.13 Necrose gordurosa pós-operatória. **A** A US mostra massa sólida lobulada levemente ecogênica na região de cicatriz cirúrgica (*setas*). **B** A mamografia confirma a lesão radiotransparente contendo tecido adiposo (*setas*) com típicas calcificações precoces.

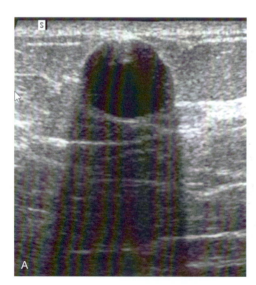
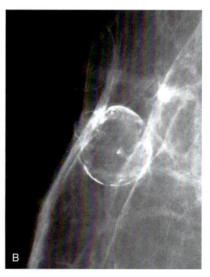

Figura 13.14 Cisto oleoso calcificado (necrose gordurosa). **A** A US demonstra massa arredondada circunscrita com sombra posterior limpa. **B** A mamografia mostra a calcificação em casca de ovo responsável pela sombra acústica. O cisto contendo óleo é radiotransparente.

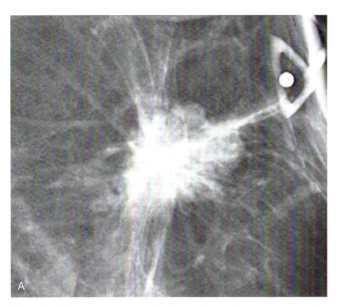
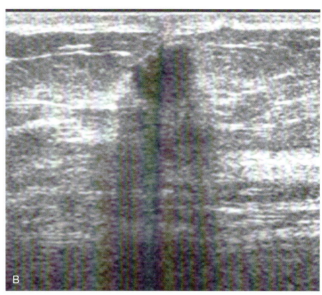

Figura 13.15 Necrose gordurosa imitando um câncer. **A** A mamografia mostra massa espiculada na localização de um nódulo palpável marcado por um marcador triangular na pele. **B** A US mostra massa suspeita com margens irregulares e algumas sombras. A *core biopsy* sob orientação ultrassonográfica confirmou uma necrose gordurosa.

achados da necrose gordurosa podem ser altamente suspeitos em todas as modalidades de aquisição de imagens e tornar necessária uma biópsia sob orientação ultrassonográfica para se estabelecer o diagnóstico final (**Figura 13.15**).

■ LESÕES MALIGNAS

Com o uso de equipamentos de última geração, carcinomas invasivos com < 1cm de diâmetro são identificados rotineiramente à US, incluindo aqueles ocultos à mamografia em razão de um tecido mamário glandular denso que obscurece sua aparência.

Carcinoma ductal invasivo

Os carcinomas ductais invasivos (CDI), considerados o tipo mais comum de câncer de mama, constituem 70% a 80% de todos os cânceres de mama. Os CDI se manifestam comumente como uma massa hipoecoica irregular com margens irregulares (**Figura 13.16**). Entretanto, aproximadamente 20% a 40% dos CDI têm margens circunscritas. As sombras acústicas posteriores são mais comuns em tumores de baixa gradação, enquanto a intensificação acústica se associa frequentemente a tumores de gradação alta em virtude da elevada celularidade desses últimos. A US com Power Doppler costuma revelar vascularidade interna associada à massa (**Figura 13.17**).

Carcinoma ductal *in situ*

No carcinoma ductal *in situ* (CDIS), as células epiteliais crescem de maneira anormal e se acumulam em ductos e lóbulos expandidos, mas não sem nenhuma extensão através da membrana basal. O CDIS é o precursor direto de alguns cânceres invasivos. Historicamente, o CDIS era classificado

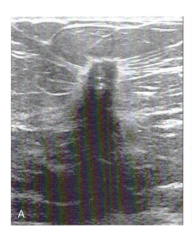
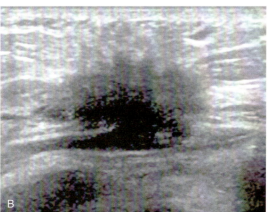
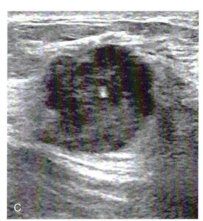

Figura 13.16 US típicas de carcinomas ductais invasivos de gradações diversas. **A** Um pequeno CDI de grau 1 aparece como uma massa hipoecoica irregular, mais alta do que larga, com algumas calcificações internas e acentuadas sombras acústicas posteriores. Observe o "arrasto" dos tecidos circunvizinhos em direção ao câncer. **B** Um CDI de grau 2 aparece como uma massa maldefinida relativamente plana, com margens indistintas e sem características acústicas posteriores. **C** Um CDI de grau 3 aparece como uma massa arredondada não homogênea acentuadamente hipoecoica com intensificação acústica posterior.

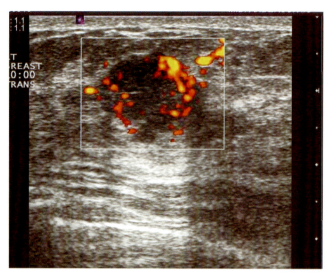

Figura 13.17 A US com Power Doppler de um CDI de grau 3 mostrando neovascularização associada a um tumor do tipo maligno. Observe a intensificação acústica posterior.

com base em seu padrão de crescimento arquitetônico microscópico característico: comedo, sólido, cribriforme, micropapilar e papilar. O CDIS também pode ser classificado com base na gradação nuclear da lesão: (1) grau baixo; (2) grau intermediário, e (3) grau alto. Por último, o CDIS pode ser categorizado pela presença ou ausência de necrose celular e pelo tipo de necrose celular (isto é, tipo comedo ou tipo não comedo).

O CDIS é comumente detectado à mamografia como calcificações e se mostra sonograficamente oculto. Quando dá origem a uma anormalidade à US, é na maioria dos casos subestimado em comparação à aparência mamográfica. À US, o CDIS pode evidenciar-se por um ducto distendido contendo microcalcificações com vascularidade aumentada à US com Power Doppler (**Figura 13.18**). Em raros casos, o CDIS pode evidenciar-se por uma massa hipoecoica irregular com margens indistintas.

Carcinoma lobular invasivo

O carcinoma lobular invasivo (CLI) é o segundo tipo mais comum de câncer de mama, respondendo por aproximadamente 10% a 15% de todos os casos. O CLI origina-se dos lóbulos da mama e adota um padrão de crescimento característico em fila indiana, com pouca alteração dos tecidos circunvizinhos, os quais são ocupados por grande quantidade de fibrose. O CLI pode não causar nenhum sintoma. Quando sintomáticos, porém, as pacientes portadoras de um CLI se queixam de um "espessamento" palpável na mama. As pacientes com CLI estão sob risco maior de apresentar câncer de mama bilateral.

As aparências mamográfica e ultrassonográfica do CLI podem ser enganadoras. À US, o CLI aparece frequentemente como uma área maldefinida de sombra, sem uma massa discreta (**Figura 13.19**). Essa ausência de uma massa-alvo definida pode tornar a *core biopsy* nuclear sob orientação ultrassonográfica um grande desafio, com risco de resultados falso-negativos se a coleta de amostras não for exaustiva. A US tem um desempenho melhor que a mamografia no diagnóstico do CLI, mas não pode ser comparada em termos de precisão à ressonância nuclear magnética (RNM). Em todos os casos em que a US não consegue visibilizar adequadamente o CLI, o estadiamento local da doença deve ser feito por RNM.

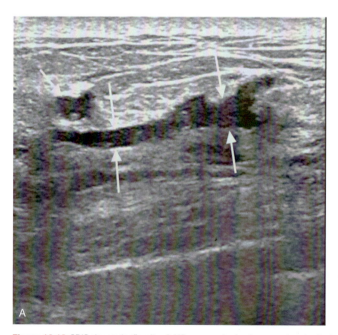
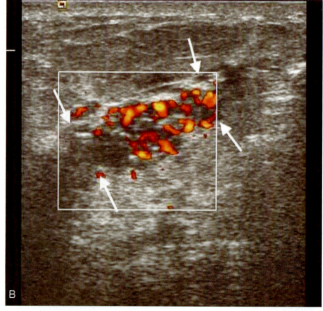

Figura 13.18 CDIS de gradação alta. **A** US em escala de cinza mostrando ducto distendido por tumor (*setas*). Os diminutos ecos especulares representam microcalcificações intraductais. **B** US com Power Doppler obtida em outra paciente mostra um ducto repleto de CDIS (*setas*). Observe a vascularização intensa do tumor.

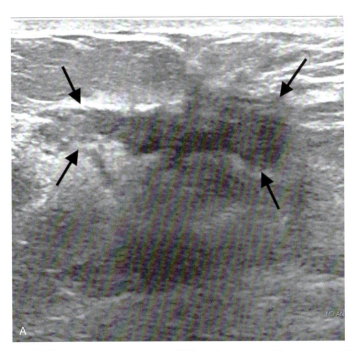 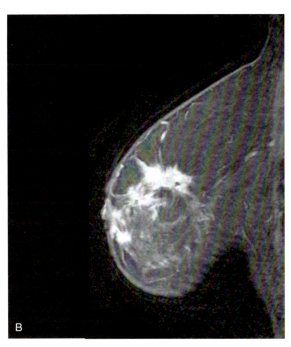

Figura 13.19 Carcinoma lobular invasivo. **A** US mostrando massa hipoecoica maldefinida (*setas*) com sombras acústicas. **B** RNM da mama subsequente mostrando uma doença multicêntrica extensa, subestimada pela à US.

Carcinoma mucinoso

Também designado como carcinoma coloide, o carcinoma mucinoso constitui 1% a 4% de todos cânceres de mama e é mais comum em mulheres de idade mais avançada. Há um CDIS associado em 75% dos casos. O carcinoma mucinoso é um tumor palpável em 50% das pacientes e tem prognóstico favorável, com taxa de sobrevivência de 80% a 100% em pacientes com carcinoma mucinoso puro.

À US, os cânceres mucinosos se mostram com frequência lobulados (**Figura 13.20**). O carcinoma mucinoso puro pode ter margens circunscritas e pode ser isoecoico em relação ao tecido adiposo adjacente, o que pode tornar difícil sua detecção por US. Os tipos mistos podem apresentar margens indistintas e adotar um padrão de ecos complexos, císticos e sólidos. Intensificação acústica posterior está presente em mais de 50% dos tumores carcinomatosos mucinosos.

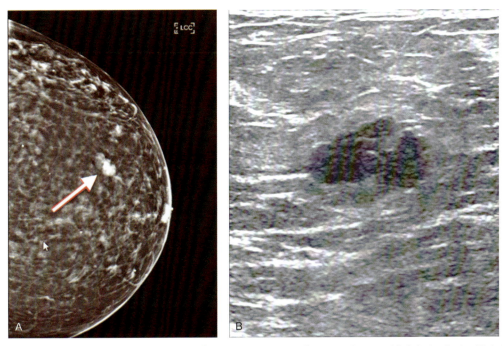

Figura 13.20 Câncer mucinoso em paciente de 77 anos de idade. **A** Mamografia de avaliação mostrando massa lobulada de alta densidade (*setas*). **B** US mostrando massa lobulada hipoecoica não homogênea.

Carcinoma papilar

O carcinoma papilar invasivo é um tipo raro de câncer de mama, constituindo menos de 1% de todos os casos. Diagnosticado predominantemente em mulheres na pós-menopausa, tem prognóstico relativamente favorável. Histologicamente, esses tumores apresentam morfologia papilar com proliferação de células em torno de núcleos fibrovasculares e ausência de uma camada mioepitelial intacta nas papilas.

À US, os carcinomas papilares se evidenciam frequentemente por uma massa de ecogenicidade mista com componentes tanto sólidos como císticos (p. ex., um cisto com massa intracística ou com nódulos murais) (**Figura 13.21**).

Estadiamento locorregional do câncer de mama por ultrassonografia

O estadiamento locorregional correto do câncer de mama possibilita a estimativa do prognóstico, auxilia o planejamento cirúrgico e radioterapêutico, determina a elegibilidade para quimioterapia neoadjuvante e estabelece uma avaliação basal para análise da resposta à terapia neoadjuvante.

Uma mamografia diagnóstica serve como mapa para a avaliação do estadiamento. Realiza-se então um meticuloso e completo exame ultrassonográfico de toda a mama que apresenta malignidade suspeitada ou já comprovada.

Estadiamento local

O objetivo do estadiamento local de um câncer de mama é duplo: (1) determinar o tamanho do tumor (T na classificação TNM de tumores malignos), o que ajuda o oncologista clínico a decidir se a paciente deve ser considerada para terapia neoadjuvante, e (2) determinar a extensão da doença, o que auxilia o cirurgião a escolher o plano cirúrgico apropriado (isto é, cirurgia de conservação da mama *versus* mastectomia). Para se obter um diagnóstico tecidual, o tumor maior (ou tumor índice) é submetido a uma *core biopsy* sob orientação ultrassonográfica com a colocação de um marcador tecidual metálico (clipe).

Em caso de suspeita de mais de uma lesão, realiza-se biópsia sob orientação ultrassonográfica com a colocação de marcadores nas duas lesões mais distantes uma da outra para confirmação da multifocalidade ou multicentricidade e estimativa da extensão volumétrica da doença (**Figura 13.22**). A doença

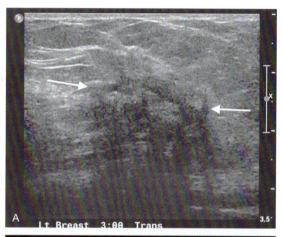

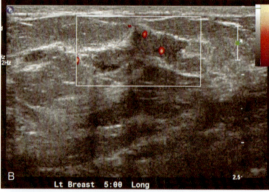

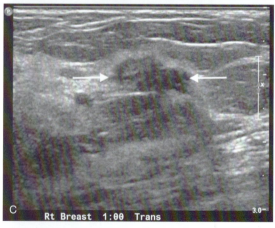

Figura 13.22 Estadiamento ultrassonográfico de paciente encaminhada com carcinoma lobular invasivo recentemente diagnosticado na posição de 3 horas na mama esquerda. **A** A US mostra o carcinoma reconhecido submetido à biópsia em outra instituição (*setas*). **B** A US mostra tumor adicional na posição de 5 horas, confirmando o acometimento multifocal. **C** O exame da mama contralateral detectou outro câncer de mama na posição de 1 hora (*setas*).

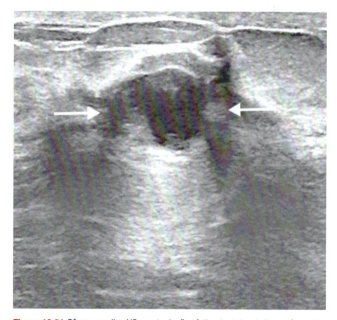

Figura 13.21 Câncer papilar. US mostra lesão cística (*setas*) cuja luz está parcialmente tomada por nódulos murais. As margens estão interrompidas focalmente.

multifocal é definida como dois ou mais tumores malignos no mesmo quadrante da mama. A doença multicêntrica é definida quando dois ou mais tumores malignos estão localizados em diferentes quadrantes da mama ou separados por pelo menos 5cm de tecido mamário normal. Caso se disponha de um serviço de citopatologia, pode-se proceder à biópsia dos outros focos da doença por punção aspirativa por agulha fina (PFFA), que fornece o resultado em poucos minutos.

Estadiamento regional

O estadiamento regional é efetuado por meio de US das bacias linfonodais regionais ipsilaterais. No MD Anderson Center, há mais de 25 anos incluímos a axila ipsilateral (incluindo os linfonodos infraclaviculares [axilares de nível III]) e as cadeias mamárias internas no exame ultrassonográfico da mama em pacientes com suspeita ou diagnosticadas com câncer de mama. Quando são encontrados linfonodos suspeitos na axila, o exame passa a incluir a fossa supraclavicular ipsilateral e a região inferior do pescoço. As regiões contralaterais são também examinadas caso sejam encontrados linfonodos supraclaviculares ou cervicais.

Linfonodos axilares benignos (isto é, linfonodos apresentando hiperplasia reativa benigna) são evidenciados à US por um espessamento uniforme do córtex. As metástases linfonodais de um câncer de mama, em contraste, aparecem como um espessamento ou uma deformidade focal do córtex. Com o aumento do depósito metastático, o restante do linfonodo é progressivamente substituído por um tumor acentuadamente hipoecoico e o hilo ecogênico é deslocado e posteriormente apagado. A PAAF de linfonodos é de fácil execução porque tanto os linfonodos normais como os anormais apresentam material celular abundante; por essa razão, não é necessário proceder à *core biopsy* dos linfonodos, a não ser que não haja um citopatologista qualificado disponível para ler esfregaços de PAAF.

O impacto sobre o estadiamento do câncer de mama da detecção e confirmação por PAAF sob orientação ultrassonográfica de uma metástase clinicamente oculta nas bacias linfonodais regionais é da maior importância. A detecção de um linfonodo metastático não palpável na axila, por exemplo, torna a doença pelo menos estádio II. A detecção de metástase em linfonodo infraclavicular ipsilateral (N3a), em linfonodo mamário interno na presença de um ou mais linfonodos axilares (N3b) ou nos linfonodos supraclaviculares ipsilaterais (N3c) torna a doença estádio IIIc independentemente do tamanho do tumor primário. A detecção e o diagnóstico de uma metástase linfonodal cervical ou contralateral torna-a estádio IV, pois essas metástases linfonodais são consideradas metástases à distância.

O uso da RNM da mama para estadiamento local do câncer de mama ainda é controverso. Embora a RNM da mama apresente maior sensibilidade para detecção do câncer em comparação com a mamografia, não há evidência que comprove resultados finais benéficos das pacientes em termos de frequência de reexcisão, taxas de recorrência local ou taxas de sobrevivência. Apesar disso, a RNM da mama é geralmente considerada para o estadiamento local das pacientes que apresentam carcinoma lobular invasivo não bem visualizado à US, um possível envolvimento da parede torácica ou em mamas difíceis de serem examinadas, como aquelas com alterações fibrocísticas extensas, que diminuem a capacidade de detecção de tumores sutis pela US.

■ INTERVENÇÕES SOB ORIENTAÇÃO ULTRASSONOGRÁFICA

Em virtude de sua singular capacidade em tempo real, a US tornou-se a técnica de aquisição de imagens preferida para orientar a colocação não apenas das agulhas de biópsia, mas também de qualquer outro dispositivo percutâneo, como as sondas de ablação.

Biópsia por agulha grossa sob orientação ultrassonográfica

A *core biopsy* é a técnica de biópsia padrão para qualquer massa da mama suspeita e é efetuada por meio de um dispositivo de biópsia provido de uma mola automática e de uma agulha de corte tipo TruCut, consistindo em uma agulha interna com uma incisura de amostragem e uma cânula de corte externa. Estão disponíveis no mercado vários tipos de pistolas de biópsia.

Antes da *core biopsy* é obtido da paciente um consentimento informado que inclui a discussão dos riscos de dor/desconforto, sangramento, infecção e lesão de estruturas circunvizinhas ou implante. Tanto a paciente como o operador devem assumir uma posição confortável, e a posição da paciente deve variar de acordo com a localização do alvo na mama. O braço ipsilateral da paciente costuma ser erguido confortavelmente acima da cabeça. Se a lesão tiver sido detectada em outra modalidade de aquisição de imagens (geralmente a mamografia, mas possivelmente também uma RNM, TC ou um exame PET-TC), uma US meticulosa dirigida à área de interesse é efetuada para confirmação da correlação perfeita entre a lesão vista à US e a anormalidade notada na outra modalidade de aquisição de imagens. A US direcionada ao alvo serve também para o planejamento da abordagem por biópsia e da trajetória da agulha.

A pele sobrejacente é limpa com agente antisséptico antes da injeção da anestesia local (p. ex., lidocaína a 1%). É feito um pequeno entalhe na pele com a lâmina de um bisturi apenas se for usada uma agulha de corte calibre 14. Nós demonstramos que agulhas de corte calibres 16 e 18 funcionam tão bem quanto as de calibre 14. As agulhas de calibre 18 são muito pontiagudas e não necessitam de uma incisão na pele. Com o uso da técnica coaxial, insere-se inicialmente um trocarte-agulha de calibre maior e esse instrumento é colocado em contato com a lesão-alvo. Em seguida, o obturador é removido e a agulha da *core biopsy* é introduzida repetidamente através da cânula colocada durante a biópsia, de modo a não traumatizar os tecidos moles entremeados a cada passagem. Essa técnica coaxial reduz o risco de semeadura maligna ao longo do trajeto da agulha, especialmente na biópsia de tumores triplo-negativos de alto grau.

Em virtude da liberação súbita da agulha da *core biopsy* por pouco mais de 2cm, convém certificar-se de que haja tecido suficiente para além da lesão-alvo para suportar o lançamento da agulha de biópsia. Para comprovar a segurança máxima, especialmente durante a biópsia de uma lesão em mama pequena ou nas proximidades de um implante, a agulha deve ser inserida o mais paralelamente possível à parede torácica (ou ao implante).

Quando a agulha estiver alinhada com a lesão-alvo, sua ponta é colocada em contato com a lesão e é obtida uma imagem de US antes do disparo. Em seguida, a pistola de biópsia é armada e uma outra imagem de US é obtida após o disparo para documentar a posição da agulha através do alvo. A sonda é então rodada 90 graus para a obtenção de uma imagem de US transversa, confirmando que o corte transverso da agulha é visto dentro do alvo. Essa visão transversal asume importância crítica na biópsia de lesões muito pequenas (**Figura 13.23**).

Depois de removida a agulha, os cortes obtidos são colocados temporariamente em um coxim de Telfa® ou diretamente em um recipiente cheio de formol. Normalmente, são suficientes três ou quatro cortes de tecido obtidos da lesão. Depois da biópsia, um marcador tecidual metálico é colocado na lesão para marcá-la. Nesse caso, uma mamografia pós-procedimento (tomadas craniocaudal e lateral) é obtida para documentar a colocação correta do marcador tecidual no alvo.

Assim que estiver disponível o relatório histopatológico, é essencial determinar se os resultados estão em concordância com os achados das imagens. A excisão cirúrgica é recomendada caso os resultados da patologia sejam malignos, se indicarem lesão de alto risco e em caso de discrepância com os achados das imagens. A retomada de um esquema de rastreamento de rotina é apropriada em caso de resultados de patologia benignos concordantes.

Biópsia por agulha grossa (*core biopsy*) assistida a vácuo sob orientação ultrassonográfica

Uma técnica semelhante à descrita anteriormente para a *core biopsy* sob orientação ultrassonográfica é utilizada ao se executar uma biópsia por agulha grossa assistida a vácuo sob orientação ultrassonográfica. Esse tipo de biópsia é feito com agulhas maiores (até o calibre 8G). Como o nome indica, um vácuo é aplicado durante o procedimento para puxar o tecido-alvo até uma câmara de amostragem, na qual ele é cortado por um cortador coaxial oco rotatório (**Figura 13.24**). O vácuo também é utilizado para evacuar o espécime recém-cortado para um recipiente específico antes de se obter outro corte. Os dispositivos mais recentes têm a capacidade de administrar solução anestésica não diluída através da sonda. Muitos dispositivos incluem uma cânula para a biópsia a vácuo fixada a um console que fornece a assistência a vácuo. Estão igualmente disponíveis diminutos dispositivos movidos a bateria que usam cânulas de tamanho menor, variando de 14 a 10G.

Para biópsia de massas da mama sob orientação ultrassonográfica, maior não é melhor

Para as biópsias diagnósticas guiadas por US de nódulo mamário visível à US, o maior volume das amostras obtidos pela biópsia assistida a vácuo não oferece nenhuma vantagem em relação a uma *core biopsy* padrão, uma vez que a pergunta a ser respondida é: trata-se de um carcinoma invasivo ou de um tumor benigno?

Isso difere muito da biópsia assistida a vácuo sob orientação estereotáxica de microcalcificações, em que, quanto maior o volume excisado, mais preciso será o diagnóstico anatomopatológico e menor o grau encontrado à excisão cirúrgica. Uma vantagem específica da biópsia assistida a vácuo é que a agulha é inserida na mama apenas uma vez – evitando-se as inserções múltiplas utilizadas na *core biopsy*, embora ultrassonografistas

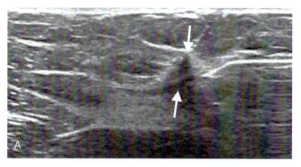
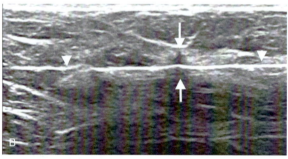
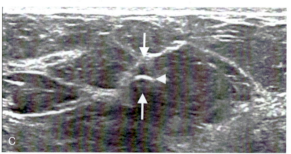

Figura 13.23 *Core biopsy* nuclear com agulha guiada por US de uma massa suspeita de 0,6cm. **A** A US longitudinal pré-biópsia mostra a ponta da agulha em contato com a massa visada (*setas*). **B** A US longitudinal após o disparo da pistola de biópsia mostra a agulha (*pontas de seta*) atravessando a massa (*setas*). **C** US pós-descarga após movimentação da sonda em 90 graus através da secção transversal da agulha (*ponta de seta*) dentro da massa (*setas*). A patologia confirmou um carcinoma ductal invasivo, grau 1.

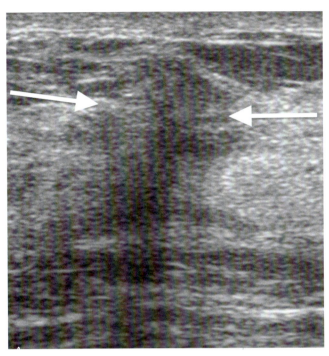 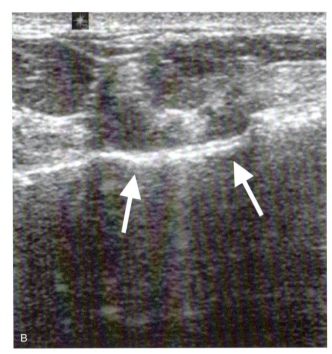

Figura 13.24 Biópsia assistida a vácuo (BAV) com orientação ultrassonográfica. **A** Massa sólida indeterminada com margens indistintas (*setas*). **B** US longitudinal mostrando a cânula de BAV calibre 12 na posição aberta (*setas*) antes da coleta das amostras. A patologia revelou um CDIS.

habilidosos consigam limitar o número de *core biopsy* a três ou até mesmo duas amostras bem-sucedidas.

Todavia, a superioridade da biópsia assistida a vácuo em relação às outras técnicas de biópsia reside em sua capacidade de efetuar a excisão completa de uma lesão. Isso pode ser usado para a excisão de lesões benignas, como papilomas ou pequenos fibroadenomas.

Aspiração com agulha fina (PAAF) guiada por ultrassonografia

A PAAF sob orientação ultrassonográfica de cistos não é mais efetuada, a não ser para alívio dos sintomas (p. ex., dor em caso de cistos inflamatórios). Apesar de substituída pela *core biopsy* para o diagnóstico primário do câncer de mama porque os exames citopatológicos não conseguem avaliar a natureza invasiva de um câncer, a PAAF continua a ser fundamental no estadiamento de uma paciente com câncer de mama por confirmar a presença de um foco adicional não suspeitado de uma condição maligna na mama e por confirmar ou afastar em alguns minutos o envolvimento metastático de linfonodos indeterminados, caso esteja disponível uma avaliação local rápida por citopatologista experiente. A US e a PAAF guiada por US revolucionaram o diagnóstico da disseminação linfática do câncer de mama para as cadeias mamárias internas (**Figura 13.25**).

Para a PAAF empregamos uma agulha calibre 20G com 3,75cm de comprimento ou uma agulha calibre 21G com 5cm de comprimento e uma seringa de 20mL ou de 10mL para a criação da pressão negativa. A limpeza da pele sobrejacente, a injeção da anestesia local (quando aplicada) e o alinhamento agulha-sonda assemelhavam-se às etapas descritas para a realização de uma *core biopsy* sob orientação ultrassonográfica. Cabe destacar que a anestesia local não é necessária em muitos casos de PAAF. Depois que a ponta da agulha é vista e documentada na lesão-alvo, aplica-se uma sucção contínua moderada, porém permanente, enquanto a agulha é levada a diversas partes do alvo em um movimento de leque, para se obter o máximo volume da amostra durante uma única passagem. A coleta de amostras é suspensa assim que o material celular tinto de sangue aparece no êmbolo transparente da agulha hipodérmica. Isso significa que o corpo da agulha está carregado com material suficiente para o preparo de três ou quatro esfregaços celulares. A coleta de amostras não costuma durar mais do que 30 ou 40 segundos. A preparação e a fixação das lâminas devem ser feitas de acordo com as recomendações do citopatologista.

Localização de massas não palpáveis sob orientação ultrassonográfica

A US tornou-se a técnica de orientação padrão para a localização pré-operatória de massas não palpáveis. Essas técnicas de localização variam das mais simples – uma marcação na pele sobre uma massa não muito profunda, uma localização por fio ou a injeção de um corante – até as mais complexas, como a implantação com orientação ultrassonográfica de sementes radioativas ou outras substâncias radioativas e, mais recentemente, o uso de sementes magnéticas, ondas de rádio ou etiquetas de identificação por radiofrequência.

Em contraste com essas técnicas de localização dispendiosas, sofisticadas, "de alta tecnologia", os cirurgiões de mama estão redescobrindo os benefícios da localização de massas não palpáveis por USG intraoperatória (USIO), desenvolvida

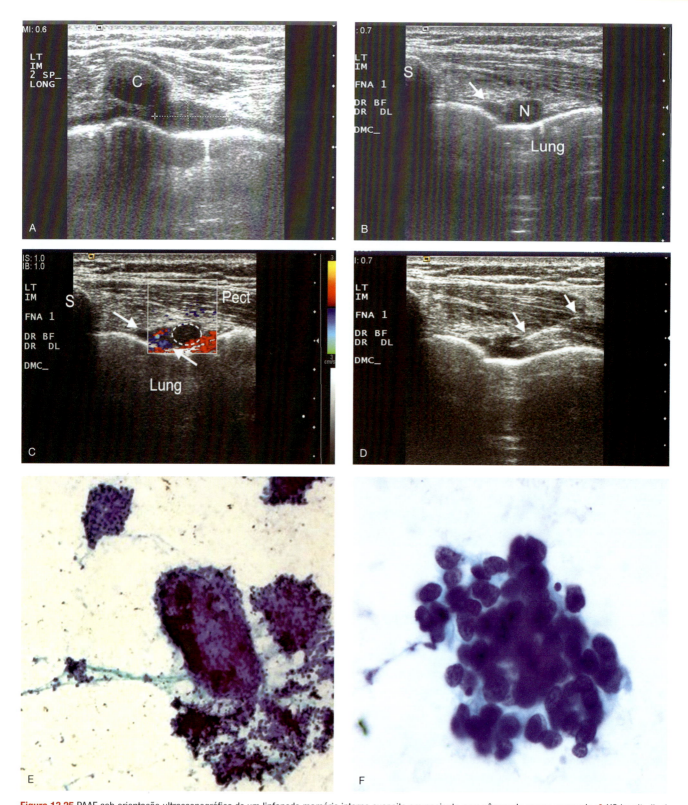

Figura 13.25 PAAF sob orientação ultrassonográfica de um linfonodo mamário interno suspeito em paciente com câncer da mama esquerda. **A** US longitudinal ao longo da região paraesternal esquerda mostrando um pequeno linfonodo suspeito (entre *calipers*) no segundo espaço intercostal esquerdo, fazendo uma endentação na pleura (*C* – cartilagem costal). **B** US transversa mostrando o pequeno linfonodo (*N*) lateralmente aos vasos torácicos internos (*seta*) (*S* – borda esquerda do esterno). **C** US com Doppler colorido mostrando a relação entre o linfonodo (*círculo tracejado*) e os vasos torácicos internos (*setas*). A artéria torácica interna situa-se entre as duas veias torácicas internas. Como o linfonodo se encontra lateralmente aos vasos, a PAAF pode ser feita com segurança mediante uma abordagem lateral a medial através do músculo peitoral maior (*Pect*) (*S* – borda esquerda do esterno). **D** US obtida durante a PAAF sob orientação ultrassonográfica mostrando a agulha oblíqua (*setas*), cuja ponta chegou até o alvo de 0,6cm. Fotomicrografias em pequeno aumento (**E**) e em aumento maior (**F**) do espécime citológico obtido por PAAF em uma única passagem mostram um adenocarcinoma metastático, consistente com o câncer de mama reconhecido (corante Papanicolau). Essa PAAF rápida elevou instantaneamente a gradação da paciente para o estádio IIIA (pois não foi detectado nessa paciente nenhum outro linfonodo regional suspeito).

originalmente no MD Anderson no início da década de 1990. Ironicamente, a USIO é a modalidade solicitada em caráter de urgência por cirurgiões durante uma cirurgia, quando outras técnicas de localização fracassam.

Além da localização precisa da massa não palpável na sala de operação imediatamente antes da cirurgia, o que possibilita ao cirurgião ajustar a incisão de acordo com ela, é possível efetuar um exame ultrassonográfico *in vitro* do espécime recém-excisado para verificar a presença da lesão.

Técnicas de ablação percutânea sob orientação ultrassonográfica

Já foram testadas múltiplas técnicas de ablação percutânea do câncer de mama, incluindo a termoterapia utilizando correntes de radiofrequência, irradiação de *laser* ou de micro-ondas ou US focal de alta intensidade (HIFU), assim como de crioterapia. Com exceção da HIFU, todas as outras técnicas de ablação percutânea tornam necessária a colocação de uma sonda no tumor ou através dele, e a US é a técnica de orientação padrão para esse fim em virtude de sua capacidade singular de aquisição de imagens em tempo real.

Atualmente, a crioablação – especialmente com o desenvolvimento recente de aparelhos à base de argônio, empregando criossondas muito finas – surgiu como a técnica com a melhor relação custo-eficácia e é a mais amigável para as pacientes por ser praticamente indolor. Em estudo multicêntrico recente sobre a crioablação no câncer de mama, todos os cânceres pequenos (< 1cm de diâmetro) foram submetidos com êxito à ablação.

Entretanto, não ficou claro se a ablação percutânea pode substituir o tratamento cirúrgico padrão do câncer de mama inicial e, em caso afirmativo, a quais pacientes deverá ser oferecida essa alternativa.

■ CONSIDERAÇÕES FINAIS

O ultrassom é uma ferramenta de valor inestimável para o ultrassonografista e, quando associado à mamografia, pode resolver a grande maioria das situações clínicas relacionadas com a presença de massa mamárias. No MD Anderson, o ultrassom é utilizado rotineiramente para refinar o estadiamento de pacientes com câncer de mama em combinação com a PAAF guiada por US dos linfonodos suspeitos. Sua singular capacidade de obtenção de imagens em tempo real tornou a US a técnica de excelência para guiar praticamente todos os procedimentos percutâneos dirigidos a pequenas massas mamárias. Finalmente, a US é a única modalidade de aquisição de imagens da mama disponível nas salas de cirurgia.

Leitura complementar

AJCC Cancer Staging Manual. 8. ed. Amin MB, Greene FL, Byrd DR, Brookland RK, Washington MK (eds.) Springer, 2017.

Bennett IC, Greenslade J, Chiam H. Intraoperative ultrasound-guided excision of nonpalpable breast lesions. World J Surg 2005; 29(3):369-74.

Chala LF, de Barros N, de Camargo Moraes P et al. Fat necrosis of the breast: mammographic, sonographic, computed tomography, and magnetic resonance imaging findings. Curr Probl Diagn Radiol 2004; 33(3):106-26.

de Paula IB, Campos AM. Breast imaging in patients with nipple discharge. Radiol Bras 2017; 50(6):383-8.

Fornage BD, Dogan BE, Sneige N, Staerkel GA. Ultrasound-guided fine-needle aspiration biopsy of internal mammary nodes: technique and preliminary results in breast cancer patients. AJR Am J Roentgenol 203(2):W213-20.

Fornage BD, Hwang RF. Current status of imaging-guided percutaneous ablation of breast cancer. AJR Am J Roentgenol 2014; 203(2):442-8.

Fornage BD, Lorigan JG, Andry E. Fibroadenoma of the breast: sonographic appearance. Radiology 1989; 172:671-5.

Fornage BD, Ross MI, Singletary SE, Paulus DD. Localization of impalpable breast masses: value of sonography in the operating room and scanning of excised specimens. AJR Am J Roentgenol 1994; 163:569-73.

Fornage BD. Local and regional staging of invasive breast cancer with sonography: 25 Years of practice at MD Anderson Cancer Center. Oncologist 2014; 19(1):5-15.

Fornage BD: Interventional breast US: from biopsy to ablation. New York: Springer, in preparation.

Huang ML, Hess K, Candelaria RP et al. Comparison of the accuracy of US-guided biopsy of breast masses performed with 14-gauge, 16-gauge and 18-gauge automated cutting needle biopsy devices, and review of the literature. Eur Radiol 2017; 27(7):2928-33.

Krings G, Bean GR, Chen YY. Fibroepithelial lesions; The WHO spectrum. Semin Diagn Pathol 2017; 34(5):438-52.

Langer A, Mohallem M, Berment H et al. Breast lumps in pregnant women. Diagn Interv Imaging 2015; 96(10):1077-87.

Lee S, Mercado CL, Cangiarella JF, Chhor CM. Frequency and outcomes of biopsy-proven fibroadenomas recommended for surgical excision. Clin Imaging 2017; 50:31-6.

Mendelson EB, Böhm-Vélez M, Berg WA et al. ACR BI-RADS® Ultrasound. In: ACR BI-RADS® Atlas, Breast Imaging Reporting and Data System. Reston, VA: American College of Radiology, 2013.

Moy L, Heller SL, Bailey L et al. Expert panel on breast imaging: ACR appropriateness criteria. Palpable breast masses. J Am Coll Radiol 2017; 14(5S):S-203-S224.

Seely JM, Verma R, Kielar A et al. Benign papillomas of the breast diagnosed on large-gauge vacuum biopsy compared with 14 gauge core needle biopsy – Do they require surgical excision? Breast J 2017; 23(2):146-53.

Selinko VL, Middleton L, Dempsey PJ. Role of sonography in diagnosing and staging invasive lobular carcinoma. J Clin Ultrasound 2004; 32:323-32.

Simmons RM, Ballman KV, Cox C et al. A Phase II Trial Exploring the Success of Cryoablation Therapy in the Treatment of Invasive Breast Carcinoma: results from ACOSOG (Alliance) Z1072. Ann Surg Oncol 2016; 23(8):2438-45.

Sperber F, Blank A, Metser U, Flusser G, Klausner JM, Lev-Chelouche D. Diagnosis and treatment of breast fibroadenomas by ultrasound-guided vacuum-assisted biopsy. Arch Surg 2003; 138(7):796-800.

Vashi R, Hooley R, Butler R, Geisel J, Philpotts L. Breast imaging of the pregnant and lactating patient: imaging modalities and pregnancy-associated breast cancer. AJR Am J Roentgenol 2013; 200(2):321-8.

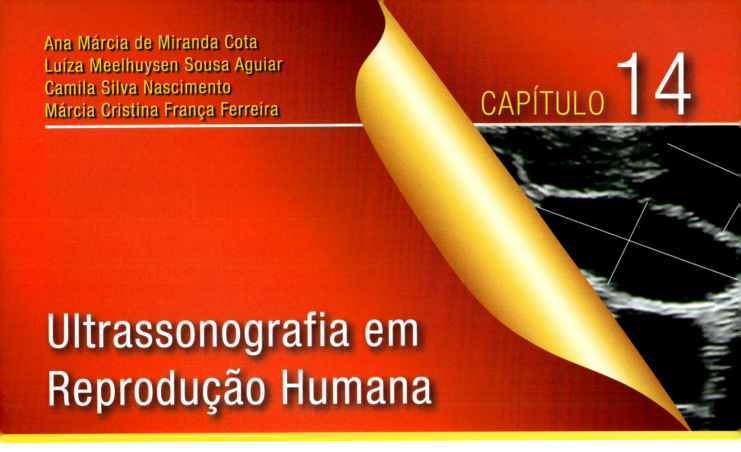

Ana Márcia de Miranda Cota
Luíza Meelhuysen Sousa Aguiar
Camila Silva Nascimento
Márcia Cristina França Ferreira

CAPÍTULO 14

Ultrassonografia em Reprodução Humana

■ INTRODUÇÃO

A infertilidade pode ser definida como a ausência de gravidez após 1 ano de relações sexuais regulares sem o uso de métodos contraceptivos e acomete cerca de 8% a 15% dos casais. Tendo em vista a magnitude do problema, as técnicas de reprodução assistida (TRA) vêm ganhando cada vez mais espaço. Nos EUA, por exemplo, o número de procedimentos para o tratamento da infertilidade dobrou entre os anos de 1996 e 2010 e o número de indivíduos nascidos como resultado dessas técnicas quase triplicou.

As TRA se utilizam de qualquer meio que não seja o intercurso sexual visando a uma gravidez. Englobam desde procedimentos de baixa complexidade até aqueles que fazem uso das mais modernas tecnologias. Os tratamentos de baixa complexidade são aqueles em que se obtém uma gestação sem a manipulação de gametas e são representados pela inseminação intrauterina e pelo coito programado, ambos precedidos da indução medicamentosa da ovulação. Já os procedimentos de alta complexidade incluem a fertilização in vitro (FIV) e a injeção intracitoplasmática de espermatozoides (ICSI). Todos necessitam da hiperestimulação ovariana controlada para o recrutamento de múltiplos folículos e a obtenção de altas taxas de sucesso.

A ultrassonografia integra a propedêutica básica do casal infértil como método diagnóstico da causa base da infertilidade, além de ser ferramenta primordial no acompanhamento das pacientes submetidas tanto aos tratamentos de baixa como de alta complexidade. Isso porque o ultrassom possibilita a avaliação da anatomia pélvica em detalhes, diagnosticando patologias que possivelmente impediriam a ocorrência de gestação, além de tornar possível a avaliação da reserva ovariana. Além disso, possibilita a análise do endométrio e suas modificações de acordo com o ambiente hormonal, de modo a predizer seu sucesso na receptividade embrionária. Avalia o recrutamento folicular e monitora seu crescimento, desenvolvimento e rotura durante os ciclos tanto de indução da ovulação como no acompanhamento da hiperestimulação ovariana controlada. Além disso, a ultrassonografia é capaz de guiar a coleta de oócitos e a transferência de embriões. Outra finalidade importante desse método de imagem consiste no diagnóstico e acompanhamento das complicações decorrentes das TRA, cujo principal representante é a síndrome de hiperestimulação ovariana (SHO).

É evidente, portanto, que sem a ultrassonografia não seria possível o avanço no campo da reprodução assistida, e o objetivo deste capítulo é justamente detalhar o emprego e as aplicações desse método de imagem em reprodução humana.

■ ULTRASSONOGRAFIA BASAL

Antes de dar início a qualquer modalidade terapêutica para infertilidade é mandatória a realização de uma ultrassonografia pélvica basal com o objetivo de avaliar o útero, os ovários, as trompas, os fundos de saco e a bexiga, identificando anormalidades estruturais que possam estar afetando a fertilidade e comprometer o sucesso do tratamento.

A ultrassonografia basal deve ser realizada preferencialmente na fase folicular inicial, até o quinto dia do ciclo menstrual, tendo como objetivo primário a identificação de doenças que possam comprometer o sucesso de uma gestação, como anomalias congênitas uterinas, miomas, adenomiose, pólipos endometriais, endometriose, hidrossalpinge, síndrome dos ovários policísticos (SOP) e cistos ovarianos. Além dessas informações, o exame basal possibilita a avaliação da reserva ovariana mediante a contagem dos folículos antrais (CFA), sendo um instrumento importante para a predição da resposta ovariana à estimulação hormonal e a definição da dosagem da medicação utilizada para a indução folicular, além de estabelecer o risco de desenvolvimento da SHO.

O útero deve ser avaliado nos planos longitudinal e transversal, incluindo a visibilização do colo em toda a sua extensão. As malformações uterinas são decorrentes de anomalias dos ductos de Müller, estruturas responsáveis pela formação de trompas, útero, colo e parte superior da vagina. Essas alterações estão presentes em 0,5% a 3% da população feminina e, dessas mulheres, 25% apresentam problemas de fertilidade, o que representa 1% a 7% das pacientes inférteis quando se consideram todas as causas. Suspeita-se de malformação uterina quando na varredura transversal do útero o endométrio parece se separar em direção ao fundo. Especificamente para as alterações da cavidade uterina, a ultrassonografia 3D pode oferecer vantagem em relação à 2D, propiciando visibilização mais detalhada e eventualmente dispensando a realização de vídeo-histeroscopia e videolaparoscopia. Em caso de dificuldade na caracterização do tipo de anomalia, uma estratégia consiste em repetir a ultrassonografia na fase secretora do ciclo, quando o endométrio se encontra mais espesso e ecogênico, porém, se mesmo assim não houver certeza diagnóstica, a ressonância nuclear magnética pode fornecer informações estruturais adicionais importantes.

Os achados miometriais que podem afetar a fertilidade incluem a adenomiose e os leiomiomas. A adenomiose é um processo benigno em que há invasão do miométrio pelo endométrio, composto por glândulas e estroma, o que resulta em um útero difusamente aumentado, globoso, com espessamento assimétrico de suas paredes, ecotextura miometrial heterogênea, perda da definição da interface miométrio-endométrio e presença de estrias lineares hipoecoicas no miométrio, vistas como sombras acústicas finas (sombreamento em formato de leque). Entre as hipóteses que apontam a adenomiose como causa de infertilidade está a possibilidade de que na presença da adenomiose ocorra uma alteração da contratilidade miometrial, o que interferiria no transporte do espermatozoide e do zigoto no útero. No entanto, mesmo em pacientes submetidas à FIV, a implantação embrionária pode ser afetada, em virtude da interface anormal entre endométrio e miométrio, além de possíveis alterações na imunidade celular e humoral que podem prejudicar o desenvolvimento embrionário. Outra hipótese propõe que a presença de concentração anormal de radicais livres intrauterinos e de decidualização alterada também modificaria a receptividade ao embrião (**Figura 14.1**).

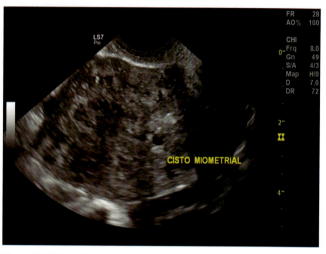

Figura 14.1 Alteração miometrial: presença de cisto anecoico no miométrio, sugestiva de adenomiose.

Os leiomiomas uterinos são tumores benignos compostos de músculo liso e originários do miométrio. À ultrassonografia, geralmente consistem em massas hipoecoicas circunscritas, sendo classificados com base em sua localização e orientação de crescimento. Os subserosos originam-se dos miócitos adjacentes à serosa uterina e seu crescimento é orientado em direção à cavidade abdominal. Os intramurais são aqueles com crescimento centrado dentro das paredes uterinas e os submucosos estão próximos ao endométrio, crescem e se projetam em direção ao interior da cavidade uterina. Os miomas submucosos distorcem a cavidade endometrial, afetando a implantação embrionária e sendo causa de infertilidade e abortamento. Também podem obstruir o canal endocervical e os óstios tubários. Já o efeito dos miomas intramurais sobre a fertilidade é controverso. Acredita-se que os miomas intramurais com mais de 4cm de diâmetro estejam associados a menores taxas de gravidez tanto por serem causas de distorção da cavidade como por afetarem a contratilidade uterina. Não se sabe definitivamente se os miomas intramurais menores são causa de infertilidade. Para uma abordagem adequada é de extrema importância que sejam relatados o tamanho e a posição de todos os leiomiomas encontrados, salientando a presença de distorções da cavidade.

O endométrio é avaliado no corte sagital mediano do útero. Mensura-se sua espessura e é analisado seu padrão em relação à época do ciclo menstrual. Durante e logo após a menstruação ele é fino, linear, regular, medindo < 5mm de espessura. Torna-se progressivamente mais espesso durante a fase proliferativa do ciclo, comumente atingindo 7 a 12mm no dia do pico do hormônio luteinizante (LH). Antes da ovulação, o endométrio tem aspecto trilaminar, formado pelas camadas basais ecogênicas, as duas camadas funcionais hipoecoicas e pela interface hiperecoica da cavidade uterina virtual. Após a ovulação, na fase secretória do ciclo, é espesso e hiperecogênico (**Figura 14.2**).

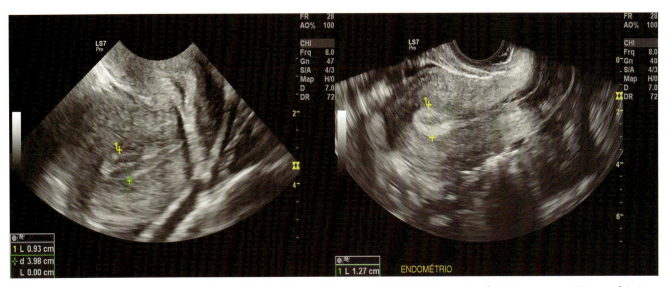

Figura 14.2 Endométrio normal avaliado nas fases proliferativa (à esquerda, com aspecto trilaminar) e secretora (à direita, com aspecto hiperecogênico).

Além da análise da morfologia endometrial, devem ser procuradas lesões intracavitárias, como miomas submucosos e também pólipos endometriais. Os pólipos endometriais são tumores benignos da mucosa endometrial formados por um eixo de estroma rodeado por epitélio cilíndrico contendo quantidades variáveis de glândulas e vasos sanguíneos. À ultrassonografia, aparecem como espessamento focal do endométrio, hiperecoico, bem definido e com pedículo vascular nutridor, quando se utiliza o Doppler colorido, ou se manifestam como um espessamento inespecífico do endométrio. São encontrados em 15% a 25% das mulheres inférteis, embora a causa da infertilidade permaneça controversa. Uma das hipóteses é que essas lesões afetem a implantação e o desenvolvimento embrionário em razão de sua interferência mecânica e também por alterar o transporte de espermatozoides pela cavidade endometrial.

Há autores que defendem que a nidação é alterada em virtude dos efeitos bioquímicos dos pólipos, já que metaloproteinases e citocinas que influenciam o desenvolvimento do embrião são encontradas em quantidades maiores nessas lesões em comparação com os tecidos uterinos normais circundantes. Quando os pólipos são encontrados nas proximidades dos óstios tubários, podem prejudicar sua função e bloquear a migração dos oócitos e espermatozoides. A histerossonografia pode auxiliar o diagnóstico e a diferenciação entre pólipos e miomas submucosos, o que muitas vezes pode ser difícil apenas por meio da ultrassonografia transvaginal. A ressecção histeroscópica de lesões nodulares intracavitárias, sejam elas pólipos ou miomas, está indicada antes do uso de TRA para que não haja redução nas taxas de gravidez (**Figura 14.3**).

Uma trompa uterina obstruída pode acumular secreção em seu interior e tornar-se visível ao ultrassom como uma estrutura com fluido anecoico em seu interior, de aspecto tubular ou ondulado em formato de S, V ou U, apresentando, em virtude de suas dobras, septos incompletos. A presença da

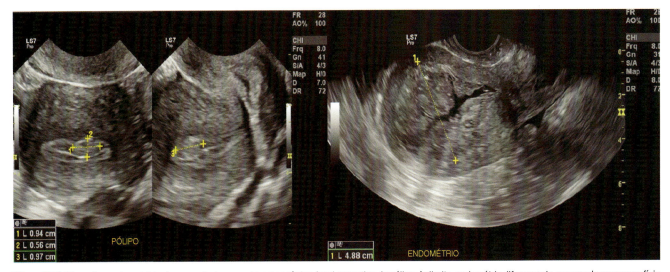

Figura 14.3 Alterações endometriais: à esquerda, imagem hiperecogênica focal sugestiva de pólipo; à direita, endométrio difusamente espessado com superfície irregular e textura heterogênea, necessitando diagnóstico histológico.

hidrossalpinge afeta as taxas de gravidez não só em decorrência da obstrução tubária, mas também por conter no líquido em seu interior substâncias tóxicas que podem afetar a receptividade endometrial e também o desenvolvimento embrionário. Nesse contexto, a salpingectomia se faz necessária, aumentando as taxas de sucesso da FIV.

A avaliação dos ovários faz parte da ultrassonografia basal e fornece informações importantes e confiáveis acerca da predição da resposta ovariana nos tratamentos da indução da ovulação. Os marcadores ultrassonográficos utilizados para avaliação da reserva ovariana são a CFA e o cálculo do volume ovariano (**Figura 14.4**). A CFA consiste no número de folículos de 2 a 10mm (folículos antrais) em ambos os ovários, devendo ser sempre realizada na fase folicular precoce, prioritariamente até o oitavo dia do ciclo menstrual. Essa coorte de folículos antrais identificados à ultrassonografia basal representa uma fração constante do *pool* de folículos primordiais remanescentes no ovário, sendo, portanto, um instrumento importante na avaliação da reserva ovariana. Considera-se uma boa reserva ovariana uma contagem de folículos antrais entre sete e 15 folículos, sempre levando em conta o somatório dos dois ovários. Uma contagem < 5 folículos antrais indica baixa reserva ovariana com alta predição de má resposta ovariana à indução da ovulação e alta taxa de cancelamento do ciclo de FIV. Já uma CFA > 15 indica risco maior de resposta exagerada do ovário à estimulação ovariana com mais chances de desenvolver a SHO.

O volume ovariano também se correlaciona bem com a reserva ovariana, sendo considerado normal quando entre 3 e 10cm^3. Um volume < 3cm^3 é indicativo de baixa reserva ovariana e está associado a baixa resposta durante os ciclos de estimulação e maior taxa de cancelamento do ciclo. De acordo com os critérios de Roterdã, firmados em 2003, ovários com 12 ou mais folículos antrais ou com mais de 10cm^3 são considerados policísticos. As pacientes com esse achado ultrassonográfico, associado à clínica de irregularidade menstrual, hiperandrogenismo clínico ou laboratorial e obesidade, são consideradas portadoras da SOP. Essas pacientes apresentam ciclos anovulatórios que ocasionam infertilidade, a qual pode ser corrigida com indutores da ovulação.

A ultrassonografia possibilita ainda, com a utilização de contrastes intracavitários, a avaliação da patência tubária com acurácia semelhante à da histerossalpingografia. No Brasil, ainda é pouco utilizada com essa finalidade.

Por fim, durante a ultrassonografia basal podem ser visibilizados cistos ovarianos simples ou complexos, além de massas ovarianas que exigem o prosseguimento da investigação. As massas devem ser descritas detalhadamente e medidas. Assim, a abordagem de cada uma será definida de acordo com critérios de probabilidade e de malignidade. Um endometrioma pode ser identificado como uma lesão cística hipoecoica com ecos internos difusos. Diante desse achado, está indicada pesquisa de lesões profundas infiltrativas que podem acometer ligamentos uterossacros, retossigmoide, fundo de saco vaginal, bexiga, ureteres e septo retovaginal. As lesões superficiais não são rotineiramente identificadas à ultrassonografia.

■ MONITORIZAÇÃO DA OVULAÇÃO/ESTIMULAÇÃO OVARIANA

De importância primordial em reprodução assistida, a monitorização da ovulação consiste na realização de ultrassonografias seriadas para o acompanhamento do crescimento e desenvolvimento folicular, da espessura e características do endométrio e da sincronia entre o desenvolvimento folicular e o do endométrio, além da confirmação da ovulação.

Os principais objetivos da monitorização da resposta ovariana com uso de indutores da ovulação são: definir a dose diária efetiva das gonadotrofinas, determinar o dia exato da administração do hormônio gonadotrófico coriônico (HCG) e consequentemente a duração do uso das gonadotrofinas, além de prevenir a hiperestimulação ovariana e a gestação múltipla.

Monitorização folicular

O ciclo menstrual é dividido em fase folicular, ovulação e fase lútea. A fase folicular se inicia no primeiro dia da menstruação e se estende até a ovulação, que geralmente ocorre no 14º dia em um ciclo de 28 dias. Na fase folicular, sob a influência da ação do hormônio folículo-estimulante (FSH), um folículo cresce e se desenvolve para ovular. Normalmente, a seleção do folículo ocorre em torno do sétimo dia do ciclo. Assim, o rastreamento ultrassonográfico costuma ser iniciado por volta do décimo dia do ciclo. A partir desse momento, o folículo cresce em torno de 1 a 2mm por dia. Nessa fase, o intervalo entre os exames depende do número e do tamanho dos folículos dominantes observados (folículos > 10mm de diâmetro médio), mas normalmente é realizado a cada 2 dias. Para a mensuração do tamanho do folículo deve ser sempre realizada a medida do diâmetro médio (**Figura 14.5**).

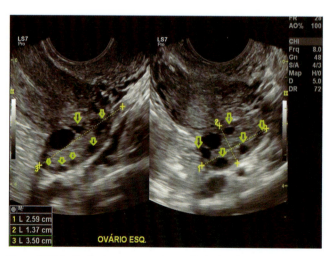

Figura 14.4 Avaliação da reserva ovariana: cálculo do volume ovariano e contagem de folículos antrais (*setas*).

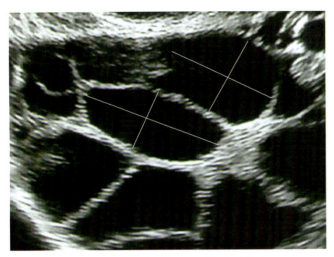

Figura 14.5 Medida do diâmetro médio dos folículos.

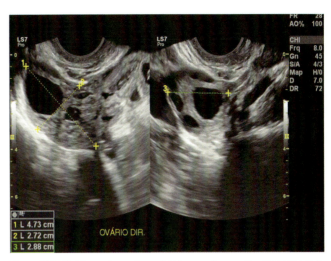

Figura 14.6 Ovário em fase pós-ovulatória recente com discretas irregularidades na parede folicular, que já se mostra hiperecogênica (detalhe na foto da direita).

Em um ciclo natural, sem a estimulação ovariana, o folículo pode alcançar um diâmetro médio de aproximadamente 20 a 24mm no momento da ovulação. Já em ciclos induzidos a maturidade oocitária é indiretamente inferida de acordo com o diâmetro folicular. Estima-se que a partir de 18mm um folículo já pode ser considerado um folículo maduro, apresentando, portanto, critério para a utilização do HCG para desencadear a ovulação. É de extrema importância, em ciclos estimulados, a documentação da medida de todos os folículos com mais de 10mm, pois é a partir dessa informação que o médico assistente irá definir o uso do HCG ou o cancelamento do ciclo em razão dos riscos de hiperestímulo ovariano e de gestação múltipla. A presença de mais de quatro folículos com diâmetro médio > 16mm é o critério adotado para o cancelamento do ciclo.

Durante a monitorização de um ciclo ovulatório, alguns sinais à ultrassonografia conseguem predizer a ovulação, ainda que com baixas sensibilidade e especificidade. Um deles consiste no aparecimento de uma pequena imagem com o formato e o aspecto de uma papila sólida, ecogênica, na superfície interna do folículo, medindo cerca de 2 a 3mm, conhecido como *cumulus oophorus*, que prediz a ovulação dentro de 36 horas e pode ser visível em cerca de 80% dos folículos pré-ovulatórios. Outro sinal preditor da rotura folicular é o sinal do duplo halo, que coincide com o aumento da progesterona e prediz a ovulação em até 24 horas. Esse sinal é percebido em razão do descolamento da teca e da granulosa causado pela hipervascularização e edema do tecido tecal, visto ao ultrassom como uma fina linha hiperecogênica no interior do folículo separada da teca. Cerca de 6 a 12 horas antes pode ser visto o sinal da crenação, identificado como a progressão na separação da camada de células da granulosa e pregueamento das paredes foliculares com perda de seus limites. Por meio do Doppler colorido é possível estudar os índices de resistência (IR) das artérias foliculares, que diminuem progressivamente durante o desenvolvimento folicular e que na iminência da ovulação apresentam baixa resistência (IR < 0,6). Após a ovulação, os achados ao exame incluem a diminuição do tamanho do folículo ou seu desaparecimento, a identificação de irregularidade na parede de um folículo e preenchimento por material denso (sangue), o que sugere a formação de corpo lúteo, e a visibilização de pequena quantidade de líquido livre na pelve (Figura 14.6).

A ultrassonografia 3D parece ter maior acurácia do que a 2D na avaliação do tamanho (volume) folicular e até de sua maturidade com a visibilização do *cumulus oophorus*. No entanto, a significância clínica desses achados ainda não se traduz inequivocamente nos resultados das TRA.

Monitorização endometrial

Para avaliação sequencial do endométrio são utilizadas a medida de sua espessura e a observação de seu padrão morfológico. Há um espessamento progressivo da espessura endometrial durante o ciclo, sendo observadas alterações em sua morfologia e ecogenicidade em virtude da ação dos hormônios ovarianos (estrogênio e progesterona).

Durante a monitorização de um ciclo estimulado, espera-se que o endométrio prolifere em resposta aos estrogênios produzidos pelos folículos e apresente um aspecto trilaminar com espessura crescente. Alguns estudos demonstram maiores taxas de gravidez em ciclos nos quais o endométrio apresentava espessura > 8mm e maior chance de falha quando o endométrio se encontrava < 6mm. No entanto, outros estudos demonstraram que essa relação não é bem linear. Uma revisão sistemática e metanálise de 2014 inferiu que a medida da espessura endometrial é limitada para predizer a taxa de sucesso das TRA e, como resultado, os autores sugeriram que as decisões clínicas não devem ser fundamentadas exclusivamente na medição da espessura endometrial. Alguns autores advogam que o uso da ultrassonografia 3D, com cálculo do volume endometrial, poderia predizer melhor a implantação. No entanto, essa ideia ainda não tem utilidade suficientemente comprovada.

ULTRASSONOGRAFIA EM PROCEDIMENTOS DE REPRODUÇÃO ASSISTIDA

A orientação por ultrassonografia é um suporte fundamental nos procedimentos de reprodução assistida. Além da monitorização da estimulação ovariana, o ultrassom é instrumento imprescindível na coleta dos oócitos e na transferência embrionária.

Nos primórdios das TRA, a punção folicular era realizada por meio de laparoscopia sob anestesia geral. Com a evolução dos aparelhos ultrassonográficos, a aspiração folicular com a coleta dos oócitos passou a ser realizada por via vaginal, guiada pela ultrassonografia transvaginal, minimizando consideravelmente os riscos do procedimento, o qual é realizado em bloco cirúrgico, sob sedação. Acopla-se um guia no transdutor do ultrassom transvaginal, que suporta uma agulha. Com essa agulha apropriada conectada a um sistema de sucção com bomba de vácuo aspira-se cada um dos folículos ovarianos. A ultrassonografia torna possível visibilizar a agulha penetrando nos folículos e seu conteúdo sendo esvaziado pela sucção com retração progressiva de suas paredes e desaparecimento do líquido folicular anecoico.

Em relação à transferência de embriões, várias metanálises evidenciaram taxas de sucesso (taxas de gravidez e de nascidos vivos) significativamente melhores quando o procedimento é guiado por ultrassonografia transabdominal em comparação com a transferência sem a monitorização ultrassonográfica. Por ser utilizada a via transabdominal, é necessário que a paciente esteja com a bexiga repleta para melhor visibilização do cateter e do local onde será(ão) depositado(s) o(s) embrião(ões) (**Figura 14.7**).

COMPLICAÇÕES EM REPRODUÇÃO ASSISTIDA

As pacientes com infertilidade submetidas à reprodução assistida correm o risco de apresentar várias complicações, incluindo SHO, hemorragia e/ou infecção.

A SHO ocorre em pacientes submetidas à estimulação ovariana tipicamente após a administração de HCG. Estima-se que a SHO ocorra em 2% a 10% das pacientes submetidas à reprodução assistida, sendo de 1% a incidência de casos graves. Mais comum nos ciclos em que foram utilizadas gonadotrofinas, a SHO é rara nos ciclos com uso do citrato de clomifeno. Os fatores de risco para a SHO são: pacientes jovens, história de SHO em ciclos anteriores, SOP, pacientes com mais de 15 folículos antrais e níveis aumentados do hormônio antimülleriano. A SHO pode ocorrer durante a fase lútea do ciclo, antes de um teste de gravidez positivo ou nos estágios iniciais da gravidez. O processo fisiopatológico primário envolve o aumento da permeabilidade capilar relacionada com a liberação de substâncias angiogênicas vasoativas do ovário.

Os achados de imagem da SHO incluem aumento dos ovários (diâmetro > 10cm) com numerosos folículos e líquido intraperitoneal livre associado. Os derrames pleurais podem ser observados em pacientes gravemente afetadas. Os ovários geralmente contêm múltiplos cistos complexos, representando folículos recentemente puncionados (**Figura 14.8**). As pacientes podem apresentar distensão abdominal, ganho de peso e hemoconcentração em virtude da perda de líquido para o terceiro espaço. Normalmente, ambos os ovários são afetados, e seu tamanho muito aumentado pode fazer com que eles se elevem acima da pelve, tornando preferível a abordagem por ultrassonografia transabdominal.

Embora de ocorrência rara, os ovários aumentados podem ocasionalmente sofrer torção ou mesmo rotura. Assimetria no tamanho dos ovários ou no fluxo sanguíneo e sensibilidade acentuada à palpação são sinais importantes para o diagnóstico. No entanto, a dor também pode ser causada pela distensão da cápsula do ovário, hemorragia em um ou mais cistos, rotura de um dos cistos ou até gravidez ectópica. Pacientes com grande volume de líquido peritoneal ou pleural podem necessitar paracentese terapêutica ou toracocentese, e a orientação ultrassonográfica pode ser muito útil nesses procedimentos.

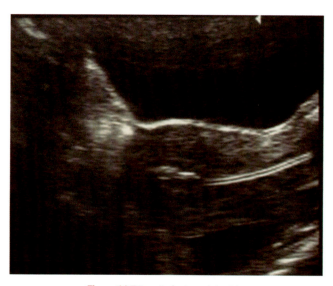

Figura 14.7 Transferência embrionária.

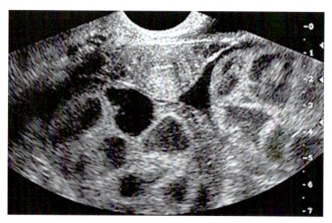

Figura 14.8 Síndrome do hiperestímulo ovariano: ovários aumentados de volume com cistos complexos.

As outras possíveis complicações da reprodução assistida, como hemorragia e infecção, são bastante incomuns. Durante a captação de oócitos são realizadas punções da parede vaginal e do ovário. Normalmente, o volume de sangramento é muito pequeno, na faixa de 10 a 20mL. Se um vaso maior é perfurado inadvertidamente durante o procedimento, a paciente pode apresentar evidências de hemorragia ou hemoperitônio, incluindo tontura ou hipotensão. A visibilização de fluido ecogênico e heterogêneo livre no fundo de saco ou em outra parte da cavidade peritoneal correlaciona-se com hemoperitônio e ajuda a diferenciar o sangue intraperitoneal de fluido anecoico livre, como é visto em pacientes com SHO. Em caso de suspeita de hemorragia, é importante incluir a avaliação ultrassonográfica da parte superior do abdome para a inspeção intraperitoneal de sangue não visibilizado pela via transvaginal. Infecção ou abscesso tubovariano é uma complicação rara, e pacientes com hidrossalpinge prévia apresentam risco aumentado.

■ CONSIDERAÇÕES FINAIS

A ultrassonografia tem papel de destaque na medicina reprodutiva, abrangendo desde a avaliação inicial da anatomia e da reserva ovariana até a avaliação de complicações das TRA, possibilitando ao ginecologista uma melhor definição da estratégia terapêutica e a melhora das taxas de sucesso. O próximo passo possivelmente será a combinação da ultrassonografia com dados moleculares e genéticos, levando a algoritmos clínicos cada vez melhores.

Leitura complementar

Baron KT, Babagbemi KT, Arleo EK et al. Emergent complications of assisted reproduction: expecting the unexpected. RadioGraphics 2013; 33: 229-44.

Bodri D, Colodron M, Garcia D, Obradors A, Vernaeve V, Coll O. Transvaginal versus transabdominal ultrasound guidance for embryo transfer in donor oocyte recipients: a randomized clinical trial. Fertil Steril 2011; 95: 2263-8.

Brown J, Buckingham K, Abou-Setta AM, Buckett W. Ultrasound versus "clinical touch" for catheter guidance during embryo transfer in women. Cochrane Database Syst Rev 2010:CD006107.

Coyne L, Raine-Fenning NJ. Ultrasound in gynaecology and early pregnancy. Obstetrics, Gynaecology and Reproductive Medicine 20:6.

Deb et al. The interovarian variation in three-dimensional ultrasound markers of ovarian reserve in women undergoing baseline investigation for subfertility. Fertil Steril Febr 2011; 95(2).

DeBenedectis C, Ghosh E, Lazarus E. Pitfalls in imaging of female infertility. Seminars in Roentgenology 2015.

Ferraretti, AP, La Marca A, Fauser BCJM, Tarlatzis B, Nargund G, Gianaroli L on behalf of the ESHRE working group on Poor Ovarian Response Definition. ESHRE consensus on the definition of 'poor response' to ovarian stimulation for in vitro fertilization: the Bologna criteria. Human Reproduction 2011; 26(7):1616-24

Ferreira MC, Carneiro MM. Ultrasonographic aspects of endometriosis. J Endometr Pelvic Pain Disord 2010; 2(2):47-54.

Frates MC. Sonographic imaging in infertility and assisted reproduction. In: Callen's ultrasonography in obstetrics and gynecology 953-65.

Gómez R, Soares SR, Busso C et al. Physiology and pathology of ovarian hyperstimulation syndrome. Semin Reprod Med 2010; 28:448-57.

Guerriero et al. Systematic approach to sonographic evaluation of the pelvis in women with suspected endometriosis, including terms, definitions and measurements: a consensus opinion from the International Deep Endometriosis Analysis (IDEA) group. Ultrasound Obstet Gynecol 2016; 48:318-32. DOI: 10.1002/uog.15955.

Hendriks DJ, Mol BWJ, Bancsi FJMM, Velde ER, Broekmans FJM. Antral follicle count in the prediction of poor ovarian response and pregnancy after in vitro fertilization: a meta-analysis and comparison with basal follicle-stimulating hormone level. Fertil Steril Febr 2005; 83(2).

Hershko-Klement A, Tepper R. Ultrasound in assisted reproduction: a call to fill the endometrial gap. Fertil Steril June 2016; 105(6):15-282.

Jayaprakasan K, Deb S, Batcha M et al. The cohort of antral follicles measuring 2–6 mm reflects the quantitative status of ovarian reserve asassessed by serum levels of anti-Mullerian hormone and response to controlled ovarian stimulation. Fertil Steril Oct 2010; 94(5).

Kasius A, Smit JG, Torrance HL et al: Endometrial thickness and pregnancy rates after IVF: a systematic review and meta-analysis. Hum Reprod Update 2014; 4:530-41.

Klemetti R, Sevon T, Gissler M, Hemminki E. Complications of IVF and ovulation induction. Hum Reprod 2005; 20:3293-300.

Kupesic S. Three-dimensional ultrasound in reproductive medicine. The Ultrasound Review of Obstetrics and Gynecology, Dec 2005; 5(4):304-15.

Matsunaga Y, Fukushima K, Nozaki M et al. A case of pregnancy complicated by the development of a tubo-ovarian abscess following in vitro fertilization and embryo transfer. Am J Perinatol 2003; 20:277-82.

Mercé LT et al. Prediction of ovarian response and IVF/ICSI outcome by three-dimensional ultrasonography and power Doppler angiography. European Journal of Obstetrics & Gynecology and Reproductive Biology 2007; 132: 93-100.

Nastri CO, Teixeira CM, Moroni RM et al. Ovarian hyperstimulation syndrome: physiopathology, staging, prediction and prevention. Ultrasound Obstet Gynecol 2015; 45:377-93.

Palatnik A, Strawn E, Szabo A, Robb P. What is the optimal follicular size before triggering ovulation in intrauterine insemination cycles with clomiphene citrate or letrozole? An analysis of 988 cycles. Fertil Steril 2012; 97: 1089-94.

Papanikolaou EG, Pozzobon C, Kolibianakis EM et al. Incidence and prediction of ovarian hyperstimulation syndrome in women undergoing gonadotropin-releasing hormone antagonist in vitro fertilization cycles. Fertil Steril 2006; 85:112-20.

RCOG. Fertility assessment and treatment for people with fertility problems. Clinical Guideline Febr 2004.

RCOG. The management of ovarian hyperstimulation syndrome. Green tp guideline, 2016.

Revel A. Defective endometrial receptivity. Fertil Steril 2012; 97:1028-32.

Risquez F, Confino E. Can Doppler ultrasound-guided oocyte retrieval improve IVF safety? Reprod Biomed Online 2010; 21:444-5.

Rizzi MCS et al. Ovulação e disfunção ovulatória. In: Ultra-sonografia em ginecologia e obstetrícia. Revinter 2003.

Rouleau D et al. A practical method for ultrasonographically monitoring the day-to-day growth of individual ovarian follicles in women undergoing assisted reproduction. Ultrasound in Medicine and Biology 2012; 38(6).

Salim R, Jurkovic D. Assessing congenital uterine anomalies: the role of three-imensional ultrasonography. Best Practice & Research Clinical Obstetrics and Gynaecology 2004; 18(1):29-36.

Sallam HN, Sadek SS. Ultrasound-guided embryo transfer: a meta-analysis of randomized controlled trials. Fertil Steril 2003; 80:1042-6.

Shalev J, Davidi O, Fisch B. Quantitative three dimensional sonographic assessment of pelvic blood after transvaginal ultrasound guided oocyte aspiration: factors predicting risk. Ultrasound Obstet Gynecol 2004; 23: 177-82.

Silva Filho AL. Manual SOGIMIG de ginecologia e obstetrícia. 6. ed. Rio de Janeiro: MedBook, 2017.

Soares SR. Etiology of OHSS and use of dopamine agonists. Fertil Steril 2012; 97:517-22.

Sukesh B et al. Assessment of ovarian follicular dynamics and folliculogenesis associated endocrine profiles following gonadotropin stimulation in the bonnet monkey. General and Comparative Endocrinology 2017; 253:25-32.

Tanos V, Berry KE. Benign and malignant pathology of the uterus. Best Practice & Research Clinical Obstetrics and Gynaecology 2017.

Taylor E, Gomel V. The uterus and fertility. Fertility and Sterility Jan 2008; 89(1).

Teixeira D.M, Dassuncao LA, Vieira CV et al. Ultrasound guidance during embryo transfer: a systematic review and meta-analysis of randomized controlled trials. Ultrasound Obstet Gynecol 2015; 45:139-48.

The Rotterdam ESHRE/ASRM-sponsored PCOS consensus workshop group 2004. Revised 2003 consensus on diagnostic criteria and long-term health risk related to polycystic ovary syndrome. Human Reprod 2004;19:41-7.

Timmerman et al. Terms, definitions and measurements to describe the sonographic features of adnexal tumors: a consensus opinion from the International Ovarian Tumor Analysis (IOTA) group. Ultrasound Obstet Gynecol 2000; 16:500-5.

Varras M, Polyzos D, Tsikini A et al. Ruptured tubo-ovarian abscess as a complication of IVF treatment: clinical, ultrasonographic and histopathologic findings. A case report. Clin Exp Obstet Gynecol 2003; 30:164-8.

Raphael Guedes Andrade

CAPÍTULO 15

Procedimentos Invasivos em Ginecologia Guiados por Ultrassonografia

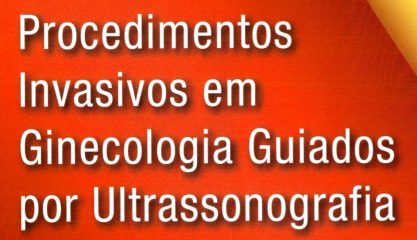

■ INTRODUÇÃO

Os procedimentos minimamente invasivos guiados por imagem fazem parte do arsenal terapêutico e diagnóstico na rotina da ginecologia e obstetrícia com uma demanda cada vez mais frequente. Destacam-se, entre essas intervenções, as drenagens de coleções, biópsias, punções e, mais recentemente, terapias ablativas. Assim, outros procedimentos mais invasivos e de maior morbidade podem ser evitados, bem como reduzidas as complicações e otimizados os custos.

Os estudos ultrassonográficos transabdominal, endovaginal e transretal são essenciais para o acesso à cavidade pélvica em procedimentos minimamente invasivos. A ultrassonografia é considerada o método de imagem para a grande maioria dos procedimentos. Dentre suas inúmeras vantagens, citam-se: portabilidade, disponibilidade, acessibilidade, baixo custo e, sobretudo para pacientes em idade fértil, ausência de radiação ionizante, se comparada com outros métodos de imagem, como a tomografia computadorizada e a radiografia.

O uso da ultrassonografia transabdominal junto às intervenções pélvicas uterinas foi inicialmente descrito por Hunter e cols. em 1989. Em 1990, Fleischer e cols. descreveram o acesso endorretal para guiar e monitorizar intervenções uterinas. Desde então, a vertiginosa evolução dos equipamentos ultrassonográficos, bem como o avanço técnico e da qualidade dos materiais utilizados em intervenção, tem sido determinante para a ampliação da atuação dos procedimentos invasivos guiados por imagem. O controle em tempo real multiplanar e recursos como Doppler, harmônica e *softwares* cada vez mais modernos e dedicados tornaram possível a redução de artefatos, com insonação e visibilização precisa de todo o trajeto do dispositivo de intervenção utilizado até sua ponta, garantindo segurança, exatidão e eficiência aos procedimentos.

Transdutores lineares de 7,5 a 12MHz são usados para acessos e procedimentos mais superficiais, enquanto transdutores convexos de 3,5 a 5,0MHz são adotados para intervenções em planos mais profundos. A agulha ou equipamento de intervenção deve ser posicionado de modo a garantir a refletividade da onda sonora. Pode ser utilizado com acesso *in plane,* no qual o equipamento é posicionado paralelamente ao transdutor, visibilizando o instrumental em seu maior eixo longitudinal, ou *out of plane,* no qual o acesso é realizado na linha média do transdutor, obtendo-se um controle por imagem transverso do dispositivo de acesso (**Figura 15.1**).

Na prática, quando o profissional que opera o transdutor com uma das mãos também manipula a própria agulha ou dispositivo de punção com a outra mão, obtém maiores destreza e sincronia dos movimentos, realizados com maior precisão, sobretudo em acessos com maior angulação do feixe ultrassonográfico e mais oblíquos.

Encontram-se disponíveis no mercado guias plásticos de biópsia que são acoplados aos transdutores, posicionando a agulha sob uma inclinação predeterminada (usualmente entre 30 e 45 graus) em relação ao feixe sonoro de modo a possibilitar a visibilização da ponta da agulha e da maior parte de seu trajeto. Esses guias plásticos são muito úteis para transdutores endocavitários (transvaginal e transretal) e facilitam o acesso

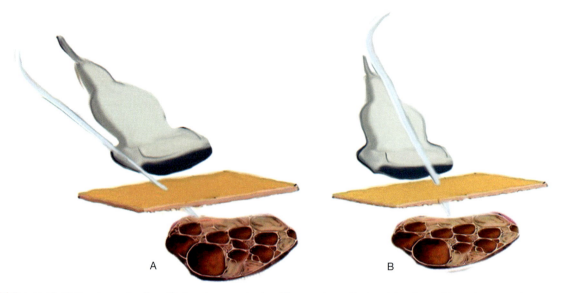

Figura 15.1 Esquema ilustrativo demonstrando as técnicas de acesso *in plane* (**A**), na qual a agulha é posicionada paralelamente ao transdutor em inclinação de 30 a 45 graus, e *out of plane* (**B**), com o equipamento posicionado no centro do transdutor, obtendo-se o controle por imagem no eixo transverso.

ao fundo de saco peritoneal e às regiões anexiais. No entanto, para transdutores lineares e convexos, esses guias plásticos podem limitar bastante a amplitude de movimento para acessos oblíquos mais inclinados com janela sonora restrita, sendo preferível, em geral, a técnica de mãos livres, sem o guia.

Atualmente, *softwares* de fusão de imagens possibilitam o acesso à cavidade pélvica, utilizando-se da imagem ultrassonográfica em tempo real associada a outro método diagnóstico por imagem, como tomografia computadorizada com emissão de pósitrons (PET/TC), ressonância nuclear magnética (RNM) e tomografia computadorizada (TC). Algumas lesões ou acessos são eventualmente mais bem caracterizadas por outros métodos de imagem, como linfonodos suspeitos de comprometimento secundário em pacientes oncológicos à PET/TC.

Com a fusão de imagens para acessos pélvicos são obtidas todas as vantagens inerentes ao método ultrassonográfico acrescidas da caracterização adicional da lesão e da via de acesso por RNM, TC ou PET/TC, os quais são previamente realizados e as imagens obtidas utilizadas no aparelho de ultrassom e integradas pelo *software* específico de fusão. As imagens ecográficas são sincronizadas e se movimentam em conjunto. Sensores interligados aos transdutores possibilitam que, uma vez sincronizadas as imagens entre os diferentes métodos diagnósticos, a paciente seja movimentada livremente, em diferentes decúbitos, sem perda da concordância, coincidência e simultaneidade entre os métodos. Estruturas críticas caracterizadas pela maior dificuldade com o método ecográfico, como osso, cólon, pulmões e pleura, são claramente demonstradas por outros métodos, agregando segurança e menores chances de complicações (**Figura 15.2**).

A etapa mais importante para os procedimentos invasivos guiados pela ultrassonografia consiste no planejamento ade-

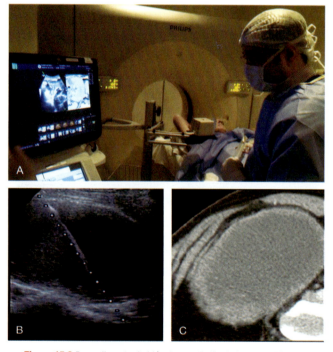

Figura 15.2 Procedimento de biópsia com fusão de imagens TC e US.

quado. A avaliação clínica e laboratorial é importantíssima antes do procedimento para manejo adequado de pacientes com risco aumentado de sangramento. Como regra geral laboratorial, os procedimentos são realizados de maneira segura com razão normalizada internacional (RNI) < 1,5 e plaquetas > 50.000. Deve-se atentar para a suspensão de eventuais anticoagulantes, aplicações de termos de consentimento e esclarecimentos gerais sobre o procedimento, explicando, por exemplo, a necessidade ocasional de colocação de drenos e sondas nas cavidades exteriorizadas pela pele e acoplados a bolsas coletoras.

O estudo ultrassonográfico de base e os exames de imagem anteriores são fundamentais para o planejamento adequado e para a escolha das melhores rota e via de acesso. Localizações pélvicas profundas podem representar um grande desafio em virtude da interposição de estruturas anatômicas, como alça intestinal, bexiga e estruturas anexiais. São imprescindíveis o reconhecimento anatômico ecográfico das estruturas e a familiaridade com a localização e o aspecto normal desses reparos anatômicos (**Figura 15.3**).

Independentemente do procedimento a ser realizado, considerando os reparos anatômicos previamente identificados, as principais vias de acesso pélvico são:

1. **Via transabdominal (anterior e lateral):** acesso através da parede abdominal pelos músculos reto do abdome ou oblíquos para lesões mais anteriores, usualmente localizadas acima, anterior ou lateralmente à bexiga. Tem como vantagem o posicionamento em decúbito dorsal, o que oferece maiores conforto e comodidade à paciente. Nessa via é fundamental o reconhecimento do trajeto dos vasos epigástricos, próximos aos retos do abdome, e vasos ilíacos circunflexos que cursam ao longo da parede abdominal anterior próximo à crista ilíaca. Nessa via de acesso é comum a interposição de segmentos de alças intestinais, as quais podem ser afastadas do trajeto por meio de manobras posicionais e compressões com o transdutor. Técnicas de hidrodissecção ou pneumodissecção, nas quais são instilados, respectivamente, soro fisiológico e CO_2, através de agulhas finas de punção, também podem ser úteis para o afastamento de estruturas críticas e a liberação do trajeto.

2. **Via extraperitoneal:** obtida mediante acesso lateral pela musculatura do iliopsoas, sem ingresso na cavidade peritoneal, até atingir o alvo, usualmente coleções, linfonodomegalias ou lesões anexiais. Trata-se de rota segura, uma vez que se margeia a cortical óssea do ilíaco sem estruturas vasculares ou vísceras ocas pelo trajeto. O posicionamento, sempre em supino, costuma ser confortável, sobretudo para pacientes obesas e com sondas ou estomas. Contudo, por transfixar a musculatura, pode gerar incômodo, sendo conveniente sedação anestésica. Um risco teórico estaria no trajeto do nervo femoral entre os ventres dos músculos ilíaco e psoas, mas, na prática, não foram documentados déficits ou queixas relacionadas com esse trajeto.

3. **Via transglútea:** posicionamento em decúbito lateral ou ventral para acesso a lesões ou coleções posteriores através da musculatura glútea e do ligamento sacroespinhoso. A via se dá através do forame isquiático maior, preferencialmente junto à margem medial próxima ao sacro, evitando com isso os trajetos do nervo ciático, vasos glúteos inferiores e pudendos internos. Convém dar atenção ao planejamento e ao acesso inicial preciso, pois correções de posicionamento da agulha ao longo do trajeto são difíceis, tendo em vista o trofismo e a rigidez da musculatura glútea e posterior. A desvantagem desse acesso é sobretudo a necessidade do posicionamento em decúbito lateral e ventral. Ademais, nos casos de drenagem de coleções e abscessos, nos quais é deixado um cateter ou dreno local percutâneo, é comum a queixa de desconforto glúteo no local do dreno e irritação do plexo sacral e do nervo ciático, que respondem bem à otimização terapêutica antálgica habitual e regridem em 24 horas.

4. **Vias transretal e transvaginal:** a familiaridade do operador com essas vias de acesso em razão da rotina e da prática diária de exames diagnósticos torna esses acessos seguros, práticos,

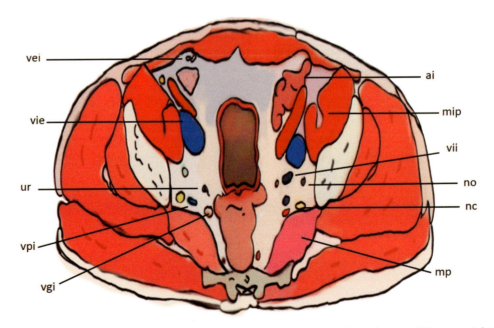

Figura 15.3 Reparos anatômicos a serem reconhecidos na pelve para procedimentos invasivos guiados por imagem. (*Vei*: vasos epigástricos inferiores; *vie*: vasos ilíacos externos; *ur*: ureter; *vpi*: vasos pudendos internos; *vgi*: vasos glúteos inferiores; *no*: nervo obturatório; *nc*: nervo ciático; *vii*: vasos ilíacos internos; *mp*: músculo piriforme; *mip*: músculo iliopsoas; *ai*: alça intestinal.)

fáceis e amplamente utilizados. Por se tratar de acessos semiestéreis (via transvaginal) e contaminados (via transretal), são recomendadas antissepsia da cavidade vaginal e antibioticoterapia de acordo com os protocolos institucionais. Usualmente, baseiam-se na profilaxia com cefazolina (2g EV) durante o procedimento ou clindamicina e gentamicina para pacientes alérgicas. A realização de *fleet* enema em acessos transretais parece não implicar a redução do risco de infecção, mas confere maior conforto à paciente e à equipe (**Figura 15.4**).

■ BIÓPSIAS E PUNÇÕES GUIADAS POR ULTRASSONOGRAFIA

As biópsias percutâneas guiadas por imagem constituem recurso valioso para o diagnóstico e a decisão terapêutica. A aquisição percutânea de amostra histológica possibilita as análises citogenética, imuno-histoquímica e molecular.

Os procedimentos invasivos de punção e biópsia são divididos em biópsias aspirativas e biópsias de fragmentos (*core biopsy*). Na primeira são utilizadas agulhas de calibres ≤ 18G de citoaspiração, usualmente entre 20 e 22G, que proporcionam esfregaços citológicos. Já nas biópsias de fragmento (*core biopsy*) são usadas agulhas de corte, usualmente entre 14 e 18G. Nesse caso, destaca-se a possibilidade de utilização conjunta de uma agulha introdutória com calibre mais grosso que funciona como uma bainha externa à agulha de corte, formando um sistema coaxial. Assim, formam-se sistemas combinados de uma agulha introdutória mais grossa e a agulha de corte que a acompanha, usualmente em *kits* 17G/18G, 18G/19G e 19/20G. Essa técnica torna possível a realização de um único acesso com múltiplas inserções através da agulha introdutória e a obtenção de múltiplos fragmentos através de um único pertuito. O sistema coaxial minimiza ainda a possibilidade de disseminação de células tumorais ao longo do trajeto da agulha (*seeding*) (**Figura 15.5**).

As punções aspirativas, na prática, têm valor diagnóstico e terapêutico limitado, uma vez que a amostra citológica nem sempre é satisfatória para a definição anatomopatológica da doença e seu valor terapêutico é incerto em virtude da constante recorrência de coleções, acúmulos líquidos e abscessos pélvicos, quando apenas puncionados em vez de drenados. Contudo, alguns autores citam a utilidade da punção aspirativa em caso de lesões císticas anexiais/ovarianas, sem características de agressividade ou malignidade à imagem, por se tratar de procedimento rápido e tecnicamente de fácil execução por via transvaginal guiada pela ultrassonografia.

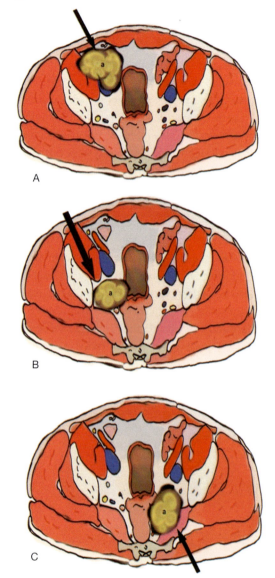

Figura 15.4 Representações esquemáticas das vias de acesso para abordagem de lesão-alvo (*a*), que poderia se tratar, por exemplo, de acúmulo de líquido, abscesso, linfonodomegalia ou lesão primária anexial, em diferentes localizações pélvicas. **A** Via transabdominal anterior: a punção e o ingresso na cavidade peritoneal são realizados através da musculatura da parede abdominal anterior. Atenção especial deve ser dada aos reparos anatômicos, como os vasos epigástricos, representados ao lado da seta preta, medial a esta. **B** Via extraperitoneal: a musculatura do iliopsoas nos serve de rota segura, evitando alças intestinais e vasos ao aspecto lateral e fossa obturatória pélvicas. **C** Via transglútea: lesões posteriores são facilmente acessíveis pelo forame isquiático maior com vias de acesso livres, passando apenas por músculo e planos gordurosos. Procura-se margear ao máximo o osso da peça sacral.

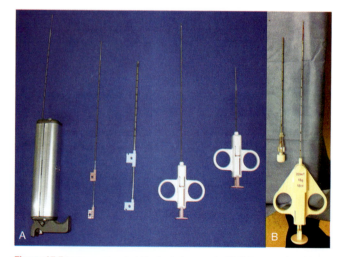

Figura 15.5 Instrumentos de biópsia de fragmento. **A** Sistemas automático e semiautomático de biópsia com diferentes calibres. **B** Sistema coaxial de biópsia. À direita, a agulha coaxial de 17G; à esquerda, a agulha de corte de 18G.

Os defensores da técnica ressaltam o alívio álgico rápido de cistos anexiais sintomáticos, sobretudo em mulheres na pré e perimenopausa. Em contrapartida, os oponentes argumentam sobre a existência de altos índices de recorrência, a possibilidade de falso-negativo de lesões malignas e a resolutividade da abordagem clássica cirúrgica de cistos anexiais sintomáticos por videolaparoscopia.

Estudos mais recentes, utilizando agulhas específicas de punção ovariana, evidenciam resultados mais promissores e com melhor acurácia. Eitan e cols. relatam sensibilidade e especificidade > 85% com a utilização de agulha especial de punção aspirativa ovariana 17G/35cm (Ova-Stiff Cook Medical). Ademais, vê-se que, em pacientes com comorbidades importantes e baixo desempenho, a punção aspirativa pode agregar informações adicionais à decisão terapêutica e ao manejo. Assim, qualquer consideração a respeito da punção aspirativa guiada por imagem deve ser individualizada.

A biópsia de fragmento (*core biopsy*) de lesões pélvicas guiada por imagem é amplamente realizada e considerada segura, efetiva e com ótima acurácia diagnóstica. Biópsias percutâneas guiadas por imagem devem ser consideradas em pacientes com massa sólida pélvica ou lesões anexiais expansivas suspeitas de doença neoplásica primária e ainda em pacientes com histórico de doença oncológica não ginecológica e com suspeita de comprometimento pélvico secundário.

Outras indicações não oncológicas incluem lesões focais pélvicas com suspeita de etiologia inflamatória/infecciosa, comprometimento peritoneal infeccioso (por exemplo, tuberculose) e achados à imagem ("incidentalomas") de sítio primário incerto e desconhecido. Nessas circunstâncias, a amostragem histológica por biópsia percutânea guiada por imagem pode, por exemplo, evitar cirurgias abdominopélvicas desnecessárias.

As pacientes com histórico de doença oncológica ginecológica, com suspeita de recidiva ou persistência, beneficiam-se da confirmação histológica minimamente invasiva. Nesses casos, uma reintervenção cirúrgica pode ser contraindicada ou inicialmente postergada com a realização neoadjuvante de quimioterapia. Nesse cenário, há um interesse cada vez maior pela confirmação histológica pré-operatória, sobretudo nos casos de doenças avançadas com comprometimento secundário, nos quais a amostra do tecido direciona esquemas quimioterapêuticos neoadjuvantes, reduzindo o volume da doença, o que otimiza os resultados de eventual cirurgia citorredutora ou curativa.

O achado incidental de lesões expansivas e massas ovarianas é frequente. Nos EUA, estima-se que até 5% das mulheres após a menarca apresentem lesões ovarianas detectadas em estudos tomográficos por outras causas. Embora a maioria desses achados seja de natureza benigna, muitas lesões não conseguem ser assim caracterizadas definitivamente por meio dos marcadores serológicos e exames de imagem, sendo grande o número de mulheres encaminhadas a intervenções cirúrgicas e com comorbidades inerentes relacionadas com a ooforectomia, como eventual redução da fertilidade e menopausa precoce.

Parker e cols. referem que mulheres submetidas à ooforectomia antes de 55 anos apresentam risco 8,58% aumentado para doença coronariana, osteoporose e acidente vascular encefálico isquêmico. As massas ovarianas e anexiais têm sido historicamente estadiadas por meio de ressecções cirúrgicas. Por outro lado, não são raras as vezes em que os diagnósticos de câncer do ovário são realizados em fases avançadas, em estádios III e IV, por vezes com indicações de esquemas neoadjuvantes de quimioterapia.

O National Comprehensive Cancer Network (NCCN) recomenda a biópsia percutânea guiada por imagem como método diagnóstico em casos avançados de neoplasias epiteliais de ovário, nos quais é planejada quimioterapia neoadjuvante. Nesse cenário oncológico, a biópsia de fragmento possibilita a realização de estudos moleculares de mutações genéticas que implicam a identificação de tumores platina-sensíveis e resistentes com adequação do regime de tratamento de acordo com a mutação gênica tumoral e terapias-alvo.

Ademais, os ovários são sede frequente de metástases de outros sítios, como mama e trato gastrointestinal. Nesse cenário, a biópsia percutânea guiada por imagem se mostra útil para o diagnóstico e para a decisão terapêutica. A biópsia está absolutamente contraindicada no caso de lesões características de teratomas císticos maduros (cistos dermoides) e imagens suspeitas de torções ovarianas.

Dados recentes da literatura evidenciam que biópsias de massas anexiais guiadas por imagem têm altas sensibilidade e especificidade para o diagnóstico de lesões benignas e malignas com segurança e eficácia. Thabet e cols. reportaram, em recente série de casos, sensibilidade de 100% e especificidade de 88% para o diagnóstico de câncer de ovário por meio de biópsias de fragmento com agulhas de corte em sistema coaxial 17G/18G. Nenhum caso de disseminação pelo trajeto da agulha (*seeding*) foi documentado no seguimento de cerca de 3,5 anos. Achado semelhante foi documentado por Griffin e cols. no seguimento de 60 pacientes pós-biópsia percutânea de lesões malignas epiteliais ovarianas, nas quais nenhum caso de *seeding* foi documentado e com amostragem histológica adequada em 87% dos casos.

Park e cols., em recente publicação, relataram acurácia de cerca de 93% no diagnóstico histopatológico de mulheres com massa pélvica por meio de biópsia guiada por ultrassonografia, tendo sido realizadas 55 biópsias com aquisição de fragmentos através de pistola automática 18G. A sensibilidade é reduzida sobretudo por lesões bem diferenciadas de baixo grau e tumores *borderline*. Assim, biópsias de lesões anexiais são consideradas seguras e eficazes, mas devem ser sempre consideradas após análise e decisão multidisciplinar, levando em conta os riscos dentro do plano oncológico de tratamento, comorbidades e prognóstico.

Considerando que até cerca de 70% das pacientes com lesões malignas ovarianas são diagnosticadas em estádios avançados III ou IV, muitas delas com comprometimento peritoneal, a biópsia de fragmento do peritônio guiada por ultrassonografia se revela uma alternativa pouco invasiva e eficaz para o diagnóstico da possibilidade de carcinomatose peritoneal. A facilidade de posicionamento da paciente, a superficialidade e segurança de acesso à lesão-alvo e a acurácia favorecem a biópsia de fragmento para confirmação anatomopatológica, evitando abordagens mais agressivas e invasivas via biópsia laparoscópica ou por laparotomia. Dadayal e cols. relataram, em estudo recente, taxa de sucesso global de 93% de biópsias peritoneais guiadas por ultrassonografia transvaginal (**Figura 15.6**).

A adenomiose é uma doença ginecológica comum, caracterizada por glândulas ectópicas endometriais e estroma no miométrio, e frequentemente está associada a hipertrofia e hiperplasia do miométrio circunjacente a esse tecido glandular ectópico. Historicamente, a adenomiose era tratada com histerectomia e o diagnóstico definitivo realizado por meio da peça histopatológica. Contudo, com o avanço de abordagens mais conservadoras como alternativas à histerectomia, como os agonistas do hormônio liberador de gonadotrofina, a cirurgia de redução miometrial, a embolização da artéria uterina e a ablação endometrial, passou a ser aventada a realização de biópsia guiada por imagem para confirmação histopatológica do diagnóstico.

Vários estudos recentes vêm investigando a utilidade da biópsia de fragmento por meio de agulhas de corte (*core biopsy*) via laparoscopia e de biópsia histeroscópica e transvaginal guiada por ultrassonografia. Esta última se destaca pela facilidade e segurança, uma vez que possibilita o controle em tempo real por meio da ultrassonografia.

Nam e cols. relataram a experiência com 1.032 casos de biópsia de fragmento miometrial guiada por imagem para definição de adenomiose e posterior ablação por radiofrequência, após confirmação do diagnóstico. Foram obtidos fragmentos dirigidos sob orientação ultrassonográfica da parede miometrial espessada por meio de biópsia por agulha 14G e pistola automática, com acurácia de 92% em correlação com os métodos diagnósticos por imagem e dados clínicos sem complicações significativas.

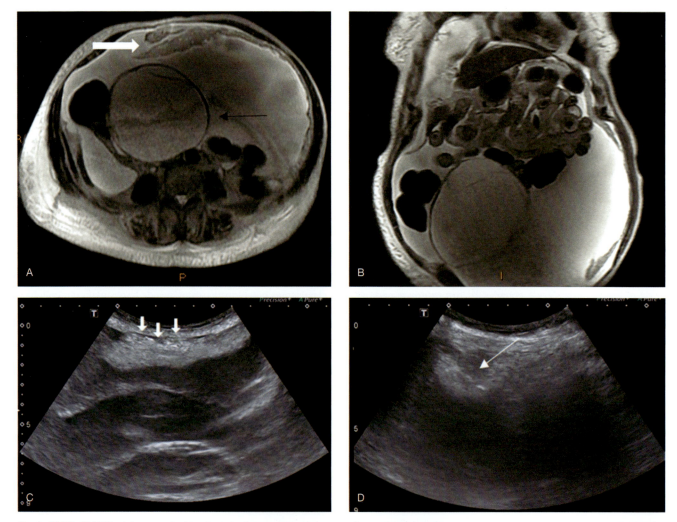

Figura 15.6A e **B** RNM axial e coronal evidenciando lesão expansiva ovariana primária (*seta preta*), ascite e espessamento peritoneal (*seta branca*). **C** e **D** Biópsia percutânea guiada por ultrassonografia do peritônio para confirmação histológica do possível comprometimento peritoneal secundário. Em **C**, a *seta branca grossa* aponta para o aspecto do peritônio espessado à ultrassonografia e, em **D**, a *seta fina branca* no trajeto da agulha 16G durante a biópsia.

Os riscos teóricos de complicações mais comuns incluem sangramento e lesão de alça intestinal. Na prática, o controle em tempo real das vias de acesso e dos trajetos das agulhas por meio dos métodos de imagem diminui muito esses riscos ao tornar possível o reconhecimento preciso dos segmentos intestinais e trajetos dos vasos ao Doppler. Ademais, na prática, percebe-se que a grande mobilidade das alças possibilita que elas sejam mobilizadas por manobras de hidrodissecção, por exemplo, ou até mesmo tocadas e afastadas pelo próprio instrumento de biópsia.

Park e cols., em acessos e biópsias transvaginais, não relataram nenhuma complicação maior, e apenas raros casos de complicações menores, como hematúria e pequeno sangramento local autolimitado. Resultado semelhante foi reportado por Plett e cols. em 28 casos de acesso transvaginal. Thabet e Eitan relataram a ausência de complicações maiores em suas séries retrospectivas de 27 e 59 casos, respectivamente, de biópsias percutâneas pélvicas.

Uma potencial complicação de particular interesse para as vias de acesso transretal e transvaginal para as biópsias é o risco de infecção. Usualmente, realiza-se o preparo do canal vaginal com clorexidina e iodopovidona. A profilaxia com antibiótico é mandatória, e os esquemas podem variar de acordo com o risco apresentado pela paciente e os protocolos institucionais. Em acessos transretais, costumam utilizar esquemas com quinolonas e, para acessos transvaginais, cefalosporinas de primeira geração (cefazolina 1g) ou, para pacientes com risco aumentado ou suspeita de infecção pélvica, clindamicina (900mg) e gentamicina (80mg).

O risco de disseminação de células tumorais no trajeto da agulha de biópsia (*seeding*) é extremamente controverso, senão especulativo, sobretudo com a utilização de agulhas de corte em sistemas coaxiais, nos quais, uma vez que a lesão-alvo é puncionada, o mandril do sistema é retirado e a agulha de corte é introduzida pela coaxial para aquisição dos fragmentos quantas vezes forem necessárias e desejadas através de um único acesso. Sabe-se que a incidência de implantes em trajetos e janelas de trocartes por videolaparoscopia para lesões ginecológicas malignas é de 1% a 2%. No entanto, para biópsias percutâneas ginecológicas com agulhas de 14 a 20G, em diferentes vias de acesso, nenhum caso de *seeding* foi relatado até a presente data.

Drenagem guiada por ultrassonografia

A pelve feminina é sede comum de processos inflamatórios e infecciosos de diferentes naturezas ginecológicas e não ginecológicas. Entre eles se destacam: abscesso tubovariano, diverticulite e apendicite complicadas, doenças inflamatórias intestinais, coleções peritoneais ou extraperitoneais pós-cirúrgicas e acúmulo de líquido relacionado com doença inflamatória pélvica. A drenagem desse conteúdo é tão importante e essencial quanto a terapêutica sistêmica empregada. Em conjunto, determinam melhora clínica e laboratorial. A retirada do conteúdo possibilita ainda direcionar a antibioticoterapia de acordo com a cultura e o antibiograma.

Duas técnicas são comumente empregadas: a do trocarte e a de Seldinger. A técnica do trocarte se fundamenta na inserção direta do dreno na coleção em um único passo com a introdução do sistema composto por três elementos (dreno, agulha rígida de suporte e agulha de punção) e a posterior retirada dos dois últimos e a manutenção e fixação do dreno. A técnica de Seldinger baseia-se na punção inicial da coleção através de uma agulha de punção e passagem de um fio-guia. Através do fio-guia, dilatadores são inseridos consecutivamente. Em seguida, ocorrem a inserção definitiva do dreno (usualmente de 6 a 14Fr) e a retirada do fio-guia.

Tanto na técnica do trocarte como na de Seldinger podem ser muito úteis a passagem de um espéculo e a mobilização do colo uterino por meio de uma pinça de Pozzi. Uma pequena incisão no plano coronal, no local de entrada e das passagens do dreno, da agulha de punção e dos dilatadores, facilita o acesso, tornando-o mais rápido, bem como com menores resistência e necessidade de pressão.

A técnica de Seldinger, embora proporcione acessos seguros em locais de difícil alcance e com a interposição de órgãos, vasos e alças intestinais, mostra-se trabalhosa, mais demorada e, por vezes, pouco prática para acessos endocavitários transvaginal e transretal, pois envolve passagens consecutivas de dilatadores através das paredes do soalho pélvico e da musculatura vaginal espessa do fórnice vaginal. Ademais, a distância entre a mão do operador e o ponto de inserção do cateter, condicionada pelo canal vaginal ou anal, pode ocasionar dobras e deslocamento na inserção do dreno e perdas de acesso e posição. Essas limitações determinam o aumento do tempo de procedimento e do desconforto da paciente (**Figuras 15.7 e 15.8**).

Dessa maneira, a técnica do trocarte é considerada mais prática para acessos a coleções pélvicas. Algumas adaptações à descrição clássica dessa técnica têm sido descritas na literatura. Inicialmente, Hovsepian e Nosher e cols. descreveram vias de drenagem transretais e transvaginais com controles ecográficos das vias de acesso por imagem ecográfica transabdominal com transdutores convexos. McGahan e cols. descreveram uma modificação da técnica do trocarte adaptada ao acesso e transdutor endocavitário, pela via transvaginal ou transretal, com a adaptação do dreno sobre esse transdutor. Nessa técnica, consegue-se a visibilização direta tanto da coleção como da ponta da agulha de punção do dreno, evitando trajetos e acessos inadvertidos.

Após a punção da coleção ou abscesso é assegurado o posicionamento adequado com retorno ou aspiração do conteúdo espesso e purulento. O dreno é então avançado pelo guia adaptado sobre o sulco superior do transdutor endocavitário, o qual funciona como um sistema coaxial de punção com a posterior retirada em conjunto da bainha introdutória e do transdutor. O dreno deve avançar cerca de 3cm, no mínimo, para possibilitar a formação da curvatura da ponta do cateter (*pigtail*) no interior da coleção (**Figura 15.9**).

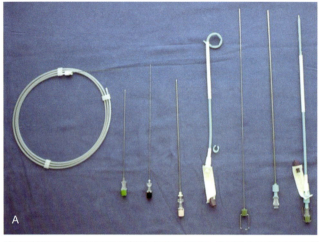
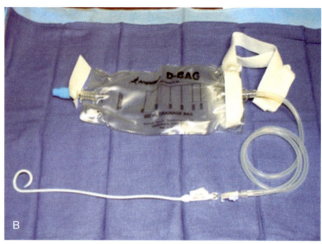
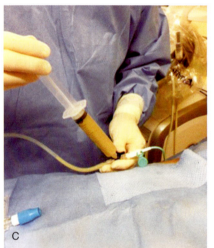
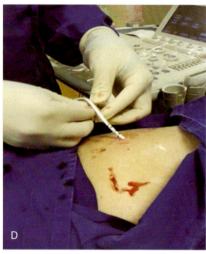

Figura 15.7 A *Kit* de drenagem percutânea com fio-guia e agulhas de punção para a técnica de Seldinger. **B** Demonstração do sistema acoplado montado constituído por dreno e bolsa coletora. **C** Aspiração ativa do conteúdo purulento através do *three way* conectado ao sistema. **D** Fixação do dreno.

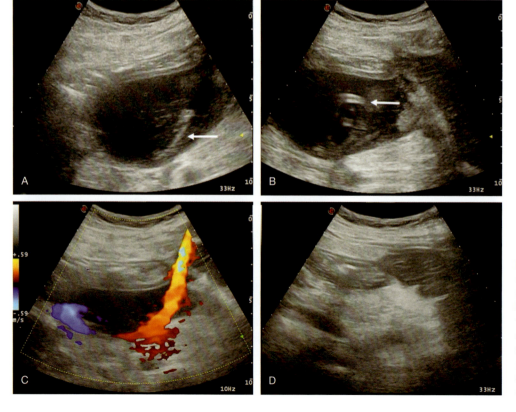

Figura 15.8 A Ilustração esquemática da drenagem de abscesso no fundo de saco peritoneal via transvaginal. **B** Técnica do dreno de *pigtail* adaptado sobre o transdutor endocavitário com o guia plástico do próprio dreno servindo de bainha coaxial reparada por uma pinça que será tracionada após adequado posicionamento do dreno no interior da coleção (**C**).

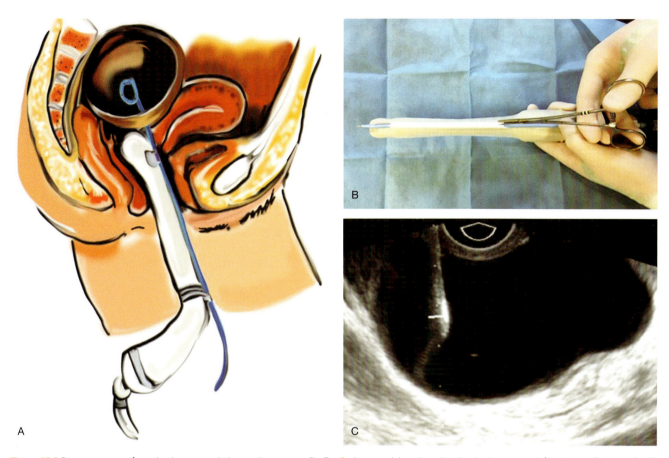

Figura 15.9 Drenagem percutânea de abscesso guiada por ultrassonografia. Em **A**, dreno posicionado no interior do abscesso no início da punção (*seta*). Em **B**, dreno já sem a agulha rígida de suporte com formação do *pigtail* em sua extremidade. **C** Ao Doppler, demonstração do fluxo durante a aspiração ativa do conteúdo. **D** Controle após drenagem com resolução do abscesso.

Em seguida, o dreno é acoplado a uma bolsa coletora com extensor, formando um sistema fechado estéril de drenagem por gravidade. O dreno é então fixado por ponto duplo e bailarina na pele. Sistemas de fixação adesivos que acompanham os *kits* de drenagem são úteis para auxiliar sua fixação, evitando deslocamentos indesejados e eventuais perdas dos sítios de punção. Devem ser realizadas aspirações diárias do dreno sob um sistema de três vias (*three way*) conectado, garantindo a efetividade e a perviedade do sistema de drenagem e monitorando o volume drenado. Quando de conteúdo aspirado for ≤ 5mL ao dia, deve-se realizar um estudo de controle por imagem por meio de tomografia ou ultrassonografia, para se certificar da resolução da coleção e proceder então à retirada do dreno.

■ OUTROS PROCEDIMENTOS GUIADOS POR IMAGEM EM GINECOLOGIA

As terapias ablativas percutâneas são amplamente utilizadas para tratamento de tumores benignos e malignos. Embasadas em procedimentos percutâneos não invasivos ou minimamente invasivos guiados por imagem, têm por objetivo provocar a destruição tecidual com base em alterações térmicas. Para tanto se encontram disponíveis diferentes tecnologias fundamentadas em baixas temperaturas, como crioablação (crio), e altas temperaturas, como ablação por radiofrequência (RFA), *laser*, micro-ondas (MWA) e ultrassom focado de alta intensidade (*high-intensity focused ultrasound* – HIFU).

Atualmente, é cada vez maior o interesse pela utilização dessas técnicas em ginecologia. Essas modalidades necessitam de um método de imagem para controle das áreas de ablação durante o procedimento. O controle por imagem dessas modalidades por meio da ultrassonografia se destaca por ser um método dinâmico, amplamente disponível, de custo acessível e sem a utilização de radiação ionizante, e vem sendo usado tanto em ablações térmicas, como crio e RFA, quanto em HIFU.

Os leiomiomas uterinos são os tumores pélvicos mais comuns em mulheres na idade reprodutiva. Embora a maioria das pacientes seja assintomática, muitas se queixam de sangramentos aumentados, dor e sintomas compressivos associados. Os tratamentos tradicionais para os leiomiomas sintomáticos incluem laparotomia com histerectomia, miomectomia videolaparoscópica e embolização.

Há crescente interesse em abordagens conservadoras e minimamente invasivas. Nesse cenário, as técnicas de ablação térmica guiada por imagem vêm ganhando destaque nas abordagens dos leiomiomas uterinos, sobretudo o HIFU e as RFA.

Ambos se baseiam na lesão térmica do tecido a partir da geração de calor. O HIFU se utiliza de energia acústica a partir do efeito piezoelétrico de um transdutor específico, de maneira semelhante à ultrassonografia diagnóstica, mas operando em frequências entre 200kHz e 4MHz. Quando focado para fornecer alta energia a um único ponto do corpo, a intensidade é maior e a temperatura no ponto focal chega a atingir 70 a 95°C, o suficiente para condicionar ablação térmica com necrose coagulativa dos tecidos.

Já na RFA é criado um "circuito fechado" entre a paciente e um gerador de radiofrequência mediante a inserção de um eletrodo (*probe*). Há a geração de uma corrente alternada que oscila na variação de alta frequência (200 a 1.200kHz), utilizando o corpo da paciente como meio condutor. Na extremidade do eletrodo de radiofrequência é depositada energia eletromagnética, gerando agitação iônica do tecido circunjacente ao *probe* com consequentes "fricção" molecular e produção de calor. Por fim, promovem-se lesão térmica com necrose coagulativa tecidual e lesão celular irreversível quando são atingidas temperaturas em torno de 50 a 55°C por no mínimo 4 minutos. As ablações por RFA podem ser realizadas por meio de uma variedade de dispositivos que incluem agulhas de 14 a 17G.

Esse conceito foi inicialmente introduzido na Europa, no final da década de 1980, e desde então inúmeros estudos vêm documentando a segurança e a eficácia do método, sobretudo na redução volumétrica dos leiomiomas e na melhora dos sintomas, demonstrando se tratar de método promissor na abordagem dos leiomiomas sintomáticos.

Concluídas essas terapias ablativas térmicas, a cavidade da lesão tratada é substituída por conteúdo necrótico e liquefeito, o que costuma reduzir seu volume gradativamente. Por se tratar de método pouco invasivo, com preservação do restante do tecido miometrial uterino e do endométrio, a preservação da fertilidade vem sendo documentada. Lee e cols. relatam um tempo médio de concepção pós-RFA de 7,7 meses em uma série de casos. A complicação mais comumente referida é a dor imediatamente após o procedimento, a qual responde a medidas farmacológicas antálgicas. Vale lembrar ainda do relato de um caso de sinéquia uterina após RFA de leiomioma submucoso.

Outras possibilidades de uso da ultrassonografia em procedimentos invasivos incluem sua utilização intraoperatória, o que pode ser especialmente útil em casos de difícil dilatação e curetagem, sobretudo em úteros com flexão ou versão acentuadas, anomalias de desenvolvimento ou estenoses do canal vaginal ou cervical. Com o acesso guiado por ultrassonografia é possível puncionar o óstio externo por meio de uma agulha Chiba (p. ex., 18G), facilitando a abordagem de acúmulos de líquido intrauterinos, como piométrio e hematométrio.

A orientação ultrassonográfica pode ainda ser útil para biópsias de endométrio com sucção e curetagem e acessos histeroscópicos (para remoção de pólipos, ressecção de mioma submucoso e ablação endometrial). Para tanto, a distensão da cavidade endometrial mediante instilação de 5 a 10mL de solução salina diluída com lidocaína a 1%, após cateterização do óstio através de sonda ou agulha de punção, torna possíveis a identificação e o reconhecimento de alterações focais endometriais orientadas pela ultrassonografia, conforme previamente descrito por Lindheim e cols. De maneira semelhante, o método ultrassonográfico pode ainda ser útil para auxiliar a implantação de agulhas de braquiterapia e até mesmo o cálculo e o planejamento da geometria da área irradiada.

■ CONSIDERAÇÕES FINAIS

Os procedimentos percutâneos e endocavitários minimamente invasivos e guiados por imagem apresentam ampla aplicabilidade e utilidade para a ginecologia, desde a intenção diagnóstica, por meio da realização de biópsias, até a finalidade terapêutica, mediante drenagens e terapias ablativas. A ultrassonografia se destaca como principal método de imagem para guiar esses procedimentos por suas várias vantagens e facilidades, cabendo salientar, entre essas, a ausência de radiação ionizante e a disponibilidade e familiaridade diagnóstica com o método.

Leitura complementar

Ahmed Y, Novak RD, Nakamoto D, Azar N. Is ultrasound fusion a reasonable replacement for computed tomography in guiding abdominal interventions? J Ultrasound Med 2016 Jun; 35(6):1131-41.

Alexander AA, Eschelman DJ, Nazarian LN, Bonn J. Transrectal sonographically guided drainage of deep pelvic abscesses. AJR Am J Roentgenol 1994 May; 162(5):1227-30.

Charboneau JW, Reading CC, Welch TJ. CT and sonographically guided needle biopsy: current techniques and innovations. AJR 1990; 154:1-10.

Cheung VY. Sonographically guided high-intensity focused ultrasound for the management of uterine fibroids. J Ultrasound Med 2013 Aug; 32(8):1353-8.

Ching KC, Sumkin JH. Transvaginal drainage of pelvic abscesses and collections using transabdominal ultrasound guidance. Obstet Gynecol Int 2015; 2015:283576.

Coccia ME, Becattini C, Bracco GL, Bargelli G, Scarselli G. Intraoperative ultrasound guidance for operative hysteroscopy. A prospective study. J Reprod Med 2000 May; 45(5):413-8.

Coleman RL, Monk BJ, Sood AK et al. Latest research and treatment of advanced-stage epithelial ovarian cancer. Nat Rev Clin Oncol 2013; 10:211-24.

Dadayal G et al. Transvaginal ultrasound (TVUS) guided biopsy is safe and effective in diagnosing peritoneal carcinomatosis and recurrent pelvic malignancy. Clin Radiol 2016 Nov; 71(11):1184-92.

Dupuy DE, Goldberg SN. Image-guided radiofrequency tumor ablation: challenges and opportunities - part II. J Vasc Interv Radiol 2001; 12:1135-48.

Eitan R, Peled Y, Sabah et al. Diagnosis of deep pelvic masses on a gynaecology service: trans-vaginal ultrasound-guided needle aspiration of pelvic solid and cystic lesions. Aust N Z J Obstet Gynaecol 2017 Apr; 57(2):197-200.

Exacoustos C, Zupi E, Marconi D et al. Ultrasound-assisted laparoscopic cryomyolysis: two-and three-dimensional findings before, during and after treatment. Ultrasound Obstet Gynecol 2005; 25:393-400.

Fleischer AC, Burnett LS, Murray MJ, Jones HW III. Intraoperative guidance for intrauterine procedures with transrectal sonography. Radiology 1990; 176:576-7.

Gevaert O, Pochet N, De Smet F et al. Molecular profiling of platinum resistant ovarian cancer: use of the model in clinical practice. Int J Cancer 2006 Sep 15; 119(6):1511.

Goldberg SN, Dupuy DE. Image-guided radiofrequency tumor ablation: challenges and opportunities – part I. J Vasc Interv Radiol 2001; 12:1021-32.

Goldfarb HA. Myolysis revisited. JSLS 2008 Oct-Dec; 12(4):426-30.

Gorny KR, Hangiandreou NJ, Hesley GK, Gostout BS, McGeeKP, Felmlee JP. MR guided focused ultrasound: technical acceptance measures for a clinical system. Phys Med Biol 2006; 51:3155-73.

Griffin N, Grant LA, Freeman SJ et al. Image-guided biopsy in patients with suspected ovarian carcinoma: a safe and effective technique? Eur Radiol 2009; 19:230-5.

Gupta N, Rajwanshi A, Dhaliwal LK et al. Fine needle aspiration cytology in ovarian lesions: an institutional experience of 584 cases. Cytopathology 2012; 23:300-7.

Gupta S, Madoff DC, Ahrar K et al. CT-guided needle biopsy of deep pelvic lesions by extraperitoneal approach through iliopsoas muscle. Cardiovasc Intervent Radiol 2003 Nov-Dec; 26(6):534-8.

Gupta S, Nguyen HL, Morello FA Jr, et al. Various approaches for CT-guided percutaneous biopsy of deep pelvic lesions: anatomic and technical considerations. RadioGraphics 2004 Jan-Feb; 24(1):175-89.

Hai N, Ding X. Intrauterine adhesion after transvaginal ultrasoundguided radiofrequency myolysis. Obst Gynaecol Res 2015; 41(11):1851-4.

Harisinghani MG, Gervais DA, Hahn PF et al. CT-guided transgluteal drainage of deep pelvic abscesses: indications, technique, procedure-related complications, and clinical outcome. RadioGraphics. 2002 Nov-Dec; 22(6):1353-67. Review.

Hesley GK, Gorny KR, Woodrum DA. MR-guided focused ultrasound for the treatment of uterine fibroids. Cardiovasc Intervent Radiol 2013 Feb; 36(1):5-13. Review.

Hovsepian DM. Transrectal and transvaginal abscess drainage. J Vasc Interv Radiol 1997; 8:501-15.

Hunter RE, Reuter K, Kopin E. Use of ultrasonography in the difficult postmenopausal dilation and curettage. Obstet Gynecol 1989; 73:813-6.

Jiang X, Thapa A, Lu J, Bhujohory VS, Liu Y, Qiao S. Ultrasound-guided transvaginal radiofrequency myolysis for symptomatic uterine myomas. Eur J Obstet Gynecol Reprod Biol 2014 Jun; 177:38-43.

Jolesz FA. MRI-guided focused ultrasound surgery. Annu Rev Med 2009; 60:417-30.

Jones S, O'Donovan P, Toub D. Radiofrequency ablation for treatment of symptomatic uterine fibroids. Obstet Gynecol Int 2012; 2012:194839.

Khati NJ, Gorodenker J, Hill MC. Ultrasound-guided biopsies of the abdomen. Ultrasound Q 2011 Dec; 27(4):255-68.

Kim CH, Kim SR, Lee HA et al. Transvaginal ultrasound-guided radiofrequency myolysis for uterine myomas. Hum Reprod 2011 Mar; 26(3):559-63.

Lee BB, Yu SP. Radiofrequency ablation of uterine fibroids: a review. Reprod Sci 2015 May; 22(5):609-14.

Lee BC, McGahan JF, Bijan B. Single-step transvaginal aspiration and drainage for suspected pelvic abscesses refractory to antibiotic therapy. J Ultrasound Med 2002 Jul; 21(7):731-8.

Lindheim SR, Cohen M, Sauer MV. Operative ultrasonography for upper genital tract pathology. J Assist Reprod Genet 1998; 15:542-6.

Lipnik AJ, Brown DB. Image-guided percutaneous abdominal mass biopsy: technical and clinical considerations. Radiol Clin North Am 2015 Sep; 53(5):1049-59.

Lorentzen T, Nolsoe C, Skjoldbye B. Ultrasound-guided drainage of deep pelvic abscesses: experience with 33 cases Ultrasound Med Biol 2011 May; 37(5):723-8.

Luo X, Shu SR, Ma XF, Shuai HL. The research of feasibility and efficacy of radiofrequency ablation in treating uterine fibroids. Medicine (Baltimore) 2015 Nov; 94(47):e1956.

Masciocchi C, Arrigoni F, Ferrari F et al. Uterine fibroid therapy using interventional radiology mini-invasive treatments: current perspective. Med Oncol 2017 Apr; 34(4):52.

Mayr NA, Montebello JF, Sorosky JI et al. Brachytherapy management of the retroverted uterus using ultrasound-guided implant applicator placement. Brachytherapy 2005; 4(1):24-9.

McCluggage WG, Lyness RW, Atkinson R, et al. Morphological effects of chemotherapy on ovarian carcinoma. J Clin Pathol 2002; 55:27-31.

McGahan JP, Wu C. Sonographically guided transvaginal or transrectal pelvic abscess drainage using the trocar method with a new drainage guide attachment. AJR Am J Roentgenol 2008 Nov; 191(5):1540-4.

Moore RG, Chung M, Granai CO, Gajewski W, Steinhoff MM. Incidence of metastasis to the ovaries from nongenital tract primary tumors. Gynecol Oncol 2004; 93:87-91.

Nam JH, Lyu GS. Abdominal ultrasound-guided transvaginal myometrial core needle biopsy for the definitive diagnosis of suspected adenomyosis in 1032 patients: a retrospective study. J Minim Invasive Gynecol 2015 Mar-Apr; 22(3):395-402.

Napoli A, Anzidei M, Ciolina F et al. MR-guided high-intensity focused ultrasound: Current status of an emerging technology. Cardiovasc Intervent Radiol 2013; 36:1190-203.

National Comprehensive Cancer Network. NCCN Clinical Practice Guidelines in Oncology: Ovarian Cancer. V.1.2017.

Nelson AL, Sinow RM, Oliak D. Transrectal ultrasonographically guided drainage of gynecologic pelvic abscesses. Am J Obstet Gynecol 2000 Jun; 182(6):1382-8.

NIH Consense Statement. Ovarian Cancer: Screening, Treatment, and Follow up.

Nosher JL, Winchman HK, Needell GS. Transvaginal pelvic abscess drainage with US guidance. Radiology 1987; 165:872-3.

O'Neill MJ, Rafferty EA, Lee SI et al. Transvaginal interventional procedures: aspiration, biopsy, and catheter drainage. RadioGraphics 2001 May-Jun; 21(3):657-72. Review.

Oge T, Yalcin OT, Ozalp SS et al. Sonographically guided core biopsy: a minimally invasive procedure for managing adnexal masses. J Ultrasound Med 2013; 32:2023-7.

Park JJ, Kim CK, Park BK. Ultrasound-guided transvaginal core biopsy of pelvic masses: feasibility, safety, and short-term follow-up. AJR Am J Roentgenol 2016 Apr; 206(4):877-82.

Parker WH, Broder MS, Liu Z, Shoupe D, Farquhar C, Berek JS. Ovarian conservation at the time of hysterectomy for benign disease. Obstet Gynecol 2005; 106:219-26.

Patel IJ, Davidson JC, Nikolic B et al. Consensus guidelines for periprocedural management of coagulation status and hemostasis risk in percutaneous image-guided interventions. Standards of Practice Committee, with Cardiovascular and Interventional Radiological Society of Europe (CIRSE) Endorsement. J Vasc Interv Radiol 2012 Jun; 23(6):727-36.

Piura B, Rabinovich A, Leron E, Yanai-Inbar I, Mazor M. Peritoneal tuberculosis mimicking ovarian carcinoma with ascites and elevated serum CA-125: case report and review of the literature. Eur J Gynaecol Oncol 2002; 23:120-2.

Plett SK, Poder L, Brooks RA, Morgan TA. Transvaginal ultrasound-guided biopsy of deep pelvic masses: How we do it. J Ultrasound Med 2016 Jun; 35(6):1113-22.

Ray S, Gangopadhyay M, Bandyopadhyay A et al. USG guided FNAC of ovarian lesions: a cyto-histopathological correlation, with emphasis on its role in pré-operative management guidelines. J Turk Ger Gynecol Assoc 2014; 15:6-12. 14.

Ryan RS, McGrath FP, Haslam PJ et al. Ultrasound-guided endocavitary drainage of pelvic abscesses: technique, results and complications. Clin Radiol 2003 Jan; 58(1):75-9.

Scanlan KA, Propeck PA, Lee FT Jr. Invasive procedures in the female pelvis: value of transabdominal, endovaginal, and endorectal US guidance. RadioGraphics 2001; 21(2):491-506.

Shen SH, Fennessy F, McDannold N et al. Image-guided thermal therapy of uterine fibroids. Semin Ultrasound CT MR 2009 Apr; 30(2):91-104. Review.

Spencer JA, Anderson K, Weston M, Wilkinson N, Hewitt M. Image guided biopsy in the management of cancer of the ovary. Cancer Imaging 2006; 6:144-7.

Sudakoff GS, Lundeen SJ, Otterson MF. Transrectal and transvaginal sonographic intervention of infected pelvic fluid collections: a complete approach. Ultrasound Q 2005 Sep; 21(3):175-85.

Thabet A, Somarouthu B, Oliva E et al. Image-guided ovarian mass biopsy: efficacy and safety. J Vasc Interv Radiol 2014 Dec; 25(12):1922-7.

Thakral A, Sundareyan R, Kumar S, Arora D. Ultrasound guided transrectal catheter drainage of pelvic collections. Trop Gastroenterol 2015 Jan-Mar; 36(1):64-7.

Toub DB. A new paradigm for uterine fibroid treatment: transcervical, intrauterine sonography-guided radiofrequency ablation of uterine fibroids with the Sonata System. Curr Obstet Gynecol Rep 2017; 6(1):67-73.

Van der Burg ME, van Lent M, Buyse M et al. The effect of debulking surgery after induction chemotherapy on the prognosis in advanced epithelial ovarian cancer. Gynecological Cancer Cooperative Group of the European Organization for Research and Treatment of Cancer. N Engl J Med 1995; 332:629-34.

Varghese JC, O'Neill MJ, Gervais DA et al. Transvaginal catheter drainage of tuboovarian abscess using the trocar method: technique and literature review. AJR Am J Roentgenol 2001 Jul; 177(1):139-44.

Welch TJ, Sheedy PF II, Johnson CD et al. CT guided biopsy: prospective analysis of 1000 procedures. Radiology 1989; 171:493-6.

Winter TC1, Lee FT Jr, Hinshaw JL. Ultrasound-guided biopsies in the abdomen and pelvis. Ultrasound Q 2008 Mar; 24(1):45-68.

Woodward PJ, Hosseinzadeh K, Saenger JS. Radiologic staging of ovarian carcinoma with pathologic correlation. RadioGraphics 2004; 24:225-46.

Yap TA, Carden CP, Kaye SB. Beyond chemotherapy: targeted therapies in ovarian cancer. Nat Rev Cancer 2009 Mar; 9(3):167-81.

Yarram SG et al. Evaluation of imaging- guided core biopsy of pelvic masses. AJR Am J Roentgenol 2007 May; 188(5):1208-11.

Yin G, Chen M, Yang S, Li J, Zhu T, Zhao X. Treatment of uterine myomas by radiofrequency thermal ablation: a 10-year retrospective cohort study. Curr Obstet Gynecol Rep 2016; 5(4):318-24.

Zhou Y. Generation of uniform lesions in high intensity focused ultrasound ablation. Ultrasonics 2013; 53:495-505.

Zivanovic O, Sonoda Y, Diaz JP et al. The rate of port-site metastases after 2251 laparoscopic procedures in women with underlying malignant disease. Gynecol Oncol 2008; 111:431-7.

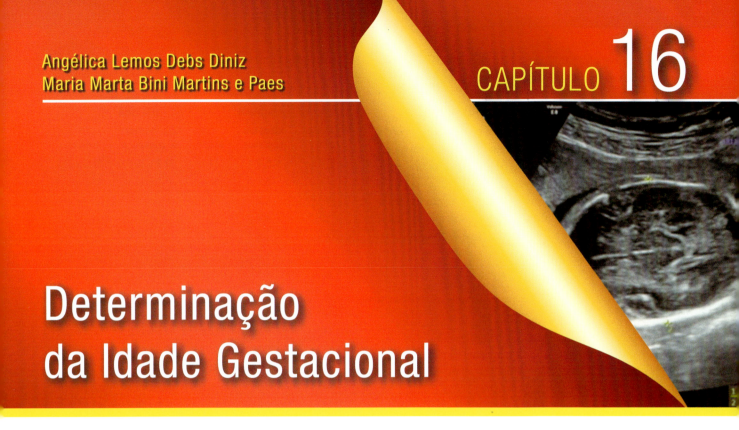

Angélica Lemos Debs Diniz
Maria Marta Bini Martins e Paes

CAPÍTULO 16

Determinação da Idade Gestacional

◼ INTRODUÇÃO

A morbidade e a mortalidade perinatais sempre estiveram associadas a partos pré e pós-termos e à restrição de crescimento intrauterino (RCIU). Assim, o conhecimento preciso da idade gestacional (IG) e da data provável do parto (DPP) é fundamental para a correta orientação obstétrica e a definição das estratégias assistenciais. Vários métodos têm sido propostos para o cálculo da IG.

Na história clínica, o tempo de amenorreia (data da última menstruação – DUM), método barato e disponível, já foi o mais utilizado para estimativa da idade da gestação. No entanto, há no momento o consenso de que o uso da DUM para o cálculo da IG e da DPP não é fidedigno. Quando se segue a DUM, um em cada quatro pré-termos e sete em cada oito pós-termos são classificados de maneira equivocada, e essa estimativa é considerada elevada.

Em relação aos exames laboratoriais, os testes urinário e sérico do hormônio gonadotrofina coriônica humana beta (β-HCG) são utilizados para confirmação de gravidez, mas não são fidedignos quanto à datação da IG. No exame físico, o tamanho do útero, estimado por meio de exame pélvico ou abdominal, pode ser aproximadamente correlacionado à idade gestacional. O útero é palpável na sínfise púbica entre 10 e 12 semanas.

Com 20 semanas, o fundo atinge a cicatriz umbilical. Depois de 20 semanas, a altura do fundo uterino em relação à sínfise púbica, em centímetros, deve se correlacionar à semana de gestação, ou seja, 25cm de altura uterina equivaleria a aproximadamente 25 semanas de gestação. Embora o tamanho do útero possa ser utilizado para estimativa da IG, fatores inerentes ao útero, como miomas, ou fatores inerentes às gestantes, como obesidade, ou até mesmo variações fisiológicas poderão comprometer a estimativa, tornando o método não confiável.

O método ultrassonográfico, utilizado em obstetrícia há aproximadamente 40 anos, proporciona a medida do feto e a consequente estimativa da IG. Atualmente, as evidências científicas recomendam que a base do cálculo da IG seja estabelecida por meio de uma ecografia realizada na primeira metade da gravidez. Nessa fase, o crescimento fetal apresenta padrão de desenvolvimento constante, próprio da espécie humana, independentemente do sexo, do grupo étnico e das condições geográficas e/ou socioeconômicas. A determinação da idade gestacional pela ultrassonografia será abordada neste capítulo.

◼ CÁLCULO DA IDADE GESTACIONAL COM BASE NA ULTRASSONOGRAFIA

Primeiro trimestre

O primeiro trimestre de gravidez engloba o estágio da gestação a partir do momento em que a viabilidade pode ser confirmada (ou seja, presença de um saco gestacional na cavidade uterina com embrião que demonstre atividade cardíaca) até 13 semanas mais 6 dias de gestação.

Os parâmetros utilizados para a estimativa da IG se encontram descritos a seguir:

Diâmetro médio do saco gestacional (DMSG)

O primeiro sinal ecográfico de gravidez consiste no aparecimento do saco gestacional, entre a metade da quarta e a quinta semana (**Figura 16.1**), cujo diâmetro médio aumenta cerca de 1m ao dia, ou seja, 7mm por semana.

A medida do DMSG pode ser utilizada para estimativa da IG, utilizando-se a média entre três diâmetros (longitudinal, anteroposterior e transversal). Ao resultado obtido somam-se 30 e se divide por 7:

$$IG: \frac{DMSG + 30}{7}$$

Exemplo:
diâmetro longitudinal (6mm) + anteroposterior (4mm) + transversal (5mm):

Média: (6 + 4 + 5 = 15)/3 = 5

$$IG: \frac{5 + 30}{7} = 5 \text{ semanas}$$

Tabelas ilustram a correspondência entre o DMSG e a IG, a exemplo da **Tabela 16.1**.

No entanto, embora esse cálculo forneça uma estimativa da IG antes da visibilização do embrião, ele é impreciso e não deve ser utilizado como base definitiva do cálculo da IG.

Vesícula vitelínica (VV)

A VV é uma estrutura redonda, anecoica, com parede bastante ecogênica durante o período embrionário, e pode ser visibilizada entre 5 e 6 semanas de IG (**Figura 16.2**). Seu crescimento é linear até 10 semanas de gestação, quando chega a 6mm, e então apresenta migração gradual para a periferia do saco gestacional, tornando-se indetectável ao final do primeiro trimestre. A VV é uma estrutura útil para determinação de gravidez intrauterina, mas sua mensuração não ajuda a determinar a IG.

Tabela 16.1 Diâmetro médio do saco gestacional e idade gestacional correspondente

Média saco gestacional Diâmetro (mm)	Idade gestacional Idade em semanas	Idade gestacional (em dias) Média	95% intervalo de confiança	95% Intervalo
2	5,0	34,9	34,3 a 35,5	31,6 a 38,2
3	5,1	35,8	35,2 a 36,3	32,5 a 39,1
4	5,2	36,6	36,1 a 37,2	33,3 a 39,9
5	5,4	37,5	37,0 a 38,0	34,2 a 40,8
6	5,5	38,4	37,9 a 38,9	35,1 a 41,7
7	5,6	39,3	38,9 a 40,6	36,0 a 42,6
8	5,7	40,2	39,8 a 40,6	36,9 a 43,5
9	5,9	41,1	40,7 a 41,4	37,8 a 44,3
10	6,0	41,9	41,6 a 42,3	38,7 a 45,2
11	6,1	42,8	42,5 a 43,2	39,5 a 46,1
12	6,2	43,7	43,4 a 44,0	40,4 47,0
13	6,4	44,6	44,3 a 44,9	41,3 a 47,9
14	6,5	45,5	45,2 a 45,8	42,2 a 48,7
15	6,6	46,3	46,0 a 46,6	43,1 a 49,6
16	6,7	47,2	46,9 a 47,5	44,0 a 50,5
17	6,9	48,1	47,8 a 48,4	44,8 a 51,.4
18	7,0	49,0	48,6 a 49,4	45,7 a 52,3
19	7,1	49,9	49,5 a 50,3	46,6 a 53,2
20	7,3	50,8	50,3 a 51,2	47,5 a 54,.0
21	7,4	51,6	51,2 a 52,1	48,3 a 54,9
22	7,5	52,5	52,0 a 53,0	49,2 a 55,8
23	7,6	53,4	52,9 a 53,9	50,1 a 56,7
24	7,8	54,3	53,7 a 54,8	51,0 a 57,6
25	7,9	55,2	54,6 a 55,7	51,9 a 58,5
26	8,0	56,0	55,4 a 56,.7	52,7 a 59,4
27	8,1	56,9	56,3 a 57,6	53,6 a 60,3
28	8,3	57,8	57,1 a 58,5	54,5 a 61,1
29	8,4	58,7	58,0 a 59,4	55,4 a 62,.0
30	8,5	59,6	58,8 a 60,4	56,2 a 62,9

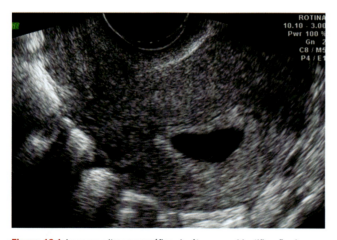

Figura 16.1 Imagem ultrassonográfica do útero com identificação do saco gestacional oval, anecoico e excêntrico na cavidade uterina.

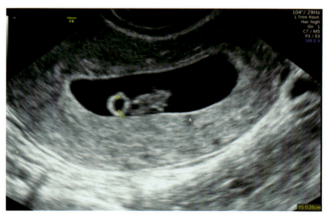

Figura 16.2 Imagem em que se identifica a medida da vesícula vitelínica, estrutura anecoica com halo ecogênico, presente no primeiro trimestre da gestação dentro do saco gestacional.

Comprimento crânio-nádega (CCN)

Após a visibilização do embrião, passa-se a medir o comprimento crânio-nádega (**Figura 16.2**). Há um grande número de tabelas de referência para o CCN, mas todas mostram valores médios idênticos aos publicados originalmente por Robinson e Fleming. O CCN, em virtude das características inerentes à espécie humana, não demonstra variações significativas, independentemente do aparelho utilizado, do sexo, do grupo étnico e da metodologia usada para mensuração. Variações nessa medida são encontradas em fetos portadores de trisso-

mia do cromossomo 18 ou triploidias, que cursam com restrição de crescimento muito precoce e,, consequentemente, com CCN reduzido já nessa fase. Entretanto, essa redução não é observada em outras anomalias cromossômicas.

Não existe uma fórmula perfeita para o cálculo da IG utilizando o CCN, mas a British Medical Ultrasound Society, a Fetal Medicine Foundation e o National Screening Program entraram em acordo quanto a uma equação que demonstra as correlações entre o CCN e a IG, como mostrado na **Tabela 16.2**.

Tabela 16.2 Cálculo da idade gestacional com base na medida do comprimento crânio-nádega (CCN)

CCN (mm)	Idade gestacional (semanas + dias)			CCN (mm)	Idade gestacional (semanas + dias)		
	Percentil 50	Percentil 5	Percentil 95		Percentil 50	Percentil 5	Percentil 95
5	6+0	5+2	6+5	43	11+0	10+3	11+5
6	6+2	5+4	7+0	44	11+1	10+3	11+6
7	6+3	5+6	7+1	45	11+2	10+4	11+6
8	6+5	6+0	7+2	46	11+2	10+5	12+0
9	6+6	6+2	7+4	47	11+3	10+5	12+1
10	7+1	6+3	7+5	48	11+4	10+6	12+1
11	7+2	6+4	8+0	49	11+4	10+6	12+2
12	7+3	6+5	8+1	50	11+5	11+0	12+2
13	7+4	7+0	8+2	51	11+5	11+1	12+3
14	7+5	7+1	8+3	52	11+6	11+1	12+4
15	7+6	7+2	8+4	53	11+6	11+2	12+4
16	8+1	7+3	8+5	54	12+0	11+2	12+5
17	8+2	7+4	8+6	55	12+1	11+3	12+5
18	8+3	7+5	9+0	56	12+1	11+3	12+6
19	8+3	7+6	9+1	57	12+2	11+4	12+6
20	8+4	8+0	9+2	58	12+2	11+4	13+0
21	8+5	8+1	9+3	59	12+3	11+5	13+0
22	8+6	8+1	9+4	60	12+3	11+6	13+1
23	9+0	8+2	9+5	61	12+4	11+6	13+1
24	9+1	8+3	9+6	62	12+4	12+0	13+2
25	9+2	8+4	9+6	63	12+5	12+0	13+3
26	9+3	8+5	10+0	64	12+5	12+1	13+3
27	9+3	8+6	10+1	65	12+6	12+1	13+4
28	9+4	8+6	10+2	66	12+6	12+2	13+4
29	9+5	9+0	10+3	67	13+0	12+2	13+5
30	9+6	9+1	10+3	68	13+0	12+3	13+5
31	9+6	9+2	10+4	69	13+1	12+3	13+6
32	10+0	9+2	10+5	70	13+1	12+4	13+6
33	10+1	9+3	10+6	71	13+2	12+4	14+0
34	10+2	9+4	10+6	72	13+2	12+5	14+0
35	10+2	9+5	11+0	73	13+3	12+5	14+0
36	10+3	9+5	11+1	74	13+3	12+6	14+1
37	10+4	9+6	11+1	75	13+4	12+6	14+1
38	10+4	10+0	11+2	76	13+4	13+0	14+2
39	10+5	10+0	11+3	77	13+5	13+0	14+2
40	10+6	10+1	11+3	78	13+5	13+0	14+3
41	10+6	10+2	11+4	79	13+6	13+1	14+3
42	11+0	10+2	11+5	80	13+6	13+1	14+4

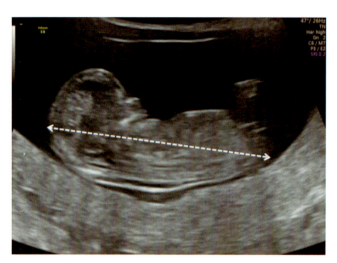

Figura 16.3 Imagem do eixo longitudinal de embrião em que se identificam o início do desenvolvimento dos membros e a medida do comprimento crânio-nádega.

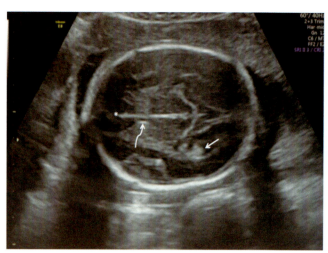

Figura 16.4 Corte transversal do crânio fetal com identificação de seu formato oval; eco de linha média contínua centralizado*, *cavum septum pellucidum (seta curva)*; paredes anteriores dos ventrículos laterais colocados centralmente em torno da linha média; plexo coroide visível dentro do ventrículo (*seta reta*).

A mensuração ideal e correta do CCN pode ser obtida com o embrião ou o feto em posição horizontal na tela do aparelho, de modo que a linha entre a cabeça e a nádega seja de 90 graus em relação ao feixe de ultrassom (**Figura 16.3**). Os *calipers* lineares devem ser usados para medir o comprimento máximo do feto em posição neutra. A tela do aparelho deve mostrar boa ampliação com o feto ocupando quase toda a tela, em corte sagital, com líquido visível entre o queixo e o tórax do feto. A melhor de três medidas deve ser utilizada.

O intervalo de confiança de 95% para estimativa da IG é de 4 dias, quando medida entre 9 e 14 semanas, com erro máximo de 5 dias. Segundo Butt e cols., a melhor medida para estimativa da IG ocorre quando o CCN tem pelo menos 10mm e, se forem realizadas outras ultrassonografias no primeiro trimestre, deve ser utilizada essa primeira medida. No entanto, outros autores sugerem o fim do primeiro trimestre de gestação como a melhor época para a realização de uma ecografia de rotina para o cálculo da IG. O CCN máximo recomendado para mensuração é de 84mm e é coincidente com o final do primeiro trimestre.

Diâmetro biparietal (DBP)

A ossificação craniana é detectável a partir de 11 semanas completas. Assim, entre a 12ª e a 14ª semana pode ser utilizado o CCN ou o diâmetro biparietal para a estimativa da IG, sem diferenças clínicas ou entre os intervalos de confiança dos dois parâmetros. Na presença de defeitos ósseos, como distorções ou descontinuidades no crânio, o DBP não deverá ser valorizado para a datação da gestação.

Para essa medida deve ser obtida uma vista em corte transversal da cabeça fetal no nível dos ventrículos, e os seguintes pontos de referência devem ser identificados (**Figura 16.4**): forma do crânio oval; eco de linha média contínua centralizado em um terço de seu comprimento do *cavum septum pellucidum*; paredes anteriores dos ventrículos laterais colocados centralmente em torno da linha média; plexo coroide visível dentro do ventrículo no hemisfério distal. O plano do DBP deve ser horizontal, de modo que o ângulo de insonação seja de 90 graus. A medida é feita no nível do tálamo, e os hemisférios cerebelares não devem estar no plano da imagem.

Inicialmente, a medida do DBP contempla o posicionamento do cursor de medida na borda externa do osso mais próximo ao transdutor até a linha interna do osso mais distante (DBPei), no nível do tálamo. No entanto, equipamentos modernos produzem imagens mais claras, possibilitando que a tábua externa seja medida de ambos os lados (DBPee), com medidas igualmente reprodutíveis, e também têm sido recomendados para a obtenção do DBP (**Figura 16.5**).

As **Tabelas 16.3 a 16.5** apresentam as medidas do DBPei e do DBPee.

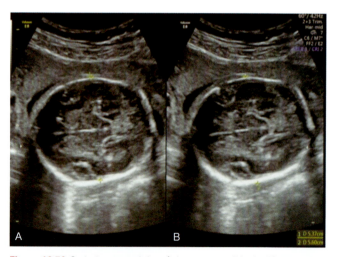

Figura 16.5A Corte transversal do crânio com a medida do diâmetro biparietal com posicionamento do cursor na borda externa do osso mais próximo ao transdutor até a linha interna do osso mais distante, no nível do tálamo. **B** Posicionamento do cursor proximal e distal ao transdutor, na borda externa de ambas as tábuas ósseas.

Tabela 16.3 Idade gestacional em relação ao diâmetro biparietal (DBP) (transdutor fora-fora)

DBP (mm)	Idade gestacional (semanas + dias)	Percentil 5 (semanas + dias)	Percentil 95 (semanas + dias)	Incerteza (≠ dias)	DBP (mm)	Idade gestacional (semanas + dias)	Percentil 5 (semanas + dias)	Percentil 95 (semanas + dias)	Incerteza (≠ dias)
22	12+4	11+5	13+4	7	57	22+5	20+5	24+5	14
23	12+6	12+0	13+6	7	58	23+0	21+0	25+1	15
24	13+1	12+1	14+1	7	59	23+2	21+2	25+4	16
25	13+3	12+3	14+3	7	60	23+5	21+4	25+6	15
26	13+4	12+5	15+4	8	61	24+0	21+6	26+2	16
27	13+6	12+6	15+0	8	62	24+2	22+1	26+5	17
28	14+1	13+1	15+2	8	63	24+5	22+4	27+0	16
29	14+3	13+3	15+4	8	64	25+0	22+6	27+3	17
30	14+5	13+4	15+6	8	65	25+2	23+1	27+6	18
31	15+0	13+6	16+1	8	66	25+5	23+3	28+2	18
32	15+2	14+1	16+3	8	67	26+0	23+5	28+4	18
33	15+4	14+3	16+5	8	68	26+3	24+0	29+0	18
34	15+5	14+4	17+0	9	69	26+5	21+2	29+3	19
35	16+0	14+6	17+2	9	70	27+1	21+4	29+6	19
36	16+2	15+1	17+5	10	71	27+3	25+0	30+2	20
37	16+4	15+3	18+0	10	72	27+6	25+2	30+4	19
38	16+6	15+4	18+2	10	73	28+1	25+4	31+0	20
39	17+1	15+6	18+4	10	74	28+4	25+6	31+3	20
40	17+3	16+1	19+0	11	75	28+6	26+2	31+6	21
41	17+5	16+3	19+2	11	76	29+2	26+4	32+2	21
42	18+0	16+4	19+4	11	77	29+5	26+6	32+5	21
43	18+2	16+6	19+6	11	78	30+0	27+1	33+1	22
44	18+4	17+1	20+2	12	79	30+3	27+4	33+4	22
45	19+0	17+3	20+4	11	80	30+5	27+6	34+0	23
46	19+2	17+5	20+6	11	81	31+1	28+1	34+3	23
47	19+4	18+0	21+2	12	82	31+1	28+3	34+6	23
48	19+6	18+2	21+4	12	83	31+6	28+6	35+2	24
49	20+1	18+4	22+0	13	84	32+2	29+1	35+6	25
50	20+3	18+5	22+2	13	85	32+5	29+4	36+2	25
51	20+5	19+0	22+4	13	86	33+1	29+6	36+5	25
52	21+1	19+2	23+0	13	87	33+3	30+1	37+1	26
53	21+3	19+4	23+2	13	88	33+6	30+4	37+4	26
54	21+5	19+6	23+5	14	89	34+2	30+6	38+1	27
55	22+0	20+1	24+0	14	90	34+5	31+1	38+4	27
56	22+2	20+3	24+3	15	91	35+1	31+4	39+0	27

Tabela 16.4 Idade gestacional em relação ao diâmetro biparietal (DBP) (transdutor fora-dentro)

DBP (mm)	Idade gestacional (semanas + dias)	Percentil 5 (semanas + dias)	Percentil 95 (semanas + dias)	Incerteza (≠ dias)	DBP (mm)	Idade gestacional (semanas + dias)	Percentil 5 (semanas + dias)	Percentil 95 (semanas + dias)	Incerteza (≠ dias)
21	12+5	11+6	13+5	7	56	23+1	21+2	25+2	15
22	13+0	12+1	14+0	7	57	23+4	21+4	25+4	14
23	13+2	12+3	14+2	7	58	23+6	21+6	26+0	15
24	13+4	12+4	14+4	7	59	24+1	22+1	26+3	16
25	13+6	12+6	14+6	7	60	24+4	22+3	26+6	16
26	14+1	13+1	15+1	7	61	24+6	22+5	27+1	16
27	14+3	13+3	15+3	7	62	25+2	23+1	27+4	16
28	14+5	13+4	15+5	7	63	25+4	23+3	28+0	17
29	14+6	13+6	16+0	8	64	26+0	23+5	28+3	17
30	15+1	14+1	16+2	8	65	26+2	24+0	28+6	18
31	15+3	14+3	16+5	9	66	26+5	24+2	29+1	17
32	15+5	14+4	17+0	9	67	27+0	24+4	29+4	18
33	16+0	14+6	17+2	9	68	27+3	25+0	30+0	18
34	16+2	15+1	17+4	9	69	27+5	25+2	30+3	19
35	16+4	15+3	17+6	9	70	28+1	25+4	30+6	19
36	16+6	15+5	18+2	10	71	28+3	25+6	31+2	20
37	17+1	15+6	18+4	10	72	28+6	26+2	31+5	20
38	17+3	16+1	18+6	10	73	29+2	26+4	32+1	20
39	17+6	16+3	19+2	10	74	29+4	26+6	32+4	21
40	18+1	16+5	19+4	10	75	30+0	27+2	33+0	21
41	18+3	17+0	19+6	10	76	30+2	27+4	33+3	22
42	18+5	17+2	20+2	11	77	30+5	27+6	33+6	22
43	19+0	17+4	20+4	11	78	31+1	28+2	34+2	22
44	19+2	17+6	20+6	11	79	31+4	28+4	34+5	22
45	19+4	18+1	21+2	12	80	31+6	28+6	35+1	23
46	19+6	18+3	21+4	12	81	32+2	29+2	35+5	24
47	20+2	18+5	22+0	12	82	32+5	29+4	36+1	24
48	20+4	19+0	22+2	12	83	33+1	30+0	36+4	24
49	20+6	19+2	22+5	13	84	33+3	30+2	37+0	25
50	21+1	19+4	13+0	13	85	33+6	30+5	37+3	25
51	21+4	16+6	13+3	13	86	34+2	31+0	38+0	26
52	21+6	20+1	13+5	13	87	34+5	31+2	38+3	26
53	22+1	20+3	24+1	14	88	35+1	31+5	38+6	26
54	22+4	20+5	24+4	14	89	35+4	32+0	39+3	27
55	22+6	21+0	24+6	14					

Tabela 16.5 Tabela de circunferência craniana relacionada com a idade gestacional (Altman & Chiltty)

Circunferência craniana (mm)	Idade gestacional (semanas + dias)		
	Percentil 5	Percentil 50	Percentil 95
80	11+3	12+4	13+5
85	11+6	12+6	14+1
90	12+2	13+2	14+4
95	12+4	13+5	15+0
100	13+0	14+1	15+3
105	13+3	14+4	15+5
110	13+6	15+0	16+1
115	14+2	15+3	16+4
120	14+5	15+6	17+0
125	15+1	16+2	17+3
130	15+4	16+4	17+6
135	15+6	17+0	18+2
140	16+2	17+3	18+5
145	16+5	17+6	19+1
150	17+1	18+2	19+3
155	17+4	18+5	19+6
160	17+6	19+1	20+2
165	18+2	19+3	20+5
170	18+5	19+6	21+1
175	19+1	20+2	21+4
180	19+3	20+5	22+0
185	19+6	21+1	22+3
190	20+2	21+4	22+6
195	20+4	22+0	23+2
200	21+0	22+2	23+5
205	21+3	22+5	24+2
210	21+5	23+1	24+5
215	22+1	23+4	25+1
220	22+4	23+0	25+5
225	22+6	23+3	26+1
230	23+2	24+0	26+5
235	23+5	24+3	27+1
240	24+1	24+6	27+5
245	24+3	25+3	28+2
250	24+6	25+6	28+6
255	25+2	27+2	29+3
260	25+5	27+5	30+0
265	26+1	28+2	30+4
270	26+4	28+6	31+2
275	27+0	29+3	32+0
280	27+3	30+0	32+4
285	27+6	30+4	33+3
290	28+3	31+1	34+1
295	28+6	31+5	35+0
300	29+3	32+3	35+6
305	30+0	33+1	36+5
310	30+3	33+6	37+4
315	31+0	34+4	38+4
320	31+5	35+3	39+4

Exame via transvaginal *versus* via abdominal

No primeiro trimestre, a ultrassonografia transvaginal (USTV) é tipicamente utilizada para a avaliação da gravidez. Inicialmente, estudos demonstraram superioridade com o uso dessa via. No entanto, a USTV não alcança maior precisão do que a via abdominal na predição da idade gestacional. Assim, nenhuma via de acesso comprometerá a acurácia do exame ao ser utilizada com essa finalidade.

O Comitê de Diagnóstico por Imagem do Canadá descreve as seguintes recomendações com base em evidências:

- O melhor parâmetro para determinar a IG é o CCN, o qual deve ser medido sempre que apropriado (nível de evidência I-A).
- Se houver mais de uma ultrassonografia de primeiro trimestre, o exame equivalente a pelo menos 7 semanas (10mm) deve permanecer para determinar a IG (nível de evidência III-B).
- Entre 12 e 14 semanas, CCN e DBP são similares em acurácia. O CCN deve ser utilizado até 84mm e o DBP em caso de CCN > 84mm (nível de evidência II-1A).
- Embora a USTV possa visibilizar melhor as estruturas inerentes à gestação, como SG, VV e o embrião, não se mostra superior em termos de acurácia para determinação da IG. Pode ser utilizada a mensuração do CCN tanto pela via transvaginal como pela abdominal (nível de evidência II-1C).

Segundo e terceiro trimestres

Após a segunda metade da gravidez, a variação do crescimento fetal está associada a intervalos de confiança maiores, diminuindo assim a precisão do cálculo da IG, pois a variação biológica é maior no segundo e terceiro trimestres.

Nessa fase, a estimativa da IG é realizada medindo o DBP, a circunferência craniana (CC), a circunferência abdominal (CA) e o comprimento do fêmur (CF). Essas medidas são menos confiáveis do que o CCN e se tornam cada vez mais imprecisas à medida que a gestação progride. Assim, a partir do final do segundo trimestre deve ser exercido o julgamento clínico para o cálculo da IG e a conduta obstétrica.

No terceiro trimestre, os intervalos de confiança se tornam bastante amplos (2 a 2,4 semanas), e não está claro se os parâmetros utilizados na ultrassonografia superam a história clínica. Também existe a preocupação de que o feto possa apresentar restrição de crescimento, e o exame deve ser repetido para a avaliação de crescimento intervalar. Além disso, essas medidas ainda podem ser afetadas por doença materna e/ou fetal, e sua inclusão ou exclusão na determinação da IG exige o julgamento clínico.

Diâmetro biparietal

No segundo e terceiro trimestres, o DBP é menos confiável para a determinação da IG quando há variações no formato do crânio, como dolicocefalia ou braquicefalia, e pode ser menos confiável do que a CC.

Circunferência craniana

Como parâmetro único, a CC se correlaciona melhor com a IG do que os outros três parâmetros padrões e deve ser medida na mesma posição que o DBP nas camadas mais externas do osso.

O cálculo da CC também pode ser realizado medindo-se o DBP e o diâmetro occipitofrontal (DOF), ambos nas camadas mais externas do osso, utilizando-se a seguinte fórmula:

$$CC: (DBP + DOF) \times 1,62$$

A Tabela 16.5 mostra a estimativa da CC.

Circunferência abdominal

A CA é considerada o parâmetro de medição mais desafiador, uma vez que o abdome não tem ecos brilhantes de ossos, nem sempre é simétrico, e seu tamanho variará de acordo com a respiração e a flexão do corpo fetal. Essa é a medida de maior variabilidade e a menos confiável, uma vez que é um pouco dependente do crescimento fetal e da posição corporal.

A obtenção da CA fetal envolve a utilização de medidas transversais do abdome fetal que são o mais próximo possível de forma circular. Devem ser identificadas a coluna e a aorta descendente posteriormente, a veia umbilical no terço anterior do abdome e a bulha gástrica no mesmo plano (Figura 16.6). Medem-se o diâmetro abdominal anterior-posterior (D1) e o transversal (D2). Para medição do D1, os calibradores são colocados nas bordas exteriores do corpo, incluindo a pele que cobre a coluna vertebral e a parede abdominal anterior. O D2 é medido em 90 graus em relação ao D1, através da região mais larga do abdome. A CA é derivada da medição desses dois diâmetros ortogonais, utilizando-se a seguinte fórmula:

$$CA = \pi (D1 + D2)/2$$

A Tabela 16.6 mostra os valores estimados da circunferência abdominal.

Comprimento do fêmur (CF)

Essa medição depende da etnia, sendo os fêmures curtos uma variante normal. Entretanto, esse achado pode também indicar restrição de crescimento fetal, aneuploidia e, quando a redução é grande, displasias musculoesqueléticas.

O fêmur deve ser medido o mais próximo possível do plano horizontal, de modo que o ângulo de insonação do feixe de ultrassom seja de 90 graus. O comprimento total do osso deve ser visibilizado, e a imagem não deve ser obscurecida por sombras de partes fetais adjacentes (Figura 16.7). Desde que seja obtida uma imagem tecnicamente boa, uma única medida é adequada.

Parâmetro único *versus* múltiplos parâmetros

A utilização de vários parâmetros se revela mais importante do que a adoção de um único parâmetro na avaliação do segundo trimestre. À medida que mais parâmetros são usados, a precisão melhora, porém não se observam benefícios com a utilização de mais de três parâmetros. No entanto, é comum que ultrassonografistas usem a média não ponderada de todos os quatro parâmetros biométricos descritos (DBP, CC, CA e CF). Obviamente, como os quatro não são igualmente correlacionados, foram criadas equações de regressão usando as várias combinações de parâmetros biométricos para melhorar a precisão. Assim, até que mais pesquisas estejam disponíveis, pode-se estimar a IG no segundo e terceiro trimestres por meio de todos esses parâmetros.

■ RECOMENDAÇÕES DO COMITÊ DE DIAGNÓSTICO POR IMAGEM DO CANADÁ

- Se uma ultrassonografia de segundo ou terceiro trimestre for adotada para determinar a IG, deve ser obtida uma combinação de múltiplos parâmetros biométricos (DBP, CC, CA e CF) para determinar a IG em vez de um único parâmetro (nível de evidência II-1A).
- Quando a atribuição de IG se baseia em uma ultrassonografia do terceiro trimestre, é difícil estimar com precisão uma data provável de parto. O acompanhamento do cres-

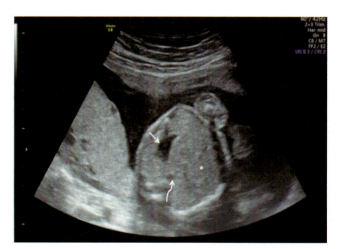

Figura 16.6 Corte transversal do abdome com a identificação de estômago anecoico (*seta*), aorta abdominal (*seta curva*) e fígado (*).

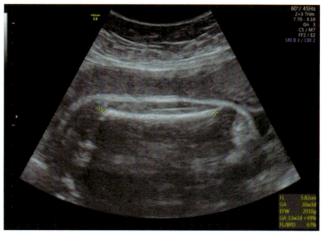

Figura 16.7 Corte transversal do fêmur, que se encontra horizontalizado, obtendo-se a medida de seu eixo longitudinal.

cimento intervalar do feto é sugerido entre 2 e 3 semanas após esse exame (nível de evidência III-C).

OUTRAS BIOMETRIAS

Embora existam tabelas para a estimativa do diâmetro transcerebelar, do comprimento do pé e da clavícula, dos diâmetros intra/interorbitais e do comprimento do rim, da escápula e de outros ossos longos da extremidade para determinação da IG, estudos não demonstraram que esses parâmetros melhorem a avaliação da biometria padrão. No entanto, podem ser úteis quando a biometria convencional é difícil ou quando há anormalidades fetais.

SINAIS DE MATURIDADE FETAL

Há ocasiões em que a IG permanece desconhecida em função da variabilidade dos parâmetros ultrassonográficos no terceiro trimestre. Nessas ocasiões, existem estruturas que podem ser visibilizadas ao ultrassom e que, embora não se correlacionem diretamente com a IG, podem auxiliar a conduta obstétrica. Esses parâmetros são os centros de ossificação epifisária do fêmur distal, da tíbia proximal e do úmero proximal. A presença de epífise distal do fêmur tem valor preditivo positivo (VPP) de 96% para uma gravidez de pelo menos 32 semanas. A epífise tibial tem um VPP de 83% para indicar uma gravidez de pelo menos 37 semanas, e a epífise proximal do úmero tem um VPP de 100% para indicar uma gravidez de pelo menos 38 semanas.

DECLARAÇÕES RESUMIDAS SEGUNDO O COMITÊ DE DIAGNÓSTICO POR IMAGEM DO CANADÁ

1. Quando realizada com qualidade e precisão, a ultrassonografia é isoladamente o método mais acurado para determinar a IG, quando comparada à DUM, mesmo quando esta é considerada "certa" pela paciente. No primeiro e segundo trimestres (≤ 23 semanas), em concepções espontâneas, a ultrassonografia é o melhor método para estimativa da data do parto (nível de evidência II).

2. Na ausência de melhor avaliação da IG, a ultrassonografia de rotina no primeiro ou segundo trimestre reduz a indução de conduta obstétrica em gravidezes pós-termo (nível de evidência I).

3. Idealmente, para cada mulher grávida deve ser oferecida uma ultrassonografia de primeiro trimestre. Entretanto, se a disponibilidade for limitada, uma ultrassonografia de segundo trimestre será razoável para avaliação da IG (nível de evidência I).

4. Não obstante as declarações 1, 2 e 3, a consciência das mulheres a respeito de suas funções internas varia muito, inclusive no que se refere à ovulação. Esse autoconhecimento pode ser às vezes muito preciso (nível de evidência III).

Embora não tenha sido realizado nenhum estudo acerca do custo/benefício, a literatura atual sugere benefícios significativos na realização de uma ultrassonografia de primeiro trimestre. Idealmente, esse exame deve ser realizado nos locais em que estiver prontamente disponível, uma vez que ele viabiliza a datação e o estudo da morfologia fetal, bem como o rastreamento de doenças genético-cromossomiais.

DATAÇÃO EM GESTAÇÕES GEMELARES

Neste capítulo serão lembradas as recomendações da International Society of Ultrasound in Obstetrics and Gynecology (ISUOG), que analisa os parâmetros de datação com base em evidências.

As gestações gemelares devem idealmente ser datadas quando o CCN está entre 45 e 84mm (grau de recomendação D). Nas gestações concebidas de maneira espontânea, o maior dos dois CCN deve ser utilizado para estimativa da IG (grau de recomendação C). Há estudos que recomendam o uso do CCN menor ou do CCN médio, levando em consideração ambos os fetos, porém a prática mais comum consiste em usar o CCN maior. Se a paciente estiver com mais de 14 semanas de gestação, deve ser utilizada a maior circunferência craniana. As gestações gemelares concebidas por fertilização *in vitro* devem ser datadas usando a data de captação dos oócitos ou a idade embrionária da fertilização.

CONSIDERAÇÕES FINAIS

A história clínica pode ter valor para a determinação da IG em raras ocasiões, mas deve predominar o uso de datação por meio da ultrassonografia. A datação da IG por ultrassonografia pode reduzir a taxa de gravidez pós-termo estimada, que pode, por sua vez, tanto reduzir as intervenções desnecessárias como levar a uma melhor identificação das gravidezes pós-termo verdadeiras com maior risco de complicações. Em gestações complicadas, a IG pode ajudar na programação da conduta obstétrica e neonatal.

Embora não se pretenda que a ultrassonografia seja utilizada para determinar a data exata da IG em função da variabilidade biológica na reprodução, no tamanho fetal e no desenvolvimento biológico, o objetivo principal de um exame ultrassonográfico obstétrico é fornecer informações precisas que facilitem o atendimento pré-natal otimizado com os melhores resultados possíveis para a mãe e o feto, já que atualmente é o melhor método disponível para a determinação da idade gestacional.

Leitura complementar

Abdallah Y, Daemen A, Guha S et al. Gestational sac and embryonic growth are not useful as criteria to define miscarriage: a multicenter observational study. Ultrasound Obstet Gynecol 2011; 38: 503-9.

Adewale FB, Ijaiya MA. Symphysio-fundal height measurement as a means of gestational age assessment in the second half of pregnancy at the University of Ilorin Teaching Hospital, Nigeria. NJOG 2011 Nov-Dec; 6(2):27-32.

Altman DG, Chitty LS. New charts for ultrasound dating of pregnancy. Ultrasound Obstet Gynecol 1997 Sep; 10(3):174-91.

Beazley JM, Underhill RA. Fallacy of the fundal height. British Medical Journal 1970; 4:404-6.

Benson CB, Doubilet PM. Sonographic prediction of gestational age: accuracy of second- and third-trimester fetal measurements. American Journal of Roentgenology1991; 157(6):1275-7.

Blaas H-G, Eik-Nes SH, Bremnes JB. The growth of the human embryo. A longitudinal biometric assessment from 7 to 12 weeks of gestation. Ultrasound Obstet Gynecol 1998; 12:346-54.

Butt KL, Lim K, Bly K et al. Determination of gestational age by ultrasound journal of obstetrics and gynaecology Canada 2014; 36(2):171-81.

Campbell S, Newman GB. Growth of the fetal biparietal diameter during normal pregnancy. BJOG: An International Journal of Obstetrics & Gynaecology 1971; 78:513-9.

Caughey AB, Nicholson JM, Washington AE. First versus second trimester ultrasound: the effect on pregnancy dating and perinatal outcomes. Am J Obstet Gynecol 2008 June; 198(6):703.e1–703.e6.

Chaudhuri K, Su LL, Wong PC et al. Determination of gestational age in twin pregnancy: Which fetal crown-rump length should be used? J Obstet Gynaecol Res 2013; 39:761-5.

Chervenak FA, Skupski DW, Romero R et al. How accurate is fetal biometry in the assessment of fetal age? Am J Obstet Gynecol 1998; 178:678-87.

Daya S, Woods S, Ward S, Lappalainen R, Caco C. Early pregnancy assessment with transvaginal ultrasound scanning. CMAJ: Canadian Medical Association Journal 1991; 144(4):441-6.

Dias T, Mahsud-Dornan S, Thilaganathan B, Papageorghiou A, Bhide A. First-trimester ultrasound dating of twin pregnancy: are singleton charts reliable? BJOG 2010; 117:979-84.

Donne HD Jr, Faúndes A, Tristão EG, de Sousa MH, Urbanetz AA. Sonographic identification and measurement of the epiphyseal ossification centers as markers of fetal gestational age. J Clin Ultrasound 2005 Oct; 33(8):394-400.

Geirsson RT. Ultrasound instead of last menstrual period as the basis of gestational age assignment. Ultrasound Obstet Gynecol 1991; 1:212-9.

Gentili P, Trasimeni A, Giorlandino C. Fetal ossification centers as predictors of gestational age in normal and abnormal pregnancies. J Ultrasound Med 1984 May; 3(5):193-7.

Goldstein I, Lockwood CJ, Reece EA, Hobbins JC. Sonographic assessment of the distal femoral and proximal tibial ossification centers in the prediction of pulmonic maturity in normal women and women with diabetes. Am J Obstet Gynecol 1988 Jul; 159(1):72-6.

Goldstein SR. Embryonic ultrasonographic measurements: Crown-rump length revisited. American Journal of Obstetrics & Gynecology 1991; 165(3):497-501.

Grisolia G, Milano K, Pilu G et al. Biometry of early pregnancy with transvaginal sonography. Ultrasound Obstet Gynecol 1993; 3:403-11.

Hadlock FP, Harrist RB, Martinez-Poyer J. How accurate is second trimester fetal dating? J Ultrasound Med 1991; 10:557-61.

Ioannou C, Sarris I, Hoch L, Salomon LJ, Papageorghiou AT. Standardisation of crown-rump length measurement. International Fetal and Newborn Growth Consortium for the 21st Century. BJOG 2013 Sep; 120 Suppl 2:38-41.

ISUOG Practice Guidelines: role of ultrasound in twin pregnancy. Ultrasound Obstet Gynecol 2016; 47:247-63.

Kalish RB, Chervenak FA. Sonographic determination of gestational age. Ultrasound Rev Obstet Gynecol 2005; 5:254-8.

Kuhn P, Brizot ML, Pandya PP, Snijders RJ, Nicolaides K. Crown-rump length in chromosomally abnormal fetuses at 10 to 13 weeks' gestation. American Journal of Obstetrics & Gynecology 1995; 172(1):32-5.

Loughna P, Chitty L, Evans T, Chudleigh T. Fetal size and dating: charts recommended for clinical obstetric practice. Ultrasound 2009; 17(3):161-7.

Mahony BS, Callen PW, Filly RA. The distal femoral epiphyseal ossification center in the assessment of third-trimester menstrual age: sonographic identification and measurement. Radiology 1985 Apr; 155(1):201-4.

Matias A, Tiago P, Montenegro N. Cálculo da idade gestacional: métodos e problemas. Acta Médica Portuguesa 2002; 15:17-21.

Napolitano R, Donadono V, Ohuma EO et al. Scientific basis for standardization of fetal head measurements by ultrasound: a reproducibility study. Ultrasound Obstet Gynecol 2016; 48:80-5.

National Collaborating Center for Women's and Children's Health (UK). Multiple pregnancy. The management of twin and triplet pregnancies in the antenatal period. Commissioned by the National Institute for Clinical Excellence. RCOG Press: London, September 2011.

Nguyen TH, Larsen T, Engholm G, Møller H. Evaluation of ultrasound-estimated date of delivery in 17 450 spontaneous singleton births: do we need to modify Naegele's rule? Ultrasound Obstet Gynecol 1999; 14:23-8.

Papageorghiou AT, Fratelli N, Leslie K, Bhide A, Thilaganathan B. Outcome of fetuses with antenatally diagnosed short femur. Ultrasound Obstet Gynecol 2008 May; 31(5):507-11.

Pennell RG, Needleman L, Pajak T et al. Prospective comparison of vaginal and abdominal sonography in normal early pregnancy. J Ultrasound Med 1991; 10:63-7.

Robinson HP, Fleming JEE. A critical evaluation of sonar "crown-rump length" measurements. BJOG: An International Journal of Obstetrics & Gynaecology 1975; 82:702-10.

Salomon LJ, Alfirevic Z, Bilardo CM et al. ISUOG practice guidelines: performance of first-trimester fetal ultrasound scan. Ultrasound Obstet Gynecol 2013 Jan; 41(1):102-13. Erratum in Ultrasound Obstet Gynecol 2013 Feb; 41(2):240.

Salomon LJ, Cavicchioni O, Bernard JP, Duyme M, Ville Y. Growth discrepancy in twins in the first trimester of pregnancy. Ultrasound Obstet Gynecol 2005; 26:512-6.

Sauerbrei E, Cooperberg PL, Poland BJ. Ultrasound demonstration of the normal fetal yolk sac. J. Clin. Ultrasound 1980; 8:217-20.

Verburg BO, Steegers EAP, De Ridder M et al. New charts for ultrasound dating of pregnancy and assessment of fetal growth: longitudinal data from a population-based cohort study. Ultrasound Obstet Gynecol 2008; 31:388-96.

Maria Tereza Penido Rebello
Marcos Murilo de Lima Faria
Heverton Neves Pettersen

CAPÍTULO 17

Avaliação Ultrassonográfica no Primeiro Trimestre da Gestação

■ INTRODUÇÃO

Atualmente, a avaliação precoce do concepto e da gestação possibilita a identificação dos casos que se beneficiariam de uma conduta preventiva ou terapêutica. O advento da ultrassonografia endovaginal, a melhora da qualidade técnica dos aparelhos, o uso de sondas de alta frequência e a ultrassonografia tridimensional viabilizam o estudo detalhado do embrião e do feto, antecipando e ampliando a avaliação fetal no primeiro trimestre da gestação. O saco gestacional (SG), a vesícula vitelínica (VV), o comprimento cabeça-nádegas (CCN), a anatomia fetal, a frequência cardíaca fetal (FCF) e o Doppler arterial e venoso têm sido os parâmetros avaliados para o estabelecimento dos riscos gestacionais.

Dentre esses parâmetros, a anatomia fetal assume um papel de grande destaque não só em razão da correlação de determinadas anomalias com um prognóstico reservado (p. ex., anencefalia, hérnia diafragmática), mas também da correlação dessas anomalias com as cromossomopatias. Quando se fala em marcadores ultrassonográficos de anomalias cromossômicas no primeiro trimestre, a medida da translucência nucal (TN) ainda ocupa lugar de destaque não só em virtude da facilidade de sua mensuração, mas também por causa da grande acurácia do teste.

Com o objetivo de aumentar a sensibilidade e a especificidade do diagnóstico pré-natal de cromossomopatias no primeiro trimestre, outros marcadores têm sido associados à TN. As avaliações do osso nasal (ON), da velocidade de fluxo no ducto venoso (DV) durante a contração atrial, do fluxo em válvula

tricúspide (VT) e do ângulo facial (F) têm sido utilizadas com excelentes resultados. Associam-se ainda às anomalias cromossômicas anomalias estruturais clássicas que são hoje facilmente diagnosticadas no primeiro trimestre: holoprosencefalia, cardiopatias, onfalocele e megabexiga.

Associadas aos exames de imagem, surgem novas tecnologias investigativas. Recentemente, a análise do DNA fetal livre presente no sangue periférico materno é a porta de entrada para a avaliação genética do feto. Na última década, inúmeros estudos documentaram o diagnóstico bem-sucedido de sexo fetal, fator Rh, desordens monogênicas e aneuploidia fetal usando uma variedade de técnicas laboratoriais para extrair e analisar sequências de ácido nucleico do DNA fetal encontradas na circulação materna.

Diversos são os benefícios de um diagnóstico pré-natal precoce: (1) o casal conhece antecipadamente dados a respeito da saúde do concepto, tendo opções de condutas quando anomalias são diagnosticadas; (2) como a maioria dos resultados é normal, é possível reduzir a ansiedade; (3) dá suporte à decisão reprodutiva de casais que sabidamente apresentam risco aumentado de anomalias cromossômicas e genéticas; (4) auxilia o obstetra assistente na escolha do momento, local e forma do parto, bem como na organização de uma equipe multidisciplinar para o melhor atendimento ao recém-nascido; (5) previne uma cesariana desnecessária em um concepto com defeito cromossômico e anomalias estruturais incompatíveis com a vida, o que diminui o risco cirúrgico e preserva o futuro obstétrico da gestante; (6) torna possível que condições anteriormente classificadas como de péssimo prognóstico sejam tratadas clinicamente ou cirurgicamente, melhorando o prognóstico e a qualidade de vida do recém-nascido.

ANATOMIA ECOGRÁFICA DOS ANEXOS EMBRIONÁRIOS E DO EMBRIÃO

O conhecimento sobre o desenvolvimento embrionário e fetal normal é fundamental para o ultrassonografista que realiza o exame de primeiro trimestre. Conhecer as etapas do desenvolvimento de determinada estrutura ou sistema é o passo inicial para a suspeita ou o diagnóstico de uma anomalia nesse período. Além disso, a maioria das malformações (80%) acontece durante o período embrionário e já está presente no primeiro trimestre.

O termo sonoembriologia tem sido usado para descrever o desenvolvimento embriológico visibilizado por meio da ultrassonografia no primeiro trimestre da gestação. No estudo da embriologia é importante lembrar que a datação da gestação realizada pelo obstetra ou ultrassonografista difere daquela empregada pelo embriologista. Enquanto os primeiros datam a gestação sempre a partir da data da última menstruação, os embriologistas definem a data a partir do momento da fecundação (o que resulta em uma diferença de 2 semanas para mais na contagem do ultrassonografista).

Para fins práticos, neste capítulo será adotada a datação da gestação a partir da data da última menstruação. O termo embrião é empregado em gestações até 10 semanas completas e o termo feto é usado em caso de gestações com mais de 10 semanas. O acompanhamento inicial da gestação deve ser avaliado por meio da ultrassonografia endovaginal. Por sua vez, o exame ultrassonográfico do primeiro trimestre realizado com 12 semanas poderá ser executado tanto por via abdominal (sondas de alta frequência) como por via endovaginal.

O primeiro sinal ultrassonográfico de gestação está representado pela presença do SG, que pode ser visto a partir da quarta semana. O SG pode ser visibilizado a partir de 2mm e sua presença intrauterina deve ser sempre observada quando a quantificação do hormônio gonadotrofina coriônica humana beta (β-HCG) for ≥ 1.000mUI/mL. Na quinta semana, a VV já está presente e deve ser sempre visibilizada quando o diâmetro médio do SG for ≥ 10mm. Na sexta semana, o embrião já pode ser visibilizado com medida de 2 a 3mm, justaposto à VV, e apresenta crescimento de aproximadamente 1mm por dia. O embrião deverá estar presente sempre que o diâmetro médio do SG for ≥ 15mm.

A datação adequada de uma gestação é essencial na assistência pré-natal e estabelecer a idade gestacional é uma das principais indicações da realização de ultrassonografia no primeiro trimestre. Nomogramas tanto para CCN como para o diâmetro médio do SG estão disponíveis, mas, na presença do embrião, o CCN fornece uma estimativa mais acurada da idade gestacional. Na gestação muito inicial, quando o feto é relativamente pequeno, erros de medida terão um efeito mais significativo em relação à idade gestacional. Desse modo, o período mais oportuno para datação se situa entre 8 e 14 semanas. Entre 11 e 13 semanas e 6 dias, o CCN deve ser utilizado como parâmetro para a datação. Após medida do CCN de 84mm, a circunferência cefálica pode ser usada, tornando-se um parâmetro ligeiramente mais preciso que o diâmetro biparietal.

A atividade cardíaca embrionária é geralmente evidenciada quando o embrião mede 2mm ou mais, mas pode não estar evidente em cerca de 5% a 10% de embriões viáveis medindo entre 2 e 4mm. Com 4mm ou mais de CCN, o coração e seus batimentos devem ser visibilizados. Nesse momento, a frequência cardíaca está próxima de 100bpm e chegará a 130bpm até o final dessa semana. A partir do final da sexta semana, o embrião se torna distinto da vesícula e começa a apresentar detalhes anatômicos.

O tubo neural pode ser identificado como duas linhas paralelas no dorso embrionário entre o final da sexta e o início da sétima semana. Na sétima semana (CCN variando entre 10 e 15mm), a membrana amniótica e sua cavidade já podem ser individualizadas, apresentando em seu interior embrião e cordão umbilical. Nesse período, o polo cefálico começa a se diferenciar do resto do corpo embrionário e já é possível a observação de vesículas em seu interior, correspondendo ao sistema ventricular primitivo.

À medida que o embrião se desenvolve, uma vesícula maior pode ser vista ocupando quase todo o polo cefálico e corresponde ao rombencéfalo. Também a coluna vertebral começa a ser visibilizada. No final da sétima semana, utilizando o Doppler, o coração e a aorta podem ser muito bem definidos, estando a FCF próxima a 160bpm. O cordão umbilical curto mostra em sua inserção abdominal alças intestinais primárias que aparecem à ultrassonografia como imagem ecogênica. Também os brotos dos membros já começam a ser observados.

Entre o final da oitava e o início da nona semana, os plexos coroides, nos ventrículos laterais, tornam-se visíveis como pequenas áreas ecogênicas. A espinha rudimentar e o contorno do corpo fetal já estão tão bem definidos que anomalias maiores do fechamento do tubo neural já podem ser diagnosticadas. Nesse período, os brotos dos membros já podem ser bem visibilizados, mas não há definição adequada para observação de detalhes.

Das estruturas internas, o estômago pode ser observado a partir dessa idade gestacional. Na nona semana (CCN entre 23 e 30mm), a foice cerebral e os plexos coroides já são bem visibilizados. O cerebelo já pode ser observado em 20% dos casos. O coração atinge sua frequência cardíaca máxima em torno de 175 a 180bpm. Durante toda a nona e décima semanas, o intestino permanece herniado na base do cordão umbilical. O estômago pode ser detectado em até 75% dos fetos nesse período.

À medida que transcorre essa semana, o embrião perde sua curvatura acentuada e já é um protótipo de um ser humano com os membros sendo claramente observados. Com o fim da nona semana, o embrião apresenta praticamente todas as estruturas. Apesar da presença dessas estruturas, o melhor momento para avaliação anatômica do primeiro trimestre se situa entre 12 e 13 semanas, período em que é possível conciliar também a avaliação dos marcadores ultrassonográficos para cromossomopatias.

No período pós-embrionário, o feto já apresenta característica humana. Os membros se alongam e suas extremidades podem ser mais bem avaliadas, inclusive com a observação de dígitos. Os pés adquirem uma posição sagital, abandonando a postura de tálipes peculiar da fase embrionária. A futura calota craniana já começa a ser distinguida, e pontos de calcificação já podem ser observados na região occipital a partir da 11ª semana de gestação. Os ventrículos laterais preenchem a parte anterior da cabeça. O início da calcificação das vértebras torna possível uma boa avaliação da coluna no final do primeiro trimestre.

No final da 11ª semana, observam-se os grandes vasos, e a frequência cardíaca inicia sua diminuição progressiva, estando em torno de 165bpm. Nesse período, as alças intestinais iniciam seu retorno para a cavidade abdominal, e o processo herniário fisiológico deve se resolver entre 10 semanas e 4 dias e 11 semanas e 5 dias. Até o final da 11ª semana, o estômago deve ser visibilizado em todos os fetos.

■ AVALIAÇÃO DA ANATOMIA FETAL NO PRIMEIRO TRIMESTRE

A avaliação da anatomia fetal e a detecção de anomalias no primeiro trimestre foram introduzidas entre o final da década de 1980 e o início da de 1990 com o advento de efetivos transdutores transvaginais. O rastreamento de aneuploidias através da TN despertou o interesse pela anatomia fetal de primeiro trimestre.

A Sociedade Internacional de Ultrassonografia em Obstetrícia e Ginecologia (ISUOG) recomenda a avaliação da anatomia fetal de acordo com os parâmetros dispostos no **Quadro 17.1**.

Marcadores de cromossomopatias

O rastreamento de anomalias cromossômicas no primeiro trimestre deve incluir a medida da TN, e esse rastreamento pode ter seu desempenho melhorado com a adição de outros marcadores ultrassonográficos (ON, regurgitação no DV, regurgitação tricúspide [RT] e AF) associados às dosagens bioquímicas da gonadotrofina coriônica (*free β-HCG*) e proteína plasmática associada à gravidez (PAPP-A).

Translucência nucal

Inicialmente, vários nomes foram dados ao aumento da região nucal no primeiro trimestre (higroma cístico ou *hygroma coli*, acúmulo de fluido nucal, edema de nuca e prega nucal), mas a expressão translucência nucal, utilizada por Nicolaides e cols. e que descreve uma imagem ultrassonográfica típica do primeiro trimestre, tornou-se popularmente conhecida. Atualmente, todas as alterações anecoicas que envolvam a região cervical no primeiro trimestre, sejam septadas ou não, são descritas como variações da medida da TN.

Quadro 17.1 Anatomia avaliada em ultrassonografia de primeiro trimestre segundo a Sociedade Internacional de Ultrassonografia em Obstetrícia e Ginecologia (ISUOG)

Orgão/área anatômica	Presente e/ou normal
Cabeça	Presente Ossos do crânio Foice mediana Ventrículos preenchidos pelo plexo coroide
Pescoço	Aspecto normal Espessura da translucência nucal
Face	Olhos com lentes Osso nasal Perfil normal/mandíbula Lábios intactos
Coluna	Vértebras (longitudinal e axial) Pele sobre a coluna intacta
Tórax	Pulmões simétricos Ausência de massas ou derrames
Coração	Atividade cardíaca regular Quatro câmaras simétricas
Abdome	Estômago no quadrante superior esquerdo Rins presentes Bexiga presente
Parede abdominal	Inserção normal do cordão Ausência de defeitos umbilicais
Extremidades	Quatro membros com três segmentos cada Pés e mãos com orientação normal
Placenta	Tamanho e textura
Cordão	Cordão com três vasos

Nicolaides e cols. definiram a TN como o espaço anecoico localizado entre a pele e o tecido mole que circunda a coluna fetal na região cervical, visibilizado à ultrassonografia em corte sagital do feto (**Figura 17.1**). Esse espaço anecoico pode ser observado em alguns fetos a partir de 8 ou 9 semanas de gestação, mas em torno da 12ª semana de gestação a TN é observada em

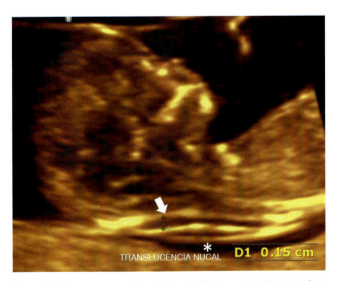

Figura 17.1 Espaço representativo da translucência nucal (*seta*) e a membrana amniótica (*asterisco*).

todos os casos. Como a TN desaparece por volta da 14ª semana, sua medida é considerada um fenômeno transitório.

O espaço anecoico observado na região cervical fetal à ultrassonografia traduz o acúmulo de líquido fisiológico na região subcutânea dorsal do feto. Esse espaço está estreitamente relacionado com o desenvolvimento do sistema linfático que ocorre a partir da oitava semana. As características histológicas revelam endotélio fenestrado, similar ao dos vasos linfáticos e sinusoides dos adultos. Com base na posição subcutânea da região nucal, foi sugerido que esses espaços correspondem aos recessos superficiais dos sacos linfáticos jugulares.

Nicolaides e cols. descreveram que o aumento da TN seria resultado do acúmulo de líquido no subcutâneo, podendo ser considerado um sinal precoce de hidropisia fetal e podendo ou não evoluir como tal. O aumento da TN pode ser explicado por sete categorias fisiopatológicas: (1) anomalias cardíacas e alterações do fluxo venoso; (2) alteração da matriz extracelular; (3) alterações no desenvolvimento dos vasos linfáticos; (4) congestão venosa na cabeça e pescoço; (5) falha na drenagem linfática por restrição na movimentação fetal; (6) anemia ou hipoproteinemia fetal; (7) infecções congênitas.

Descrições iniciais mostraram que medidas da TN iguais ou superiores aos valores de 2,5 ou 3,0mm estavam associadas a risco aumentado para cromossomopatias. Como a medida da TN aumenta com o evoluir da idade gestacional, os valores fixos de limite da normalidade foram substituídos pelas curvas de normalidade que levam em consideração a medida do CCN do feto. Yagel e cols. compararam a validade da medida da TN utilizando como valores de corte a curva de normalidade e a medida fixa de TN de 3mm. Os autores observaram que ambos os valores apresentavam sensibilidade (85,7%) e valor preditivo negativo (99,6%) semelhantes. No entanto, o desempenho da curva de normalidade foi melhor para a especificidade (94,6 *versus* 87,9%) e para o valor preditivo positivo (28,6 *versus* 15%), diminuindo assim a chance de falso-positivo para a curva.

Dessa maneira, o melhor critério de normalidade deve ser estabelecido por uma curva que leva em consideração a medida do CCN. Em nosso meio, Faria descreveu curva de normalidade após a avaliação de 1.250 fetos normais (**Figura 17.2 e Tabela 17.1**).

A Fundação de Medicina Fetal (FMF) disponibiliza gratuitamente um programa que correlaciona a medida da TN ao risco fetal, desde que o examinador complete o curso e se submeta à auditoria.

Medida da translucência nucal e rastreamento de cromossomopatias

O primeiro relato de associação entre anomalia da região nucal e cromossomopatia no primeiro trimestre foi feito por Reuss e cols. Posteriormente, várias séries de casos passaram a ser publicadas, mostrando a importância da correlação entre as anomalias cervicais diagnosticadas no primeiro trimestre e as cromossomopatias.

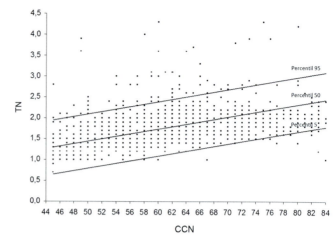

Figura 17.2 Curva de normalidade da medida da TN em relação à medida do CCN em população brasileira (1.250 fetos normais): percentis 5, 50 e 95. (Reproduzida de Faria, 2004.)

Tabela 17.1 Percentis 5, 50 e 95 para a medida da TN de acordo com o CCN

CCN	Perc 5	Perc 50	Perc 95
45	0,7	1,3	2,0
46	0,7	1,3	2,0
47	0,7	1,4	2,0
48	0,7	1,4	2,0
49	0,8	1,4	2,1
50	0,8	1,5	2,1
51	0,8	1,5	2,1
52	0,9	1,5	2,2
53	0,9	1,5	2,2
54	0,9	1,6	2,2
55	0,9	1,6	2,2
56	1,0	1,6	2,3
57	1,0	1,7	2,3
58	1,0	1,7	2,3
59	1,1	1,7	2,4
60	1,1	1,7	2,4
61	1,1	1,8	2,4
62	1,2	1,8	2,5
63	1,2	1,8	2,5
64	1,2	1,9	2,5
65	1,2	1,9	2,5
66	1,3	1,9	2,6
67	1,3	1,9	2,6
68	1,3	2,0	2,6
69	1,4	2,0	2,7
70	1,4	2,0	2,7
71	1,4	2,1	2,7
72	1,4	2,1	2,7
73	1,5	2,1	2,8
74	1,5	2,1	2,8
75	1,5	2,2	2,8
76	1,6	2,2	2,9
77	1,6	2,2	2,9
78	1,6	2,3	2,9
79	1,6	2,3	2,9
80	1,7	2,3	3,0
81	1,7	2,4	3,0
82	1,7	2,4	3,0
83	1,8	2,4	3,1
84	1,8	2,4	3,1

Fonte: Faria, 2004.

A primeira grande série correlacionando o aumento da medida da TN às cromossomopatias foi publicada por Nicolaides e cols. e envolveu a avaliação de 827 fetos entre 10 e 13 semanas de gestação. A medida da TN foi considerada anômala quando > 3mm, condição encontrada em 51 fetos (6%). Enquanto nesse grupo a prevalência de cromossomopatias foi de 35% (18/51), no grupo em que a medida da TN foi ≤ 3mm a prevalência foi de 1,3% (10/776).

Snijders e cols. descreveram o resultado de estudo multicêntrico realizado em 22 centros britânicos e que envolveu 96.127 gestações entre 10 e 14 semanas. Quando considerado como valor anômalo de medida da TN aquele acima do percentil 95 da curva de normalidade, elaborada pela FMF, os autores do referido estudo encontraram 4,9% da população com teste positivo. Nessas condições, as sensibilidades para trissomia do cromossomo 21 e para outras cromossomopatias foram, respectivamente, de 71,8% e 70,5% com especificidade de 95,6%. Quando considerado o risco fetal de 1/300 como parâmetro para classificação da gestação como de alto risco para cromossomopatias, 8,8% das gestantes foram selecionadas, dentre as quais 7.907 (8,3%) apresentavam fetos cromossomicamente normais. A sensibilidade para trissomia do cromossomo 21 foi de 82,2% e para as outras cromossomopatias, 77,8%. A especificidade e o valor preditivo positivo foram, respectivamente, de 91,7% e 6,6% para uma prevalência de anomalias cromossômicas de 0,7%. Estudos que avaliaram a validade da medida da TN no rastreamento de cromossomopatias na população brasileira mostraram resultados semelhantes.

Quando a medida da TN está aumentada, existe aumento da prevalência de cromossomopatias de um modo geral. Além do aumento das prevalências das trissomias dos cromossomos 13, 18 e 21, da monossomia X e da triploidia, estão também aumentadas as prevalências de deleções, trissomias parciais e translocações não balanceadas. A presença de septação na avaliação da TN tem sido considerada um fator prognóstico fetal por alguns autores, havendo risco ainda maior de cromossomopatias.

Translucência nucal aumentada e cariótipo normal

Pandya e cols. verificaram que os fetos que apresentavam medida da TN > 4mm, mesmo com cariótipo normal, demonstravam maior associação a outras anomalias, como defeitos cardíacos, hérnia diafragmática, onfalocele e anomalias genéticas. Posteriormente, vários estudos estabeleceram que em fetos cromossomicamente normais e medida de TN aumentada existe a associação a uma grande variedade de malformações fetais e síndromes genéticas. Esses fetos também estão associados a uma taxa maior de abortamento e morte neonatal e infantil.

Souka e cols. observaram que as prevalências de anomalias estruturais e genéticas aumentaram com o aumento da medida da TN. Esses autores encontraram uma prevalência substancialmente elevada de defeitos cardíacos, hérnia diafragmática,

onfalocele, anomalia de *body-stalk* e síndrome de acinesia fetal. Relataram, ainda, a possibilidade de aumento da prevalência de síndromes genéticas e displasias esqueléticas, que geralmente são encontradas em menos de 1 a cada 10.000 gestações.

Athena e Heath combinaram pequenas séries publicadas na literatura de fetos com medida de TN aumentada e cariótipo normal. Em um total de 510 fetos, os autores encontraram prevalência de 15% dos fetos que apresentavam defeitos ou síndromes genéticas. Quando se associam os achados pré-natais descritos por Michailidis e Economides (2001) aos achados pós-natais descritos por Hippala e cols., observa-se uma prevalência de 22% de malformações estruturais e síndromes genéticas em fetos com TN aumentada e cariótipo normal.

Hyett sugeriu a realização de investigações mais apuradas somente quando a medida da TN fosse > 3,5mm (percentil 99 para a curva de normalidade) com cariótipo normal. O autor considerou que 80% dos fetos com TN aumentada estão no grupo de fetos com medida de TN entre os percentis 95 e 99 (TN < 3,5mm), sendo alta a sobrevida sem anomalias nesse grupo (96,3%). Com essa atitude, o acompanhamento específico só seria realizado em 20% dos fetos com aumento da medida de TN. Souka e cols. relataram que em 980 fetos com medida de TN aumentada e exame ultrassonográfico morfológico normal com 20 semanas de gestação o risco residual de o feto ter um resultado adverso foi muito baixo (2,2%). Entretanto, se ao exame morfológico existisse a presença de edema cervical isolado, esse risco seria mais alto (18,3%).

Aspectos técnicos para a medida da translucência nucal

Nicolaides, Heath e Cicero recomendaram o uso de um aparelho de ultrassonografia com boa resolução de imagem, capaz de realizar a função de *videoloop* e fazer medidas com dimensões de 0,1mm. Todo ultrassonografista envolvido na medição da TN deve receber treinamento adequado, disponibilizado pelo *site* da FMF e ser auditado pela mesma entidade. Frey-Tirri e cols. recomendam que para que passe a fazer o rastreamento através da TN um ultrassonografista deve realizar antes 100 exames com auditoria.

Para que o rastreamento das cromossomopatias tenha um resultado padronizado, com sensibilidade e especificidade semelhantes entre os examinadores, a FMF definiu normas que devem ser seguidas por todos:

1. **Idade gestacional (CCN entre 45 e 84mm):** entre 11 semanas e 13 semanas mais 6 dias de gestação. O exame é realizado após a 11ª semana de gestação em razão (a) da melhor visibilização do feto, (b) da possibilidade de diagnóstico de outras malformações e (c) por não haver indicação para um procedimento invasivo antes dessa idade gestacional. O limite superior de 13 semanas mais 6 dias de gestação está vinculado: (a) à diminuição natural da medida da TN após esse período mesmo nos fetos com cromossomopatias;

(b) ao aumento da dificuldade técnica de mensuração da TN em virtude da posição do feto e (c) à necessidade de um diagnóstico precoce ainda no primeiro trimestre (**Figura 17.3**).

2. **Magnificação da imagem:** a magnificação deve ser tal que a cabeça e a parte superior do tórax ocupem toda a tela. O aumento da imagem deve ser feito de modo a possibilitar melhor visibilização das estruturas e promover maior fidedignidade da medida (**Figura 17.4**).
3. **Corte sagital:** para garantir que o corte seja realizado em plano sagital mediano, as seguintes estruturas devem estar presentes na imagem: (a) ponta do nariz e ON; (b) palato com formato retangular; (c) a imagem do osso zigomático não deve ser visibilizada; (d) imagem anecoica no centro do crânio (diencéfalo); (d) TN (**Figura 17.4**).
4. **Posição neutra do feto:** a posição do feto deve ser neutra, sem flexão ou extensão da cabeça e do corpo. Se o feto estiver com a cabeça fletida, a medida da TN poderá estar diminuída em 0,4mm. Se o feto estiver com a cabeça defletida, a medida da TN poderá estar aumentada em até 0,6mm (**Figura 17.4**).
5. **Diferenciação da membrana amniótica:** a membrana amniótica deve ser sempre diferenciada da linha da pele que delimita a TN, o que confirma a medida do espaço que corresponde à TN (**Figura 17.1**).
6. **Medir a porção mais larga da TN:** a medida da TN deve ser realizada em sua porção mais larga. As barras transversais do *caliper* em cruz devem estar exatamente sobre as bordas das linhas ecogênicas que delimitam o espaço correspondente à TN. Devem ser realizadas pelo menos três medidas e considerada a de maior valor (**Figura 17.1**).
7. **Circular de cordão:** existindo circular de cordão, a medida da TN deve ser realizada acima e abaixo da circular. O valor a ser considerado para a medida da TN é aquele representativo da média aritmética das medidas obtidas das TN.

Cabe ressaltar que os resultados das medidas obtidas por via abdominal ou endovaginal são semelhantes, mas a reprodutibilidade do método é melhor pela via endovaginal. O exame endovaginal estaria indicado quando houvesse dificuldade na medição da TN por via abdominal ou ainda quando o resultado da medida abdominal estivesse próximo do valor de corte.

Reflexões sobre a medida da translucência nucal

Não existe dúvida de que a medida da TN é no momento o método mais empregado para o rastreamento das cromossomopatias. Trata-se de um método de rastreamento relativamente barato, de fácil execução, podendo atingir grande parte da população. No entanto, essas vantagens levaram à disseminação do método entre um grupo de examinadores despreparados não só do ponto de vista técnico, mas também no que diz respeito ao aconselhamento genético das gestantes.

A execução inadequada da medida da TN pode aumentar os resultados falso-positivos e, consequentemente, ser responsável por um número maior de procedimentos invasivos desnecessários. O exame mal executado pode também aumentar os resultados falso-negativos, criando a falsa impressão de um exame ineficiente. Tão importante quanto a competência técnica é a orientação genética adequada. Por fim, o examinador deve ser capaz de transmitir à gestante informações fidedignas sobre o que realmente representa o exame de rastreamento e o risco fetal determinado por ele.

Osso nasal

A descrição fenotípica da síndrome de Down, feita por Langdon Down em 1886, já salientava o aspecto hipoplásico do nariz, e não foi difícil estabelecer a correlação entre o achado fenotípico pós-natal e o achado ultrassonográfico no período pré-natal. Em fetos normais, o ON cresce linearmente com o aumento da idade gestacional.

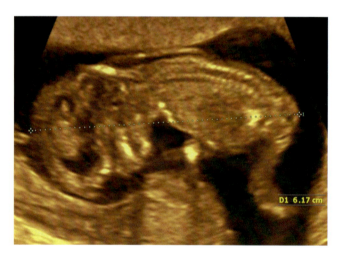

Figura 17.3 Medida do CCN no primeiro trimestre. Para a medida adequada da TN essa medida deve estar entre 45 e 84mm.

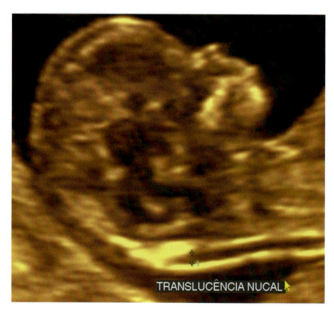

Figura 17.4 Magnificação adequada da imagem para a medida da TN.

O estabelecimento de um padrão de crescimento normal durante o período pré-natal possibilitou o diagnóstico de hipoplasia nasal e, consequentemente, a oportunidade de usar esse sinal como um marcador ultrassonográfico de cromossomopatias. No primeiro trimestre, a avaliação do ON se baseia, principalmente, no critério categórico de sua presença ou ausência (**Figura 17.5**). No entanto, em busca de melhores sensibilidade e especificidade, curvas de normalidade foram descritas.

A região nasal fetal (cartilagens, ossos e ligamentos) se forma a partir do processo frontonasal, cujas células têm origem embriológica na crista neural e migram do mesencéfalo inferior e rombencéfalo superior para formar os arcos durante a quarta semana embriológica. O desenvolvimento facial ocorre, sobretudo, entre a quarta e a oitava semana de gestação. Em análise histológica de fetos abortados foi demonstrado o surgimento do ON em embrião com CCN de 42mm, correspondendo à idade gestacional de 11 semanas. Quando foi feito estudo radiológico, a ossificação foi detectada em idade discretamente mais avançada, com CCN a partir de 50mm, o que corresponde à idade de 11 semanas e 5 dias. Desse modo, os primeiros sinais de ossificação dos ossos nasal e vomeral ocorrem no terceiro mês de vida intrauterina.

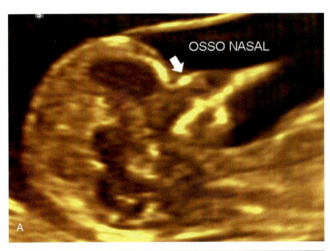

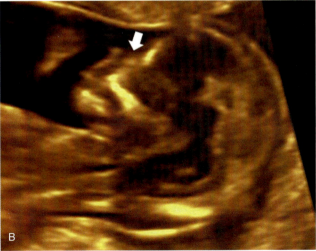

Figura 17.5 Exame ultrassonográfico de feto no primeiro trimestre. **A** Osso nasal presente. **B** Osso nasal ausente.

O ON surge a certa distância do osso frontal como um fino e curto contorno ósseo da borda anterossuperior da membrana que recobre a cápsula da cartilagem do septo nasal, sendo este importante para o crescimento e o desenvolvimento da região mediana da face durante a vida intrauterina.

Uma possibilidade fisiopatológica aventada para a agenesia ou o atraso no desenvolvimento do ON seria uma anomalia genotípica determinante de um fenótipo peculiar, como o atraso na migração das células da crista neural. Somado a isso, o processo de ossificação nasal também depende da matriz funcional ao redor das células, que pode estar alterada nos casos de trissomia do 21. Finalmente, foi constatado que o crescimento do ON na trissomia do 21 não ocorre de maneira linear e paralela ao diâmetro biparietal, como acontece normalmente em fetos cromossomicamente normais. Rustico e cols. demonstraram, em estudo morfo-histológico *post-mortem*, a presença de 10% a 20% de tecido osteocartilaginoso na região nasal de fetos portadores de trissomia do 21 comparados a 35% a 50% nos fetos cromossomicamente normais.

Medida normal do osso nasal

O ON apresenta um crescimento linear com a evolução da gestação e, consequentemente, quanto maior a idade gestacional, menor a probabilidade de sua ausência em fetos euploides. Cícero e cols. avaliaram fetos cromossomicamente normais e não visibilizaram o ON em 4,6% daqueles com CCN entre 45 e 54mm, em 3,9% com CCN entre 55 e 64mm, em 1,5% com CCN entre 65 e 74mm e em 1,0% quando o CCN estava entre 75 e 84mm.

Cabe ressaltar que diferenças étnicas interferem no crescimento do ON. Em fetos cromossomicamente normais no primeiro trimestre é maior a frequência de ausência do ON em mães de origens afro-caribenha e asiática, quando comparadas às de origem caucasiana. Esse achado sugere que correções devam ser realizadas no rastreamento do ON fetal em populações multirraciais. Na população brasileira, Mazzoni Júnior (2005) estudou 625 fetos normais entre 10 e 39 semanas e estabeleceu uma curva de normalidade.

Embora existam curvas de normalidade, a FMF recomenda que para estudo de rastreamento devem ser levadas em consideração a presença de ON e sua ecogenicidade. É considerado normal quando a ecogenicidade do osso supera a ecogenicidade da pele que recobre o osso. Se a ecogenicidade é igual ou inferior à da pele, o ON é considerado hipoplásico ou ausente.

Osso nasal e cromossomopatias

Keeling e cols. realizaram radiografias axiais em fetos *post-mortem* entre 12 e 24 semanas de gestação com trissomia do 21 e relataram agenesia ou hipoplasia do ON em 61% dos casos. Stempel e cols. demonstraram que 23% dos fetos com trissomia do 21 não apresentavam calcificação do ON em momento algum da gestação. Nos fetos trissômicos que apresentavam alguma calcificação, os ossos tendiam a ser menores do que os dos fetos euploides.

Estudos ecográficos que avaliaram a ausência ou hipoplasia do ON entre 11 e 14 semanas de gestação mostram a relação desse achado com cromossomopatias. Cícero e cols. descreveram agenesia do ON em 43 (73%) de 59 casos de trissomia do 21 e em apenas três (0,5%) de 603 fetos cromossomicamente normais. Notou-se, também, ausência do ON em 11 (55%) dos 20 fetos com trissomia do 18 e dois (25%) dos oito fetos com a síndrome de Turner. Otaño e cols. observaram ausência do ON em 60% dos portadores da síndrome de Down, comparados a 0,6% (um em 175 fetos) dos fetos com cariótipo normal.

Viora e cols. avaliaram 1.752 fetos e consideraram como ON hipoplásico o tamanho inferior ao percentil 10 da curva de normalidade. Registraram 36 casos (2,05%) de hipoplasia ou ausência do osso. Dentre os fetos com cariótipo normal, o osso estava ausente em 1,4% (24/1.733). Nos fetos com aneuploidia, o ON se mostrou hipoplásico ou ausente em 63% (12/19) e, quando considerada somente a síndrome de Down, a sensibilidade foi de 80%, com uma taxa de falso-positivo de 3,7%. Quando foi considerada somente a ausência do ON, foram detectados 60% dos casos de síndrome de Down para uma taxa de falso-positivo de 1,4%. Tão importante quanto determinar o aumento do risco de aneuploidia na hipoplasia ou ausência do ON é estabelecer a redução desse risco em sua presença.

Aspectos técnicos da medida do osso nasal

Em razão da maior dificuldade de mensuração do ON quando comparado à TN, a maioria dos estudos tem sido realizada com base em sua presença ou ausência. O treinamento exigido para uma avaliação adequada também deve ser maior. Estima-se que o ultrassonografista experiente na medição da TN necessita, em média, de 80 exames (variando de 40 a 120) para se tornar competente na avaliação do ON. Kanellopoulos e cols. não observaram aumento significativo da duração do exame (8,3 *versus* 8,0 minutos) nem da necessidade de estudo transvaginal quando o ON passou a ser incluído na investigação fetal.

Para aquisição de uma imagem adequada no primeiro trimestre é sugerida a utilização de equipamento com boa resolução e munido com função *cine-loop*. O exame pode ser realizado por via abdominal com transdutores convexos de 3,5, 5,0 e 7,0MHz ou pela via endovaginal. Cuidados especiais são necessários para garantir a reprodutibilidade do exame (**Figura 17.5**):

1. **Idade gestacional (CCN entre 45 e 84mm):** entre 11 semanas e 13 semanas mais 6 dias de gestação, respeitando a mesma metodologia e o período da medida da TN.
2. **Magnificação da imagem:** a magnificação deve ser tal que a cabeça e a porção superior do tórax ocupem toda a tela. A imagem deve ser aumentada para possibilitar melhor vi-

sibilização do ON e a medida fidedigna com precisão de décimos de milímetro.

3. **Corte sagital:** usa-se a mesma metodologia descrita para a medida da TN com visibilização das estruturas medianas.
4. **Ângulo de insonação:** o feixe acústico deve incidir em ângulo de 90 graus em relação ao ON; observam-se duas linhas, uma menos ecogênica (pele) e outra mais ecogênica (ON).
5. **Ausência de rotação da incidência do feixe ultrassonográfico:** qualquer rotação para fora do plano sagital; existe o desalinhamento das estruturas ponta do nariz, ON e osso zigomático. O resultado é a visibilização de um ON menor ou até mesmo a ausência de sua visibilização.

Reprodutibilidade da avaliação do osso nasal

Otaño e cols. registraram 6% de insucesso na tentativa de avaliação do ON nos fetos de primeiro trimestre, a grande maioria (nove em 11 casos) na primeira metade da pesquisa. Isso demonstra a grande importância de um treinamento profissional adequado na avaliação do ON nesse período. Kanellopoulos e cols. encontraram mensurações reprodutíveis com variação mínima tanto inter como intraobservado. Esses resultados se diferenciam daqueles encontrados por Senat, Bernard, e Boulvain que mostraram apenas razoável concordância intra e interobservadores, estando o índice Kappa em torno de 0,40.

Ducto venoso

Tendo em vista seu importante papel na regulação da fisiologia circulatória fetal, o DV pode apresentar alterações significativas em fetos com descompensação hemodinâmica associada ou não a defeitos cardíacos. Como as cardiopatias são frequentemente encontradas em fetos com cromossomopatias, a investigação da velocimetria e da morfologia da onda do fluxo do DV no primeiro trimestre pode ser utilizada como método complementar no rastreamento precoce de anomalias cromossômicas e cardíacas.

Definição

O DV funciona como um *shunt* entre a veia umbilical (VU) e a veia cava inferior (VCI) (**Figura 17.6**). Apresenta características de esfíncter, agindo como regulador de fluxo no sistema hemodinâmico fetal ao levar sangue oxigenado da veia umbilical diretamente ao átrio direito. Sequencialmente, o sangue é conduzido através do forame oval ao átrio esquerdo e distribuído à circulação coronariana e cerebral, o que faz do DV o principal distribuidor de sangue fetal oxigenado.

O DV surge na sexta semana, a partir da confluência dos sinusoides hepáticos, desenvolvendo um canal separado da circulação hepática e completando sua formação na oitava semana. Seu formato é cônico e seu início no *sinus* umbilical é mais estreito do que seu término na VCI, o que lhe confere o

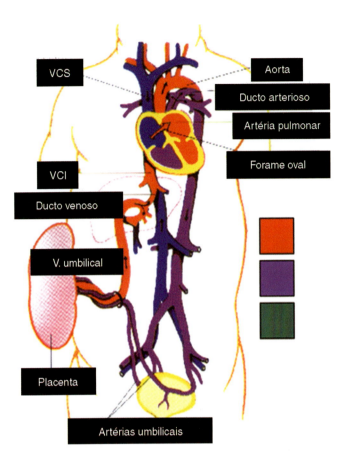

Figura 17.6 Desenho representativo do ducto venoso (*DV*) e sua correlação com a veia umbilical e a veia cava inferior (*VCI*).

formato de trompete, responsável pelo aumento da velocidade do fluxo sanguíneo em seu interior.

Após o nascimento, o DV se oblitera e atrofia, e sua musculatura é substituída por tecido conjuntivo, originando o ligamento venoso. A presença de seis a oito camadas celulares musculoelásticas sugere que, ao contrário de outras veias, esse vaso funcionaria como um sistema de alta pressão, suportando elevado fluxo de velocidade. Mavrides e cols. sugeriram que a composição peculiar de sua camada endotelial associada à inervação de sua musculatura lisa conferiria ao DV uma capacidade instantânea para realizar vasoconstrição e vasodilatação, impondo-lhe atividade vasorreguladora.

Fisiologia do ducto venoso
Considerando a localização estratégica do DV e sua relação direta com os eventos hemodinâmicos intra e extracardíacos, é possível presumir sua grande importância no estudo da integridade fisiológica do coração fetal. O sangue que atinge a VCI proveniente do DV apresenta a mesma saturação de oxigênio da VU, ou seja, 80% a 85%. Por outro lado, o sangue que atinge a VCI pelas veias hepáticas, após perfundir o fígado, apresenta saturação entre 25% e 30%.

As disposições anatômicas e as diferenças de velocidade dos fluxos que atingem a VCI a partir do DV e das veias hepáticas produzem um efeito de correnteza em cada um dos fluxos, sendo esse o fator responsável pela separação de ambos, apesar de estarem dentro do mesmo vaso (VCI). O sangue proveniente do DV se localiza na porção posterior e esquerda da luz da VCI, enquanto o fluxo originário do fígado está localizado mais anteriormente e à direita. Dentro do átrio direito, o sangue oriundo do DV, em razão de sua alta velocidade, flui prioritariamente em direção ao forame oval, atingindo o ventrículo esquerdo. Esse sangue bem oxigenado é distribuído para o cérebro, miocárdio e membros superiores.

Em gestações normais de segundo trimestre, 20% a 30% do fluxo da veia umbilical atinge o DV, sendo o restante do fluxo umbilical desviado para os sinusoides hepáticos. Em condições patológicas, como hipoxemia, hipovolemia fetal ou compressões de cordão umbilical, o volume de fluxo que passa pelo DV pode alcançar até 55% daquele da VU. Os estudos sugerem que em condições de estresse fetal há um fluxo preferencial do sangue oxigenado oriundo do cordão umbilical para o DV. A movimentação fetal (sono ativo) aumenta as velocidades máximas dos fluxos sistólico e diastólico, bem como as velocidades médias, enquanto durante a inércia fetal (sono passivo) ocorre redução dessas velocidades em 30%.

Fisiopatologia do ducto venoso
A velocidade do fluxo sanguíneo no DV é resultado do gradiente da pressão existente entre a VU e o átrio direito. A diminuição na velocidade do fluxo pode indicar aumento das pressões nas câmaras direitas e diminuição desse gradiente. O aumento da pré-carga ventricular direita, da pressão ventricular diastólica final e da pressão atrial é causado por patologias que estão associadas ao aumento da resistência placentária, à insuficiência cardíaca ou à vasoconstrição periférica fetal. Na prática obstétrica, essas alterações fisiopatológicas estão associadas a hipoxia grave, cardiopatias ou taquicardias supraventriculares, cromossomopatias, anemia e crescimento intrauterino restrito.

A agenesia do DV pode estar associada a maior incidência de malformação fetal, cromossomopatias, hidropisia e resultados perinatais adversos; entretanto, o desenvolvimento fetal pode ser normal. Dois fatores estão associados ao prognóstico: malformações associadas e o tipo de drenagem da VU em relação à VCI. Se a drenagem da VU é intra-hepática, o prognóstico é bom; se é extra-hepática, o prognóstico é pior com maiores chances de cromossomopatias, malformações cardíacas, hidropisia e morte intra e extrauterina.

Onda de fluxo normal do ducto venoso
Alterações na hemodinâmica fetal que culminam em aumento da pressão venosa central e falência cardíaca podem ser precedidas por alterações nas velocidades do fluxo no DV. Desse modo, o reconhecimento do padrão normal é fundamental para a utilização do ducto como método de rastreamento. O espectro típico da onda dos vasos venosos consiste

em três fases relacionadas com a mecânica do ciclo cardíaco (**Figura 17.7**). No DV, as três fases correspondem a:

- **Sístole ventricular:** está associada ao relaxamento atrial. Durante a sístole ventricular observa-se aumento na diferença da pressão entre o DV e o átrio direito, provocando elevação na velocidade do fluxo em direção ao coração fetal (S).
- **Início da diástole ventricular:** está associado à abertura das válvulas atrioventriculares e ao enchimento passivo dos ventrículos com um novo aumento na diferença da pressão entre o DV e o átrio direito, provocando um segundo aumento da velocidade de fluxo (D).
- **Contração atrial:** representada por enchimento ventricular ativo ou contração atrial com aumento da pressão atrial e consequente diminuição do gradiente de pressão entre DV e átrio direito. É o ponto de menor velocidade da onda de fluxo do DV, porém anterógrado/positivo (A).

Como parâmetro mais simples no rastreamento do primeiro trimestre, o fluxo reverso durante a contração atrial tem sido o critério mais utilizado como marcador ultrassonográfico de anomalias cromossômicas (Figura 17.8). No entanto, sabe-se que o cálculo do índice de pulsatilidade venoso (IPV) do DV apresenta maiores sensibilidade e especificidade no rastreamento.

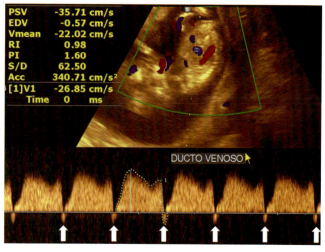

Figura 17.8 Ducto venoso. Fluxo reverso durante a contração atrial (*setas largas*).

Alterações do fluxo do ducto venoso e cromossomopatias

As anomalias cardíacas em fetos portadores de cromossomopatias desencadeiam intensa alteração hemodinâmica no primeiro trimestre da gravidez. A presença de lesões obstrutivas, como válvulas imperfuradas e grandes vasos hipoplásicos, pode causar fluxo reverso no DV, congestão venosa e, consequentemente, acúmulo excessivo de líquido na região nucal.

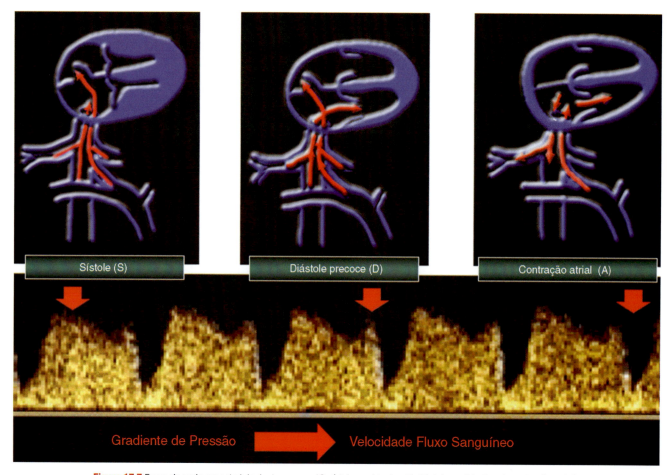

Figura 17.7 Fases da onda espectral do ducto venoso. (*S:* sístole ventricular; *D:* diástole ventricular; *A:* contração atrial.)

A normalização espontânea do fluxo no DV e da TN em fetos com cromossomopatias ocorre simultaneamente ao fechamento espontâneo de defeitos septais ventriculares no transcorrer da gestação.

Vários autores tentaram demonstrar que a dopplerfluxometria do DV pode ser utilizada em associação à TN alterada para o diagnóstico de cromossomopatias ou de patologias fetais no primeiro trimestre da gestação. Matias e cols. observaram fluxo ausente ou reverso em DV em 90,5% dos fetos com cromossomopatias com idade gestacional entre 10 e 14 semanas. Borrell e cols. observaram fluxo anormal no DV (IPV aumentado) em 73% dos fetos entre 10 e 18 semanas de gestação com trissomia do cromossomo 21. Antolin e cols. avaliaram 1.371 fetos entre 10 e 16 semanas e, utilizando o IPV do DV, foram capazes de identificar 55% das cromossomopatias e 69% das trissomias autossômicas.

No Brasil, Murta e cols. avaliaram o Doppler do DV e a medida da TN em 491 fetos. Desses, 21 eram portadores de trissomia do 21, três dos quais apresentavam ausência de fluxo na contração atrial e 17 tinham fluxo reverso (sensibilidade de 95%). No grupo de fetos normais, somente oito (1,7%) fetos apresentaram alteração do DV.

O estudo da velocidade do fluxo no DV associada à TN deve ser considerado em fetos com alto risco de cromossomopatias, podendo reduzir a menos de 1% a incidência de biópsia de vilo corial (diminuição dos falso-positivos).

Aspectos técnicos na avaliação do ducto venoso

A maior dificuldade na avaliação do fluxo no DV no primeiro trimestre da gestação se deve a seu reduzido tamanho associado à constante movimentação fetal. A área topográfica a ser insonada é muito pequena e com uma rede vascular milimétrica composta pela porção intra-abdominal da VU, DV, VCI e veia hepática direita (VHD) (**Figura 17.9**).

Maiz e cols. realizaram estudo com o objetivo de estabelecer uma curva de aprendizado. Os autores fizeram o cálculo do número de exames necessários para a obtenção de um traçado adequado do DV e definiram como 80 o número médio necessário para a obtenção de um traçado de boa qualidade. Para a sistematização da avaliação do DV no primeiro trimestre (**Figuras 17.9 e 17.10**), a FMF estabelece os seguintes critérios:

1. **Idade gestacional (CCN entre 45 e 84mm)**: entre 11 semanas e 13 semanas mais 6 dias de gestação, respeitando a mesma metodologia e o período da medida da TN.
2. **Magnificação da imagem:** a magnificação deve ser tal que o tórax e o abdome ocupem toda a tela. O aumento da imagem deve possibilitar melhor individualização do DV.
3. **Corte parassagital:** o DV no primeiro trimestre deve ser visibilizado de corte longitudinal parassagital, sendo possível ver a VU intra-hepática, DV, VHD e VCI.
4. **Doppler colorido:** é obrigatório o uso de Doppler colorido para localização do DV.
5. **Amostra:** o ponto ideal para a obtenção da velocidade do fluxo no DV é em sua porção proximal ao seio umbilical. A janela de insonação deve ser de 0,5 a 1,0mm com o filtro de 50 a 70Hz. Cuidado deve ser tomado com relação à contaminação da onda do DV por fluxo de vasos vizinhos, em especial pela VHD, o que resulta em falso-positivo para o fluxo reverso durante a contração atrial. Por outro lado, a contaminação do fluxo do DV com o fluxo da VU pode resultar em falso-negativo, dando a impressão de onda A positiva.
6. **Angulação:** a angulação máxima do feixe sonoro deve ser de 30 graus. Quanto menor a angulação, mais fidedigna será a amostra espectral.
7. **Fluxo espectral:** o fluxo espectral deve conter de três a seis ondas na tela, o que é conseguido com uma velocidade de 2cm/s.
8. **Movimentos:** as amostras devem ser realizadas na ausência de movimentos respiratórios e fetais.

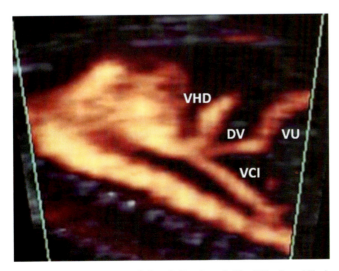

Figura 17.9 Ducto venoso avaliado pelo Doppler colorido. (*VU:* veia umbilical; *DV:* ducto venoso; *VCI:* veia cava inferior; *VHD:* veia hepática direita.)

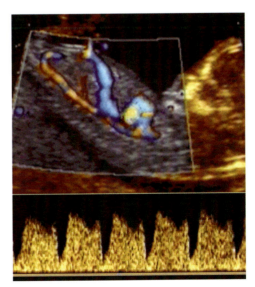

Figura 17.10 Ducto venoso avaliado pelo Doppler colorido e espectral. Atenção à metodologia: idade gestacional, magnificação da imagem, corte parassagital, tamanho da amostra (1mm), ângulo de insonação (< 30 graus), ausência de movimentos.

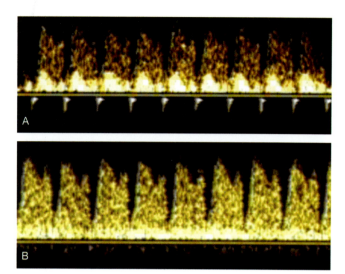

Figura 17.11 Estudo espectral da onda de fluxo do ducto venoso. **A** Contaminação da onda de fluxo do DV com fluxo da VHD originando falso-positivo para onda A com contração atrial negativa. **B** Contaminação da onda de fluxo do DV com fluxo da VU, impossibilitando a avaliação da real velocidade da onda A.

O DV será considerado normal quando a velocidade da onda A for positiva ou igual a zero e será considerado anormal quando a velocidade da onda A for negativa. Convém ressaltar que o resultado da gestação é normal em 80% dos fetos com onda A negativa no primeiro trimestre.

Regurgitação em válvula tricúspide

As malformações cromossômicas apresentam estreita correlação às cardiopatias. Desse modo, a pesquisa de sinal precoce de cardiopatia poderia ser também utilizada para rastrear fetos de maior risco para cromossomopatias. Inicialmente, a regurgitação em válvula tricúspide (RT) no primeiro trimestre foi associada às cardiopatias e, consequentemente, às cromossomopatias. No entanto, estudos posteriores mostraram que a incidência de regurgitação era maior em fetos com cromossomopatias sem cardiopatia, tornando-se assim um marcador independente da presença de doença cardíaca.

Definição

A RT é caracterizada pelo fluxo ventrículo-atrial (fluxo reverso) em válvula tricúspide durante a sístole ventricular. Para que seja caracterizado o fluxo anômalo e evitadas confusões com fluxos dos grandes vasos (aorta e pulmonar), a FMF caracteriza como RT aquele fluxo reverso que ocupa pelo menos metade da sístole e tem velocidade ≥ 60m/s (os fluxos aórtico e pulmonar podem chegar a 50m/s nessa idade gestacional). O estudo da RT deve ser sempre realizado através do modo espectral, visto que nesse período, em razão do tamanho das estruturas, o modo colorido não é adequado.

Válvula tricúspide normal e fisiopatologia

O fluxo sanguíneo normal em válvula tricúspide é representado por uma onda bifásica, correspondente à fase de ejeção e à fase de contração atrial durante a diástole ventricular (**Figura 17.12**). A partir do início da sístole ventricular, com o aumento da pressão intraventricular ocorre o fechamento das válvulas atrioventriculares e fisiologicamente não deve passar nenhum fluxo de sangue para as cavidades atriais. A passagem de sangue pelas válvulas atrioventriculares durante a sístole ventricular caracteriza a RT.

A etiologia da RT no primeiro trimestre ainda é controversa, podendo ser decorrente de defeito valvular, aumento na pré-carga (representado pelo aumento de volume de sangue para o ventrículo direito) ou aumento da pós-carga (representado pelo aumento da resistência periférica). Depõe contra o aumento de volume o fato de não existir aumento simultâneo do tamanho ventricular ou cardíaco, o que é característico nas alterações com sobrecarga volumétrica.

Fisiologicamente, a pós-carga dos dois ventrículos é a mesma desde que não existam anomalias do arco aórtico. Essa pós-carga para ambos os ventrículos é predominantemente exercida pela resistência placentária, que é alta antes de 12 semanas e cai entre 12 e 16 semanas. Essa queda na resistência pode explicar o desaparecimento da RT no segundo trimestre nos fetos normais, cardiopatas ou com cromossomopatias. Esse mesmo comportamento pode ser comparado à característica transitória do aumento da TN responsável pela ligação existente entre as alterações da TN e as do fluxo na válvula tricúspide. Por outro lado, a regurgitação em válvula mitral (RM) raramente ocorre, visto que a anatomia do ventrículo esquerdo é mais adaptada para resistir a sobrecargas de pressão e volume.

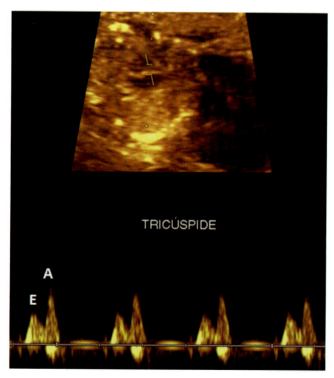

Figura 17.12 Fluxo em válvula tricúspide. As ondas E e A correspondem às fases de ejeção e contração atrial, respectivamente.

No primeiro trimestre, a RT chama a atenção para um possível processo patológico, que pode ser uma cardiopatia ou cromossomopatia. No segundo e terceiro trimestres, a RT é rara e, quando associada à anatomia cardíaca normal, geralmente é um processo transitório e sem importância. Após o nascimento, esse achado pode ser encontrado transitoriamente em até 70% dos corações normais.

A prevalência da RT no primeiro trimestre está associada à medida do CCN, à variação da TN (ΔTN) ou à presença de defeitos cardíacos e cromossomopatias. Faiola e cols. avaliaram 718 fetos entre 11 e 13 semanas mais 6 dias e observaram que a prevalência da RT diminuía à medida que aumentava a medida do CCN, independentemente de o feto ser normal ou apresentar cromossomopatias. Os autores descreveram que a prevalência de RT também estava associada à variação da TN, ou seja, quanto maior a medida da TN, maior a prevalência. Observaram também que nos fetos cromossomicamente normais a presença de RT aumentou o risco para cardiopatias de 1,2% para 25% quando a medida da TN era ≤ 3,5mm. Por fim, os autores relataram que, independentemente da presença de cardiopatias, existe aumento na prevalência de RT nos fetos com cromossomopatias, tornando esse sinal um importante aliado no rastreamento.

Após a avaliação da válvula tricúspide, a presença ou ausência de RT pode ser acrescida aos demais marcadores e o risco fetal para cromossomopatias calculado por meio do *software* da FMF. Se o risco fetal calculado pela idade materna, TN, FCF e bioquímica materna de primeiro trimestre for ≥ 1/50, mesmo não existindo RT, o risco fetal não diminui. Se o risco fetal inicial estiver entre 1/51 e 1/1.000, o risco de cromossomopatias aumenta se existe RT e diminui se não existe RT. Em caso de RT e cariótipo normal, todos os fetos deverão ser submetidos à ecocardiografia.

Aspectos técnicos na avaliação da válvula tricúspide

Para a reprodutibilidade dos estudos, a FMF determina que as seguintes normas sejam obedecidas (**Figura 17.12**):

1. **Idade gestacional (CCN entre 45 e 84mm):** entre 11 semanas e 13 semanas mais 6 dias de gestação, respeitando a mesma metodologia e o período da medida da TN.
2. **Magnificação da imagem:** a magnificação deve ser tal que o tórax ocupe grande parte da tela. O aumento da imagem deve ser feito de modo a possibilitar a melhor colocação da amostra sobre a válvula tricúspide.
3. **Corte transverso do tórax:** a imagem cardíaca deve ser obtida de modo que o corte de quatro câmaras fique em imagem apical.
4. **Doppler:** deve ser utilizado o Doppler pulsátil com avaliação do espectro do fluxo. O Doppler colorido não deve ser utilizado.
5. **Amostra:** o volume da amostra deve ser de 2 a 3mm. A amostra deve ser colocada sobre a válvula tricúspide com angulação do feixe sonoro ≤ 30 graus. Quanto menor a angulação, mais fidedigna será a amostra espectral.
6. **Velocidade do traçado espectral:** a velocidade do traçado deve ser alta, entre 2 e 3cm/s, de modo que a onda de fluxo da válvula tricúspide fique bem distribuída na tela com demonstração de quatro a seis ondas.
7. **Regurgitação do fluxo:** é considerado RT quando o fluxo reverso ocupa pelo menos 50% da sístole com velocidade de fluxo ≥ 60cm/s. Atenção especial deve ser dada à velocidade, uma vez que fluxos na aorta e no tronco pulmonar podem ser captados erroneamente e a velocidade desses fluxos não ultrapassa 50cm/s nessa idade gestacional. Como a válvula contém três cúspides, a amostra deve ser feita pelo menos três vezes na tentativa de avaliação das três cúspides.

Ângulo facial

A observação de que crianças com trissomia do 21 exibiam uma face mais plana (*flat face*) fez com que esse mesmo achado fosse inicialmente procurado durante os exames ultrassonográficos de rastreamento do segundo trimestre. Vários estudos correlacionaram o achado de *flat face* a cromossomopatias, porém a descrição do sinal era meramente subjetiva. Para tornar a descrição do sinal objetiva, tem sido descrita a medida do AF no primeiro e segundo trimestres.

Definição

O AF, ou ângulo frontomaxilo, é um ângulo obtido a partir do encontro de uma linha que passa pela superfície do palato e outra que tange o limite anterior da maxila e o osso frontal quando um corte sagital mediano é obtido da face fetal (**Figura 17.13**).

Fisiopatologia do ângulo facial

Durante a gestação ocorre uma grande mudança nas relações das estruturas que compõem a face fetal. Inicialmente existe predominância da região frontal à custa do desenvolvimento

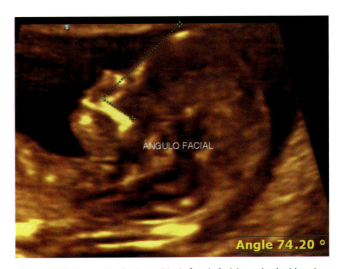

Figura 17.13 Demonstração da medida do ângulo facial no primeiro trimestre.

acelerado do cérebro fetal. Com a evolução da gestação, a relação entre o crânio e a face se torna mais harmônica. No primeiro trimestre, entre 11 e 13 semanas, ocorre um deslocamento progressivo da maxila em direção anterior, o que altera a relação dessa estrutura com a região frontal e com a mandíbula. Nos fetos com trissomia, em especial a 21, o deslocamento anterior da maxila não acontece na mesma proporção que em fetos cromossomicamente normais, fazendo essa estrutura se manter em posição posterior à região frontal. Com isso, o ângulo formado entre a porção anterior da maxila e o osso frontal permanece aumentado nos fetos trissômicos.

Ângulo facial normal

No primeiro trimestre, o AF diminui à medida que a idade gestacional avança, existindo uma relação inversa entre o ângulo e a idade gestacional (AF = 93,34 − 0,200 × CCN, r = 0,374, P < 0,0001). Com o CCN de 45mm, o AF médio é de 85 graus; quando o CCN é de 84mm, o AF médio é de 75 graus (**Figura 17.14**). Estudos que compararam a evolução do AF no primeiro trimestre *versus* origem racial não encontraram diferenças entre fetos caucasianos, afro-caribenhos, indianos, paquistaneses, chineses e brasileiros.

Alterações do ângulo facial e cromossomopatias

Não existe correlação entre o AF e a idade materna, TN ou bioquímica materna. Assim, a medida do AF pode ser incorporada ao rastreamento combinado de primeiro trimestre. Quando a medida do AF foi incorporada ao rastreamento feito a partir da idade materna, TN e bioquímica de primeiro trimestre (*free β-HCG* e PAPP-A), a sensibilidade para trissomia do 21 aumentou de 90% para 94%, mantendo-se a taxa de falso-positivo de 5%.

O risco de cromossomopatias pode estar aumentado quando o AF tem mais de 90 graus (acima do percentil 95 da curva de normalidade). Para o cálculo do risco fetal para cromossomopatias, a FMF se utiliza do *software* específico que trabalha da seguinte maneira: (a) se o rastreamento inicial (idade materna, TN, bioquímica) indica risco fetal ≥ 1/50 para cromossomopatias, mesmo que o AF esteja dentro da curva de normalidade, não ocorre mudança no risco; (b) se o rastreamento inicial (idade materna, TN, bioquímica) indica risco fetal de cromossomopatias ≤ 1/50, se o AF está dentro da curva de normalidade, há diminuição do risco fetal, e se o AF está acima do percentil 95, há aumento do risco.

Aspectos técnicos na avaliação do ângulo facial

As normas técnicas definidas pela FMF e que devem ser seguidas são:

1. **Idade gestacional (CCN entre 45 e 84mm):** entre 11 semanas e 13 semanas mais 6 dias de gestação, respeitando a metodologia e o período da medida da TN.
2. **Magnificação da imagem:** a magnificação deve ser tal que a cabeça e a parte superior do tórax ocupem toda a tela. O aumento da imagem deve ser feito de modo a possibilitar melhor visibilização das estruturas.
3. **Corte sagital:** para garantia de que o corte esteja sendo realizado em plano sagital mediano, as seguintes estruturas devem estar presentes na imagem: (a) ponta do nariz e ON; (b) palato com formato retangular; (c) imagem anecoica no centro do crânio (diencéfalo). No plano sagital mediano correto, o palato aparece como uma imagem retangular e o processo zigomático não é visibilizado.
4. **Incidência do feixe sonoro:** o feixe sonoro deve incidir perpendicularmente sobre o ON, não devendo existir variação ≥ 30 graus.
5. **Posicionamento das linhas:** a medida do AF deve ser feita através da angulação obtida entre uma linha que tange a superfície superior do palato e outra que tange simultaneamente a porção anterior da maxila e o osso frontal.

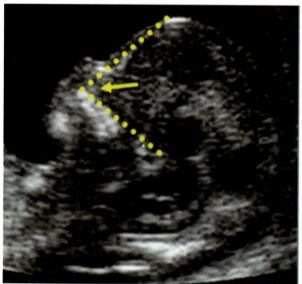

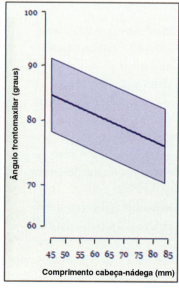

Figura 17.14 Curva de normalidade para a medida do ângulo facial no primeiro trimestre com os percentis 5, 50 e 95. (Reproduzida de Borenstein e cols., 2007.)

Associação de marcadores no primeiro trimestre

A associação de marcadores tem como objetivo não só melhorar as taxas de detecção das cromossomopatias (sensibilidade), mas também selecionar melhor as gestantes que devem se submeter a um procedimento invasivo para confirmação ou exclusão definitiva do diagnóstico (especificidade/falso-positivo).

No século passado, até meados da década de 1970, o único marcador utilizado era a idade materna de 35 anos. Esse marcador, usado isoladamente, era capaz de identificar aproximadamente 30% dos fetos com cromossomopatias com um ônus de 5% de exames invasivos na população cromossomicamente normal (falso-positivo de 5%). Com os anos, as gestações passaram a acontecer em um período cada vez mais tardio na vida da mulher. Hoje, considerando a idade de 35 anos, 20% (falso-positivo [FP]) das gestantes seriam submetidas a um procedimento invasivo para um percentual de diagnóstico de 50% (sensibilidade). Como alguns países adotam a política de realização de exames invasivos em um percentual fixo de 5% da população, o valor de corte para a idade materna como parâmetro de rastreamento isolado passaria de 35 para 38 anos.

A partir dos anos 1980 foram associadas à idade materna as avaliações bioquímicas de segundo trimestre (16 a 18 semanas de gestação), envolvendo os hormônios alfafetoproteína (AFP), estriol (E_3), HCG (total e porção β-livre) e inibina-A. Essa estratégia consegue identificar 50% a 70% dos fetos com trissomia do 21 com a realização do exame invasivo em 5% da população (FP = 5%).

No início da década de 1990 foi agregado ao rastreamento o primeiro marcador ultrassonográfico de primeiro trimestre – a medida da TN. Esse marcador, associado à idade materna, é capaz de identificar 75% dos fetos com cromossomopatias à custa de 5% de exames invasivos (FP = 5%). Subsequentemente, a idade materna e a TN foram associadas à investigação bioquímica materna de primeiro trimestre, envolvendo a avaliação dos hormônios β-HCG livre e PAPP-A. Essa combinação de marcadores aumentou a taxa de detecção de trissomias para 85% a 90% com uma taxa de exames invasivos de 5% (FP = 5%). Com a possibilidade de realização do exame ultrassonográfico e do teste bioquímico em um mesmo momento do primeiro trimestre, obtendo os resultados com o tempo médio de 30 minutos, o grupo do professor Kypros Nicolaides criou a estratégia denominada OSCAR (*One Stop Clinics for Assessment of Risk*).

A partir de 2001 foram acrescentadas sequencialmente ao rastreamento de primeiro trimestre as pesquisas do ON (presente/ausente), fluxo em DV (onda A positiva/negativa), fluxo em válvula tricúspide (RT) e AF (percentil) com o objetivo de aumentar cada vez mais a taxa de detecção de cromossomopatias e diminuir significativamente o percentual de exames invasivos, diminuindo com isso as perdas gestacionais de fetos normais ocasionadas pelos procedimentos. A **Tabela 17.2**

Tabela 17.2 Sensibilidade e falso-positivo para as associações de marcadores de cromossomopatias no primeiro trimestre

Rastreamento	Sensibilidade (%)	Falso-positivo (%)
IM	50	20
IM + TN	80	5
IM + TN + TB +	90	3
IM + TN + TB + ON	93	2,5
IM + TN + TB + ON + AF	94	2,5
IM + TN + TB + ON + AF + VT	95	2,5
IM + TN + TB + DV	95	2,5

mostra as taxas de detecção (sensibilidade) e de falso-positivo para a associação de marcadores no primeiro trimestre.

A associação de marcadores durante o exame de primeiro trimestre promove benefícios, porém, à medida que são associados mais marcadores, cresce a necessidade de examinadores mais especializados com aumento simultâneo do tempo de exame. Com o objetivo de avaliar uma conduta mais racional, Falcon e cols., Kagan e cols. e Ghaffari e cols. estudaram duas estratégias de rastreamento no primeiro trimestre. A primeira envolvia a realização do rastreamento básico (idade materna/TN/teste bioquímico) associado aos demais marcadores (ON, DV, RT, AF) em todos os pacientes. A segunda estratégia envolvia a realização do rastreamento básico (idade materna/TN/teste bioquímico) e, caso o resultado do risco do rastreamento básico estivesse entre 1/51 e 1/1.000, os demais marcadores (ON, DV, RT, AF) seriam avaliados para estabelecer um risco mais apurado. Se o risco fetal fosse ≥ 1/50, a gestante seria orientada a se submeter ao procedimento invasivo e, se ≤ 1/1.000, não haveria a necessidade de realização dos demais marcadores (ON, DV, RT, AF).

Os autores observaram que ambas as estratégias apresentavam sensibilidade (90% a 95%) e FP (2% e 4%) semelhantes, com a vantagem de na segunda estratégia somente 15% das pacientes terem sido submetidas aos demais marcadores. Atualmente, a orientação da FMF para os serviços de rotina consiste na realização da segunda estratégia e, caso o risco fetal para cromossomopatias esteja entre 1/51 e 1/1.000, a gestante deverá ser encaminhada para um serviço especializado de medicina fetal (**Figura 17.15**).

Rastreamento cromossômico por meio de teste pré-natal não invasivo

O rastreamento pré-natal não invasivo que utiliza DNA fetal livre no plasma da gestante apresenta um grande potencial como método de rastreamento fetal para aneuploidia. Vários estudos têm demonstrado que a análise de DNA fetal no sangue materno pode detectar cerca de 99% dos casos de trissomia do 21, 97% de trissomia do 18 e 92% de trissomia do 13 com taxas de FP de cerca de 0,1%, 0,2% e 0,2%, respectivamente. Em 2011, a análise de DNA livre se tornou clinicamente

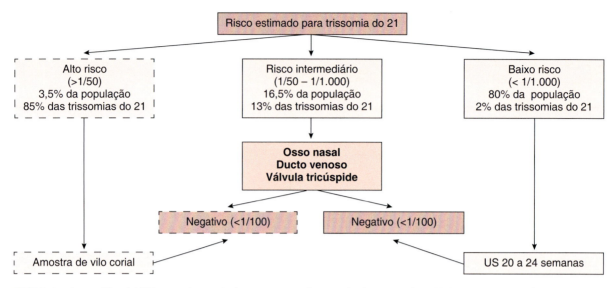

Figura 17.15 Protocolo sugerido pela FMF para rastreamento de cromossomopatias associando os marcadores idade materna, translucência nucal, teste bioquímico de primeiro trimestre, osso nasal, ducto venoso, regurgitação tricúspide e ângulo facial.

disponível e o Colégio Americano de Obstetrícia e Ginecologia e a Sociedade de Medicina Materno-Fetal a recomendaram como opção de rastreamento para a gestante com risco relativo para aneuploidias.

O teste pré-natal não invasivo é mais sensível em predizer as trissomias do 13, 18 e 21 do que o modelo de rastreamento de primeiro trimestre que associa a medida da TN entre 11 semanas e 13 semanas mais 6 dias de gestação e concentrações séricas de fração livre de β-HCG e PAPP-A, resultando em menores taxas de resultados FP.

Seria de esperar que no futuro, com a maior disponibilidade e o custo mais baixo do teste não invasivo, este se tornasse uma forma preferencial de rastreamento de cromossomopatias, substituindo o rastreamento ultrassonográfico associado ao bioquímico, incluindo a medida da TN. Entretanto, até o presente momento, o custo do teste é muito elevado para que ele se torne um método de rastreamento primário de aneuploidia. E, objetivando reduzir os custos de rastreamento, o teste ultrassonográfico, combinado ao bioquímico, poderia desempenhar uma função de triagem para a análise do DNA fetal livre em sangue periférico (estratégia de contingência).

Neste momento, é importante lembrar que o DNA fetal na circulação materna ainda é um teste de rastreamento e não diagnóstico. Se a gestante já apresenta um teste de rastreamento positivo anterior, a lógica sugere que seja realizado o exame invasivo, e não um novo teste de rastreamento. No entanto, cada paciente deverá ser avaliada individualmente, e a avaliação do DNA fetal poderá ser oferecida às que não desejam o exame invasivo como uma opção para mensurar o risco fetal diante das cromossomopatias. Também vale a pena salientar que o DNA fetal não substitui nem substituirá o exame de primeiro trimestre, visto que hoje o exame ultrassonográfico rastreia anomalias estruturais e cromossômicas, além do risco materno de pré-eclâmpsia e trabalho de parto prematuro.

Malformações anatômicas no primeiro trimestre e cromossomopatias

Jones relatou que a maioria dos fetos com alterações citogenéticas apresentava também defeitos estruturais, externos ou internos, e poderiam ser reconhecidos por meio de uma avaliação ultrassonográfica detalhada. Com base nessa afirmativa, diversos autores descreveram, nas décadas de 1980 e 1990, vários sinais, denominados marcadores ultrassonográficos de anomalias cromossômicas do segundo trimestre. Como discutido na introdução deste capítulo, com a melhora da avaliação da imagem fetal muitos desses diagnósticos passaram a ser feitos no primeiro trimestre e, consequentemente, esses marcadores passaram a alertar o ultrassonografista para uma possível cromossomopatia nesse período.

Onfalocele

A presença de onfalocele fisiológica no primeiro trimestre é reconhecida, mas sua persistência após a medida de CCN de 50mm está fortemente associada a processo patológico e, consequentemente, ao aumento do risco de cromossomopatias (**Figura 17.16**). Diante da onfalocele verdadeira, cromossomopatias devem ser excluídas, em especial a trissomia do cromossomo 18 (síndrome de Edwards).

Malformações cardíacas

Como no segundo trimestre, o achado de malformações cardíacas no primeiro trimestre está fortemente associado às cromossomopatias (**Figura 17.17**). No primeiro trimestre, o diagnóstico de cardiopatias, apesar de difícil, é possível. A utilização de sinais indiretos de cardiopatia, como a medida da TN aumentada, o DV reverso ou a RT, pode ser útil no diagnóstico das cardiopatias no primeiro trimestre.

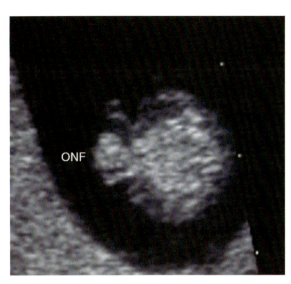

Figura 17.16 Onfalocele (*ONF*) no primeiro trimestre da gestação. Corte transversal do abdome na inserção do cordão umbilical.

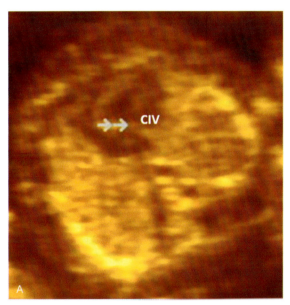

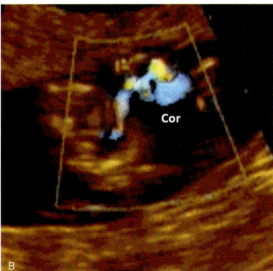

Figura 17.17 Malformações cardíacas no primeiro trimestre da gestação. **A** Comunicação interventricular (*CIV*). **B** Ectopia cordis (*Cor* – coração).

Megabexiga

A distensão vesical anômala (megabexiga) no primeiro trimestre deve ser considerada quando o diâmetro longitudinal da bexiga é ≥ 7mm. Esse achado ultrassonográfico tem sido relacionado com cromossomopatias (**Figura 17.18**). Liao e cols., avaliando fetos entre 10 e 14 semanas, observaram que o diâmetro longitudinal da bexiga entre 7 e 15mm estava relacionado com cromossomopatias em 25% dos casos. No entanto, quando o diâmetro era > 15mm, o risco de cromossomopatias foi reduzido para 10%. Os autores observaram ainda que, quando a medida estava entre 7 e 15mm e o cariótipo era normal, em 90% dos casos havia resolução espontânea da megabexiga. Contudo, todos os fetos com medidas > 15mm e cariótipo normal evoluíram com síndrome de obstrução urinária baixa.

Artéria umbilical única

O estudo das artérias umbilicais no primeiro trimestre tem sido realizado por meio do módulo colorido do Doppler, e o diagnóstico de artéria umbilical única tem sido correlacionado a cromossomopatias (**Figura 17.19**). Faria e cols. avaliaram 1.012 fetos entre 10 e 14 semanas e observaram oito (0,7%) com artéria umbilical única. Desses fetos, sete (88%) estavam associados a malformações adicionais, sendo dois deles (25%) cromossomicamente anormais.

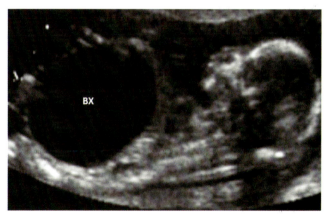

Figura 17.18 Megabexiga no primeiro trimestre da gestação. (*BX*: bexiga.)

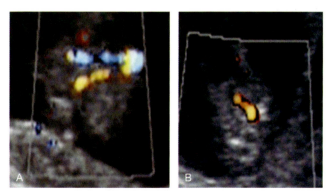

Figura 17.19 Artérias umbilicais no primeiro trimestre da gestação avaliadas por meio do Doppler colorido. **A** Duas artérias umbilicais. **B** Artéria umbilical única.

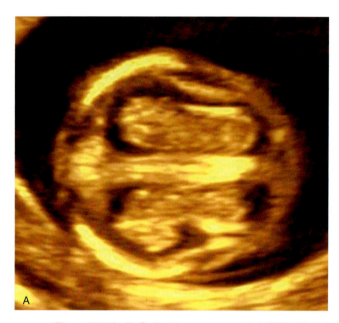 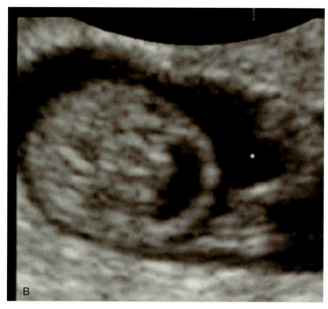

Figura 17.20 Avaliação do sistema nervoso central. **A** "Sinal da borboleta" no primeiro trimestre da gestação (normal). **B** Holoprosencefalia.

Anomalias do sistema nervoso central

A holoprosencefalia, anomalia de clivagem do prosencéfalo, está fortemente correlacionada a cromossomopatias (em especial a trissomia do cromossomo 13) no segundo trimestre. Essa mesma correlação tem sido observada no primeiro trimestre da gestação. Nesse período, a holoprosencefalia tem sido correlacionada não só a anomalias do cromossomo 13 (trissomia, cromossomo em anel), mas também a anomalias do cromossomo 18 e à triploidia. A ausência do "sinal da borboleta", descrito por Sepúlveda e cols., tem sido o sinal ultrassonográfico mais precoce de holoprosencefalia (**Figura 17.20**).

Anomalias de fechamento do tubo neural diagnosticadas no primeiro trimestre da gestação também foram correlacionadas às anomalias cromossômicas. Recentemente, um achado ultrassonográfico de primeiro trimestre foi associado à ocorrência de disrafismos espinhais fetais, a chamada translucência intracraniana. Chaoui e cols. demonstraram que fetos com fechamento adequado do tubo neural apresentam o quarto ventrículo cerebral facilmente identificável em corte ultrassonográfico sagital do polo cefálico e que fetos com disrafismos espinhais não apresentam essa imagem correspondente ao quarto ventrículo.

■ RASTREAMENTO DE PRÉ-ECLÂMPSIA NO PRIMEIRO TRIMESTRE

Pré-eclâmpsia é a principal causa de morbidade e mortalidade materna e perinatal, afetando 2% a 3% de todas as gestações. Na última década, inúmeras pesquisas têm sido realizadas com o objetivo de desenvolver um método de rastreamento de pré-eclâmpsia e possibilitar a redução da prevalência da doença por meio de intervenção farmacológica no grupo de maior risco, bem como minimizar os eventos perinatais adversos mediante a determinação do momento e do local adequado para o parto.

A maneira tradicional de rastreamento da pré-eclâmpsia inclui a identificação de fatores de risco nas características demográficas e história clínica maternas. No Reino Unido, o Instituto Nacional de Saúde e Excelência Clínica (NICE) recomenda em seus protocolos que uma gestante seja considerada de alto risco para o desenvolvimento de pré-eclâmpsia quando apresentar pelo menos um fator de risco maior ou pelo menos dois fatores de risco moderados. Os fatores considerados de alto risco são: história de doença hipertensiva em gestação prévia, doença renal crônica, doença autoimune, *diabetes mellitus* ou hipertensão crônica. Os fatores considerados de risco moderado são: primeira gestação, idade materna > 40 anos, intervalo interpartal > 10 anos, índice de massa corporal (IMC) na primeira consulta > 35kg/m^2 ou história familiar de pré-eclâmpsia. Entretanto, a presença de fatores de risco maternos pode identificar apenas 35% dos casos de pré-eclâmpsia e aproximadamente 40% das pré-eclâmpsia pré-termo para uma taxa de FP de 10%.

Uma alternativa de abordagem para o rastreamento de pré-eclâmpsia consiste na utilização do teorema de Bayes, que combina os fatores de risco das características maternas e história médica (os chamados fatores maternos) com resultados de várias combinações de medidas biofísicas e bioquímicas realizadas em momentos diferentes durante a gestação.

Nicolaides e cols. propuseram um modelo de rastreamento que combinasse fatores de risco maternos com resultados de medidas biofísicas e bioquímicas. Os dados do estudo foram derivados de um rastreamento prospectivo para resultados perinatais adversos em mulheres atendidas para avaliação de rotina entre 11 e 13 semanas em duas maternidades inglesas. Foram avaliadas 35.948 gestações únicas, incluindo 1.058 pacientes (2,9%) que apresentaram pré-eclâmpsia. O teorema de Bayes foi usado para combinar o risco basal materno (considerando os fatores maternos) com várias combinações de índice de pulsatilidade das artérias uterinas, pressão arterial média, fator sérico de crescimento placentário (PLGF) e PAPP-A. Validação cruzada de cinco vezes foi utilizada para analisar o desempenho do rastreamento de pré-eclâmpsia que evoluiu para o parto antes de 37 semanas (pré-eclâmpsia pré-termo) e daquela que evoluiu para o parto após 37 semanas (pré-eclâmpsia a termo) por meio de modelos que combinassem fatores maternos com biomarcadores individuais e suas combinações com o rastreamento por fatores maternos isolados.

Os autores observaram que em gestações que apresentaram pré-eclâmpsia os valores do índice médio de pulsatilidade das artérias uterinas e pressão arterial média estavam aumentados e os níveis de PAPP-A e PLGF estavam diminuídos. O rastreamento combinado por fatores maternos, índice de pulsatilidade das artérias uterinas, pressão arterial média e níveis de PLGF pôde predizer 75% dos casos de pré-eclâmpsia pré-termo e 47% dos casos de pré-eclâmpsia a termo para uma taxa de FP de 10%. A inclusão de PAPP-A não melhorou o desempenho do rastreamento.

Essas taxas de rastreamento são superiores aos respectivos valores de 49% e 38% obtidos pelo rastreamento por meio de fatores maternos isolados. O algoritmo para estimativa do risco de pré-eclâmpsia com base em características maternas e biomarcadores está disponível gratuitamente no *site* da FMF.

A implicação clínica desse método de rastreamento é que as gestantes identificadas no primeiro trimestre como de alto risco para o desenvolvimento de pré-eclâmpsia podem receber intervenção farmacológica, como ácido acetilsalicílico (AAS) em baixa dose, para reduzir a prevalência de complicações. Em gestações com insuficiência/obstrução placentária, o uso de AAS por mais de 16 semanas não previne o subsequente desenvolvimento de pré-eclâmpsia.

O melhor desempenho do teste combinado de rastreamento em detectar a pré-eclâmpsia pré-termo do que a pré-eclampsia a termo é particularmente importante porque a incidência de consequências maternas e fetais a curto e médio prazo está inversamente relacionada com a idade gestacional de instalação da doença, sendo o uso profilático de AAS mais efetivo em prevenir a pré-eclâmpsia pré-termo do que a pré-eclâmpsia a termo. Os autores concluem que a combinação de fatores maternos com biomarcadores resulta em um rastreamento efetivo de primeiro trimestre para a pré-eclâmpsia pré-termo.

A FMF preconiza a realização do Doppler de artérias uterinas no primeiro trimestre com as seguintes recomendações:

- **Na varredura transabdominal**, no primeiro trimestre, deve-se obter um corte sagital do útero, identificando-se o canal endocervical e o orifício interno. O transdutor deve ser suavemente inclinado de lado a lado e o Doppler colorido deve ser usado para identificar cada artéria uterina ao longo da lateral do canal endocervical e do útero, no nível do orifício interno.
- **Na varredura transvaginal**, a gestante deve ser solicitada a esvaziar sua bexiga e ser colocada na posição de litotomia

dorsal. A sonda de ultrassom deve então ser inserida na vagina e colocada, por sua vez, no fórnice lateral esquerdo e direito. As artérias uterinas são identificadas por meio do Doppler colorido no nível do orifício interno do colo do útero.

- **Após a identificação de cada artéria uterina**, o Doppler de onda pulsátil deve ser usado com a amostra configurada a 2mm para cobrir todo o vaso. Deve-se ter cuidado para garantir que o ângulo de insonação seja ≤ 30 graus. É importante que a velocidade sistólica máxima seja ≥ 60cm/s para se certificar de que esteja sendo examinada a artéria uterina e não a artéria arqueada.

Quando três formas semelhantes de onda são obtidas consecutivamente, o índice de pulsatilidade (IP) deve ser medido e calculado o IP médio das artérias esquerda e direita.

No estudo ASPRE (Nicolaides e cols., 2017), 25.797 gestantes foram rastreadas para pré-eclâmpsia entre 11 e 13 semanas de gestação por meio do algoritmo da FMF que se baseia em características maternas e biomarcadores (combinação de fatores maternos, pressão arterial média, índice médio de pulsatilidade de artérias uterinas e fator sérico de crescimento placentário). No grupo de alto risco (risco para pré-eclâmpsia > 1:100), o uso de AAS na dose de 150mg/dia da 12ª à 36ª semana de gestação reduziu em torno de 80% a incidência de pré-eclâmpsia abaixo de 34 semanas e em 60% a de pré-eclâmpsia abaixo de 37 semanas.

■ CONSIDERAÇÕES FINAIS

Estudos mostram que aproximadamente 60% das anomalias estruturais maiores e 90% das anomalias cromossômicas podem ser diagnosticadas no primeiro trimestre por meio da ultrassonografia. Além disso, a possibilidade de detecção de risco para pré-eclâmpsia, restrição de crescimento e trabalho de parto prematuro tem importância fundamental quando se fala em prevenção. Dois fatores são fundamentais para determinar taxas elevadas de diagnóstico no primeiro trimestre: instrumento e instrumentador. O aparelho de ultrassonografia deve ter boa capacidade de resolução e estar capacitado com sondas de maior frequência (5 a 7MHz). O ultrassonografista deve conhecer adequadamente a embriologia e ser capaz de correlacionar a anatomia à imagem ultrassonográfica, o que demanda estudo e treinamento específicos.

Por fim, seguem algumas observações importantes com relação ao exame morfológico de primeiro trimestre: (1) o exame apresenta melhor desempenho quando realizado em torno da 12ª semana de gestação; (2) a morfologia de primeiro trimestre não substitui o exame ultrassonográfico morfológico do segundo trimestre, sendo ambos considerados exames complementares; (3) algumas alterações anatômicas são características e transitórias do primeiro trimestre (p. ex., TN, RT), enquanto outras só aparecem em períodos mais tardios (p. ex., hipertrofia de piloro, cisterna magna aumentada); (4) uma anomalia descoberta em determinada idade gestacional não significa que ela poderá ser sempre descartada naquela mesma idade em outras pacientes. O ultrassonografista atento a essas observações exercerá seu trabalho adequadamente, dando assistência e tranquilidade à gestante em um momento precoce da gestação.

Leitura complementar

Acacio GL, Barini R, Pinto Junior W, Ximenes RL, Pettersen H, Faria M. Nuchal translucency: an ultrasound marker for fetal chromosomal abnormalities. São Paulo Med J 2001; 119:19-23.

Aguiar RALP, Pena SDJP. Diagnóstico pré-natal: a visão do geneticista. In: Benzecry R, OLiveira HC, Lemgruber I (eds.)Tratado de obstetrícia da FEBRASGO. Rio de Janeiro: Livraria e Editora Revinter Ltda, 2000:.682-9.

Antolin E, Comas C, Torrents M et al. The role of ductus venosus blood flow assessment in screening for chromosomal abnormalities at 10-16 weeks of gestation. Ultrasound Obst Ginecol 2001; 17:295-300.

Athena S, Heath V. Translucência nucal aumentada e cariótipo normal. In: Nicolaides KH, Sebire NJ, Snijders RJM (Trad). Versão brasileira: Brizot ML. O exame ultrassonográfico entre 11 e 14 semanas: diagnóstico de anomalias fetais. Cosenza: Editoriale BIOS s.a.s., 2000: 71-98.

Brambati B, Cislaghi C, Tului L et al. First-trimester Down's syndrome screening using nuchal translucency: a prospective study in patients undergoing chorionic villus sampling. Ultrasound Obstet Gynecol 1995; 5:9-14.

Brizot ML, Carvalho MH, Liao AW, Reis NS, Armbruster-Moraes E, Zugaib M. First-trimester screening for chromosomal abnormalities by fetal nuchal translucency in a Brazilian population. Ultrasound Obstet Gynecol 2001; 18(6):652-5.

Borenstein M, Persico N, Kagan KO, Gazzoni A, Nicolaides KH. Frontomaxillary facial angle in screening for trisomy 21 at 11 + 0 to 13 + 6 weeks. Ultrasound Obstet Gynecol 2008 Jul; 32(1):5-11.

Borenstein M, Persico N, Kaihura C, Sonek J, Nicolaides KH. Frontomaxillary facial angle in chromosomally normal fetuses at 11 + 0 to 13 + 6 weeks. Ultrasound Obstet Gynecol 2007; 30:737-41.

Borrell A, Antolin E, Costa D, Farre MT, Martinez JM, Fortuny A. A abnormal ductus venosus blood flow in trisomy 21 fetus during early pregnancy. Am J Obstet Gynecol 1998; 179:1612-7.

Bronshtein M, Rottem S, Yoffe N, Blumenfeld Z. First-trimester and early second-trimester diagnosis of nuchal cystic hygroma by transvaginal sonography: diverse prognosis of the septated from the nonseptated lesion. Am J Obstet Gynecol,1989; 161:78-82.

Bunduki V, Ruano R, Miguelez J, Yoshizaki CT, Kahhale S, Zugaib M. Fetal nasal bone length: reference range and clinical applications in ultrasound screening for trisomy 21. Ultrasound Obstet Gynecol 2003; 21:156-60.

Castelli E, Todros T, Mattutino G, Torre C, Panattoni G. Light and scanning electron microscope study of nuchal translucency in a normal fetus. Ultrasound Obstet Gynecol 2003; 21:514-6.

Chaoui R, Benoit B, Mitkowska-Wozniak H, Heling KS, Nicolaides K. Assessment of intracranial translucency (IT) in the detection of spina bifida at the 11-13-week scan. Ultrasound Obstet Gynecol 2009; 34(3):249-52.

Cicero S, Curcio P, Papageorghiou A, Sonek J, Nicolaides K. Absence of nasal bone in fetuses with trisomy 21 at 11-14 weeks of gestation: an observational study. Lancet 2001; 358:1665-7.

Cicero S, Dezerega V, Andrade E, Scheier M, Nicolaides KH. Learning curve for sonographic examination of the fetal nasal bone at 11-14 weeks. Ultrasound Obstet Gynecol 2003; 22:135-7.

Cicero S, Longo D, Rembouskos G, Sacchini C, Nicolaides KH. Absente nasal bone at 11-14 weeks of gestation and chromosomal defects. Ultrasound Obstet Gynecol 2003; 22:31-5.

D'Alton ME, DeCherney AH. Prenatal diagnosis. N Engl J Med 1993; 328:114-20.

Faiola S, Tsoi E, Huggon IC, Allan LD, Nicolaides KH. Likelihood ratio for trisomy 21 in fetuses with tricuspid regurgitation at the 11 to 13 + 6-week scan. Ultrasound Obstet Gynecol. 2005 Jul; 26(1):22-7.

Falcon O, Auer M, Gerovassili A, Spencer A, Nicolaides KH. Screening for trisomy 21 by fetal tricuspid regurgitation, nuchal translucency and maternal serum free β-hCG and PAPP-A at 11 + 0 to 13 + 6 weeks. Ultrasound Obstet Gynecol 2006; 27:151-5.

Faria M, Quintino S, Pettersen H. Rastreamento ultrassonográfico de anomalias cromossômicas através da medida da translucência nucal – Análise de 231 fetos. RBGO 1997, 19:19-30.

Faria MML. Translucência nucal: elaboração e estudo comparativo da curva de normalidade com valores de corte preestabelecidos no rastreamento das anomalias cromossômicas. 20 de fevereiro de 2004. 268 páginas. Dissertação apresentada ao curso de pós-graduação como requisito para obtenção ao título de Mestre em Medicina. Universidade Federal de Minas Gerais, Belo Horizonte, 2004.

Fetal Medicine Foundation. Disponível em: www.fetalmedicine.com.

Frey Tirri B, Troeger C, Holzgreve W, Tercanli S. Quality management of nuchal translucency measurement in residents. Ultraschall Med 2007 Oct; 28(5): 484-8.

Ghaffari SR, Tahmasebpour AR, Jamal A et al. First-trimester screening for chromosomal abnormalities by integrated application of nuchal translucency, nasal bone, tricuspid regurgitation and ductus venosus flow combined with maternal serum free β-hCG and PAPP-A: a 5-year prospective study. Ultrasound Obstet Gynecol 2012; 39:528-34.

Gil MM, Akolekar R , Quezada MS, Bregant B, Nicolaides KH. Analysis of cell-free DNA in maternal blood in screening for aneuploidies: Meta-Analysis. Fetal Diagn Ther 2014; 35:156-73.

Haak MC, van Vugt JM. Pathophysiology of increased nuchal translucency: a review of the literature. Hum. Reprod. Update 2003; 9:175-84.

Hiippala A, Eronen M, Taipale P, Salonen R, Hiilesmaa V. Fetal nuchal translucency and normal chromosomes: a long-term follow-up study. Ultrasound Obstet Gynecol 2001; 18:18-22.

Huggon IC, DeFigueiredo DB, Allan LD. Tricuspid regurgitation in the diagnosis of chromosomal anomalies in the fetus at 11–14 weeks of gestation. Heart 2003; 89:1071-3.

Hyett J. Increased nuchal translucency in fetuses with a normal karyotype. Prenat Diagn 2002; 22:864-8.

ISUOG Practice Guidelines: performance of first-trimester fetal ultrasound scan. Ultrasound Obstet Gynecol 2013; 41:102-13.

Johnson MP, Johnson A, Holzgreve W et al. First-trimester simple hygroma: cause and outcome. Am J Obstet Gynecol 1993; 168:156-61.

Jones KL. Smith's recognizable patterns of human malformation. 4. ed. London: WB Saunders, 1988.

Kagan KO, Valencia C, Livanos P, Wright D, Nicolaides KH. Tricuspid regurgitation in screening for trisomies 21, 18 and 13 and Turner syndrome at 11+0 to 13+6 weeks of gestation. Ultrasound Obstet Gynecol 2009 Jan; 33(1):18-22.

Kanellopoulos V, Katsetos C, Economides DL. Examination of fetal nasal bone and repeatability of measurement in early pregnancy. Ultrasound Obstet Gynecol 2003; 22:131-4.

Keeling JW, Hansen BF, Kjaer I. Pattern of malformations in the axial skeleton in human trisomy 21 fetuses. Am J Med Genet 1997; 68:466-71.

Liao AW, Sebire NJ, Geerts L, Cicero S, Nicolaides KH. Megacystis at 10-14 weeks of gestation: chromosomal defects and outcome according to bladder length. Ultrasound Obstet Gynecol 2003; 21:338-41.

Maiz N, Kagan KO, Milovanovic Z, Celik E, Nicolaides KH. Learning curve for Doppler assessment of ductus venosus flow at 11 + 0 to 13 + 6 weeks' gestation. Ultrasound Obstet Gynecol 2008 May; 31(5):503-6.

Matias A, Gomes C, Flack N, Montenegro N, Nicolais K. Screening for chromosomal abnormalities at 10-14 weeks. The role of ductus venosus blood flow. Ultrasound Obstet Gynecol 1998; 12:380-4.

Matias A, Huggon I, Areias J et al. Cardiac defects in chromosomally normal fetuses with abnormal ductus venosus blood flow at 10-14 weeks. Ultrasound Obst Ginecol 1999; 14:307-10.

Mavrides E, Moscoso G, Carvalho JS, Campbell S, Thilaganathan B. The human ductus venous between 13 and 17 weeks of gestation: histological and morphometric studies. Ultrasound Obstet Gynecol 2002; 19:39-46.

Mazzoni Júnior GT. Avaliação ultrassonográfica do osso nasal fetal. 18 de fevereiro de 2005. 128 páginas. Dissertação apresentada ao curso de pós-graduação como requisito para obtenção ao título de Mestre em Medicina. Universidade Federal de Minas Gerais, Belo Horizonte, 2005

Michaelidis GD, Economides DL. Nuchal translucency measurement and pregnancy outcome in karyotypically normal fetuses. Ultrasound Obstet Gynecol 2001; 17:102-5.

Murta CG, França LC. Medida da translucência nucal no rastreamento de anomalias cromossômicas. RBGO 2002; 24:163-73.

Montenegro N, Matias A, Areias JC et al. Increased fetal nucal translucency: possible involvement of early cardiac failure. Ultrasound Obstet Gynecol 1997; 10:265-8.

Nicolaides KH. Nuchal translucency and other first-trimester sonographic markers of chromosomal abnormalities. Am J Obstet Gynecol 2004; 191:45-67.

Nicolaides KH. Screening for fetal aneuploidies at 11 to 13 weeks. Prenat Diagn 2011 Jan; 31(1):7-15.

Nicolaides KH, Azar G, Byrne D, Mansur C, Marks K. Fetal nuchal translucency: ultrasound screening for chromosomal defects in first trimester of pregnancy. Br Med J 1992; 304:867-9.

Nicolaides KH, Brizot ML, Snijders RJM. Fetal nuchal translucency: ultrasound screening for fetal trisomy in the first trimester of pregnancy. Br J Obstet Gynaecol 1994; 101:782-6.

Nicolaides KH, Sebire NJ, Snijders RJM (Trad.) Versão brasileira: Brizot ML. O exame ultra-sonográfico entre 11 e 14 semanas: Diagnóstico de anomalias fetais. Cosenza: Editoriale BIOS S.A.S., 2000, 194p.

Nicolaides KH, Heath V, Cicero S. Increased fetal nuchal translucency at 11-14 weeks. Prenat Diagn 2002; 22: 308-15.

Orlandi F, Bilardo CM, Campogrande M et al. Measurement of nasal bone length at 11-14 weeks of pregnancy and its potential role in Down syndrome risk assessment. Ultrasound Obstet Gynecol 2003; 22:36-9.

Otaño L, Aiello H, Igarzabal L, Matayoshi T, Gadow EC. Association between first trimester absence of fetal nasal bone on ultrasound and Down's syndrome. Prenat Diagn 2002; 22:930-2.

Pajkrt E, de Graaf IM, Mol BW, van Lith JM, Bleker OP, Bilardo CM. Weekly nuchal translucency measurements in normal fetuses. Obstet Gynecol 1998; 91:208-11.

Pandya PP, Brizot ML, Kuhn P, Snijders RJ, Nicolaides KH. First-trimester fetal nuchal translucency thickness and risk for trisomies. Obstet Gynecol 1994; 84:420-3.

Pandya PP, Goldberg H, Walton B et al. The implementation of first-trimester scanning at 10-13 weeks' gestation and the measurement of fetal nuchal translucency thickness in two maternity units. Ultrasound Obstet Gynecol 1995; 5:20-5.

Pandya PP, Kondylios A, Hilbert L, Snijders RJ, Nicolaides KH. Chromosomal defects and outcome in 1015 fetuses with increased nuchal translucency. Ultrasound Obstet Gynecol 1995; 5:15-9.

Pandya PP, Snijders RJ, Johnson SP, De Lourdes Brizot M, Nicolaides KH. Screening for fetal trisomies by maternal age and fetal nuchal translucency thickness at 10 to 14 weeks of gestation. Br J Obstet Gynaecol 1995; 102:957-62.

Prefumo F, Risso D, Venturini L. Reference values for ductus venosus Doppler flow measurements at 10-14 weeks of gestation. Ultrasound Obstet Gynecol 2002; 20:42-6.

Plasencia W, Dagklis T, Pachoumi C, Kolitsi E, Nicolaides KH. Frontomaxillary facial angle at 11 + 0 to 13 + 6 weeks: effect of plane of acquisition. Ultrasound Obstet Gynecol 2007 Jun; 29(6):660-5.

Plasencia W, Dagklis T, Sotiriadis A, Borenstein M, Nicolaides KH. Frontomaxillary facial angle at 11+0 to 13+6 weeks' gestation - reproducibility of measurements. Ultrasound Obstet Gynecol 2007 Jan; 29(1):18-21.

Rembouskos G, Cicero S, Longo D, Sacchini C, Nicolaides KH. Single umbilical artery at 11-14 weeks' gestation: relation to chromosomal defects. Ultrasound Obstet Gynecol 2003; 22:567-70.

Rembouskos G, Cícero S, Longo D, Vandecruys H, Nicolaides KH. Assessment of the fetal nasal boné at 11-14 weeks of gestation by three-dimensional ultrasound. Ultrasound Obstet Gynecol 2004; 23:232-6.

Reuss A, Pijpers L, Schampers PT, Wladimiroff JW, Sachs ES. The importance of chorionic villus sampling after first trimester diagnosis of cystic hygroma. Prenat Diagn 1987; 7:299-301.

Rustico MA, Bussani R, Silvestri F. Nasal bone and trisomy 21: prenatal ultrasound and postmortem morphohistological study. Ultrasound Obstet Gynecol 2004; 23:96-8.

Rolnik DL, Wright D, Poon LCY et al. ASPRE trial: performance of screening for preterm pre-eclampsia. Ultrasound Obstet Gynecol 2017; 50(4):492-5.

Senat MV, Bernard JP, Boulvain M, Ville Y. Intra- and interoperator variability in fetal nasal bone assessment at 11-14 weeks of gestation. Ultrasound Obstet Gynecol 2003; 22:138-41.

Shulman LP, Emerson DS, Felker RE, Phillips OP, Simpson JL, Elias S. High frequency of cytogenetic abnormalities in fetuses with cystic hygroma diagnosed in the first trimester. Obstet Gynecol 1992; 80:80-2.

Snijders RJ, Faria M, von Kaisemberg, Nicolaides KH. First trimester fetal nuchal translucency. In: Snijders RJ, Nicolaides KH (eds.) Ultrasound markers for fetal chromosomal defects. London: The Parthenon Publishing Group, 1996: 121-56.

Snijders RJ, Noble P, Sebire N, Souka A, Nicolaides KH. UK multicentre project on assessment of risk of trisomy 21 by maternal age and fetal nuchal-translucency thickness at 10-14 weeks of gestation. Fetal Medicine Foundation – First Trimester Screening Group. Lancet 1998; 352:343-6.

Society for Maternal-Fetal Medicine (SMFM) Publications Committee. Prenatal aneuploidy screening using cell-free DNA. Consult series no. 36. Am J Obstet Gynecol 2015; 212:711-6.

Sonek J, Borenstein M, Dagklis T, Persico N, Nicolaides KH. Frontomaxillary facial angle in fetuses with trisomy 21 at 11-13(6) weeks. Am J Obstet Gynecol. 2007 Mar; 196(3):271.e1-4.

Souka AP, Krampl E, Bakalis S, Heath V, Nicolaides KH. Outcome of pregnancy in chromosomally normal fetuses with increased nuchal translucency in the first trimester. Ultrasound Obstet Gynecol 2001; 18:9-17.

Souka AP, Snijders RJ, Novakov A, Soares W, Nicolaides KH. Defects and syndromes in chromosomally normal fetuses with increased nuchal translucency thickness at 10-14 weeks of gestation. Ultrasound Obstet Gynecol 1998; 11:391-400.

Stemple N, Huten Y, Fredouille C, Brisse H, Nessmann C. Skeletal abnormalities in fetuses with Down's syndrome: a radiographic post-mortem study. Pediatr Radiol 1999; 29:682-8.

Teixeira LS. Dopplerfluxometria do ducto venoso entre 10-14 semanas de gestação: elaboração da curva de normalidade.18 de junho de 2004. 123 páginas. Dissertação apresentada ao curso de pós-graduação como requisito para obtenção ao título de Mestre em Medicina. Universidade Federal de Minas Gerais, Belo Horizonte, 2004.

Ville Y. Nuchal translucency in the first trimester of pregnancy: ten years on and still a pain in the neck? Ultrasound Obstet Gynecol 2001; 18:5-8.

Ville Y, Lalondrelle C, Doumerc S et al. First-trimester diagnosis of nuchal anomalies: significance and fetal outcome. Ultrasound Obstet Gynecol 1992; 2:314-6.

Viora E, Masturzo B, Errante G, Sciarrone A, Bastonero S, Campogrande M. Ultrasound evaluation of fetal nasal bone at 11 to 14 weeks in a consecutive series of 1906 fetuses. Prenat diagn 2003; 23:784-7.

Yagel S, Anteby EY, Rosen L, Yaffe E, Rabinowitz R, Tadmor O. Assessment of first trimester nuchal translucency by daily reference intervals. Ultrasound Obstet Gynecol 1998; 11:262-5.

Zoppi MA, Ibba RM, Axiana C, Floris M, Manca F, Monni G. Absence of fetal nasal bone and aneuploidies at first-trimester nuchal translucency screening in unselected pregnancies. Prenat Diagn. 2003; 23:496-500.

Francisco Eduardo de Carvalho Lima
Fábio Batistuta de Mesquita

CAPÍTULO 18

Sangramento no Primeiro Trimestre da Gestação

■ INTRODUÇÃO

A ultrassonografia transvaginal (USTV) e a dosagem da fração beta do hormônio gonadotrofina coriônica humana (β-HCG) se tornaram um elemento essencial no diagnóstico e no manejo das intercorrências no início da gravidez.

O sangramento vaginal é comum no primeiro trimestre da gestação, ocorrendo em 20% a 40% das grávidas. Toda mulher deve ser avaliada ao apresentar sintomas de dor pélvica ou sangramento vaginal nesse período da gestação, e os possíveis diagnósticos são:

- Gravidez intrauterina viável (fisiológico – provavelmente relacionado com a implantação).
- Gravidez intrauterina não viável (abortamento espontâneo).
- Gravidez ectópica.
- Doença trofoblástica gestacional.
- Cervical, vaginal ou patologia uterina.
- Hematoma subcoriônico.

As causas de sangramento não uterino (cervical e vaginal) podem ser identificadas pelo exame clínico e especular. Todas as mulheres com sangramento no primeiro trimestre da gestação devem realizar USTV, que é considerada o melhor método diagnóstico. Se uma gravidez intrauterina não for confirmada, a possibilidade de gravidez ectópica deverá ser considerada, e esses casos deverão ser seguidos por meio da dosagem de β-HCG quantitativo e USTV. Quando a concentração de β-HCG é muito alta para a idade gestacional, deve-se suspeitar de doença trofoblástica gestacional.

A Figura 18.1 mostra o algoritmo para gestantes que apresentam sangramento no primeiro trimestre da gestação.

Neste capítulo será abordado o uso da USTV em caso de abortamento espontâneo e doença trofoblástica gestacional.

■ ABORTAMENTO ESPONTÂNEO

Abortamento espontâneo é definido como a perda da gravidez clinicamente reconhecida antes da 20ª semana de gestação. Trata-se da complicação mais comum do início da gestação, com incidência de 8% a 20%, sendo a maioria dos casos decorrente de anormalidades estruturais ou cromossômicas do embrião. Os principais fatores de risco são idade materna avançada, história de aborto anterior e tabagismo.

O abortamento espontâneo se apresenta com sangramento vaginal, dor pélvica ou achado incidental durante a realização de uma ultrassonografia obstétrica de primeiro trimestre em gestante assintomática.

A USTV é o melhor teste e deve ser realizada em todas as pacientes com suspeita de abortamento espontâneo. Durante o exame devem ser avaliados:

- Localização intrauterina do saco gestacional, seu tamanho e contorno (Figura 18.2).
- Presença da vesícula vitelínica (Figura 18.3).
- Presença e comprimento do embrião (Figura 18.4).
- Atividade cardíaca do embrião (Figura 18.5).
- Anexos.

223

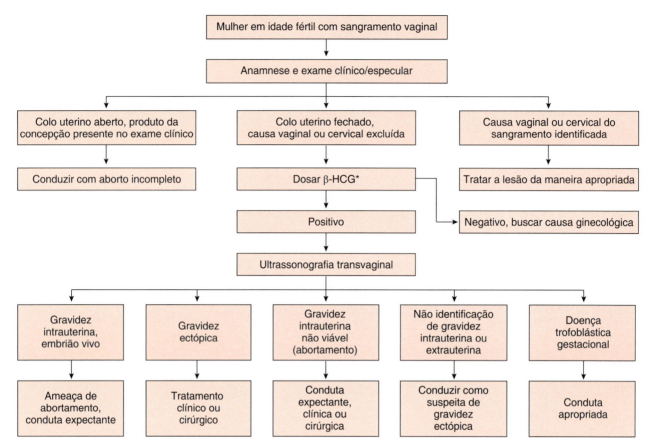

Figura 18.1 Algoritmo para avaliação de sangramento vaginal no primeiro trimestre da gestação. (*Essa etapa deve ser omitida caso a mulher apresente β-HCG positivo ou diagnóstico de gravidez intrauterina. Ir direto para o ultrassonografia transvaginal.)

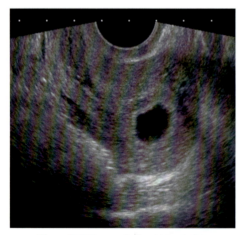

Figura 18.2 Saco gestacional intrauterino.

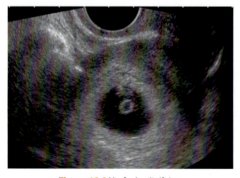

Figura 18.3 Vesícula vitelínica.

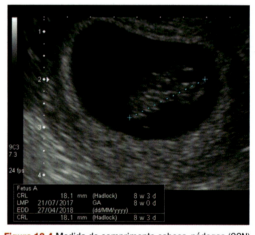

Figura 18.4 Medida do comprimento cabeça-nádegas (CCN).

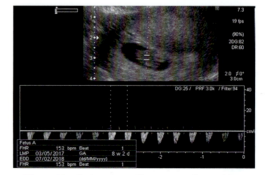

Figura 18.5 Batimento cardíaco embrionário positivo.

Quadro 18.1 Achados diagnósticos para abortamento por meio da ultrassonografia transvaginal

Embrião com CCN ≥ 7mm e ausência de batimentos cardíacos
Diâmetro médio do saco gestacional ≥ 25mm e ausência de embrião
Ausência de embrião vivo ≥ 14 dias depois de ultrassom que mostrou saco gestacional **sem** vesícula vitelínica
Ausência de embrião vivo ≥ 11 dias depois de ultrassom que mostrou saco gestacional **com** vesícula vitelínica

A sequência de eventos observados à USTV no início da gravidez obedece a um padrão previsível. Primeiro aparece o saco gestacional, sem conteúdo, com aproximadamente 5 semanas. Com a evolução surge a vesícula vitelínica, por volta de 5 semanas e meia, e por último o embrião, em torno de 6 semanas.

O diagnóstico de abortamento espontâneo após o exame clínico é fundamentado nos achados ultrassonográficos. Critérios são adotados para confirmação de gestação não viável e devem ser atendidos de modo a se evitar o término de uma gestação normal. Os critérios diagnósticos à USTV devem apresentar especificidade de 100% e não ter resultados falso-positivos.

Os critérios diagnósticos de abortamento são apresentados no **Quadro 18.1**.

- **Diâmetro médio do saco gestacional:** saco gestacional com diâmetro médio ≥ 25mm, sem vesícula vitelina ou embrião em seu interior (**Figura 18.6**).
- **Ausência de batimentos cardíacos no embrião:** ausência de batimento cardíaco no embrião com comprimento craniocaudal ≥ 7mm (**Figura 18.7**).
    O achado de batimento cardíaco não exclui a possibilidade de um abortamento subsequente.

Nem todas as gestações não viáveis desenvolvem um embrião de 7mm ou um saco gestacional de 25mm, sendo necessário um outro critério de avaliação, que é a não visibilização do embrião com batimentos cardíacos após certo tempo.

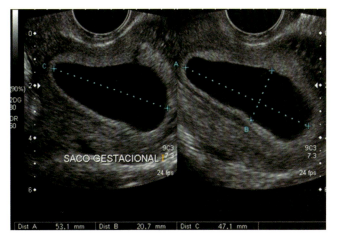

Figura 18.6 Diâmetro médio do saco gestacional > 25mm – critério diagnóstico de gestação não viável.

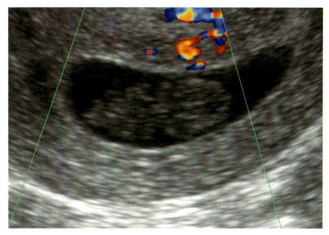

Figura 18.7 Batimento cardíaco ausente no embrião.

O tempo e os achados entre os exames de USTV para que sejam considerados critérios diagnósticos são os seguintes:

- **Após um primeiro exame de USTV ter mostrado saco gestacional < 25mm sem a presença de vesícula vitelínica ou embrião:** a USTV deve ser repetida pelo menos 14 dias depois e, caso não seja visibilizado embrião com batimento cardíaco, é considerado abortamento.
- **Após um primeiro exame de USTV ter mostrado saco gestacional com a presença de vesícula vitelínica e sem embrião:** a USTV deve ser repetida pelo menos 11 dias depois e, caso não seja visibilizado embrião com batimento cardíaco, é considerado abortamento.

O **Quadro 18.2** mostra os critérios de suspeita de abortamento, os quais não são diagnósticos. Nova USTV deve ser realizada 7 a 10 dias depois para avaliação da viabilidade da gravidez.

O abortamento espontâneo é classificado de acordo com a localização do produto da concepção e se a dilatação cervical está presente. A USTV pode frequentemente auxiliar a localização do produto da concepção.

Ameaça de abortamento

Considera-se como ameaça de abortamento o caso de uma gestante com sangramento vaginal com colo uterino fechado

Quadro 18.2 Achados suspeitos para abortamento, mas não diagnósticos, por meio da ultrassonografia transvaginal

Embrião com CCN < 7mm e ausência de batimentos cardíacos
Diâmetro médio do saco gestacional entre 16 e 24mm e ausência de embrião
Ausência de embrião vivo 7 a 13 dias após ultrassonografia transvaginal que mostrou saco gestacional **sem** vesícula vitelínica
Ausência de embrião vivo 7 a 10 dias após ultrassonografia transvaginal que mostrou saco gestacional **com** vesícula vitelínica
Âmnio vazio (âmnio é visto adjacente à vesícula vitelina e o embrião não é visto)
Vesícula vitelínica aumentada (> 7mm)
Nova ultrassonografia transvaginal 7 a 10 dias depois para avaliar a viabilidade da gravidez

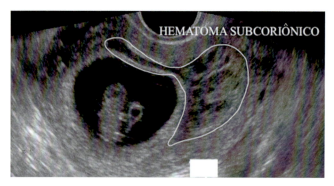

Figura 18.8 Hematoma subcoriônico.

e cujos critérios diagnósticos de abortamento espontâneo não foram atingidos. Em alguns casos, é observado à USTV um hematoma subcoriônico (**Figura 18.8**), o qual representa um fator de risco de abortamento. As evidências acerca do tamanho do hematoma e do risco de abortamento são inconclusivas. Alguns clínicos recomendam a repetição do exame em 1 a 2 semanas.

Missed abortion (aborto retido)

Os casos de aborto retido (*missed abortion*) apresentam critério diagnóstico de abortamento pela USTV, mas o produto da concepção não foi expulso do útero (colo uterino fechado).

Abortamento inevitável

O abortamento inevitável é caracterizado por uma grávida com sangramento vaginal acompanhado de cólicas e colo uterino dilatado.

Abortamento incompleto

Em caso de abortamento incompleto (**Figura 18.9**), a grávida apresenta sangramento vaginal e/ou cólica, colo uterino dilatado e produto da concepção no canal cervical ou expulso parcialmente com material ainda dentro da cavidade.

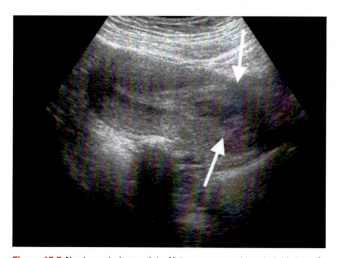

Figura 18.9 Abortamento incompleto. Note a presença de material heterogêneo no canal cervical (*setas*).

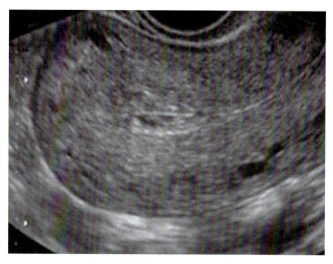

Figura 18.10 Abortamento completo.

Abortamento completo

No abortamento completo (**Figura 18.10**), o produto da concepção foi expulso do útero e o colo uterino se encontra fechado. O sangramento vaginal e dor são leves ou ausentes.

■ DOENÇA TROFOBLÁSTICA GESTACIONAL

A doença trofoblástica gestacional (DTG) compreende um grupo heterogêneo de doenças provocadas por proliferação e crescimento anormais do tecido placentário; portanto, são restritas a uma patogênese única porque as lesões provêm de tecido fetal e não materno.

Achados ultrassonográficos compatíveis com um tecido anormal na cavidade uterina e níveis elevados do β-HCG são balizadores, mas insuficientes para o diagnóstico, sendo necessário o estudo histopatológico e eventualmente genético.

Terminologia

Doença trofoblástica gestacional

A DTG se caracteriza como um grupo de lesões originadas da proliferação anormal do trofoblasto com características não neoplásicas, que incluem nódulos de sítio placentário, sítio placentário exagerado e mola hidatiforme.

Diversos subtipos histopatológicos foram descritos.

Neoplasias trofoblásticas gestacionais (NTG)

As NTG incluem coriocarcinoma, tumor trofoblástico de sítio placentário, tumor trofoblástico epitelioide e mola invasora.

São consideradas NTG situações em que, após o esvaziamento uterino de uma suposta gestação molar, os níveis de β-HCG continuam elevados e não se obtêm o diagnóstico histopatológico definitivo.

A maioria das DTG cursa com elevação dos níveis de β-HCG, e a análise genotípica do DNA trofoblástico pode incrementar o diagnóstico histopatológico.

As doenças do trofoblasto podem ser subdivididas ainda em:

- **Lesões trofoblásticas benignas não neoplásicas:** essas lesões, na imensa maioria das vezes, são diagnosticadas como achados incidentais de restos ovulares pós-aborto, curetagem semiótica ou peças de histerectomia:
  - Sítio placentário exagerado.
  - Nódulo de sítio placentário.
- **Mola hidatiforme:** essas lesões são essencialmente benignas, mas carreiam alto risco de persistência ou de evolução para uma forma maligna de NTG. Resultam de anormalidades na fertilização:
  - Mola hidatiforme completa.
  - Mola hidatiforme parcial.
  - Mola invasora.
- **Neoplasias trofoblásticas gestacionais:** são tumores com potencial para invasão tecidual e metástases. São curáveis em 85% a 100% das vezes, mesmo nos casos avançados:
  - Coriocarcinoma.
  - Tumor de sítio placentário.
  - Tumor trofoblástico epitelioide.
- **Lesões anormais das vilosidades placentárias:** nova categoria adicionada pela Organização Mundial da Saúde, cujos achados histopatológicos simulam uma mola parcial, mas com proliferação trofoblástica insuficiente para ser classificada como mola hidatiforme.

Essas condições podem ser observadas em diversas circunstâncias, como em abortos hidrópicos, anomalias cromossômicas, triploidias e displasia mesenquimal placentária. Para diferenciá-las é possível lançar mão de estudo genético, mas, em geral, são acompanhadas como casos de mola parcial.

Classificação genética da gestação molar

Mola completa

O cariótipo mais observado nos casos de mola completa (80%) é o 46XX com todos os cromossomos de origem paterna. Esse é o resultado da fertilização de um ovócito vazio (sem material genético materno ou com genes inativos) por um espermatozoide paterno haploide que se duplica. Vale ressaltar que o genótipo 46YY é letal e não evolui para gestação molar. Cerca de 3% a 13% das gestações molares completas apresentam o genótipo 46XY e ocorrem quando um ovócito vazio é fecundado simultaneamente por dois espermatozoides 23X e 23Y. Mais raramente, é possível observar gestações molares completas com cariótipo 46XX, onde um óvulo vazio é fecundado por dois espermatozoides distintos. Como o núcleo da célula fecundada é inteiramente de origem paterna, a mola completa funciona como um aloenxerto na mãe (**Figura 18.11**).

Algumas situações muito mais raras podem ser observadas em gestações molares completas de origem biparental e estão associadas a condições autossômicas recessivas que predispõem à gestação molar. São condições relacionadas com *imprinting* genético anormal e em alguns casos com muta-

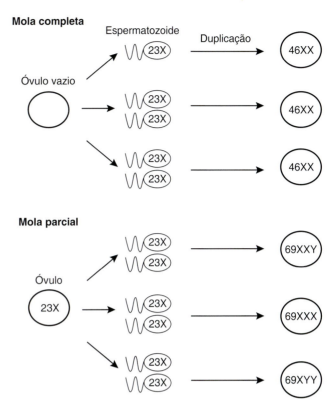

Figura 18.11 Arranjos genéticos possíveis na mola hidatiforme.

ções genéticas de 1,1MB no braço longo do cromossomo 19 (19q13.4). Essas alterações promovem recorrências em gestações de portadores dessas mutações. Mulheres com mola completa de origem biparental podem apresentar uma expressão genética suprimida da proteína p57 (KIP2).

Outras formas de mola completa diploide biparental promovem episódios de recorrência com maior frequência que as molas completas de origem androgenética. Originam-se de mutações genéticas primárias no gene NLRP7 e em alguns casos no gene KIIDC3L. Quando se comparam as mulheres com molas completas de origem androgenética com aquelas que apresentam molas completas de origem biparental diploides, observam-se nas primeiras riscos maiores de recorrência e de doença trofoblástica persistente. Nessas pacientes pode ser necessária a doação de óvulo para que a gestação siga normalmente.

Mola parcial

A maioria (cerca de 90%) das molas parciais é triploide (69XXX, 69XXY e, raramente, 69XYY) em decorrência da fertilização de um óvulo contendo cromossomos maternos haploides por dois espermatozoides que contribuem com dois materiais genéticos de origem paterna. Isso confere distinção genética e histopatológica em relação à mola completa. Os outros 10% dos casos apresentam uma variedade enorme de cariótipos, embora a existência real de molas parciais não triploides venha sendo questionada. Na maioria das vezes, os tecidos fetais ou embrionários que estão presentes na mola parcial apresentarão triploidia em seu cariótipo.

Gestação molar

As gestações molares são caracterizadas por proliferação exuberante das vilosidades trofoblásticas associada a uma hidropisia das vilosidades coriônicas. A principal diferença entre as gestações molares completa e parcial é que normalmente não se observam tecidos fetais ou embrionários nos casos de mola completa, embora tecidos embrionários possam ser observados em raríssimos casos (**Figuras 18.12 e 18.13**).

Histologia da mola completa

A mola hidatiforme completa não costuma apresentar tecido fetal/embrionário, o que é tipicamente observado na mola parcial. Apresenta vilosidade coriônica difusamente hidrópica e circundada por trofoblastos hiperplásicos e frequentemente atípicos. Em algumas gestações gemelares é possível observar a coexistência de uma gestação normal com uma molar, o que pode dificultar a diferenciação do tipo de DTG associada.

As diferenças genéticas entre as molas completas e parciais tornam possível a diferenciação imuno-histoquímica a partir da expressão de proteínas antigênicas em suas células. Como citado previamente, a proteína p57(KIP2) é um produto do *imprinting* paterno expresso por um gene materno. A evidenciação da proteína p57 por coloração imuno-histoquímica não ocorre nas molas completas porque estas apresentam apenas material genético de origem paterna, mas marcará os tecidos da mola parcial e dos abortos hidrópicos não molares porque todos eles apresentam material genético de origem paterna e materna.

Com o desenvolvimento técnico da ultrassonografia para avaliação de gestações precoces, o diagnóstico de DTG também tem sido mais precoce durante a gestação, antes mesmo de 8 ou 9 semanas de gestação. Nos estágios precoces não são observadas as alterações histológicas típicas da mola completa, como, por exemplo, grandes vilosidades hidrópicas e extensa hiperplasia trofoblástica. Nesses casos, o principal diagnóstico diferencial é com aborto hidrópico.

No entanto, achados histológicos específicos podem ser vistos na mola completa precoce (molas completas diagnosticadas antes de 10 semanas de gestação) como um estroma viloso celular, de aspecto mixoide, contornos irregulares, debris nucleares (cariorrexe) visíveis no estroma viloso e trofoblastos atípicos. Nesses casos, ao contrário da mola completa mais avançada, a proliferação trofoblástica não é uma característica histológica marcante e, em alguns casos de difícil caracterização histológica, pode-se lançar mão da avaliação imuno-histoquímica da p57.

Histologia da mola parcial

A mola parcial, diferentemente da completa, apresenta tecido trofoblástico com vilosidade coriônica de aspecto normal e tecido fetal misturado com vilosidade coriônica hidrópica. As alterações hidrópicas são focais e menos visíveis, com menos hiperplasia e trofoblastos atípicos (**Figura 18.14**).

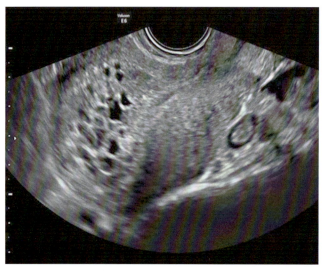

Figura 18.12 Mola hidatiforme completa. (Imagem gentilmente cedida pela Dra. Maíra Almeida – RS.)

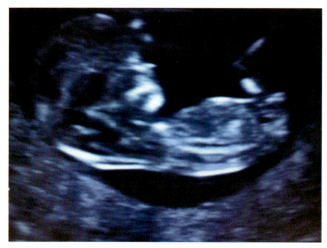

Figura 18.13 Triploidia 69XXY – desproporção entre o crânio e o tronco fetal. (Imagem gentilmente cedida pela Dra. Ana Lúcia Isoton – RS.)

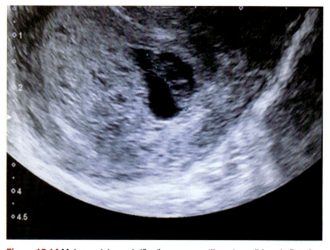

Figura 18.14 Mola parcial – embrião. (Imagem gentilmente cedida pela Dra. Ana Laura Guilhem Rosa – SP.)

A diferenciação entre uma mola parcial e um aborto hidrópico não molar pode ser muito difícil. O aborto hidrópico apresenta um espectro variado de tamanhos das vilosidades, enquanto a mola parcial tem apenas duas populações de vilosidades. O aborto pode ter escasso trofoblasto sobre a superfície vilosa hidrópica, ao contrário da mola parcial, que apresenta uma proliferação trofoblástica. Vilosidades coriônicas hidrópicas isoladamente não estabelecem o diagnóstico de mola. A chave para o diagnóstico se encontra na proliferação trofoblástica. Portanto, a descrição de aumento das vilosidades coriônicas hidrópicas sem a descrição de proliferação trofoblástica associada indica que o produto da concepção é fruto de um aborto hidrópico e não de uma gestação molar, o que não exige seguimento clínico após o esvaziamento uterino (**Quadro 18.3**).

Mola invasora

A mola invasora é uma mola hidatiforme caracterizada pela presença de vilosidades hidrópicas que invadem o miométrio e se dirigem para dentro dos vasos ou para locais fora do útero.

O vilo hidrópico anormal invade profundamente o miométrio. Essas lesões podem ser diferenciadas do coriocarcinoma porque apresentam vilosidades hidrópicas associadas a pronunciada proliferação trofoblástica. Tanto a mola invasora como o coriocarcinoma invadem a vascularização uterina, levando ao aparecimento de lesões metastáticas secundárias particularmente sobre a vagina e os pulmões. Molas invasoras não melhoram espontaneamente. A confirmação histológica mediante uma suspeita clínica nem sempre é possível, pois a invasão nem sempre poderá ser detectada com a curetagem por não haver a presença de miométrio na amostra na imensa maioria das vezes. A confirmação anatomopatológica, quando realizada, se dá frequentemente após a histerectomia.

Quadro 18.3 Comparação das principais características entre mola hidatiforme completa e parcial

	Mola completa	Mola parcial
Tecido fetal	Ausente	Presente
Edema do vilo	Difuso	Focal
Hiperplasia trofoblástica	Difuso	Focal
Descamação do vilo coriônico	Ausente	Presente
Inclusões no estroma trofoblástico	Ausente	Presente
Imuno-histoquímica (p57 alelo materno)	p57 negativo	p57 positivo
Risco de NTG	15% a 20%	1% a 5%
Cariótipo	46XX; 46XY; todos os cromossomos de origem paterna	69XXY; 69XYY; o conjunto extra de cromossomos é de origem paterna

Neoplasia trofoblástica gestacional

As NTG incluem um grupo de doenças como coriocarcinoma, tumor trofoblástico do sítio placentário (TTSP) e tumor trofoblástico epitelioide (TTE). A mola invasora, por não se resolver espontaneamente, também é considerada uma NTG.

As NTG costumam surgir após uma gravidez normal ou uma gravidez molar. Cerca de 50% dos coriocarcinomas seguem uma gravidez molar, enquanto apenas 8% dos casos de TTSP e TTE ocorrem após uma gestação molar.

Ambos os tipos apresentam células trofoblásticas oriundas da mesma linhagem celular de trofoblastos, que se diferenciam nos três tipos de tumores. O coriocarcinoma é o mais indiferenciado deles, e os TTSP e os TTE apresentam características fenotípicas de células trofoblásticas intermediárias extravilosas (TTSP) e células trofoblásticas intermediárias migratórias (TTE).

Neoplasia trofoblástica gestacional após gestação molar

Cerca de 20% de todas as pacientes submetidas ao esvaziamento uterino após o diagnóstico de gestação molar cursarão com persistência de tecido trofoblástico no interior da cavidade endometrial; no entanto, quanto maior o perfil de risco da paciente, maior será esse percentual. São fatores de risco para a persistência de uma gestação molar: idade materna avançada, intervalo longo após gestação prévia e níveis altos de β-HCG.

O seguimento pós-esvaziamento da gestação molar é fundamental para a detecção de possíveis recidivas (mola persistência) ou evolução para NTG, o que pode levar semanas ou anos após o esvaziamento. Portanto, é recomendável evitar uma nova gravidez nos próximos 1 a 2 anos. Níveis de β-HCG persistentemente elevados, mesmo na ausência de confirmação diagnóstica histopatológica, é critério para a classificação como NTG persistente ou recidivante, o qual deverá ser seguido empiricamente como tal. Entre os casos pós-esvaziamento uterino para gestação molar que durante o seguimento apresentam níveis de β-HCG persistentemente elevados ou em ascensão, cerca de 75% são de molas invasoras e 25% são coriocarcinomas. TTSP não costumam evoluir dentro desse contexto. Não é comum o diagnóstico de coriocarcinoma após mola parcial.

Tipos de neoplasias trofoblásticas gestacionais
Coriocarcinoma

Tumor epitelial com alto índice de malignidade, o coriocarcinoma pode crescer a partir de qualquer tipo de tecido trofoblástico (gestação molar, aborto, gestação ectópica, gestação normal), exceto em raros casos de mola parcial.

A maioria das lesões começa no útero, mas pode se originar nas trompas a partir de uma gestação ectópica. O local mais frequente de metástases é o pulmão, seguido de cérebro, fígado, pelve, vagina, baço, intestinos e rins.

O coriocarcinoma consiste em citotrofoblastos anaplásicos e sinciciotrofoblastos sem vilo coriônico. Alguns trofoblastos de aparência intermediária podem ser vistos, além de células com padrão bifásico, de aparência mononuclear (citotrofoblasto) e multinuclear (sinciciotrofoblasto), obviamente malignas, características patognomônicas do coriocarcinoma. São também observadas necroses extensas, hemorragias e invasões vasculares. Podem se originar de gestações anembrionadas que, após o esvaziamento uterino, se apresentam apenas como um tecido gestacional imaturo sem vilosidades adjacentes às regiões de atipia celular, dificultando o diagnóstico histopatológico nesses casos.

Quando se originam de uma gravidez normal, são formados por células contendo cromossomos biparentais idênticos aos do feto. Alguns tipos de coriocarcinomas, no entanto, não apresentam características genéticas compatíveis com a gestação atual e sim com gestações precedentes.

Se o coriocarcinoma ocorre após uma gestação molar, frequentemente apresenta padrão genético com DNA exclusivamente paterno ou formado por células aneuploides.

Tumor trofoblástico de sítio placentário

Neoplasia potencialmente maligna, rara, o TTSP se origina de células trofoblásticas extravilositárias intermediárias. Pode surgir meses ou anos após uma gravidez normal a termo, mas também pode ser proveniente de uma gestação molar (8% dos casos). Em 70% dos casos de TTSP a evolução clínica atua de maneira benigna e 30% dos casos cursam com metástases e sempre resultam em morte. São habitualmente diploides e apresentam predominantemente características femininas ou 46XX.

Normalmente, os TTSP apresentam proliferação de trofoblastos intermediários e extravilositários dentro do endométrio e do miométrio. Raramente se observa vilosidade coriônica ou o típico padrão dismórfico do coriocarcinoma. Seguem padrão de infiltrados de populações de células trofoblásticas monomórficas entre as células miometriais. Esparsas células multinucleares, semelhantes a sinciciotrofoblastos, podem estar presentes. Alterações inflamatórias e necrose podem ser identificadas à histopatologia, mas as necroses e hemorragias típicas do coriocarcinoma não são comuns.

Marcadores imuno-histoquímicos auxiliam a complementação diagnóstica com especificidade de aproximadamente 60%. Os principais marcadores são o gene SALL4, o lactogênio placentário humano (hPL), o CD146 (MEL-CAM) e a fosfatase alcalina placentária (PLAP), o Ki-67, a inibina alfa e a citoqueratina 8/18.

Apesar de 70% dos casos de TTSP serem benignos, não há como diferenciar clinicamente os que evoluirão com comportamento maligno, mas há critérios prognósticos que, quando presentes, conferem grande probabilidade de evolução maligna (estádios avançados, idade materna avançada, longo intervalo desde a última gestação, gestação a termo prévia, altos níveis de HCG sérico, alto índice mitótico e citoplasma claro).

Tumor trofoblástico epitelioide

Neoplasia trofoblástica raríssima, os TTE são clínica, patológica e prognosticamente semelhantes aos TTSP. Ocorrem primariamente em mulheres em idade reprodutiva, após gestação prévia, geralmente após gestação a termo, mas em cerca de 30% dos casos acometem mulheres após aborto espontâneo ou gestação molar.

Em 70% dos casos, o tumor se apresenta como sangramento vaginal. Um terço dos casos se apresentará como doença metastática. O β-HCG se encontra elevado, mas não excedendo valores > 2.500UI/mL.

À ectoscopia, aparece como uma massa sólido-cística, de consistência carnosa, bem definida, localizada na parede uterina, no segmento uterino ou na endocérvice. Histologicamente, é composto por células trofoblásticas monomórficas menores, em maior proporção do que nos TTSP. As células apresentam coloração eosinofílica ou com citoplasmas claros, formando "ninhos" celulares circunscritos por tecido necrótico. As bordas tumorais são bem delimitadas, mas apresentam áreas de invasão no tecido periférico. Os tipos celulares predominantes são células trofoblásticas do tipo migratórias extravilosas ou intermediárias, mas células do tipo sinciciotrofoblásticas também podem ser vistas esporadicamente.

O comportamento tumoral e o prognóstico são semelhantes aos dos TTSP. Uma minoria dos casos se comporta de maneira maligna, e a abordagem terapêutica é normalmente problemática. Um percentual alto de casos é diagnosticado a partir da descoberta de lesões metastáticas e extrauterinas.

Os marcadores celulares imuno-histoquímicos normalmente utilizados para confirmação diagnóstica englobam a pancitoqueratina, o antígeno de membrana epitelial, a citoqueratina 18, a inibina-A, o HCG, o hPL, a PLAP e o MEL-CAM (CD146). O p63 é expresso nos casos de TTE e coriocarcinoma, mas não nos de TTSP.

Os TTE são constantemente confundidos com carcinomas de células escamosas do colo uterino em virtude de seu frequente envolvimento com o segmento inferior do útero ou com a endocérvice, por sua aparência eptelioide e em razão da expressão do p63 e das citoqueratinas.

Manifestações da doença trofoblástica gestacional

Apresentação clínica

Em outras épocas, o diagnóstico de mola era realizado entre o final do primeiro e o início do segundo trimestre com sinais e sintomas do crescimento excessivo e precoce do útero, hemorragia vaginal e hiperêmese gravídica. Atualmente, o diagnóstico é realizado no início do primeiro trimestre, antes mesmo da décima semana de gestação, graças à possibilidade de dosagem precoce do β-HCG quantitativo e da ultrassonografia realizada no início da gestação.

Nos casos de mola, na presença dos sinais clínicos e de elevação dos níveis de β-HCG, a complementação propedêutica com a ultrassonografia possibilitará a visibilização das alterações placentárias, nos casos de molas completas, e alterações placentárias focais coexistindo com imagem do embrião ou feto. No caso de gestações molares parciais, a coexistência do feto pode ser confundida com gestação gemelar, sendo uma das gestações uma DTG; nesses casos, a manutenção da gravidez aumenta o risco de evolução para NTG e tem alta probabilidade de metástases. Outras complicações incluem crescimento exagerado do útero, hemorragia uterina, hiperêmese gravídica, crise tireotóxica e doenças hipertensivas desencadeadas pela gestação antes da viabilidade fetal.

Os TTSP e TTE se mantêm confinados ao útero no momento do diagnóstico na forma de uma massa nodular. Desses, apenas 10% a 15% são clinicamente malignos e metastáticos. Os sintomas poderão ser observados semanas ou muitos anos após uma gravidez que pode ser a termo, um abortamento, uma gestação ectópica ou uma gestação molar. Surgem com uma massa nodular mioendometrial com sangramento vaginal irregular e aumento do volume uterino, ou como lesões metastáticas, cujo pulmão é o principal sítio de metástases, seguido das metástases hepáticas, invasões de órgãos pélvicos e metástases intestinais, no baço e nos rins.

Ultrassonografia

A ultrassonografia é o exame de escolha para o diagnóstico diferencial da DTG.

Em caso de mola completa, os principais achados ultrassonográficos incluem as imagens císticas de padrão vesicular, também chamadas de lesões em "favo de mel", difusas por toda a placenta, decorrentes do edema acentuado nas vilosidades coriônicas (**Figuras 18.15 e 18.16**).

Na mola parcial, as imagens vesiculares tendem a ser focais ou inexistentes e coexistem com um embrião ou feto que pode ser genotipicamente triploide (**Figura 18.17**).

Nos TTSP e TTE, a imagem normalmente observada à ultrassonografia é de uma massa uterina nodular, sólida, com áreas císticas de permeio, ecogênica, localizada no endométrio ou no miométrio e que pode ser ricamente vascularizada ou não (**Figura 18.18**).

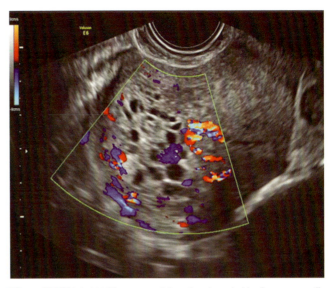

Figura 18.16 Mola hidatiforme completa – Doppler colorido. (Imagem gentilmente cedida pela Dra. Maíra Almeida – RS.)

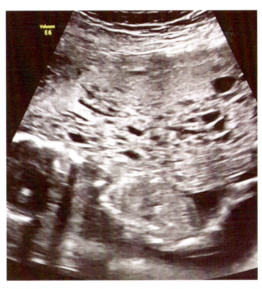

Figura 18.17 Mola parcial – feto com áreas císticas na placenta. (Imagem gentilmente cedida pela Dra. Luciana Grudtner – SC.)

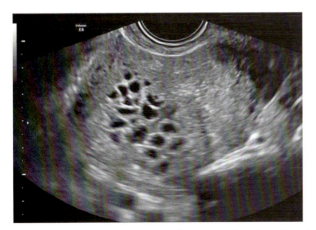

Figura 18.15 Mola hidatiforme completa. (Imagem gentilmente cedida pela Dra. Maíra Almeida – RS.)

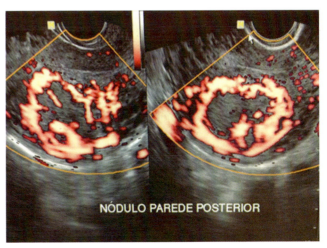

Figura 18.18 Coriocarcinoma – Doppler. (Imagem gentilmente cedida pela Dra. Débora Nora Henri Guitton – MG.)

Ressonância nuclear magnética e tomografia computadorizada

Esses exames complementam a ultrassonografia e colaboram na determinação do tamanho e localização e no diagnóstico de lesões metastáticas.

Leitura complementar

Abdallah Y, Daemen A, Bourne T et al. Limitations of current definitions of miscarriage using mean gestational sac diameter and crown-rump length measurements: a multicenter observational study. Ultrasound Obstet Gynecol 2011; 38(5):497-502.

Akoury E et al. Live births in women with recurrent hydatidiform mole and two NLRP7 mutations. Reproductive BioMedicine Online 2015; 31(1): 120-45.

Allen SD et al. Radiology of gestational trophoblastic neoplasia. Clinical Radiology [S.I: s.n.], 2006.

Allison KH; Love JE; Garcia RL. Epithelioid trophoblastic tumor: review of a rare neoplasm of the chorionic-type intermediate trophoblast. Archives of Pathology and Laboratory Medicine [S.I: s.n.], 2006.

Altieri A et al. Epidemiology and etiology of gestational trophoblastic diseases. Lancet Oncology 2003; 4(11):670-8.

Baergen RN et al. Placental site trophoblastic tumor: a study of 55 cases and review of the literature emphasizing factors of prognostic significance. Gynecologic Oncology [S.I: s.n.], 2006.

Behtash N, Karimi Zarchi M. Placental site trophoblastic tumor. Journal of Cancer Research and Clinical Oncology [S.I: s.n.], 2008.

Berkowitz RS, Goldstein DP. Current advances in the management of gestational trophoblastic disease. Gynecologic Oncology [S.I: s.n.], 2013.

Bourne T, Boltomley C. When is a pregnacy nonviable and what criteria should be used to define miscarriage? Fertil Steril 2012; 98(5):1091-6.

Castrillon DH et al. Discrimination of complete hydatidiform mole from its mimics by immunohistochemistry of the paternally imprinted gene product p57KIP2. The American Journal of Surgical Pathology 2001; 25(10):1225-30. Disponível em: <http://www.ncbi.nlm.nih.gov/pubmed/11688455>.

Davis M R et al. Epithelioid trophoblastic tumor: a single institution case series at the New England Trophoblastic Disease Center. Gynecologic Oncology 2015; 137(3):456-61.

Deveault C et al. NLRP7 mutations in women with diploid androgenetic and triploid moles: a proposed mechanism for mole formation. Human Molecular Genetics 2009; 18(5):888-97.

Doubilet PM, Benson CB, Bourne T et al. Diagnostic criteria for nonviable pregnancy early in the first trimester. N Engl J Med 2013; 369:1443-51.

Feltmate CM et al. Placental site trophoblastic tumor: a 17-year experience at the New England Trophoblastic Disease Center. Gynecologic Oncology 2001; 82(3):415-9. Disponível em: <http://linkinghub.elsevier.com/retrieve/pii/S0090825801962651>.

Fisher RA, Hodges MD. Genomic imprinting in gestational trophoblastic disease – a review. Placenta 2003; 24(Suppl A):S111-8. Disponível em: <http://www.ncbi.nlm.nih.gov/pubmed/12842422>.

Fisher RA et al. Gestational and nongestational trophoblastic tumors distinguished by DNA analysis. Cancer 1992 ; 69(3):839-45.

Fisher RA, Hodges MD, Newlands ES. Familial recurrent hydatidiform mole: a review. The Journal of Reproductive Medicine 2004; 49(8):595-601. Disponível em: <http://www.ncbi.nlm.nih.gov/pubmed/15457849>.

Fukunaga M. Twin placenta with complete hydatidiform mole and its mimics in the first trimester: Histologic diagnosis and immunohistochemical study. Laboratory Investigation 2016; 96:283ª-284A. Disponível em: <http://www.embase.com/search/results?subaction=viewrecord&from=export&id=L72178167%5Cnhttp://dx.doi.org/10.1038/labinvest.2016.11%5Cnhttp://elinks.library.upenn.edu/sfx_local?sid=EMBASE&issn=00236837&id=doi:10.1038%2Flabinvest.2016.11&atitle=Twin+placenta>.

Fulop V et al. p53, p21, Rb and mdm2 oncoproteins. Expression in normal placenta, partial and complete mole, and choriocarcinoma. The Journal of Reproductive Medicine 1998; 43(2):119-27. Disponível em: <http://www.ncbi.nlm.nih.gov/pubmed/25246403%5Cnhttp://www.pubmedcentral.nih.gov/articlerender.fcgi?artid=PMC4249520%5Cnhttp://www.ncbi.nlm.nih.gov/pubmed/9513873>.

Genest DR et al. Do nontriploid partial hydatidiform moles exist? A histologic and flow cytometric reevaluation of nontriploid specimens. The Journal of Reproductive Medicine 2202 47(5): 363-8. Disponível em: <http://www.ncbi.nlm.nih.gov/pubmed/12068831>.

Horowitz NS, Goldstein DP, Berkowitz RS. Placental site trophoblastic tumors and epithelioid trophoblastic tumors: Biology, natural history, and treatment modalities. Gynecologic Oncology [S.I: s.n.], 2017.

Jeve Y, Rana R, Bhide A, Thangaratinam S. Accuracy of first-trimester ultrasound in the diagnosis of early embrionic demise: a systematic review. Ultrasound Obstet Gynecol 2011; 38:489-96.

Lage JM et al. A flow cytometric study of 137 fresh hydropic placentas: correlation between types of hydatidiform moles and nuclear DNA ploidy. Obstet Gynecol 1992; 79(3): 403-10. Disponível em: <http://www.ncbi.nlm.nih.gov/entrez/query.fcgi?cmd=Retrieve&db=PubMed&dopt=Citation&list_uids=1371185>.

Lee Y et al. A unifying concept of trophoblastic differentiation and malignancy defined by biomarker expression. Human Pathology 2007; 38(7): 1003-13.

Luiza JW et al. Placental site trophoblastic tumor: Immunohistochemistry algorithm key to diagnosis and review of literature. Gynecologic Oncology Reports 2014; 7: 13-5.

Lurain JR. Gestational trophoblastic disease II: classification and management of gestational trophoblastic neoplasia. American Journal of Obstetrics and Gynecology [S.I: s.n.], 2011.

Mao T-L et al. Immunohistochemistry of choriocarcinoma: an aid in differential diagnosis and in elucidating pathogenesis. Am J Surg Pathol 2007; 31(11): 1726-32. Disponível em: <http://www.ncbi.nlm.nih.gov/pubmed/18059230>.

National Institute for Health and Care Excellence. Ectopic pregnancy and miscarriage: diagnosis and initial managment. December 2012. Disponível em: https://www.nice.org.uk/guidance/cg154/resources/ectopic-pregnancy-and-miscarriage-diagnosis-and-initial-management-pdf-35109631301317.

Niemann I et al. Predictors of low risk of persistent trophoblastic disease in molar pregnancies. Obstetrics and Gynecology 2006; 107(5): 1006-11. Disponível em: <http://www.ncbi.nlm.nih.gov/pubmed/16648403>.

Royal College of Obstetricians and Gynaecologists. The management of gestational trophoblastic disease. RCOG Greentop [S.I: s.n.], 2010.

Sarmadi S et al. p57KIP2 immunohistochemical expression: a useful diagnostic tool in discrimination between complete hydatidiform mole and its mimics. Archives of Gynecology and Obstetrics 2011; 283(4):743-8.

Sebire NJ. The diagnosis of gestational trophoblastic disease in early pregnancy: implications for screening, counseling and management. Ultrasound in Obstetrics & Gynecology : the official journal of the International Society of Ultrasound in Obstetrics and Gynecology, 2005; 25(5):421-4. Disponível em: <http://www.ncbi.nlm.nih.gov/pubmed/15846756>.

Seckl MJ, Sebire NJ, Berkowitz RS. Gestational trophoblastic disease. 2010 [S.I: s.n.]:717-29.

Shih IM, Kurman RJ. Epithelioid trophoblastic tumor: a neoplasm distinct from choriocarcinoma and placental site trophoblastic tumor simulating carcinoma. The American Journal of Surgical Pathology 1998; 22(11):1393-403. Disponível em: <http://www.ncbi.nlm.nih.gov/pubmed/9808132>.

Shih IM, Kurman RJ. The pathology of intermediate trophoblastic tumors and tumor-like lesions. International Journal of Gynecological Pathology: official journal of the International Society of Gynecological Pathologists, 2001; 20(1):31-47.

Shih IM, Kurman RJ. p63 expression is useful in the distinction of epithelioid trophoblastic and placental site trophoblastic tumors by profiling trophoblastic subpopulations. The American Journal of Surgical Pathology 2004; 28(9):1177-83. Disponível em: <http://www.ncbi.nlm.nih.gov/pubmed/15316317>.

Soto-Wright V et al. The changing clinical presentation of complete molar pregnancy. Obstetrics and Gynecology 1995; 86(5):775-9. Disponível em: <http://www.ncbi.nlm.nih.gov/pubmed/7566847%5Cnhttp://www.uptoda-

te.com.docelec.univ-lyon1.fr/contents/gestational-trophoblastic-disease-
-epidemiology-clinical-manifestations-and-diagnosis/abstract/1,2?utdPo-
pup=true>.

Stichelbout M et al. SALL4 expression in gestational trophoblastic tumors: a useful tool to distinguish choriocarcinoma from placental site trophoblastic tumor and epithelioid trophoblastic tumor. Human Pathology 2016; 54:121-6.

Thilaganathan B. The evidence base for miscarriage diagnosis: better late than never. Ultrasound Obstet Gynecol 2011; 38:487-88.

Tulandi T, Al-Fozan HM. Spontaneous abortion: risk factors, etiology, clinical manifestation, and diagnostic evaluation. UpToDate September 2017.

Disponível em: https://www.uptodate.com/contents/spontaneous-abortion-
-risk-factors-etiology-clinical-manifestations-and-diagnostic-evaluation?
source=search_result&search=miscarriage&selectedTitle=1~150#H31.

Wee L, Jauniaux E. Prenatal diagnosis and management of twin pregnancies complicated by a co-existing molar pregnancy. Prenatal Diagnosis [S.l: s.n.], 2005.

Zhao J et al. Placental site trophoblastic tumor: a review of 108 cases and their implications for prognosis and treatment. Gynecologic Oncology 2016; 142(1):102-8.

Zhao S et al. Molecular genotyping of placental site and epithelioid trophoblastic tumours; female predominance. Gynecologic Oncology 2016; 142(3):501-7.

Ronaldo Leitão de Carvalho

CAPÍTULO 19

Gravidez Ectópica

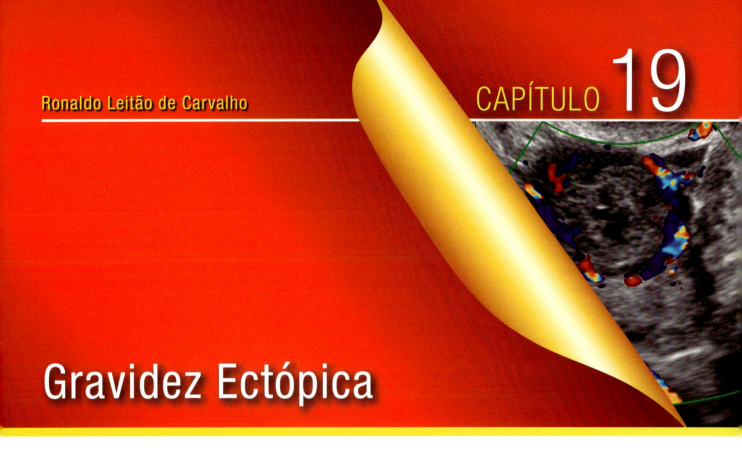

■ INTRODUÇÃO

A gravidez ectópica (GE) representa importante causa de morbidade e mortalidade nas mulheres em idade fértil, apresentando uma incidência de 1,3% a 2% nas gestações. A GE ocorre quando um óvulo fertilizado não se implanta na linha endometrial uterina.

Toda mulher em idade fértil que chega a um serviço de emergência com dor pélvica aguda, apresentando ou não sangramento vaginal, tem, até que se prove o contrário, uma GE. Essa possibilidade deve estar na mente de todo médico que atua em benefício da saúde da mulher.

A ultrassonografia é o método de imagem de escolha para a abordagem das gravidezes iniciais e especialmente nos casos de pacientes com suspeita de GE. Os equipamentos atuais, que oferecem ao operador alta resolução de imagem e muitas facilidades técnicas, possibilitam a avaliação pormenorizada do útero, da linha endometrial e dos anexos, o que favorece a detecção precoce das anormalidades.

O emprego do ultrassom é também um importante auxiliar no controle do tratamento, especialmente em pacientes submetidas a condutas expectantes ou nas quais se opta pelo tratamento medicamentoso.

É preocupante o fato de dois terços das mulheres que morrem em decorrência de uma GE terem sido mal diagnosticadas em unidades básicas de atendimento.

Dados estatísticos mostram que, nos EUA, mulheres com dificuldade de acesso aos serviços de saúde, especialmente negras, adolescentes e em idade avançada, são mais suscetíveis a essa grave complicação. Hemorragia interna volumosa com consequente choque hipovolêmico e insuficiência renal são frequentes em pacientes que evoluem para o óbito em razão de uma GE tardiamente diagnosticada.

O diagnóstico precoce da GE pode alterar a história natural dessa condição, reduzindo a morbidade e a mortalidade a ela associadas.

Pesquisas demonstram que metade das pacientes atendidas nos serviços de emergência com o diagnóstico de GE não apresentava fatores de risco. Entretanto, deve-se sempre valorizar a história clínica das pacientes e tentar identificar os fatores de risco.

Uma metanálise que avaliou fatores de risco para essa doença evidenciou que história de GE anterior, cirurgia tubária prévia, doença tubária documentada secundária à endometriose e exposição ao dietilestilbestrol (fato raro em nosso país) está fortemente associada à ocorrência da GE. Outros fatores, como doença inflamatória prévia associada a doenças sexualmente transmissíveis, tabagismo, idade avançada e infertilidade prévia, estão associados ao aumento moderado da incidência de GE.

Outro estudo de metanálise que abordou a correlação entre métodos contraceptivos e o risco de desenvolvimento de uma GE mostrou que os contraceptivos hormonais conjugados com estrogênios e progestogênios protegem da GE. Em contrapartida, pacientes que engravidaram após terem realizado salpingotripsia ou as usuárias de dispositivos intrauterinos (DIU) estão sob risco maior de terem uma GE. O DIU é um método contraceptivo que aumenta o risco de GE após a descontinuação de seu uso em virtude das modificações que causa na motilidade tubária. Os progestogênios orais de uso contínuo estão associados a risco maior de GE, quando descontinuados, por também alterarem a motilidade tubária.

Raramente uma usuária de DIU liberador de levonorgestrel engravida, mas, se isso ocorre, o risco relativo de uma GE é elevado.

A gravidez heterotópica é definida como a ocorrência de gravidez tópica e ectópica concomitantemente. Trata-se de um problema raro, observado em 1 a cada 10.000 a 50.000 gravidezes espontâneas. No entanto, o advento das técnicas de reprodução assistida aumentou a incidência de gestações heterotópicas, a qual pode chegar a 1%. Portanto, pacientes com história de fertilização *in vitro* na gravidez atual devem ser avaliadas ecograficamente com muita atenção.

Convém ter sempre em mente que mulheres com fatores de risco para GE com diagnóstico laboratorial de gravidez devem ser referenciadas tão cedo quanto possível para a realização de ultrassonografia endovaginal para confirmação da viabilidade e, principalmente, da localização da gestação.

■ DIAGNÓSTICO ECOGRÁFICO

O objetivo de todo médico envolvido na assistência a pacientes com suspeita de GE consiste em estabelecer seu diagnóstico precoce, evitando a perda da função dos órgãos envolvidos (trompas, ovários e útero). Os órgãos adjacentes também devem ser avaliados, especialmente a bexiga e os segmentos do trato gastrointestinal.

No entanto, a preocupação deve ser ainda maior com as pacientes cuja localização da gestação não está definida, no intuito de se evitar a interrupção de uma gestação intrauterina viável que ainda não foi visibilizada.

O achado de útero vazio à ultrassonografia em paciente com a fração beta do hormônio gonadotrofina coriônica humana (β-HCG) positiva deve sempre levar o ultrassonografista a pensar em três possibilidades: erro de datação da gestação, abortamento completo e gravidez ectópica. O seguimento longitudinal com ultrassom e β-HCG seriados confirmará o diagnóstico.

As manifestações clínicas da GE são geralmente inespecíficas e costumam surgir entre 6 e 8 semanas após a última menstruação. Em 45% dos casos pode ser encontrada a seguinte tríade de sinais clínicos: dor pélvica, sangramento vaginal anormal e presença de massa anexial.

Os sangramentos anormais dos órgãos genitais podem simular a menstruação, o que pode atrasar o diagnóstico. Outros sinais comuns à gestação inicial são comuns, como amenorreia, sensibilidade mamária, náuseas, polaciúria e dor significativa à manipulação do colo uterino durante o exame físico. Entretanto, os sintomas podem aparecer tardiamente, se a gravidez ocorrer em outro local que não a tuba uterina.

Em gestações iniciais, o β-HCG é sempre detectável no soro e na urina dentro de 16 dias após a ovulação. A dosagem seriada quantitativa de β-HCG é o método de escolha para os casos de suspeita de GE. Os testes de β-HCG variam de acordo com sua sensibilidade, sendo os métodos qualitativos menos sensíveis do que os quantitativos. Os ensaios laboratoriais existentes são confiáveis para a abordagem das gestações, porém cabe ter em mente suas limitações no momento de interpretar seus resultados diante do quadro clínico apresentado pela paciente.

O valor discriminatório do β-HCG, ou seja, as concentrações acima das quais deve ser encontrada uma gestação viável, intrauterina, varia entre 1.000 e 2.000mUI/mL. Em geral, as concentrações associadas à gestação ectópica são mais baixas. Normalmente, as concentrações de β-HCG dobram em 48 horas, porém, nas GE, o aumento das concentrações é menor do que 53% em 48 horas.

A ultrassonografia transvaginal tem um papel bem definido no diagnóstico das GE. Seu uso para avaliação do útero e dos anexos, combinado com a obtenção dos níveis séricos elevados de β-HCG, torna possível um diagnóstico definitivo na maioria dos casos. São grandes as chances de sucesso do tratamento conservador quando uma GE é diagnosticada em estágios precoces.

Todo ultrassonografista que atua nos serviços de emergência e também nos que realizam ultrassom de rotina deve conhecer os marcos da gestação inicial à ultrassonografia endovaginal. O conhecimento da evolução normal da gestação por meio da ultrassonografia é muito importante: o saco gestacional é visibilizado após 4 semanas completas; a vesícula vitelínica é visibilizada após 5 semanas completas; o polo embrionário com os batimentos cardíacos deve ser reconhecido após 6 semanas completas, e o polo embrionário separado do âmnio, com a cavidade celômica abrigando a vesícula vitelínica, deve ser visibilizado após 7 semanas completas.

Uma situação clínica muito comum que justifica o controle seriado com β-HCG está presente em mulheres com quadro clínico de uma gestação de localização não determinada. Nessa situação, em uma mulher grávida com níveis de β-HCG elevados, a ultrassonografia de primeiro trimestre demonstra um útero vazio associado à ausência de massa anexial. O seguimento longitudinal com dosagens de β-HCG e progesterona, ultrassonografia endovaginal e curetagem uterina fazem parte de vários algoritmos de atendimento desses casos de GE de localização não determinada.

No passado, a curetagem uterina era o protocolo mais utilizado nos casos em que, ao ultrassom, não se visibilizava o saco intrauterino associado à elevação inadequada das titulações de β-HCG. No entanto, essa conduta pode ocasionar intervenções em gestações intrauterinas viáveis que se encontram em estágios muito iniciais.

Convém salientar que não existe correlação entre níveis séricos de β-HCG e rotura tubária. Essa complicação pode ocorrer mesmo diante de concentrações séricas baixas.

A localização de uma gestação inicial pode ser confirmada pela ultrassonografia endovaginal em 90% a 92% das mulheres com teste de gravidez positivo que se apresentam para avaliação ultrassonográfica. Os diagnósticos obtidos incluem gestações intrauterinas viáveis, abortamentos e gestações ectópicas. Os 8% a 10% das pacientes restantes estão com o útero vazio, sem sinais de uma gestação intra ou extrauterina – estas são classificadas como gestações de localização indeterminada.

Foram estabelecidas curvas de normalidade que verificam o comportamento dos níveis de β-HCG em diferentes tipos de gestações – gestação intrauterina, GE e abortamento espontâneo. A utilização dessas curvas pode ajudar os médicos a decidirem quando é necessária uma intervenção para uma possível gestação ectópica. Barnhart e cols., em 2006, estudaram essas curvas em uma coorte de pacientes que apresentavam sangramento vaginal e dor pélvica, mas que ainda não contavam com o diagnóstico de localização da gestação. Nesse grupo de 1.249 pacientes, a taxa de GE foi de 15,7%.

O seguimento longitudinal da concentração sérica de β-HCG realizado em duas etapas, com diferença de 2 dias entre os exames, estabeleceu o tempo médio de diagnóstico em 2,5 dias. O valor discriminatório do β-HCG utilizado se situava entre 1.500 e 2.000mUI/mL. A elevação dos níveis hormonais acima de 35% em 48 horas acompanhou as gestações viáveis. Quedas nas concentrações séricas entre 21% e 35% em 48 horas indicaram abortamento completo. Quando o comportamento dos níveis de β-HCG evoluía de maneira diferente, indicava maior possibilidade de GE. Esse estudo demonstrou que a otimização do tempo de diagnóstico evita as complicações de uma GE para as pacientes, além de proporcionar a racionalização dos custos da assistência médica.

A dosagem sérica de progesterona tem sido utilizada para o diagnóstico de GE, mas parece ter maior valor na decisão do tratamento expectante ou medicamentoso, quando se notam quedas em suas concentrações séricas. Uma metanálise realizada em 1998 evidenciou que o emprego de dosagem sérica única de progesterona não apresenta acurácia para o diagnóstico de GE. O valor limiar de 20ng/mL foi proposto para descartar a perda gestacional, de acordo com os trabalhos analisados nessa metanálise. No entanto, sua capacidade é limitada para avaliar se a paciente está com uma gravidez tópica ou ectópica.

Um problema muito comum no diagnóstico ultrassonográfico das GE consiste em estabelecer sua localização precisa. As abordagens cirúrgicas, bem como o seguimento dos tratamentos conservadores ou medicamentosos, quando indicados, dependem disso.

O ultrassonografista deve ter sempre em mente os critérios para o diagnóstico da gestação intrauterina e dos tipos de GE. Tanto a via endovaginal como a transabdominal devem ser utilizadas, as quais são sempre complementares.

O exame ultrassonográfico deve ser realizado com destreza, e a inserção da sonda endocavitária deve ser feita com gentileza, sem manobras intempestivas.

Durante a realização do exame, podem ser necessárias manobras de deslizamento e a palpação utilizando a extremidade da sonda e a outra mão do operador.

■ GRAVIDEZ INTRAUTERINA

A avaliação do útero e o conhecimento pormenorizado de sua anatomia fornecem as bases para o diagnóstico de uma gravidez tópica e consequentemente para o diagnóstico de uma GE.

Em uma GE, a posição uterina e seu volume não costumam ser afetados pelo crescimento de uma gestação extrauterina.

Um útero normal apresenta formato semelhante ao de uma pera, tendo seu fundo uma aparência convexa com formato regular, sem endentações. As porções intersticiais das tubas, vistas como linhas hiperecoicas finas através da serosa uterina, devem ser identificadas e seguidas de modo a excluir malformações uterinas e ainda uma gestação intersticial.

Em uma gestação com idade gestacional inferior a 6 semanas, antes de o embrião ou a vesícula vitelina serem visíveis, deve-se ter cuidado com um pequeno volume de líquido anecoico que pode se acumular na superfície da cavidade endometrial. É o chamado cisto decidual, antigamente denominado pseudossaco gestacional. Em geral, o cisto decidual é circundado por uma única faixa de tecido e tende a seguir o contorno da cavidade endometrial (**Figura 19.1**).

O saco gestacional verdadeiro geralmente está localizado excentricamente e circundado pelo anel hiperecoico do trofoblasto. A linha endometrial se apresenta intacta, e a gestação geralmente se implanta abaixo dela (**Figura 19.2**).

Uma vez detectado o saco gestacional verdadeiro, deve-se analisar toda a linha endometrial, descartando sua implantação no istmo anterior, na cicatriz de uma cesariana prévia ou no canal cervical.

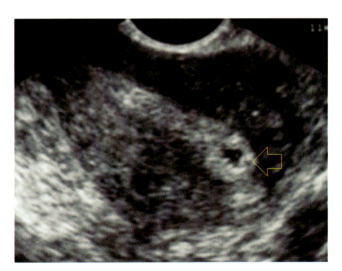

Figura 19.1 Imagem anecoica, arredondada, na superfície da cavidade endometrial (*seta*), compatível com o cisto decidual, antes denominado pseudossaco gestacional.

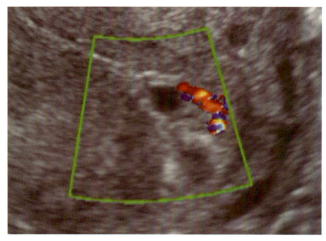

Figura 19.2 Imagem anecoica, arredondada, com anel hiperecoico, compatível com saco gestacional incipiente, inserido abaixo da linha endometrial, com diâmetro médio de 5mm, notando-se fluxo arterial adjacente ao mapeamento com Doppler colorido.

■ GRAVIDEZ ECTÓPICA TUBÁRIA

A localização tubária das GE é a mais comum, ocorrendo em 95% dos casos. Em 70% dos casos é ampular, em 12% acomete a porção ístmica e em 11% das vezes ocorre nas fímbrias. A acurácia para o diagnóstico de uma GE tubária aumentou com o emprego da técnica endovaginal e especialmente com os avanços significativos nos equipamentos utilizados nos dias atuais.

Os seguintes critérios ultrassonográficos são utilizados para o diagnóstico de uma GE tubária:

1. Presença de vesícula vitelínica ou do polo embrionário com ou sem atividade cardíaca em um saco gestacional extrauterino (**Figura 19.3**).
2. Presença de uma massa anexial heterogênea – *blob sign* ou sinal da gota (**Figura 19.4**).
3. Um saco extrauterino vazio com um anel hiperecoico – *bagel sign* ou sinal da rosca (**Figura 19.5**).

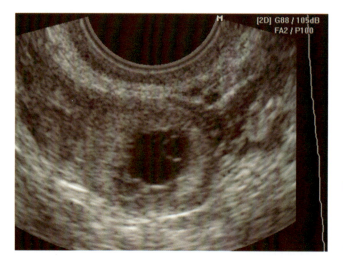

Figura 19.3 Imagem compatível com anel tubário, apresentando pequena imagem cística interna, sugestiva de GE tubária íntegra com vesícula vitelínica.

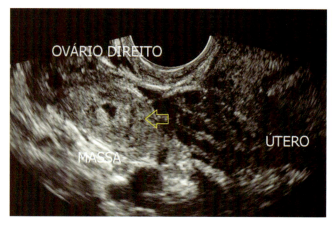

Figura 19.4 GE tubária no anexo direito, entre o útero e ovário ipsilateral, com *bagel sign* ou sinal da rosca (seta).

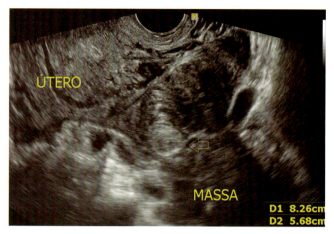

Figura 19.5 Massa anexial esquerda em paciente com β-HCG positivo com sinal da gota (*blot sign*) de permeio (seta).

O primeiro achado é patognomônico de GE e os outros dois têm valor preditivo > 95%. Portanto, quando esses sinais forem visibilizados, o caso deverá ser conduzido como uma GE. Está bem estabelecido que a presença de massa anexial ao ultrassom, em forma de anel ou mesmo uma massa heterogênea anexial, é um achado altamente específico em casos de suspeita de GE tubária.

Para facilitar a diferenciação entre um corpo lúteo e uma GE tubária, uma gentil pressão exercida com a extremidade da sonda endocavitária, combinada com a palpação abdominal, pode demonstrar o livre movimento entre a massa anexial e o ovário ipsilateral. O mapeamento vascular colorido pode confirmar o corpo lúteo, demonstrando a presença do anel vascular em sua periferia (**Figura 19.6**).

■ GESTAÇÃO ECTÓPICA CORNUAL OU INTERSTICIAL

A gestação ectópica cornual ou intersticial corresponde a 2,5% dos casos de GE. A confirmação de uma gestação intersticial é sempre difícil. O saco gestacional é circundado por uma faixa de miométrio (**Figura 19.7**), o que torna o diagnóstico difícil,

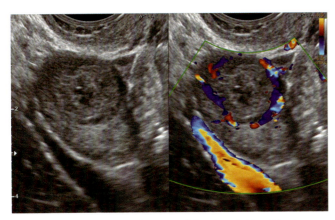

Figura 19.6 Corpo lúteo em ovário direito. O Doppler colorido evidencia a presença do anel vascular periférico.

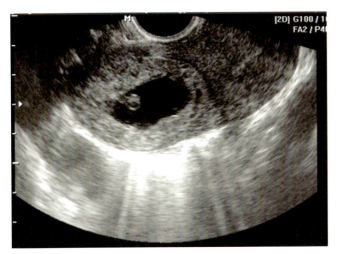

Figura 19.7 Corte transverso no fundo uterino evidenciando gravidez intersticial com saco gestacional apresentando vesícula vitelínica e polo embrionário circundado pelo manto miometrial em região cornual direita. (Imagem gentilmente cedida pelo Prof. Benito Pio Cecatto.)

especialmente quando o estudo é realizado por via transabdominal. O útero se apresenta assimétrico, podendo simular o útero bicorno. Sua rotura costuma ocorrer após 8 semanas e o sangramento assume grandes proporções em razão da vascularização desse segmento uterino. O atraso no diagnóstico de uma gravidez intersticial é o principal contribuinte para as altas taxas de mortalidade presentes nesses casos. A taxa de mortalidade de uma GE tubária é de 0,14%, enquanto na gravidez intersticial varia de 2% a 2,5%.

Quando uma gestação se implanta na região superior lateral da cavidade endometrial, isso pode levar à suspeita de uma gravidez intersticial. Quando o saco gestacional está localizado medialmente à porção intersticial das tubas, a gravidez é intrauterina. Se as porções intersticiais da tuba não puderem ser visibilizadas, deve-se então examinar as porções mediais do saco. Nas gestações intrauterinas é possível seguir a junção endométrio-miometrial que se estende ao redor do saco gestacional. Além disso, a comunicação entre o saco gestacional e a cavidade endometrial é larga, o que não ocorre em uma gestação intersticial.

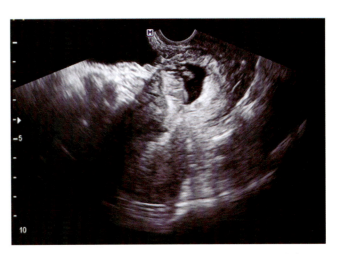

Figura 19.8 Saco gestacional contendo polo embrionário em região ístmica anterior na cicatriz de cesariana. (Imagem gentilmente cedida pelo Prof. Benito Pio Cecatto.)

■ GESTAÇÃO ECTÓPICA EM CICATRIZ DE CESARIANA

O diagnóstico de gestação em cicatriz de cesariana tem se tornado frequente nas últimas décadas em virtude do maior emprego da ultrassonografia vaginal associado ao aumento do número de cesarianas realizadas. A disrupção do processo de cicatrização do endométrio e do miométrio após uma cesariana é o principal fator predisponente para sua ocorrência.

Os critérios para o diagnóstico de uma gestação em cicatriz de cesariana são a ausência de uma gestação intrauterina e a presença de um saco gestacional (**Figura 19.8**) ou tecido trofoblástico aderido a um defeito miometrial adjacente a histerotomia prévia.

O Doppler pode auxiliar os casos em que não se evidencia o saco gestacional e apenas uma massa focal é visibilizada. Pode demonstrar no local suspeito a presença de fluxos sanguíneos com altas velocidades (pico de velocidade ≥ 20cm/s) e baixa impedância (IP < 1,0).

■ GESTAÇÃO ECTÓPICA CERVICAL

O critério adotado para o diagnóstico de uma gestação cervical é a ausência de evidência de uma gestação intrauterina. Soma-se a isso a presença de um saco gestacional ou tecido trofoblástico abaixo do orifício interno do colo uterino, dentro do canal cervical (**Figura 19.9**). O Doppler também deve ser empregado e pode demonstrar fluxo sanguíneo local com altas velocidades e baixa impedância (com os mesmos valores descritos anteriormente). Outro dado diagnóstico consiste na ausência de mobilização do conteúdo cervical à palpação com a sonda.

A avaliação endovaginal deve ser realizada com cuidado, pois a mobilização cervical pode precipitar sangramento local incoercível. Com essa manobra é possível diferenciar uma gestação cervical de um abortamento em evolução, pois, nesse caso, o material se movimenta facilmente.

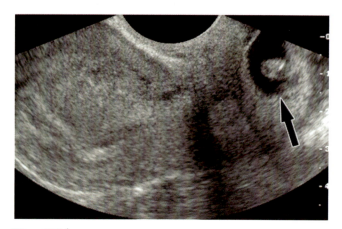

Figura 19.9 Útero em corte longitudinal com saco gestacional abaixo do orifício interno do colo, no canal endocervical, apresentando polo embrionário internamente. (Imagem gentilmente cedida pelo Prof. Benito Pio Cecatto.)

■ LOCALIZAÇÕES MENOS COMUNS
Gravidez ectópica abdominal

Uma GE abdominal geralmente ocorre após a rotura de uma gestação ectópica tubária, que se implanta novamente, agora na cavidade peritoneal. Representa 1,4% de todas as gestações ectópicas. Em geral, implanta-se no ligamento largo e no fundo de saco posterior, apresentando um suprimento de sangue difuso.

A ultrassonografia mostra um saco gestacional fora do útero sem a clássica visão da parede anterior do útero entre o feto e a bexiga urinária, estando o feto localizado próximo à parede abdominal anterior. A placenta está fora da cavidade uterina.

Nesses casos, em razão da restrição de crescimento, apenas 50% dos fetos sobrevivem, os quais estão submetidos à desnutrição crônica em virtude da fraca irrigação sanguínea onde ocorreu a nidação.

Gravidez ectópica ovariana

Em uma gravidez que se implanta no ovário, o corpo lúteo está adjacente ao saco gestacional. Representa 0,7% das gestações ectópicas. Na palpação com a extremidade da sonda endocavitária é impossível separar o saco gestacional do ovário ipsilateral – *sinal do deslizamento entre órgãos negativo*. Quando ocorre a rotura de uma gestação ectópica ovariana, o tecido ovariano circunda a gestação ectópica rota, o que ajuda a diferenciá-la da ectópica tubária.

Gravidez ectópica intramural

A gravidez ectópica intramural é uma forma muito rara de GE e é vista quando um saco gestacional está implantado no miométrio corporal, não apresentando comunicação entre o saco gestacional e a cavidade endometrial. Pode ser confundida com um mioma intramural, ser considerado uma gestação intrauterina e, às vezes, é de difícil diferenciação das gestações ectópicas de cicatriz de cesariana ou cervical. Provavelmente está associada a algum dano miometrial secundário a procedimento cirúrgico prévio, como uma curetagem. O saco gestacional se implanta através de um pertuito criado no miométrio pelo procedimento.

■ ABORDAGEM ULTRASSONOGRÁFICA DE UMA GRAVIDEZ ECTÓPICA ROTA

Durante a abordagem da paciente com gestação ectópica rota, e especialmente nas que se apresentam com sinais de instabilidade circulatória, a avaliação da extensão do hemoperitônio pode ser realizada por meio da ultrassonografia.

Além do estudo da pelve, as goteiras parietocólicas e o andar superior do abdome devem ser avaliados. O espaço hepatorrenal é o primeiro espaço superior a demonstrar a presença de líquido livre.

No entanto, a avaliação ultrassonográfica do volume do hemoperitônio é subjetiva. A hematimetria laboratorial fornece dados mais realísticos.

Nas **Figuras 19.10** a **19.13** é apresentado um caso que ilustra a importância do estudo ecográfico pela via transabdominal complementada pela via endovaginal.

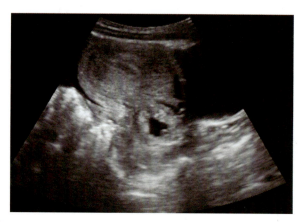

Figura 19.10 Paciente com sinais de instabilidade hemodinâmica, sendo indicada ultrassonografia abdominal com protocolo FAST (*Focused Assesment with Sonography for Trauma*). O exame evidencia em corte longitudinal parassagital da pelve saco gestacional contendo vesícula vitelínica. Note a cavidade endometrial vazia e a presença de líquido livre na pelve.

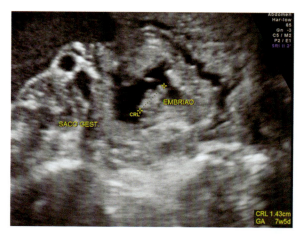

Figura 19.11 Complementação do caso da Figura 19.10. Estudo endovaginal evidenciando saco gestacional contendo, além da vesícula vitelínica, polo embrionário com CCN de 14mm.

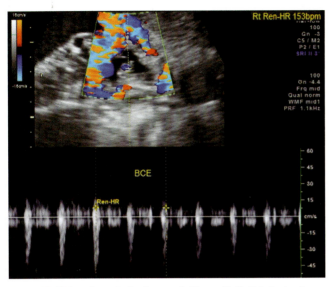

Figura 19.12 Complementação do caso da Figura 19.10. Estudo dopplervelocimétrico colorido e espectral evidenciando batimentos cardioembrionários presentes.

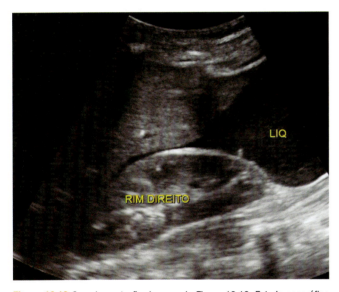

Figura 19.13 Complementação do caso da Figura 19.10. Estudo ecográfico com sonda convexa evidenciando presença de líquido livre no andar superior do abdome. Diagnóstico ecográfico: gravidez ectópica rota com embrião vivo, apresentando volumoso hemoperitônio.

■ TRATAMENTO CLÍNICO DAS GRAVIDEZES ECTÓPICAS E O PAPEL DA ULTRASSONOGRAFIA NO ACOMPANHAMENTO

O número de mulheres com GE clinicamente estáveis tem aumentado em parte devido ao diagnóstico precoce e por isso as modalidades de tratamento têm se tornado menos radicais. A evolução do tratamento cirúrgico progrediu da salpingectomia total, no momento da laparotomia realizada nas emergências, para a salpingectomia com a preservação da trompa de Falópio, realizada por videolaparoscopia.

Mais recentemente, a abordagem medicamentosa com o uso de metotrexato (MXT) e a abordagem "espere e observe",

expectante/conservadora, têm sido adotadas em casos selecionados.

Tratamento expectante

Nas GE tubárias, o tratamento expectante pode ser seguro e eficaz, porém deve ser realizado em um grupo de pacientes bem selecionadas. O controle rígido é necessário, e orientações quanto aos sinais de complicações devem ser dadas de maneira esclarecedora. A paciente deve contar com uma equipe pronta a atendê-la quando necessário.

Taxas de sucesso entre 48% e 100% têm sido relatadas. Na maioria dos algoritmos de controle, as pacientes são avaliadas a cada 1 ou 3 dias com ultrassonografia endovaginal e dosagem sérica de β-HCG, até os valores caírem ≤ 10UI/L. O tempo médio de resolução é de 20 dias, variando entre 4 e 67 dias. Normalmente, as pacientes com resultados favoráveis apresentam níveis de β-HCG bem mais baixos do que as pacientes com níveis mais elevados: respectivamente, 374UI/L (variando entre 20 e 10.762UI/L) e 741UI/L (variando entre 165 e 14.047UI/L). Pacientes com β-HCG inicial ≤ 200UI/L obtiveram taxas de sucesso de 88%, enquanto nas pacientes com níveis ≥ 2.000UI/L a taxa de sucesso foi de 25%.

Os principais fatores preditivos de sucesso ao se decidir pela conduta conservadora são: níveis iniciais baixos de β-HCG, diminuição progressiva dos níveis séricos, ausência de saco gestacional e longo tempo desde a última gestação. O controle ultrassonográfico das pacientes selecionadas ajuda a demonstrar os casos que estão evoluindo satisfatoriamente. Em geral, a maioria das massas ectópicas (84%) diminui de tamanho em 7 dias. A diminuição da massa no sétimo dia apresenta sensibilidade de 84% e especificidade de 100% para predizer a resolução espontânea da GE.

O controle pós-tratamento com histerossalpingografia tem demonstrado permeabilidade tubária ≥ 93% nos casos conduzidos de maneira conservadora. As taxas de gravidez intrauterina variaram entre 63% e 88% e as taxas de recorrências de GE podem chegar a 5%.

A conduta conservadora nos casos de GE em outras localizações não é largamente adotada, havendo, todavia, vários relatos de sucesso na literatura.

Tratamento medicamentoso

Os primeiros relatos acerca do uso do MXT para o tratamento de gestações ectópicas são do início dos anos 1980. Esse agente citotóxico interfere na síntese de DNA e, portanto, impede a multiplicação celular. A conduta medicamentosa nos casos de GE pode ser iniciada pela via sistêmica ou por injeção local do fármaco guiada por ultrassom, nas gestações tubárias e nas não tubárias.

As pacientes incluídas nessa abordagem também devem ser bem selecionadas, devendo estar hemodinamicamente estáveis com saco gestacional ou massa ectópica ≤ 3,5cm de diâmetro, ausência de batimentos cardioembrionários e dosagem sérica de β-HCG ≤ 500UI/mL. O manejo que antecede o tratamento inclui a avaliação laboratorial das funções hepática e renal, além da contagem de leucócitos, em virtude dos efeitos citotóxicos do medicamento.

São administrados 50mg/m² do fármaco em dose única. Deve-se dosar o β-HCG no dia da administração do medicamento e repetir semanalmente, até que seja indetectável. A ultrassonografia promove o seguimento imaginológico do tratamento e o controle da diminuição do volume da massa ectópica (**Figuras 19.14 a 19.16**).

Durante o tratamento, devem ser evitados o toque vaginal e as relações sexuais, em razão do risco de rotura da massa, exposição ao sol, para evitar a dermatite por uso do MXT, e também o uso de anti-inflamatórios não esteroides, em virtude do risco de anemia aplástica, além da toxicidade gastrointestinal.

O tratamento com dose única por via oral é bem-sucedido na maioria dos casos.

Os níveis de β-HCG iniciais, além de considerados o fator mais importante para a inclusão das pacientes, são o principal fator preditivo de sucesso do tratamento. Quando os níveis séricos de β-HCG iniciais estão > 1.000UI/L, as taxas de insucesso são altas. A tendência de queda dos níveis séricos de β-HCG após a administração do medicamento é um indicador de sucesso e, em contraponto, a elevação dos níveis séricos de β-HCG é um forte preditor de possível rotura tubária.

Os níveis séricos de progesterona podem auxiliar o acompanhamento do tratamento. Quando os níveis de progesterona estão entre 7 e 10ng/mL, existe um grande risco de falência do tratamento com dose única de MXT.

A história prévia de GE parece ser um fator independente de risco de insucesso do tratamento sistêmico, porém a forma de tratamento anterior não influi no resultado do segundo tratamento.

O MXT pode ser administrado localmente com o auxílio do ultrassom, apresentando taxas de sucesso de 83%, similares às obtidas com o tratamento sistêmico, o que torna essa via de tratamento a mais indicada em virtude da facilidade.

A permeabilidade tubária após o tratamento com MXT foi demonstrada em 77% a 82% dos casos que receberam tratamento com uma única dose sistêmica. Esses resultados são comparáveis aos dos casos tratados com salpingostomia laparoscópica. Taxas de cerca de 80% de gestações subsequentes foram descritas na literatura.

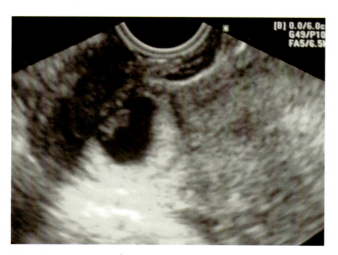

Figura 19.14 GE cervical. É possível visibilizar um saco gestacional com polo embrionário interno sem batimentos cardíacos.

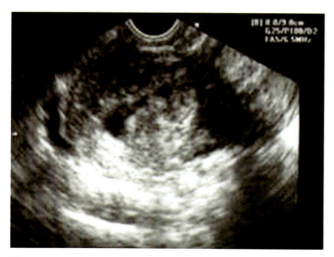

Figura 19.15 Aspecto ecográfico de controle de GE cervical após tratamento com metotrexato. Corte longitudinal.

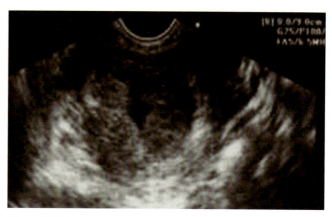

Figura 19.16 Aspecto ecográfico de controle de GE cervical após tratamento com metotrexato. Corte transversal.

■ CONSIDERAÇÕES FINAIS

A GE é um desafio constante em razão da morbidade e mortalidade que causa, sendo ainda muito frequente em nosso meio. É importante promover o acesso rápido aos serviços de saúde das pacientes com risco aumentado de GE. Esses centros médicos devem ser estruturados com equipes treinadas, proativas, capazes de fornecer apoio total e resolver esses casos.

Convém evitar danos aos órgãos afetados, mantendo a capacidade reprodutiva das pacientes, além de evitar a complicação mais grave: o óbito de mulheres jovens. O objetivo dos médicos envolvidos na atenção à saúde da mulher deve ser tornar a abordagem por videolaparoscopia ou por laparotomia uma exceção e não a regra na abordagem moderna da gravidez ectópica.

Leitura complementar

American Institute of Ultrasound in Medicine; American College of Emergency Physicians. AIUM practice guideline for the performance of the focused assessment with sonography for trauma (FAST) examination. J Ultrasound Med 2014 Nov; 33(11):2047-56.

Ankum WM, Mol BW, Van der Veen F, Bossuyt PM. Risk factors for ectopic pregnancy: a meta-analysis. FertilSteril 1997; 65:1093-9.

Atrash HK, Friede A, Hogue CJ. Ectopic pregnancy mortality in the United States, 1970–1983. Obstet Gynecol 1987; 70:817-22.

Backman T, Rauramo I, Huhtala S, Koskenvuo M. Pregnancy during the use of levonorgestrel intrauterine system. Am J Obstet Gynecol 2004; 190:50-4.

Banerjee S, Aslam N, Woelfer B, Lawrence A, Elson J, Jurkovic D. Expectant management of early pregnancies of unknown location: a prospective evaluation of methods to predict spontaneous resolution of pregnancy. BJOG 2001; 108:158-63.

Barnhart KT, Sammel MD, Gracia CR, Chittams J, Hummel AC, Shaunik A. Risk factors for ectopic pregnancy in women with symptomatic first-trimester pregnancies. Fertil Steril2006; 86:36-43.

Condous G, Lu C, Van Huffel S, Timmerman D, Bourne T. Human chorionic gonadotrophin and progesterone levels for the investigation of pregnancies of unknown location. Int J Gynecol Obstet 2004; 86:351-7.

Condous G, Okaro E, Bourne T. The conservative management of early pregnancy complications: a review of the literature. Ultrasound Obstet Gynecol 2003; 22:420-30.

Condous G, Okaro E, Bourne T. The management of ectopic pregnancies and pregnancies of unknown location. Gynecol Surg2004; 1:81-6.

Condous G, Van Calster B, Kirk E et al. Prediction of ectopic pregnancy in women with a pregnancy of unknown location. Ultrasound Obstet Gynecol. 2007 Jun; 29(6):680-7.

Condous G. Reprinted from Australian Family Physician Vol. 35, No. 11, November 2006; 8:55.

Drife J, Lewis G. eds. Why mothers die. Triennial report 2000–2002. Confidential enquiries into maternal deaths. UK: RCOG, 2004.

Gabrielli S, Romero R, Pilu G et al. Accuracy of transvaginal ultrasound and serum βhCG in the diagnosis of ectopic pregnancy. Ultrasound Obstet Gynecol 1992 Mar 1; 2(2):110-5.

Greene DN, Grenache DG. Pathology consultation on human chorionic gonadotrop intesting for pregnancy assessment. Am J Clin Pathol 2015; 144(6):830-6.

Jurkovic D, Mavrelos D. Catch me if you scan: ultrasound diagnosis of ectopic pregnancy. Ultrasound Obstet Gynecol 2007 Jul; 30(1):1-7. Review.

Kirk E, Condous G, Bourne T. The non-surgical management of ectopic pregnancy. Ultrasound Obstet Gynecol 2006 Jan; 27(1):91-100. Review.

Ludwig M, Kaisi M, Bauer O, Diedrich K. Heterotopic pregnancy in a spontaneous cycle: do not forget about it! Eur J Obstet Gynecol Reprod Biol 1999; 87:91-3.

Mol BW, Ankum WM, Bossuyt PM, Van der Veen F. Contraception and the risk of ectopic pregnancy. Contraception 1995; 52:337-41.

Mol BW, Lijmer JG, Ankum WM, van der Veen F, Bossuyt PM. The accuracy of single sérum progesterone measurement in the diagnosis of ectopic pregnancy: a meta-analysis. Hum Reprod 1998 Nov; 13(11):3220-7.

Saxon D, Falcone T, Mascha EJ, Marino T, Yao M, Tulandi T. A study of ruptured tubal ectopic pregnancy. Obstet Gynecol. 1997 Jul; 90(1):46-9.

Seeber BE, Sammel MD, Guo W, Zhou L, Hummel A, Barnhart KT. Application of redefined human chorionic gonadotropin curves for the diagnosis of women at risk for ectopic pregnancy. Fertil Steril 2006; 86:454-9.

Warren WB, Timor-Tritsch IE, Peisner DB et al. Dating the early pregnancy by sequential appearance of embryonic structures. American Journal Obstetrics and Gynecology 1989; 161:747-53.

Gui Tarcísio Mazzoni Júnior
Heverton Neves Pettersen
Marcos Murilo de Lima Faria

CAPÍTULO 20

Avaliação Ecográfica no Segundo e Terceiro Trimestres da Gestação

■ INTRODUÇÃO

Qualquer estudo ecográfico, inclusive o de segundo e terceiro trimestres, deve ser executado diante das informações obtidas do feto através de ecografias anteriores. Essa visão longitudinal é essencial para que se possa "enxergar" o fenômeno contínuo que realmente é a gravidez. Apesar de contínua, na prática clínica esta costuma ser dividida em trimestres. Essa estratégia visa à identificação de elementos que devem ser avaliados e monitorados em cada período gestacional. Apesar disso, não se pode esquecer de que as condições humanas são complexas e diversificadas, tornando impossível a certeza de se alcançar sempre o diagnóstico ou prever uma resposta específica ao tratamento instituído.

Há sempre a necessidade de avaliar o binômio mãe-feto de modo global, entendendo que os protocolos clínicos são importantes ferramentas que norteiam as condutas clínicas, pois são construídos a partir de evidências científicas. No entanto, esses protocolos jamais conseguirão abranger toda a diversidade da condição clínica, o que afasta o médico do papel meramente técnico de operacionalizar condutas padronizadas e o obriga a identificar a miríade de influências das inúmeras variações que compõem o ser humano.

Especificamente em ultrassonografia, o estabelecimento dos requisitos mínimos que compõem um exame não significa que o operador do método tenha de executar os mesmos cortes anatômicos, as mesmas biometrias e lançar mão dos mesmos transdutores em todos os exames de pacientes com os mesmos diagnósticos. Necessita-se, a partir da compreensão clínica do caso em questão, averiguar a necessidade de mudanças na estratégia de exame a fim de favorecer o cuidado com os pacientes.

Não se concebe a realização de ecografias para a obtenção de dados para preencher laudos padrões disponíveis nos programas digitais, mas, sim, para obter informações que contribuirão para a identificação da normalidade e para propiciar prevenção, diagnóstico, alívio e tratamento das doenças. O estudo funcional e anatômico faz parte de todo e qualquer ultrassonografia obstétrica independentemente da idade gestacional. Se entre 20 e 24 semanas de gravidez se obtém maior sucesso no aprofundamento do estudo anatômico fetal, isso não significa que todos os aspectos anatômicos essenciais para avaliação das condições fetais serão identificados apenas nessa idade gestacional. Diversos achados de malformações irão se apresentar nos três trimestres, o que nos obriga a encarar todo estudo ecográfico obstétrico como morfológico.

Sabe-se que mesmo com um excelente equipamento em ótimas mãos é possível não identificar inúmeras malformações fetais. Isso porque há grande diversidade de anomalias fetais quanto à expressão anatômica, mas também quanto às dimensões, repercussões funcionais, época de aparecimento e graus de progressão. Conhecer as limitações do método otimiza os resultados, além de favorecer a orientação à paciente e aos familiares quanto aos resultados do exame. Como cerca de 90% das malformações advêm de gestantes com risco baixo de malformações, não mais se discute a universalidade da oferta da ultrassonografia durante o pré-natal.

245

■ INDICAÇÕES, PROTOCOLO DE EXAME, LAUDO E DOCUMENTAÇÃO

Como a ultrassonografia é um método complementar à clínica, um importante requisito que favorece a qualidade da informação obtida é o pedido médico. Cabe ressaltar que imagens iguais em situações clínicas diferentes podem significar diagnósticos diversos. A solicitação médica deve oferecer informação clínica sobre o caso em questão, incluindo sinais e sintomas, além de dados relevantes da história clínica. As hipóteses diagnósticas devem ser mencionadas a fim de favorecer o desempenho e a interpretação do exame.

Indicações

A ultrassonografia pode ser benéfica em inúmeras situações no segundo e terceiro trimestres de gestação, incluindo, mas não se limitando às seguintes situações:

- Cálculo da idade gestacional.
- Avaliação do crescimento fetal.
- Avaliação do bem-estar fetal.
- Estudo dopplervelocimétrico materno e fetal.
- Rastreamento e/ou seguimento de anomalias fetais, bem como de marcadores ultrassonográficos de cromossomopatias.
- História de anomalia congênita prévia.
- Sangramento vaginal.
- Localização placentária.
- Dor pélvica ou abdominal.
- Insuficiência istmocervical.
- Determinação da apresentação fetal.
- Gestação múltipla suspeitada.
- Guiar amniocentese ou outros procedimentos.
- Significativa discrepância entre o tamanho uterino e a idade gestacional com base na data da última menstruação (DUM).
- Massa pélvica.
- Suspeita de mola hidatiforme.
- Auxiliar a cerclagem.
- Suspeita de gravidez ectópica.
- Suspeita de decesso fetal.
- Suspeita de anormalidade uterina.
- Suspeita de anormalidade do volume do líquido amniótico.
- Suspeita de descolamento prematuro de placenta.
- Auxiliar a versão cefálica externa.
- Rotura prematura de membranas e/ou trabalho de parto prematuro.
- Anormalidade de marcadores bioquímicos.

Protocolo de exame

Os seguintes aspectos devem ser avaliados no estudo ultrassonográfico:

- Determinação do número de fetos.
- Descrição da apresentação fetal.

- Cálculo da idade gestacional com base na biometria fetal.
- Estudo anatômico fetal mediante a avaliação dos aspectos descritos a seguir.

Crânio

Devem ser avaliadas a integridade em toda a extensão do crânio e seu formato. São medidos os diâmetros biparietal e occipitofrontal e a circunferência craniana (CC).

Cérebro

São avaliados a linha média (foice), os ventrículos cerebrais, cornos anterior e posterior do ventrículo lateral, os plexos coroides, os tálamos, o corpo caloso, o *cavum* do septo pelúcido e na fossa posterior, o cerebelo e a cisterna magna.

Face

Estuda-se o perfil, avaliando sua conformação e medindo o comprimento do osso nasal, além das órbitas quanto a tamanho, simetria e distância entre elas, além de se proceder à pesquisa da integridade dos cristalinos. Avaliam-se os lábios, bem como o maxilar e a mandíbula.

Pescoço

Mede-se a espessura da prega nucal.

Tórax

São avaliados o formato e o volume do tórax e dos pulmões e pesquisada a integridade do diafragma. Quanto ao coração, avaliam-se o ritmo e a visão de câmaras, bem como os tratos de saída.

Parede abdominal e abdome

Procede-se ao estudo da integridade da parede abdominal, do fígado, da vesícula biliar, do estômago, dos intestinos, dos rins, da bexiga e da inserção do cordão umbilical e à mensuração da circunferência abdominal (CA).

Coluna vertebral

Na avaliação da coluna vertebral devem ser contemplados os cortes longitudinal, transversal e coronal.

Membros

São estudados fêmur, tíbia, fíbula, úmero, rádio e ulna, mãos e pés, incluindo o formato e a ecogenicidade dos ossos longos e a movimentação das articulações. São medidos o comprimento femoral (CF) e o do úmero.

Genitália

Define-se o sexo fetal.

Cordão umbilical

São identificados os três vasos.

Placenta

Avaliam-se a topografia e a textura, definindo o grau de maturidade, a espessura e a possibilidade de acretismo, além de se proceder à pesquisa de tumores e de lobos acessórios.

Líquido amniótico

São pesquisados seu volume e aspecto.

Laudo e documentação

No final deste capítulo serão apresentados modelos de laudos que podem ser utilizados para o relato dos exames ultrassonográficos de segundo e terceiro trimestres. Os dois modelos iniciais (**Anexos 1 e 2**) dizem respeito aos estudos obstétrico e morfológico que devem ser realizados entre 20 e 24 semanas de idade gestacional, enquanto o último modelo (**Anexo 3**) consiste em um laudo para o exame de rotina. Todos os laudos devem estar acompanhados de documentação fotográfica que ilustre as principais estruturas medidas e os achados ecográficos mais relevantes. As imagens anexadas devem comprovar as informações discriminadas no texto do laudo. A ausência de imagens no laudo deve ser encarada como relatório incompleto.

■ ANATOMIA ECOGRÁFICA FETAL: SISTEMATIZAÇÃO DO EXAME E O QUE DEVE SER IDENTIFICADO E MEDIDO

Polo cefálico

Crânio

Quatro aspectos do crânio fetal devem ser avaliados rotineiramente: tamanho, formato, integridade e densidade óssea. Todas essas características podem ser avaliadas no momento da biometria do polo cefálico, quando se estuda a anatomia do cérebro:

- **Tamanho:** a medida do diâmetro biparietal (DBP) é realizada a partir da disposição do *caliper* na posição externa na calota anterior e interna na calota posterior. Já o diâmetro occipitofrontal é obtido mediante a colocação dos *calipers* externamente em ambas as extremidades da calota craniana.
- **Formato:** o crânio normalmente tem formato oval sem protrusões ou defeitos focais e que é interrompido apenas por suturas estreitas ecolucentes. Alterações de formato, como aspecto de limão, morango ou trevo, devem ser documentadas e investigadas.
- **Integridade:** nenhum defeito ósseo deve estar presente. Cefaloceles podem ocorrer em diversas topografias, porém são mais frequentes a partir de defeitos do osso frontal ou dos ossos occipitais.
- **Densidade:** a densidade normal do crânio é manifestada como uma contínua estrutura ecogênica que é interrompida apenas por suturas em locais anatômicos específicos. A ausência dessa ecogenicidade ou visibilidade extrema do cérebro fetal deve levantar a suspeita de uma pobre mineralização (p. ex., osteogênese imperfeita, hipofosfatasia). Pobre mineralização também é sugerida quando o crânio se torna facilmente compressível como resultado da maior pressão à manipulação do transdutor.

Cérebro

Dois planos axiais tornam possível a visibilização das estruturas cerebrais relevantes para a integridade anatômica do cérebro. Esses planos são comumente referidos como transventricular e transtalâmico. Artefatos de imagem habitualmente obscurecem o hemisfério mais próximo do transdutor. Um terceiro plano axial, o transcerebelar, pode ser adicionado para avaliação da fossa posterior. A **Figura 20.1** exibe os planos de cortes ultrassonográficos do cérebro. As seguintes estruturas cerebrais devem ser avaliadas:

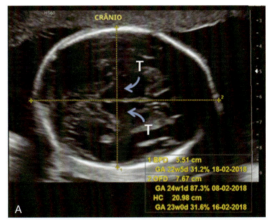

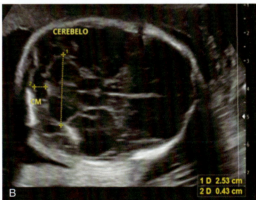

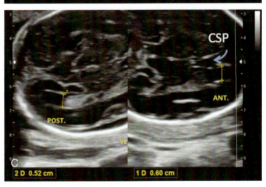

Figura 20.1A Plano transtalâmico para mensuração dos diâmetros biparietal e occipitofrontal. (*T*: tálamos.) **B** Plano transcerebelar para avaliação e medida do cerebelo e da cisterna magna (*CM*). **C** Plano transcerebelar para medida dos cornos anterior (*ant.*) e posterior (*post.*) do ventrículo lateral (*VL*). (*PC*: plexo coroide; *CSP*: *cavum* do septo pelúcido.)

- Ventrículos laterais (incluindo plexos coroides): a topografia da medida do átrio ventricular é imediatamente posterior ao plexo coroide.
- *Cavum* do septo pelúcido.
- A linha média composta pela foice.
- Tálamos.
- Cerebelo (deve ser medido seu diâmetro transverso).
- Cisterna magna (realiza-se a mensuração de seu diâmetro na linha média).

Face

Devem ser avaliados a fronte, as órbitas, o nariz, os lábios e as orelhas. Os planos sagital, transverso e coronal são úteis para avaliação da anatomia normal e anormal. Um plano mediossagital possibilita a visibilização do perfil fetal, enquanto as orelhas são visibilizadas em varreduras parassagitais tangenciais ao crânio. Os planos coronais são provavelmente os mais importantes na avaliação da integridade da anatomia da face. As órbitas, as pálpebras, o nariz e os lábios são bem identificados. A ponta do nariz, a asa nasal e o septo são vistos acima do lábio superior. As narinas geralmente aparecem como duas pequenas áreas anecoicas (**Figura 20.2**).

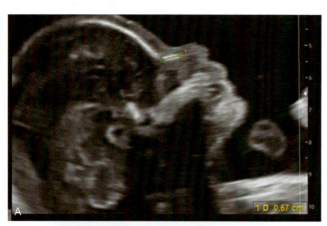

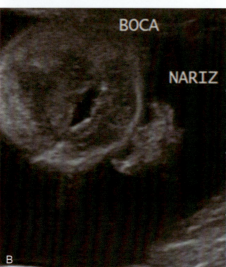

Figura 20.2A plano de perfil da face fetal; mensuração do osso nasal. **B** Corte mento-naso para estudo dos lábios, da boca e das narinas.

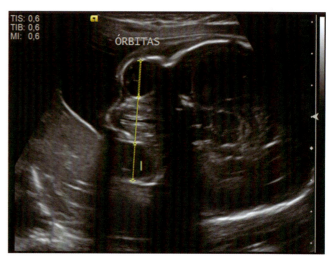

Figura 20.3 Plano de corte para mensuração do diâmetro das órbitas e das distâncias interocular e binocular.

Uma série de varreduras transversais do topo da cabeça que se deslocam caudalmente promove o exame da testa, da ponte nasal, das órbitas, do nariz, do lábio superior e palato anterior, da língua dentro da cavidade oral, do lábio inferior e da mandíbula. A presença e o tamanho dos olhos são avaliados de modo objetivo ou subjetivamente. Como regra geral, cada diâmetro orbital é igual em tamanho ao diâmetro interorbital. Em caso de suspeita de defeitos, pode ser necessária a medição dos diâmetros oculares, além das distâncias orbitais internas e externas (**Figura 20.3**).

Pescoço

O pescoço é normalmente cilíndrico, sem protuberâncias, massas ou coleções líquidas. Massas como higromas císticos ou teratomas devem ser documentadas. A medida da prega nucal (**Figura 20.4**) deve ser realizada dispondo-se o *caliper* entre a superfície do couro cabeludo e a superfície da calota craniana no plano transcerebelar.

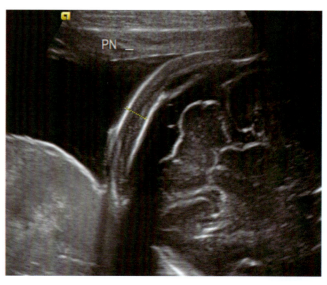

Figura 20.4 Plano transcerebelar para mensuração da prega nucal (*PN*).

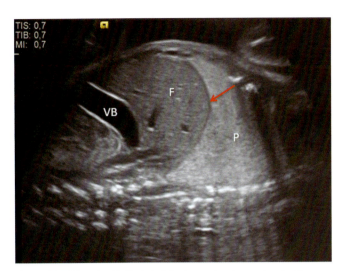

Figura 20.5 Plano longitudinal do feto demonstrando o músculo diagrama (*seta*) entre o pulmão (*P*) e o fígado (*F*). (*VB*: vesícula biliar.)

Figura 20.6 Corte de quatro câmaras cardíacas. (*AE*: átrio esquerdo. *AD*: átrio direito. *VE*: ventrículo esquerdo. *VD*: ventrículo direito.)

Tórax

O tórax deve ter formato regular com uma suave transição para o abdome. As costelas devem ter curvatura normal sem deformidades. Ambos os pulmões devem se apresentar homogêneos em toda a sua extensão e sem evidência de desvios mediastinais nem presença de massas. A interface diafragmática pode ser visibilizada como uma linha divisória hipoecogênica separando os conteúdos torácico e abdominal no plano de corte longitudinal (**Figura 20.5**).

Coração

Os planos que incluem a avaliação cardíaca compreendem o de quatro câmaras, as vias de saída dos grandes vasos e seus respectivos arcos, além do plano dos três vasos.

O exame do coração fetal começa com a avaliação da disposição dos órgãos abdominais e torácicos, pois uma disposição anormal é frequentemente associada a anomalias cardíacas complexas. Uma seção transversal da parte superior do abdome, a mesma usada para medição da circunferência abdominal, torna possível identificar a posição do fígado, do estômago e dos grandes vasos abdominais. Uma seção transversa do tórax revela a visão de quatro câmaras do coração fetal. O coração ocupa uma área correspondente aproximadamente a um terço do tórax e não se encontra na linha média, mas com o ápice apontando para a esquerda. O eixo do septo interventricular está situado cerca de 45 ± 20 graus para a esquerda do eixo anteroposterior do feto.

Na visão de quatro câmaras (**Figura 20.6**) podem ser identificados os ventrículos, os átrios, as válvulas atrioventriculares, os septos ventriculares e atriais, o *flap* do forame oval e as conexões venosas pulmonares. O septo interventricular e as paredes ventriculares livres têm a mesma espessura. O septo interatrial está aberto no nível do forame oval. O *flap* do forame oval é identificado se movimentando em direção ao átrio esquerdo. A inserção da válvula tricúspide ao longo do septo interventricular é mais apical do que a da válvula mitral. A confluência das veias pulmonares no átrio esquerdo serve para identificá-lo como tal.

O estudo dos tratos de saída dos grandes vasos melhora a detecção de muitas anormalidades do coração e das grandes artérias. Os tratos de saída e as grandes artérias podem ser demonstrados por pequenas angulações do transdutor a partir da visão de quatro câmaras. Ao girar o transdutor enquanto o ventrículo esquerdo e a aorta são mantidos no mesmo plano, é possível obter as imagens do coração esquerdo, enquanto a visão do coração direito é obtida mediante a movimentação cranial do transdutor, girando-o ligeiramente na direção do ombro esquerdo.

A visibilização do coração esquerdo demonstra o ventrículo esquerdo e o trato de saída da aorta. A parede anterior da aorta está em continuidade com o septo interventricular. A imagem do coração direito exibe o ventrículo direito e o trato de saída ventricular direita, ou seja, o tronco pulmonar (**Figura 20.7**).

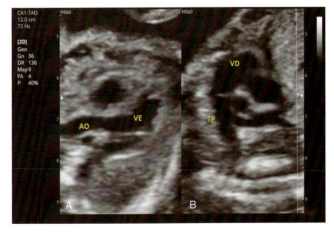

Figura 20.7 Tratos de saída dos grandes vasos da base. **A** Ventrículo esquerdo (*VE*) em contiguidade com a aorta (*AO*). **B** Ventrículo direito (*VD*) em contiguidade com o tronco pulmonar (*TP*).

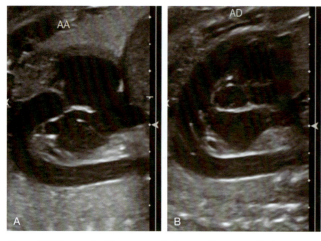

Figura 20.8 Demonstração dos arcos da base cardíaca no modo B e no modo Doppler de amplitude. **A** Arco aórtico (*AA*). **B** Arco ductal (*AD*).

O tronco pulmonar se origina do ventrículo direito e se divide em três vasos: o ducto arterioso se direciona posteriormente e se conecta com a aorta descendente e as artérias pulmonares.

Existem dois arcos no feto, os quais são mostrados na **Figura 20.8**: o arco aórtico e o arco ductal, que devem ser diferenciados. Os vasos braquiocefálicos são oriundos do arco aórtico, enquanto nenhum vaso emana do arco ductal. Além disso, a curva do arco aórtico é mais estreita que a do arco ductal, que é ligeiramente mais aberta. A veia cava, por entrar no átrio direito, pode ser observada em uma visão longitudinal.

Modo M

A frequência e o ritmo cardíacos podem ser avaliados subjetivamente. O modo M é útil para a avaliação de casos anormais. No ultrassom do modo M, apenas uma linha de informação é exibida continuamente, sendo possível demonstrar a movimentação cardíaca através de linhas ondulatórias ao longo do monitor. A disposição de uma linha de modo M simultaneamente sobre uma parede do átrio e uma ventricular é capaz de quantificar a frequência cardíaca, além de tornar possível inferir a sequência atrioventricular das contrações (**Figura 20.9**).

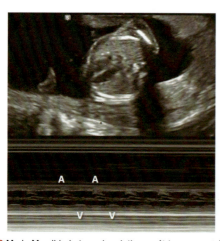

Figura 20.9 Modo M exibindo traçado relativo ao átrio e ao ventrículo, simultaneamente.

Parede abdominal e abdome

A integridade da parede abdominal deve ser sempre demonstrada com o objetivo de pesquisar e classificar possíveis defeitos de fechamento da parede abdominal anterior, mais notadamente onfalocele e gastrosquise. Essa pesquisa é realizada mediante varreduras transversais que demonstram a inserção do cordão umbilical na extremidade fetal (**Figura 20.10**), sendo também importante confirmar a bexiga urinária dentro da pelve fetal, o que exclui a extrofia da bexiga e a presença de cloaca.

Ecograficamente, o estômago fetal pode ser identificado desde o primeiro trimestre de gestação como uma estrutura cística anecoica na parte superior do quadrante esquerdo do abdome. O intestino costuma ser uniformemente ecogênico até o terceiro trimestre da gravidez, quando costumam ser vistas as alças preenchidas por mecônio. O fígado ocupa a maior parte da região superior do abdome, sendo o lobo esquerdo maior em tamanho do que o direito em virtude do maior suprimento de sangue ricamente oxigenado.

A vesícula biliar é visibilizada como uma estrutura cística ovoide à direita e abaixo da porção intra-hepática da veia umbilical. O baço também pode ser visibilizado em um plano transversal posterior e à esquerda do estômago fetal. A CA deve ser medida em uma seção transversal do abdome, demonstrando o estômago e o seio portal do fígado (**Figura 20.11**). O *situs*

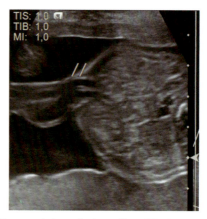

Figura 20.10 Imagem da inserção do cordão umbilical na parede abdominal.

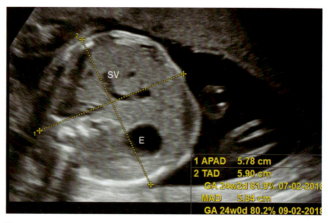

Figura 20.11 Plano anatômico da circunferência abdominal, cujos pontos de referência são o estômago (*E*) e o seio venoso (*SV*).

visceral deve ser avaliado, demonstrando a posição relativa do estômago, dos vasos hepáticos, da aorta abdominal e da veia cava inferior.

Os rins e as suprarrenais, localizados abaixo do nível do estômago, em ambos os lados e anteriores à coluna vertebral, são identificados por ultrassonografia a partir de 12 semanas de gravidez. A ecogenicidade renal, que é elevada no primeiro trimestre de gestação, diminui a partir do segundo trimestre. As glândulas suprarrenais aparecem com região cortical hipoecoica e medular ecogênica.

Cortes longitudinais e transversais do abdome podem ser utilizados para o estudo dos rins (**Figura 20.12**). Em uma varredura longitudinal, os rins aparecem como áreas elípticas, enquanto na varredura transversal eles surgem como estruturas redondas em ambos os lados da coluna vertebral. Os rins são ligeiramente hipoecogênicos em comparação com o fígado e as alças intestinais. A partir de 26 a 28 semanas podem ser diferenciadas as pirâmides renais.

Tanto o comprimento como a circunferência dos rins aumentam com o decorrer da gestação, mas a proporção das circunferências rim/abdome permanece em aproximadamente 30% ao longo da gravidez. O diâmetro anteroposterior da pelve renal deve ser < 5mm entre 15 e 19 semanas, < 6mm entre 20 e 29 semanas e < 8mm entre 30 40 semanas de gestação.

Os ureteres normais são raramente vistos na ausência de obstrução distal ou refluxo. A bexiga fetal pode ser visibilizada a partir do primeiro trimestre, e mudanças de volume ao longo do tempo ajudam a diferenciá-la de outras estruturas pélvicas císticas.

Coluna vertebral

Para um exame satisfatório da coluna vertebral é necessário o estudo nos planos longitudinal, transversal e coronal, o que depende muito da posição fetal (**Figura 20.13**). A espinha bífida, a malformação grave mais frequente na coluna vertebral, geralmente está associada a alterações intracranianas, como uma deformidade cerebelar característica ("sinal da banana") e cisterna magna obliterada.

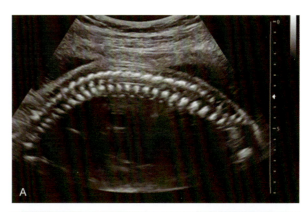

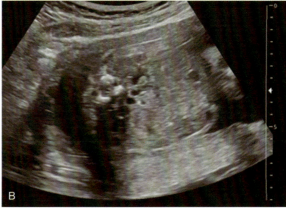

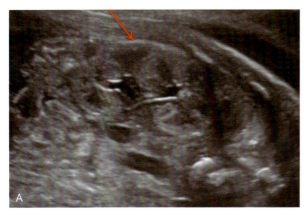

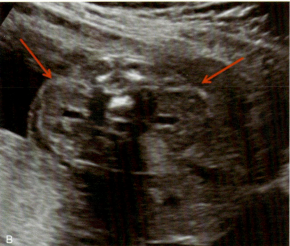

Figura 20.12A Plano anatômico exibindo corte longitudinal do rim fetal (*seta*). **B** Plano anatômico demonstrando corte transversal dos rins do feto (*setas*).

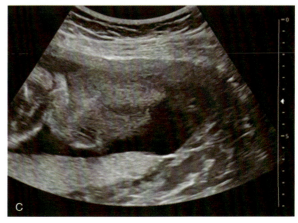

Figura 20.13 Estudo da coluna vertebral através dos planos de corte longitudinal (**A**), transversal (**B**) e coronal (**C**).

Membros

Os ossos longos são consistentemente visibilizados a partir de 11 semanas de gravidez e apresentam comprimento similar até o quinto mês, quando o fêmur passa a apresentar um tamanho maior. Realiza-se o estudo dos três segmentos dos membros, embora apenas a mensuração de rotina do fêmur e do úmero seja clinicamente útil. Convém avaliar os demais ossos longos – rádio, ulna, tíbia e fíbula – de modo qualitativo e, diante de suspeita de anormalidade, passam a ser realizadas as suas mensurações. A pesquisa do ângulo reto dos pés em relação às pernas tem por objetivo afastar a possibilidade de pés tortos (**Figura 20.14**). Os movimentos devem ser pesquisados mediante a avaliação da normalidade do padrão motor.

Genitália

A caracterização dos genitais externos para determinar o gênero fetal auxilia a definição de algumas doenças ligadas ao sexo, porém a explicitação do gênero só deve ser realizada com o consentimento dos pais (**Figura 20.15**).

Cordão umbilical

O cordão umbilical é composto por duas artérias e uma veia. As artérias umbilicais têm origem nas artérias ilíacas internas e conduzem sangue pobre em oxigênio para a troca em nível placentário. Por outro lado, a veia advém da placenta, conduzindo sangue ricamente oxigenado em direção ao fígado. O cordão umbilical se apresenta espiralado, e a geleia de Wharton circundando os vasos sanguíneos promove a proteção do cordão contra compressões.

A inserção placentária dos cordões costuma ser discretamente excêntrica. Contrariamente à inserção periférica, que não tem significado clínico, a inserção que ocorre nas membranas livres, a inserção velamentosa, presente em cerca de 1% das gestações, aumenta o risco de traumas e tromboses por haver segmentos dos vasos sanguíneos que não contam com a proteção da geleia de Wharton. Além disso, a inserção velamentosa predispõe a localização dos vasos em trajeto sobre o orifício interno do colo uterino, originando a *vasa previa*. Essa característica aumenta o risco de rotura do cordão, levando à exsanguinação

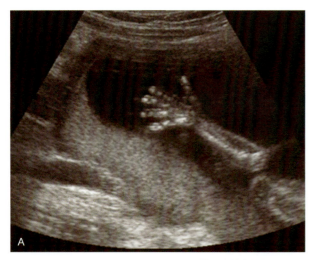
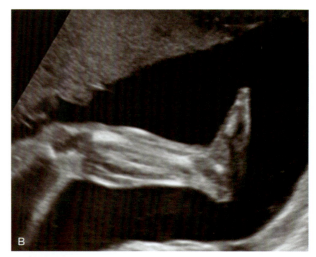

Figura 20.14 Membros superior (**A**) e inferior (**B**) do feto.

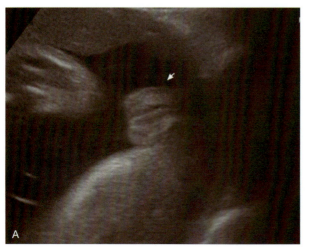
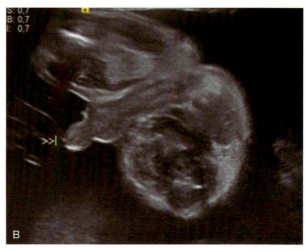

Figura 20.15A Genitália feminina (*seta*). **B** Genitália masculina (*setas*).

fetal diante do parto normal e é passível de detecção com o uso do Doppler colorido ou de amplitude.

A principal anomalia do cordão umbilical consiste na presença de artéria umbilical única (AUU), a qual é facilmente identificada pela insonação da janela do Doppler colorido ou de amplitude lateralmente à bexiga, topografia da origem das artérias umbilicais ou simplesmente pelo corte transversal em uma alça livre do cordão umbilical. Como diante de sua presença o risco de anomalias fetais aumenta em 50%, incluindo aneuploidias, torna-se mandatória a pesquisa de sua associação a outras malformações. O acompanhamento do padrão de desenvolvimento fetal se torna relevante em razão da maior associação à restrição de crescimento (**Figura 20.16**).

Placenta

A placenta é o orgão que estabelece a conexão entre a mãe e o feto e tem a mesma origem fetal. Seu estudo se torna relevante na medida em que é a fonte de oxigênio, nutrientes, eletrólitos e vitaminas necessários para o desenvolvimento e o crescimento do feto.

A seguir, encontram-se descritos os parâmetros referentes à placenta que devem ser avaliados.

Localização

A topografia placentária frequentemente é baixa na fase inicial da gravidez e, à medida que a gestação se desenvolve, ocorre a "migração" da placenta, que ascende em conjunto com o crescimento uterino. Encontra-se uma placenta com inserção baixa quando há uma distância ≤ 2cm de sua borda inferior ao orifício interno do colo uterino. O estudo transvaginal pode aumentar a acuidade desse diagnóstico por haver menor interposição de tecidos na construção da imagem por essa via, principalmente nos casos de placenta em localização posterior. Convém atentar para o diagnóstico falso-positivo diante de contrações uterinas e bexiga sobredistendida.

A placenta prévia pode ser classificada quanto à sua topografia em relação ao orifício interno do colo uterino, sendo considerada total quando o recobre inteiramente, parcial quando o recobre parcialmente e marginal quando o margeia.

Espessura

Existem tanto placentas pequenas com grande espessura como extensas placentas com espessura menor. O cálculo do volume placentário seria um parâmetro ideal, porém é pouco exequível

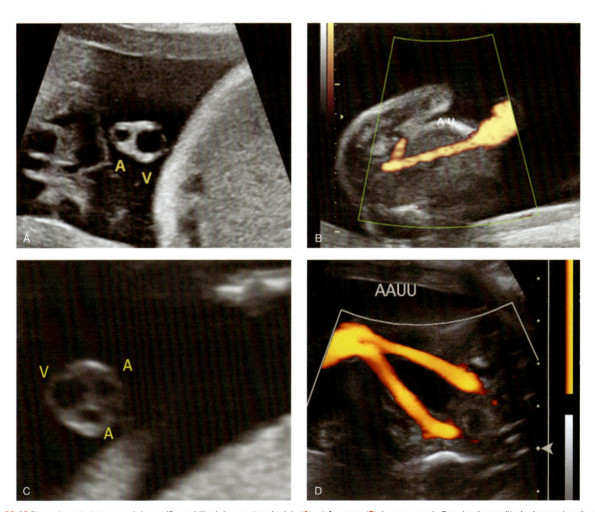

Figura 20.16 Plano de corte transversal do cordão umbilical demonstrando dois (**A**) e três vasos (**C**). Imagem modo Doppler de amplitude demonstrando número de artérias umbilicais após emergência das artérias ilíacas internas: artéria umbilical única (**B**) e duas artérias umbilicais (**D**).

na prática diária. Assim, adota-se a espessura placentária como parâmetro de seu tamanho. Pode-se utilizar como referência de normalidade da espessura máxima a medida em que se somam 10mm ao valor da idade gestacional em semanas.

Grau

A deposição de cálcio na placenta é um fenômeno natural e se torna mais evidente à medida que evolui a gravidez. A classificação da maturidade placentária em graus 0, I, II e III se baseia no perfil de deposição de cálcio, como descrito a seguir (**Figura 20.17**).

Graus da placenta

- **Grau zero:** o parênquima se encontra homogêneo. A placa coriônica é lisa e bem definida. Não se identificam focos de calcificações esparsos no interior do parênquima.
- **Grau I:** a placa coriônica exibe pequenas endentações, havendo poucos focos de calcificação esparsos pelo parênquima.
- **Grau II:** a placa basal apresenta calcificações lineares, além de ondulações mais significativas da placa coriônica, determinando septações incompletas do parênquima placentário.
- **Grau III:** há septação da placa coriônica até a placa basal, que se torna facilmente identificada pela deposição de cálcio, configurando a imagem anelar dos cotilédones.

Há carência de evidência científica quanto à associação entre o grau da maturidade placentária e algum significado clínico ou patológico. Alguns autores têm sugerido que pacientes com maturação placentária acelerada entre 32 e 36 semanas devem se submeter a estreita vigilância pré-natal até o nascimento. Por outro lado, há autores que questionam a necessidade de intensificar tal vigilância.

Não se identifica um processo de maturação placentária padrão em todas as pacientes. O grau III ocorre em apenas cerca de 20% a 25% das gestações a termo. Apesar disso, deve-se adotar um certo referencial com o intuito de avaliar se está ocorrendo uma evolução acelerada da maturação, atípica, a qual pode estar relacionada com tabagismo, pré-eclâmpsia e restrição do crescimento fetal. Assim, espera-se que o grau I ocorra a partir de 28 semanas, o grau II a partir de 32 semanas e o grau III a partir de 37 semanas. Apesar de Peter Grannum relatar a associação entre os graus de maturidade placentária e pulmonar fetal, esses fenômenos não são interdependentes, mas coincidentes.

Acretismo placentário

A pesquisa de acretismo placentário é parte integrante da ultrassonografia de segundo e terceiro trimestres. Condição nosológica em que a placenta adere de modo anormal ao útero, o acretismo placentário ocorre com maior frequência quando há placenta prévia, histórico de cesarianas e cirurgias uterinas e idade materna avançada. Suspeita-se de acretismo placentário à ultrassonografia quando não se diferencia a placenta do miométrio, habitualmente comprovada pela presença de uma linha hipoecogênica. A ressonância nuclear magnética é importante exame complementar que auxilia o diagnóstico.

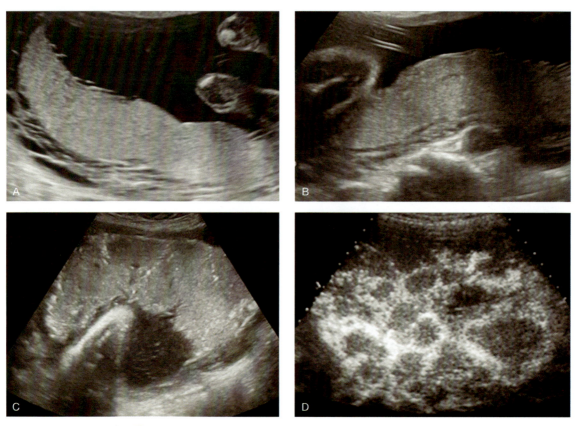

Figura 20.17 Graus placentários. **A** Grau zero. **B** Grau I. **C** Grau II. **D** Grau III.

A placenta com acretismo pode ser:

- **Acreta *vera*:** quando ocorre apenas invasão profunda da decídua, porém sem haver invasão miometrial.
- **Increta:** quando já ocorre certo grau de invasão miometrial.
- **Percreta:** quando há invasão miometrial por toda a extensão da espessura miometrial, os vilos atingindo a serosa, com a possibilidade de extensão para a bexiga e o intestino.

Líquido amniótico

O líquido amniótico (LA) exerce múltiplas e relevantes funções no desenvolvimento fetal ao permitir o crescimento sem compressões extrínsecas de estruturas adjacentes ao feto, favorecer a expansão torácica, possibilitar a movimentação fetal, que é essencial para o desenvolvimento osteomuscular e para evitar o mau posicionamento dos membros e da coluna vertebral, proteger mecanicamente o feto contra traumas, manter estável a temperatura intrauterina e reduzir a chance de compressão do cordão umbilical. Por isso, sua avaliação é parte integrante de qualquer exame ultrassonográfico obstétrico, mais notadamente no segundo e terceiro trimestres de gestação.

Como há fontes produtoras, como os tratos urinário e respiratório, mais notadamente nos dois últimos trimestres de gestação, e fontes consumidoras, como a deglutição fetal, o volume de LA é o resultado dessas ações antagônicas. Possibilita, por isso, inferir a respeito de atividades funcionais do feto, como funcionamento renal, bem como se relacionar com malformações, como processos obstrutivos (p. ex., estenose esofagiana determinando polidrâmnio ou obstrução do trato urinário provocando oligoidrâmnio).

Atualmente, sabe-se que o volume do LA aumenta após a hidratação oral materna tanto na gestante com volume normal do LA como diante de oligoidrâmnio. Nesse caso, há também elevação do volume ao se administrar solução hipotônica via venosa, fenômeno não observado ao se utilizar solução isotônica.

Não existe ferramenta propedêutica que possibilite o cálculo preciso do volume do LA. O cálculo fundamentado na avaliação subjetiva de profissional experiente talvez seja o melhor parâmetro. No entanto, busca-se uma padronização da metodologia, lançando mão, principalmente, do cálculo do maior bolsão no sentido vertical e do índice do líquido amniótico (ILA). Ambos devem ser calculados em topografias desprovidas de cordão ou de partes fetais. O primeiro considera normal o maior bolsão com tamanho $\geq$ 2cm.

Na literatura há relato de outros valores de referência, não havendo consenso quanto ao mais adequado. O ILA, com base na soma do maior bolsão no sentido vertical dos quatro quadrantes do abdome materno, também não conta com um consenso a respeito de qual seja o valor de referência da normalidade, porém valores entre 8 e 24cm se encontram dentro dos parâmetros da boa aplicabilidade clínica. A utilização do Doppler colorido possibilita a identificação do cordão umbilical entremeado ao LA, reduzindo a possibilidade de erro no cálculo de sua medida.

Perfil biofísico fetal

A avaliação do feto é sempre um grande desafio na medida em que há poucas ferramentas propedêuticas disponíveis capazes de estudar as condições intrauterinas de modo não invasivo. Diante dessa escassez, não é prudente abrir mão dos poucos meios investigativos existentes. Além disso, não se concebe a realização de uma ultrassonografia no segundo e terceiro trimestres sem a avaliação do padrão de oxigenação cerebral do feto por meio de variáveis biofísicas.

Consequentemente, o perfil biofísico fetal (PBF) é parte integrante da avaliação fetal nos dois últimos trimestres de gravidez, quando são avaliadas variáveis biofísicas que podem se alterar de modo agudo diante de baixa oxigenação fetal no nível cerebral, como reatividade da frequência cardíaca fetal à movimentação corporal do feto, movimentos respiratórios, movimentos corporais e tônus fetal, além de variável marcadora de redução crônica da oxigenação, que é o volume de LA, o qual pode estar reduzido em consequência da vasoconstrição das artérias renais secundária ao processo de centralização. Assim, o PBF é importante na condução do manejo obstétrico, contribuindo para auxiliar a definição do *timing* de interrupção da gestação.

■ AVALIAÇÃO DO CRESCIMENTO FETAL
Restrição do crescimento fetal (RCF)

A RCF acomete cerca de 5% a 10% das gravidezes, surgindo quando o feto não atinge seu potencial de crescimento e desenvolvimento, aumentando o risco de mortalidade e morbidade e sendo a principal responsável pelos casos de prematuridade e asfixia intraparto. Atualmente, sabe-se que essa condição se associa a doenças de longo prazo, como deficiência neurológica e do desenvolvimento cognitivo, incluindo doenças cardiovasculares e endócrinas na fase adulta, independentemente de a RCF ter sido originada em uma fase precoce ou tardia da gravidez. Assim, a avaliação do crescimento fetal é etapa obrigatória no acompanhamento da gestação. Inúmeros atrasos do desenvolvimento neurológico na infância se associam à RCF, independentemente da existência de alterações concomitantes ao estudo dopplervelocimétrico.

A definição de RCF é uma tarefa desafiadora, sendo a mais utilizada aquela recomendada pelo American College of Obstetricians and Gynecologists (ACOG), que caracteriza RFC como o feto com peso $\leq$ 10º percentil para a idade gestacional, frequentemente associada à insuficiência placentária. O Royal College of Obstetricians and Gynecologists (RCOG) acrescenta, além do peso fetal, a circunferência abdominal $\leq$ 10º percentil como diagnóstico para fetos pequenos para a idade gestacional. Cabe ressaltar que esse ponto de corte seleciona tanto fetos saudáveis constitucionalmente pequenos, denominados pequenos para a idade gestacional (PIG), como fetos com restrição de crescimento, que exibem restrição patológica do potencial genético de crescimento.

O achado do peso fetal em sucessivos exames, em visão longitudinal, que se mantém em torno do mesmo percentil, porém ≤ 10º percentil, indica maior probabilidade de se tratar de feto PIG, principalmente se associado ao Doppler normal na artéria umbilical, bem como do volume do LA.

Atualmente, a classificação mais utilizada se baseia na época de início da RCF, e sua aplicabilidade está relacionada com a conduta e o prognóstico. Há diversidade de comportamento fisiopatológico entre fetos que exibem restrição de crescimento antes e após 32 semanas de gravidez. A RCF com início antes de 32 semanas é chamada de RCF precoce e acomete cerca de 20% a 30% dos fetos com restrição de crescimento, associa-se a taxas mais elevadas de morbidade e mortalidade e está relacionada com alteração na placentação. Isso determina aumento da resistência nas artérias uterinas, provocando aumento do risco de pré-eclâmpsia, que está presente em mais de 50% dos casos. Diante da ocorrência de hipoxemia fetal, esta habitualmente é importante e leva à adaptação cardiovascular fetal. O feto, por meio de um mecanismo de defesa, exibe alta tolerância a níveis baixos de oxigênio.

Por outro lado, na RCF tardia, os fetos cursam com restrição de crescimento após 32 semanas, compreendendo 70% a 80% dos casos de RCF. Essa condição patológica se associa a leve deficiência placentária, provocando leve hipoxemia e exigindo pequena adaptação fetal. A associação à pré-eclâmpsia se restringe a cerca de 10% dos casos. Nesse padrão tardio, os fetos não toleram por muito tempo o baixo suprimento de oxigênio. Se por um lado a maior dificuldade na RCF precoce reside na conduta, nos quadros tardios o diagnóstico se torna o principal desafio, uma vez que o estudo dopplervelocimétrico das artérias uterinas frequentemente se encontra dentro da normalidade, dificultando a identificação do quadro clínico.

O diagnóstico de RCF precoce pode ser estabelecido ao se identificarem peso fetal e/ou CA ≤ 3º percentil ou Doppler da artéria umbilical com fluxo diastólico final ausente. Entretanto, o diagnóstico de RCF precoce também é definido quando são encontrados dois dos seguintes parâmetros:

- Peso fetal e/ou CA ≤ 10º percentil.
- Índice de pulsatilidade (IP) da artéria uterina > 95º percentil.
- IP da artéria umbilical > 95º percentil.

Diante do achado de peso fetal e/ou CA ≤ 3º percentil, a RCF tardia é diagnosticada. Entretanto, diante do encontro de dois dos seguintes parâmetros, o diagnóstico também é estabelecido:

- Peso fetal e/ou CA ≤ 10º percentil.
- Crescimento fetal detectado dois quartis abaixo do esperado durante o acompanhamento.
- Razão cerebroumbilical (RCU) < 5º percentil.

Reveste-se de grande relevância o fato de a alteração do estudo dopplervelocimétrico da artéria umbilical, habitualmente associada à RCF, ocorrer eminentemente no padrão precoce. Já nos quadros tardios, o fluxo na artéria umbilical geralmente se encontra normal, raramente se alterando nos estágios mais avançados da doença. Na RCF tardia, a disfunção placentária é menos grave e o padrão esperado é de redução da resistência ao fluxo na artéria cerebral média, bem como da RCU, em consequência de certo grau de redução da oxigenação fetal.

Para melhorar a sensibilidade do diagnóstico, devem ser investigados fatores de risco para o desenvolvimento de RCF, como complicações maternas, história obstétrica, passado de recém-nascido de baixo peso, crescimento restrito ou malformações. A avaliação do biótipo dos pais pode contribuir para a diferenciação entre PIG e RCF, principalmente se o fluxo na artéria umbilical estiver dentro da normalidade. A medida da altura uterina é um método de rastreamento válido, porém não se pode deixar de realizar ultrassonografia em torno de 32 semanas de idade gestacional.

Quando o acometimento fetal se inicia na segunda metade da gestação, geralmente entre o final do segundo trimestre e o início do terceiro, não há hiperplasia celular, apenas sua hipertrofia. Desse modo, o feto apresentará menor comprometimento do crescimento do polo cefálico, que receberá suprimento sanguíneo preferencialmente, assim como do coração e das suprarrenais, à custa de outros órgãos. Os membros também mantêm seu tamanho preservado ou próximo ao normal, sendo notado maior comprometimento proporcional à intensidade e à duração do processo fisiopatológico.

Já a reserva de glicogênio estará comprometida e, como o fígado é o principal reservatório dessa fonte energética, uma pequena circunferência abdominal denotará a RCF, traduzindo o padrão assimétrico, já que as razões CC/CA e CF/CA estarão elevadas. A espessura do subcutâneo também se apresenta reduzida, tornando ainda menor a CA. O principal processo fisiopatológico desse tipo de redução do crescimento fetal é uma insuficiência placentária. Há fatores de risco bem conhecidos para seu desenvolvimento, como hipertensão crônica, pré-eclâmpsia, tabagismo, colagenoses, síndrome dos anticorpos fosfolípides, anemia falciforme, doenças renais e desnutrição.

Por outro lado, diante de processo fisiopatológico que atinge o feto em fase inicial da gestação, como infecções (geralmente citomegalovirose, rubéola e toxoplasmose), doenças cromossômicas, anomalias estruturais ou síndromes gênicas, poderá haver comprometimento não só da hipertrofia celular, mas também de sua hiperplasia, o que tornará o feto globalmente pequeno, mantendo suas proporções relativamente normais e caracterizando a RCF simétrica.

Apesar de os padrões simétrico e assimétrico serem identificados na maioria dos casos, não é rara a identificação de fetos com RCF exibindo padrão simétrico em consequência de processos fisiopatológicos que tradicionalmente determinam um padrão assimétrico e vice-versa. Também não devem ser esperados padrões sempre típicos, pois a sobreposição de ambos os tipos pode levar a proporções das partes fetais diferentes do didaticamente esperado.

Cerca de metade dos casos de RCF se origina de gestações de risco habitual. Dessa maneira, não há como antever qual gestante terá um feto com restrição de crescimento. Aí reside a grande importância da ultrassonografia na primeira metade da gravidez, idealmente no primeiro trimestre. Como nessa fase o crescimento fetal é mais acelerado do que na segunda metade da gravidez, além de haver menor variabilidade no tamanho das estruturas anatômicas entre os diversos fetos, tem-se uma definição adequada da idade gestacional. A partir daí, os exames ultrassonográficos não mais definirão a idade gestacional, mas irão ajudar a determinar, entre outros parâmetros, o padrão de crescimento fetal.

Marcadores anatômicos

O estudo anatômico é um dos objetivos de qualquer exame ultrassonográfico obstétrico. Considera-se entre 20 e 24 semanas o período mais adequado para o estudo da anatomia fetal, porém a formação fetal deve ser pesquisada em qualquer idade gestacional. Sabe-se que nos extremos da idade gestacional é mais difícil o diagnóstico de anomalias estruturais. Entretanto, determinadas alterações se tornam mais evidentes à medida que a gravidez avança, como malformações da face, cardíacas, do aparelho urinário e gastrointestinais que, habitualmente, podem ser mais bem identificadas durante o terceiro trimestre de gestação. Assim, a descoberta de anomalias fetais, secundárias ou não a uma cromossomopatia, poderá se associar à RCF, exigindo apurada avaliação tanto do restante da anatomia fetal como da biometria.

Marcadores funcionais

Atualmente, além da busca por uma queda cada vez maior na mortalidade perinatal, esse parâmetro não é mais considerado o único índice de sucesso de uma ferramenta propedêutica. Não basta querer saber se o indivíduo está vivo, mas como ele está vivo. Como é sua qualidade de vida? Busca-se, assim, identificar o *timing* de interrupção que otimize o resultado perinatal, viabilizando o nascimento com maiores chances de o indivíduo crescer de modo saudável.

Uma ferramenta propedêutica deve ter a capacidade de demonstrar hipoxemia em uma fase mais precoce, quando é possível adotar uma conduta a fim de reduzir o agravo ao feto. A dopplervelocimetria aumenta a capacidade de compreensão do estado da circulação materno-fetal mediante o estudo do fluxo das artérias uterinas, das artérias umbilicais e da circulação fetal através, principalmente, da artéria cerebral média e do ducto venoso.

As artérias umbilicais recebem 50% a 60% do sangue que flui pela aorta e representam um contínuo até as vilosidades terciárias placentárias, sendo seu estudo um marcador do padrão anatômico dessas árvores vasculares.

A partir de estudos realizados em animais, descobriu-se que a reserva funcional da placenta é extremamente elevada, havendo a necessidade de cerca de 60% a 70% de lesão de sua arquitetura vascular para que tenha início o aumento da resistência ao fluxo. Para que ocorra ausência de fluxo durante a diástole é necessária uma lesão da ordem de 80% a 90%, o que dá a dimensão exata da extensão da lesão placentária diante de achados anormais na artéria umbilical. Vale ressaltar que esse modelo de RCF é típico do padrão precoce, não sendo encontrada, portanto, alteração do fluxo sanguíneo umbilical diante da RCF tardia.

A dopplervelocimetria das artérias umbilicais, por avaliar a reserva funcional placentária, traduzirá, quando alterada, uma redução nutricional e de oxigenação. Inicialmente, a mudança no padrão das artérias umbilicais não é uma indicação de interrupção da gravidez, pois o feto ainda poderá ter sua demanda atendida dentro de parâmetros plausíveis; no entanto, obriga uma vigilância estrita sobre a gestação, lançando mão dos diversos instrumentos de avaliação da vitalidade fetal, padrão de crescimento e do estabelecimento da estratégia de condução da gravidez até seu término. Muitas vezes não se detecta comprometimento fetal por meio das artérias umbilicais, mas é possível reconhecer fatores placentários que possam predispor ao aumento do risco de comprometimento fetal.

Se o processo fisiopatológico progride, o fluxo pode estar ausente durante a diástole ou mesmo ocorrer sua reversão. A mortalidade perinatal atinge 30% a 50% no primeiro caso e 50% a 80% no segundo. Trata-se de situação de extrema gravidade, geralmente associada à RCF, à redução do volume do LA e à acidose. Cerca de um terço dessas crianças apresentará sequelas neurológicas permanentes, e esse risco poderá ser triplicado caso realmente se confirme a RCF. Nesses casos de fluxo diastólico ausente ou reverso estão aumentadas as incidências de malformações e cariótipo anormal. Há uma associação entre fluxo diastólico final reverso na artéria umbilical e desfecho perinatal adverso, o que parece ser independente da prematuridade. Após 30 semanas, o risco de natimorto supera os riscos da prematuridade diante de isolada reversão do fluxo diastólico na artéria umbilical, e, portanto, o nascimento parece justificado.

Há evidência científica a respeito da tendência de redução da mortalidade perinatal, da indução do parto e da internação hospitalar com a utilização do Doppler da artéria umbilical em gestações de alto risco.

Diante de um quadro de hipoxemia, será observado o fenômeno de centralização do fluxo, em que o feto, para sua sobrevida, talvez em razão de seu alto metabolismo com elevada demanda de oxigênio, privilegiará a irrigação sanguínea de alguns órgãos, como coração, cérebro, suprarrenais e placenta, além do baço, que aumentará a hematopoese. Assim, a artéria cerebral média funciona como um marcador de hipoxemia.

Vale lembrar que a centralização do fluxo é segmentar no cérebro, o que significa que, apesar de algumas áreas receberem maior aporte de oxigênio, outras poderão estar se agravando.

Apesar da correlação entre alteração ao Doppler da artéria cerebral média e resultado perinatal e neurológico adverso, ainda não está evidente se o nascimento antes do termo traria algum benefício. A análise da artéria cerebral média é particularmente valiosa para identificação e predição de resultado adverso entre as RCF tardias, independentemente do Doppler da artéria umbilical, que geralmente é normal nesses fetos.

Diante da progressão da hipoxemia e do contínuo processo de centralização, ocorrerá uma sucessão de fenômenos cardiovasculares que culminarão na insuficiência do ducto venoso, ao "permitir" que o fluxo sanguíneo pare ou reverta durante a contração atrial. Esses fenômenos são:

- Elevação da pós-carga cardíaca, principalmente para o lado direito do coração, secundária à vasoconstrição generalizada de órgãos periféricos.
- Aumento da pressão diastólica final no ventrículo direito com diminuição do retorno venoso.
- Redução da perfusão das coronárias, determinando menores complacência e contratilidade cardíacas.

Esse fenômeno é um marcador da falência do mecanismo de compensação, efetivada pela centralização, diante da progressão do processo de hipoxemia. Sabe-se que nos casos de RCF precoce o ducto venoso é o mais forte marcador de risco de acidemia e morte fetal em curto prazo. Convém se preparar para o nascimento, pois, independentemente da idade gestacional, é improvável a sobrevivência por mais de 1 semana, uma vez que o feto entrou em descompensação. Essa sequência de eventos é típica da RCF precoce, não sendo encontrada na RCF tardia, e quanto menor a idade gestacional de início da doença, maior o grau de restrição do crescimento, maiores as alterações dopplervelocimétricas e maior o risco de natimortalidade. O ducto venoso é importante marcador do *timing* de interrupção da gestação em idades gestacionais muito precoces em condições críticas, uma vez que habitualmente se altera antes da variabilidade de curto prazo da cardiotocografia computadorizada em 50% dos casos e 48 a 72 horas antes do perfil biofísico fetal em 90% das vezes.

Entre 24 e 28 semanas de idade gestacional, a cada dia de permanência intraútero as chances de sobrevida aumentam 2%; entre 28 e 32 semanas, a cada dia de vida intrauterina as chances de sobrevida aumentam 1%. Por isso, procura-se manter a gravidez diante de onda A positiva no Doppler do ducto venoso, o que aumenta a perspectiva de sobrevivência.

Apesar de leitos relativamente independentes, a razão entre os índices de impedância das artérias umbilical e cerebral tem sido amplamente descrita como um indicador de centralização do fluxo. Essa razão sinaliza a possibilidade de as resistências dos vasos envolvidos se encontrarem com inversão do padrão esperado. Isso torna obrigatória a compreensão dos possíveis processos fisiopatológicos subjacentes, procurando definir a existência de uma doença de base que justifique a reprogramação da estratégia de acompanhamento da gestação.

Marcadores biométricos

A biometria das estruturas fetais é a principal ferramenta para o diagnóstico de RCF. As principais estruturas medidas são: DBP, diâmetro occipitofrontal (DOF), CC, CA e CF. As razões entre os comprimentos das estruturas possibilitam tanto inferir o diagnóstico e a gravidade como averiguar se o perfil de restrição é simétrico ou assimétrico. As razões utilizadas são CC/CA e CF/CA.

A medida do DBP torna possível tanto a definição da idade gestacional, idealmente na primeira metade da gestação, como o estudo do padrão de crescimento fetal. Apesar de a maioria dos fetos apresentar o formato da cabeça dentro de um determinado padrão, há aqueles que apresentam formatos diversos, como os com braquicefalia e dolicocefalia. Na braquicefalia a razão DBP/DOF é > 82 e na dolicocefalia, ≤ 74.

Como as tabelas construídas para o cálculo da idade gestacional e do peso fetal que se utilizam do DBP se baseiam em um formato padrão da cabeça, convém calcular rotineiramente a razão DBP/DOF. Quando fora dos valores habituais, deve-se lançar mão do CC para cálculo da idade gestacional e do padrão de crescimento, além de calcular o peso fetal apenas com base na CA, na CC e no CF.

Em caso de braquicefalia ou dolicocefalia, a CC denota mais precisamente o volume do polo craniano. Como diante de uma insuficiência placentária o feto redistribui o fluxo sanguíneo de modo a privilegiar o polo cefálico, cabe ficar atento aos fetos que apresentam tamanho do polo cefálico compatível com a idade gestacional e CA abaixo do esperado para essa idade.

Nesses casos, diante do comprimento dos ossos longos dentro do esperado, determinando elevação da razão CF/CA, pode-se supor que provavelmente o quadro ou não é muito grave ou é inicial, ao passo que o achado de um comprimento femoral abaixo do esperado, determinando uma "normalização" da razão CF/CA, pode sugerir agravamento do comprometimento fetal. A razão CF/CA permanece constante após 20 semanas de gravidez ao valor de 22 ± 2.

Pequenas circunferências cranianas, mais notadamente ≤ 3º percentil, estão mais frequentemente relacionadas com RCF de padrão simétrico ou microcefalia.

Diâmetro transverso do cerebelo

A mensuração do diâmetro transverso do cerebelo (DTC) é possível a partir do final do primeiro trimestre. No entanto, a partir de cerca de 30 semanas de idade gestacional sua delimitação se torna bastante dificultada, acarretando imprecisão em sua medição. Essa imprecisão está relacionada com o aumento de sombra acústica na projeção da imagem cerebelar secundário ao aumento da calcificação do crânio, redução do volume do LA e insinuação do polo cefálico.

Como o DTC é minimamente afetado pelo crescimento fetal alterado, ele pode se tornar uma ferramenta diagnóstica da RCF, principalmente quando não se conhece a idade gestacional e são identificados valores biométricos defasados entre o DTC e as demais estruturas. A hipótese aventada consiste na relativa preservação do fluxo sanguíneo para o cerebelo em fetos com asfixia, enquanto o fluxo sanguíneo cortical encontrar-se-ia prejudicado. Aventa-se que a centralização seja um fenômeno não homogêneo, determinando diferenças no fluxo sanguíneo entre estruturas cerebrais diversas.

Marcadores complementares

Líquido amniótico

Historicamente, a análise do volume do LA foi iniciada com o intuito de avaliar fetos com RCF. O processo de "centralização" comumente se associa tanto à redução da perfusão renal como ao aumento da liberação de hormônio antidiurético, ambos fenômenos que determinam redução da diurese fetal, levando ao oligoidrâmnio. Esse quadro se associa à elevação da morbidade e mortalidade perinatais.

A importância da identificação do volume do LA repousa em alguns aspectos:

- Inferir a respeito da intensidade da patologia de base.
- Subsidiar a conduta clínica, seja auxiliando a definição da terapêutica, seja instituindo hidratação materna, oral ou venosa, quando se opta pela manutenção da gravidez.
- Aumentar o nível de vigilância do bem-estar fetal diante da redução do volume de LA, o que, além de traduzir uma condição fisiopatológica subjacente, pode predispor ao aumento da redução de fluxo sanguíneo no cordão em virtude da maior chance de compressão extrínseca.
- Indicar a necessidade de avaliação mais detalhada da anatomia fetal de modo a pesquisar possíveis malformações que reconhecidamente determinam redução ou aumento de seu volume, além de determinar redução do padrão de crescimento fetal.

A partir do diagnóstico de RCF, pesquisa-se a doença de base. Diante da origem, seja fetal, seja materna, convém instituir o tratamento sempre que possível. Contudo, a principal estratégia na condução desses fetos consiste na avaliação da vitalidade e na decisão quanto ao melhor momento para o nascimento, já que inúmeras vezes não será possível instituir um tratamento efetivo para reverter ou interromper a progressão da insuficiência placentária. Há amplo consenso de que o nascimento de um feto com restrição de crescimento deverá ocorrer assim que houver maturidade pulmonar ou que forem identificados sinais de deterioração fetal. Por outro lado, os fetos PIG costumam apresentar resultado perinatal normal e não se beneficiam com o nascimento antes do termo.

Macrossomia

Além dos quadros de RCF, o crescimento fetal acima do esperado também se associa a morbidade e mortalidade perinatais elevadas. Mais frequentemente, essas complicações se correlacionam bem ao peso ao nascimento, mais notadamente para recém-nascidos pesando > 4.500g, e estão associadas a trauma e asfixia ao nascimento. Feto macrossômico é aquele que apresenta crescimento excessivo em relação à idade gestacional, geralmente definido como peso ≥ 4.500g, ao passo que feto grande para a idade gestacional (GIG) é o feto cujo peso se encontra > 90º percentil. Apesar de macrossomia e GIG serem terminologias similares, apresentam diferentes conotações e perfis de risco, devendo ser considerados entidades diferentes.

O padrão de macrossomia tipicamente encontrada em fetos de mães diabéticas é o chamado assimétrico, quando se nota crescimento da CA acima do esperado, simultaneamente a crescimento do polo cefálico e membros dentro dos limites da normalidade. Já o perfil simétrico, comumente visto em casos de pós-datismo e em filhos de mães obesas, cursa com aumento do crescimento tanto da CA como do polo cefálico e dos membros.

A mensuração da CA é importante parâmetro para definição diagnóstica tanto da macrossomia como do GIG, além de subsidiar o cálculo do peso fetal. Como o abdome é compressível e sofre variações em seu formato de acordo com a compressão extrínseca de estruturas circunvizinhas, deve-se investir em boa técnica para sua mensuração de modo a elevar a qualidade de sua medida. Como o crescimento excessivo aumenta proporcionalmente a quantidade de tecido adiposo, menos denso do que o muscular, poderá aumentar a taxa de falso-positivo do diagnóstico de macrossomia.

O tecido adiposo desenvolvido além do habitual também pode ser identificado na avaliação da face fetal mediante o estudo do padrão das bochechas e a avaliação do tecido subcutâneo de todo o feto, mais notadamente nos membros.

■ CONSIDERAÇÕES FINAIS

A ultrassonografia no segundo e terceiro trimestres de gravidez tem conotações tanto anatômicas como funcionais. Não há como definir datas precisas para a avaliação da anatomia nem das funções, o que leva à exigência de que em todo exame, em qualquer idade gestacional, se procure obter o máximo de informações possíveis, pois estas serão sempre escassas diante de tantas dúvidas a respeito da evolução fetal. Essas variáveis estão interligadas e busca-se inferir as condições fetais em um período da gravidez em que se possa decidir pela interrupção.

Talvez esse seja um dos maiores desafios da obstetrícia: decidir qual ambiente, se o uterino ou o hospitalar, será o mais adequado diante de um agravo ao feto. Essas decisões são tomadas com certo grau de incerteza, pois os aspectos presentes em situações pregressas similares nem sempre se repetirão em razão da grande diversidade dos processos patológicos, de suas datas de início e do grau de progressão, mas também por conta da grande diversidade humana, com uns desenvolvendo certas doenças, alguns respondendo a certas medidas e outros não, e uns que serão afetados definitivamente por certos agravos, enquanto outros não. As incertezas são elementos presentes na obstetrícia, e a ultrassonografia busca pelo menos reduzir essas incertezas e contribuir para o nascimento de uma sociedade mais saudável.

ANEXO 1 – ULTRASSONOGRAFIA OBSTÉTRICA COM DOPPLER

Exame realizado em modo bidimensional, com equipamento convexo, na frequência de 3,5MHz.

Útero:
Presença de feto único, em situação longitudinal, apresentação _____ e dorso anterior à _____.
Movimentos cardíacos, fetais e respiratórios presentes. Tônus fetal normal.

Diâmetro biparietal: _,_ cm.
Circunferência craniana: __,_ cm.
Circunferência abdominal: __,_ cm.
Peso fetal: ____ g ± 10% (VR __ sem = ____ a ____ g).
Comprimento do fêmur: _,_ cm.
Comprimento do úmero: _,_ cm.
Relação CF/CA: __,_ %
Relação CC/CA: _,__.
Placenta: com inserção tópica, _____, textura homogênea, grau 0, com espessura normal.

Cavidade amniótica: líquido amniótico de volume normal.

Dopplervelocimetria:
Índice de resistência da artéria umbilical: _,__.
Índice de resistência da artéria cerebral média: _,__.
Relação IRAU/IRACM: _,__.
Índice de pulsatilidade da artéria umbilical: _,__.
Índice de pulsatilidade da artéria cerebral média: _,__.
Relação IPAU/IPACM: _,__.
Índice de resistência da artéria uterina direita: _,__ sem incisura protodiastólica.
Índice de resistência da artéria uterina esquerda: _,__ sem incisura protodiastólica.
Índice de pulsatilidade da artéria uterina direita: _,__ sem incisura protodiastólica.
Índice de pulsatilidade da artéria uterina esquerda: _,__ sem incisura protodiastólica.
IP médio das artérias uterinas: _,__

Impressão:
Biometria fetal compatível com __s_d ± _,_ semanas.
Tempo de amenorreia: __s_d. – DUM:
Feto ativo apresentando boa evolução até o momento.
Dopplervelocimetria dentro dos limites da normalidade.
PBF: 8/8.

Este exame consta de __ fotos.

ANEXO 2 – ULTRASSONOGRAFIA MORFOLÓGICA COM DOPPLER

Feto único em situação longitudinal, apresentação _____ com dorso anterior à _____, exibindo movimentos ativos e espontâneos.
Atividade cardíaca presente, com tônus normal.
Líquido amniótico encontra-se no seu volume normal (ILA: ___ mm).
A placenta é corporal __, homogênea e tópica de espessura normal (_,_ cm).
Cordão umbilical com duas artérias e uma veia.

BIOMETRIA FETAL

DBP: __ mm.	Ventrículo lateral:
DOF: __ mm.	Corno anterior: _,_ mm.
Circunf. cefálica: ___ mm.	Corno posterior: _,_ mm.
Fêmur: __ mm.	Diâmetro transv. cerebelo: __,_ mm.
Úmero: __ mm.	Cisterna magna: _,_ mm.
Circunf. abdominal: ___ mm.	Diâmetro ocular: __,_ mm.
Peso fetal: ___ gramas ± 10%.	Diâmetro interocular: __,_ mm.
Relação F/CA: __,_ %.	Distância binocular: __,_ mm.
Amenorreia: __s_d.	Osso nasal: _,_ mm.
DUM: __/__/__.	Prega nucal: _,_ mm.
Relação vent. lat/hemisf. __,_ %	

Dopplervelocimetria:
Índice de resistência da artéria umbilical: _,__.
Índice de resistência da artéria cerebral média: _,__.
Relação IRAU/IRACM: _,__.
Índice de pulsatilidade da artéria umbilical: _,__.
Índice de pulsatilidade da artéria cerebral média: _,__.
Relação IPAU/IPACM: _,__.
Índice de resistência da artéria uterina direita: _,__ sem incisura protodiastólica.
Índice de resistência da artéria uterina esquerda: _,__ sem incisura protodiastólica.
Índice de pulsatilidade da artéria uterina direita: _,__ .
Índice de pulsatilidade da artéria uterina esquerda: _,__ .
IP médio das artérias uterinas: _,__

ANEXO 3 – MORFOLOGIA FETAL

POLO CEFÁLICO: crânio de contornos regulares com estruturas cerebrais de aspecto normal e simétrico: cerebelo, *cavum* do septo pelúcido e ventrículos laterais.
FACE: presença de duas cavidades orbitárias simétricas de dimensões normais. Boca de aspecto normal em corte frontal. Não visibilizada fenda labial. Não se visibilizou protrusão da língua.
MEMBROS: vistos aparentemente sem anomalias, os membros superiores e inferiores são de aspecto habitual em seus diferentes segmentos.
COLUNA FETAL: não visibilizadas anomalias aos cortes longitudinais e transversal.
TÓRAX: formato geral normal. Coração comportando quatro cavidades de proporções equilibradas. Vias de saídas dos grandes vasos e aspecto anatômico.
ABDOME FETAL: as paredes do abdome são regulares. Estômago e bexiga de aspecto normal. Os rins são de volume e ecotextura usuais. Vesícula biliar de topografia e volume normais.

Cúpula diafragmática visibilizada. Ecogenicidade hepática homogênea.
Não se visibilizou imagem anormal ao longo do trato gastrointestinal.

Impressão:
Gestação eutópica simples correspondendo a __s_d ± 1,0 semana.
Bom desenvolvimento fetal. Biometria e vitalidade satisfatórias.
Não se visibilizou aspecto morfológico anormal no nível dos órgãos que puderam ser examinados, o que reduz a possibilidade de alterações estruturais e cromossomopatias, apesar de não ser possível excluí-las totalmente à ecografia.
Dopplervelocimetria dentro dos limites da normalidade.

Este exame consta de __ fotos.

Leitura complementar

ACOG. Intrauterine growth restriction. Obstet Gynecol 2000; 95(1):1-12.

ACR–ACOG–AIUM Practice guidelines for the performance of obstetrical ultrasound. Obstetrical Ultrasound. Revised 2007 (Res. 25).

Aubry MC, Aubry JP, Dommergues M. Sonographic prenatal diagnosis of central nervous system abnormalities. Childs Nerv Syst 2003; 19: 391-02.

Azouz EM, Teebi AS, Eydoux P, Chen MF, Fassier F. Bone dysplasias: an introduction. Can Assoc Radiol J 1998; 49:105-9.

Caradeux J, Eixarch E, Mazarico E, Basuki TR, Gratacos E, Figueras F. Second to third trimester longitudinal growth assessment for the prediction of SGA and late FGR. Ultrasound Obstet Gynecol 23 March 2017.

Diagnosis of Fetal Abnormalities - The 18-23 weeks scan Copyright 2002 © by the authors, ISUOG & Fetal Medicine Foundation, London.

Figueras F, Gardosi J. Intrauterine growth restriction: new concepts in antenatal surveillance, diagnosis, and management. Am J Obstet Gynecol 2011; 204(4):288-300.

Figueras F, Gratacós E . Update on the diagnosis and classification of fetal growth restriction and proposal of a stagebased management protocol. Fetal Diagn Ther 2014; 36(2):86-98.

Gordijn SJ, Beune IM, Thilaganathan B et al. Consensus definition of fetal growth restriction: a Delphi procedure. Ultrasound Obstet Gynecol 2016; 48(3):333-9.

Grannum PA, Berkowitz RL, Hobbins JC. The ultrasonic changes in the maturing placenta and their relation to fetal pulmonic maturity. Am J Obstet Gynecol 1979; 133:915-22.

International Society of Ultrasound in Obstetrics and Gynecology. Sonographic examination of the fetal central nervous system: guidelines for performing the 'basic examination' and the 'fetal neurosonogram'. Ultrasound Obstet Gynecol 2007; 29:109-16.

ISUOG Practice Guidelines: use of Doppler ultrasonography in obstetrics. Ultrasound Obstet Gynecol 2013; 41:233-9.

Johnsen SL et al, on behalf of the ISUOG Clinical Standards Committee. Practice guidelines for performance of the routine mid-trimester fetal ultrasound scan. Ultrasound Obstet Gynecol (2010) ISUOG guidelines.

Justus HG, Metin GA. Maternal hydration for increasing amniotic fluid volume in oligohydramnios and normal amniotic fluid volume. Cochrane Database of Systematic Reviews. In: The Cochrane Library, Issue 3, Art. No. CD000134. DOI: 10.1002/14651858.CD000134.pub1. 2009.

Manning FA; Harman CR; Morrison I; Menticoglou SM; Lange IR; Johnson JM Fetal assessment based on fetal biophysical profile scoring. IV. An analysis of perinatal morbidity and mortality. Am J Obstet Gynecol 1990; 162(3):703-9.

Nardozza LMM, Caetano ACR, Zamarian ACP et al. Fetal growth restriction: current knowledge. Arch Gynecol Obstet 2017; 295(5):1061-77.

Petrucha RA, Platt LD. Relationship of placental grade to gestational age. Am J Obstet Gynecol 1982; 144:733-5.

Phelan JP; Smith CV; Broussard P; Small M. Amniotic fluid volume assessment with the four-quadrant technique at 36-42 weeks' gestation. J Reprod Med 1987; 32(7):540-2.

Proud J, Grant AM. Third trimester placental grading by ultrasonography as a test of fetal well-being. Br Med J 1987; 294:1641.

Royal College of Obstetricians and Gynaecologists. RCOG Green-top Guideline No. 31.

Salomon LJ, Alfirevic Z, Berghella V et al. Duration of persistent abnormal ductus venosus flow and its impact on perinatal outcome in fetal growth restriction. Ultrasound Obstet Gynecol 2011; 38(3):295-302.

Diagnóstico das Principais Malformações Fetais

Alberto Borges Peixoto
Caetano Galvão Petrini
Victor Paranaíba Campos

CAPÍTULO 21

■ INTRODUÇÃO

A ultrassonografia é a principal ferramenta diagnóstica para detecção das anomalias congênitas e vem se tornando um diferencial na assistência obstétrica, tornando possíveis o diagnóstico e a abordagem das mais variadas patologias fetais, contribuindo assim para a obtenção de melhores resultados perinatais.

O diagnóstico correto de anomalias estruturais possibilita que a equipe obstétrica realize o planejamento adequado para o seguimento pré-natal e para o parto, além de encaminhamento para serviço terciário, quando necessário, e, no caso de algumas malformações, oferece a possibilidade de tratamento cirúrgico intrauterino, o que melhora a sobrevida desses conceptos. Além disso, permite que a família receba as informações a respeito da alteração diagnosticada, incluindo etiologia provável, associações relevantes e investigações adicionais, quando necessárias, possibilitando também oferecer apoio psicológico a essas pessoas.

Quanto ao número, as malformações fetais podem ser classificadas, como isoladas, quando há a presença de uma única malformação, ou associadas, quando há a presença de duas ou mais anomalias. Podem também ser classificadas, quanto à gravidade, em malformações maiores, ou seja, as que necessitam de tratamento médico-cirúrgico ou que têm repercussões estéticas, e malformações menores, que não têm consequências clínicas ou estéticas para seus portadores.

A sensibilidade da ultrassonografia para detecção de malformações fetais varia amplamente entre os estudos. Um estudo prospectivo europeu, realizado em 61 unidades obstétricas,

observou sensibilidade de 56% para detecção de malformações maiores e menores. Em uma revisão sistemática, envolvendo 36 estudos com 900.000 fetos, foi observada sensibilidade geral de 40% (variando de 13% a 80%) para detecção de malformações. Cabe ressaltar que a sensibilidade da ultrassonografia para detecção de anomalias fetais depende de vários fatores: diferença entre as populações estudadas (baixo risco ou alto risco), experiência do ultrassonografista, qualidade do aparelho, tempo dedicado ao exame e dificuldades técnicas durante o exame (obesidade materna, posicionamento fetal, alterações no volume de líquido amniótico e idade gestacional inadequada ao exame).

A capacidade de diagnosticar corretamente a malformação também depende do local da anomalia encontrada. Um estudo que avaliou a correlação dos achados ultrassonográficos com a necropsia fetal verificou concordância em 79,4% dos casos de malformações do sistema nervoso central, 76,6% de geniturinárias, 75,5% de defeitos cardíacos, 69,7% de torácicas, 62,6% de gastrointestinais e 23,3% de malformações de membros.

A realização da ultrassonografia morfológica como método de rastreio deve ser indicada para todas as gestantes, já que 75% das malformações são encontradas em pacientes consideradas de baixo risco, e 90% das crianças nascidas com anomalias congênitas são filhas de mulheres sem fatores de risco identificáveis.

A melhor fase para avaliação ultrassonográfica da anatomia fetal é entre 18 e 24 semanas de idade gestacional, mas, com o melhoramento da tecnologia em ultrassonografia e o aprimoramento técnico dos especialistas, a detecção de anomalias estruturais tem aumentado durante o exame morfológico de primeiro trimestre (11 a 13 semanas mais 6 dias). Foi reportada uma sensibilidade de 46% para detecção de malformações maiores e de 32% para todas as malformações durante o exame de primeiro trimestre em uma população de baixo risco, chegando a 60% para todos os tipos de anomalias em uma população de alto risco.

■ MALFORMAÇÕES DETECTÁVEIS NO PRIMEIRO TRIMESTRE

A ultrassonografia do primeiro trimestre é importante por estabelecer a idade gestacional acuradamente, determinar o número de fetos e, no caso de gestações múltiplas, definir a corionicidade e a amnionicidade. Quando realizada no final do primeiro trimestre, possibilita o rastreamento de aneuploidias e a oportunidade de detecção de anomalias estruturais.

Convém estabelecer uma rotina padronizada de rastreio de anomalias estruturais com a identificação das seguintes estruturas: polo cefálico fetal (foice e plexos coroides), tórax (pulmões, corte de quatro câmaras do coração e diafragma), abdome (estômago, inserção do cordão e bexiga), os quatro membros (osso longos, mãos e pés) e a coluna.

Entretanto, é importante lembrar que muitas malformações podem se desenvolver ou se manifestar apenas em fases mais tardias da gravidez e, dessa maneira, não podem ser identificadas no exame de primeiro trimestre. Entre essas malformações estão microcefalia, defeitos cerebelares, agenesia de corpo caloso, lesões ecogênicas de pulmões, atresia duodenal/obstruções intestinais, lesões estruturais renais e tumores fetais.

As malformações mais provavelmente detectadas no primeiro trimestre são acrania/anencefalia, holoprosencefalia alobar, defeitos de parede abdominal (onfalocele e gastrosquise), coração univentricular, megabexiga e anomalia de *body-stalk*.

Além disso, existem malformações potencialmente detectáveis no primeiro trimestre, mas que, na maioria das vezes, não podem ser diagnosticadas com certeza até o segundo trimestre, como a maioria dos defeitos cardíacos, hérnia diafragmática, espinha bífida e anomalias esqueléticas.

■ MALFORMAÇÕES DO SEGUNDO E TERCEIRO TRIMESTRES

Polo cefálico

As anomalias do sistema nervoso central (SNC) estão entre as anomalias fetais mais comuns. Os defeitos de fechamento do tubo neural são as mais frequentes, acometendo um ou dois a cada 1.000 nascidos vivos. A incidência de anomalias intracranianas não é muito bem conhecida, uma vez que a detecção escapa ao nascimento e se manifesta posteriormente com o desenvolvimento do indivíduo.

Algumas malformações podem ser identificadas no primeiro ou no início do segundo trimestre. Apesar de representarem a minoria dos casos, são geralmente mais graves e merecem considerações especiais. A vantagem da avaliação do SNC entre 14 e 16 semanas de gestação é que os ossos do crânio são finos e tornam possível a avaliação do tecido cerebral por todos os ângulos.

O rastreamento das anomalias do SNC é realizado rotineiramente entre 20 e 24 semanas de gestação. Para avaliação cerebral padrão, durante o exame morfológico de segundo trimestre, são incluídos os seguintes cortes axiais: transtalâmico, transventricular e transcerebelar. No entanto, alterações de migração, proliferação e organização neuronal, hemorragias e tumores ocorrem mais tardiamente na gestação, necessitando de avaliações durante o terceiro trimestre para sua detecção.

A avaliação do SNC pode ser realizada por via abdominal e, quando necessário, complementada por via transvaginal, especialmente para obtenção dos cortes coronal e sagital.

Ventriculomegalia

Ventriculomegalia é o termo que descreve o aumento do sistema ventricular intracraniano. Distingue-se da hidrocefalia, que consiste não apenas no aumento do sistema ventricular, mas também da pressão intracraniana. A ventriculomegalia é definida como a medida do corno posterior do ventrículo lateral (*atrium*), em qualquer fase da gestação, ≥ 10mm. A incidência da ventriculomegalia varia entre 0,3 e 1,5 a cada 1.000 nascidos vivos.

A medida do *atrium* é a mais recomendada para identificação da ventriculomegalia, pois é a mais efetiva para a avaliação da integridade do sistema ventricular. A medida deve ser realizada na altura do glômus do plexo coroide, perpendicular à cavidade ventricular, posicionando os *calipers* na parte interna dos ecos gerados pela parede ventricular (**Figura 21.1**).

Em relação à medida do *atrium*, a ventriculomegalia pode ser subdividida em leve (10 a 12mm), moderada (13 a 15mm) ou acentuada (> 15mm) (**Figura 21.2**). Quanto à lateralidade, pode ser subdividida em uni ou bilateral (**Figura 21.3**).

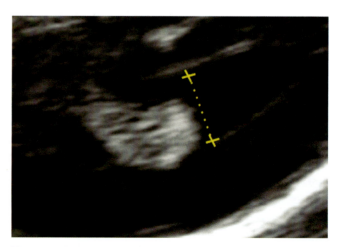

Figura 21.1 Posicionamento dos *calipers* para aferição da medida do corno posterior do ventrículo lateral (*atrium*).

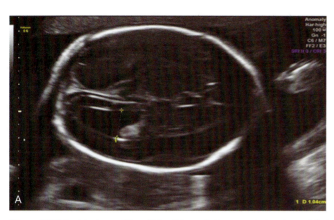 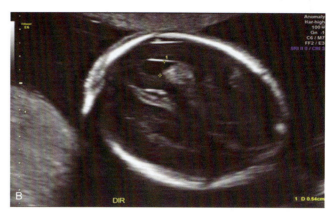

Figura 21.2 Ventriculomegalia unilateral leve. **A** Corno posterior do ventrículo lateral esquerdo apresentando dilatação leve (10,4mm). **B** Corno posterior do ventrículo lateral direito apresentando dimensões normais (5,4mm).

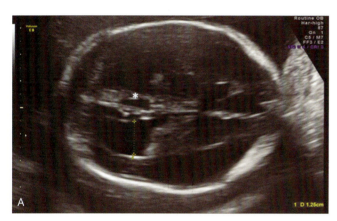 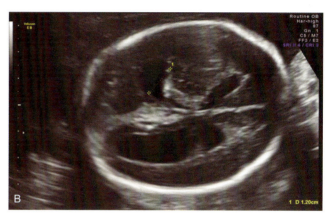

Figura 21.3 Ventriculomegalia bilateral moderada com dilatação do terceiro ventrículo (*). **A** Corno posterior do ventrículo lateral esquerdo apresentando dilatação moderada (12,5mm). **B** Corno posterior do ventrículo lateral direito apresentando dilatação moderada (12,0mm).

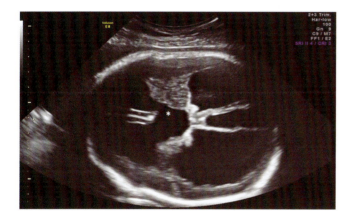

Figura 21.4 Ventriculomegalia grave com rotura do septo pelúcido (*).

O manejo inclui a análise detalhada da anatomia fetal, especificamente do cérebro (associado à presença de outras anormalidades cerebrais em 50% dos casos), para detecção de outras anormalidades fetais estruturais (12,8% dos casos), cariótipo fetal (associado a anomalias cromossômicas em 1,5% a 12% das ventriculomegalias isoladas e em 9% a 36% dos casos quando associada a outros defeitos estruturais) e *screening* para infecções (TORCH). Recomenda-se a realização de exames seriados a cada 2 ou 3 semanas para avaliação da evolução da ventriculomegalia (evolução presente em 16% dos casos). Em alguns casos de ventriculomegalia leve e moderada, aparentemente isolada, estão associados mau desenvolvimento cerebral oculto (como lisencefalia) ou lesões destrutivas (como leucomalacia periventricular). Consequentemente, recomenda-se a realização de ressonância nuclear magnética fetal com 32 semanas de gestação com o objetivo de identificar essas lesões.

A taxa de morte perinatal e o neurodesenvolvimento dos fetos que sobrevivem estão fortemente correlacionados à presença de outras malformações e anomalias cromossômicas. Ventriculomegalia leve isolada (10 a 12mm) é geralmente associada a bom prognóstico com neurodesenvolvimento semelhante ao de fetos sem ventriculomegalia. Prejuízo no neurodesenvolvimento é observado em 15% dos casos de ventriculomegalia moderada (13 a 15mm) e em mais de 50% dos casos de ventriculomegalia grave (> 15mm) (**Figuras 21.4 e 21.5**).

Holoprosencefalia

A holoprosencefalia é uma malformação complexa do SNC resultante da falha de clivagem do prosencéfalo durante a sétima semana de gestação, levando a uma divisão incompleta dos hemisférios cerebrais.

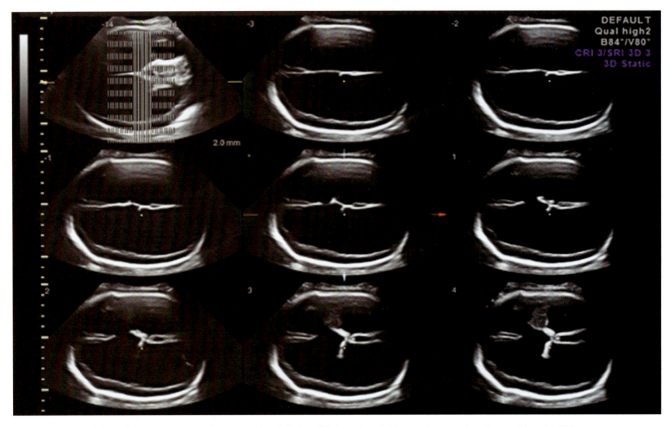

Figura 21.5 Ventriculomegalia grave evidenciada de múltiplos cortes obtidos por *tomography ultrasound imaging* (TUI).

Existem três tipos de acordo com o grau de clivagem do prosencéfalo (**Figura 21.6**):

- **Alobar:** a forma mais grave, é caracterizada pela presença de cavidade monoventricular e fusão dos tálamos.
- **Semilobar:** existe uma segmentação parcial dos ventrículos e hemisférios cerebrais posteriormente com fusão incompleta dos tálamos.
- **Lobar:** ocorre a separação normal dos ventrículos cerebrais e do tálamo, mas ausência do septo pelúcido.

A holoprosencefalia acomete 1 a cada 6.000 a 16.000 nascimentos. Apresenta alto risco de associação a anomalias cromossômicas e síndromes genéticas. Na presença de outras anomalias estruturais, pode associar-se à trissomia do cromossomo 13 em até 40% dos casos.

As formas alobar e semilobar costumam ser facilmente reconhecidas, e as características ultrassonográficas comuns às três formas são:

- Ausência do *cavum* do septo pelúcido.
- Ausência do corpo caloso.
- Monoventrículo com vários graus de fusão em toda a linha média.

No tipo alobar, além das características citadas, as seguintes estruturas também estão ausentes: (a) a foice e a fissura inter-hemisférica; (b) o terceiro ventrículo e a neuro-hipófise; (c) o bulbo e o trato olfatório. O tálamo é fundido e o monoventrículo único tem o formato de ferradura. De acordo com o aspecto ultrassonográfico do tecido cerebral residual, essa variedade alobar é dividida em três tipos: o córtex residual em

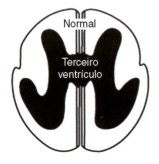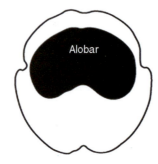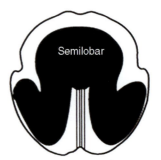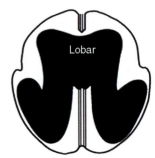

Figura 21.6 Representação gráfica dos três tipos de holoprosencefalia, mostrando diferentes formas dos hemisférios cerebrais quando comparados ao cérebro normal. (Reproduzida de Paladini D, Volpe P. Ultrasound of congenital fetal abnormalities, 2007.)

formato de panqueca, em formato de copo ou em formato de bola. A forma alobar ainda apresenta as anormalidades mais graves da linha média da face.

No tipo semilobar, o monoventrículo ainda está presente, mas há uma certa separação dos hemisférios cerebrais posteriormente. O tálamo pode ser parcial ou totalmente fundido e o terceiro ventrículo, embora geralmente ausente, pode ocasionalmente ser muito pequeno. As anormalidades faciais também são comuns nesse tipo de holoprosencefalia.

A holoprosencefalia lobar é o tipo menos grave. As características anatômicas podem ser difíceis de diagnosticar, pois há desenvolvimento parcial da fissura inter-hemisférica e da foice com grau variável de fusão no nível dos cornos anteriores dos ventrículos laterais. Embora o *cavum* do septo pelúcido e o corpo caloso estejam ausentes, o cérebro está quase completamente dividido em dois hemisférios (**Figura 21.7**).

As holoprosencefalias alobar e semilobar são acompanhadas de microcefalia e anomalias faciais, como hipotelorismo ou ciclopia, fenda facial, hipoplasia do osso nasal ou probóscide.

Nas formas mais graves (alobar e semilobar), o déficit neurológico já é evidente no período neonatal, sob a forma de hipotonia generalizada, convulsões, problemas de alimentação e restrição mental. Nos poucos sobreviventes, anomalias neurológicas graves são muitas vezes responsáveis pela morte durante o primeiro ano de vida. No tipo lobar, o prognóstico está menos bem definido, mas a restrição mental e as anomalias olfativas e visuais estão frequentemente presentes.

Agenesia do corpo caloso

As anormalidades do desenvolvimento do corpo caloso (CC) incluem hipoplasia, hiperplasia, agenesia e disgenesia. A agenesia do corpo caloso (ACC) pode ser completa (CACC – **Figuras 21.9 a 21.12**) ou parcial (PACC – **Figura 21.13**). Sua incidência varia entre 0,3% a 0,7% na população em geral e 2% a 3% na população que apresenta alguma anomalia estrutural. O risco de anomalias cromossômicas é relativamente alto (20% dos casos), especialmente trissomia do 13 e do 18, deleções e duplicações. Também é alto o risco de anomalias genéticas.

O sinal clássico da ACC é a falta de visibilização do corpo caloso no plano sagital da linha média e no plano coronal anterior, visto de modo normal na **Figura 21.8**.

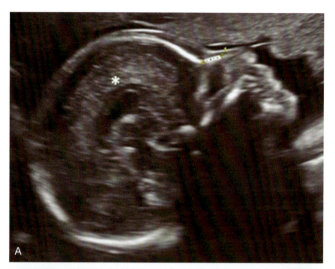

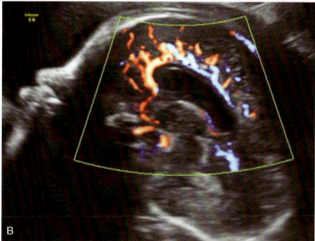

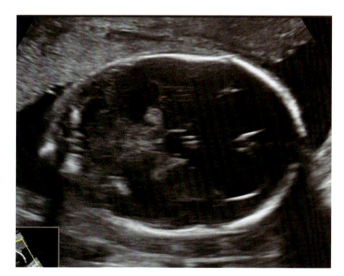

Figura 21.7 Holoprosencefalia lobar. Observe o desenvolvimento parcial da fissura inter-hemisférica (*).

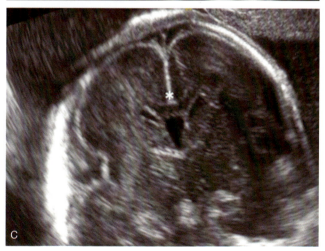

Figura 21.8 Corpo caloso (*) e artéria pericalosa com aspecto ecográfico normal. **A** Corte sagital mediano. **B** Artéria pericalosa com trajeto normal. **C** Corte coronal do polo cefálico.

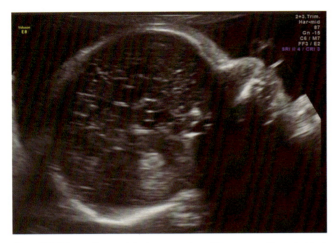

Figura 21.9 Agenesia completa de corpo caloso. Observe a ausência do corpo caloso no corte sagital mediano do SNC fetal.

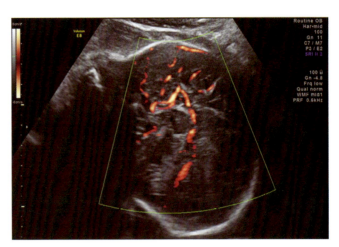

Figura 21.12 Agenesia completa de corpo caloso. Observe o trajeto anormal da artéria pericalosa.

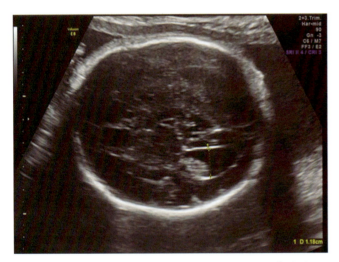

Figura 21.10 Agenesia completa do corpo caloso. Observe a ausência do *cavum* do septo pelúcido e a dilatação leve do corno posterior do ventrículo lateral (11,8mm).

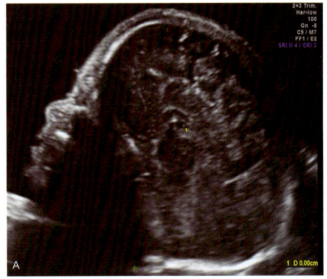

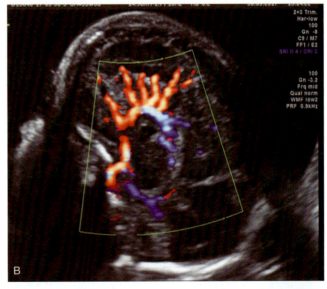

Figura 21.13 Agenesia parcial do corpo caloso. **A** Observe a presença apenas do *rostrum*, *genum* e parte do corpo caloso. Notam-se a ausência parcial do corpo e a ausência completa do *splenum* do corpo caloso. **B** Artéria pericalosa apresentando interrupção de sua continuidade no nível do corpo caloso.

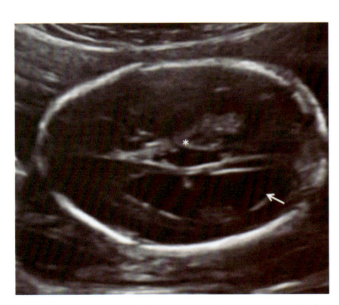

Figura 21.11 Agenesia completa de corpo caloso. Observe a presença de cisto inter-hemisférico (*) e dilatação do corno posterior do ventrículo lateral (*seta*).

No entanto, existem vários sinais indiretos sutis, mas muito específicos, que podem ser reconhecidos nas visibilizações de triagem axial:

1. Ausência do *cavum septum pellucidum*.
2. Ventriculomegalia leve (acredita-se que a ACC esteja presente em pelo menos 10% dos casos de ventriculomegalia).
3. Colpocefalia (dilatação apenas do corno occipital dos ventrículos laterais) resultando no chamado ventrículo em formato de lágrima, que geralmente é apreciado pela primeira vez como ventriculomegalia leve.

Outros sinais adicionais visíveis à neurossonografia são:

1. Cornos frontais dos ventrículos laterais produzindo no plano coronal o sinal do "chifre de boi". Essa aparência se deve ao fato de que os feixes de Probst, em vez de cruzarem a linha média no corpo caloso, se tornam paralelos à linha média, causando uma protuberância interna das bordas medianas dos nervos frontais dos ventrículos laterais.
2. Cistos inter-hemisféricos.
3. Lipoma na localização esperada do corpo caloso.
4. Curso anormal ou ausência da artéria pericalosa.

O prognóstico depende da presença de outras anomalias estruturais e da associação a anomalias cromossômicas. Na ausência de anomalias cromossômicas, casos isolados têm melhor prognóstico com a probabilidade de um desfecho normal em 85% dos casos. Em contraste, na presença de qualquer anormalidade adicional, apenas 13% dos casos apresentam desenvolvimento normal. Na presença de anomalias fetais associadas, é comum a ocorrência de convulsões e atraso mental. Em momento apropriado, a ressonância nuclear magnética fetal é importante para detectar anormalidades sutis adicionais (como heterotopias de substância cinzenta), que geralmente não são identificadas à ultrassonografia.

Complexo de Dandy-Walker

À ultrassonografia, o conteúdo da fossa posterior é visibilizado através de um corte suboccipitobregmático da cabeça fetal. O complexo de Dandy-Walker se refere a um conjunto de anormalidades do cerebelo, vérmis cerebelar, dilatação cística do quarto ventrículo e aumento da cisterna magna. Essa condição é classificada como:

- **Malformação de Dandy-Walker:** anormalidade dos hemisférios cerebelares, agenesia completa ou parcial do vérmiz cerebelar, aumento da cisterna magna, dilatação cística do quarto ventrículo e elevação do tentório (**Figura 21.14**).

A prevalência da malformação de Dandy-Walker é de cerca de 1 a cada 25.000 a 35.000 nascidos vivos. A associação às anormalidades cromossômicas ocorre em 15% a 45% dos casos, particularmente às trissomias dos cromossomos 13, 18 e 21.

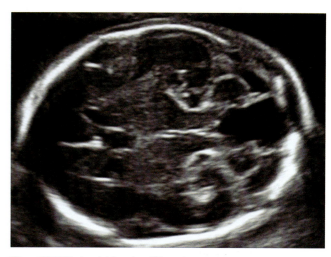

Figura 21.14 Corte axial do polo cefálico evidenciando malformação de Dandy-Walker. Observam-se anormalidade dos hemisférios cerebelares, agenesia completa do vérmis cerebelar, aumento da cisterna magna e dilatação cística do quarto ventrículo.

A ventriculomegalia é encontrada em 33% dos casos e é mais provável quando há hipoplasia do vérmis cerebelar em vez de agenesia completa.

Anormalidades adicionais do SNC ocorrem em 45% dos casos, e sua ocorrência é mais provável com agenesia completa do vérmis cerebelar, incluindo holoprosencefalia, agenesia do corpo caloso (25%) e encefalocele occipital.

Os transtornos da migração neuronal (heterotopias e lisencefalia) são observados em 5% a 10% dos casos após o nascimento e não podem ser excluídos de maneira confiável pela ultrassonografia no segundo trimestre.

- **Variante de Dandy-Walker:** anormalidade dos hemisférios cerebelares, agenesia parcial do vérmis cerebelar com cisterna magna normal, dilatação do quarto ventrículo, posicionamento normal do *tentorium*.
- **Megacisterna magna:** hemisférios cerebelares, vérmis e quarto ventrículo normais. Pode ser causada por cisto de bolsa de Blake (dilatação do quarto ventrículo, comunicando-se com a bolsa – **Figura 21.15**) ou idiopática (quarto ventrículo de dimensões normais e cisterna magna dilatada).

Acrania, exencefalia e anencefalia

A acrania (**Figura 21.16**) consiste na ausência da calota craniana e inclui dois subtipos: exencefalia e anencefalia. A exencefalia se caracteriza pela exposição do tecido cerebral ao líquido amniótico, apresentando quantidade normal de tecido cerebral anormalmente desenvolvido. A anencefalia apresenta incidência de 1 a cada 1.000 nascimentos e é caracterizada por ausência total (em razão da destruição intrauterina) dos hemisférios cerebrais.

A etiologia é esporádica. Pode relacionar-se com uso de drogas, deficiência de ácido fólico e *diabetes mellitus*.

A aparência típica da anencefalia é o sinal do "rosto de rã" em decorrência da ausência de tecido cerebral visível logo acima das órbitas.

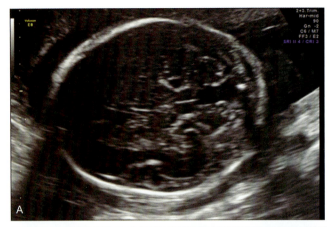

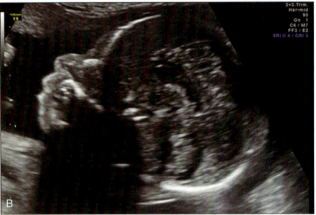

Figura 21.15 Corte axial do polo cefálico evidenciando cisto de bolsa de Blake. **A** Dilatação do quarto ventrículo comunicando com a bolsa. **B** Corte sagital do polo cefálico evidenciando vérmis cerebelar (*) com dimensões preservadas e *tentorium* em posição normal.

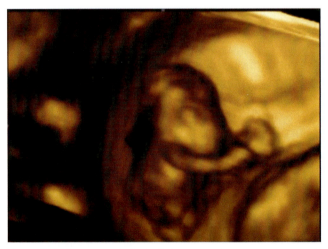

Figura 21.16 Imagem renderizada de feto com 10 semanas apresentando ausência completa da calota craniana (acrania).

turas semicirculares acima das órbitas, flutuando no líquido amniótico – uma aparência mais bem descrita como o sinal do Mickey Mouse.

■ COLUNA

O exame detalhado da coluna vertebral exige uma varredura sistemática e meticulosa, e seus resultados são extremamente dependentes da posição fetal e da presença de interface líquida. Três tipos de planos podem ser utilizados para avaliação da integridade da coluna e, geralmente, apenas dois podem ser realizados. Em planos transversais ou axiais, o exame da coluna vertebral é um processo dinâmico em que o transdutor é varrido ao longo de todo o comprimento da coluna, simultaneamente se mantendo no plano axial da altura a ser estudada. As vértebras assumem diferentes configurações anatômicas em níveis variados: as torácicas e lombares têm formato triangular com os centros de ossificação que circundam o canal neural, as primeiras vértebras cervicais têm formato quadrangular e as sacrais são planas. No plano sagital, os centros de ossificação do corpo vertebral e os arcos posteriores formam duas linhas paralelas que convergem no sacro (**Figura 21.17**), e uma, duas ou três linhas paralelas são vistas no plano coronal, dependendo da orientação do feixe acústico (**Figura 21.18**).

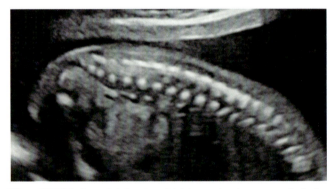

Figura 21.17 Corte sagital da coluna fetal demonstrando a convergência dos corpos vertebrais na altura do sacro. (Faculdade de Tecnologia em Saúde – FATESA/EURP.)

Atualmente, seu diagnóstico é frequentemente estabelecido no final do primeiro trimestre sob a forma de acrania.

De fato, no primeiro trimestre os hemisférios cerebrais ainda não foram destruídos pelo contato com o líquido amniótico e a fricção traumática contra as paredes uterinas. No corte coronal, os lobos cerebrais são vistos como duas estru-

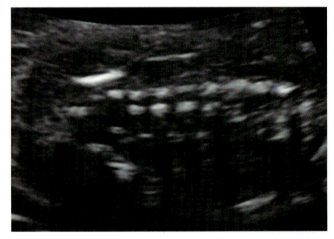

Figura 21.18 Corte coronal da coluna fetal demonstrando o alinhamento dos corpos vertebrais. (Faculdade de Tecnologia em Saúde – FATESA/EURP.)

Um corte longitudinal e outro coronal da coluna vertebral devem ser sempre obtidos e podem revelar as demais malformações espinhais, incluindo anormalidades vertebrais, regressão caudal, agenesia sacral e diastematomielia. Quando a posição é favorável, também pode ser obtida uma seção sagital verdadeira, direcionando o feixe de ultrassom através do processo espinhoso, o que possibilita a aquisição da imagem do canal espinhal e da medula espinhal em seu interior. No segundo e terceiro trimestres de gestação, o *conus* medular é geralmente encontrado no nível de L2-L3.

Espinha bífida

Principal malformação grave da coluna vertebral fetal, a espinha bífida inclui um espectro de anomalias que têm em comum um defeito de fechamento (disrafismo) do tubo neural. Acomete 1 a cada 1.000 nascidos vivos. Sua associação a anomalias cromossômicas é elevada (8% a 16%). Embora sejam utilizados diferentes termos para caracterizá-la, considera-se geralmente a existência de duas categorias: espinha bífida aberta (tecido nervoso e/ou meninges expostos) e fechada (pele íntegra).

A maioria dos estudos envolvendo o diagnóstico pré-natal de espinha bífida é focada na espinha bífida aberta (**Figuras 21.19 e 21.20**), que está associada a aumento na concentração de alfafetoproteína (AFP) em soro materno ou líquido amniótico, além de alterações da anatomia intracraniana. Essas alterações foram descritas como sinal do limão, em que é possível identificar uma ondulação na porção anterior do crânio, e sinal da banana, uma alusão ao formato adquirido pelo cerebelo, cujos hemisférios se apresentam curvados anteriormente com a obliteração da cisterna magna, resultado da herniação da medula.

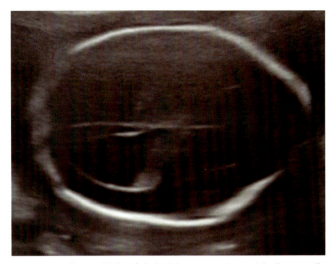

Figura 21.20 Corte axial do crânio fetal demonstrando a ondulação na região frontal (sinal do limão) e o alargamento do corno posterior do ventrículo lateral (ventriculomegalia) na espinha bífida aberta. (Faculdade de Tecnologia em Saúde – FATESA/EURP.)

Com a redução da pressão no canal medular ocorre um desabamento das estruturas posteriores do crânio desde o primeiro trimestre de gestação, pois o compartimento da fossa posterior é muito pequeno, e o cerebelo então cresce e se torna comprimido. O cerebelo pode não ser identificado nos cortes axiais habituais do crânio fetal em virtude de seu deslocamento acentuado, e graus variáveis de ventriculomegalia podem ser identificados na quase totalidade dos casos de espinha bífida aberta.

Segundo Chaoui e cols., no primeiro trimestre (entre 11 e 13 semanas mais 6 dias) o quarto ventrículo normal poderia ser reconhecido como uma área de conteúdo líquido posterior ao tronco cerebral no corte sagital mediano padrão do feto durante a análise da translucência nucal (**Figura 21.21**).

A esse achado os autores atribuíram a denominação de translucência intracraniana (TI) ou translucência interna, que na referida publicação foi vista em todos os fetos normais, mas

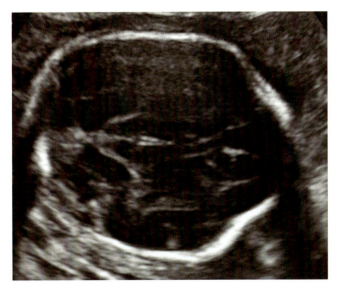

Figura 21.19 Corte axial do crânio fetal demonstrando a ondulação na região frontal (sinal do limão) e a curvatura adquirida pelo cerebelo (sinal da banana) na espinha bífida aberta. (Imagem gentilmente cedida pelos Drs. Marcelo Filippo e Danielle do Brasil, do setor de Medicina Fetal do Hospital Materno-Infantil de Brasília – HMIB-DF.)

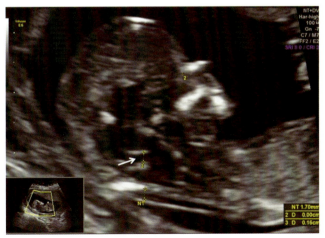

Figura 21.21 Corte sagital mediano do perfil fetal no primeiro trimestre de gestação. A seta indica a região do quarto ventrículo e seu aspecto habitual (translucência intracraniana – TI: 1,6mm) e abaixo a medida da translucência nucal (TN: 1,7mm).

não em todos os fetos com espinha bífida aberta, nos quais o quarto ventrículo foi comprimido pelas estruturas do encéfalo deslocadas inferiormente, não sendo observada formação líquida no local. A suspeita diagnóstica pode também ser levantada em idades gestacionais precoces, durante o exame de primeiro trimestre, particularmente quando o diâmetro biparietal se encontra abaixo do percentil 5, uma vez que a posição fetal pode dificultar a aquisição dos planos da coluna vertebral.

Em muitos estudos não se estabelece uma distinção precisa entre defeitos abertos e fechados, apesar de existirem diferenças do ponto de vista clínico e fisiopatológico e de estarem embriologicamente relacionados. A espinha bífida fechada tem prognóstico muito mais favorável do que as formas abertas, e muitos indivíduos afetados são assintomáticos.

Como na espinha bífida aberta há perda de líquido cefalorraquidiano para a cavidade amniótica, sugeriu-se que a hipotensão subsequente no espaço subaracnóideo desencadearia uma cascata de eventos que resultaria na malformação de Arnold-Chiari, uma combinação de fossa posterior pequena, obliteração da cisterna magna, prolapso do cerebelo no forame magno, hidrocefalia e desenvolvimento anormal do crânio, os quais constituem uma síntese das alterações até aqui descritas. Outro achado que pode estar presente na forma aberta é uma massa cística associada ao disrafismo, identificada em um corte transversal da coluna vertebral na altura do defeito, contendo geralmente conteúdo anecoico e parede fina (**Figura 21.22**).

Na espinha bífida fechada, o defeito do tubo neural é "protegido" pela pele, não há perda de líquido cefalorraquidiano, e a anatomia craniana é preservada. É de fato uma entidade ardilosa, cuja incidência real ainda não foi claramente estabelecida. Presume-se que seja responsável por cerca de 10% dos casos, mas essa é provavelmente uma subestimativa, uma vez que se acredita que a maioria desses defeitos não seja detectada de maneira oportuna.

A identificação do disrafismo espinhal, quando limitado a poucos segmentos vertebrais na área sacral, é difícil, sobretudo quando a anatomia intracraniana e a AFP estão normais. A ressonância nuclear magnética tem sido utilizada em alguns estudos para incrementar o diagnóstico em casos duvidosos, porém sem acréscimo significativo à ultrassonografia.

A taxa de mortalidade dos indivíduos acometidos por espinha bífida em 5 anos é de cerca de 35%, com 20% morrendo durante os primeiros 12 meses de vida. No que diz respeito à função motora dos membros inferiores, os casos são distribuídos uniformemente entre paralisia completa, paralisia parcial, necessidade de reabilitação robusta e função normal dos membros.

Escoliose congênita

Os defeitos de alinhamento da coluna vertebral que causam escoliose congênita em alguns casos só podem ser diferenciados após avaliação radiológica neonatal cuidadosa, principalmente quando se apresentam de maneira isolada. Como frequentemente estão associados a outras anomalias congênitas, as outras alterações podem chamar a atenção para o diagnóstico, incluindo outras anomalias musculoesqueléticas, com alteração de costelas e membros, e anomalias cardíacas e dos tratos geniturinário e gastrointestinal.

O defeito de *body-stalk* cursa com completo desalinhamento da coluna vertebral associado a um defeito complexo de fechamento da parede abdominal com evisceração maciça das vísceras (incluindo o fígado) e cordão umbilical extremamente curto. Uma causa comum de escoliose congênita é a hemivértebra (**Figura 21.23**), uma falha unilateral completa no desenvolvimento do corpo vertebral, que pode ter a mesma aparência ultrassonográfica quando comparada a outras

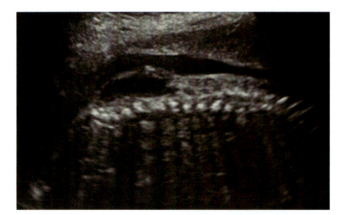

Figura 21.22 Corte na altura da região sacral demonstrando massa cística associada à espinha bífida aberta. (Imagem gentilmente cedida pelos Drs. Marcelo Filippo e Danielle do Brasil, do setor de Medicina Fetal do Hospital Materno-Infantil de Brasília – HMIB-DF.)

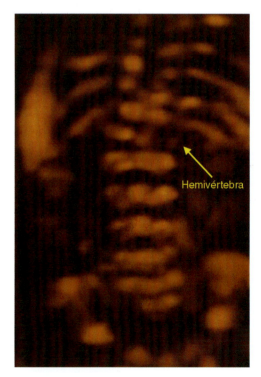

Figura 21.23 Reconstrução tridimensional da coluna fetal demonstrando a escoliose e indicando a presença da hemivértebra. (Imagem gentilmente cedida pelos Drs. Marcelo Filippo e Danielle do Brasil, do setor de Medicina Fetal do Hospital Materno-Infantil de Brasília – HMIB-DF.)

causas (vértebra em cunha, vértebra em borboleta, vértebra em bloco, vértebra em barra ou qualquer combinação) e fazer parte de uma síndrome, como a de Jarcho-Levin, Klippel-Fiel e VACTERL, além da já citada sequência de *body-stalk*.

Teratoma sacrococcígeo

A avaliação da coluna vertebral possibilita ainda a identificação do teratoma sacrococcígeo, que se diferencia da meningomielocele. O teratoma sacrococcígeo é um tumor de células germinais que se origina na área pré-sacral. Pode ser sólido, cístico ou misto. Sua incidência é de 1 a cada 40.000 nascimentos, sendo mais frequente em fetos do sexo feminino (4:1), embora o grau de malignidade seja maior em fetos do sexo masculino. O teratoma sacrococcígeo é de ocorrência esporádica, mas, quando associado a estenose anorretal ou defeitos sacrococcígeos, apresenta herança autossômica dominante.

O teratoma sacrococcígeo pode ser:

- Predominantemente externo com mínimo componente interno (tipo I – **Figura 21.24**).

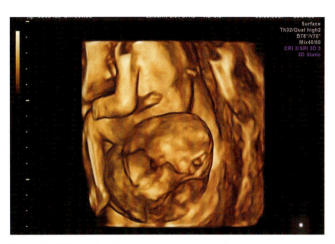

Figura 21.25 Reconstrução tridimensional da coluna fetal demonstrando teratoma sacrococcígeo com mínimo componente sólido.

- Predominantemente externo com significativo componente interno (tipo II).
- Predominantemente interno com extensão abdominal (tipo III).
- Totalmente interno (tipo IV).

Oitenta por cento dos casos são do tipo I ou II. Os tipos externos são comumente menos malignos do que os completamente internos (tipo IV), os quais apresentam diagnóstico mais difícil e tardio. É frequente a presença de polidrâmnio, falência cardíaca, hepatomegalia, placentomegalia e hidropisia fetal (tumores predominantemente sólidos com presença de componente vascular).

Sua detecção no pré-natal pode determinar a necessidade de acompanhamento obstétrico e guiar a terapia fetal, quando necessária, sobretudo na presença de polidrâmnio e hidropisia fetal, além de tornar possível o planejamento cirúrgico oportuno.

■ FACE

Fenda labial/palatina

A fenda labial é a anormalidade facial congênita mais comum, com incidência de aproximadamente 1,3 a cada 1.000 nascidos em populações brancas. A incidência apresenta grande variação étnica, sendo de 1,5 a 2,0 a cada 1.000 nascidos entre os asiáticos e de 0,5 a cada 1.000 entre os africanos.

O defeito pode envolver apenas o lábio superior (lábio fendido) ou se estender até a crista alveolar e possivelmente o palato duro (fissura labial/palato). Pode ser unilateral, bilateral ou mediano. Ao nascimento, a fenda labial unilateral corresponde a 29% de todos os casos, enquanto as fendas labial e palatina unilateral correspondem a 40%, as fendas labial e palatina bilaterais, 27%, e as fendas labiais bilaterais respondem pelos 5% restantes.

A fenda labial sem fenda palatina é geralmente (mais de 90% dos casos) um defeito isolado, mas em 10% dos casos pode estar associada a mais de 100 síndromes genéticas.

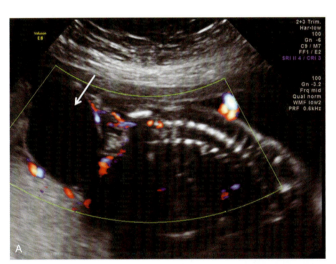
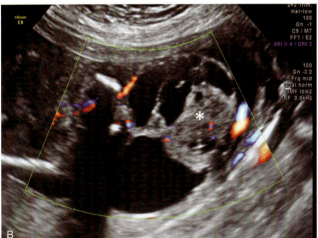

Figura 21.24A Corte longitudinal da coluna fetal demonstrando teratoma sacrococcígeo (*seta*) predominantemente externo. **B** Corte coronal do feto no nível da coluna sacral demonstrando teratoma sacrococcígeo apresentando mínimo componente sólido (*), pouco vascularizado.

O diagnóstico ultrassonográfico das fendas labial e palatina pode ser realizado durante o exame morfológico de primeiro trimestre. No entanto, em virtude do desenvolvimento limitado dos tecidos moles faciais nesse estágio de desenvolvimento, a precisão diagnóstica nessa fase da gestação apresenta limitações significativas. O diagnóstico das fendas labial e palatina é realizado principalmente durante o exame morfológico de segundo trimestre, utilizando diferentes cortes da parte inferior da face. O diagnóstico pode ser estabelecido a partir da constatação de perda da continuidade do lábio superior através de um corte transversal ou coronal da face tangencial ao lábio (mais comum) (**Figuras 21.26 e 21.27**). Existe uma interposição de imagem anecogênica perpendicular ocasionada pela passagem do líquido amniótico através da fenda. Esta pode ser unilateral, bilateral ou mediana. O nariz pode se encontrar achatado ou desviado para o lado oposto ao da fenda.

Uma vez identificada uma fenda labial, a ultrassonografia 3D pode ser empregada para avaliar o defeito anatômico, a extensão da fenda e a associação a outras anormalidades.

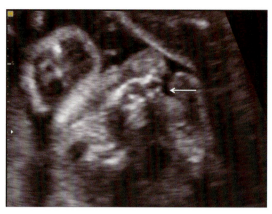

Figura 21.27 Corte coronal do palato evidenciando uma fenda palatina (*seta*). Observe a descontinuidade da porção alveolar do palato duro.

Outras anomalias da face

Hipertelorismo (aumento da distância interorbital)

O hipertelorismo pode ser um achado isolado ou associado a uma série de síndromes clínicas e malformações.

Hipotelorismo (diminuição da distância interorbital)

O hipotelorismo (**Figura 21.28**) está sempre associado a outras anomalias graves, como holoprosencefalia.

Microftalmia/anoftalmia (diminuição do tamanho ou ausência das órbitas)

Essa condição pode ser unilateral ou bilateral e está associada a mais de 25 tipos de síndromes genéticas.

Micrognatia

A micrognatia consiste em achado subjetivo no corte sagital mediano da face e é caracterizada por lábio superior proeminente e queixo recuado (**Figura 21.29**). Está usualmente associada a síndromes genéticas. O diagnóstico é confirmado pela demonstração de mandíbula pequena. Micrognatia severa é associada a polidrâmnio, possivelmente em decorrência da glossoptose, que dificulta a deglutição fetal.

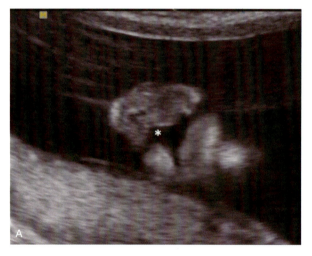

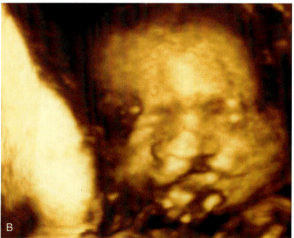

Figura 21.26A Corte coronal da face utilizando ultrassonografia bidimensional, evidenciando fenda labial unilateral. Observe a descontinuidade do lábio superior (*) evidenciada pelo espaço anecogênico dado pela passagem do líquido amniótico através da fenda. **B** Reconstrução tridimensional da face fetal demonstrando fenda labial unilateral.

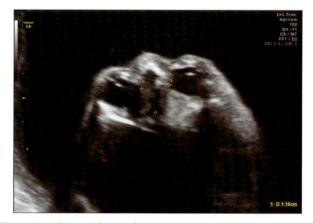

Figura 21.28 Corte no nível das órbitas de feto com 33 semanas e 6 dias demonstrando hipotelorismo, evidenciado por meio da medida do espaço interorbitário abaixo do percentil 5 para a idade gestacional (11,6mm).

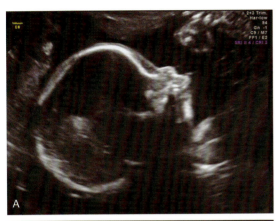

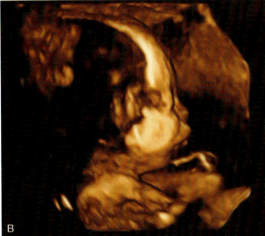

Figura 21.29A Corte sagital da face utilizando ultrassonografia bidimensional, evidenciando micrognatia. **B** Reconstrução tridimensional da face fetal demonstrando queixo pequeno e recuado posteriormente.

■ TÓRAX

Anatomia normal

A análise do tórax em condições habituais é feita a partir do mesmo plano das quatro câmaras cardíacas. Os pulmões ocupam cerca de dois terços da área torácica e são predominantemente homogêneos e ecogênicos, preenchendo praticamente toda a topografia ao redor do coração, que ocupa o outro terço do tórax fetal (**Figuras 21.30 e 21.31**). O eixo cardíaco longitudinal aponta para a esquerda (levocardia) com um ângulo de 45 graus (± 20 graus, ou 2DP), e quando alterado, além de aumentar o risco de malformações cardíacas, sobretudo dos tratos de saída, levanta a suspeita de alterações estruturais não cardíacas, como hérnia diafragmática e malformação adenomatoide cística pulmonar.

As costelas devem ter curvatura normal sem deformidades, e a interface diafragmática pode ser identificada como uma linha divisória hipoecoica entre o conteúdo torácico e o abdominal, sendo fundamental confirmar a lateralidade visceral mediante a comparação com estruturas abdominais, principalmente com o estômago fetal. Algumas situações, como a inversão do *situs* e o isomerismo, devem ser suspeitadas quando o coração e/ou o estômago não se encontram do lado esquerdo.

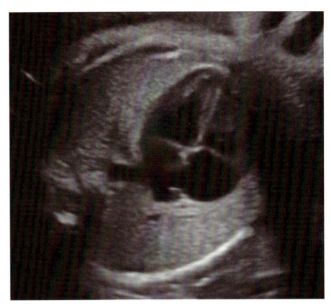

Figura 21.30 Corte transversal do tórax fetal no plano das quatro câmaras cardíacas. Os pulmões ocupam cerca de dois terços da área torácica em condições normais. (Faculdade de Tecnologia em Saúde – FATESA/EURP.)

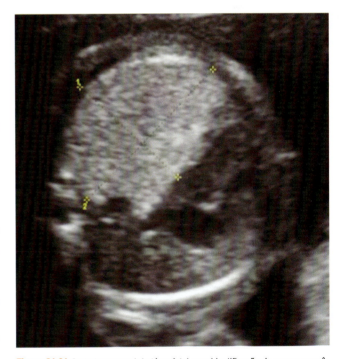

Figura 21.31 Corte transversal do tórax fetal com identificação de massa ecogênica sólida (MAS microcística) causando deslocamento das estruturas do mediastino. (Imagem gentilmente cedida pelos Drs. Marcelo Filippo e Danielle do Brasil, do setor de Medicina Fetal do Hospital Materno-Infantil de Brasília – HMIB-DF.)

Malformação adenomatoide cística (MAC)

As malformações císticas pulmonares são raras, sendo as mais comuns as malformações adenomatoides císticas (MAC), com incidência de aproximadamente 1 a cada 25.000 a 35.000 nascimentos. A MAC é uma anomalia pulmonar caracterizada pelo crescimento excessivo de bronquíolos terminais, geralmente unilateral, com tamanho e taxa de crescimento variáveis. As apresentações clínicas vão desde a morte fetal intrauterina com hidropisia até a descoberta somente na infância, após infecções pulmonares recorrentes.

O epitélio bronquiolar pode falhar ao induzir o mesênquima circundante a formar segmentos broncopulmonares, o que ocorreria em torno de 6 a 8 semanas após a concepção. À medida que várias divisões bronquiolares são envolvidas e o crescimento dos bronquíolos terminais continua, ocorrem deslocamento do mediastino e compressão pulmonar, esofágica e da veia cava, o que pode culminar em polidrâmio e hidropisia fetal. O comprometimento respiratório neonatal pode resultar da compressão prolongada das porções de tecido pulmonar normal durante o período fetal.

Com base em sua aparência ultrassonográfica, a MAC é classificada como macrocística, mista ou microcística. A macrocística consiste em cistos únicos ou múltiplos de 2 a 10 cm de diâmetro ou mais, que geralmente não regridem quando há acúmulo de líquido. A mista consiste em cistos únicos ou múltiplos de 0,5 a 2,0 cm de diâmetro. A microcística consiste em cistos únicos ou múltiplos < 0,5 cm de diâmetro e aparece como massa ecogênica sólida com tendência a regredir espontaneamente após cerca de 26 a 28 semanas. Independentemente da classificação, pode haver o surgimento de hidropisia fetal, à medida que há compressão do coração e/ou dos grandes vasos, sendo o polidrâmnio um achado comum quando há compressão esofágica, dificultando a deglutição fetal.

Sequestro pulmonar

O sequestro pulmonar consiste em um parênquima pulmonar que não apresenta conexão traqueobrônquica usual e recebe suprimento arterial através de um ramo aberrante da aorta, podendo estar associado a uma anomalia parcial do retorno venoso pulmonar. Sua aparência ultrassonográfica pode mimetizar uma MAC. Foram relatadas anomalias associadas, sendo a hérnia diafragmática congênita (HDC) a mais frequente. Os dados da história natural sugerem um mau prognóstico com quase 100% de mortalidade se essas lesões pulmonares estiverem associadas à hidropisia fetal.

A porção pulmonar "sequestrada" aparece à ultrassonografia como uma massa ecogênica próximo ao lobo pulmonar inferior no tórax ou até mesmo no abdome superior, sendo o diagnóstico confirmado por meio do estudo Doppler, que comprovará a irrigação através do ramo originário da aorta descendente (**Figura 21.32**). De difícil distinção ultrassonográfica, o sequestro pulmonar pode ser intra ou extralobar, a depender da existência de pleura do pulmão normal recobrindo a parte "sequestrada". A intralobar é mais frequente e geralmente isolada, apresentando melhor prognóstico, enquanto metade dos casos de sequestro extralobar está associada a outros defeitos, como HDC e anomalias cardíacas.

Hérnia diafragmática congênita

A hipoplasia pulmonar é definida como diminuição no tamanho e volume dos pulmões com redução no número de células, vias aéreas e alvéolos, uma das condições graves que causam altas mortalidade e morbidade em neonatos. Dentre suas causas, a HDC se destaca em razão de sua alta incidência (1 a cada 3.000 a 5.000 nascidos vivos/ano). Entre os 5.420.900 nascimentos na União Europeia registrados em 2008, pelo menos um recém-nascido com HDC nasceu a cada 4 horas naquele ano e, apesar da melhora no atendimento neonatal e dos cuidados intensivos, 20% a 30% dos neonatos com HDC isolada ainda morrem.

A herniação de órgãos abdominais através do defeito diafragmático está associada à hipoplasia pulmonar e, consequentemente, à insuficiência respiratória pós-natal, na medida em que a pressão abdominal aumenta e propicia o deslocamento dessas vísceras para o tórax, o que tende a ocorrer a partir de 24 semanas em cerca de 50% dos casos. O intestino retorna do saco vitelino entre 10 e 12 semanas de gestação e, nesse momento, deve ocorrer a formação completa do diafragma. São propostos

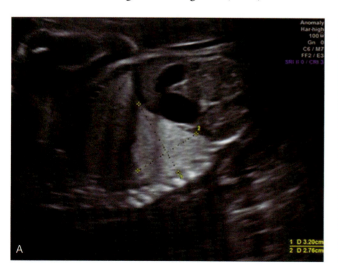
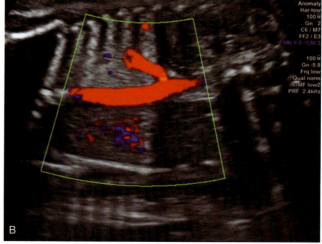

Figura 21.32 Sequestro pulmonar. **A** Área ecogênica homogênea, de formato triangular, localizada na base do pulmão esquerdo. **B** Ao estudo com Doppler colorido, observa-se irrigação de parte do parênquima pulmonar ("sequestro") por meio de ramo originário da aorta descendente.

dois mecanismos de formação da hérnia diafragmática: um defeito diafragmático primário e o fechamento tardio da comunicação entre o tórax e o abdome.

Os órgãos abdominais herniados competirão por espaço com os pulmões em desenvolvimento, o que resultará em anormalidades do parênquima e vasculatura pulmonares, levando a graus variados de insuficiência respiratória e hipertensão pulmonar na vida neonatal precoce. A localização mais comum do defeito é na topografia posterolateral, também conhecida como hérnia de Bochdaleck (1,5 a 2 a cada 10.000 nascimentos), responsável por cerca de 90% dos casos. Ocorre do lado esquerdo em 80% dos casos, à direita em 15% e pode ser bilateral em aproximadamente 5% dos casos.

Em geral, a hérnia diafragmática congênita é um defeito esporádico, cujo risco de recorrência é inferior a 2%, em virtude da herança multifatorial. Os defeitos mais comumente associados incluem alterações cardíacas, defeitos faciais, dos tratos gastrointestinal e geniturinário e defeitos do tubo neural. A HDC pode ser identificada em algumas alterações cromossômicas, como nas trissomias dos cromossomos 21 e 18, e também estar relacionada com a síndrome de Fryns, a síndrome de Beckwith-Wiedemann e a síndrome de Pierre Robin.

O diagnóstico ultrassonográfico é fundamentado na identificação de órgãos abdominais na cavidade torácica. Uma hérnia à esquerda pode ser diagnosticada ao se observarem estômago, baço e/ou alças intestinais parcial ou totalmente dentro do tórax (**Figura 21.33**).

Importantes sinais durante o exame são o desvio na posição e/ou no eixo do coração (ou até mesmo compressão cardíaca) e o polidrâmnio, um achado associado relativamente comum, embora raramente observado antes de 24 semanas de gestação. Em relação ao acúmulo de líquido amniótico,

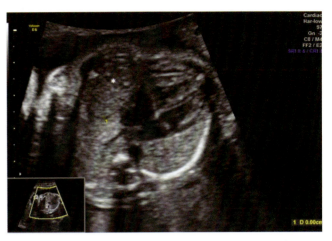

Figura 21.34 Hérnia diafragmática à direita. Corte transversal do tórax fetal demonstrando a presença de fígado (*) na cavidade torácica. O coração se encontra deslocado para a esquerda.

acredita-se ser decorrente de compressão esofágica, torção do estômago ou redução da absorção de líquido pelos pulmões hipoplásicos.

Quando o defeito está localizado à direita, os órgãos intratorácicos afetados costumam ser o fígado e a vesícula biliar (**Figura 21.34**). Uma hérnia do lado direito pode ter seu diagnóstico dificultado em razão da ecogenicidade semelhante entre os tecidos pulmonar e hepático nas fases intermediárias da gestação. A suspeita ocorre quando há desvio do eixo cardíaco ou polidrâmnio. Outros sinais incluem a posição anormal da vesícula biliar, das veias hepáticas ou mesmo das veias umbilicais.

Sobre o prognóstico da HDC, a previsão dos fetos que apresentarão uma forma grave ao nascimento é desafiadora, o que dificulta a identificação precisa dos candidatos à intervenção fetal. A oclusão traqueal fetal foi proposta para prevenir hipoplasias pulmonares graves, aumentando assim a sobrevida neonatal. Diferentes métodos de análise ultrassonográfica (bidimensional e tridimensional) foram testados na tentativa de avaliar o tamanho do pulmão fetal e com o objetivo de prever hipoplasia pulmonar, incluindo a ressonância nuclear magnética.

Dentre os métodos mais estudados está a relação pulmão/cabeça (*lung to head ratio* – LHR), que envolve uma medida do pulmão contralateral ao defeito, na altura das quatro câmaras cardíacas, comparada à medida da circunferência cefálica, obtida para o cálculo da biometria fetal. Embora estudos transversais tenham sugerido que o LHR de fetos saudáveis varia de acordo com a idade gestacional, quando se compara o LHR encontrado com aquele esperado para determinada idade gestacional em um feto normal, esse cálculo torna possível predizer o prognóstico independentemente da idade gestacional (LHR observado/esperado).

A posição do fígado, se intra-abdominal ou intratorácico, também é usada como fator prognóstico de sobrevivência pós-natal, pois a grande proporção de herniação hepática está associada a um mau prognóstico. Recentemente, Cordier e cols.

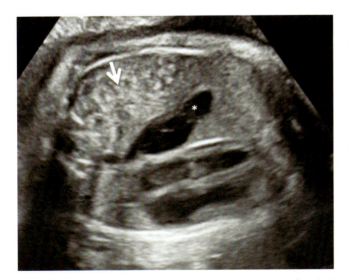

Figura 21.33 Hérnia diafragmática esquerda. Corte transversal do tórax fetal demonstrando a presença de órgãos abdominais na cavidade torácica, marcadamente o estômago (*) e alças intestinais (*seta*). O coração se encontra deslocado para a direita. (Imagem gentilmente cedida pelos Drs. Marcelo Filippo e Danielle do Brasil, do setor de Medicina Fetal do Hospital Materno-Infantil de Brasília – HMIB-DF.)

demonstraram uma correlação significativa entre a posição do estômago, usando a visão das quatro câmaras do coração à ultrassonografia, e a proporção da hérnia hepática, determinada pela ressonância nuclear magnética.

Derrame pleural

O derrame pleural pode ser responsável por insuficiência respiratória no pós-natal e apresentar inúmeras condições como causa, podendo estar presente em fetos com hidropisia ou ser um achado isolado. O diagnóstico ultrassonográfico é fundamentado na presença de líquido no espaço pleural, ocasionando graus variáveis de compressão pulmonar (**Figura 21.35**), e o prognóstico depende da presença de outras alterações, bem como da causa da hidropisia.

O derrame pode provocar alterações nas estruturas do mediastino, causar desvio do eixo cardíaco e compressão dos vasos da base e do esôfago, culminando com hidropisia e polidrâmnio. O quilotórax fetal é uma condição rara, cujo curso clínico varia desde pequeno derrame pleural até compressão torácica grave. Trata-se de um dos distúrbios que podem se beneficiar da terapia fetal e da mudança de certos hábitos maternos, como a dieta.

A gravidade e as condições de morbimortalidade fetal e neonatal relativas ao derrame pleural têm inúmeras variáveis, e este pode ser encarado como causa ou consequência da cascata de problemas.

■ APARELHO CARDIOVASCULAR

O exame cardíaco fetal por ultrassonografia pode detectar uma grande proporção de casos de defeitos cardíacos congênitos (DCC). No entanto, quando o exame é embasado apenas na visibilização do corte de quatro câmaras, muitos defeitos cardíacos não são identificados, especialmente defeitos conotruncais e de vias de saída (p. ex., transposição dos grandes vasos, tetralogia de Fallot, dupla via de saída do ventrículo direito, truncos, defeitos arteriais e defeitos septais de vias de saída).

Quando a avaliação das vias de saída é adicionada ao corte de quatro câmaras, a sensibilidade para identificação de DCC aumenta de aproximadamente 30% para 69% a 83%. Atualmente, o corte dos três vasos (3V) e o destes com visão da traqueia (3VT) foram adicionados aos cortes padrões de quatro câmaras e vias de saídas para melhorar a detecção de DCC. O corte dos 3VT possibilita a detecção de lesões como coarctação da aorta, arco aórtico direito, arco aórtico duplo e anéis vasculares, atingindo uma taxa de detecção pré-natal de cardiopatia congênita de até 90% (**Figuras 21.36 e 21.37**).

A utilização do Doppler colorido durante a realização do corte de quatro câmaras, via de saída do ventrículo esquerdo e visão septal do corte de quatro câmaras possibilita a identificação de defeitos valvulares (como insuficiência tricúspide e mitral), comunicação interventricular (CIV) de via de saída e CIV muscular, respectivamente.

O tempo médio para a obtenção dos cortes cardíacos é de pouco mais de 2 minutos, mas em aproximadamente um terço dos casos o exame cardíaco pode ser adiado por 15 a 20 minutos em razão da estática fetal desfavorável (coluna anterior).

Um ecocardiograma fetal deve ser sempre realizado em caso de suspeita de DCC evidenciada ao exame cardíaco fetal durante o rastreamento pré-natal ou se houver um risco reconhecidamente maior (fatores maternos, fetais e/ou familiares) para DCC. Durante esse exame podem ser acrescentados cortes adicionais para melhor caracterização dos defeitos cardíacos (**Figura 21.38**).

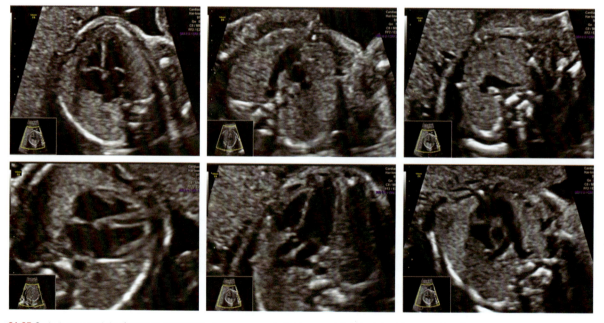

Figura 21.35 Corte transversal do tórax fetal demonstrando a presença de fluido na cavidade torácica (derrame pleural) e consequente compressão do parênquima pulmonar. É possível observar o espessamento do tecido celular subcutâneo, configurando o quadro de hidropisia fetal. (Imagem gentilmente cedida pelos Drs. Marcelo Filippo e Danielle do Brasil, do setor de Medicina Fetal do Hospital Materno-Infantil de Brasília – HMIB-DF.)

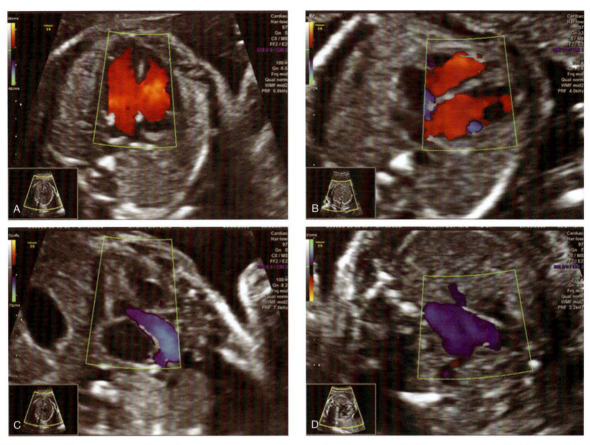

Figura 21.36 Cortes padrões realizados durante o rastreamento de doenças cardíacas congênitas no exame de 20 a 24 semanas de gestação. **A** Corte de quatro câmaras do coração. **B** Corte dos três vasos. **C** Via de saída do ventrículo esquerdo. **D** Via de saída do ventrículo direito.

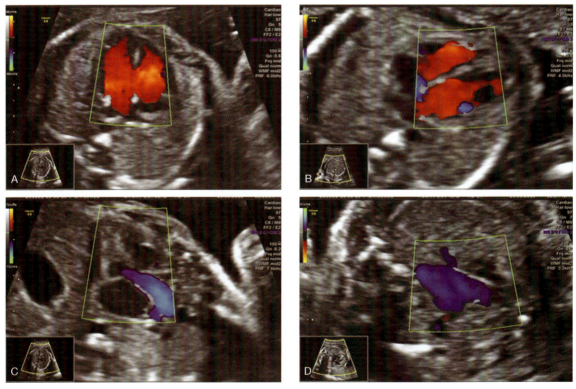

Figura 21.37 Cortes padrões realizados durante o rastreamento de doenças cardíacas congênitas no exame de 20 a 24 semanas de gestação utilizando Doppler colorido. **A** Corte de quatro câmaras do coração. **B** Visão septal do corte de quatro câmaras do coração. **C** Via de saída do ventrículo esquerdo. **D** Corte dos três vasos e traqueia (sinal do V).

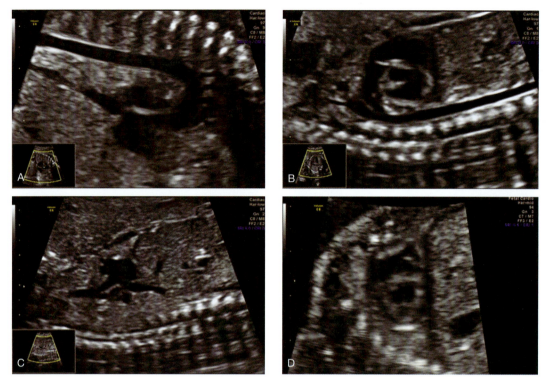

Figura 21.38 Cortes longitudinais (**A** a **C**) e eixo curto do coração (**D**) realizados durante o exame de ecocardiografia fetal. **A** Arco aórtico. **B** Arco ductal. **C** Veias cava inferior e veia cava superior.

Defeito septal ventricular (DSV)

DSV é a DCC mais comum, ocorrendo em cerca de 30% dos neonatos com DCC e em 7% a 10% intraútero. Esse defeito pode ocorrer esporadicamente ou estar associado aos genes TBX5 e GATA4. DSV pode ser isolado ou múltiplo e é comumente associado a outros defeitos cardíacos. Na vida fetal, a associação de DSV a anomalias cromossômicas acontece em cerca de 10% a 30% dos casos, dependendo do tipo e do tamanho do defeito. Essa taxa é significativamente maior do que após o nascimento, principalmente quando o defeito é grande e se estende até o septo da entrada ou mesmo quando associado a defeitos extracardíacos. Os DSV são classificados de acordo com sua localização no septo ventricular como:

1. Membranosos (segmento pequeno próximo à cúspide septal da válvula tricúspide e das válvulas adjacentes do coração esquerdo).
2. Musculares (dois terços inferiores do septo – **Figura 21.39**).
3. Subarterial duplamente comprometido (supracristal).

O terceiro é o DSV menos comum. Adjacente às válvulas aórtica e pulmonar, é causado pela ausência do septo de saída.

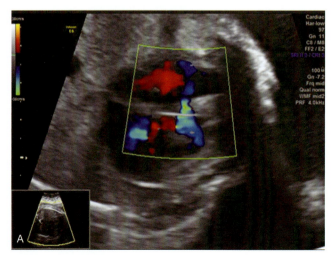 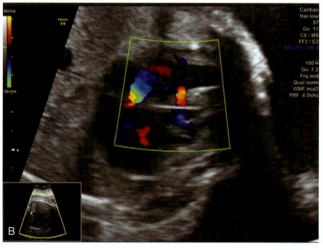

Figura 21.39 Visão septal do coração utilizando Doppler colorido. Observa-se uma comunicação interventricular do tipo muscular. Nota-se fluxo sanguíneo bidirecional através do defeito.

Em geral, o DSV não causa nenhum distúrbio hemodinâmico no útero. A maioria dos DSV evolui para o fechamento espontâneo, mesmo no útero ou durante o primeiro ano de vida. O tamanho e a localização do defeito influenciam a chance de fechamento espontâneo. No período pós-natal, pequenos defeitos e defeitos musculares apresentam maior chance de fechamento espontâneo. A intervenção cirúrgica pode ser necessária durante os primeiros anos de vida, quando há insuficiência cardíaca congestiva ou dependendo do tamanho e da localização do defeito.

O diagnóstico de DSV fetal pode ser estabelecido a partir de uma visão de quatro câmaras, utilizando-se de uma visão lateral para detectar com maior precisão a derivação bidirecional através do defeito. A avaliação da via de saída do ventrículo esquerdo (visão de cinco câmaras) ajuda a identificar defeitos de saída, principalmente DSV do tipo membranoso. Grandes defeitos são maiores do que o diâmetro aórtico. As ultrassonografias 3D e 4D com fluxo de inversão podem ser usadas para detectar pequenos defeitos. Os objetivos do diagnóstico de DSV por meio da ultrassonografia fetal são definir o segmento do septo ventricular envolvido e excluir outras anomalias cardíacas.

Defeito de septo atrioventricular (DSAV)

O DSAV consiste em um grupo de malformações cardíacas resultantes de um defeito do septo atrioventricular que pode levar a defeitos do septo interauricular (DSA de óstio primário) e do septo interventricular (DSV de entrada) e à divisão das válvulas atrioventriculares. O DSAV também é conhecido como defeito do canal atrioventricular ou defeito da almofada endocárdica. O risco de recorrência do DSAV em crianças de mães ou pais com esse defeito é de 14% e 2%, respectivamente.

A forma completa de DSAV é a DCC mais comumente detectável intraútero. A forma completa de DSAV inclui a presença de um DSA de óstio primário, um DSV de entrada e uma válvula atrioventricular comum (única). O DSAV é denominado parcial ou incompleto quando uma língua de tecido une as cúspides superiores e inferiores, dividindo a válvula comum em duas. A forma parcial clássica de DSAV, também conhecida como DSA de óstio primário, combina um defeito atrial e uma fenda do orifício da válvula esquerda. No entanto, subtipos de DSAV podem incluir comunicações auriculares e ventriculares.

A análise da conexão atrioventricular e o tamanho dos ventrículos são ferramentas importantes para a identificação de formas balanceadas (**Figura 21.40**) e não balanceadas de DSAV. O DSAV não balanceado resulta em desproporção ventricular (hipoplasia de um ventrículo) e é tipicamente encontrado em associação à síndrome de heterotaxia (isomerismo atrial).

O DSAV completo está associado a malformações extracardíacas e síndromes, como as trissomias dos cromossomos 21 (75% dos casos), 18 e 13. Portanto, o cariótipo fetal deve ser discutido com os pais sempre que esse diagnóstico for estabelecido. Além disso, um exame cardíaco detalhado sequencial está indicado para a identificação de anomalias cardíacas adicionais, como tetralogia de Fallot e dupla via de saída de ventrículo direito, principalmente em fetos com trissomia do 21.

Tetralogia de Fallot (TF)

A TF é o defeito cardíaco cianogênico mais comum, acometendo 7% a 10% das crianças com DCC. A TF Fallot é caracterizada por:

1. DSV.
2. Cavalgamento da aorta sobre o septo ventricular.
3. Estenose pulmonar infundibular.
4. Hipertrofia ventricular direita.

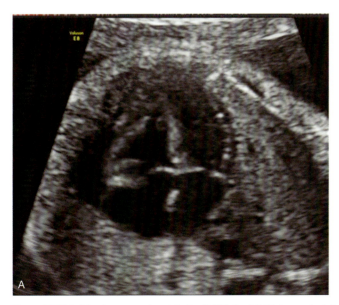 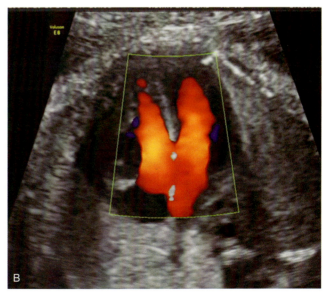

Figura 21.40 Defeito de septo atrioventricular (*DSAV*) tipo total balanceado. A Corte de quatro câmaras do coração evidenciando alinhamento das válvulas atrioventriculares na região da cruz do coração. B Corte de quatro câmaras com Doppler colorido. Observa-se *sinal do H*, sinal típico encontrado em fetos com DSAV.

No entanto, quando intraútero, a hipertrofia do ventrículo direito (VD) está quase sempre ausente e, consequentemente, o corte de quatro câmaras do coração é normal. A obstrução do fluxo de saída do ventrículo direito, o cavalgamento da aorta e o DSV são os principais achados na avaliação cardíaca fetal (**Figura 21.41**). Além desses sinais, no corte dos 3VT, observam-se uma artéria pulmonar menor e uma aorta maior.

A forma clássica da TF está associada à estenose pulmonar. No entanto, há uma forma mais grave e de pior prognóstico, quando associada à atresia pulmonar. Os principais diagnósticos diferenciais da TF são arco aórtico à direita (20%), DSAV (5%), DSV muscular e artéria subclávia esquerda anômala. Síndrome de Di George, trissomias (21, 13 e 18), onfalocele e pentalogia de Cantrell, entre outras condições, podem estar associadas à TF.

A forma clássica de TF tende a apresentar uma boa evolução durante o período neonatal. Em geral, a correção cirúrgica será realizada durante o primeiro ano de vida. Em alguns casos pode ser necessária uma cirurgia paliativa prévia (operação de Blalock-Taussig). Nos casos de TF com atresia pulmonar, deve-se realizar infusão de prostaglandina após o nascimento, seguida de abordagem cirúrgica sequencial.

Transposição de grandes artérias (TGA)

A TGA é uma DCC cianótica frequente, caracterizada por conexão ventriculoarterial discordante, na qual a artéria aorta surge do VD e a artéria pulmonar do VE. Presente em 5% a 7% dos casos de DCC na infância, é, no entanto, uma das DCC mais comumente subdiagnosticadas intraútero.

A TGA raramente é associada a anomalias cromossômicas ou extracardíacas e em 40% dos casos está associada a DSV. O ecocardiograma fetal seriado é recomendado em virtude do risco de defeitos associados ao trato de saída (estenose pulmonar e obstrução do arco aórtico). Dois tipos principais de TGA foram descritos: dextro-TGA (D-TGA) e levo-TGA (TGA corrigida).

Na maioria dos casos de D-TGA, o sítio atrial é *solitus*. Na D-TGA, as artérias não se cruzam (artérias paralelas) e podem ser visibilizadas em um único plano de imagem (**Figura 21.43**). Por outro lado, a visão de cinco camadas mostra a artéria pulmonar se originando do VE e a aorta, do VD. As artérias são organizadas de modo diferente no corte dos 3VT, com a aorta anterior direita e uma artéria pulmonar posterior esquerda.

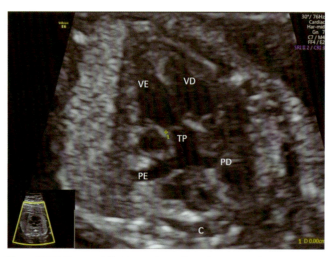

Figura 21.42 Transposição de grandes artérias. Observe a saída do tronco da artéria pulmonar do interior do ventrículo esquerdo. (*VD*: ventrículo direito; *VE*: ventrículo esquerdo; *TP*: tronco da artéria pulmonar; *PD*: ramo direito da artéria pulmonar; *PE*: ramo esquerdo da artéria pulmonar; *C*: coluna.)

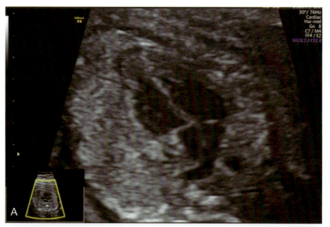

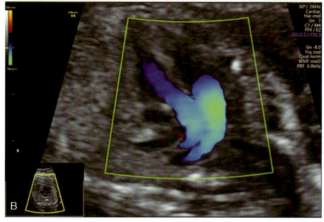

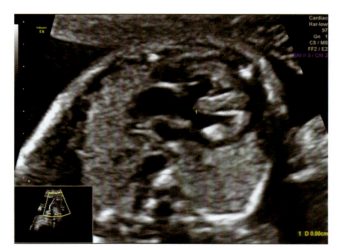

Figura 21.41 Tetralogia de Fallot. Via de saída do ventrículo esquerdo mostrando o defeito de via de saída do septo ventricular e o cavalgamento da aorta (*).

Figura 21.43 Transposição de grandes artérias. Observe que as artérias pulmonar e aorta não se cruzam (saída em paralelo) ao saírem dos ventrículos esquerdo e direito, respectivamente.

Na L-TGA, o *situs* atrial é normal; no entanto, o VD se encontra do lado esquerdo e posterior e o VE se encontra do lado direito e anterior. A L-TGA é caracterizada pela saída da artéria aorta do ventrículo anterior (VE) e pela saída da artéria pulmonar do ventrículo posterior (VD). Por causa da discordância em dois níveis, a fisiologia desse defeito é corrigida congenitamente (**Figura 21.44**).

A D-TGA apresenta indicação absoluta de nascimento do concepto em um centro de referência terciário com disponibilidade de cardiologia e cirurgia cardíaca pediátricas. Após o nascimento, os recém-nascidos com D-TGA devem receber infusão de prostaglandina para manter a permeabilidade do ducto arterial e podem necessitar de atriosseptostomia atrial com balão. Mais tarde, os pacientes com D-TGA geralmente se submetem à operação de troca arterial à Jatene dentro das primeiras 1 a 2 semanas após o parto. Nesse momento, os pacientes com L-TGA podem não exigir qualquer intervenção.

■ SISTEMA MUSCULOESQUELÉTICO

A prevalência de anomalias musculoesqueléticas na população é de aproximadamente 0,24%, e os avanços da ultrassonografia obstétrica têm levado ao aumento cada vez maior das taxas de detecção das anomalias musculoesqueléticas, como pé torto congênito, displasias esqueléticas, deformidades de coluna, artrogripose e defeitos de extremidades, como polidactilia e sindactilia.

Em torno da 11ª semana de gestação o esqueleto fetal já está formado e entre o final do primeiro e o início do segundo trimestre já é possível detectar anomalias musculoesqueléticas. Já no terceiro trimestre, em razão da redução relativa de líquido amniótico e da mobilidade fetal, a avaliação ultrassonográfica para anormalidades de membros e extremidades se torna limitada. Entretanto, o encurtamento do fêmur que ocorre na acondroplasia heterozigótica (principal causa de nanismo) só se desenvolve no terceiro trimestre.

Pé torto congênito

O pé torto congênito ou *talipes equinovarus* é a alteração ortopédica de diagnóstico mais comum à ultrassonografia pré-natal com incidência de aproximadamente 0,39 a 8 a cada 1.000 nascimentos no mundo. Mais prevalente no sexo masculino (relação de 2:1), em mais de 50% dos casos o defeito é bilateral.

O pé torto congênito pode ser isolado, comumente considerado idiopático, mas em 20% dos casos pode estar associado a outras alterações neuromusculares, como artrogripose, espinha bífida e mielomeningocele.

O diagnóstico de *talipes equinovarus* tem alta taxa de falso-positivos, mesmo nos melhores centros de medicina fetal. Isso se deve aos casos de pé torto posicional, os quais não precisam de tratamento cirúrgico.

Para a exclusão de pé torto congênito, a relação entre a perna e o pé fetal deve ser avaliada por meio de três cortes ultrassonográficos dos membros inferiores: (1) visão coronal da perna, em que são visibilizadas a tíbia e a fíbula paralelamente e o pé aparece em seu corte transverso; (2) visão sagital, em que são visibilizados a perna e o pé em seus eixos longitudinais, demonstrando uma relação perpendicular entre eles; e (3) visão coronal do pé, em que é visibilizada a sola do pé isoladamente.

O diagnóstico ultrassonográfico de pé torto é realizado quando as relações entre a perna e o pé não são perpendiculares e o pé em seu corte coronal é visibilizado no mesmo plano da perna.

O desenvolvimento da ultrassonografia tridimensional tem contribuído para a elucidação diagnóstica de deformidades de membros, entre elas o pé torto congênito, auxiliando a estabelecer a relação precisa entre os ossos do calcanhar e a região anterior do pé (**Figuras 21.45 e 21.46**).

Displasias esqueléticas

As displasias esqueléticas são alterações raras e ocorrem a uma taxa de 3 a 4 a cada 10.000 nascimentos. Essas alterações envolvem um largo espectro de condições com alterações no formato, no tamanho ou na estrutura dos elementos ósseos.

Mais de 450 displasias esqueléticas já foram identificadas, sendo difícil chegar ao diagnóstico preciso antes do nascimento. No entanto, o diagnóstico pré-natal acurado é importante auxiliar no aconselhamento familiar e nas decisões quanto à conduta obstétrica e ao parto.

A acurácia na determinação da displasia esquelética específica é baixa; entretanto, a capacidade de predizer letalidade se aproxima dos 100%. Os principais parâmetros preditores de letalidade são: relação circunferência torácica/circunferência abdominal < 0,6, comprimento do fêmur/circunferência abdominal < 0,16, encurtamento severo de membros com

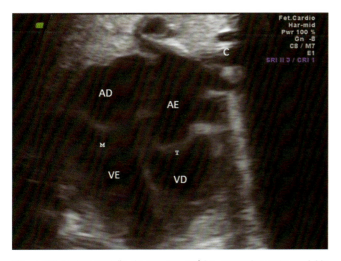

Figura 21.44 Transposição de grandes artérias congenitamente corrigida (*L-TGA*). O ventrículo direito se encontra no lado esquerdo e posterior e o ventrículo esquerdo se encontra do lado direito e anterior. (*AD*: átrio direito; *AE*: átrio esquerdo; *VE*: ventrículo esquerdo; *VD*: ventrículo direito; *C*: coluna.) (Imagem gentilmente cedida pela Dra. Nathalie J. M. Bravo-Valenzuela, so setor de Cardiologia Fetal da Disciplina de Medicina Fetal da Universidade Federal de São Paulo – UNIFESP/EPM.)

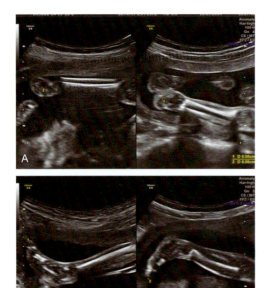
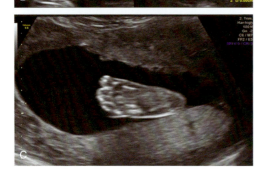
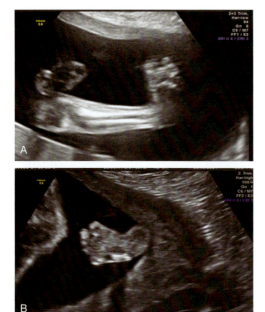

Figura 21.45 Pé normal. Avaliação do membro inferior, demonstrando a relação normal entre a perna e o pé. **A** Visão coronal da perna. **B** Visão sagital da perna e do pé. **C** Visão coronal do pé.

medida do fêmur < 4DP em relação à média para a idade gestacional, além da avaliação tridimensional do volume pulmonar < 4DP para a idade gestacional (**Figura 21.47**).

Reveste-se de grande importância o reconhecimento das principais displasias esqueléticas letais, e o conhecimento das características de cada uma delas é uma ferramenta poderosa para qualquer ultrassonografista. As displasias esqueléticas letais mais comuns incluem displasia tanatofórica, osteogênese imperfeita tipo II e acondrogênese.

Quando o ultrassonografista se depara com o achado de alguma alteração esquelética, todos os membros e ossos longos devem ser avaliados quanto a comprimento, formato, mineralização e movimentos, além de avaliada a presença de outras anomalias associadas, principalmente em polo cefálico, tórax e coluna.

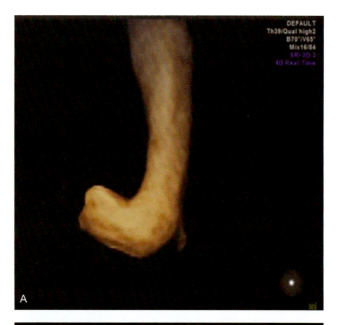
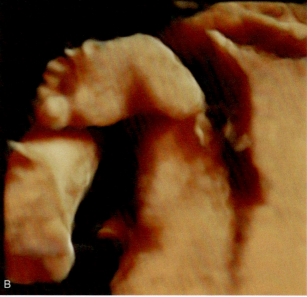

Figura 21.46 Pé torto congênito. **A** Visão coronal da perna com visibilização da sola do pé no mesmo plano em que se visibilizam a tíbia e a fíbula. Observe que o ângulo formado entre a perna e a parte posterior do pé (*seta*) está arredondado e não perpendicular. **B** Visão coronal do pé.

Figura 21.47 Pé torto congênito. Reconstrução tridimensional da perna e do pé, demonstrando a orientação da planta do pé no mesmo plano da perna.

A displasia tanatofórica tem como características: encurtamento severo dos membros (micromelia), tórax estreito e fronte proeminente. No caso da displasia tanatofórica do tipo I é comum o achado de fêmur encurvado, enquanto na do tipo II o fêmur é reto e é comum o achado de crânio com o formato de couve-flor.

A osteogênese imperfeita integra um grupo heterogêneo de desordens relacionadas com a deficiência de colágeno tipo I. Dos quatro subtipos clínicos de osteogênese imperfeita existentes, a do tipo II é a única letal e apresenta como características o desenvolvimento precoce de encurtamento severo de membros e a presença de ossos encurvados em decorrência das múltiplas fraturas que podem afetar todos os ossos longos e as costelas, além de hipomineralização do crânio.

A acondrogênese tem como características: encurtamento severo de membros, tórax estreito e curto e hipomineralização importante dos corpos vertebrais.

A acondroplasia heterozigótica é uma displasia compatível com inteligência e expectativa de vida normais, sendo uma importante causa de nanismo. Tem como características encurtamento de membros, mãos e dedos pequenos, macrocefalia e presença de bossa frontal com depressão da ponte nasal (nariz em sela). Essas características só se tornam aparentes após 22 semanas e por isso não costumam ser detectadas durante o exame morfológico de segundo trimestre.

Anormalidades das mãos

As malformações das mãos constituem um grupo de desordens que incluem anormalidades estruturais, contraturas e alterações posturais e respondem por 7,5% de todas as malformações congênitas, podendo ser um sinal de anomalias cromossômicas ou síndromes não cromossômicas, principalmente quando estão presentes outras anomalias associadas.

A polidactilia consiste na presença de mais de cinco dedos em uma das mãos e pode ser classificada como pré-axial, quando o dígito extra está localizado do lado radial, ou pós-axial, quando o dígito extra está localizado no lado ulnar, sendo esta a forma mais comum. Na maioria das vezes, a alteração é isolada, porém a polidactilia pré-axial está mais frequentemente associada a síndromes genéticas.

A clinodactilia consiste no desvio dos dedos e, caso seja acentuada, pode estar associada a dedos sobrepostos e a uma conformação de mãos permanentemente fechada. Essa alteração está fortemente associada às cromossomopatias, principalmente à trissomia do 18.

A sindactilia representa a fusão de partes moles ou óssea de dedos adjacentes, podendo ser de difícil diagnóstico pré-natal, principalmente quando há a fusão apenas de tecidos moles. Também está associada a várias síndromes, sendo um achado frequente nas triploidias, especialmente a fusão entre os dedos 3 e 4.

■ ABDOME

Na avaliação ultrassonográfica do abdome fetal deve ser determinada a posição dos órgãos abdominais: o estômago deve ser identificado em sua posição normal no lado esquerdo, o intestino deve estar contido dentro do abdome, e deve ser visibilizada a inserção do cordão umbilical no abdome. A bexiga e os rins devem ser identificados e avaliados em relação a possíveis dilatações. As artérias umbilicais podem ser identificadas contornando a bexiga com auxílio do estudo Doppler.

Defeitos de fechamento da parede abdominal

Os defeitos da parede abdominal podem ser classificados de acordo com sua posição em relação ao cordão umbilical. Existem defeitos craniais ao cordão umbilical, como ectopia *cordis*/pentalogia de Cantrell e onfalocele epigástrica, defeitos mediais com uma relação próxima ao cordão umbilical, como onfalocele, gastrosquise e hérnia umbilical, e defeitos caudais ao cordão umbilical, como extrofia vesical/extrofia cloacal. Existem ainda defeitos complexos, como na anomalia de *body stalk*.

A gastrosquise (**Figura 21.48**) ocorre em aproximadamente 5 a cada 10.000 nascidos vivos e consiste em um defeito que acomete toda a espessura da parede abdominal, na maioria das vezes localizado à direita da inserção do cordão umbilical e caracterizado pela extrusão de alças intestinais não recobertas por membranas.

Essa malformação não costuma estar associada a anomalias cromossômicas e pode ser classificada como simples ou complexa de acordo com os achados pós-natais de pior prognóstico. Essa divisão se baseia nos achados que aumentam a morbidade perinatal, como a associação de outras anomalias intestinais (p. ex., atresia, estenose, perfuração, necrose ou volvo). Alguns achados ultrassonográficos, como dilatação de alças intestinais (principalmente intra-abdominais), espessamento

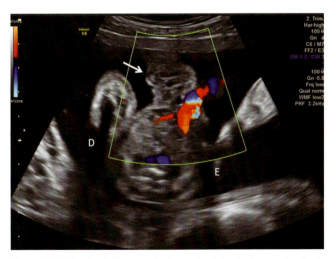

Figura 21.48 Defeito de fechamento da parede abdominal com extrusão de alças intestinais (*seta*), não recobertas por membranas, localizado à direita da inserção do cordão umbilical (gastrosquise).

de parede intestinal e herniação hepática, podem predizer pior prognóstico perinatal, porém não indicam a necessidade de antecipação da resolução da gestação.

A onfalocele (**Figura 21.49**) é outro defeito de fechamento de parede abdominal comum com prevalência estimada em 2,5 a cada 10.000 nascimentos. Resulta de um defeito na inserção do cordão umbilical com herniação de vísceras abdominais. O defeito é recoberto por uma membrana composta por âmnio, geléia de Wharton e peritônio. O cordão umbilical se insere nessa membrana e não diretamente na parede abdominal. O tamanho do saco herniário e seu conteúdo são variáveis, podendo conter alças intestinais, fígado e outras vísceras. Portanto, o diagnóstico pré-natal é estabelecido a partir da demonstração de defeito mediano da parede abdominal com presença de saco herniário com conteúdo visceral no qual se insere o cordão.

A migração intestinal para o cordão umbilical é um evento fisiológico no início da gestação, ocorrendo retorno para a cavidade abdominal entre 11 e 12 semanas; portanto, o diagnóstico de onfalocele antes de 12 semanas deve ser estabelecido com cautela. A hérnia fisiológica normal não deve passar de 1cm para dentro do cordão e não deve conter fígado.

Quando se diagnostica uma onfalocele, convém avaliar cuidadosamente toda a anatomia fetal em busca de outras alterações, pois em mais de 75% dos casos existem anomalias associadas, sendo as mais comuns as musculoesqueléticas, cardiovasculares, gastrointestinais, urogenitais e do SNC. Em cerca de 30% dos casos existe alguma anomalia cromossômica associada, sendo a trissomia do cromossomo 18 a mais frequente. O defeito de parede abdominal pode ser mais complexo, como na pentalogia de Cantrell (**Figura 21.50**), que consiste em defeitos congênitos que envolvem o coração (defeitos intracardíacos e ectopia *cordis*), o esterno, o diafragma inferior e o pericárdio diafragmático, além do defeito de parede abdominal supraumbilical.

A anomalia de *body stalk*, também conhecida como *limb body-wall complex*, é uma malformação letal e rara, caracterizada pela fixação de órgãos viscerais à placenta, cordão curto

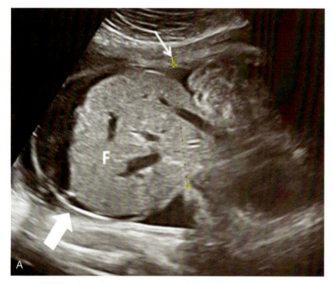
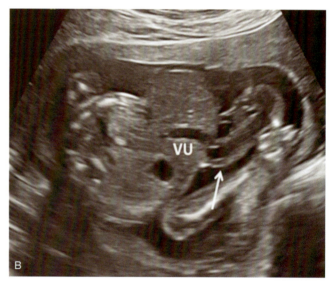

Figura 21.49 Onfalocele. **A** Corte transversal do abdome fetal em que se identifica defeito de fechamento da parede abdominal (*seta fina*) com extrusão do fígado (*F*) e a membrana delimitando a onfalocele (*seta grossa*). **B** Observe que o cordão umbilical (*seta*) se insere na membrana e a veia umbilical (*VU*) passa através do defeito.

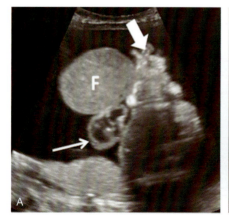
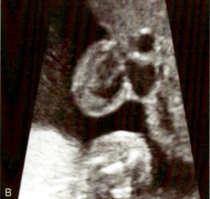
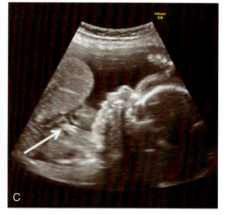

Figura 21.50 Pentalogia de Cantrell. **A** Corte transversal demonstrando exteriorização de fígado (*F*), alças intestinais (*seta grossa*) e coração (*seta fina*). **B** Detalhe da ectopia *cordis*. **C** Corte sagital demonstrando o defeito na porção caudal do esterno. (Imagem gentilmente cedida pelo Dr. Bruno Petrini Neto.)

e anomalias associadas de membros e coluna. As hipóteses que explicariam essa anomalia seriam a rotura precoce do âmnio antes da obliteração da cavidade celômica ou a falha no fechamento dos folhetos embrionários ventrais com persistência da cavidade celômica.

Essa anomalia pode ter uma aparência confusa à ultrassonografia com o feto geralmente em posição fixa, e frequentemente há evisceração completa do conteúdo abdominal que está aderido à superfície da placenta. O local de inserção do cordão umbilical não pode ser identificado e não há alça de cordão livre. Cifoescoliose severa está frequentemente presente, e um amplo espectro de anomalias de membros pode ser documentado, incluindo *talipes* e ausência de membros.

Obstrução gastrointestinal

As obstruções gastrointestinais congênitas estão entre as afecções cirúrgicas mais frequentemente encontradas, afetando 1 a cada 1.000 a 2.000 nascimentos. Essas obstruções podem ser decorrentes de uma malformação congênita (atresias) ou resultado de espessamento do conteúdo intestinal (íleo meconial), compressão extrínseca (por uma massa), volvo intestinal ou alteração de peristaltismo (doença de Hirschsprung). O diagnóstico pré-natal costuma ser estabelecido tardiamente na gestação e apresenta acurácia muito variável, dependendo principalmente do local da obstrução.

A presença de dilatação de alças intestinais > 15mm de comprimento e > 7mm de diâmetro sugere obstrução intestinal. Nas obstruções intestinais altas é comum a presença de polidrâmnio, ao passo que nas obstruções baixas o líquido amniótico é reabsorvido pelas alças intestinais, não manifestando essa alteração.

Obstrução gastrointestinal mais frequentemente diagnosticada, a atresia duodenal é relatada em 1 a cada 5.000 nascimentos, sendo possível seu diagnóstico a partir do segundo trimestre. Os achados ultrassonográficos cardinais incluem a presença de polidrâmnio e a aparência em dupla bolha do estômago em virtude da dilatação do estômago e do duodeno proximal. Em cerca de metade dos casos existem outras alterações associadas, e a trissomia do 21 está presente em 30% dos fetos com essa malformação.

■ MALFORMAÇÕES DO TRATO URINÁRIO

As anomalias renais estão entre as malformações fetais mais comuns, respondendo por cerca de 20% de todas as anomalias congênitas. O trato urinário fetal pode ser visibilizado por meio da ultrassonografia a partir da 11ª semana, tornando possíveis diagnósticos como megabexiga na ocasião do morfológico de primeiro trimestre. Essa alteração exibe risco aumentado de aneuploidias ou a possibilidade de uropatia obstrutiva. No entanto, o exame morfológico de segundo trimestre possibilita a detecção da maioria das anomalias renais com maior sensibilidade.

Agenesia renal

A agenesia renal é caracterizada pela ausência congênita do rim, que pode ser bilateral ou unilateral. Pode ser um achado isolado ou pode integrar alguma síndrome, o que explica a necessidade de rastreio detalhado de outras anomalias associadas. A apresentação mais comum da agenesia renal bilateral é o anidrâmnio, geralmente identificado na ocasião do exame morfológico de segundo trimestre.

Em geral, a bexiga fetal não é visibilizada, mesmo quando aguardados 30 minutos, que é o tempo necessário para que ela se encha novamente após ser esvaziada. Persistência de bexiga vazia, ausência de demonstração de tecido renal e anidrâmnio são indicadores fortes de agenesia renal bilateral, e a ausência das artérias renais identificadas ao Doppler colorido apoia fortemente essa suspeita. Um cuidado adicional deve ser tomado em relação às suprarrenais, que ocasionalmente podem ter formato ovoide e ocupar a fossa renal, podendo ser confundidas com o rim.

Displasias renais

Na displasia renal, os rins apresentam desenvolvimento anormal dos glomérulos e néfrons com aumento desproporcional do estroma, A displasia pode ser causada por defeitos genéticos, teratógenos, obstrução do trato urinário ou, em muitos casos, apresentar etiopatogenia multifatorial.

O rim displásico tem uma aparência característica à ultrassonografia, apresentando um aspecto brilhante e aumentado de tamanho, geralmente com áreas císticas revestindo o córtex. Na displasia renal multicística, também chamada de Potter tipo II, os cistos são tipicamente múltiplos, com paredes finas e sem conexões entre eles, distribuídos aleatoriamente no parênquima com perda completa da distinção corticomedular.

A doença renal policística infantil, também conhecida como Potter tipo I, tem como característica a presença de numerosos pequenos cistos de 1 a 2mm na periferia dos rins com a pelve renal e ureteres normais. O desenvolvimento pré-natal da doença tem como característica rins aumentados e hiperecogênicos bilateralmente com perda da distinção corticomedular, e frequentemente há oligoâmnio severo ou anidrâmnio. Esses achados ecográficos, entretanto, podem não se tornar aparentes antes de 24 semanas de idade gestacional.

Na doença renal policística do tipo adulto, conhecida como Potter tipo III, o desenvolvimento dos cistos renais pode se iniciar no período fetal ou neonatal, mas a falência renal frequentemente só se desenvolve na idade adulta. Nos casos em que se desenvolvem alterações que podem ser detectadas ao ultrassom, podem ser vistos rins simetricamente aumentados e com pequenos cistos com paredes ecogênicas. O volume de líquido amniótico é normal e a bexiga tem tamanho normal em comparação com o tipo infantil.

Uropatias obstrutivas

A dilatação pielocalicial fetal é uma das alterações mais comuns diagnosticadas à ultrassonografia antenatal. A dilatação leve ou pieloectasia é considerada em caso de medida do diâmetro anteroposterior da pelve > 4mm entre 15 e 19 semanas, > 5mm entre 20 e 29 semanas e > 7mm entre 30 e 40 semanas. Essa pieloectasia pode ser transitória em razão do relaxamento da musculatura lisa do trato urinário em decorrência da influência dos hormônios maternos, e a maioria desses casos se resolve espontaneamente no período neonatal. No entanto, em aproximadamente 20% dos casos pode haver alguma alteração, como obstrução da junção ureteropélvica (JUP) ou refluxo vesicoureteral, que necessitarão de investigação mais aprofundada e por vezes de tratamento cirúrgico.

Das uropatias obstrutivas, a estenose da JUP é a mais comum, sendo unilateral na maioria dos casos (80% a 90%). O diagnóstico ultrassonográfico se baseia na presença da hidronefrose e na ausência de dilatação de ureter ou bexiga (**Figura 21.51**). Dependendo da gravidade da obstrução, o córtex renal pode se tornar mais fino e com ecogenicidade aumentada (**Figura 21.52**).

As anormalidades da junção ureterovesical (JUV) podem ser decorrentes de alterações não funcionais ou de refluxo vesicoureteral. Caracterizam-se por dilatação pielocalicial e dilatação do ureter, não visibilizada em situações normais.

Dependendo do grau de dilatação ureteral, ele pode ficar tortuoso (megadolicoureter) e à ultrassonografia aparece como uma coleção de cistos de tamanhos variáveis, localizados entre a pelve renal e a bexiga, que tem morfologia e tamanho normais.

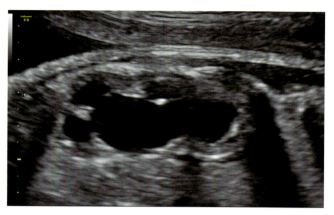

Figura 21.52 Corte longitudinal do rim evidenciando hidronefrose moderada com dilatação pielocalicial e córtex afilado e ecogenicidade aumentada.

As obstruções urinárias baixas são alterações que carregam grande morbimortalidade, principalmente em virtude da hipoplasia pulmonar secundária ao oligoâmnio precoce. A principal causa de obstrução urinária baixa é a válvula de uretra posterior, seguida por atresia uretral. O sinal mais precoce de uma obstrução urinária baixa é a presença de megabexiga durante o exame de primeiro trimestre; no entanto, a maior parte dos casos terá resolução espontânea. Contudo, diâmetro vesical > 17mm no primeiro trimestre está mais frequentemente associado a fatores obstrutivos.

Na válvula de uretra posterior pode haver obstrução incompleta ou intermitente da uretra, o que acarreta bexiga aumentada de tamanho e com paredes hipertróficas, graus variados de uretero-hidronefrose e espectros variados de displasia renal, oligoâmnio e hipoplasia pulmonar. Bexiga com paredes espessadas e dilatação da uretra posterior (sinal do buraco de fechadura) são fortemente sugestivas de válvula de uretra posterior.

Leitura complementar

Amari F, Junkers W, Hartge D, Beyer DA, Axt-Fliedner R, Weichert J. Prenatal course and outcome in 103 cases of fetal spina bifida: a single center experience. Acta Obstet Gynecol Scand 2010; 89:1276-83.

Basude S, McDermott L, Newell S et al. Fetal hemivertebra: associations and perinatal outcome. Ultrasound Obstet Gynecol 2015; 45:434-8.

Baud D, Windrim R, Kachura JR et al. Minimally invasive fetal therapy for hydropic lung masses: three different approaches and review of the literature Ultrasound Obstet Gynecol 2013; 42:440-8.

Benjamin B, Wilson GN. Anomalies associated with gastroschisis and omphalocele: Analysis of 2825 cases from the Texas Birth Defects Registry. J Pediatr Surg 2014; 49(4):514-9.

Birk E, Silverman NH. Intracardiac shunt malformations. In: Yagel, NH, Silverman NH, Gembruch U. Fetal Cardiology. Series in Maternal Fetal Medicine. Informa Health Care, by Informa Health Care USA, Inc 2009: 285-90.

Boyd PA, Wellesley DG, De Walle HE et al. Evaluation of the prenatal diagnosis of neural tube defects by fetal ultrasonographic examination in different centres across Europe. J Med Screen 2000; 7:169-74.

Bredaki FE, Poon LC, Birdir C, Escalante D, Nicolaides KH. First-trimester screening for neural tube defects using alpha-fetoprotein. Fetal Diagn Ther 2012; 31:109-14.

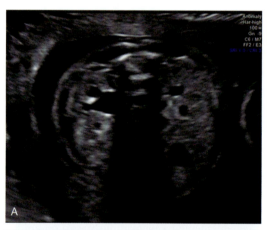
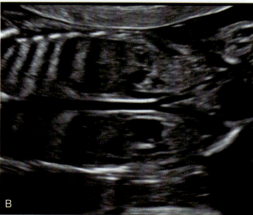

Figura 21.51 Hidronefrose unilateral leve. **A** Corte axial no nível do abdome. **B** Corte coronal evidenciando dilatação unilateral da pelve renal e ausência de dilatação ureteral e vesical.

Britto IS, Tedesco GD, Herbst SR et al. New anatomical landmarks to study the relationship between fetal lung area and thoracic circumference by three--dimensional ultrasonography. J Matern Fetal Neonatal Med 2012; 25:1927-32.

Calzolari E, Bianchi F, Dolk H, Milan M. Omphalocele and gastroschisis in Europe: a survey of 3 million births 1980-1990. EUROCAT Working Group. Am J Med Genet 1995; 58(2):187-94.

Cannie M, Jani J, Meersschaert J et al. Prenatal prediction of survival in isolated diaphragmatic hernia using observed to expected total fetal lung volume determined by magnetic resonance imaging based on either gestational age or fetal body volume. Ultrasound Obstet Gynecol 2008; 32:633-9.

Cantrell JR, Haller JA, Ravitch MM. A syndrome of congenital defects involving the abdominal wall, sternum, diaphragm, pericardium, and heart. Surg Gynecol Obstet 1958;107(5):602–14.

Cardoza JD, Goldstein RB, Filly RA. Exclusion of fetal ventriculomegaly with a single measurement: the width of the lateral ventricular atrium. Radiology 1988; 169:711-4.

Carvalho JS, Allan LD, Chaoui R et al. ISUOG practice guidelines (updated): sonographic screening examination of fetal heart. Ultrasound Obstet Gynecol 2013;41:348-59.

Cavoretto P, Molina F, Poggi S, Davenport M, Nicolaides KH. Prenatal diagnosis and outcome of echogenic fetal lung lesions. Ultrasound Obstet Gynecol 2008; 32:769-83.

Chaoui R, Benoit B, Heling KS et al. Prospective detection of open spina bifida at 11–13 weeks by assessing intracranial translucencyand posterior brain. Ultrasound Obstet Gynecol 2011; 38:722-6.

Chaoui R, Benoit B, Mitkowska-Wozniak H, Heling KS, Nicolaides KH. Assessment of intracranial translucency (IT) in thedetection of spina bifida at the 11–13-week scan. Ultrasound Obstet Gynecol 2009; 34:249-52.

Chaoui R, Nicolaides KH. Detecting open spina bifida at the11–13 week scan by assessing the posterior brain region: themid-sagittal or the axial plane? Ultrasound Obstet Gynecol 2011; 38:609-12.

Chaoui R, Nicolaides KH. From nuchal translucency to intracranial translucency: towards the early detection of spina bifida. Ultrasound Obstet Gynecol 2010; 35:133-8.

Chen C, Jiang Y, Xu C et al. Skeleton genetics: a comprehensive database for genes and mutations related to genetic skeletal disorders. Database 2016; Available from:http://www.ncbi.nlm.nih.gov/pubmed/27580923

Chen CP. Chromosomal abnormalities associated with omphalocele. Taiwan J Obstet Gynecol 2007; 46(1):1-8.

Cheng JS, Nash JBS; Meyer, GA. Chiari Type I Malformation revisited: diagnosis and treatment. Neurologist 2000; 8(6):357-62.

Comstock CH. Normal fetal heart axis and position. Obstet Gynecol 1987; 70:255-9.

Connor J, Conner A, Connor R et al. Genetic aspects of early childhood scoliosis. Am J Med Genet, 1987.

Cordier AG, Cannie MM, Guilbaud L et al. Stomach position versus liver-to-thoracic volume ratio in left-sided congenital diaphragmatic hernia. J Matern Fetal Neonatal Med 2015; 28:190-5.

Cyr DR, Mack LA, Schoenecker SA et al. Bowel migration in the normal fetus: US detection. Radiology 1986; 161(1):119-21.

D'Addario V, Pinto V, Del Bianco A et al. The clivus-supraocciput angle: a useful measurement to evaluate the shape and size of the fetal posterior fossa and to diagnose Chiari II malformation. Ultrasound Obstet Gynecol 2001; 18(2):146-9.

Devaseelan P, Cardwell C, Bell B, Ong S. Prognosis of isolated mild to moderate fetal cerebral ventriculomegaly: a systematic review. J Perinat Med 2010; 38(4):401-9.

Dias T, Sairam S, Kumarasiri S. Ultrasound diagnosis of fetal renal abnormalities. Best Pract Res Clin Obstet Gynaecol 2014; 28(3):403-15.

Don'E E, Gratacos E, Nicolaides KH et al. Predictors of neonatal morbidity in fetuses with severe isolated congenital diaphragmatic hernia undergoing fetoscopic tracheal occlusion. Ultrasound Obstet Gynecol 2013; 42:77-83.

Galindo A, Mendoza A, Arbues J, Grañeras A, Escribano D, Nieto O. Conotruncal anomalies in fetal life: accuracy of diagnosis, associated defects and outcome. Eur J Obstet Gynecol Reprod Biol 2009; 146(1):55-60.

Ghi T, Pilu G, Falco P et al. Prenatal diagnosis of open and closed spina bifida. Ultrasound Obstet Gynecol 2006; 28:899-903.

Ghi T, Pilu G, Savelli L, Segata M, Bovicelli L. Sonographic diagnosis of congenital anomalies during the first trimester. Placenta 2003; 24(Suppl B): S84-S87.

Gianluigi P, Nicolaides K, Ximenes R, Jeanty P. FMF II.trim (18-23 weeks) scan. Fetal Med Found London 2002; 73.

Gómez O, Martínez JM, Olivella A et al. Isolated ventricular septal defects in the era of advanced fetal echocardiography: risk of chromosomal anomalies and spontaneous closure rate from diagnosis to age of 1 year. Ultrasound Obstet Gynecol 2014; 43(1):65-71.

Greenough A. Factors adversely affecting lung growth. Paediatr Respir Rev 2000; 1:314-20.

Grethel EJ, Wagner AJ, Clifton MS et al. Fetal intervention for mass lesions and hydrops improves outcome: a 15-year experience. J Pediatr Surg 2007; 42:117-23.

Has R, Yuksel A, Buyukkurt S, Kalelioglu I, Tatli B. Prenatal diagnosis of diastematomyelia: presentation of eight cases and review of the literature. Ultrasound Obstet Gynecol 2007; 30: 845-9.

Hoffman JI. Incidence of congenital heart disease: II. Prenatal incidence. Pediatr Cardiol. 1995; 16:155-65.

International Society of Ultrasound in Obstetrics & Gynecology Education Committee. Sonographic examination of the fetal central nervous system:guidelines for performing the 'basic examination' and the 'fetal neurosonogram'. Ultrasound Obstet Gynecol 2007 Jan; 29(1):109-16.

International Society of Ultrasound in Obstetrics and Gynecology, Carvalho JS, Allan LD, Chaoui R et al. ISUOG Practice Guidelines (updated): sonographic screening examination of the fetal heart. Ultrasound Obstet Gynecol. 2013; 41(3):348-59.

Jani C, Cordier AG, Martinovic J et al. Antenatal ultrasound prediction of pulmonary hypoplasiain congenital diaphragmatic hernia: correlation with pathology. Ultrasound Obstet Gynecol 2011; 38:344-9.

Jani J, Nicolaides KH, Keller RL et al.; Antenatal-CDH-Registry Group. Observed to expected lung area to head circumference ratio in the prediction of survival in fetuses with isolated diaphragmatic hernia. Ultrasound Obstet Gynecol 2007; 30:67-71.

Kelly EN, Allen VM, Seaward G et al. Mild ventriculomegaly in the fetus, natural history associated findings and outcome of isolated mild ventriculomegaly: a literature review. Prenat Diagn 2001; 21: 697-700.

Kos M, Hafner T, Funduk-Kurjak B, Bozek T, Kurjak A. Limb deformities and three-dimensional ultrasound. J Perinat Med 2002; 30(1):40-7.

Kutuk MS, Altun O, Tutus S, Dogan ME, Ozgun MT, Dundar M. Prenatal diagnosis of upper extremity malformations with ultrasonography. Diagnostic features and perinatal outcome. J Clin Ultrasound 2016. Available from: http://www.ncbi.nlm.nih.gov/pubmed/27874196

Lau PE, Cruz S, Cassady CI et al. Prenatal diagnosis and outcome of fetal gastrointestinal obstruction. J Pediatr Surg 2017; 52(5):722-5.

Laudy JA, Wladimiroff JW. The fetal lung 1: developmental aspects. Ultrasound Obstet Gynecol 2000; 16:284-90.

Liu Y, Zhao D, Zhao L, Li H, Yang X. Congenital clubfoot: early recognition and conservative management for preventing late disabilities. Indian J Pediatr 2016; 83(11):1266-74.

Mahan ST, Kasser JR. Prenatal ultrasound for diagnosis of orthopaedic conditions. J Pediatr Orthop 2010; 30:S35-9.

Mahieu-Caputo D, Sonigo P, Dommergues M et al. Fetal lung volume measurement by magnetic resonance imaging in congenital diaphragmatic hernia. BJOG 2001; 108:863-8.

Malinger G, Lerman-Sagie T, Watemberg N et al. A normal second trimester ultrasound does not exclude brain pathology. Ultrasound Obstet Gynecol 2002; 20:51-6.

Milks KS, Hill LM, Hosseinzadeh K. Evaluating skeletal dysplasias on prenatal ultrasound: an emphasis on predicting lethality. Pediatr Radiol 2017; 47(2): 134-45.

Monteagudo A, Timor-Tritsch IE. First trimester anatomy scan: pushing the limits. What can we see now? Curr Opin Obstet Gynecol 2003; 15:131-41.

Moreno-Alvarez, Hernandez-Andrade E, Oros D, Jani J, Deprest J, Gratacos E. Association between intrapulmonary arterial Doppler parameters and degree of lung growth as measured by lung-to-head ratio in fetuses with congenital diaphragmatic hernia.

Mustafá SA, Brizot MDL, Henrique M, Carvalho B, Okumura M. Onfalocele : prognóstico fetal em 51 casos com diagnóstico pré-natal. Rev Bras Ginecol e Obstet 2001; 23(1):31-7.

Myrianthopoulos NC. Epidemiology of central nervous system malformations. In: Vinken PJ, Bruyn GW (eds.) Handbook of clinical neurology. Amsterdam: Elsevier, 1977: 139-71.

Nicolaides KH, Azar GB. Thoraco-amniotic shunting. Fetal Diagn Ther 1990; 5:153-64.

Nicolaides KH, Campbell S, Gabbe SG, Guidetti R. Ultrasound screening for spina bifida: cranial and cerebellar signs. Lancet 1986; 2:72-4.

Nicolini U, Cerri V, Groli C, Poblete A, Mauro F. A new approach to prenatal treatment of extralobar pulmonary sequestration. Prenat Diagn 2000; 20:758-60.

Norio R, Kaariainen H, Rapola J et al. Familial congenital diaphragmatic defects: aspects of etiology, prenatal diagnosis and treatment. Am J Med Genet 1984; 17:471.

Nyberg DA, Sickler GK, Hegge FN et al. Fetal cleft lip with and without cleft palate: US classification and correlation with outcome. Radiology 1995; 195(3):677-84.

Oetgen ME, Kelly SM, Sellier LS, Du Plessis A. Prenatal diagnosis of musculoskeletal conditions. J Am Acad Orthop Surg 2015; 23(4):213-21.

Page R, Ferraro ZM, Moretti F, Fung Kee Fung K. Gastroschisis: antenatal sonographic predictors of adverse neonatal outcome. J Pregnancy 2014; 2014:1-13.

Pakdaman R, Woodward PJ, Kennedy A. Complex abdominal wall defects: appearances at prenatal imaging. RadioGraphics 2015; 35(2):636-49.

Paladini D, Quarantelli M, Sglavo G et al. Accuracy of neurosonography and MRI in clinical management of fetuses referred with central nervous system abnormalities. Ultrasound Obstet Gynecol 2014; 44:188-96.

Paladini D, Volpe P, Marasini M et al: Diagnosis, characterization and outcome of congenitally corrected transposition of the great arteries in the fetus: a multicenter series of 30 cases. Ultrasound Obstet Gynecol 2006; 27 (3):281-5.

Paladini D, Volpe P. Central and peripheral nervous system anomalies. In: Paladini D, Volpe P (eds.) Ultrasound of congenital fetal abnormalities. London: Informa Healphcare, 2007: 11-61.

Pollack LD, Hall JG. Posterolateral (Bochdalek's) diaphragmatic hernia in sisters. Am J Dis Child 1976; 133:1186.

Pretorius DH, Lee ME, Manco-Johnson ML, Weingast GR, Sedman AB, Gabow PA. Diagnosis of autosomal dominant polycystic kidney disease in utero and in the young infant. J Ultrasound Med 1987; 6(5):249-55.

Reece EA, Goldstein I. Three-level view of fetal brain imaging in the prenatal diagnosis of congenital anomalies. J Matern Fet Med 1999; 8:249-52.

Robertson JA, Kimble RM, Stockton K, Sekar R. Antenatal ultrasound features in fetuses with gastroschisis and its prediction in neonatal outcome. Aust N Z J Obstet Gynaecol 2017; 57(1):52-6.

Rosa RF, Rosa RC, Lorenzen MB, Zen PR, Oliveira CA, Graziadio C, Paskulin GA. Limb abnormalities on trisomy 18: evidence for early diagnosis. J Pediatr (Rio J). 2012 Sep-Oct; 88(5):401-5. 17.

Routhu M, Thakkallapelli S, Mohan P, Ahmed N. Role of Ultrasound in Body Stalk Anomaly and Amniotic Band Syndrome. Int J Reprod Med 2016; 3974139.

Ruano R, Britto ISW, Sangi-Haghpeykar H et al. Longitudinal assessment of lung area measurements by two-dimensional ultrasound in fetuses with isolated left-sided congenital diaphragmatic hernia. Ultrasound Obstet Gynecol 2015; 45:566-71.

Ruano R, Takashi E, da Silva MM, Campos JA, Tannuri U, Zugaib M. Prediction and probability of neonatal outcome in isolated congenital diaphragmatic hernia using multiple ultrasound parameters. Ultrasound Obstet Gynecol 2012; 39: 42-9.

Salomon LJ, Alfirevic Z, Berghella V et al. on behalf of the ISUOG Clinical Standards Committee. Practice guidelines for performance of the routine mid-trimester fetal ultrasound scan. Ultrasound Obstet Gynecol 2011; 37:116-26.

Salvesen KÅ. Fetal abdominal wall defects-easy to diagnose-and then what? Ultrasound Obstet Gynecol 2001; 18(4):301-4.

Schrey S, Kelly EN, Langer JC et al. Fetal thoracoamniotic shunting for large macrocystic congenital cystic adenomatoid malformations of the lung Ultrasound Obstet Gynecol 2012; 39:515-20.

Shawis R, Antao B. Prenatal bowel dilatation and the subsequent postnatal management. Early Hum Dev 2006; 82(5):297-303.

Sicuranza GB, Steinberg, P, Figueroa R. Arnold-Chiari malformation in a pregnant woman. Obstet Gynecol 2003; 102(part2):1191-4.

Smith RS, Comstock CH, Kirk JS, Lee W. Ultrasonographic left cardiac axis deviation: a marker for fetal anomalies. Obstet Gynecol 1995; 85:187-91.

Souka A, Heath V. Increased nuchal translucency with normal karyorype. In: Nicolaides KH, Sebire NJ, Snijders RJM (eds.) The 11-14 week scan. The diagnosis of fetal abnormalities. New York-London: The Prathenon Publishing Group, 1999: 76.

Statile CJ, Cnota JF, Gomien S, Divanovic A, Crombleholm T, Michelfelder E. Estimated cardiac output and cardiovascular profile score infetuses with high cardiac output lesions. Ultrasound Obstet Gynecol 2013; 41:54-8.

Stege G, Fenton A, Jaffray B. Nihilism in the 1990s. The true mortality of CDH. Pediatrics 2003; 112:532-5.

Stevenson RE, Hall JG, Goodman RM. In: Stevenson RE, Hall JG, Goodman RM (eds.) Human malformations and related anomalies. Oxford: Oxford University Press. 1993: 2975-3012.

Sugitani M, Morokuma S, Hidaka N et al. Three-dimensional power Doppler sonography in the diagnosis of a cystic sacrococcygeal teratoma mimicking a meningomyelocele: a case report. J Clin Ultrasound 2009; 37(7):410-3.

Ter Heide H, Thompson JDR, Wharton GA et al. Poor sensitivity of routine fetal anomaly scanning ultrasound screening for antenatal detection of atrioventricular septal defect. Heart 2004; 90(8):916-7.

Tessier P. Anatomical classification facial, cranio-facial and latero-facial clefts. J Maxillofac Surg 1976; 4:69-92.

Toufaily MH, Roberts DJ, Westgate M-N, Holmes LB. Triploidy: variation of phenotype. Am J Clin Pathol [Internet] 2016 [cited 2017 May 7]; 145(1):86-95. Available from: http://www.ncbi.nlm.nih.gov/pubmed/26712875

Tubbs RS, Oakes WJ. Treatment and management of the Chiari II malformation: an evidence-based review of the literature. Childs Nerv Syst 2004; 20:375-81.

Tuuli MG, Dicke JM, Stamilio DM et al. Prevalence and likelihood ratios for aneuploidy in fetuses diagnosed prenatally with isolated congenital cardiac defects. Am J Obstet Gynecol 2009; 201(4):390 e1-5.

Van Mieghem T, Baud D, Devlieger R et al. Minimally invasive fetal therapy. Best Pract Res Clin Obstet Gynaecol 2012; 26:711-25.

Volpe P, Volpe G, Gentile M. Sonography of fetal posterior fossa abnormalities. Ultrasound Rev Obstet Gynecol 2003; 3:97-103.

Weber AM, Philipson EH. Fetal pleural effusion: a review and meta-analysis for prognostic indicators. Obstet Gynecol 1992; 79:281-6.

Winter TC, Kennedy AM, Byrne J, Woodward PJ. The cavum septi pellucidi: why is it important? JUM 2010; 29(3):427-4.

Witlox RS, Lopriore E, Oepkes D. Prenatal interventions for fetal lung lesions. Prenat Diagn 2011; 31:628-36.

Wong AM, Bilaniuk LT, Ng KK et al. Lobar holoprosencephaly: prenatal MR diagnosis with postnatal MR correlation. Prenat Diagn 2005; 25(4):296-9.

Woolf AS, Price KL, Scambler PJ, Winyard PJD. Evolving concepts in human renal dysplasia. J Am Soc Nephrol 2004; 15(4):998-1007.

Yagel S, Weissman A, Rotstein Z et al. Congenital heart defects: natural course and in utero development. Circulation 1997; 96:550-5.

Yang YS, Ma GC, Shih JC et al. Treatment of bilateral fetal chylothorax using in-utero pleurodesis. Ultrasound Obstet Gynecol 2012; 39:56-62.

Yoo SJ, Golding F, Jaeggi E. Ventricular outflow tract anomalies: so-called conotruncal anomalies. In: Yagel, NH Silverman NH, Gembruch U (eds.) Fetal cardiology. Series in Maternal Fetal Medicine. Informa Health Care, by Informa Health Care USA, Inc., 2009: 305-28.

Yoo SJ, Lee YH, Kim ES et al. Three-vessel view of the fetal upper mediastinum: an easy means of detecting abnormalities of the ventricular outflow tracts and great arteries during obstetric screening. Ultrasound Obstet Gynecol 1997; 9:173-82.

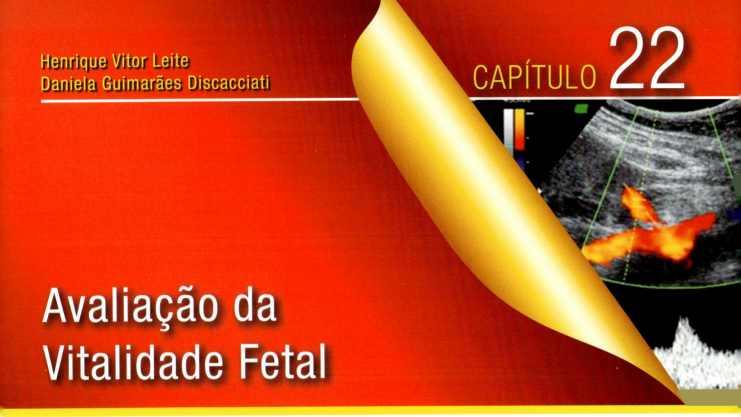

Henrique Vitor Leite
Daniela Guimarães Discacciati

CAPÍTULO 22

Avaliação da Vitalidade Fetal

■ INTRODUÇÃO

Um dos grandes dilemas da obstetrícia sempre esteve ligado à determinação adequada da vitalidade fetal, principalmente para a identificação do melhor momento para a interrupção de uma gestação de alto risco. A grande discussão reside em determinar em que momento o ambiente intrauterino se torna inadequado para a permanência do feto e se os riscos de hipoxia superam aqueles relacionados com a prematuridade e, ainda, qual a via de parto mais adequada.

Inicialmente, essa avaliação era realizada por meio de métodos indiretos, seja mediante a determinação do crescimento do útero pela medida do útero fita, seja a partir do estudo da função placentária através das dosagens de algumas substâncias, principalmente do estriol, na urina da gestante. Outras substâncias também foram descritas, como o hormônio lactogênio placentário, a insulinase e a ocitocinase, sendo descritas diversas curvas de normalidade.

Um dos problemas relacionados com esses métodos é a discrepância encontrada nos fatores raciais, no peso e nas curvas de normalidade. Outro grande problema relacionado com esses métodos era o número elevado de resultados falso-positivos e falso-negativos, o que impossibilitava seu uso na clínica diária e prejudicava muito a tomada de decisões. Muitas das interrupções de gestações eram tardias, quando o feto já se apresentava com comprometimento definitivo.

Todos os métodos empregados eram indiretos, tardios e fortemente sujeitos a erros e problemas relacionados com sua in-terpretação. Na tentativa de melhorar os valores da medida de útero fita, buscou-se, por exemplo, selecionar melhor os grupos, excluindo pessoas obesas e muito magras, e criar fitas próprias. Todas essas medidas, no entanto, não modificaram a eficácia questionável do método.

A avaliação fetal tem se tornado cada vez mais frequente em razão do conhecimento mais profundo das condições fisiológicas e patológicas que ocorrem durante a gestação. O estudo do comportamento fetal aumentou muito de importância inicialmente com os estudos realizados por meio de ultrassonografia e cardiotocografia e das medidas de fluxo sanguíneo por meio da dopplervelocimetria.

Os métodos utilizados para obtenção do sangue fetal por meio da cordocentese propiciaram um conhecimento direto do comportamento dos fetos, principalmente diante de condições de hipoxia, e a correlação das dosagens com os achados dos métodos biofísicos, o que deu aos clínicos maior confiabilidade na interpretação dos resultados.

O estudo da vitalidade fetal proporcionou maior conhecimento a respeito da fisiologia fetal e compreensão dos mecanismos de ação das doenças sobre o organismo do feto com a consequente redução da mortalidade perinatal. No entanto, essas conquistas também acarretaram maior medicalização da assistência obstétrica, assim como das intervenções, muitas delas sem justificativa clínica.

Os objetivos básicos da avaliação da vitalidade fetal são: redução da mortalidade perinatal e materna; assegurar o bem-estar do feto no ambiente intrauterino; reduzir a incidência da prematuridade e de partos instrumentalizados, e ser um fator tranquilizador para os pais e a equipe assistencial.

O cenário brasileiro tem verificado nos últimos anos uma redução muito grande nas taxas de mortalidade perinatal. Alguns autores acreditam que o fator mais relevante nessa redução é o grande progresso observado na assistência neonatal. Sem dúvida, entretanto, a idade gestacional no momento do parto está diretamente relacionada com os melhores resultados quanto à sobrevida e, principalmente, quanto à morbidade perinatal.

Estudos realizados no final do século passado demonstravam taxas de mortalidade perinatal na faixa de 26% em gestações com 28 semanas, as quais se reduziam para menos de 1% quando o parto ocorria após 32 semanas.

Alguns conceitos precisam ser deixados bem claros no momento da avaliação da vitalidade fetal:

- **Hipoxemia:** consiste na diminuição da concentração de oxigênio no sangue abaixo dos níveis normais para a idade gestacional.
- **Acidemia:** acontece quando o pH no sangue cai abaixo de 7,2.
- **Hipoxia fetal:** consiste na redução do aporte de oxigênio aos órgãos fetais em virtude da piora das trocas gasosas entre a mãe e o feto. Caso persista a hipoxia, instala-se a acidose, que ocorre quando o pH no sangue está abaixo de 7 e o *base excess* (BE) $\geq$ 12mMol/L. Essa situação é definida por alguns autores como asfixia e está diretamente relacionada com paralisia cerebral e encefalopatia hipóxico-isquêmica, além de outras complicações no período perinatal e mesmo na vida adulta.

Os métodos de avaliação da vitalidade fetal durante a gestação são o mobilograma, a cardiotocografia basal, estimulada e computadorizada, o perfil biofísico fetal e a dopplervelocimetria. Convém ter em mente que um método de avaliação da vitalidade fetal pode ser extremamente importante em uma condição clínica e não apresentar o mesmo valor em outra. Por isso, o mais importante é conhecer os métodos de avaliação e compreender seu mecanismo de ação nas condições maternas e fetais.

Durante o trabalho de parto e o parto podem ser utilizados a cardiotocografia, a avaliação do pH do sangue fetal obtido por punção da calota craniana, a oximetria de pulso e o eletrocardiograma, obtido mediante a colocação de um eletrodo no couro cabeludo do feto.

A avaliação da vitalidade é essencial naquelas condições em que há risco fetal aumentado. A idade gestacional de 32 semanas apresenta-se como ideal para o início do rastreamento, à exceção de casos com risco muito aumentado ou com múltiplos fatores de risco, como em mãe hipertensa com feto com suspeita de crescimento restrito. As principais indicações de rastreamento estão listadas no **Quadro 22.1**.

Ainda não foi realizado nenhum grande estudo que forneça orientações sobre com que frequência a vitalidade fetal deverá ser aferida. Assim, a frequência ótima permanece desconhecida e dependerá da análise crítica do médico assistente, devendo ser individualizada com base no julgamento clínico.

Quadro 22.1 Indicações da avaliação da vitalidade fetal

Maternas
Diabetes pré-gestacional
Hipertensão arterial
Lúpus eritematoso sistêmico
Doença renal crônica
Síndrome de anticorpos antifosfolípides
Hipertireoidismo
Hemoglobinopatias
Cardiopatias cianóticas
Condições relacionadas com a gestação
Hipertensão gestacional
Pré-eclâmpsia
Diabetes mellitus gestacional descontrolado
Oligoidrâmnio
Crescimento fetal restrito
Gestações pós-termo
Isoimunização
Perda fetal prévia (inexplicada)
Gestações múltiplas monocoriônicas

MOBILOGRAMA

O mobilograma consiste em uma técnica que tem por objetivo a avaliação da presença de movimentação fetal ao longo do dia. A paciente deve ser sempre orientada a contar após as refeições, nos períodos da manhã, tarde e noite, os movimentos fetais, na posição sentada ou em decúbito lateral. Na presença de qualquer movimento fetal, o exame é considerado satisfatório. Nos casos em que não percebe a movimentação fetal, a gestante deve ser orientada a procurar um serviço de obstetrícia para continuar a avaliação da vitalidade fetal.

Essa técnica, de fácil realização, não necessita de cuidados especiais, sendo limitada pelas taxas elevadas de falso-positivo e falso-negativo, além de depender de uma forma subjetiva e variável de medida, que é a observação da gestante. Em algumas situações, como volume aumentado de líquido amniótico, obesidade materna e feto em apresentação pélvica, diminui a percepção da movimentação fetal.

CARDIOTOCOGRAFIA

Método simples, barato e muito acessível, a cardiotocografia baseia-se na avaliação da atividade cardíaca fetal e é um bom indicador da função autonômica fetal, garantindo ausência de acidose ou depressão neurológica e devendo ser realizada após a maturidade autonômica, entre 26 e 28 semanas de gestação.

Em virtude da alta taxa de falso-positivo, a principal vantagem da cardiotocografia é assegurar boa vitalidade fetal quando o resultado do teste é negativo, ou seja, feto reativo. Cabe lembrar que comumente um teste não reativo se associa ao sono fetal.

Para a realização da cardiotocografia a paciente deve ser posicionada em semi-Fowler ou decúbito lateral e os batimentos monitorizados por meio de um transdutor externo. O exame deverá ser realizado por pelo menos 20 minutos, podendo ser necessário mais tempo em razão do ciclo de sono

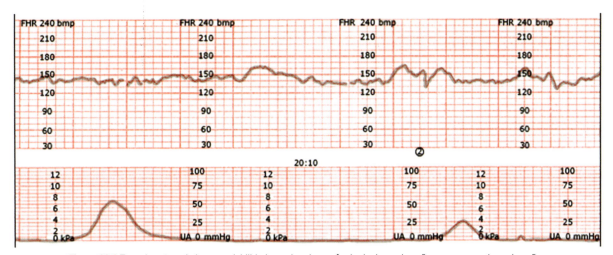

Figura 22.1 Traçado categoria I com variabilidade moderada, ausência de desacelerações e presença de acelerações.

fetal. Em casos de fetos hipoativos, também poderá ser necessário estímulo acústico, que consiste na colocação de um dispositivo sonoro adequado próximo ao abdome materno e na aplicação do som por 1 a 2 segundos. Essa estratégia pode reduzir em 40% as taxas de falso-positivo.

O traçado da cardiotocografia pode ser dividido nas categoria I, II ou III.

Categoria I (Figura 22.1)

- Linha de base entre 110 e 160bpm.
- Variabilidade moderada entre 6 e 25bpm.
- Ausência de desacelerações tardias (nadir ocorre após o pico da contração) ou variáveis (desacelerações abruptas sem correlação com contrações).
- Presença ou ausência de desacelerações precoces (coincidentes com a contração).
- Presença ou ausência de acelerações (aumento da frequência cardíaca fetal ≥ 15bpm da linha de base por pelo menos 15 segundos).

Categoria II

- Traçados não classificados como categoria I nem III.
- Bradicardia com variabilidade moderada.
- Taquicardia.
- Variabilidade reduzida (≤ 5bpm).
- Ausência de acelerações induzidas após estímulo fetal.
- Desacelerações recorrentes acompanhadas por variabilidade mínima ou moderada.
- Desacelerações ≥ 2 minutos, mas ≤ 10 minutos.
- Desacelerações tardias recorrentes com variabilidade moderada.
- Desacelerações variáveis com recuperação lenta.

Categoria III (Figura 22.2)

- Ausência de variabilidade na frequência cardíaca fetal associada a:
  - desacelerações tardias recorrentes
  - desacelerações variáveis recorrentes
  - bradicardia

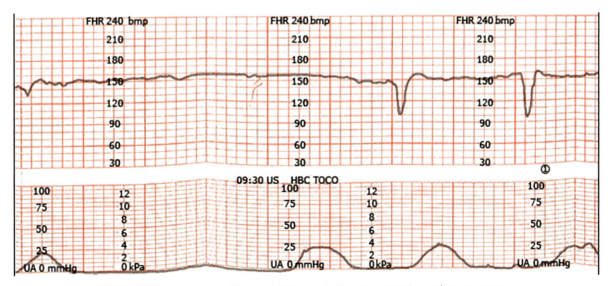

Figura 22.2 Traçado categoria III com variabilidade reduzida e desacelerações variáveis recorrentes.

PADRÃO SINUSOIDAL

Os traçados da categoria I não estão associados a acidemia fetal, garantindo, portanto, a vitalidade desses fetos. Os traçados da categoria II exigem avaliação, vigilância contínua, medidas corretivas, quando indicadas, e reavaliação. Os traçados da categoria III estão associados a aumento do risco de acidemia fetal e correlacionados com chances maiores de encefalopatia, paralisia cerebral e acidose neonatal. Assim, caso o traçado não melhore com as medidas de ressuscitação (decúbito lateral esquerdo, oxigenação materna, redução da atividade uterina), o parto deverá se realizado imediatamente.

Raramente é usada a cardiotocografia com sobrecarga, tendo em vista o risco de parto prematuro com a infusão de ocitocina e o tempo extenso necessário para a realização do exame.

Diante de um exame em que o feto não apresenta movimentação após 30 minutos, uma alternativa consiste na realização de estímulos externos. Sabe-se que o estímulo vibroacústico pode desencadear resposta de aceleração da frequência cardíaca em fetos normoxêmicos, havendo a disponibilidade de aparelhos padronizados e com resultados bem determinados. Diante da ausência de movimentos fetais, deve ser realizado o estímulo vibroacústico no polo cefálico do feto por 2 a 3 segundos. A resposta positiva consiste na presença de aceleração transitória da frequência cardíaca fetal de pelo menos 15bpm com 15 segundos de duração.

■ PERFIL BIOFÍSICO FETAL

Descrito por Manning e cols. em 1980, o perfil biofísico fetal parte da premissa de que a avaliação de vários fatores relacionados com o bem-estar fetal é melhor do que a de qualquer um deles isoladamente. Esse método de avaliação da vitalidade fetal se utiliza de variáveis determinadas pela ultrassonografia e a cardiotocografia e ainda é muito adotado na prática clínica.

O entendimento do mecanismo de avaliação da vitalidade fetal parte do conhecimento de que o comportamento do sistema nervoso central do feto sofre influência da hipoxia em momentos variáveis, o que foi mais bem estudado em 1983 por Vintzileos, quando determinou que, quanto mais tardio o desenvolvimento de uma área do sistema nervoso central, maior seria sua sensibilidade ante a situação de hipoxia. Portanto, o desaparecimento de variáveis biofísicas será o inverso do desenvolvimento embriológico.

O perfil biofísico fetal leva em consideração cinco variáveis: a cardiotocografia, a presença de movimentação fetal, o tônus, o movimento respiratório e o volume de líquido amniótico. O exame deve ser realizado por profissional experiente e informado sobre a indicação clínica que determinou sua realização.

Reatividade da frequência cardíaca à movimentação fetal

A reatividade da frequência cardíaca fetal é identificada por meio da cardiotocografia. Caso o exame seja definido com car-

diotocografia reativa, é pontuado com 2 pontos no perfil biofísico fetal.

Após a realização da cardiotocografia, passa-se ao estudo da vitalidade fetal por meio do exame de ultrassom para a identificação das outras variáveis. O exame deve ter a duração de 30 minutos.

Tônus fetal

A presença do tônus fetal é demonstrada mediante a extensão e a flexão dos membros fetais, a abertura e o fechamento das mãos e da boca ou a rotação do tronco. Diante desses movimentos, que devem ser vigorosos, o tônus está presente e recebe 2 pontos no perfil biofísico fetal.

Movimento corporal fetal

O movimento fetal é definido como movimentos fetais presentes no perfil biofísico fetal quando o feto apresenta pelo menos três movimentos corporais em 30 minutos, recebendo 2 pontos.

Movimentos respiratórios fetais

O movimento fetal é definido como a presença de pelo menos três movimentos no período de 30 minutos durante a realização da ultrassonografia.

Volume do líquido amniótico

A avaliação do líquido amniótico para pontuação no perfil biofísico fetal leva em consideração a medida do maior bolsão, que deve apresentar pelo menos 2cm. Nos casos de redução do volume de líquido amniótico deve ser afastada a possibilidade de se estar medindo o vaso umbilical (veia), o que pode ser comprovado por meio da dopplervelocimetria colorida.

Após a realização da cardiotocografia e da ultrassonografia, cada variável presente recebe 2 pontos, atingindo a soma de 10 pontos quando todas as variáveis são encontradas.

Quanto ao desenvolvimento embriológico dessas variáveis, Vintzileos (1983) observou a seguinte ordem de aparecimento: tônus, movimento fetal, movimento respiratório e, finalmente, a capacidade de aceleração da frequência cardíaca fetal à movimentação. Observou ainda que, diante de uma situação de hipoxia, a perda dessas variáveis ocorre em ordem inversa, ou seja, primeiro o feto perde a reatividade da frequência cardíaca à movimentação, depois desaparecem os movimentos respiratórios, param os movimentos e há a perda do tônus.

As situações clínicas maternas, principalmente quanto ao uso de alguns fármacos para o tratamento da doença de base da gestante, assim como algumas condições clínicas fetais, podem interferir nas variáveis do perfil biofísico fetal sem que isso signifique hipoxia. Uma anamnese adequada, assim como o conhecimento da indicação clínica do exame, auxilia essa interpretação.

Ao contrário das outras variáveis estudadas no perfil biofísico fetal, o volume do líquido amniótico é um marcador de sofrimento fetal crônico. Na literatura atual, observa-se cada vez mais a tendência de valorizar a medida do maior bolsão em detrimento do índice do líquido amniótico. A redução do volume de líquido amniótico pode estar relacionada com uma redução da perfusão renal perante a redistribuição de fluxo sanguíneo que ocorre nos casos de hipoxia crônica. Assim, a avaliação do líquido reflete a função uteroplacentária. Para se assegurar dessa condição, deve ser afastada a possibilidade de uso de medicações que promovam a redução da produção de urina fetal, como os anti-inflamatórios não esteroides, e comprovada a morfologia do sistema renal normal e que não tenha ocorrido a rotura das membranas amnióticas (**Quadro 22.2**).

A pontuação do perfil biofísico fetal vai de 0 a 10, dependendo das variáveis presentes durante a realização do exame. Diante de uma pontuação 8 ou 10, o exame é considerado normal e é baixa a probabilidade de comprometimento da vitalidade fetal. Nos casos de pontuação 0, 2 ou 4, é determinado o comprometimento da vitalidade fetal e deve ser avaliada a possibilidade de intervenção na gestação. Quando se chega a 6 pontos, devem ser levadas em conta as variáveis que não receberam pontuação. Em caso de pontuação 6 e líquido amniótico diminuído, está indicada a medida de fluxo por meio da dopplervelocimetria.

A identificação correta das situações clínicas em que é importante a realização do perfil biofísico fetal, assim como a interpretação adequada de seu resultado, interfere diretamente na eficiência do método para a identificação dos fetos comprometidos. Interpretações equivocadas e situações clínicas que interferem na presença ou ausência dos parâmetros podem aumentar o número de exames falso-positivos e de interrupções precipitadas de gestações.

O perfil biofísico fetal modificado consiste na avaliação de apenas dois parâmetros: a cardiotocografia em conjunto com a medida do líquido amniótico. Essa medida se baseia no fato de a cardiotocografia representar um teste indicativo do *status* ácido-base em curto prazo, enquanto o líquido amniótico reflete a função placentária a longo prazo. Assim, o perfil biofísico fetal modificado será considerado normal quando a cardiotocografia for reativa e o maior bolsão tiver ≥ 2cm e estará alterado caso algum desses dois requisitos não esteja presente.

Quadro 22.2 Variáveis do perfil biofísico fetal

Variável	Nota 2	Nota 0
Movimentos respiratórios	Movimentos respiratórios de 30 segundos em 30 minutos	Ausente
Movimentos fetais	2 a 3 movimentos do corpo	Ausente
Tônus	Extensão e flexão de membros	Ausente
Reatividade da FCF	2 AT/FCF de 15bpm/15 segundos	Ausente
Volume do LA	Bolsão de 2cm	Ausente

FCF: frequência cardíaca fetal; LA: líquido amniótico.

■ DOPPLERVELOCIMETRIA

A circulação fetal e seu comportamento em situações fisiológicas e patológicas começaram a ser estudados a partir da década de 1980 por meio dos métodos de dopplervelocimetria. Um grande número de vasos maternos e fetais passou a ser estudado, e alguns desses estudos demonstraram maior aplicação do que outros. Alguns se mostraram promissores na compreensão de situações fisiológicas e patológicas e outros foram abandonados por não apresentar significado clínico e ser de difícil execução.

Os estudos da dopplervelocimetria se iniciaram quando Fitzgerald e Drumm descreveram a tecnologia que possibilitou a identificação e o estudo de um grande número de vasos maternos e fetais após o grande desenvolvimento e a melhoria alcançada pelos equipamentos de ultrassom. A dopplervelocimetria promove a avaliação qualitativa do fluxo sanguíneo de um vaso com o fluxo sistólico representando o momento de maior velocidade e o diastólico o de menor velocidade, ambos representados pelas ondas de velocidade de fluxo (OVF).

A dopplervelocimetria deve ser realizada na ausência de movimentos fetais e em período de apneia. Em algumas situações, a própria movimentação respiratória materna pode interferir nas medidas das OVF.

A dopplervelocimetria está indicada essencialmente naqueles fetos com restrição de crescimento intrauterino, ainda não havendo comprovação científica de seus benefícios em outras condições maternas e/ou fetais. A avaliação do grau de anemia fetal pode ser realizada por meio da dopplervelocimetria da artéria cerebral média.

Doppler da artéria umbilical

A dopplervelocimetria da artéria umbilical reflete a reserva funcional placentária. Assim, quando alterada, determinará redução nutricional e da oxigenação fetal.

As OVF fisiológicas são caracterizadas por fluxo diastólico de alta velocidade, enquanto nos fetos com crescimento restrito esse fluxo é reduzido, podendo estar ausente ou ser reverso em casos mais graves (**Figura 22.3**). Alterações dopplervelocimétricas estão relacionadas com obliterações placentárias nos vilos terciários e, consequentemente, com hipoxemia e acidemia fetal. A reserva placentária é extremamente elevada: somente quando 50% da estrutura vascular se encontrarem lesionados será iniciado o aumento de resistência ao fluxo. Nos casos de diástole zero, 80% do fluxo estarão prejudicados. Atualmente, não há evidência de que o estudo Doppler da artéria umbilical ofereça informações sobre o bem-estar em fetos com crescimento adequado.

Doppler da artéria cerebral média

Diante de situações hipoxêmicas, o feto tende a preservar alguns órgãos vitais, como rins, suprarrenais e cérebro. Assim, diante de condições desfavoráveis, será observada a vasodilatação da artéria cerebral média, traduzida por aumento de seu fluxo diastólico (**Figura 22.4**). Esse é um mecanismo de

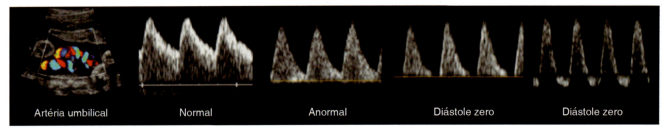

Figura 22.3 Imagem demonstrando as possíveis ondas da artéria umbilical.

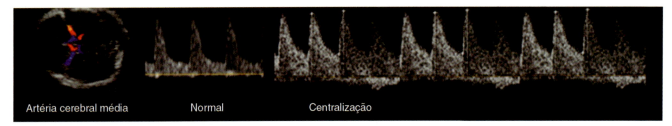

Figura 22.4 Imagem demonstrando as possíveis ondas da artéria cerebral média.

compensação fetal que possibilita a manutenção de atividades biofísicas normais. Por conseguinte, os testes não invasivos, como perfil biofísico fetal e cardiotocografia, ainda estarão dentro dos limites da normalidade.

A razão cérebro-placentária muitas vezes consiste em um parâmetro de alteração mais precoce do que a artéria umbilical nos fetos com restrição de crescimento, principalmente nos tardios, com mais de 34 semanas. Seu valor é obtido pela razão do índice de pulsatilidade (IP) da artéria cerebral média e da artéria umbilical e considerado alterado quando abaixo do percentil 5 para a idade gestacional.

Em fetos com anemia, seja por isoimunização, seja por infecções virais, como parvovírus B19, o Doppler da artéria cerebral média também se mostra útil na avaliação da vitalidade. Nesse caso será avaliado o pico da velocidade sistólica. Caso esta se encontre abaixo de 1,5 múltiplo da mediana para aquela idade gestacional, considera-se que o feto não apresenta anemia grave.

Outro parâmetro utilizado na avaliação de anemia é o índice cardiofemoral (razão entre o diâmetro biventricular externo e o fêmur). O diâmetro biventricular externo é medido no corte de quatro câmaras do coração, logo abaixo da inserção das válvulas atrioventriculares, colocando os *calipers* na borda externa das paredes cardíacas. O índice é considerado alterado quando > 0,6.

Dopplervelocimetria das artérias uterinas

O papel das artérias uterinas na avaliação da vitalidade fetal ainda não está claramente estabelecido. Sabe-se que durante o desenvolvimento de uma gestação fisiológica a resistência ao seu fluxo vascular neste vaso diminui no decorrer da gestação em razão da invasão trofoblástica e do remodelamento das artérias uterinas espiraladas (**Figura 22.5**). Caso ocorra falha nesse processo, observa-se uma onda com altos índices de resistência e presença de incisura protodiastólica (**Figura 22.6**). Nessas gestações, a redução do fluxo sanguíneo no compartimento materno da placenta associa-se ao desenvolvimento de pré-eclâmpsia, crescimento intrauterino restrito e morte perinatal.

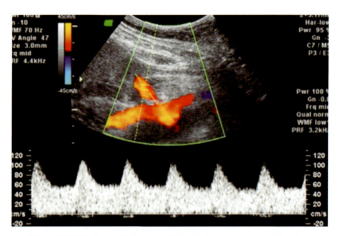

Figura 22.5 Onda fisiológica da artéria uterina no segundo trimestre.

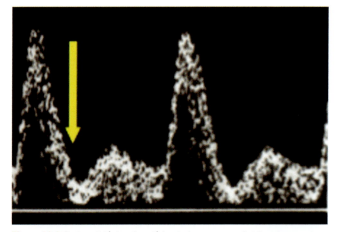

Figura 22.6 Onda patológica da artéria uterina no segundo trimestre com presença de incisura e resistência aumentada.

Dopplervelocimetria venosa

A dopplervelocimetria do sistema venoso pode mostrar alteração em virtude da presença de patologias que prejudiquem a função cardiovascular fetal. Sua utilidade clínica, portanto, é maior naquelas condições que apresentem manifestações cardíacas ou insuficiência placentária grave, como crescimento intrauterino restrito, transfusão fetofetal, hidropisia e arritmia cardíaca fetal.

O ducto venoso e a veia umbilical são os vasos mais estudados. A veia umbilical apresenta um fluxo contínuo, mas sua onda poderá ser pulsátil nos casos de restrição de crescimento importante, quando ocorre uma disfunção cardíaca grave com aumento da pós-carga (**Figura 22.7**). O ducto venoso representa a conexão entre a veia umbilical e a cava inferior, recebendo sangue altamente oxigenado e repassando-o ao átrio direito. A alteração do ducto venoso também reflete um quadro de descompensação do coração, podendo exibir aumento de sua resistência e onda a ausente ou reversa (**Figuras 22.8 e 22.9**).

Nos fetos com peso fetal estimado inferior ao percentil 10, a dopplervelocimetria terá um papel essencial na definição daqueles pequenos para a idade gestacional ou com crescimento intrauterino restrito. Além disso, uma alteração específica da dopplervelocimetria possibilitará a classificação adequada desses fetos restritos e a respectiva conduta.

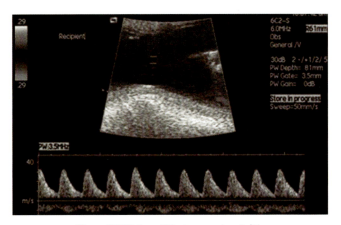

Figura 22.7 Veia umbilical com onda pulsátil.

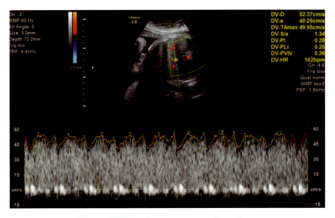

Figura 22.8 Ducto venoso sem alterações.

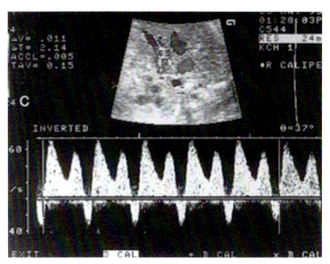

Figura 22.9 Ducto venoso com aumento de resistência e onda a reversa.

Na **Figura 22.10** encontra-se um resumo dos principais parâmetros avaliados em caso de deterioração fetal diante de hipoxemia.

■ ABORDAGEM

Diante de resultados alterados da vitalidade fetal, deve ser sempre considerado o contexto clínico materno e fetal em sua totalidade. Algumas condições maternas agudas, como cetoacidose diabética, podem resultar em exames alterados com plena normalização assim que o estado materno é estabilizado. Caso não se identifique nenhum fator agudo facilmente reversível, deve-se avaliar outro exame complementar ou considerar a interrupção da gestação, dependendo da idade gestacional e das condições materno-fetais.

Em gestações que apresentam mobilograma alterado, o feto deverá ser avaliado por meio de cardiotocografia, perfil biofísico fetal ou perfil biofísico fetal modificado. Diante de uma cardiotografia alterada, a avaliação da vitalidade fetal deverá ser complementada pelo perfil biofísico fetal. A pontuação 8 ou 10 garante uma vitalidade fetal adequada. Uma pontuação no perfil de 6 em 10 é considerada alterada e o parto ou outra avaliação deverão ser considerados com base na idade gestacional.

Nas gestações a termo, a interrupção está recomendada e deverá ser avaliada a melhor opção como via de parto. Em fetos com menos de 37 semanas, o exame deverá ser repetido em 24 horas. Em fetos com pontuação 4 o parto se apresenta como melhor opção, excetuando-se as gestações com menos de 32 semanas, nas quais pode ser considerado manejo expectante. A pontuação 0 ou 2 no perfil biofísico fetal deverá resultar em parto.

Em fetos com exames de vitalidade fetal, o parto poderá ser induzido, desde que seja garantida a monitorização fetal intraparto contínua e não exista contraindicação ao parto vaginal.

Uma situação clínica que merece mais atenção na avaliação da vitalidade fetal refere-se aos casos de gestação pós-termo.

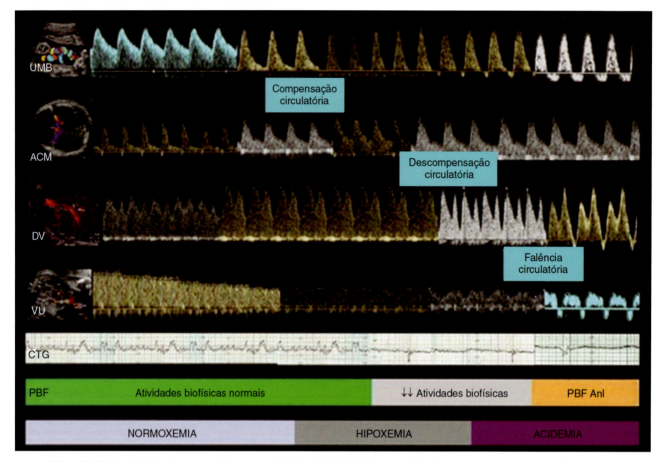

Figura 22.10 Correlação dos diversos métodos de avaliação da vitalidade fetal, seus padrões de comportamento e a oxigenação e pH fetal.

Sem dúvida, é nesses casos que a cardiotocografia apresenta maior número de limitações. Diante de um exame normal, não devem ser aguardados 7 dias para que o feto seja reavaliado.

Os fetos portadores de restrição de crescimento intrauterino também merecem atenção especial quando da avaliação da vitalidade fetal. Figueras e Gratacós estudam há alguns anos essa condição clínica e as modificações que ocorrem no acompanhamento contínuo desses fetos. Foram propostos vários gráficos de conduta, mas o que melhor orienta a tomada de decisão é sem dúvida o apresentado na **Figura 22.11**.

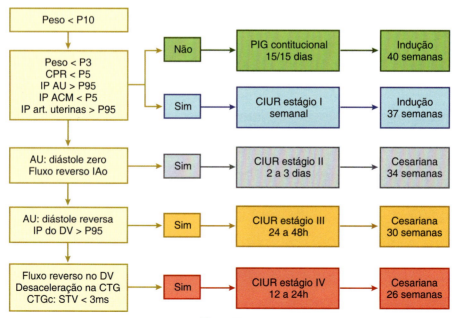

Figura 22.11

■ CONSIDERAÇÕES FINAIS

O objetivo principal da avaliação da vitalidade fetal é identificar aqueles fetos sob risco e que se beneficiarão de uma intervenção médica precoce, visando prevenir danos neurológicos graves e até mesmo a morte.

O valor preditivo negativo da cardiotocografia é de 99,8% e o da cardiotocografia associada ao perfil biofísico fetal é de 99,9%. Convém lembrar que esses testes não predizem a morte fetal em condições agudas, como descolamento prematuro da placenta ou acidentes de cordão.

Uma avaliação anormal deverá ser seguida de monitorização por meio de um método adicional, tendo em vista a alta taxa de falso-positivos. Sabe-se que 60% dos fetos das gestações interrompidas por um teste antenatal alterado não apresentam nenhum comprometimento neurológico a curto ou longo prazo. Além disso, é essencial ressaltar a importância da valorização do cenário clínico materno, que deverá ser otimizado para garantir a melhor oxigenação fetal.

A partir do diagnóstico de hipoxemia, deve-se inicialmente avaliar a idade gestacional. Diante de gestações nas quais o risco de prematuridade suplanta o de permanência intrauterina, devem ser usados os marcadores de descompensação fetal para definição do melhor momento para a interrupção. Se a idade gestacional for compatível com boa sobrevida e baixa morbidade, o parto será a melhor opção a ser adotada.

Leitura complementar

ACOG – Practice Bulletin No. 102: Management of stillbirth. Obstet Gynecol, 2009.

ACOG – Practice Bulletin No. 134: Fetal growth restriction. Obstet Gynecol 2013.

ACOG Practice Bulletin No. 106: Intrapartum fetal heart rate monitoring: nomenclature, interpretation, and general management principles. American College of Obstetricians and Gynecologists . Obstet Gynecol 2009; 114(1): 192.

ACOG Practice Bulletin No. 145: Antepartum fetal surveillance. Obstet Gynecol 2014 Jul; 124(1):182-92.

Baschat AA, Gembruch U, Harman CR. The sequence of changes in Doppler and biophysical parameters as severe fetal growth restriction worsens. Ultrasound Obstet Gynecol 2001; 18:571.

Bhide A, Acharya G, Bilardo CM et al. ISUOG Practice Guidelines: use of Doppler ultrasonography in obstetrics. Ultrasound Obstet Gynecol 2013; 41:233-9.

Correa MD. Noções práticas de obstetrícia. 13. Ed. Belo Horizonte: COPMED, 2015.

Cunningham FG, Leveno KJ, Bloom SLW. Obstetrics. 24. ed. McGraw-Hill, 2016.

Figueras F, Gratacós E. Update on the diagnosis and classification of fetal growth restriction and proposal of a stage-based management protocol. Fetal Diagn Ther 2014; 36(2):86-98. Epub 2014 Jan 23.

Hecher K, Campbell S, Doyle P, Harrington K, Nicolaides K. Assessment of fetal compromise by Doppler ultrasound investigation of the fetal circulation arterial, intracardiac, and venous blood flow velocity studies. Circulation 1995; 91:129-38. Originally published January 1, 1995.

Kaimal AJ. Avaliação de saúde fetal. In: Creast & Resnik Medicina materno--fetal: Princípios e prática. 7. ed. Rio de Janeiro: Elsevier, 2016: 478-92.

Kumar S. Fetal growth abnormalities. In: Handbook of fetal medicine. Cambridge: Cambridge University Press, 2010:94-102. doi:10.1017/CBO9780511776977.012

Mangesi L, Hofmeyr GJ, Smith V. Fetal movement counting for assessment of fetal wellbeing. Cochrane Database of Systematic Reviews 2007, Issue 1. Art. No.: CD004909.

Manning FA, Platt, LD, Sipos, L. Antepartum fetal evalution: development of a fetal biophysical profile. Am J Obstet Gynecol 1990; 136:787.

Mazzoni JGT. Avaliação da vitalidade fetal anteparto. In: Manual SOGIMIG de ginecologia e obstetrícia. 6. ed. Rio de Janeiro: MedBook, 2017: 978-88.

Miller DA, Rabello YA, Paul RH. The modified biophysical profile: antepartum testing in the 1990s. Am J Obstet Gynecol 1996; 174:812-7.

Morris RK, Malin G, Robson SC, Kleijnen J, Zamora J, Khan KS. Fetal umbilical artery Doppler to predict compromise of fetal/neonatal wellbeing in a high-risk population: systematic review and bivariate meta-analysis.Ultrasound Obstet Gynecol 2011; 37(2):135. Epub 2011 Jan 12.

Nomura RMY, Miyadahira S, Zugaib M. Avaliação da vitalidade fetal anteparto. Rev Bras Ginecol Obstet, Rio de Janeiro , Oct. 2009; 31(10):513-26 .

Papageorghiou AT, Yu CK, Cicero S, Bower S, Nicolaides KH. Second-trimester uterine artery Doppler screening in unselected populations: a review. J Matern Fetal Neonatal Med 2002; 12(2):78.

Rezende J. Obstetrícia fundamental. 14. ed. Rio de Janeiro: Guanabara Koogan, 2018.

Rouse DJ, Owen J, Goldenberg RL, Cliver SP. Determinants of the optimal time in gestation to initiate antenatal fetal testing: a decision-analytic approach. Am J Obstet Gynecol 1995.

Society for Maternal-Fetal Medicine Publications Committee, Berkley E, Chauhan SP, Abuhamad A. Doppler assessment of the fetus with intrauterine growth restriction. Am J Obstet Gynecol 2012; 206:300.

Zugaib M. Obstetrícia. 3. ed. Barueri, São Paulo: Manole, 2015.

CAPÍTULO 23

Alim Alves Demian

Avaliação Ultrassonográfica da Placenta e do Cordão Umbilical

*Vês! Ninguém assistiu ao formidável
enterro de tua última quimera.*
(Augusto dos Anjos – *Versos Íntimos*)

■ INTRODUÇÃO

A placenta, um órgão específico da gestação, é a um só tempo formada por partes fetais e maternas. Existe somente no grupo dos Térios, infraclasse *Eutheria* e classe *Mammalia*, os quais são chamados de placentários por terem placenta coriovitelínica e placenta corioalantóidea. Seus filhotes se desenvolvem completamente no útero materno.

■ FORMAÇÃO DA PLACENTA

A fecundação acontece no terço médio da trompa, iniciando o processo de divisão celular. No terceiro dia pós-fecundação, ao atingir 16 a 32 células, forma-se a *mórula*. Entre o quarto e o quinto dia ocorre a formação da *blástula* ou *blastocisto*, constituído internamente pelo *embrioblasto*, que originará o futuro indivíduo, a *blastocele*, e um grupo de células que envolve os dois anteriores: o *trofoblasto*, o qual se divide em dois tipos celulares, o sinciciotrofoblasto (mais externo) e o citotrofoblasto (mais interno), que são a origem fetal da placenta a se juntar no futuro à decídua basal (parte materna) (**Figura 23.1 e Quadro 23.1**).

No início da segunda semana, o blastocisto é empurrado pelo peristaltismo tubário e pelos movimentos ciliares para dentro da cavidade endometrial. Ao entrar em contato com o endométrio e nele ficar sepultado, ocorre a *nidação*. Esse processo

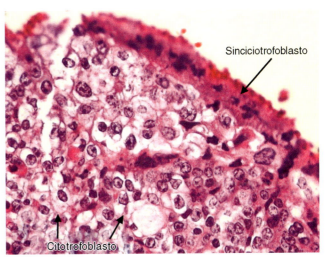

Figura 23.1 Corte histológico do trofoblasto mostrando a posição celular.

Quadro 23.1 Comparação histológica/funcional das células do trofoblasto

Citotrofoblasto	Sinciciotrofoblasto
Células com núcleo único	Células com muitos núcleos
Alto índice mitótico	Absorve células do citotrofoblasto
	Invasão do endométrio e produção de HCG

HCG: hormônio gonadotrofina coriônica humana.

é mediado por diversas famílias de moléculas, como interleucinas (IL-1), fator inibidor de leucemias (LFI-1), fator estimulador de colônias e fator de crescimento epidérmico (EGF), necessitando que os tecidos apresentem receptores específicos de membranas para o sucesso da implantação (**Figura 23.2**).

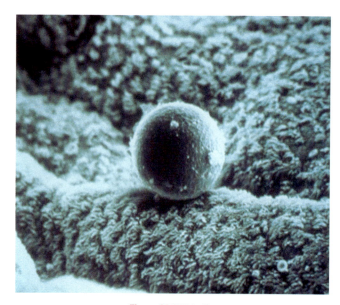

Figura 23.2 Nidação.

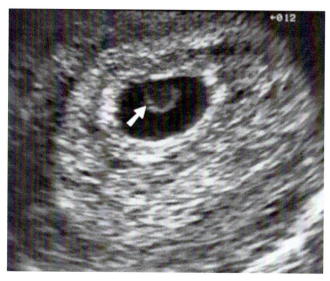

Figura 23.3 Gestação de 5 semanas evidenciando o saco gestacional e o trofoblasto hiperecoico.

O endométrio é constituído de três estratos: a *camada basal*, próxima ao miométrio e nutrida pelas artérias retas; a *camada esponjosa*, rica em glândulas e irrigada pelas artérias espiraladas, com cerca de 50% de toda a espessura endometrial sendo o ponto final da nidação; e a *camada compacta* sobre esta com células justas e próximas, onde os ductos glandulares desembocam. Modificado pela gravidez, o endométrio passa a ser denominado *decídua ou caduca*, pois será eliminado após o parto. As alterações celulares atingem o terço proximal do miométrio e são mediadas por hormônios ovarianos e citocinas deciduais (fator de necrose tumoral alfa [TNF-α] e IL-1) liberadas por linfócitos T e *natural killer* (NK).

Após o terceiro mês de gestação se diferenciam pela topografia três porções da decídua:

- **Decídua basal:** local onde ocorrem o contato e a implantação; local rico em nutrientes e a parte materna da placenta.
- **Decídua capsular:** parte da decídua que recobre o blastocisto após penetrar totalmente na camada esponjosa.
- **Decídua parietal ou *vera*:** parte que recobre toda a cavidade uterina, excetuando a zona de implantação.

A invasão trofoblástica na decídua basal provoca a destruição dos vasos e das glândulas aí localizados, formando as lacunas ricas em nutrientes e gases para o embrião. À ultrassonografia (US), apresenta-se como uma área hiperecoica, sendo a placenta identificada após 12 semanas de gestação (**Figura 23.3**).

■ AVALIAÇÃO ULTRASSONOGRÁFICA DA PLACENTA NORMAL

A placenta está intimamente ligada ao sucesso da gestação, devendo ser avaliados seu tamanho, formato, localização e número e se há sinais de desprendimento e textura.

A placenta contém 16 a 20 cotilédones com diâmetro em torno de 20cm, pesando ao final da gestação cerca de 800g, e sua espessura acompanha a gravidez (cerca de 1mm por semana). Assim, a espessura placentária equivale à idade gestacional em semanas. Placentas com espessura menor que o esperado estão relacionadas com crescimento intrauterino restrito e fetos pequenos para a idade gestacional (PIG), podendo, em caso de polidrâmnio, estar comprimidas e ter sua espessura subestimada.

Comparando placentas de fetos PIG e AIG, Oliveira e cols. mostraram que fetos com peso menor apresentavam peso placentário, corioamnionite, diâmetro placentário, vilosite, deposição de fibrina e infarto placentário com maior frequência do que aqueles fetos com peso normal. Em caso de placentas grandes (placentomegalia), deverão ser avaliados *diabetes mellitus* (prévio ou gestacional), anemia, hidropisia e infecção.

Formato e textura da placenta

A placenta tem formato oval com diâmetro variando de 16 a 22cm. Durante a gestação, sua textura à US varia com o tempo. Em seu estudo clássico, Grannun e cols. (**Figuras 23.4 e 23.5**) correlacionaram a mudança de textura (dividida em três graus) à maturidade pulmonar e à relação lecitina/esfingomielina (L/E) e mostraram que placentas grau 3 após 37 semanas apresentavam relação L/E > 2, indicando maturidade pulmonar.

Estudos posteriores mostraram, entretanto, que essa correlação não era fidedigna, sendo descartada como marcador de maturidade pulmonar. Calcificações prematuras (antes do tempo gestacional esperado para seu aparecimento fisiológico) estão correlacionadas a crescimento intrauterino restrito, tabagismo, hiperplasia congênita da suprarrenal e pré-eclâmpsia, porém o uso da dopplervelocimetria se impõe nesses casos como exame de escolha para avaliação e seguimento.

- **Placenta acreta** (Figura 23.7): penetra em toda a decídua, chegando ao miométrio.
- **Placenta increta**: atinge até dois terços da espessura miometrial.
- **Placenta percreta** (Figuras 23.8 a 23.11): atravessa todo o miométrio, atingindo a serosa ou os órgãos anexos.

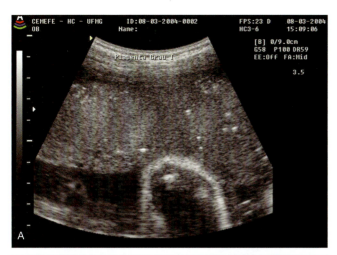

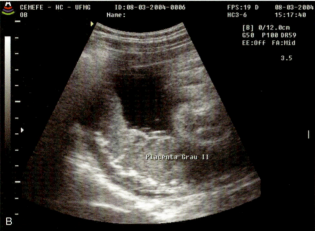

Figura 23.4 Calcificação placentária. Placentas graus I (A) e II (B) na classificação de Grannun.

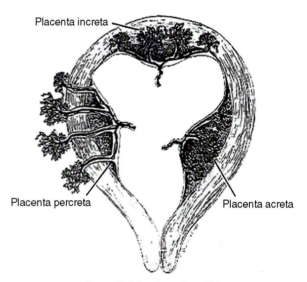

Figura 23.6 Acretismo placentário.

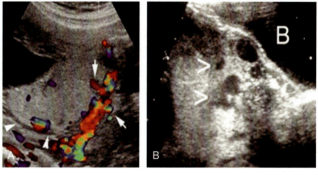

Figura 23.7A e B Placenta acreta. (Imagens gentilmente cedidas pelo Dr. Guilherme Rezende.)

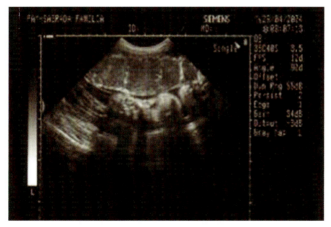

Figura 23.5 Calcificação placentária grau III de Grannun.

Placenta acreta

Acretismo placentário (Figura 23.6) consiste na penetração excessiva do tecido trofoblástico no útero e na posterior dificuldade de separação após o parto, resultando da penetração do tecido em áreas com pouca ou nenhuma decídua. Classifica-se conforme o grau de penetração no útero ou em órgãos anexos (bexiga/reto):

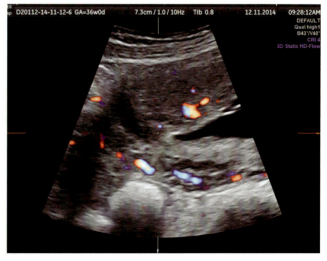

Figura 23.8 Placenta percreta, evidenciando fluxo sanguíneo.

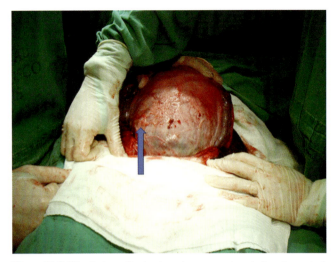

Figura 23.9 Sítio de inserção de placenta em parede anterior, chegando à serosa (*seta*). (Imagem gentilmente cedida pelo Dr. Álvaro Alves.)

Os principais fatores de risco são lesões endometriais causadas por curetagens repetidas, cesarianas, partos vaginais de repetição, miomectomia, cirurgia de correção de malformação uterina e placenta prévia.

Os achados ecográficos do acretismo mostram a placenta com bordos irregulares, apresentando vasos com fluxo turbulento ao efeito Doppler, miométrio fino, perda do eco hipoecoico retroplacentário, ausência de interface entre a placenta e a decídua e, em casos de placenta percreta, a invasão de órgãos próximos. A sensibilidade e a especificidade para o diagnóstico podem variar de 77% a 96% e de 71% a 97%, respectivamente.

Ayati e cols. mostraram que a US associada com o efeito Doppler em pacientes com fatores de risco (cesariana prévia, miomectomia, placenta prévia) é ótima preditora de risco. Durante o exame em pacientes com fatores de risco especiais, convém dar atenção à localização e à profundidade da placenta. Em caso de dúvida, a ressonância nuclear magnética poderá ser útil.

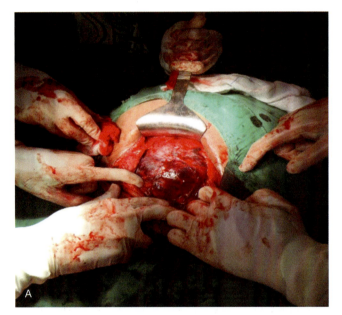

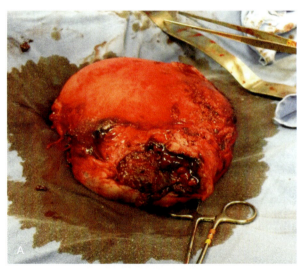

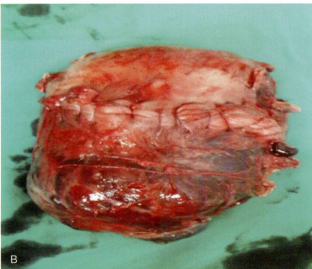

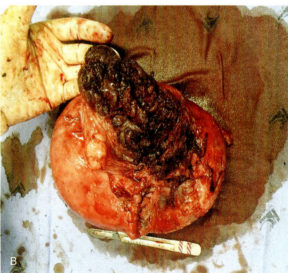

Figura 23.10A Placenta percreta. **B** Peça cirúrgica. Nota-se incisão para cesariana logo acima da placenta.

Figura 23.11A Peça cirúrgica de placenta percreta e de inserção baixa. **B** Inserção da placenta em parede posterior.

Vasa prévia

Vasa prévia (VaP) é uma condição em que os vasos umbilicais correm pelas membranas sem a proteção da placenta ou do cordão umbilical e se posicionam entre a apresentação fetal e a cérvice uterina. As taxas de incidência variam entre 1 a cada 10.000 e 1 a cada 2.500 nascimentos, segundo a presença ou não de fatores de risco.

Os fatores de risco para o aparecimento são placentas lobuladas, inserção velamentosa do cordão (quando o cordão se insere na periferia das membranas e não no centro da placenta – **Figura 23.12**), placenta suscenturiada, gravidez múltipla e gestação após fertilização *in vitro*.

Quando o diagnóstico é estabelecido no decorrer do trabalho de parto, o risco de perda fetal alcança 60% (sangramento fetal), enquanto a taxa de sucesso da gestação com diagnóstico prévio chega a 97%. Sullivan e cols. mostraram que em pacientes com diagnóstico prévio o risco de prematuridade foi maior (interrupção eletiva entre 36 e 37 semanas), mas não houve nenhuma perda fetal, contrastando com 40% de perdas quando o diagnóstico não foi estabelecido previamente.

A suspeita está presente quando é encontrada uma área anecoica por sobre o orifício interno do colo a partir de 18 semanas, o que deve ser confirmado por exames subsequentes. Em muitos casos, o diagnóstico é estabelecido quando se visibiliza, ao Doppler, o fluxo presente nessa topografia.

Dois diagnósticos deverão ser elucidados perante a presença do efeito Doppler:

1. Cordão umbilical normal em posição próxima ao colo uterino, que, em exame subsequente, pode se mover e descartar a VaP.
2. Placenta prévia marginal, em que o fluxo sanguíneo chega ao orifício do colo.

A tecnologia tridimensional (US3D) revelou que, além dos achados da US convencional e do efeito Doppler, as irregularidades encontradas estão associadas a irregularidades no formato da placenta em virtude de lagos placentários, espessura do miométrio, localização da placenta e perda da área hipoecoica atrás da placenta, as quais se tornam mais evidentes (**Figura 23.13**).

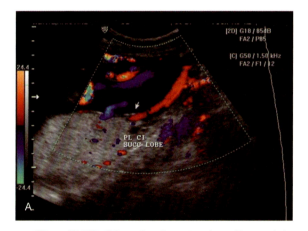
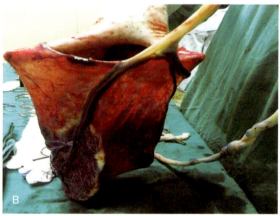

Figura 23.12A e **B** Inserção velamentosa de cordão associado a *vasa* prévia. (Imagens gentilmente cedidas pela Dra. Laura Maia.)

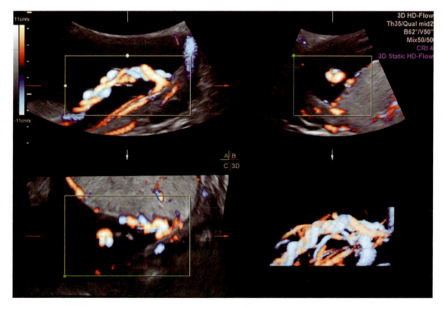

Figura 23.13 Inserção velamentosa de cordão (US3D). (Imagens gentilmente cedidas pelo Dr. Guilherme Rezende.)

Placenta circunvalada

Placenta circunvalada é uma alteração da inserção das membranas que se dobram no bordo placentário em direção ao centro, levando a seu espessamento nessa região. Isso acontece porque a placa basal se apresenta maior do que a placa trofoblástica, resultando em uma dobra em direção à face fetal da placenta. Sua incidência varia de 0,8% a 1,5% de todas as gestações.

Suzuki apresentou os primeiros resultados de estudo de caso-controle sobre a placenta circunvalada, ressaltando que nenhuma paciente apresentava diagnóstico pré-natal prévio, e mostrou que rotura prematura de membranas, sangramento no terceiro trimestre, descolamento prematuro de placenta, padrão não tranquilizador durante a cardiotografia e morte fetal foram mais frequentes nas pacientes com placenta circunvalada.

Durante o exame de US, a suspeita é levantada quando se observa o bordo placentário e é encontrado um espessamento local, às vezes com imagem sugestiva de brida amniótica ou septo (**Figuras 23.14 e 23.15**).

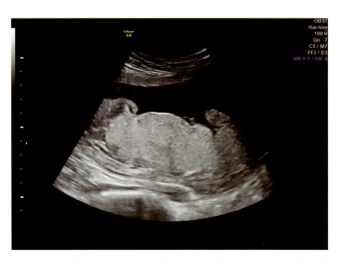

Figura 23.15 Placenta circunvalada. (Imagem gentilmente cedida pelo Dr. Guilherme Rezende.)

Placenta suscenturiada/bilobada

Placenta suscenturiada consiste na presença de um lóbulo acessório da placenta muito menor que a parte principal do corpo placentário (**Figuras 23.16 e 23.17**). Sua incidência oscila entre 1% e 5%, e o risco aumenta quando associada a *vasa prévia*.

Quando os lobos têm tamanhos semelhantes, ocorre a placenta bilobada (**Figura 23.18**), que apresenta risco maior de vasos anômalos, descolamento prematuro da placenta e vícios de posição.

Placenta prévia

A placenta prévia acontece quando a placenta está localizada próximo ao orifício interno (OI) do colo uterino antes da apresentação fetal (**Figura 23.19**). Segundo o Royal College of Obstetricians and Gynaecologists, é aquela placenta que se situa total ou parcialmente no segmento inferior do útero. Sua classificação é variável, por vezes confusa, e o **Quadro 23.2** apresenta os tipos mais comuns.

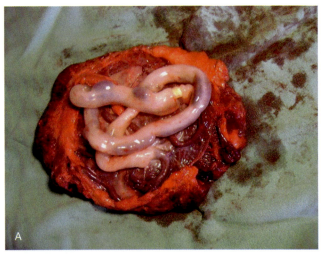

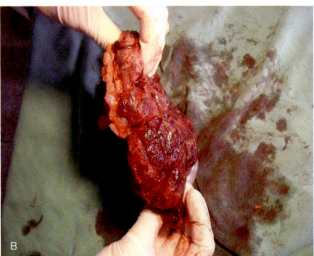

Figura 23.14A e B Placenta circunvalada. A US3D mostra com mais facilidade o entorno placentário, auxiliando o diagnóstico prévio. (Imagens gentilmente cedidas pelo Dr. Álvaro Alves.)

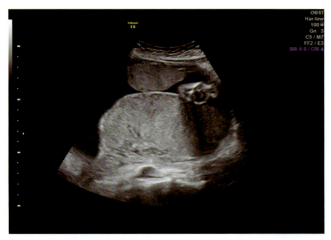

Figura 23.16 Placenta com lobo acessório. (Imagem gentilmente cedida pelo Dr. Guilherme Rezende.)

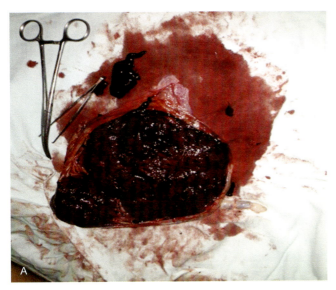

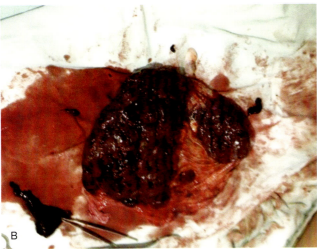

Figura 23.17A e **B** Placenta suscenturiada. (Imagens gentilmente cedidas pelo Dr. Álvaro Alves.)

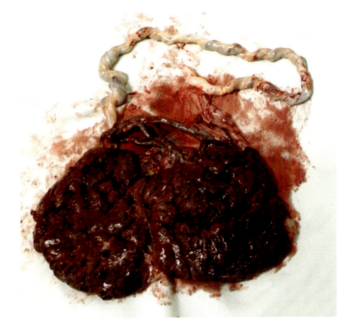

Figura 23.18 Placenta bilobada com vasos inseridos de maneira velamentosa.

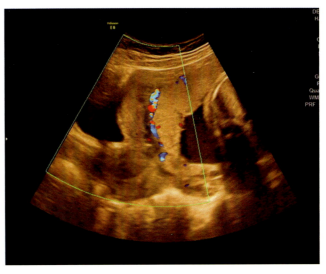

Figura 23.19 Placenta prévia parcial. Nota-se a obliteração do OI do colo, mas sem que o bordo placentário esteja > 4cm distante do OI do colo.

Quadro 23.2 Classificação da placenta prévia

Tipo	Características	
Total	Placenta oclui totalmente o OI Colo com bordo ultrapassando o OI em mais de 4cm	Oclui totalmente o orifício interno do colo uterino
Parcial	Placenta recobre OI, e seu bordo não passa de 2cm do OI	Oclui parcialmente o orifício interno do colo
Marginal	Placenta margeia o OI do colo sem cobri-lo	Margeia o colo interno sem cobri-lo
Baixa	Placenta se localiza no segmento uterino sem chegar ao colo uterino	Placenta se localiza no segmento uterino sem chegar ao colo uterino

Na gestação inicial é muito comum a suspeita de placenta prévia, o que não é confirmado posteriormente, pois a placenta passa a ocupar o local correto, como se houvesse a migração de uma localização mais baixa para uma mais superior, dentro do útero. Isso se deve ao crescimento maior da placenta em direção aos vasos sanguíneos (angiotropismo), enquanto a parte mais inferior sofre apoptose, associada ao próprio crescimento e ao alongamento do útero.

Idealmente, o diagnóstico de placenta prévia deverá ser estabelecido por volta da 22ª à 24ª semana, à época da US obstétrica morfológica de segundo trimestre, preferencialmente por via transvaginal.

A incidência de placenta prévia é de cerca de 0,5% a 1%, mas esses percentuais podem ser diferentes em determinados grupos de risco, como multíparas, idade materna > 35 anos, abortos prévios e em decorrência de cesariana prévia (**Figura 23.20**).

À medida que as mulheres têm mais gestações, acumulam-se as lesões deciduais, à semelhança do que ocorre no acretismo. Além disso, lesões endometriais por curetagens uterinas de repetição ou lesões causadas por cirurgias também estariam

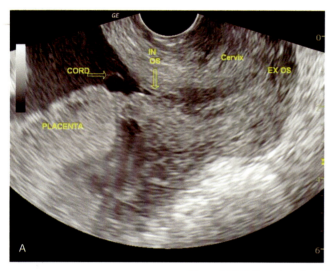 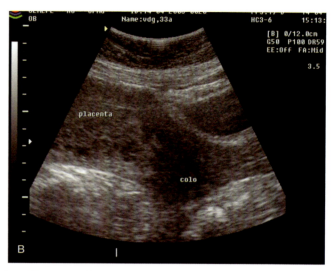

Figura 23.20A Placenta de inserção baixa. **B** Placenta prévia marginal.

incluídas nos fatores de risco, mas com a associação de uma migração placentária prejudicada pela modificação tecidual (fibrose) no local da cirurgia.

Em virtude do risco potencial da associação de placenta prévia a outras alterações da placenta (acretismo/*vasa* prévia) e do risco elevado de sangramento e transfusão sanguínea, é mandatório o diagnóstico prévio.

Belashew e cols., em estudo retrospectivo, mostraram que pacientes submetidas previamente a cesarianas e com diagnóstico prévio de placenta de inserção baixa apresentaram necessidade maior de transfusão, rotura e histerectomias pós-parto, quando comparadas às pacientes sem cesarianas prévias.

Comparadas às das mulheres que não receberam o diagnóstico, as taxas de sobrevida entre as mulheres que receberam o diagnóstico previamente são duas vezes maiores, de 97% contra 44%, e a necessidade de transfusão é quase 20 vezes menor (3,4 contra 58,5). Muitos casos (incluindo aqueles com *vasa* prévia) são diagnosticados a partir de exames abdominais ou transvaginais, únicos ou múltiplos, associados ao efeito Doppler e muitos não são diagnosticados, o que é considerado inaceitável.

Descolamento prematuro da placenta

O descolamento prematuro da placenta (DPP) é considerado um dos mais catastróficos episódios em obstetrícia, ocorrendo em cerca de 1% de todas as gestações com mortalidade perinatal em torno de 20% e sendo correlacionado a síndromes hipertensivas, traumas e uso de substâncias vasoconstritoras (cocaína e *crack*), mas a principal causa ainda é idiopática (**Quadro 23.3**).

O diagnóstico de DPP graus II e III é eminentemente clínico, ao passo que o tipo I pode ser avaliado por US de rotina com achado de hematoma retroplacentário (**Figura 23.21**).

A sonografia do hematoma depende da localização e do tempo do sangramento: em caso de sangramento agudo, pode ser hiperecoico (até 48 horas), ficando isoecoico (3 a 7 dias), hipoecoico (até 14 dias) e anecoico após esse período.

Quadro 23.3 Descolamento prematuro da placenta

Tipo	Característica	
I	Feto sem alteração na FCF, pequena área de descolamento, diagnóstico retrospectivo, US pode diagnosticar	
II	Alteração na FCF, útero hipertônico, sangramento visível, associado a fatores de risco	
III	Subtipo A Morte fetal sem CIVD	Subtipo B Morte fetal com CIVD

FCF: frequência cardíaca fetal; CIVD: coagulação intravascular disseminada.

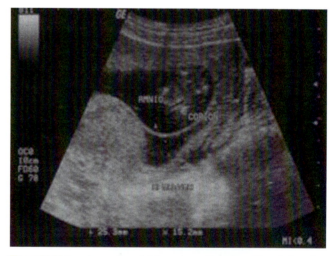

Figura 23.21 Hematoma retrocorial. (Imagem gentilmente cedida pelo Cemefe – Centro de Medicina Fetal.)

A US não se revelou um método auxiliar útil para o diagnóstico de DPP, servindo ainda como fator de confusão. Hematomas diagnosticados durante o exame de rotina sem a presença de alteração fetal geralmente têm baixo potencial lesivo.

Shinde e cols. relataram baixa sensibilidade do método para o diagnóstico de DPP do tipo II, sendo mais confiáveis os achados clínicos. Os autores citados encontraram 57% de sensibilidade e especificidade de 100%, revelando que o resultado positivo do exame não alterou a morbiletalidade das pacientes em comparação com aquelas que não tinham exames de US e foram submetidas às mesmas ações.

O prognóstico piora quando cerca de 40% da área placentária está destacada do miométrio com risco de crescimento intrauterino restrito e morte fetal.

■ CORDÃO UMBILICAL

O cordão umbilical pode ser visibilizado a partir da oitava semana, mas passa a ser detectado com mais facilidade a partir de 12 semanas de gestação. Mede cerca de 45 a 60cm ao final da gestação com diâmetro de cerca de 2cm. Apresenta rotação em seu eixo, com mais frequência para a esquerda, cuja função principal é proteger os vasos umbilicais contra traumas.

Em geral, o cordão umbilical contém duas artérias (que carreiam sangue venoso) e uma veia (carreando sangue arterial). A veia umbilical direita se oblitera por volta da terceira semana de desenvolvimento, permanecendo a esquerda.

Artéria umbilical única

A artéria umbilical única (**Figura 23.22**) é a alteração mais frequente de cordão, sendo encontrada em cerca de 1% das gestações, e é ainda mais comum em gestações gemelares (cerca de três a quatro vezes), associada a fetos acárdicos, siringomielia e síndrome da regressão caudal. Isso decorre da atrofia de um dos vasos ou da trombose nas fases de embriogênese.

O achado isolado de artéria umbilical única não representa risco aumentado de malformações. Em caso de associação a alterações cardíacas e renais, deverá ser realizado estudo pormenorizado. Apesar de mais frequente em determinadas populações (europeus ocidentais), não foram demonstradas evidência familiar nem associação a outras malformações.

Tamanho do cordão umbilical

Cordões umbilicais longos propiciam o aparecimento de nós verdadeiros, circulares de cordão (cervicais, corporais ou em membros) e prolapso de cordão. Os nós de cordão podem ser verdadeiros ou falsos. Os verdadeiros acontecem em cordão umbilical longo e em caso de excessiva movimentação fetal (**Figura 23.23**). Há risco também em gestações gemelares monocoriônicas monoamnióticas. Os nós falsos são *loops* de um vaso sem a participação do restante do cordão (**Figura 23.24**).

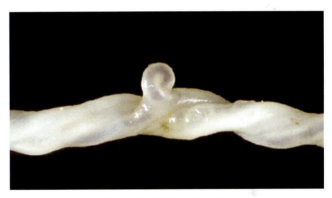

Figura 23.23 Nó falso de cordão.

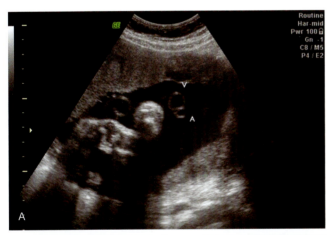

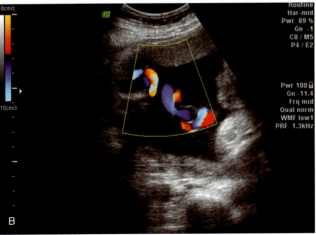

Figura 23.22A e **B** Cordão umbilical mostrando artéria umbilical única.

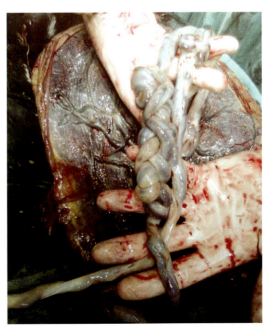

Figura 23.24 Nós verdadeiros múltiplos em gestação única. (Imagem gentilmente cedida pelo Dr. Álvaro Alves.)

O cordão umbilical curto está mais frequentemente relacionado com malformações e alterações cromossômicas, além de menor mobilidade fetal em razão da limitação de espaço ou gestação gemelar. Com frequência, estão relacionados trissomia do cromossomo 21, oligoidrâmio e apresentação pélvica.

Leitura complementar

Ayatil S, Pouralil L, Pezeshkirad M. Accuracy of color Doppler ultrasonography and magnetic resonance imaging in diagnosis of placenta accreta: a survey of 82 cases. Int J Reprod BioMed April 2017; 15(4):225-30.

Belachew J, Eurenius K, Mulic-Lutvica A, Axelsson O. Placental location, postpartum hemorrhage and retained placenta in women with a previous cesarean section delivery: a prospective cohort study. Upsala Journal of Medical Sciences. Disponível em: http://dx.doi.org/10.1080/03009734.2017.1356405.

Grannun PAT, Berkowitz RL, Hobbins JC. The ultrasonic changes in the maturing placenta and their relation to fetal pulmonic maturity. AJOG 133(8):915-22.

Sharmal S, Singh C, Verma S, Rastogi H, Kaul A. Prenatal diagnosis and management of morbidly adherent placenta. Journal of Clinical and Diagnostic Research 2017 Feb; 11(2):QJ01-QJ02.

Sullivan EA, Javid N, Duncombe G et al. Vasa previa diagnosis, clinical practice, and outcomes in Australia. Obstetrics & Gynecology Sept. 2017; 130(3).

Pleş L, Simal R-M, Moisei C, Moga M, Dracea L. Abnormal ultrasound appearance of the amniotic membranes – diagnostic and significance: a pictorial essay. Med Ultrason 2017; 19(2):211-5.

Suzuki S. Clinical significance of pregnancies with circumvallate placenta. J Obstet Gynaecol Res Feb. 2008; 34(1):51-4.

Rezende GC, Araujo Júnior E. Prenatal diagnosis of placenta and umbilical cord pathologies by three-dimensional ultrasound: pictorial essay. Med Ultrason 2015; 17(4):545-9.

Shindel GR, Vaswani BP, Patange RP, Laddad MM, Bhosale RB. Diagnostic performance of ultrasonography for detection of abruption and its clinical correlation and maternal and foetal outcome. Journal of Clinical and Diagnostic Research 2016 Aug; 10(8):QC04-QC07.

Marianna Amaral Pedroso
Daniel Lorber Rolnik

CAPÍTULO 24

Dopplervelocimetria como Método de Rastreamento em Caso de Pré-Eclâmpsia e Restrição do Crescimento Fetal

■ INTRODUÇÃO

A pré-eclâmpsia (PE) constitui uma das principais causas de morbidade e mortalidade materna e perinatal, sendo definida como hipertensão com pressão arterial sistólica > 140mmHg e/ou pressão arterial diastólica > 90mmHg em pelo menos duas medidas (com intervalo de pelo menos 4 horas) associada a proteinúria significativa (> 300mg em 24 horas), após 20 semanas de gravidez.

As complicações da PE são responsáveis por 10% a 15% de todas as mortes maternas diretas e por cerca de 15% dos partos prematuros. Estima-se que em todo o mundo ocorra uma morte a cada 12 minutos em decorrência da PE e de suas complicações. Além disso, sabe-se que mulheres que desenvolvem PE durante a gestação apresentam risco quatro vezes maior de insuficiência cardíaca e duas vezes maior de acidente vascular cerebral, doença coronariana e morte por doença cardiovascular no futuro, quando comparadas a mulheres que não tiveram PE em suas gestações.

Embora se acredite que o mecanismo da doença envolva inadequada invasão trofoblástica com persistência de elevada resistência ao fluxo sanguíneo no território placentário após 16 a 18 semanas, sua etiologia permanece controversa. Com base no provável mecanismo da doença, acredita-se que o aumento da resistência na circulação uteroplacentária detectado por meio da dopplervelocimetria das artérias uterinas seja um possível marcador de risco. De modo semelhante, alterações nos níveis de determinados produtos placentários (p. ex., proteína-A plasmática associada à gestação [PAPP-A] e fator de crescimento placentário [PlGF]) ou endoteliais (p. ex., *Soluble fms-like tyrosine kinase-1* [sFlt-1]) na circulação materna poderiam indicar maior risco de doenças oriundas da má placentação.

Esses marcadores costumam ser significativamente diferentes em mulheres que desenvolvem formas precoces de PE ou restrição do crescimento fetal (RCF), quando comparadas a mulheres que não desenvolvem essas complicações. No entanto, as mesmas alterações não costumam ser observadas em mulheres que desenvolvem PE ou RCF no termo da gestação, indicando que nessas situações a etiologia da doença provavelmente esteja mais frequentemente relacionada com o sistema cardiovascular materno, que não consegue mais suprir as demandas fetais, do que com a invasão trofoblástica deficiente.

Do mesmo modo, a RCF frequentemente associada à PE e definida como peso de nascimento abaixo do percentil 10 para a idade gestacional decorrente de insuficiência placentária constitui importante causa de morbidade e mortalidade perinatal. Essa condição está associada ao aumento do risco de sofrimento fetal anteparto e intraparto (até oito vezes), assim como à possibilidade de desenvolvimento de doenças metabólicas e cardiovasculares após o nascimento. Cerca de 6% dos óbitos perinatais estão relacionados com PE e 10%, com RCF. Convém diferenciar a RCF do feto pequeno para a idade gestacional (PIG), situação em que não há sinais de insuficiência placentária e na vasta maioria das vezes tem origem constitucional.

Um dos grandes desafios da obstetrícia consiste em rastrear o mais precocemente possível aquelas mulheres com alto risco para desenvolver PE para que possíveis medidas preventivas possam ser adotadas, visando diminuir o risco de desenvolvimento da doença e suas complicações.

311

Nos últimos 30 anos tornou-se evidente a tendência na literatura e na assistência obstétrica de identificar e realizar a estratificação de riscos de diversas complicações da gravidez ainda no primeiro trimestre, de modo a promover alterações de hábitos e a instituição de outras medidas preventivas o mais precocemente possível. Esse conceito foi denominado inversão da pirâmide de assistência pré-natal. Ademais, estudos recentes têm demonstrado que a administração profilática de ácido acetilsalicílico (AAS) em dose baixa, quando iniciada antes de 16 semanas, reduz significativamente o risco de PE grave e RCF que demandam a realização do parto antes de 37 semanas.

Estudos *in vitro* demonstram que o AAS reduz a taxa de apoptose de células placentárias e a secreção de sFlt-1 e aumenta a secreção de PlGF. Sabe-se, também, que o efeito do AAS é dose-dependente e que até 30% das pessoas não apresentam alteração da função plaquetária com a dose de 81mg, mas essa taxa de resistência é de apenas 5% com a dose de 150mg. O potencial benefício da utilização do AAS com início após 16 semanas ou em doses < 100mg é questionável.

Além disso, a identificação de gestantes de alto risco para PE e RCF em qualquer idade gestacional torna possível o acompanhamento pré-natal intensivo com aferição de pressão arterial, pesquisa de proteinúria, quando indicada, e monitoramento do crescimento e do bem-estar fetal, além de melhor programação do momento e do local do parto de modo que a mãe e o feto recebam a melhor assistência possível.

Assim, o rastreamento da PE e da RCF entre 11 e 13 semanas mais 6 dias, no momento da realização do rastreamento para anomalias cromossômicas, ganhou importância, e vários estudos vêm sendo desenvolvidos para o aprimoramento desse rastreamento.

■ DOPPLERVELOCIMETRIA DAS ARTÉRIAS UTERINAS

Modificações fisiológicas da circulação uteroplacentária

Em 1983, Campbell e cols. descreveram uma nova técnica para avaliação da resistência vascular nas artérias uterinas usando Doppler pulsátil. Foi descrito que em gestações normais, na segunda metade da gravidez, o fluxo sanguíneo nas artérias uterinas tem baixa pulsatilidade e alta velocidade de fluxo diastólico, indicando baixa resistência vascular. Essa baixa resistência vascular em gestações normais denota significativa modificação do padrão de fluxo em relação ao observado em mulheres não gestantes ou no início da gravidez (**Figura 24.1**), provavelmente refletindo a segunda onda de invasão trofoblástica das artérias espiraladas, que se completa entre 16 e 18 semanas de gestação.

Entretanto, nas gestações complicadas por RCF e/ou PE, comumente a velocidade de fluxo sistólico aumenta e o fluxo diastólico diminui, aumentando os índices de pulsatilidade (IP) e de resistência (IR).

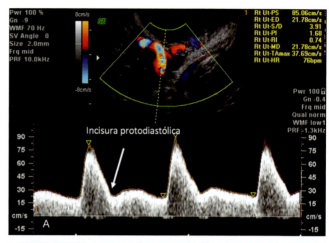
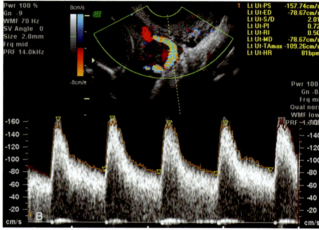

Figura 24.1 Dopplervelocimetria das artérias uterinas demonstrando fluxo de alta resistência. **A** Característico do primeiro trimestre e fluxo de baixa resistência. **B** Característico da segunda metade da gestação.

Aspectos técnicos

A avaliação do fluxo das artérias uterinas deve ser realizada de maneira padronizada para que as medidas sejam obtidas de modo consistente e acurado.

Essa avaliação pode ser realizada tanto por via transabdominal como transvaginal. No primeiro trimestre, especialmente entre 11 e 13 semanas mais 6 dias, deve ser obtida imagem sagital mediana do colo uterino e identificados o canal cervical e seu orifício interno. Em seguida, o transdutor abdominal é inclinado para a esquerda e para adireita e o Doppler colorido usado para identificar cada artéria uterina no nível do orifício interno, onde a medida deve ser realizada.

No segundo e terceiro trimestres, o Doppler colorido é usado para identificar cada artéria uterina no ponto de cruzamento com a artéria ilíaca externa, uma vez que são mais difíceis a visibilização do colo uterino e a identificação das artérias uterinas no nível do orifício interno do colo.

O Doppler pulsátil deve então ser aplicado com volume de amostragem de 2mm e ângulo de insonação < 30 graus. Recomendam-se a obtenção de três ondas similares e consecutivas e a subsequente medida automática ou manual do IP.

A velocidade sistólica máxima após correção do ângulo de insonação deve ser > 60cm/s, assegurando que o vaso insonado é a artéria uterina em sua porção proximal. O IP médio é obtido pela média aritmética do IP das artérias uterinas direita e esquerda. Medidas em porções mais distais apresentam IP e velocidade sistólica máxima significativamente mais baixos (subestimando o risco de complicações), enquanto ramos cervicais apresentam IP mais alto (superestimando o risco).

Pela via transvaginal, técnica semelhante deve ser utilizada com o posicionamento do transdutor no fórnice vaginal anterior e a identificação das artérias uterinas à altura do orifício interno.

Preconiza-se a avaliação por ultrassonografia transabdominal, uma vez que o IP obtido pela via transvaginal tende a ser mais alto e, portanto, superestimar o risco de doenças decorrentes da disfunção placentária. A realização da dopplervelocimetria das artérias uterinas pela via abdominal é possível em mais de 95% dos casos, e a via transvaginal deve ser reservada aos poucos casos em que características maternas ou aspectos técnicos impossibilitem sua realização.

Dopplervelocimetria das artérias uterinas como preditor isolado de pré-eclâmpsia e restrição do crescimento fetal

Na década de 1990, o aumento da resistência ao fluxo nas artérias uterinas passou a ser associado ao aumento do risco de complicações que têm um componente de doença vascular como causa básica. Nos anos subsequentes foram realizados vários estudos envolvendo a dopplervelocimetria das artérias uterinas, os quais demonstraram clara correlação entre o aumento de resistência ao fluxo nas artérias uterinas e a ocorrência de desfechos perinatais adversos, mas com baixa sensibilidade e valor preditivo positivo insatisfatório.

Em 2001, Lees e cols. demonstraram que o IP médio das artérias uterinas acima do percentil 95, mensurado com 23 semanas de gestação, tem forte associação a eventos adversos como óbito fetal, descolamento prematuro de placenta, peso ao nascimento abaixo do percentil 10 e parto antes das 34 semanas em decorrência de PE. A determinação do risco individual possibilitou um seguimento pré-natal mais criterioso para aquelas pacientes com grande risco de apresentar eventos adversos e melhor planejamento do parto.

No mesmo ano, Papageorghiou e cols. reportaram que valores de IP médio das artérias uterinas acima do percentil 95 (1,63) no segundo trimestre tiveram taxa de detecção (ou sensibilidade) de apenas 41% para PE e de 16% para RCF. Apesar da baixa sensibilidade para predição de desfechos adversos em geral, o mesmo valor de corte foi capaz de detectar 93% dos casos de PE e 56% dos casos de RCF que resultaram em realização do parto antes de 32 semanas. De modo semelhante, Yu e cols., estudando mais de 30 mil gestações em 2008, demonstraram que a predição da PE pela avaliação das artérias uterinas se mostrou mais eficaz naquelas gestantes que a desenvolveram precocemente, mas esse método não teve um bom desempenho em pacientes que desenvolveram PE no termo.

A utilização do percentil 95 do IP médio como valor de corte único para identificação de risco (2,35 entre 11 e 13 semanas mais 6 dias e 1,60 no segundo trimestre) não parece ser adequada, já que diferentes características maternas (como origem étnica, peso e estatura) influenciam de maneira independente o IP. Assim, a adoção de um valor único pode não refletir de maneira acurada a resistência nas artérias uterinas, sendo preferível a expressão do resultado em múltiplos da mediana (MoM) após ajuste para as características maternas.

Em recente metanálise que incluiu 18 estudos e mais de 55.000 gestações, o uso isolado do IP da artéria uterina acima do percentil 90 no primeiro trimestre foi capaz de predizer apenas 47% dos casos de PE precoce, 39,2% dos casos de RCF precoce e 26,4% de todos os casos de PE, com falso-positivo em torno de 7%. A identificação apenas da presença ou ausência de incisura protodiastólica bilateral na dopplervelocimetria das artérias uterinas também apresenta sensibilidade e especificidade baixas, principalmente no primeiro trimestre, quando está presente em mais da metade das gestações.

Em gestações gemelares, o IP médio das artérias uterinas foi pouco estudado e tende a ser mais baixo, sendo, assim, ainda menos útil para a predição de PE e de RCF em gestações múltiplas.

Portanto, embora se saiba que o IP das artérias uterinas esteja significativamente aumentado em pacientes que desenvolvem PE ou RCF, exigindo parto prematuro, seu desempenho como marcador preditivo isolado é ruim com sensibilidade e valor preditivo positivo baixos. Sua utilização integrada em algoritmos de cálculo de risco individual que combinam fatores maternos e outros marcadores biofísicos e bioquímicos parece mais promissora com elevadas taxas de detecção e taxa de falso-positivo aceitável.

■ DOPPLERVELOCIMETRIA DA ARTÉRIA UMBILICAL

Apesar de a dopplervelocimetria da artéria umbilical constituir um bom marcador de função placentária e parte fundamental da avaliação do bem-estar fetal em casos nos quais o diagnóstico de PE e/ou RCF já esteja estabelecido, sua utilização como método de rastreamento dessas condições na população geral tem baixíssima acurácia e pouca correlação com desfecho perinatal adverso, não sendo método recomendado atualmente para rastreamento.

■ UTILIZAÇÃO DE MÚLTIPLOS MARCADORES E ALGORITMOS PREDITIVOS

Os métodos tradicionais mais utilizados para estratificação de risco para PE e RCF se baseiam na identificação de fatores de risco por meio de obtenção de anamnese detalhada e da avaliação das características maternas. Dois métodos comumente usados em diversos países são o protocolo preconizado pelo Instituto Nacional para Saúde e Excelência Clínica do Reino Unido (National Institute for Health and Clinical Excellence – NICE) e as recomendações do Colégio Americano de Obstetras e Ginecologistas dos EUA (American College of Obstetricians and Gynecologists – ACOG).

No Reino Unido, recomenda-se a utilização do protocolo NICE na primeira consulta de pré-natal. De acordo com esse protocolo, a gestante deve ser considerada de alto risco se ao menos um fator de alto risco (doença hipertensiva em gestação anterior, doença renal crônica, doenças autoimunes, *diabetes mellitus*, hipertensão arterial crônica) ou dois fatores de risco moderado (nuliparidade, idade > 40 anos, intervalo entre gestações > 10 anos, índice de massa corporal [IMC] na primeira consulta > 35kg/m² ou história familiar de hipertensão) estiverem presentes.

De mesmo modo, as recomendações do ACOG sugerem que a gestante seja considerada de alto risco se ao menos um dos seguintes fatores de risco estiver presente: nuliparidade, idade > 40 anos, IMC > 30kg/m², concepção por fertilização *in vitro*, hipertensão arterial crônica, doença renal crônica, *diabetes mellitus*, lúpus eritematoso sistêmico e trombofilias. O principal problema na utilização desses métodos é que eles carecem de estudos que os tenham testado e validado de maneira prospectiva. Estudos recentes sugerem que o protocolo NICE identificaria apenas cerca de 40% dos casos de PE que exigem a realização do parto antes de 37 semanas. As recomendações do ACOG, por sua vez, detectam cerca de 90% desses casos, mas com alta taxa de falso-positivo, uma vez que cerca de dois terços da população serão considerados de alto risco por apresentarem ao menos um dos fatores previamente descritos.

Diversos autores têm publicado uma abordagem distinta que se baseia em modelos estatísticos preditivos desenvolvidos com auxílio de equações de regressão logística múltipla. Esses algoritmos promovem o cálculo de risco probabilístico pré-teste (*a priori*) e pós-teste (risco final ou ajustado). Assim, associando as características maternas à história clínica e obstétrica e a marcadores biofísicos e bioquímicos, é possível calcular o risco individual de desenvolvimento de PE e RCF. O algoritmo mais conhecido e estudado para cálculo de risco no momento do rastreamento de anomalias cromossômicas (11 a 13 semanas mais 6 dias) é o desenvolvido pela Fundação de Medicina Fetal, de Londres (Fetal Medicine Foundation). Esse método possibilita a utilização de diferentes combinações de fatores maternos, pressão arterial média (PAM), IP médio das artérias uterinas e de marcadores bioquímicos (PAPP-A e PlGF) para cálculo de risco individual (**Tabela 24.1**), à semelhança do cálculo de risco para síndrome de Down.

Sabe-se que a PAM e o IP médio das artérias uterinas se encontram significativamente aumentados e que as medidas de PAPP-A e PlGF estão significativamente reduzidas em mulheres que desenvolvem formas precoces de PE e RCF. As diferenças entre gestações afetadas e controles são tanto maiores quanto mais precoce a instalação da doença, mas não há diferença significativa entre gestações afetadas no termo e gestações não afetadas.

O cálculo de risco pode ser feito gratuitamente com a utilização de *software* específico ou *online* (www.fetalmedicine.org), e a combinação de características maternas, PAM, IP médio das artérias uterinas, PAPP-A e PlGF identifica 75% a 80% dos casos de PE que necessitarão de parto prematuro e mais de 90% dos casos que culminam em parto antes de 32 semanas.

Esse algoritmo preditivo foi validado de maneira prospectiva em diferentes populações com resultados semelhantes

Tabela 24.1 Taxas de detecção e falso-positivo para diferentes combinações de marcadores em algoritmo preditivo para PE

Método de rastreamento	Pré-eclâmpsia < 32 semanas		Pré-eclâmpsia < 37 semanas		Pré-eclâmpsia ≥ 37 semanas	
	Taxa de detecção (%)		Taxa de detecção (%)		Taxa de detecção (%)	
	FP 5%	FP 10%	FP 5%	FP 10%	FP 5%	FP 10%
Fatores maternos	41	53	29	41	18	37
Fatores maternos associados a:						
PAM	59	71	36	47	26	37
IPUT	71	82	47	61	22	39
PAM, IPUT	82	94	53	71	27	41
IPUT, PAPP-A	71	82	49	66	24	40
IPUT, PlGF	82	100	61	75	22	39
PAM, IPUT, PAPP-A	88	94	61	69	29	42
PAM, IPUT, PlGF	94	100	66	75	32	43
IPUT, PAPP-A, PlGF	82	100	61	75	23	38
PAM, IPUT, PAPP-A, PlGF	94	100	66	80	31	43

FP: falso-positivo; PAM: pressão arterial média; IPUT: índice de pulsatilidade da artéria uterina; PAPP-A: *pregnancy associated plasma protein–A*; PlGF: *placental growth factor*.
Fonte: adaptada de O'Gorman et al., 2017.

aos descritos no desenvolvimento do modelo. Em recente estudo ainda não publicado, rastreamento pelo algoritmo preditivo da FMF foi realizado em quase 27.000 gestações, e 1.776 gestantes de alto risco foram randomizadas para uso diário de AAS, 150mg, ou placebo, iniciados entre 11 e 14 semanas, de maneira duplo-cega. A utilização de AAS reduziu em 62% a incidência de parto prematuro com PE e 82% a realização de parto antes de 34 semanas em decorrência de PE, quando comparada ao placebo.

Utilizando-se um valor de corte de risco de 1/100 para PE abaixo de 37 semanas, cerca de 10% da população serão considerados de alto risco, mas diferentes valores de corte podem ser adotados em populações distintas, de acordo com a prevalência da doença na população em questão. Mesmo em locais onde não seja possível a realização de exames bioquímicos, a simples combinação de fatores maternos com PAM e IP médio das artérias uterinas ainda possibilita a detecção de cerca de 70% dos casos.

Cálculos de risco semelhantes podem ser realizados no segundo e terceiro trimestres caso não tenham sido feitos no primeiro trimestre. Não há intervenção comprovadamente eficaz para redução da incidência de PE ou RCF após rastreamento realizado no segundo ou terceiro trimestre, mas há de se considerar que em muitos países um número significativo de mulheres inicia o pré-natal tardiamente e, nesses casos, pode haver benefício no monitoramento materno-fetal intensivo em casos de alto risco para doenças decorrentes de disfunção placentária.

A utilização de algoritmo semelhante para gestações múltiplas é teoricamente possível, mas a taxa de falso-positivo seria alta (em torno de 75%) e não há estudos de validação prospectiva. Não se sabe, tampouco, se medidas preventivas eficazes em gestações únicas, como a utilização de AAS em dose baixa, apresentariam alguma eficácia em gestações múltiplas.

Se a utilização de algoritmos preditivos no primeiro trimestre para predição de PE parece promissora e vem sendo crescentemente implementada na prática clínica, o mesmo não pode ser dito de abordagem semelhante para detecção de RCF. Apenas 55% dos casos de RCF que exigem parto antes de 37 semanas podem ser detectados por esse método no primeiro trimestre. A seleção das gestantes a quem devem ser oferecidos exames ultrassonográficos no terceiro trimestre para monitoramento do crescimento fetal continua sendo realizada pela avaliação de fatores de risco como antecedente obstétrico de RCF, doenças maternas e tabagismo.

Para a predição de PE e RCF no termo, nenhum dos métodos descritos apresenta acurácia satisfatória, o que corrobora a hipótese de que esses casos estão mais relacionados com o sistema cardiovascular materno do que com a inadequada invasão trofoblástica, já que a maioria dos marcadores e fatores de risco citados é preditiva de insuficiência placentária. Igualmente, a utilização de AAS em dose baixa parece não reduzir significativamente a incidência da doença no termo da gestação.

■ CONSIDERAÇÕES FINAIS

A predição de PE e RCF continua sendo um importante desafio na prática obstétrica. O rastreamento por características maternas e história clínica tem baixa sensibilidade, assim como a utilização de qualquer outro marcador preditivo de maneira isolada. Existe clara associação entre o aumento do IP das artérias uterinas, tanto no primeiro como no segundo trimestre, e a ocorrência de PE e RCF, mas sua utilização isolada tem baixo valor preditivo e baixa sensibilidade.

A associação de marcadores em algoritmos preditivos aumenta significativamente as taxas de detecção e diminui as de falso-positivo, principalmente de casos de PE que exigem a realização do parto antes de 37 semanas, que são aqueles que acarretam maior risco de morbidade e mortalidade materna e perinatal. O valor preditivo positivo de qualquer teste tende a ser baixo, uma vez que esses desfechos são relativamente raros (PE que resulta em parto antes de 37 semanas ocorre em 0,5% a 1% das gestações) e o valor preditivo positivo de um teste depende diretamente da prevalência do desfecho em questão.

O rastreamento deve ser realizado, sempre que possível, no primeiro trimestre, uma vez que pacientes de alto risco se beneficiam do uso de AAS em dose baixa (150mg) iniciada antes de 16 semanas.

Leitura complementar

Beattie RB, Dornan JC. Antenatal screening for intrauterine growth retardation with umbilical artery Doppler ultrasonography. BMJ 1989; 298:631-5.

Beaufils M, Uzan S, Donsimoni R, Colau JC. Prevention of pre-eclampsia by early antiplatelet therapy. Lancet 1985; 1:840-2.

Brown MA, Lindheimer MD, de Swiet M, Van Assche A, Moutquin JM. The classification and diagnosis of the hypertensive disorders of pregnancy: statement from the International Society for the Study of Hypertension in Pregnancy (ISSHP). Hypertens Pregnancy 2001; 20:IX-XIV.

Campbell S, Diaz-Recasens J, Griffin DR et al. New doppler technique for assessing uteroplacental blood flow. Lancet 1983; 1:675-7.

Caron N, Rivard GE, Michon N et al. Low-dose ASA response using the PFA-100 in women with high-risk pregnancy. J Obstet Gynaecol Can 2009; 31:1022-7.

Committee Opinion No. 638: First-Trimester Risk Assessment for Early-Onset Preeclampsia. Obstet Gynecol 2015; 126:e25-7.

Duley L. The global impact of pre-eclampsia and eclampsia. Semin Perinatol 2009; 33:130-7.

Francisco C, Wright D, Benko Z, Syngelaki A, Nicolaides KH. Competing risks model in screening for preeclampsia in twin pregnancies by maternal factors and biomarkers at 11-13 weeks' gestation. Ultrasound Obstet Gynecol 2017.

Gabbay-Benziv R, Oliveira N, Baschat AA. Optimal first trimester preeclampsia prediction: a comparison of multimarker algorithm, risk profiles and their sequential application. Prenat Diagn 2016; 36:34-9.

Garcia B, Llurba E, Valle L et al. Do knowledge of uterine artery resistance in the second trimester and targeted surveillance improve maternal and perinatal outcome? UTOPIA study: a randomized controlled trial. Ultrasound Obstet Gynecol 2016; 47:680-9.

Khong SL, Kane SC, Brennecke SP, da Silva Costa F. First-trimester uterine artery Doppler analysis in the prediction of later pregnancy complications. Dis Markers 2015; 2015:679730.

Lees C, Parra M, Missfelder-Lobos H, Morgans A, Fletcher O, Nicolaides KH. Individualized risk assessment for adverse pregnancy outcome by uterine artery Doppler at 23 weeks. Obstet Gynecol 2001; 98:369-73.

Martin AM, Bindra R, Curcio P, Cicero S, Nicolaides KH. Screening for pre-eclampsia and fetal growth restriction by uterine artery Doppler at 11-14 weeks of gestation. Ultrasound Obstet Gynecol 2001;18:583-6.

O'Gorman N, Wright D, Poon LC et al. Accuracy of competing risks model in screening for pre-eclampsia by maternal factors and biomarkers at 11-13 weeks' gestation. Ultrasound Obstet Gynecol 2017.

O'Gorman N, Wright D, Poon LC et al. Multicenter screening for preeclampsia by maternal factors and biomarkers at 11-13 weeks' gestation: comparison to NICE guidelines and ACOG recommendations. Ultrasound Obstet Gynecol 2017.

O'Gorman N, Wright D, Syngelaki A et al. Competing risks model in screening for preeclampsia by maternal factors and biomarkers at 11-13 weeks gestation. Am J Obstet Gynecol 2016; 214:103e1-e12.

Panagodage S, Yong HE, Da Silva Costa F et al. Low-dose acetylsalicylic acid treatment modulates the production of cytokines and improves trophoblast function in an in vitro model of early-onset preeclampsia. Am J Pathol 2016; 186:3217-24.

Papageorghiou AT, Yu CK, Bindra R, Pandis G, Nicolaides KH, Fetal Medicine Foundation Second Trimester Screening G. Multicenter screening for pre-eclampsia and fetal growth restriction by transvaginal uterine artery Doppler at 23 weeks of gestation. Ultrasound Obstet Gynecol 2001; 18:441-9.

Park FJ, Leung CH, Poon LC, Williams PF, Rothwell SJ, Hyett JA. Clinical evaluation of a first trimester algorithm predicting the risk of hypertensive disease of pregnancy. Aust N Z J Obstet Gynaecol 2013; 53:532-9.

Plasencia W, Barber MA, Alvarez EE, Segura J, Valle L, Garcia-Hernandez JA. Comparative study of transabdominal and transvaginal uterine artery Doppler pulsatility indices at 11-13 + 6 weeks. Hypertens Pregnancy 2011; 30:414-20.

Plasencia W, Maiz N, Bonino S, Kaihura C, Nicolaides KH. Uterine artery Doppler at 11 + 0 to 13 + 6 weeks in the prediction of pre-eclampsia. Ultrasound Obstet Gynecol 2007; 30:742-9.

Plasencia W, Maiz N, Poon L, Yu C, Nicolaides KH. Uterine artery Doppler at 11 + 0 to 13 + 6 weeks and 21 + 0 to 24 + 6 weeks in the prediction of pre-eclampsia. Ultrasound Obstet Gynecol 2008; 32:138-46.

Poon LC, Nicolaides KH. Early prediction of preeclampsia. Obstet Gynecol Int 2014; 2014:297397.

Poon LC, Syngelaki A, Akolekar R, Lai J, Nicolaides KH. Combined screening for preeclampsia and small for gestational age at 11-13 weeks. Fetal Diagn Ther 2013; 33:16-27.

Ridding G, Schluter PJ, Hyett JA, McLennan AC. Influence of sampling site on uterine artery Doppler indices at 11-13(+)(6) weeks gestation. Fetal Diagn Ther 2015; 37:310-5.

Roberge S, Demers S, Bujold E. Initiation of aspirin in early gestation for the prevention of pre-eclampsia. BJOG 2013; 120:773-4.

Roberge S, Nicolaides K, Demers S, Hyett J, Chaillet N, Bujold E. The role of aspirin dose on the prevention of preeclampsia and fetal growth restriction: systematic review and meta-analysis. Am J Obstet Gynecol 2017; 216:110-20 e6.

Roberge S, Sibai B, McCaw-Binns A, Bujold E. Low-dose aspirin in early gestation for prevention of preeclampsia and small-for-gestational-age neonates: meta-analysis of large randomized trials. Am J Perinatol 2016; 33:781-5.

Rolnik DL, Wright D, Poon L et al. Aspirin versus placebo in pregnancies at high risk of preterm preeclampsia. N Eng Journal Med:in press.

Roseboom TJ, van der Meulen JH, Osmond C et al. Coronary heart disease after prenatal exposure to the Dutch famine, 1944-45. Heart 2000; 84:595-8.

Roseboom TJ, van der Meulen JH, Ravelli AC et al. Effects of prenatal exposure to the Dutch famine on adult disease in later life: an overview. Twin Res 2001; 4:293-8.

Svirsky R, Yagel S, Ben-Ami I, Cuckle H, Klug E, Maymon R. First trimester markers of preeclampsia in twins: maternal mean arterial pressure and uterine artery Doppler pulsatility index. Prenat Diagn 2014; 34:956-60.

Turyasiima M, Tugume R, Openy A et al. Determinants of first antenatal care visit by pregnant women at community based education, research and service sites in Northern Uganda. East Afr Med J 2014; 91:317-22.

Velauthar L, Plana MN, Kalidindi M et al. First-trimester uterine artery Doppler and adverse pregnancy outcome: a meta-analysis involving 55,974 women. Ultrasound Obstet Gynecol 2014; 43:500-7.

Verlohren S, Melchiorre K, Khalil A, Thilaganathan B. Uterine artery Doppler, birth weight and timing of onset of pre-eclampsia: providing insights into the dual etiology of late-onset pre-eclampsia. Ultrasound Obstet Gynecol 2014; 44:293-8.

Visintin C, Mugglestone MA, Almerie MQ et al. Management of hypertensive disorders during pregnancy: summary of NICE guidance. BMJ 2010; 341:c2207.

Wallace AE, Fraser R, Gurung S et al. Increased angiogenic factor secretion by decidual natural killer cells from pregnancies with high uterine artery resistance alters trophoblast function. Hum Reprod 2014; 29:652-60.

Wallace AE, Host AJ, Whitley GS, Cartwright JE. Decidual natural killer cell interactions with trophoblasts are impaired in pregnancies at increased risk of preeclampsia. Am J Pathol 2013; 183:1853-61.

Wallace AE, Whitley GS, Thilaganathan B, Cartwright JE. Decidual natural killer cell receptor expression is altered in pregnancies with impaired vascular remodeling and a higher risk of pre-eclampsia. J Leukoc Biol 2015; 97:79-86.

WHO Recommendations for Prevention and Treatment of Pre-Eclampsia and Eclampsia. Geneva 2011.

Wu P, Haththotuwa R, Kwok CS et al. Preeclampsia and future cardiovascular health: a systematic review and meta-analysis. Circ Cardiovasc Qual Outcomes 2017; 10.

Yu CK, Khouri O, Onwudiwe N, Spiliopoulos Y, Nicolaides KH, Fetal Medicine Foundation Second-Trimester Screening G. Prediction of pre-eclampsia by uterine artery Doppler imaging: relationship to gestational age at delivery and small-for-gestational age. Ultrasound Obstet Gynecol 2008; 31:310-3.

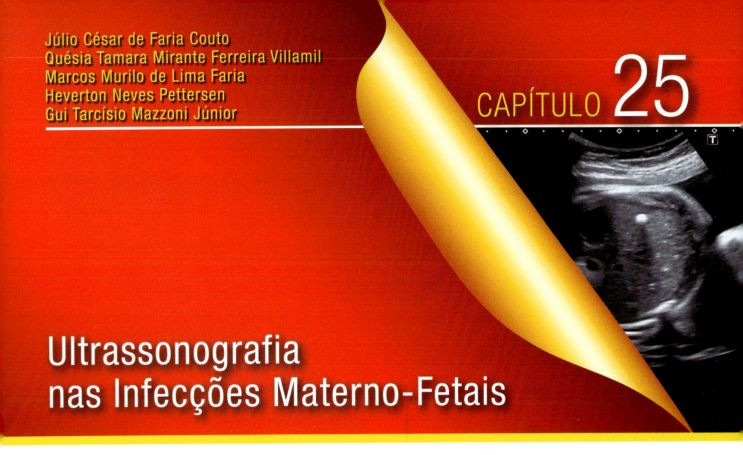

Júlio César de Faria Couto
Quésia Tamara Mirante Ferreira Villamil
Marcos Murilo de Lima Faria
Heverton Neves Pettersen
Gui Tarcísio Mazzoni Júnior

CAPÍTULO 25

Ultrassonografia nas Infecções Materno-Fetais

■ INTRODUÇÃO

Apesar da alta tecnologia disponível na atualidade, o diagnóstico pré-natal das infecções congênitas, assim como a avaliação do prognóstico desses fetos, ainda representa um desafio. Se por um lado os marcadores sorológicos para o diagnóstico da infecção materna podem ser inconclusivos, os marcadores morfológicos obtidos pela ultrassonografia muitas vezes não são precisos na avaliação do prognóstico dos fetos expostos a processos infecciosos.

As limitações da ultrassonografia são multifatoriais. Muitos fetos infectados apresentam exame ultrassonográfico normal, o que, se por um lado pode oferecer alguma segurança aos pais, em hipótese alguma poderá predizer uma evolução sem sequelas. Além disso, a gravidez é um processo dinâmico. Assim, alguns fetos poderão apresentar em uma primeira avaliação achados ultrassonográficos sutis ou mesmo ausentes e após alguns dias ou semanas demonstrar uma variedade de alterações ultrassonográficas sugestivas de comprometimento fetal importante. Inversamente, pode-se observar resolução espontânea de alterações ultrassonográficas, como hepatoesplenomegalias, ascite e espessamento placentário, em caso de infecção pelo citomegalovírus (CMV). Existem na literatura médica evidências de que fetos infectados apresentando alterações ultrassonográficas têm pior prognóstico quando comparados aos fetos cujos achados ultrassonográficos são normais.

Apesar de suas limitações, cabe à ultrassonografia um papel importante na condução de gestantes com diagnóstico ou mesmo suspeita de processo infeccioso. O estabelecimento de lesões fetais possibilita uma avaliação do grau de comprometimento fetal, auxiliando a condução obstétrica e a orientação aos pais. A ausência de imagens de lesões fetais diante, por exemplo, de uma infecção por toxoplasmose, em que se dispõe de um tratamento por meio de antibióticos, facilita a introdução do antibiótico com maior probabilidade de sucesso terapêutico, além de ser uma importante ferramenta de controle do processo de cura a partir da regressão de algumas lesões porventura presentes.

Assim, inúmeros marcadores ultrassonográficos podem ser pesquisados com o objetivo de obter informações a respeito do quadro infeccioso fetal. Eles são bastante inespecíficos, não tornando possível definir o agente etiológico a partir do aspecto morfológico da alteração ultrassonográfica. Vale ressaltar que a pesquisa dessas alterações já deve fazer parte de um estudo ultrassonográfico obstétrico de rotina, embora devam ser pesquisadas com mais afinco diante de uma suspeita clínica de infecção. Além disso, o comprometimento fetal tende a ser mais grave quanto mais precocemente o processo infeccioso se instala na gestação, notadamente antes da 20ª semana, em razão da imaturidade do sistema imunológico fetal.

■ MARCADORES ULTRASSONOGRÁFICOS DE INFECÇÃO FETAL

Dilatação ventricular

O ventrículo lateral do feto é facilmente avaliado por meio de um corte ultrassonográfico transversal do crânio, discretamente acima do plano habitualmente definido para se realizar a medida do diâmetro biparietal. Observa-se, em situações normais, que o corno posterior é preenchido quase que totalmente pelo plexo coroide. Quando se observa uma quantidade maior de líquor em torno do plexo coroide ou este se mostra muito verticalizado, deve-se medir o ventrículo para avaliar sua dimensão. A medida do ventrículo lateral é realizada imediatamente posterior ao plexo coroide, apresentando tamanho estável em toda a gestação e sendo estabelecido o limiar de 10mm como o tamanho máximo a ser considerado para a definição de dilatação ventricular.

A dilatação do ventrículo lateral em fetos portadores de infecções ocorre em consequência da necrose cerebral na região do aqueduto de Sylvius, que comunica o terceiro com o quarto ventrículo, ou por formação de abscesso com gliose reacional e organização de um exsudato rico em proteínas, provocando estenose e obstrução, responsável pela dilatação que se inicia nos cornos occipitais, podendo acometer o terceiro ventrículo.

A compreensão desse fenômeno é importante, uma vez que pode haver lesões em outras áreas do parênquima cerebral sem o desenvolvimento de dilatação ventricular. Por isso, a ausência de dilatação dos ventrículos laterais não indica bom prognóstico fetal. O aumento dos ventrículos na maioria das vezes é bilateral e simétrico, observando-se geralmente a movimentação da foice concomitante à percussão do abdome materno. Apesar de a simetria ser a regra, deve-se sempre estudar o ventrículo contralateral para a pesquisa dos raros casos em que há assimetria.

A dilatação ventricular é observada com maior frequência nas infecções provocadas pelo *Toxoplasma gondii* e pelo CMV. O aspecto morfológico do ventrículo lateral auxilia o diagnóstico etiológico da anomalia. Observa-se com frequência que a dilatação ventricular provocada pela toxoplasmose tende a ser bilateral, simétrica, acometendo particularmente o corno occipital (**Figura 25.1**). Essa dilatação pode se desenvolver rapidamente no espaço de poucos dias sem determinar aumento do perímetro cefálico, independentemente do tratamento antiparasitário instituído à gestante, podendo evoluir até o quadro de hidranencefalia.

Nas infecções virais, como adenovírus, rubéola e principalmente CMV, observa-se uma dilatação homogênea de todo o ventrículo lateral, normalmente simétrica e associada a aumento da ecogenicidade periventricular decorrente de uma inflamação da camada interna do ventrículo (ependimite). Muitas vezes não apresenta evolução progressiva, tendendo a se estabilizar em determinados limites.

Em processos infecciosos mais graves pode haver destruição extensa do parênquima cerebral, que é substituído por líquido, caracterizando a hidranencefalia. Esse diagnóstico apresenta relativa facilidade em virtude da imagem líquida intracraniana substituindo o parênquima cerebral, podendo ou não persistir a imagem da foice. Esse quadro é visto mais frequentemente em infecções causadas pelo vírus do herpes simples e mais raramente na toxoplasmose e na citomegalovirose.

Calcificações intracranianas

Calcificações intracranianas são observadas com frequência maior nas infecções fetais ocorridas no início da gestação, provavelmente porque nessa fase a barreira hematoencefálica demonstra maior permeabilidade. Embora as calcificações sejam observadas mais frequentemente no revestimento subependimário periventricular e na matriz germinal, elas podem ocorrer em outras estruturas intracranianas, como tálamo e gânglios da base. As infecções que normalmente cursam com esse achado são a toxoplasmose e a citomegalovirose.

A deposição de cálcio ocorre em áreas de necrose tissular e está associada às formas mais graves de infecção. As calcificações intracranianas se apresentam como focos hiperecogênicos, como pode ser observado na **Figura 25.2**. Um conceito bem estabelecido na ultrassonografia consiste na determinação de sombra acústica posterior a partir de estruturas calcificadas, porém esse fenômeno físico raramente ocorre nas calcificações intracranianas fetais. Esse fato pode ser explicado pelo pequeno tamanho das calcificações que, apesar de apresentarem a propriedade de uma forte reflexão sonora, não têm a capacidade absortiva da energia acústica, faltando

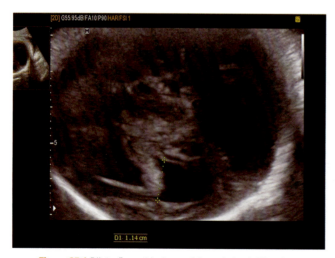

Figura 25.1 Dilatação ventricular em feto portador de Zika vírus.

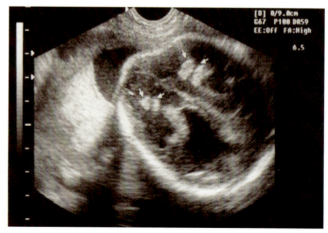

Figura 25.2 Calcificações intracranianas em feto portador de toxoplasmose congênita.

assim esse artefato distal à lesão. A interposição de outras estruturas (pele e subcutâneo maternos, mineralização do crânio, cérebro fetal e líquido ventricular) pode contribuir para a ausência da sombra acústica posterior.

As calcificações intracranianas, quando associadas às infecções congênitas, são normalmente periventriculares e de tamanhos variados, podendo acometer até 30% dos fetos infectados. Costumam surgir após o aparecimento da dilatação ventricular. É raro o encontro de calcificações intracranianas sem dilatação ventricular concomitante. Sua presença é importante na avaliação do prognóstico fetal. Muitas vezes, são lesões dificilmente diagnosticadas no período pré-natal; por isso, todos os fetos que apresentam infecções congênitas devem ser submetidos, no período pós-natal, à tomografia computadorizada para pesquisa dessas alterações.

Microcefalia

Conceitualmente, a microcefalia representa uma disrupção do desenvolvimento neurológico, levando a uma medida da circunferência cefálica (CC) do feto 2 desvios padrões (DP) abaixo do limite da normalidade para idade gestacional e sexo. Alguns autores também consideram a avaliação do percentil, observando que 2DP corresponderiam ao percentil 3.

Existem várias curvas de referência para avaliação do crescimento da CC na gestação. Todas apresentam aspectos positivos e negativos que limitam ou estimulam sua utilização.

Uma curva que tem sido utilizada com esse propósito é a da INTERGROWTH 21 (**Tabela 25.1**). Trata-se de um consórcio internacional com mais de 300 pesquisadores de 27 instituições em 18 países, coordenado pela Universidade de Oxford, com o objetivo de prevenir mortes por prematuridade e crescimento intrauterino restrito. A curva de normalidade da CC é de fácil utilização e bastante representativa, uma vez que foi elaborada com amostras de vários países, inclusive o Brasil.

Com relação ao prognóstico, a microcefalia pode ser classificada como moderada, quando a medida da CC se encontra entre 2 e 3DP abaixo da média para idade e sexo, ou grave, quando essa medida se encontra < 2DP. Em geral, quanto mais grave a microcefalia, pior é o prognóstico da criança.

As infecções por CMV, herpes simples, rubéola e particularmente o Zika vírus, principalmente quando contraídas no início da gestação, estão associadas a esse quadro.

Alguns estudos têm demonstrado o potencial do Zika vírus em invadir e destruir os neurônios em modelos experimentais, o que poderia explicar a importância do vírus na gênese da microcefalia. Em relação às outras infecções, acredita-se que o material genético desses vírus possa se incorporar ao da célula fetal, levando à diminuição das mitoses. Quando esse fenômeno ocorre apenas no polo cefálico, pode originar a microcefalia. Se acomete outras células do feto, pode levar ao crescimento intrauterino restrito (CIUR). Outro mecanismo possível é a necrose, que pode ocorrer no sistema

Tabela 25.1 INTERGROWTH – Padrão internacional para circunferência cefálica fetal

Idade gestacional (semanas exatas)	Percentis						
	3º	5º	10º	50º	90º	95º	97º
14	87,38	88,69	90,73	97,88	105,02	107,06	108,37
15	99,22	100,61	102,78	110,37	117,97	120,13	121,53
16	111,12	112,60	114,88	122,91	130,94	133,22	134,70
17	123,04	124,59	127,00	135,44	143,87	146,28	147,83
18	134,94	136,56	139,08	147,90	156,73	159,24	160,86
19	146,77	148,46	151,08	160,26	169,45	172,07	173,76
20	158,49	160,24	162,96	172,48	182,00	184,72	186,47
21	170,06	171,87	174,67	184,50	194,34	197,14	198,95
22	181,44	183,30	186,18	196,30	206,42	209,31	211,16
23	192,59	194,50	197,46	207,84	218,22	221,18	223,08
24	203,48	205,42	208,45	219,07	229,69	232,72	234,67
25	214,05	216,04	219,13	229,97	240,81	243,90	245,89
26	224,28	226,31	229,46	240,51	251,56	254,71	256,73
27	234,13	236,20	239,40	250,65	261,89	265,10	267,16
28	243,56	245,66	248,92	260,36	271,80	275,06	277,16
29	252,52	254,66	257,98	269,61	281,25	284,56	286,70
30	260,99	263,17	266,54	278,38	290,22	293,60	295,77
31	268,92	271,14	274,58	286,64	298,71	302,15	304,36
32	276,28	278,54	282,05	294,37	306,68	310,19	312,45
33	283,02	285,34	288,93	301,53	314,13	317,72	320,03
34	289,11	291,48	295,17	308,10	321,03	324,72	327,10
35	294,50	296,95	300,75	314,07	327,39	331,18	333,63
36	299,16	301,69	305,62	319,40	333,17	337,10	339,63
37	303,05	305,68	309,76	324,07	338,39	342,47	345,10
38	306,12	308,86	313,12	328,07	343,01	347,28	350,02
39	308,33	311,21	315,68	331,37	347,05	351,52	354,40
40	309,64	312,68	317,40	333,94	350,49	355,21	358,25

nervoso central ao ser atingido pelo agente infeccioso, determinando redução do tamanho do polo cefálico.

O diagnóstico da microcefalia muitas vezes é difícil, sendo realizado com muita frequência no terceiro trimestre da gestação, quando se identifica uma fronte menor e desproporcional ao nariz e ao queixo no perfil fetal.

Hepatoesplenomegalia

A infecção fetal pode acometer um órgão específico ou ocasionar comprometimento sistêmico. As infecções sistêmicas cursam normalmente com alterações hematológicas (anemia, leucocitose e plaquetopenia), além de acometimento do fígado e do baço. Nesses casos, é comum a ocorrência de hepatite que cursa com transaminases e bilirrubinas séricas elevadas, normalmente associadas a aumento no tamanho do fígado.

A avaliação ultrassonográfica é muitas vezes difícil, uma vez que a avaliação do tamanho do fígado e do baço tem caráter subjetivo, não havendo consenso quanto ao referencial mais fiel. Pode-se adotar como parâmetro qualitativo da hepatomegalia o desvio da veia umbilical para a esquerda provocado por aumento maior do lobo direito. A avaliação quantitativa pode ser realizada em corte longitudinal do abdome fetal, no qual se faz a medida do fígado a partir da cúpula diafragmática direita até a borda externa do lobo direito.

A fim de facilitar o diagnóstico da hepatoesplenomegalia, existem na literatura tabelas de normalidade das dimensões hepáticas e esplênicas com base na idade gestacional que podem auxiliar a avaliação subjetiva. A esplenomegalia ocorre com menor frequência, normalmente associada ao aumento do tamanho do fígado. A **Figura 25.3** ilustra um quadro de esplenomegalia em feto portador de toxoplasmose congênita.

Calcificações intra-abdominais

As calcificações intra-abdominais fetais podem ser encontradas em diversas topografias, como superfície peritoneal, luz intestinal, árvore biliar, estruturas vasculares, parênquima de órgãos e neoplasias. Um a cada 1.750 exames ultrassonográficos no segundo trimestre da gestação demonstrará calcificação hepática.

Apesar de a definição da topografia ser uma tarefa muitas vezes difícil, é importante por auxiliar a avaliação da etiologia. Uma vez encontrada na superfície peritoneal, deve ser aventada a hipótese de peritonite meconial.

Tromboses vasculares no interior do fígado podem determinar hemorragia ao redor, levando à calcificação com tamanho superior ao diâmetro do vaso hepático. Como fetos portadores de cromossomopatia são mais suscetíveis a esse fenômeno, essa hipótese diagnóstica deve ser pesquisada.

Diversas infecções congênitas, como herpes simples, rubéola, varicela, parvovirose B19 e principalmente CMV e toxoplasmose, podem produzir necroses do parênquima hepático, determinando deposição secundária de cálcio (**Figura 25.4**). Já o baço raramente é acometido.

A partir da detecção de um foco de calcificação hepática, deve-se pesquisar se é única ou múltipla e se há malformações fetais associadas. A justificativa para essa conduta está no fato de que calcificações múltiplas e esparsas no parênquima estão mais frequentemente relacionadas com um processo infeccioso, ao passo que a presença de outras anomalias fetais pode representar um quadro de cromossomopatia e por isso está indicado um estudo morfológico. Sabe-se que a presença de um foco isolado de calcificação hepática está geralmente associada a bom prognóstico fetal.

Hidropisia fetal

A hidropisia fetal é definida como o acúmulo de líquido em mais de uma cavidade do corpo ou em pelo menos uma cavidade, associado a edema subcutâneo. Há diversas causas para a hidropisia, as quais se dividem classicamente entre imunes e não imunes. A etiologia imune ocorre como consequência da produção de anticorpos maternos contra as hemácias fetais, ao passo que a não imune compreende uma variedade de etiologias, como insuficiência cardíaca, anemia, doenças metabólicas, tumores fetais, defeitos congênitos renais, pulmonares, gastrointestinais e ósseos e anomalias cromossômicas e placentárias, sendo as infecções fetais responsáveis por 5% a 10% dos casos. Dentre os processos infecciosos que levam

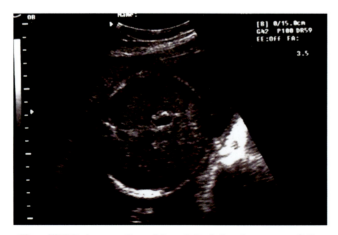

Figura 25.3 Esplenomegalia em feto portador de toxoplasmose congênita.

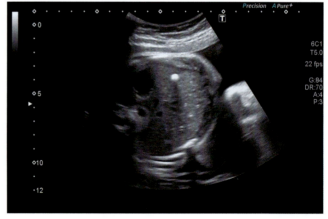

Figura 25.4 Calcificação hepática isolada.

ao quadro de hidropisia, os mais comuns são parvovírus B19, CMV, sífilis e toxoplasmose.

Existem causas que agem isoladamente ou em conjunto para ocasionar hidropisia em fetos que apresentam infecção, podendo haver insuficiência cardíaca de alto débito secundária a um quadro de anemia, hepatite com consequente redução da produção de proteínas e atividade hematopoética e miocardite ou aumento da permeabilidade capilar com consequente aumento do extravasamento de líquido para o interstício.

Espessura placentária

A grande maioria das infecções fetais ocorre por via hematogênica. Nesse sentido, a placenta exerce um papel fundamental. Agindo como órgão na interface mãe-feto e apresentando sistema imunológico próprio, é capaz de impedir, em muitos casos, a passagem de agentes infecciosos ao feto. Quanto mais eficiente for a barreira placentária, menor a probabilidade de infecção fetal. O espessamento placentário à ultrassonografia é, na verdade, a tradução de uma placentite. Nesses casos, o parasita se estabelece na placenta, originando um processo infeccioso e inflamatório com liberação de citocinas e prostaglandinas que, em última instância, levam ao aumento de sua espessura. Trata-se de um achado transitório e que não traduz necessariamente uma infecção fetal.

O espessamento placentário, além de servir como componente diagnóstico, também é um auxiliar no acompanhamento da antibioticoterapia em caso de toxoplasmose, pesquisando sua redução a partir de uma ação eficaz da medicação. A **Figura 25.5** mostra um caso de espessamento placentário secundário à toxoplasmose.

Para avaliação da espessura placentária é possível adotar a avaliação subjetiva ou a utilização de curvas de referência que variam de acordo com a idade gestacional. Divergências à parte, uma maneira prática consiste em somar 10 à idade gestacional em semanas, sendo o resultado dessa soma o valor máximo de referência da espessura da placenta para aquela idade gestacional. Alterações ecotexturais na placenta, como aumento de sua ecogenicidade, são observadas com menor frequência e apresentam caráter subjetivo.

Alterações no volume do líquido amniótico

As alterações do volume no líquido amniótico em casos de infecção intrauterina consistem tanto em seu aumento (polidrâmnio) como em sua diminuição (oligoidrâmnio). Essas alterações podem ser transitórias, sendo inclusive um marcador de resposta terapêutica juntamente com as alterações placentárias e a hidropisia fetal.

O polidrâmnio é uma alteração comumente observada em fetos que apresentam infecção congênita, muito associada à hidropisia fetal, cuja resolução geralmente acompanha a melhora do débito cardíaco fetal com consequente eliminação do excesso de líquido através da diurese aumentada. O oligoidrâmnio pode ser observado em alguns casos, particularmente na infecção pelo CMV, que apresenta tropismo pelo parênquima renal, ocasionando lesão glomerular.

Anomalias cardíacas

Sabe-se que a rubéola pode causar malformações cardíacas, principalmente quando a infecção ocorre nos primeiros 2 meses de gestação. Diante dessa suspeita, é obrigatória a realização de estudo ecocardiográfico. As alterações cardíacas comumente associadas à rubéola são defeitos septais (atrial ou ventricular), estenose pulmonar e coarctação da aorta. A citomegalovirose e a parvovirose B19 podem determinar cardiomegalia. A infecção das células do miocárdio tem sido observada, sugerindo que um dano direto à musculatura miocárdica contribui para a falência cardíaca no feto.

Restrição do crescimento intrauterino

Os quadros infecciosos comumente associados à redução do padrão de crescimento fetal são causados por CMV, rubéola, herpes simples e varicela. Em todas as gestações deve ser realizada uma ultrassonografia no primeiro trimestre a fim de definir com exatidão a idade gestacional. Este, que é principal parâmetro para qualquer conduta obstétrica, é também o principal referencial para o diagnóstico do CIUR.

Há dois tipos de CIUR, os quais são classificados como simétricos, quando a proporcionalidade entre as partes do corpo fetal é preservada, ou assimétricos, em que há uma relativa preservação do crescimento do polo cefálico à custa de maior redução de outras estruturas do corpo fetal como, principalmente, o abdome e o sistema osteomuscular.

Há correlação entre o momento em que ocorre um fenômeno agressivo ao feto e o padrão de restrição de crescimento. Na primeira metade da gestação, quando prevalece o fenômeno hiperplásico do crescimento fetal, uma afecção poderá acarretar redução simétrica do crescimento, ao passo que na segunda metade, quando prevalece um fenômeno hipertrófico, um

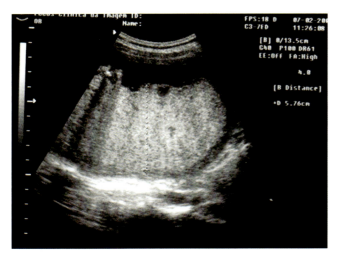

Figura 25.5 Espessamento placentário em feto portador de toxoplasmose congênita.

possível CIUR poderá ser assimétrico. Diante disso, torna-se evidente que ambos os padrões de CIUR poderão ocorrer, principalmente relacionados com a idade gestacional em que uma infecção se instale.

O diagnóstico deverá ser fundamentado na constatação de insuficiência do crescimento a partir da correlação com ultrassonografias anteriores e, na ausência dessas, exames ultrassonográficos seriados possibilitam com maior grau de dificuldade a definição do diagnóstico de CIUR. A utilização de outras ferramentas propedêuticas, como avaliação do perfil biofísico fetal com ênfase no estudo do volume do líquido amniótico, dopplervelocimetria materna e fetal e, principalmente, correlação com o quadro clínico materno, servirá de base para a formulação diagnóstica.

Catarata

A lesão ocular é uma consequência bastante conhecida da infecção congênita pela toxoplasmose. As principais lesões são retinocoroidite, atrofia do nervo óptico, estrabismo e microftalmia. Em geral, a retina e a coroide são afetadas inicialmente, podendo, a seguir, levar ao desenvolvimento de iridociclite e catarata como complicações secundárias à retinocoroidite. Atualmente, ainda não há métodos propedêuticos adequados para o diagnóstico dessas alterações na vida fetal.

A catarata é um achado ecográfico raro que se caracteriza por um cristalino de bordos ecogênicos e espessados, podendo apresentar comprometimento unilateral ou bilateral e sendo observada com maior frequência em casos de infecção por rubéola e citomegalovírus, mas também descrita na infecção pelo Zika vírus.

■ ACHADOS ULTRASSONOGRÁFICOS NAS INFECÇÕES CONGÊNITAS

Toxoplasmose

No Brasil, estima-se a incidência de toxoplasmose congênita entre 0,2 e 2 a cada 1.000 nascimentos, variando conforme a região estudada. A toxoplasmose apresenta alta taxa de transmissão fetal. Vários fatores estão associados ao aumento do risco de transmissão fetal e desenvolvimento de alterações ultrassonográficas nos fetos e sequelas nos recém-nascidos que apresentam toxoplasmose congênita:

1. **Idade gestacional:** o risco de transmissão aumenta de 10% para 80% entre o primeiro e o terceiro trimestre. Por outro lado, a possibilidade de o feto desenvolver uma doença grave é inversamente proporcional à idade gestacional. Se a infecção materna é adquirida precocemente na gestação, a infecção fetal pode levar a abortamento, natimorto ou doença fetal grave. Entretanto, quando ocorre tardiamente, o resultado usual é o parto de um recém-nascido apresentando infecção subclínica (**Tabela 25.2**).
2. **Virulência da cepa do _T gondii_:** estudos de genotipagem identificaram três cepas diferentes do _T. gondii_ (tipos I, II e

Tabela 25.2 Taxa de transmissão vertical e risco de desenvolvimento de sinais clínicos da toxoplasmose conforme a idade gestacional da infecção materna

Idade gestacional da soroconversão materna (semanas)	Transmissão vertical (%)	Risco de a criança desenvolver sinais clínicos antes dos 3 anos de idade (%)
12	6	75
16	15	55
20	18	40
24	30	33
28	45	21
32	60	18
36	70	15
40	80	12

III) na Europa, América do Norte e América do Sul. Acredita-se que essas diferenças de cepa podem explicar, ainda que parcialmente, as variações observadas no espectro clínico da toxoplasmose congênita em distintas regiões do mundo. O genótipo II é mais frequente na Europa. Já o genótipo I, além de outros genótipos atípicos, é mais comum na América do Sul e está relacionado com formas mais graves da toxoplasmose congênita, particularmente com sequelas oculares mais graves.

3. **Estado imunológico materno**.
4. **Carga parasitária:** gestantes que apresentam carga parasitária elevada têm risco risco de transmissão da infecção ao feto, assim como o desenvolvimento de lesões fetais graves.
5. **Início tardio do tratamento materno:** normalmente a partir de 4 semanas após a soroconversão.

Alterações ultrassonográficas são observadas em 18,1% a 36,4% dos fetos portadores de toxoplasmose congênita, sendo mais comuns quando a infecção ocorre nos dois primeiros trimestres, período da gestação em que são diagnosticados 76% e 22% das alterações morfológicas fetais, respectivamente.

Fetos que apresentam alterações ultrassonográficas têm elevada incidência de óbito e sequelas neonatais, as quais podem comprometer gravemente seu desenvolvimento neuropsicomotor e cognitivo.

As alterações morfológicas observadas com maior frequência são a dilatação ventricular e as calcificações intracranianas. Anomalias extracerebrais, compatíveis com infecção sistêmica, são menos frequentes, sendo encontradas em 65% dos casos quando a infecção fetal ocorre no primeiro trimestre e em 25% dos casos quando ocorre no segundo trimestre da gestação (**Tabela 25.3**).

A dilatação ventricular, que se inicia nos cornos occipitais e pode acometer até o terceiro ventrículo, é o marcador ultrassonográfico observado com maior frequência. Normalmente simétrica, apresenta evolução rápida com progressão significativa em alguns dias, o que justifica o acompanhamento periódico dos

Tabela 25.3 Alterações ultrassonográficas observadas em fetos apresentando toxoplasmose congênita

Alterações ultrassonográficas	n
Lesões/alterações cerebrais	8/8
Dilatação ventricular	8
Calcificação intracraniana	5
Alterações placentárias	3/8
Espessamento placentário	3
Alterações hepáticas	3/8
Calcificação hepática	1
Hepatomegalia	2
Outras alterações	5/8
Polidrâmnio	2
Derrame pericárdico	1
Esplenomegalia	1
CIUR	1

CIUR: crescimento intrauterino restrito.
Fonte: adaptada de Couto et al., 2004.

fetos acometidos. Além disso, trata-se de alteração irreversível, mesmo após o início do tratamento antiparasitário, que também pode surgir apenas algumas semanas após o diagnóstico da infecção fetal ou somente no período neonatal. A dilatação ventricular é consequência de lesões em uma localização particular do cérebro fetal. Sua ausência não significa que o encéfalo fetal está isento de lesões necróticas. Hohlfeld e cols. encontraram múltiplos focos de necrose cerebral em fetos portadores de toxoplasmose congênita com exame ultrassonográfico normal.

Calcificações intracranianas constituem a segunda alteração ultrassonográfica mais frequente e são identificadas em cerca de 30% dos fetos infectados. Com localização principalmente periventricular, não são encontradas no cerebelo, no tronco ou na medula. Mesmo frequentes, podem ser de difícil identificação, pois podem apresentar pouca deposição de cálcio durante o período pré-natal, o que dificulta sua visibilização ultrassonográfica, sendo muitas vezes diagnosticadas apenas no período pós-natal. Após o nascimento, as calcificações intracranianas são bem demonstradas por meio de ultrassonografia transfontanela com sonda de alta frequência (7,5MHz) ou tomografia computadorizada. Sua presença também remete a mau prognóstico neurológico.

Alterações placentárias são observadas em 8% dos fetos infectados. Normalmente são transitórias e indicam a presença de placentite. Ao ultrassom, observam-se espessamento placentário e aumento da ecogenicidade da placenta.

A presença de infecção fetal sistêmica pode ser suspeitada mediante a identificação de sinais específicos de acometimento de órgãos e tecidos-alvos. Hepatomegalia e calcificação hepática são sinais de lesão hepática. Esplenomegalia, apesar de menos frequente, também pode ser identificada, normalmente associada à hepatomegalia. Derrame pericárdico, ascite e ana-

sarca são sinais mais raros, observados apenas em pequeno número de fetos. Polidrâmnio e CIUR também são sinais indiretos de infecção fetal observados com frequência menor.

Fetos portadores de toxoplasmose congênita sem alterações ultrassonográficas normalmente apresentam prognóstico favorável. Por outro lado, quando anomalias são detectadas à ultrassonografia, observa-se elevada incidência de sequelas nessas crianças.

Sífilis

A sífilis congênita é responsável por mais de 300.000 mortes fetais e neonatais por ano no mundo. No Brasil, segundo dados do Ministério da Saúde, no período de 2010 a 2015 foi observado aumento de 300% no número de casos de sífilis adquirida na gestação e de 270% no de sífilis congênita.

A transmissão vertical do *Treponema pallidum* ocorre por via transplacentária, comumente após a 14ª semana, aumentando à medida que a gestação evolui e sendo proporcional à quantidade de espiroquetas circulantes.

A probabilidade de uma evolução adversa na gestação é 12 vezes maior em gestantes que apresentam sífilis e permanece 2,5 vezes maior mesmo após o tratamento materno adequado.

Nos casos em que há transmissão intrauterina, a associação a resultados perinatais adversos é elevada e inclui:

- 40% de abortamento espontâneo ou morte perinatal (mais frequente nas sífilis primária e secundária);
- 40% de sífilis congênita com risco elevado de parto prematuro, CIUR e anomalias congênitas.

O diagnóstico pré-natal da sífilis congênita pode ser feito por meio da PCR em líquido amniótico, mas não é utilizado de rotina. Entretanto, quando há infecção materna, sinais de infecção fetal devem ser pesquisados por meio da ultrassonografia.

Embora a transmissão vertical possa ocorrer em qualquer idade gestacional, a avaliação ultrassonográfica para pesquisa de sinais sugestivos de infecção congênita está indicada somente após 18 a 20 semanas, período no qual o sistema imunológico do feto é capaz de produzir uma resposta inflamatória significativa, que é a gênese das anomalias observadas à ultrassonografia.

Alterações ultrassonográficas podem ser observadas em 30% dos fetos que apresentam sífilis. As alterações mais comuns estão listadas na Tabela 25.4. Gestantes cujos fetos apresentam alterações ultrassonográficas têm três vezes mais chances de necessitar de tratamento para sífilis congênita. Além disso, a presença de anomalias ultrassonográficas, especificamente hepatomegalia e ascite, aumenta o risco de falha de tratamento e de complicações obstétricas.

A hepatomegalia é a alteração ultrassonográfica mais comum em fetos que apresentam sífilis congênita. Sua fisiopatologia está relacionada com uma hepatite aguda induzida pelo treponema, aumento dla hematopoese extramedular e/ou congestão hepática ocasionada por insuficiência cardíaca decorrente tanto de um quadro de miocardite como de anemia aguda grave.

Tabela 25.4 Frequência de anomalias observadas em 73 fetos com ultrassonografia alterada

Alteração	%
Hepatomegalia	79
Espessamento placentário	27
Polidrâmnio	12
Ascite	10
Anemia fetal*	33

*Identificada pelo Doppler da artéria cerebral média.
Fonte: adaptada de Rac MW et al. Am J Obstet Gynecol 2014.

Tabela 25.5 Probabilidade de hidropisia e morte fetal (em ausência de hidropisia) em função da idade gestacional da infecção materna pelo parvovírus B19

Idade gestacional da infecção materna (semanas)	Hidropisia fetal	Morte intrauterina sem hidropisia
< 9	< 1%	4%
9 a 12	7%	11%
13 a 16	12%	9%
17 a 20	12%	2%
> 20	< 5%	< 1%

Acredita-se que a sífilis fetal seja uma doença de caráter evolutivo caracterizada inicialmente por infecção placentária e disfunção hepática precoce. Posteriormente, há infecção do líquido amniótico, alterações hematológicas, ascite e produção de IgM pelo feto. Com a evolução da doença fetal outras anomalias podem ser identificadas em exames seriados.

Parvovírus B19

O parvovírus B19 é um pequeno DNA vírus extremamente resistente à inativação por agentes físicos que é transmitido por via respiratória, sanguínea ou transplacentária.

Aproximadamente 50% a 75% das mulheres em idade reprodutiva apresentam imunidade ao parvovírus B19. A incidência da infecção por parvovírus durante a gestação é de 1% a 2%, podendo alcançar 10% a 15% em períodos de epidemia (final do inverno e início da primavera).

Nos adultos, a infecção pelo parvovírus B19 é assintomática em 70% dos casos. Os sintomas, quando presentes, costumam durar poucas semanas, surgindo após um período de incubação de 13 a 18 dias. As apresentações clínicas mais comuns da parvovirose são eritema, artrite, anemia e crise aplástica transitória.

A transmissão fetal é elevada, variando de 17% a 30%. A maioria dos fetos infectados apresenta evolução favorável com resolução espontânea da doença. Entretanto, alguns podem apresentar alterações que podem ser identificadas à ultrassonografia como anemia (diagnosticada mediante a utilização do pico de velocidade sistólica da artéria cerebral média), insuficiência cardíaca congestiva, hidropisia, hiperecogenicidade intestinal, peritonite meconial, cardiomegalia, oligoidrâmnio, polidrâmnio e espessamento placentário.

Quando é diagnosticada a infecção pelo parvovírus B19 durante a gestação, o acompanhamento ultrassonográfico com estudo dopplerfluxométrico visa à detecção precoce de anemia fetal a fim de prevenir o desenvolvimento de hidropisia fetal. O estudo do pico de velocidade sistólica da artéria cerebral média do feto tem se mostrado um marcador sensível e específico para o diagnóstico de anemia fetal ainda na fase pré-hidrópica.

A hidropisia ocorre em 4% dos fetos infectados, podendo atingir 10% a 12% quando a infecção ocorre entre 9 e 20 semanas de gestação. É observada em 75% das infecções fetais que ocorrem nas primeiras 8 semanas de gestação e em 20% dos fetos acometidos entre 8 e 12 semanas de gestação, sendo rara em infecções ocorridas após a 20ª semana.

Se não há tratamento, a taxa de sobrevida fetal com resolução espontânea da hidropsia é de 30%. Com o tratamento da anemia fetal a sobrevida pode ser de 80% a 85%. Entretanto, em 10% a 15% dos casos a infecção fetal antes da 20ª semana de gestação pode levar à morte fetal mesmo na ausência de hidropisia (**Tabela 25.5**).

A periodicidade dos exames de ultrassom varia conforme a idade gestacional da infecção materna. Para infecções adquiridas entre 9 e 24 semanas, recomenda-se a realização semanal de ultrassonografia a partir de 16 semanas até 12 semanas após a infecção materna com controle quinzenal posteriormente. Nos casos de infecção materna após 24 semanas, o controle deve ser quinzenal.

Citomegalovírus

A infecção congênita por CMV afeta 0,7% dos recém-nascidos em todo o mundo, sendo a principal causa de acometimento neurológico congênito por doença infecciosa.

A infecção primária ocorre em 0,7% a 4,4% das gestações, mas apenas 25% das mulheres são sintomáticas. O risco de transmissão fetal após infecção primária varia de 14% a 52% e aumenta conforme a idade gestacional. Nesses casos, observa-se aumento na transmissão fetal de 36% no primeiro trimestre) para 78% (no terceiro trimestre). No segundo trimestre, o risco é de 45%. Nos casos de infecção secundária, o risco de infecção fetal é menor, em torno de 1,4%.

Quando o rastreamento não é realizado durante a gestação, a suspeita de infecção pelo CMV ocorre a partir da identificação de alterações fetais à ultrassonografia. Entretanto, a sensibilidade da ultrassonografia é baixa (15%). As alterações ultrassonográficas encontradas em fetos infectados são variadas e refletem o tropismo do vírus por diferentes tipos de tecidos (**Quadro 25.1**).

Após 4 a 8 semanas da viremia, o vírus começa a se replicar na placenta, o que pode ser visibilizado à ultrassonografia como aumento da espessura placentária com aspecto

Quadro 25.1 Alterações ultrassonográficas associadas à infecção pelo CMV

Alterações do SNC	Outras alterações
Microcefalia	CIUR
Hidrocefalia	Hidropisia, ascite
Calcificações	Derrame pericárdico
Aumento da ecogenicidade periventricular	Derrame pleural
Sinéquias intraventriculares	Espessamento da placenta
Pseudocistos periventriculares	Hiperecogenicidade intestinal
Malformações do desenvolvimento cortical: lisencefalia, polimicrogíria, esquisencefalia, paquigíria	Hepatoesplenomegalia
	Calcificações hepáticas
	Oligoidrâmnio
Alterações cerebelares: hipoplasia do vérmis, hemorragia cerebelar, calcificações, cistos	Polidrâmnio

heterogêneo tipicamente com calcificações coexistindo com áreas hipoecoicas. Uma vez atingindo a circulação fetal, os rins são precocemente acometidos, o que leva a um oligoidrâmnio transitório e menos frequentemente ao aumento da ecogenicidade renal. O polidrâmnio é um achado menos frequente nas infecções por CMV. Segue-se um quadro de enterocolite que se reflete em aumento da ecogenicidade intestinal. A doença sistêmica pode se manifestar como hepatoesplenomegalia e ascite.

A presença de alterações cerebrais é o principal fator prognóstico, mas é um achado tardio. Microcefalia, ventriculomegalia uni ou bilateral, aumento da ecogenicidade dos bordos dos ventrículos laterais e calcificações puntiformes são os principais achados.

O desenvolvimento da ressonância nuclear magnética tem auxiliado a avaliação dos fetos infectados, particularmente o estudo das malformações do desenvolvimento do córtex, entre elas a lisencefalia e a polimicrogíria. Desse modo, a combinação de ultrassonografia à ressonância nuclear magnética no terceiro trimestre é a escolha para acompanhamento dos fetos infectados, apresentando sensibilidade de 95% na identificação de lesões cerebrais associadas ao CMV.

Como não há tratamento, o objetivo do diagnóstico e do acompanhamento pré-natal em fetos acometidos pela infecção congênita pelo CMV é predizer o risco de infecção sintomática ao nascimento.

Febre Zika

O Zika vírus (ZIKV) permaneceu em relativa obscuridade por quase 70 anos, até que em curto período de tempo se manifestou no Brasil, demonstrando estar associado ao desenvolvimento de anomalias fetais, como a microcefalia.

A principal via de transmissão é por meio da picada de mosquitos do gênero *Aedes*, mas também está comprovada a transmissão pelas vias sexual e vertical. A infecção pode ser sintomática (20%) ou assintomática (80%). Quando presente, os sinais e sintomas costumam desaparecer espontaneamente após 3 a 7 dias.

Uma vez confirmado o diagnóstico de infecção na gestante pelo ZIKV, o mais importante na assistência pré-natal é o acompanhamento fetal. Pesquisas com células neurais de camundongos demonstraram que o ZIKV é capaz de infectar os neurônios e prejudicar a divisão celular através de efeito neuropatológico direto.

O risco de transmissão vertical do ZIKV varia de 1% a 13%. O risco de lesão fetal é maior no primeiro trimestre de gestação. Na maioria dos casos de microcefalia documentados, a infecção ocorreu entre 7 e 13 semanas de gestação, embora tenha ocorrido mais tarde em alguns casos.

A amniocentese com PCR para confirmação da infecção fetal está indicada em casos selecionados, quando há presença de alterações morfológicas fetais visibilizadas à ultrassonografia ou à ressonância nuclear magnética. Deve ser realizada após a 21ª semana de gestação e 5 semanas após a infecção materna.

Cabe salientar que, tendo em vista que a transmissão transplacentária ainda não se encontra bem compreendida, um resultado negativo da PCR não descarta a infecção fetal. Além disso, a presença do ZIKV no líquido amniótico também não define o prognóstico, pois a positividade da PCR não se relaciona diretamente com a presença atual ou futura de alterações morfológicas fetais. Por isso, recomenda-se o seguimento ultrassonográfico de todas as mulheres que tiveram diagnóstico de infecção por ZIKV durante a gestação, independentemente de terem feito ou não PCR e de seu resultado.

As alterações ultrassonográficas podem ser detectadas a partir de 18 a 20 semanas de gestação. Diversas alterações fetais estão associadas à infecção pelo ZIKV. A microcefalia é a mais comum. Entre 5% e 10% das gestantes infectadas apresentam fetos com microcefalia, que ocorre mais comumente quando a infecção é adquirida entre 8 e 18 semanas de gestação.

Entretanto, tem sido descrito um espectro de malformações associado à infecção pelo Zika, ao qual foi dada a designação de síndrome da Zika congênita (SZC), que inclui uma série de alterações do sistema nervoso central, como dilatação ventricular, calcificações intracranianas, sobretudo no nível subcortical, aumento do espaço subaracnóideo com adelgaçamento cortical (atrofia cerebral), anomalias de maturação cortical (lisencefalia, paquigíria, polimicrogíria), disgenesia e hipoplasia do corpo caloso e hipoplasia de cerebelo. Além das alterações neurológicas, a SZC inclui ainda anomalias do desenvolvimento do sistema musculoesquelético (artrogripose), ocular (microftalmia, catarata e alterações na retina) e nos sistemas geniturinário e respiratório, além de CIUR.

Leitura complementar

Boletim Epidemiológico da Sífilis, Brasília, 2016. Disponível em: http://www.aids.gov.br/publicacao/2016/boletim-epidemiologico-de-sifilis.

Brasil P et al. Zika virus infection in pregnant women in Rio de Janeiro - Preliminary report. N Engl J Med 2016 Mar 4.

Brito CA, CordeiroMT. One year after the Zika virus outbreak in Brazil: from hypotheses to evidence. Rev Soc Bras Med Trop 2016 Sep-Oct; 49(5): 537-43.

Couto JCF, Leite JM. Infecções perinatais. In: Corrêa MD, Melo VH, Aguiar RAL, Júnior MDC (eds.) Noções práticas de obstetrícia. Belo Horizonte: COOPMED, 2004.

Couto JCF, Andrade GMQ, Tonelli E. Infecções perinatais. Rio de Janeiro: Guanabara Koogan, 2006.

Couto JCF, Leite JMBL. Sinais ultra-sonográficos em fetos portadores de toxoplasmose congênita. Revista Brasileira de Ginecologia e Obstetrícia 2004; 26:377-82.

Crane J, Mundle W, Boucoiran I. Parvovirus B19 infection in pregnancy. J Obstet Gynaecol Can 2014; 36(12):1107-116.

Hohlfield P, MacAleese J, Capella-Pavlovski M et al. Fetal toxoplasmosis: ultrasonographic signs. Ultrasound Obstet Gynecol 1991; 1:241-4.

Leruez-Ville M, Ville Y. Fetal cytomegalovirus infection. Best Practice & Research Clin Obstet Gynecol 2017; 38:97-107.

Musso D, Gubler DJ. Zika Virus. Clin Microbiol Rev 2016 Jul; 29(3):487-524.

Neu N, Duchon J, Zachariah P. TORCH infections. Clin Perinatol 2015 Mar; 42(1): 77-103.

Rac MW, Bryant SN, McIntire DD et al. Progression of ultrasound findings of fetal syphilis after maternal treatment. Am J Obstet Gynecol 2014 Oct; 211(4): 426. e1-6.

Russo FB, Jungmann P, Beltrão-Braga PCB. Zika infection and the development of neurological defects. Cell Microbiol 2017 Jun; 19(6).

Stajner T, Bobic B, Klun I et al. Prenatal and early postnatal diagnosis of congenital toxoplasmosis in a setting with no systematic screening in pregnancy Medicine (Baltimore) 2016 Mar; 95(9):e2979.

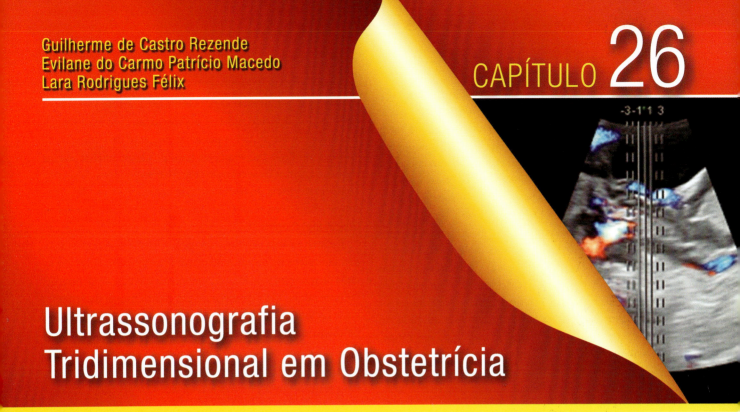

CAPÍTULO 26

Guilherme de Castro Rezende
Evilane do Carmo Patrício Macedo
Lara Rodrigues Félix

Ultrassonografia Tridimensional em Obstetrícia

■ INTRODUÇÃO

O grande avanço proporcionado pela tecnologia da ultrassonografia em três e quatro dimensões (US3D/4D) consiste na possibilidade de aquisição de um volume de imagem em alta definição em vez das tradicionais representações "planas" obtidas pela ultrassonografia em duas dimensões (US2D).

Uma imagem tridimensional é construída mediante a seleção de uma região de interesse dentro de uma imagem bidimensional e a sobreposição de uma caixa de volume definida pelo examinador por meio de controles simples na tela do aparelho de ultrassonografia. Ao ser dado o comando, o cristal do transdutor "varre" mecanicamente a região predefinida com uma extensão angular de até 60 graus. Basta que o operador mantenha a sonda sobre a área de interesse e aguarde o tempo de varredura. Em apenas 5 segundos, em média, o volume é escaneado automaticamente e a imagem de interesse é exibida na tela em formato tridimensional.

Similar às representações bidimensionais, o desenho de uma estrutura em 3D é formado pelo conjunto de elementos de imagem chamados *voxel*, um neologismo digital que dá lugar ao *pixel* da imagem 2D. Um *voxel*, portanto, representa uma única amostra, ou dado pontual, dentro de uma estrutura tridimensional, e a resolução da imagem tem relação direta com o número de *voxels* que o aparelho é capaz de registrar simultaneamente em determinado espaço de tempo.

O volume (ou bloco) 3D torna possível a contemplação da imagem em até três planos ortogonais. Literalmente, é possível "navegar" dentro da representação adquirida e manipulá-la. Técnicas de análise pós-processamento viabilizam o detalhamento simultâneo de estruturas anatômicas fetais nos planos sagital, coronal e axial, aumentando a acurácia diagnóstica da ultrassonografia pré-natal, principalmente em relação às malformações congênitas. A esse processo de manipulações pós-aquisição é dado o nome de "renderização", termo utilizado como sinônimo de conversão de uma série de símbolos gráficos em arquivo visual, ou ainda, a "tradução" das imagens de uma linguagem gráfica para outra.

Em 1992, Kuo e cols. descreveram a primeira experiência com a US3D na avaliação fetal, concluindo que a técnica apresentava enorme potencial na consolidação diagnóstica pré-natal, merecendo atenção especial da comunidade obstétrica. Desde então, sua importância dentro da obstetrícia vem progredindo continuamente, sendo utilizada não apenas para avaliação de malformações, mas também para estimativa volumétrica de órgãos fetais, detalhamento de estruturas cardíacas e do sistema nervoso central e mapeamento do fluxo sanguíneo, quando associada ao *power* Doppler.

A técnica também encontra aplicabilidade em programas de treinamento em USG e no esclarecimento de casos raros, já que o volume contendo a imagem de interesse pode ser enviado a um *expert* ou consultor à distância, facilitando a comunicação entre profissionais.

Adicionalmente, a tecnologia de aquisição de imagens em tempo real (*real time high-resolution 3D US*) proporciona uma visão muito fidedigna da face e das superfícies fetais, viabilizando a obtenção e o armazenamento de blocos em poucos segundos e minimizando os possíveis artefatos ligados à movimentação fetal e materna.

Outro relevante avanço da metodologia tridimensional consistiu no desenvolvimento recente de *softwares* e impressoras 3D que possibilitam a construção de um modelo físico a partir de uma imagem virtual. Essa ferramenta já é amplamente utilizada nas áreas de engenharia, arquitetura e *design*, sendo empregada de maneira experimental em algumas áreas médicas, com destaque para as cirurgias ortopédicas e reconstrutoras.

No âmbito da medicina fetal, o uso da modelagem na pesquisa de doenças congênitas ainda é limitado, tendo sido introduzido no Brasil por Werner e cols. Esses pesquisadores argumentam que a técnica tem impacto considerável no planejamento de intervenções médicas intraútero e no período neonatal, ao facilitar a compreensão e a preparação dos pais e da equipe técnica responsável, podendo ainda ser utilizada em ambientes educacionais, uma vez que a fabricação dos modelos é considerada relativamente simples e rápida. Esses modelos possibilitam que casais deficientes visuais se conectem com o feto através do tato, percebendo seu tamanho real e anatomia.

A qualidade da imagem em 3D, assim como a ecografia bidimensional, está condicionada à interferência de fatores como obesidade materna, presença de cicatrizes abdominais ou miomas, líquido amniótico e posição fetal.

■ MÉTODOS DE OBTENÇÃO DE IMAGENS PELA AQUISIÇÃO DO VOLUME MULTIPLANAR

A visibilização multiplanar possibilita uma análise simultânea do volume adquirido nos três planos: axial, coronal e sagital. É usada como o primeiro passo no processo de aquisição de volume, sendo o pré-requisito para posterior análise. Nesse modo, os planos de secção podem ser manipulados de acordo com a preferência do operador, selecionando-se um deles como o "plano referência" (geralmente posicionado no primeiro quadrante) (**Figura 26.1**).

Essa visão tem muitas vantagens: possibilita uma avaliação completa de estruturas anatômicas em três eixos espaciais de maneira simultânea, viabiliza a navegação dentro do volume adquirido por meio de um ponto móvel de referência e facilita a conexão espacial entre estruturas normais e patológicas.

Tomographic Ultrasound Imaging (TUI)

Essa função torna possível a realização de secções paralelas em todos os três eixos do volume adquirido: A, B e C. Pela forma como as imagens são expostas em finos segmentos, é comparada à visão anatômica da tomografia computadorizada (**Figura 26.2**).

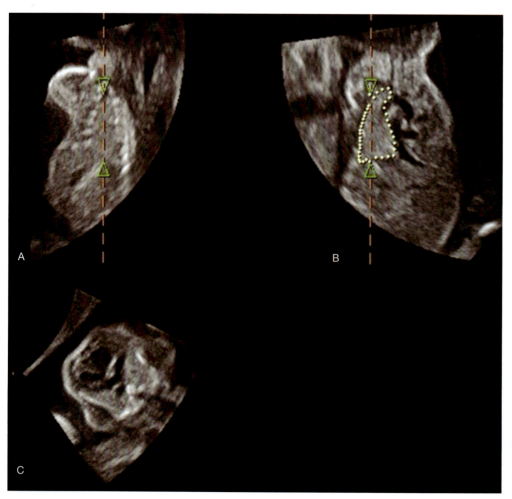

Figura 26.1 Modo multiplanar para avaliação do tórax fetal. Identificam-se três planos de referência: sagital (**A**), coronal (**B**) e axial (**C**).

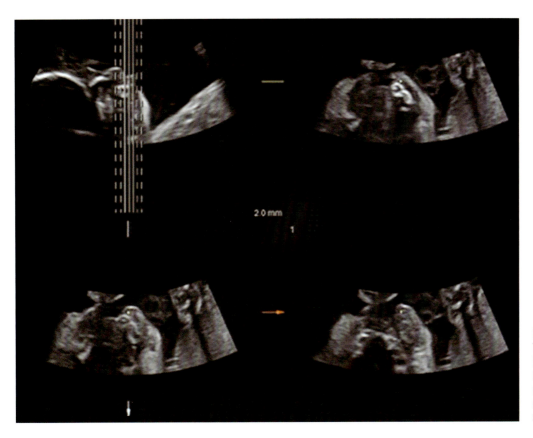

Figura 26.2 Emprego do modo TUI na avaliação de um feto com lábio leporino e fenda palatina. Fatias paralelas de 2mm de espessura obtidas no plano sagital (perfil) e demonstradas no plano axial no nível do palato.

A espessura de cada secção e a área a ser examinada podem ser ajustadas pelo examinador de acordo com o objetivo do estudo. Sua maior vantagem é possibilitar a identificação de estruturas de pequeno volume, definindo sua localização, extensão e dimensões exatas.

Modo de superfície

O modo de superfície produz imagens claras das estruturas fetais em um estilo fotográfico, dependendo apenas de uma interface de líquido entre o transdutor e a superfície de interesse. Amplamente utilizado na obstetrícia, foi inicialmente empregado sem intuito propedêutico *per se*, mas para a aquisição de imagens da face fetal (**Figura 26.3**), tendo sua aplicabilidade atualmente ampliada para o estudo de diversos segmentos não só do feto, mas também de seus anexos.

Virtual Organ Computer-Aided Analysis (VOCAL)

A técnica de rotação (*Virtual Organ Computer-Aided Analysis* – VOCAL) envolve o uso de um *software* específico (4D View, GE Healthcare, Kretztechnik, Zipf, Áustria) e é capaz de girar virtualmente a imagem de uma estrutura anatômica de interesse em torno de seu próprio eixo, usando um ângulo preestabelecido pelo operador. Os contornos externos da estrutura são definidos manualmente pelo operador em cada eixo do modo multiplanar, de maneira sucessiva. Ao final desse processo, o equipamento calcula automaticamente o volume e reconstrói o órgão selecionado em um formato tridimensional (**Figura 26.4**).

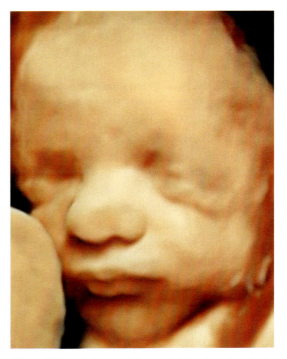

Figura 26.3 Modo de superfície para visibilização da face fetal.

Todas as fórmulas utilizadas pelo *software* para a exibição do resultado final provaram ser confiáveis, válidas e reprodutíveis. Por sua praticidade e eficiência, a metodologia atualmente é empregada de maneira ampla na volumetria ultrassonográfica de múltiplos órgãos, não tendo sua utilidade restrita à obstetrícia.

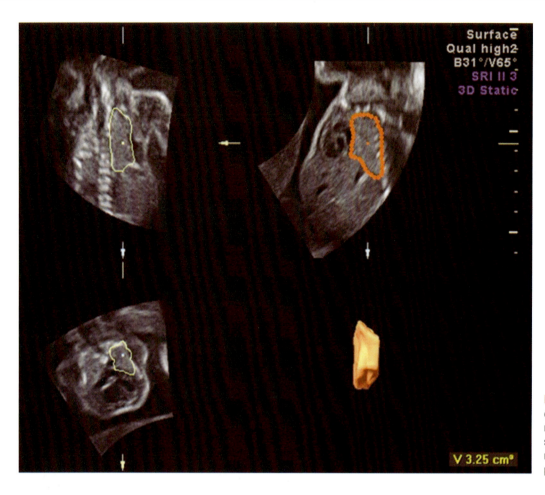

Figura 26.4 Modo VOCAL para estimativa do volume pulmonar em feto com displasia óssea: final do processo rotacional. Imagem reconstruída do pulmão com seu volume.

Modo de inversão

O modo de inversão consiste em uma forma diferenciada de exibição dos volumes obtidos na US3D. Analogamente aos moldes patológicos, foi proposto como uma técnica capaz de fornecer "moldes digitais" de órgãos fetais que contenham líquido em seu interior, independentemente da configuração ou regularidade de suas superfícies. Esse algoritmo inverte a escala de cinza dos *voxels* que compõem o conjunto de dados do volume, de modo que estruturas anecoicas são exibidas como ecogênicas. O resultado final se assemelha ao proporcionado pelo modo VOCAL para estruturas sólidas, viabilizando um detalhamento anatômico ímpar das cavidades fetais e da relação entre elas e os órgãos circunjacentes, tarefa laboriosa quando se dispõe apenas de imagens planas (**Figura 26.5**).

O modo de inversão se revela extremamente útil para melhor compreensão morfológica do sistema ventricular cerebral e dos tratos urinário e gastrointestinal do feto, especialmente quando há suspeita de obstruções ou malformações nesses sistemas.

Spatio-Temporal Image Correlation (STIC)

Esse *software* torna possível a aquisição de um volume do coração mediante análise e correlação de múltiplas imagens contíguas dos diferentes ciclos cardíacos, obtidas durante uma varredura automática. O tempo e o ângulo de varredura podem ser ajustados pelo operador, variando entre 7,5 e 15 segundos e entre 15 e 40 graus, respectivamente. Quanto menor o ângulo e maior o tempo de aquisição de imagens, melhor será sua definição, porém maior a suscetibilidade à interferência de fatores externos, como movimentação fetal e respiração materna, que podem prejudicar sobremaneira o resultado da varredura.

O volume final exibido corresponde a um único ciclo cardíaco hipotético, reconstruído a partir da seleção das melhores imagens obtidas nas diferentes fases de varredura. Será reproduzido pelo *software* em uma única tela no formato de imagem multiplanar, demonstrando simultaneamente os três planos ortogonais. O plano A corresponde ao plano de aquisição e terá a melhor qualidade de imagem. Os planos B (axial) e C (coronal) são construídos pelo *software*.

A imagem pode ser exibida em câmera lenta ou pausada a qualquer momento para uma análise segmentada.

Como demonstrado na **Figura 26.6**, o uso simultâneo do STIC em escala de cinza e do Doppler colorido enriquece grandemente a avaliação ao proporcionar uma visão acurada da direção do fluxo dentro das câmaras cardíacas e no interior das grandes vias de saída. Atualmente, o Doppler colorido STIC é a única ferramenta que possibilita ao examinador recriar de maneira confiável a avaliação cardíaca em modo *off-line*, viabilizando a revisão do exame em um momento

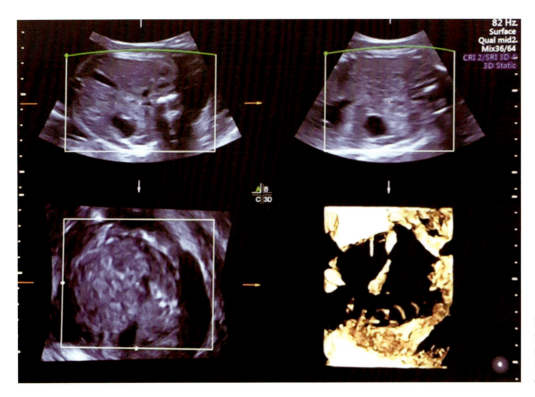

Figura 26.5 Uso do modo de inversão para avaliação do volume gástrico fetal. (Imagens gentilmente cedidas pela Profa. Dra. Angélica Debs Lemos Diniz.)

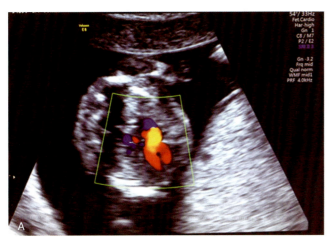
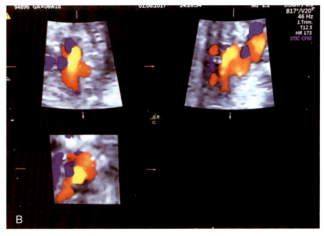

Figura 26.6A Visão bidimensional das vias de saída do coração. **B** Representação multiplanar do coração no modo STIC associado ao Doppler colorido. (Imagens gentilmente cedidas pela Profa. Dra. Angélica Debs Lemos Diniz.)

posterior à sua realização. A única limitação é a possibilidade de não reprodução da onda em todos os planos ortogonais, quando o fluxo sanguíneo se encontra em orientação perpendicular ao feixe de ultrassom. No entanto, esse artefato pode ser facilmente solucionado pelo operador mediante a angulação do feixe em direção à estrutura de interesse ou por meio da aquisição de vários volumes sob ângulos de insonação distintos.

O volume cardíaco pode também ser exibido como uma única imagem 3D/4D de superfície ou na forma de volume transparente (também chamado de modo "corpo de vidro"), o que proporciona excelente compreensão de suas relações espaciais internas, dos grandes vasos da base e dos defeitos septais.

High Definition Live (HD-LIVE)

O HD-LIVE consiste em uma nova tecnologia capaz de aprimorar as imagens obtidas pelos métodos 3D/4D. Utiliza-se de uma fonte ajustável de "luz virtual" associada a um *software* que registra a propagação e a reflexão dessas ondas ao incidirem sobre as superfícies fetais. Desse modo, o método produz iluminação seletiva ou sombras de determinadas estruturas, de acordo com sua capacidade intrínseca de reflexão. A combinação de luzes e sombras amplia a percepção de profundidade e produz imagens mais naturais do que aquelas obtidas pela USG-3D clássica. A fonte de luz pode ser posicionada anterior, posterior ou lateralmente à superfície de interesse, sendo manipulada até que seja obtida a melhor imagem (**Figura 26.7**).

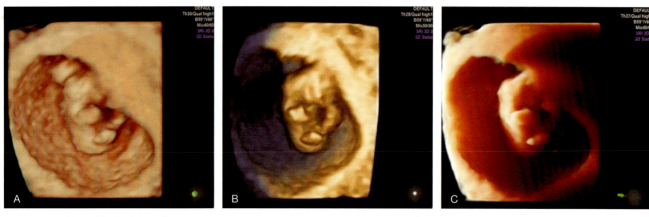

Figura 26.7A a C Embrião de 8 semanas visibilizado no modo HD-LIVE sob diferentes ângulos de posicionamento da fonte de luz.

O desenvolvimento dessa tecnologia teve como foco seu emprego na obstetrícia, uma vez que possibilita uma visão realística e natural do feto, sendo aplicável em qualquer trimestre da gestação. Segundo alguns autores, pode exercer até mesmo um papel socioafetivo, ao facilitar e tornar mais precoce o surgimento do vínculo entre pais e fetos, incrementando também o senso de responsabilidade e a adesão aos cuidados pré-natais.

■ APLICAÇÕES
Primeiro trimestre

O desenvolvimento de sondas endovaginais de alta resolução e as conquistas recentes da ultrassonografia volumétrica tornaram possível uma avaliação mais detalhada da morfologia do embrião, estabelecendo uma nova área de atuação, chamada de sonoembriologia tridimensional.

Os potenciais benefícios da US3D no primeiro trimestre de gestação incluem a redução do tempo de exposição do embrião aos feixes sonoros e a possibilidade de armazenamento do volume para posteriores processamento e análise, não exigindo a presença da paciente. Propicia ainda, por meio do Doppler colorido, melhor compreensão espacial e quantitativa da vascularização intrauterina, podendo auxiliar o discernimento entre o desenvolvimento embrionário normal e o patológico. Em estudo de Hata e cols., os autores demonstraram a superioridade da US3D em relação ao modo bidimensional na avaliação superficial de algumas estruturas anatômicas, particularmente de face, mãos e pés. Concluem que essa é uma técnica promissora na avaliação e detecção precoce de anomalias embrionárias estruturais e funcionais, bem como de desvios do desenvolvimento fetal durante o primeiro trimestre de gestação.

Muitos já consideram inclusive que a tecnologia 3D de primeiro trimestre seria um marco determinante na transição do estudo da embriologia *in vitro* para *in vivo*.

Seu emprego amplia a capacidade propedêutica da US de primeiro trimestre, possibilitando o diagnóstico mais preciso e precoce de diversas condições, como definição de corionicidade em gestações gemelares, gemelaridade imperfeita, anormalidades da vesícula vitelínica relacionadas a mau prognóstico gestacional, alterações das extremidades fetais e, de modo mais consistente, anomalias do sistema nervoso central (acrania, holoprosencefalia e espinha bífida) e face (fenda palatina, micrognatia e baixa implantação auricular).

As principais limitações encontradas para o emprego do US3D nesse período são a movimentação embrionária e materna, que reduz a qualidade da imagem, a quantidade de líquido amniótico em torno do embrião, a curvatura do saco gestacional e sua proximidade com a parede uterina (**Figura 26.8**).

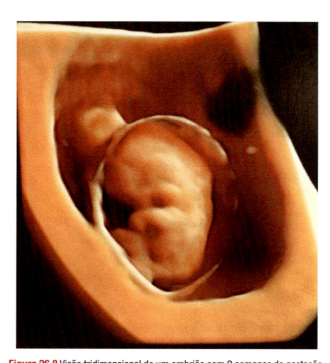

Figura 26.8 Visão tridimensional de um embrião com 9 semanas de gestação. Nesta imagem podem ser identificadas claramente cavidade uterina, vesícula vitelínica e membrana amniótica. Em seu interior, observa-se embrião estruturalmente normal para a idade gestacional, destacando-se como marcos morfológicos as projeções dos membros superiores e inferiores, bem como um proeminente desenvolvimento do sistema nervoso central em relação às demais estruturas.

Face

Várias técnicas ultrassonográficas já foram descritas para análise da face fetal, mais especificamente dos lábios e do palato. Esta última estrutura representa um desafio particular durante o exame ultrassonográfico em razão de sua anatomia tipicamente curva, que impede uma avaliação completa em apenas um plano, e da presença de diversas estruturas ósseas adjacentes, que não raramente causam sombras e artefatos na imagem. Por esses motivos, a taxa de detecção pré-natal de fenda palatina isolada é baixa, variando de zero a 1,4%.

O diagnóstico de defeitos labiais e da crista alveolar por meio da USG de duas dimensões é relativamente simples, mas as alterações específicas dos palatos primário e secundário ainda causam hesitação aos ultrassonografistas. Sabe-se que a detecção pré-natal dos defeitos de fusão da face tem impacto perinatal significativo, uma vez que propicia uma abordagem cirúrgica mais precoce e maiores aceitação e adaptação dos pais em relação aos cuidados com o recém-nascido. Por isso, a comunidade científica tem marcante interesse no aprimoramento das técnicas diagnósticas.

Por ser excelente metodologia para avaliação de superfícies, a US3D/4D promoveu benefícios significativos para a avaliação da face fetal, e é nesse segmento que encontra sua maior aplicabilidade prática atual. Tonni e cols. demonstraram que a técnica é capaz de aumentar consideravelmente a acurácia diagnóstica de fendas labiais e/ou palatinas quando utilizada na triagem de gestantes de baixo risco (**Figura 26.9**).

De acordo com a literatura, a melhor época para visibilização do palato primário (ou palato mole) à US3D seria após a 20ª semana de gestação (idealmente entre 23 e 24 semanas), quando a úvula pode ser mais bem identificada como ponto de referência e o arco palatal, apesar de existente, não tem curvatura tão pronunciada quanto em fetos no terceiro trimestre. Gestações mais avançadas demandam maior manipulação do bloco de imagem para uma avaliação satisfatória de todo o arco palatal (incluindo palato duro e palato mole). Preferencialmente, devem ser obtidas imagens tanto do feto em repouso como no momento da deglutição, reduzindo erros de interpretação relacionados com o posicionamento da língua em relação à estrutura óssea. Adicionalmente, é possível manipular a linha que delimita a janela da imagem, projetando-a superior e posteriormente a partir do ponto inicial, no intuito de ajustá-la à anatomia palatal.

Diferentes recursos podem ser empregados para a obtenção da imagem 3D do palato, destacando-se os modos "face em extensão", "face reversa" e insonações oblíquas ou anguladas, não havendo, até o momento, comprovação de superioridade absoluta de nenhum dos métodos.

Estudo publicado por Sepúlveda e cols., utilizando essas três técnicas isoladas ou paralelamente, evidenciou análise satisfatória do lábio superior e da maxila em 100% dos pacientes. Os autores demonstraram também o diagnóstico correto de fendas do palato secundário em 71% a 100% dos fetos, a depender da metodologia empregada para a aquisição das imagens. No entanto, considerando o tempo e o esforço adicionais necessários para uma adequada insonação do palato, os métodos descritos não são atualmente recomendados para o *screening* de defeitos da linha média. Os autores defendem sua utilização apenas nos casos em que houver suspeita de fendas faciais à ultrassonografia convencional.

Ainda em relação à avaliação morfológica da face, grandes avanços foram proporcionados pela tecnologia HD-LIVE, ao fornecer perspectivas que não podem ser obtidas pela técnica bidimensional e ao retratá-la em uma posição mais apropriada à compreensão da imagem. Ao promover uma reconstrução da face fetal, torna possível a contemplação detalhada de todas as suas estruturas, incluindo nariz, sobrancelhas, boca e pálpebras, facilitando o diagnóstico de alterações que, à ultrassonografia bidimensional, não se mostram tão óbvias (**Figuras 26.10 e 26.11**).

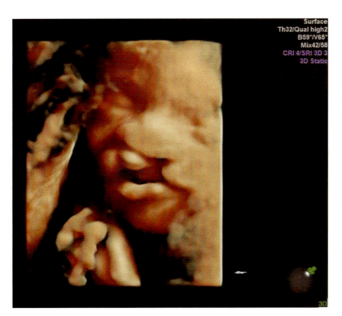

Figura 26.9 Avaliação de fenda labial bilateral pelo modo de superfície.

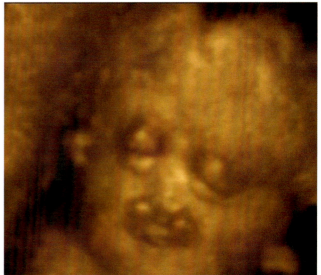

Figura 26.10 Face de um feto com trissomia do cromossomo 18, evidenciando hipotelorismo, arrinia e fenda palatina bilateral.

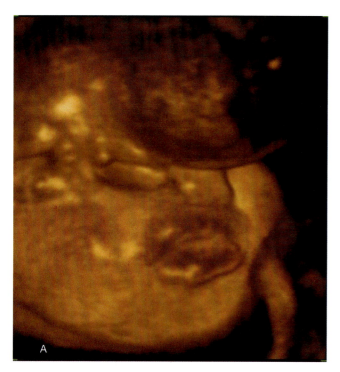 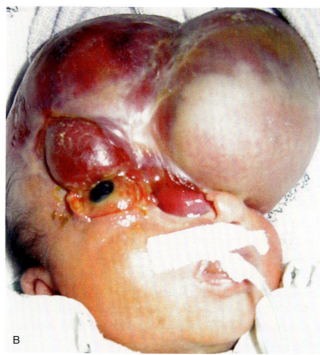

Figura 26.11 Avaliação da face de um feto com fenda facial e uma encefalocele em decorrência de uma brida amniótica. **A** Visão tridimensional. **B** Aspecto da lesão no neonato.

Para além da questão estética, essa análise refinada tem marcante utilidade no rastreio de malformações fetais conjugadas. Algumas estruturas da face e do sistema nervoso central compartilham a mesma origem embrionária, de modo que a detecção de anomalias faciais torna imperativa a complementação propedêutica com revisão sistemática da morfologia encefálica (Figura 26.12).

A técnica tem se tornado referência para diversos estudos voltados ao comportamento fetal, especialmente quanto à dinâmica facial durante movimentos como bocejo, sucção e abertura ou fechamento das pálpebras. Adicionalmente aos benefícios já descritos para a avaliação anatômica, configura-se como um modo indireto de observação do desenvolvimento neurofisiológico intrauterino, já que a motilidade fetal é considerada um reflexo da função do sistema nervoso central.

SISTEMA NERVOSO CENTRAL

As anomalias do sistema nervoso central estão entre as mais prevalentes malformações congênitas e têm diagnóstico relativamente fácil quando utilizados os cortes tradicionais da ultrassonografia bidimensional (transcerebelar, transtalâmico e transventricular). Contudo, em se tratando de alterações das estruturas medianas do cérebro, a acurácia diagnóstica do método sofre um decréscimo importante, notadamente em relação à avaliação do corpo caloso e do vérmis cerebelar.

Atualmente, a metodologia mais utilizada para o estudo do eixo médio cerebral é a neurossonografia do plano médio, que possibilita a visibilização de estruturas como *cavum* do septo pelúcido, núcleo caudado, tálamos, corpo caloso, vérmis cerebelar e cisterna magna. Entretanto, a aquisição precisa desse plano de imagem não é simples, exigindo do operador habilidade, tempo e, frequentemente, complementação do exame por via transvaginal para fetos em apresentação cefálica. Por esse motivo, estudos recentes têm defendido a aplicabilidade de tecnologia 3D para a reprodução das estruturas medianas do cérebro a partir de volumes obtidos no plano axial por via

Figura 26.12 Avaliação de defeitos da linha média. Na imagem visibiliza-se a face de um feto com probóscide e ciclopia.

transabdominal, o que facilitaria consideravelmente a rotina do examinador.

Essas publicações demonstram que os planos medianos tridimensionais são de mais fácil obtenção em relação aos bidimensionais, proporcionando uma abordagem simples, rápida e efetiva da anatomia cerebral, especialmente quando utilizado o modo TUI (**Figura 26.13**).

CORAÇÃO

O maior desafio na avaliação da anatomia cardíaca fetal é o fato de ser o coração um órgão em contínua movimentação com ciclos permanentes de sístole e diástole. Essa dinamicidade não apenas dificulta o estudo detalhado de estruturas delicadas como válvulas e musculatura papilar, mas também promove modificações na conformação do órgão e nas relações arquiteturais internas de acordo com a fase do ciclo cardíaco em que é feita a análise. Por esses motivos, o coração, quando avaliado em modo bidimensional, é um dos órgãos que demanda maior curva de aprendizado do operador, já que exige um conhecimento profundo da anatomia e requer tempo e atenção refinada durante o exame morfológico.

O grande trunfo proporcionado pela US3D/4D na análise cardíaca é a tecnologia STIC, que possibilita o armazenamento de diversas imagens subsequentes do coração durante um ou mais ciclos cardíacos, tornando possível que posteriormente o observador faça uma análise de todos os seus planos (incluindo vias de saída) de maneira dinâmica, porém controlando a velocidade, o ângulo de visão e a estrutura de interesse. Os dados podem ser manipulados ao longo dos eixos x ou y, utilizando como guias pontos de referência flexíveis dentro da visão de quatro câmaras ou do corte trivascular, tanto no nível da bifurcação pulmonar como em um plano superior, em que são identificadas a aorta transversa e a traqueia.

De modo adicional, a função Doppler colorido STIC possibilita a aquisição de imagens tridimensionais que retratam o fluxo de sangue nos grandes vasos e no interior das quatro câmaras, exibindo-as na forma de pequenos vídeos (*cineloop*) que reproduzem as modificações hemodinâmicas durante o ciclo cardíaco.

Na atualidade já existem autores que vislumbram a inclusão do modo STIC como ferramenta de *screening* pré-natal de malformações cardíacas congênitas, sob o argumento de que o

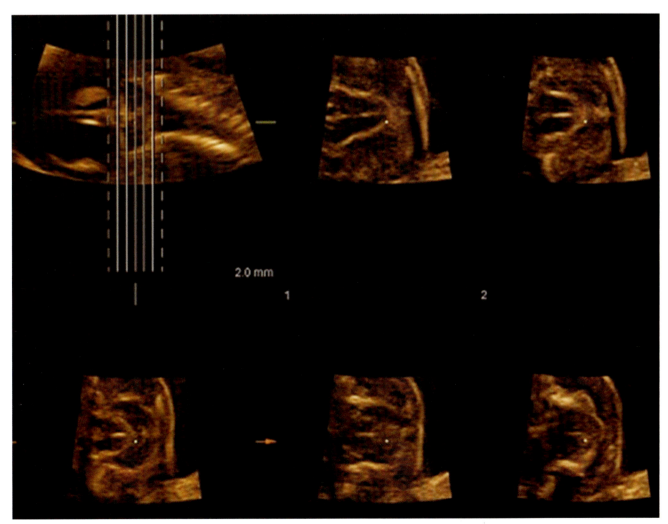

Figura 26.13 Cortes axiais da fossa posterior de um feto com Arnold Chiari pelo método TUI.

emprego do método não aumentaria significativamente o tempo da análise morfológica e apresenta rápida curva de aprendizado para ecografistas com experiência em USG obstétrica.

Tórax

Lesões torácicas fetais são anomalias relativamente raras, que normalmente podem ser diagnosticadas durante o pré-natal. Nos últimos anos, os avanços técnicos nos equipamentos de ultrassonografia 2D e aplicações do Doppler colorido possibilitaram uma melhor elucidação dessas alterações, inclusive com o estabelecimento de novos critérios diagnósticos. No entanto, o advento da US3D iniciou uma nova era na imagenologia fetal. Pela primeira vez, uma região inteira do corpo pôde ser visibilizada e ter seu volume reconstruído *offline*.

Inicialmente, os estudos reportavam o uso da US3D principalmente para o cálculo do volume pulmonar a fim de predizer o prognóstico fetal nos casos de hérnia diafragmática congênita. Atualmente, entretanto, outros pesquisadores já descreveram o uso de ferramentas como o modo de renderização em transparência máxima para o detalhamento morfológico do tórax fetal em casos específicos de displasia esquelética e do volume de contraste de imagem (VCI) associado ao *Power* Doppler 3D para a descrição de lesões pulmonares associadas a anomalias de vascularização.

A US transvaginal 3D também pode ser utilizada no início do período gestacional para identificação de displasias esqueléticas. O modo de renderização de superfícies torna possível identificar um tórax pequeno em comparação ao abdome, e a transparência máxima possibilita o diagnóstico de deformidades ósseas.

O TUI é de particular valor no diagnóstico das hérnias diafragmáticas porque, pela primeira vez, é possível a observação simultânea (na mesma tela) do coração, do estômago e/ou do fígado em posições anômalas. Adicionalmente, a navegação pelo volume no plano coronal possibilita a detecção precisa da localização do defeito diafragmático. Uma posição anormal do estômago no tórax, assim como uma assimetria dos órgãos torácicos ou abdominais, pode ser mais bem demonstrada no modo de transparência mínima. Com essa função, órgãos de alta transparência, como estômago, vesícula biliar, coração, bexiga e vasos, são projetados em relação ao tecido circundante, fornecendo uma imagem mais clara de sua topografia anatômica.

Apesar de ter sido descrito especialmente para imagens cardíacas 4D, o modo STIC também se mostra capaz de melhorar significativamente a qualidade da imagem e do diagnóstico de fístulas e atresias traqueoesofágicas. Quando combinado ao Doppler colorido, o uso do STIC ainda contribui significativamente na análise do envolvimento do sistema vascular em anomalias primárias, como displasias e sequestro pulmonar.

Em resumo, a tecnologia das US3D/4D é facilmente aplicável e muito útil na avaliação clínica de fetos com anomalias torácicas, ao aumentar a acurácia e fornecer melhores imagens dos órgãos torácicos fetais. Acrescenta informações diagnósticas especialmente no que diz respeito à relação espacial, ao volume e ao limite das lesões, promovendo também melhor entendimento do envolvimento vascular em determinados casos.

Pulmão

A hipoplasia pulmonar é uma condição grave com incidência de cerca de 9 a 11 casos a cada 10.000 nascidos vivos, mas com elevada taxa de mortalidade (aproximadamente 70%). Portanto, a existência de um exame capaz de detectar essa condição ainda durante a vida intrauterina é de extrema importância para um adequado aconselhamento parental e para o planejamento da assistência neonatal.

O diagnóstico pré-natal é bastante desafiador, e os métodos diagnósticos geralmente utilizados ainda apresentam baixa acurácia. Diversos parâmetros biométricos bidimensionais já foram aventados para predição do volume pulmonar, destacando-se a razão pulmão/cabeça, a razão diâmetro pulmonar/circunferência torácica e a razão ventrículo esquerdo/direito, porém nenhum deles demonstra, de maneira isolada, confiabilidade satisfatória na prática clínica. Em contrapartida, estudos recentes mostram que a US3D pode ser o método mais fidedigno na avaliação pulmonar fetal durante a gravidez, uma vez que pode ser usada com eficiência para medir e calcular o volume de quaisquer estruturas fetais.

A técnica é bem tolerada, de simples execução e relativamente barata. Além disso, traz a possibilidade de execução de medidas rotacionais de volume com o uso do *software* VOCAL, cujas especificações já foram abordadas neste capítulo. Apesar de os estudos já demonstrarem que a US3D multiplanar é superior à bidimensional na predição da hipoplasia pulmonar, a implementação da técnica VOCAL amplifica a acurácia da US3D, especialmente nos casos em que o objeto de estudo são órgãos de superfície e formato irregulares, como os pulmões fetais. O VOCAL viabiliza, de modo semelhante à tomografia computadorizada, a aplicação de sucessivas técnicas de seleção e mensuração dentro do bloco original de imagens, o que possibilita, por exemplo, a exclusão pós-processamento de estruturas torácicas de menor interesse para o caso, como o timo, o mediastino e o coração (**veja a Figura 26.4**).

Essa metodologia encontra grande utilidade nos casos de hérnia diafragmática congênita, cujo prognóstico pós-natal está diretamente atrelado ao volume pulmonar remanescente do neonato. Alguns pesquisadores já demonstraram, inclusive, resultados semelhantes na capacidade de predição do volume pulmonar neonatal quando utilizada a US3D em comparação com a ressonância nuclear magnética, nos casos de hérnia diafragmática congênita. Do mesmo modo, um grupo de pesquisa britânico constatou que o uso da técnica VOCAL para predição do volume pulmonar fetal remanescente teve desempenho satisfatório na predição de desfechos respiratórios em neonatos com diversos fatores de risco para hipoplasia pulmonar congênita.

Abdome

Os principais objetivos da análise do abdome fetal à US de rotina são a contemplação da conformidade dos órgãos dessa cavidade e a exclusão de defeitos de fechamento da parede abdominal anterior, diagnóstico relativamente comum na rotina dos ultrassonografistas.

Dentro dessa subclasse de anomalias, torna-se essencial a diferenciação adequada entre duas condições que têm implicações clínicas e prognósticas distintas: a onfalocele e a gastrosquise.

A primeira é uma anomalia congênita em que o conteúdo abdominal se encontra herniado através de um defeito da parede ventral. A hérnia é geralmente recoberta por uma fina membrana peritônio-amniótica e o cordão umbilical invariavelmente se insere no ápice do defeito, em local distante da parede abdominal. Apresenta elevada associação a outras malformações e alterações cromossômicas (particularmente às trissomias dos cromossomos 13 e 18). Como ilustrado na **Figura 26.14**, o achado ecográfico dessa malformação consiste em uma massa ecogênica anterior ao abdome fetal, com a inserção do cordão umbilical diretamente na membrana que cobre o defeito da parede abdominal.

Por outro lado, a gastrosquise consiste em um defeito secundário ao fechamento incompleto dos folhetos laterais da parede abdominal durante o início da gestação. Nessa condição, o intestino eviscerado caracteristicamente não apresenta membrana de cobertura, e as alças ficam livres, em contato direto com o líquido amniótico.

A diferenciação entre gastrosquise e onfalocele é relevante principalmente para o aconselhamento e planejamento da assistência, uma vez que, diferentemente da onfalocele, a gastrosquise não está associada a aneuploidias e, portanto, não implica a indicação de cariotipagem pré-natal por métodos invasivos.

Apesar de as alterações supradescritas serem passíveis de identificação em um exame morfológico bidimensional no segundo trimestre de gestação, com sensibilidade de até 80%, o grande diferencial da US3D é se propor a diagnosticá-los precocemente, de maneira clara e precisa, ainda no primeiro trimestre. Por meio dessa ferramenta é possível identificar adequadamente a extensão do defeito, quais órgãos estão herniados e em que proporção. Isso possibilita que tanto a equipe médica como os pais se preparem melhor para a condução da gravidez, do parto e da assistência neonatal. Nos países em que essa conduta é permitida por lei, o diagnóstico também tem importância ao possibilitar a interrupção mais precoce da gestação.

Ainda com relação ao abdome, encontram-se na literatura vários relatos de caso evidenciando o papel substancial da US3D na elucidação diagnóstica de lesões abdominais fetais, como cistos de duplicação entérica, teratomas abdominais e lesões retroperitoneais.

MEMBROS

Displasias esqueléticas

A detecção de displasias esqueléticas durante o pré-natal obteve um ganho enorme com a melhoria das imagens em duas dimensões, mas o diagnóstico ainda é bastante desafiador. Apesar das limitações, a identificação pré-natal se reveste de extrema importância, tanto para aos familiares como para os médicos, no que diz respeito ao planejamento do manejo pós-natal. Muitos autores têm defendido o valor da US3D na avaliação do esqueleto, crânio e face fetais. A renderização de superfície da face fetal torna possível a avaliação do contorno da proeminência metópica, da estrutura óssea, do contorno nasal e da relação entre as estruturas da face.

Os membros fetais, em especial os pés e as mãos, são mais bem delineados com a US3D, o que tem grande importância clínica desde a mensuração das falanges até a avaliação de palmas e plantas. Enquanto a US2D consegue avaliar com facilidade as medidas dos ossos longos fetais, a imagem em 3D tem grande vantagem ao demonstrar com superioridade a relativa desproporção entre os membros frequentemente presente nas displasias esqueléticas.

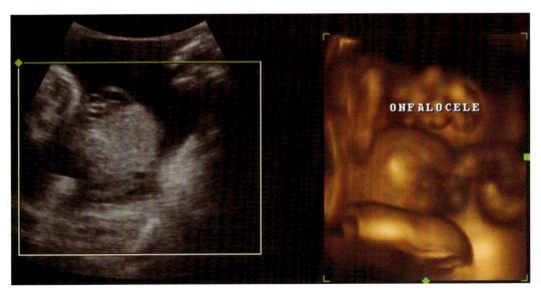

Figura 26.14 Imagem tridimensional do abdome de um feto com onfalocele. Observa-se a protrusão de uma massa na parede abdominal anterior, recoberta por membrana, com inserção do cordão umbilical em seu ápice.

Outra grande vantagem da US3D é a facilitação da interpretação das imagens, principalmente por parte dos pais. Isso contribui efetivamente para o aconselhamento genético, pois, ao compreenderem e confiarem no diagnóstico, os pais passam a colaborar na tomada de decisões.

Volumetria

O volume dos membros fetais tem sido associado diretamente a seu padrão de crescimento e estado nutricional. Diversos estudos têm utilizado a volumetria pré-natal para predição de crescimento intrauterino restrito (CIUR) e, até o momento, a metodologia vem se mostrando ferramenta promissora para diagnóstico e seguimento desse distúrbio.

Quando o objetivo é avaliar o crescimento fetal, destaca-se a volumetria da coxa e dos braços. Inicialmente, as estimativas do volume desses segmentos fetais eram estabelecidas de maneira indireta por meio da US2D; entretanto, esse tipo de avaliação não demonstrou acurácia satisfatória.

Com a US3D têm sido obtidos resultados mais fidedignos da medida dos membros fetais, uma vez que a técnica possibilita o delineamento de sua superfície externa, considerando não apenas a estrutura óssea, mas também o componente de tecidos moles. As primeiras curvas de normalidade dos volumes dos braços e coxas fetais por meio da US3D surgiram em 2002 e 2003, respectivamente, e foram construídas por meio do cálculo volumétrico pelo modo multiplanar. Essa técnica consiste na determinação de planos paralelos do órgão ao longo de um eixo, enquanto se realiza seu delineamento externo em outro eixo. Os intervalos entre os planos são determinados pelo próprio operador, sendo em cada plano determinada uma área. Ao final do processo, o computador calcula automaticamente o volume.

A primeira curva de normalidade do volume do braço fetal foi desenvolvida por Chang e cols. Realizou-se a varredura tridimensional do braço, adotando como referência o plano de medida do úmero, e posteriormente o cursor foi deslocado a intervalos de 3mm no eixo sagital, sendo simultaneamente o braço delineado no eixo axial. Os autores observaram que o volume do braço fetal estava diretamente correlacionado à idade gestacional e concluíram que essa curva original poderia se estender como referência para avaliação do crescimento e do estado nutricional dos fetos.

O mesmo grupo de pesquisa padronizou também a curva de normalidade para a coxa fetal, adotando como referência o plano da mensuração femoral. De maneira análoga ao estudo prévio para membros superiores, observou-se que o volume da coxa fetal está fortemente associado à idade gestacional e a parâmetros clássicos da biometria fetal, como os diâmetros biparietal (DBP) e occipitofrontal (DOF), as circunferências cefálica (CC) e abdominal (CA), o comprimento do fêmur (CF) e o peso fetal estimado. Os autores concluíram, portanto, que o volume da coxa fetal aferido por meio da US3D poderia ser adequado para predição da restrição de crescimento pré-natal.

Posteriormente, descreveu-se também a aplicabilidade da técnica VOCAL na volumetria de membros fetais. Essa técnica apresenta como vantagem a rapidez no cálculo (diferentemente do método multiplanar), além da capacidade de modificação dinâmica dos contornos.

Atualmente, acredita-se que a US3D possa ser empregada para avaliação confiável do volume de diversos órgãos fetais, tornando possível o diagnóstico mais precoce dos distúrbios de crescimento e desenvolvimento, quando comparada à US2D. Particularmente no que diz respeito aos membros fetais, cujo desenvolvimento espelha o estado nutricional fetal e, consequentemente, seu padrão de crescimento intrauterino, essa ferramenta garante maior precisão da definição do peso ao nascer, o que pode contribuir de maneira decisiva para o planejamento do momento da interrupção com impacto significativo sobre os índices de morbidade e mortalidade perinatais.

GENITÁLIA

A identificação do sexo fetal faz parte da rotina da US obstétrica, especialmente durante a avaliação morfológica de segundo trimestre. Contudo, a visibilização adequada dos genitais fetais nem sempre é possível com as técnicas de imagem convencionais.

No passado, Elejalde e cols. relataram que até um terço de todos os fetos não tinha o sexo adequadamente identificado por questões relacionadas com a qualidade da imagem. Ainda hoje, mesmo depois dos diversos avanços tecnológicos nos aparelhos de US2D e do aprimoramento da capacidade de resolução de imagem, a identificação incorreta ou incerta do sexo continua a ser um potencial entrave diagnóstico. Uma vez que pode se tratar de alteração isolada ou fazer parte de síndromes genéticas ou de distúrbios endocrinometabólicos importantes, a determinação correta dos aspectos de uma genitália ambígua é de suma importância para o adequado manejo clínico pré e pós-natal.

Para pacientes cuja sexagem é demanda precoce em razão do risco de doenças hereditárias ligadas aos cromossomos sexuais, como a hemofilia (transmissão ligada ao X), a determinação precisa do sexo fetal se reveste ainda de maior importância. Atualmente, nesses casos, ainda faz parte do protocolo de diversos centros de medicina fetal a utilização de métodos invasivos (principalmente a biópsia de vilo corial) para garantir um diagnóstico exato e precoce, mas alguns autores garantem que esse panorama pode ser modificado pela introdução da US3D. Estudos mostram que a técnica tem desempenho satisfatório na pesquisa do sexo fetal mesmo quando empregada no primeiro trimestre de gestação (a partir de 11 semanas), devendo ser priorizada a visão genital no plano sagital médio em detrimento do plano axial.

Ao promover uma avaliação multiplanar a partir da seleção de apenas uma área da imagem bidimensional, a US3D proporciona análise rápida e acurada e otimiza o diagnóstico de condições como a ambiguidade genital, mesmo nos casos de posição fetal desfavorável no momento da aquisição ou quando o bloco não tenha sido armazenado com essa designação. Desde que o feto não apresente movimentação grosseira durante a varredura (habitualmente 2 a 5 segundos), as imagens podem ser posteriormente estudadas com boa resolução em qualquer plano desejado.

A literatura ressalta que a renderização tridimensional de superfícies como os grandes lábios e o escroto, com capacidade de identificação precisa em até 100% dos casos, possibilita a identificação acurada de anomalias genitais, facilitando não apenas o manejo clínico, mas também a compreensão e a orientação da gestante e de seus familiares, conduta tão significativa durante o acompanhamento pré-natal (**Figura 26.15**).

PLACENTA

Diversos autores têm defendido a aplicabilidade da US3D para análise placentária, propondo uma maneira mais ampla de estudo desse órgão, seja pela determinação de suas características superficiais, seja de seu volume ou sua vascularização, o que poderia ser de auxílio na correlação com diversas patologias fetoplacentárias ainda não completamente esclarecidas.

Com esse objetivo, a literatura tem evidenciado o valor complementar de metodologias da US3D durante o exame placentário na avaliação obstétrica de rotina. Para determinação da morfologia e das características superficiais, como o ponto de inserção do cordão umbilical, preconiza-se a renderização de superfície, que já se mostrou superior à US2D especialmente na compreensão de anomalias de continuidade ou curvatura, como ocorre nas placentas bilobadas e/ou circunvaladas (**Figuras 26.16 e 26.17**).

A volumetria placentária também tem sido preconizada como ciência que, ao estimar e comparar a massa placentária em gestações com desfechos neonatais positivos ou não, poderia predizer o risco de condições como baixo peso ao nascer, CIUR e até mesmo aneuploidias. Em geral, as estimativas de volume placentário por meio da US3D no segundo trimestre envolvem o modo multiplanar, já que a placenta é um órgão muito extenso para aplicação da técnica rotacional com VOCAL isoladamente.

Apesar de serem necessárias pesquisas com amostras mais amplas para a comprovação da utilidade clínica da volumetria placentária tridimensional, a maioria dos estudos disponíveis sugere que o baixo peso ao nascer é frequentemente precedido por um baixo volume placentário no segundo trimestre de gestação, o que já se configura como bom indício para a aplicabilidade da técnica.

O grande avanço em relação ao estudo da placenta, contudo, provém da US3D com Power Doppler (US3DPD), capaz de retratar importantes características vasculares do tecido

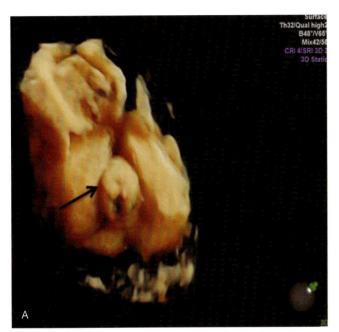

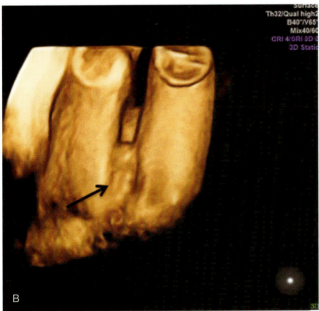

Figura 26.15A Visão tridimensional da genitália ambígua de um feto do sexo feminino, evidenciando hipertrofia de clitóris. **B** Imagem tridimensional da genitália de um feto do sexo masculino, possibilitando o diagnóstico de hipospádia.

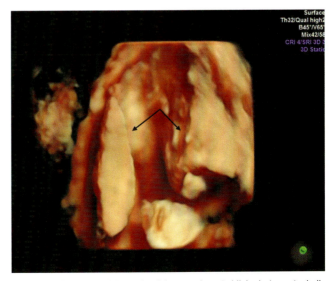

Figura 26.16 Imagem tridimensional de uma placenta bilobada (as *setas* indicam o lobo placentário principal e o acessório).

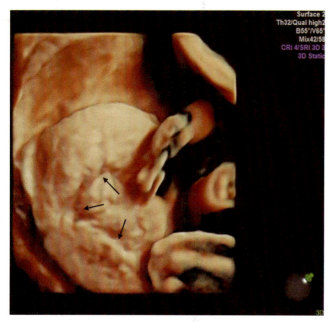

Figura 26.17 Imagem tridimensional de uma placenta circunvalada. As setas indicam o clássico "sinal do pneu", descrito na literatura.

trofoblástico, como densidade de vasos, sua tortuosidade, calibre e ramificação. Seu diferencial estaria na predição do risco de CIUR em gestações cujas placentas apresentem leito vascular hipodesenvolvido ou com inadequada invasão trofoblástica, especialmente nos casos em que há dúvida em relação à interpretação da dopplervelocimetria arterial uterina ou fetal. Também desempenha importante papel na avaliação de anomalias de implantação ou distribuição vascular da placenta, especialmente quando o diagnóstico por meio da US2D é incerto. Oyelese e cols. recomendam seu uso sempre que houver suspeita de *vasa* previa à US obstétrica de rotina, uma vez que torna possível mapear de maneira fidedigna a relação entre a placenta, seus vasos e o orifício interno do colo uterino (Figura 26.18).

Outros autores, por sua vez, acreditam que a técnica seja crucial para o diagnóstico complementar do acretismo placentário. Um dos estudos alega, inclusive, que a visibilização de "numerosos vasos coerentes" por US3DPD em visão basal se apresentou como o melhor critério isolado para o diagnóstico de placenta acreta, com sensibilidade de 97% e especificidade de 92%.

Em recente revisão, os autores destacam que a US3D facilita uma avaliação mais precisa das características da superfície placentária, a reconstrução de imagens 3D realistas de suas ramificações vasculares e a avaliação mais fidedigna da perfusão, quando comparada à US2D convencional. Posto isso, concluem que, apesar de ainda não ser consagrada para esse intuito, a técnica é promissora para investigações dirigidas à função da placenta.

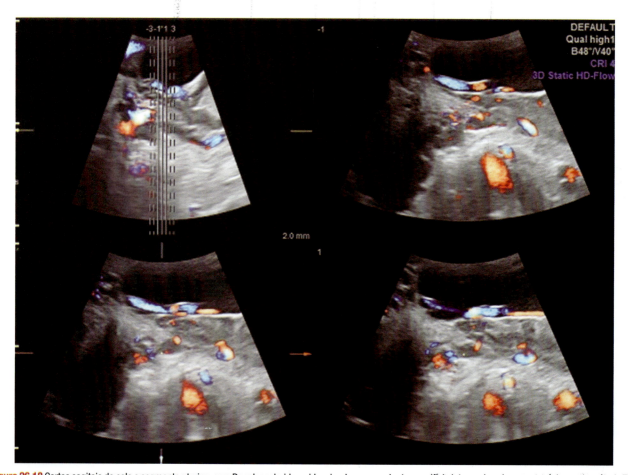

Figura 26.18 Cortes sagitais do colo e segmento uterino, com Doppler colorido, evidenciando um vaso junto ao orifício interno do colo – *vasa* prévia – pelo método TUI.

■ CONSIDERAÇÕES FINAIS

Como bem expressado por Hosli e cols. em sua publicação, a US3D representa "o elo que faltava" entre a ideia abstrata que se faz de uma estrutura embasada em varreduras 2D e uma visão fotográfica desta.

Além de fornecer uma visão geral ao investigador, favorece o aconselhamento parental e a compreensão das alterações fetais pelos membros da equipe multidisciplinar assistente. Além disso, a possibilidade de armazenar o volume e analisá-lo em modo *off-line*, sem a presença da paciente, provou ser útil para reavaliações e discussões diagnósticas, bem como para programas de ensino em ultrassonografia e medicina fetal. Considerando todas as possíveis aplicações descritas ao longo deste capítulo e o frequente avanço tecnológico dos modos de processamento de imagem, acreditamos que a US3D tenha se inserido perenemente na prática obstétrica como excelente ferramenta diagnóstica, sendo capaz não só de aumentar a precisão dos achados, mas também de proporcionar sua identificação em períodos mais precoces da gestação, um ganho, sem dúvida, ímpar para o manejo pré-natal.

Leitura complementar

Abramowicz JS, Sheiner E. Ultrasound of the placenta: a systematic approach. Part I: Imaging Placenta 2008; 29:225-40.

Achiron R, Gindes L, Zalael Y, Lipitz S, Weisz B. Three- and four-dimensional ultrasound: new methods for evaluating fetal thoracic anomalies. Ultrasound Obstet Gynecol 2008; 32:36-43.

Achiron R, Hegesh J, Yagel S. Fetal lung lesions: a spectrum of disease. New classification based on pathogenesis, two- dimensional and color Doppler ultrasound. Ultrasound Obstet Gynecol 2004; 24:107-14.

Achiron R, Tadmor O. Screening for fetal anomalies during the first trimester of pregnancy: transvaginal versus transabdominal sonography. Ultrasound Obstet Gynecol 1991; 1:186-91.

Achiron R, Zalel Y, Lipitz S et al. Fetal lung dysplasia: clinical outcome based on a new classification system. Ultrasound Obstet Gynecol 2004; 24:127-33.

Antonio-Guimarães H, da Costa LL, Júnior EA et al. Angiogenesis and vascular assessment through three-dimensional power Doppler ultrasonography. Arch Gynecol Obstet 2008; 277:195-200.

Araujo Jr E, Guimarães Filho HA, Pires CR et al. Validation of fetal cerebelar volume by three-dimensional ultrasonography in Brazilian population. Arch Gynecol Obstet 2007; 275:5-11.

Araujo Jr E, Rolo LC, Tonni G, Haeri S, Ruano R. Assessment of fetal malformations in the first trimester of pregancy by three-dimensional ultrasonography in the rendering mode. Pictorial essay. Med Ultrason 2015; 17(1):109-14.

Araujo Júnior E, Vieira MF, Nardozza LM et al. Ultrassom tridimensional na avaliação do volume de membros fetais. Radiol Bras 2007; 40:349-53.

Asai S, Ishimoto H, Kim SH et al, Prenatal diagnosis of retroperitoneal teratoma: a case report and review of the literature. Fetal Diagn Ther. 2009; 25(1):76-8.

Baba K, Okai T, Kozuma S, Taketani Y. Fetal abnormalities: evaluation with real-time-processible three-dimensional US-preliminary report. Radiology 1999; 211:441-6.

Barreto EQ, Milani HJ, Araujo Jr E et al. Reliability and validity of in vitro volume calculations by 3-dimensional ultrasonography using the multiplanar, virtual organ computer-aided analysis [VOCAL], and extended imaging VOCAL methods. J Ultrasound Med 2010; 29:767-74.

Benacerraf BR, Shipp TD, Bromley B. How sonographic tomog- raphy will change the face of obstetric sonography: a pilot study. J Ultrasound Med 2005; 24:371-8.

Bortoletti Filho J, Nardozza LM, Araujo Júnior E et al. Embryo vascularization by three-dimensional power Doppler ultrasonography at 7-10 weeks of pregnancy. J Perinat Med 2009; 37:380-5.

Campbell S. Placental vasculature as visualized by 3D power Doppler angiography and 3D color doppler imaging. Ultrasound Obstet Gynecol 2007; 30:917-20.

Campbell S. The potential diagnostic capabilities of three-dimensional surface rendering. Ultrasound Obstet Gynecol 1999; 14:148.

Caputo D, Sonigo P, Dommergues M et al. Fetal lung volume measurement by magnetic resonance imaging in congenital diaphragmatic hérnia. Br J Obstet Gynaecol 2001; 108:863-8.

Cavalcante RO, Araujo Júnior E, Nardozza LMM, Rolo LC, Moron AF. Reprodutibilidade do volume de membros fetais pela ultrassonografia tridimensional utilizando o método XI VOCAL. Radiol Bras 2010; 43(4):219-23.

Chang CH, Yu CH, Chang FM, Ko HC, Chen HY. Assessment of normal fetal upper arm volume by three-dimensional ultrasound. Ultrasound Med Biol 2002; 28:859-63.

Chang CH, Yu CH, Chang FM, Ko HC, Chen HY. Three-dimensional ultrasound in the assessment of normal fetal thigh volume. Ultrasound Med Biol 2003; 29:361-6.

Chang CH, Yu CH, Ko HC, Chen CL, Chang FM. Fetal upper arm volume in predicting intrauterine growth restriction: a three-dimensional ultrasound study. Ultrasound Med Biol 2005; 31:1435-9.

Chang CH, Yu CH, Ko HC, Chen CL, Chang FM. The efficacy assessment of thigh volume in predicting intrauterine fetal growth restriction by three-dimensional ultrasound. Ultrasound Med Biol 2005; 31:883-7.

Chaoui R., Hoffmann J., Heling KS. Three-dimendional (3D) and 4D color Doppler fetal echocardiography using spatio-temporal image correlation (STIC). Ultrasound Obstet Gynecol 2004; 23:535-45.

Cheong KB, Leung KY, Chan HY et al. Comparison of inter- and intraobserver agreement between three types of fetal volume measurement technique [XI VOCAL, VOCAL and multiplanar. Ultrasound Obstet Gynecol 2009; 33: 287-94.

Clementi M, Tenconi R, Bianchi F, Stoll C. Evaluation of prenatal diagnosis of cleft lip with or without cleft palate and cleft palate by ultrasound: experience from 20 European registries. EUROSCAN study group. Prenat Diagn 2000; 20:870-5.

Correa F, Lara C, Bellver J, Remohi J, Pellicer A, Serra V. Examination os the fetal brain by transabdominal three-dimensional ultrasound: potencial for routine neurosonographic studies. Ultrasound Obstet Gynecol 2006; 27:503-8.

Davalbhakta A, Hall PN. The impact of antenatal diagnosis of the effectiveness and timing of counseling for cleft lip and palate. Br J Plast Surg 2000; 53:298-301.

De Mayer V, Seman W, Palmer CC. The face predicts the brain: Diagnostic significance of medial facial anomalies for holoprosencephaly (archinencephaly). Pedriatics 1964; 34:256-8.

Devore GR, Falkensammer P, Sklansky MS, Platt LD. Spatio-temporal image correlation (STIC): new technology for evaluation of the fetal heart. Ultrasound Obstet Gynecol 2003; 22:380-7.

Devore GR, Polanko B. Tomographic ultrasound imaging of the fetal heart: a new technique for identifying normal and abnormal cardiac anatomy. J Ultrasound Med 2005; 24:1685-96.

Downey DB, Fenster A, Williams JC. Clinical utility of three-dimensional US. RadioGraphics 2000; 20:559-71.

Elejalde BR, de Elejalde MM, Heitman T. Visualization of the fetal genitalia by ultrasonography: a review of the literature and analysis of its accuracy and ethical implications. J Ultrasound Med 1985; 4:633-9.

Espinoza J, Gonçalves LF, Lee W et al. The use of the minimum projection mode in 4-dimensional examination of the fetal heart with spatiotemporal image correlation. J Ultrasound Med 2004; 23(10):1337-48.

Garjian KV, Pretorius DH, Budorick NE, Cantrell CJ, Johnson DD, Nelson TR. Fetal skeletal dysplasia: three-dimensional US - initial experience. Radiology 2000; 214:717-23.

Gerards FA, Engels MA, Twisk JW, van Vugt JM. Normal fetal lung volume measured with three-dimensional ultrasound. Ultrasound Obstet Gynecol 2006; 27(2):134-44.

Gerards FA, Twisk JW, Fetter WP, Wijnaendts LC, van Vugt JM. Predicting pulmonar hipoplasia with 2- or 3-dimensional ultrasonography in complicated pregnancies. Am J Obstet Gynecol 2008; 198(1):140.e1-6.

Gerards FA, Twisk JW, Fetter WP, Wijnaendts LC, Van Vugt JM. Two- or three-dimensional ultrasonography to predict pulmonary hypoplasia in pregnancies complicated by preterm premature rupture of the membranes. Prenat Diagn 2007; 27(3):216-21.

Grigore M, Mares A. The role of HDlive technology in improving the quality of obstetrical images. Med Ultrason 2013; 15:209-14.

Guimarães Filho HA, da Costa LL, Araujo Jr E et al. XI VOCAL (extended Imaging VOCAL): a new modality for three-dimensional sonographic volume measurement. Arch Gynecol Obstet. 2007; 276:95-7.

Hata T, Aoki S, Manabe A, Hata K, Miyazaki K. Three-dimensional ultrasonography in the first trimester of human pregnancy. Hum Reprod 1997; 12:1800-4.

Hata T, Aoki S, Manabe A, Hata K, Miyazaki K. Visualization of fetal genitalia by three-dimensional ultrasonography in the second and third trimestres. J Ultrasound Med 1998; 17:137-9.

Hata T, Kanenishi K, Inubashiri E et al. Three-dimensional sonographic features of placental abnormalities. Gynecol Obstet Invest 2004; 57:61-5.

Hata T, Tanaka H, Noguchi J, Hata K. Three-dimensional ultrasound evaluation of the placenta. Placenta 2011; 32:105-15.

Hata T, Yonehara T, Aoki S, Manabe S, Hata K, Miyazaki K. Three-dimensional sonographic visualization of the fetal face. AJR Am J Roentgenol 1998; 170:481-3.

Hösli, W. Holzgreve, E. Danzer And S. Tercanli. Two case reports of rare fetal tumors: an indication for surface rendering? Ultrasound Obstet Gynecol 2001; 17:522-6.

I-Wen Lee, Chiung-Hsin Chang, Yueh-Chin Cheng, Huei-Chen Ko, Fong-Ming Chang. A review of three-dimensional ultrasound applications in fetal growth restriction. J Med Ultrasound 2012; 20 (3):142-14.

Jeanty P, Romero R, Hobbins JC. Fetal limb volume: a new parameter to assess fetal growth and nutrition. J Ultrasound Med 1985; 4:273-82.

Ji EK, Pretorius DH, Newton R. Effects of ultrasound on maternal-fetal bonding: a comparison of two- and three-dimensional imaging. Ultrasound in Obstetrics and Gynecology 2005; 25:473-7.

Konje JC, Huppertz B, Bell SC, Taylor DJ, Kaufmann P. 3-dimensional colour angiography for staging human placental development. Lancet 2003; 362:1199-201.

Krakow D, Williams III J, Poehl M, Romoin DL, Platt LD. Use of three-dimensional ultrasound imaging in the diagnosis of prenatal-onset skeletal dysplasias. Ultrasound Obstet Gynecol 2003; 21:467-72.

Kuo HC, Chang FM, Wu CH et al. The primary application of three-dimensional ultrasonography in obstetrics. Am J Obstet Gynecol 1992; 166:880-6.

Kurjak A, Kupesic S, Banovic I, Hafner T, Kos M. The study of morphology and circulation of early embrio by three-dimensional ultrasound and power Doppler. J Perinat Med 1999; 27:145-57.

Kurjak A, Mercé Matijevic R, Kurjak A. The assessment of placental blood vessels by three-dimensional power Doppler ultrasound. J Perinat Med 2002; 30:26-32.

Laudy JA, Tibboel D, Robben SG, de Krijger RR, de Rider MA, Wladimiroff JW. Prenatal prediction of pulmonary hypoplasia: clinical, biometric, and Doppler velocity correlates. Pediatrics 2002; 109(2):250-8.

Lauria MR, Gonik B, Romero R. Pulmonar hypoplasia: patogenesis, diagnosis, and antenatal prediction, Obstet Gynecol 1995; 86(3):466-75.

Lee W, Gonçalves LF, Espinoza J, Romero R. Inversion mode. A new volume analysis tool for 3-dimensional ultrasonography. J Ultrasound Med 2005; 24:201-7.

Lev-Toaff AS, Ozhan S, Pretorius S, Bega G, Kurtz AB, Kuhlman K. Three-dimensional multiplanar ultrasound for fetal gender assignment: value of the mid-sagittal plane. Ultrasound Obstet Gynecol 2000; 16:345-50.

Metzenbauer M, Hafner E, Höefinger D et al. Three-dimensional ultrasound measurement of the placental volume in early pregnancy: methods and correlation with biochemical placenta parameters. Placenta 2001; 22:602-5.

Moeglin D, Talmant C, Duyme M, Lopez AC, CFEF. Fetal lung volumetry using two- and three-dimensional ultrasound. Ultrasound Obstet Gynecol 2005; 25(2):119-27.

Monteagudo A. Fetal neurosonography: should it be routine? Should it be detailed? Ultrasound Obstet Gynecol 1998; 12:1-5.

Muresan D, Popa R, Stamatian F, Rotar IC. The use of modern ultrasound tridimensional techniques for the evaluation of fetal cerebral midline structures- a practical approach. Med Ultrason 2015; 17(2):235-40.

Nardozza LM, Cavalcante RO, Araujo Jr E et al. Fetal thigh and upper arm volumes by 3D-sonography: comparison between multiplanar and XI VOCAL methods. J Matern Fetal Med 2012; 25:353-7.

Naylor CS, Carlson DE. Use of three-dimensional ultrasonography for prenatal diagnosis of ambiguous genitalia. J Ultrasound Med 2001; 20:1365-7.

Nelson TR, Pretorius DH. Visualization of the fetal thoracic skeleton with three-dimensional sonography: a preliminary report. AJR Am J Roentgenol 1995; 164:1485-8.

Nishizawa C, Cajusay-Velasco S, Mashima M et al. HDlive imaging of fetal enteric duplication cyst. J Med Ultrason (2001) 2014 Oct; 41(4):511-4.

Oyelese Y, Chavez MR, Yeo L, Giannina G, Kontopoulos EV, Smulian JC. Threedimensional sonographic diagnosis of vasa previa. Ultrasound Obstet Gynecol 2004; 24:211-5.

Pairleitner H, Steiner H, Hasenoehrl G, Staudach A. Three dimensional power Doppler sonography: imaging and quantifying blood flow and vascularization. Ultrasound Obstet Gynecol 1999; 14:139-43.

Peralta CF, Cavoretto P, Csapo B, Falcon O, Nicolaides KH. Lung and heart volumes by three-dimensional ultrasound in normal fetuses at 12-32 weeks' gestation. Ultrasound Obstet Gynecol 2006; 27(2):128-33.

Pilu G, Segata M, Ghi T, Carletti A et al. Diagnosis of midline anomalies of the fetal brain with the three-dimentional median view. Ultrasound Obstet Gynecol 2006; 27:522-9.

Pooh RK, Kurjak A. 3D/4D sonography moved prenatal diagnosis of fetal anomalies from the second to the first trimester of pregancy. J Matern Fetal Neonatal Med. 2012; 25(5):433-55.

Pooh RK, Shiota K, Kurjak A. Imaging of the human embryo with magnetic resonance imaging microscopy and high resolution transvaginal 3-dimensional sonography: Human embriology in the 21st century. Am J Obstet Gynecol 2001; 204(77):1-6.

Prendergast M, Rafferty GF, Davenport M et al. Three-dimensional ultrasound fetal lung volumes and infant respiratory outcome: a prospective observational study. BJOG 2011; 118(5):608-14.

Pretorius DH, House M, Nelson TR, Hollenbach KA. Evaluation of normal and abnormal lips in fetuses: comparison between three- and two-dimensional sonography. AJR Am J Roentgenol 1995; 165:1233-7.

Rezende GC, Pereira AK, Júnior EA, Reis ZSN, Cabral, ACV. Prediction of letal pulmonary hypoplasia among high-risk fetuses via 2D and 3D ultrasonography. Int J Gynecol Obstet 2013; 123:42-5.

Riccabona M, Johnson D, Pretorius DH, Nelson TR. Three-dimensional ultrasound: display modalities in the fetal spine and thorax. Eur J Radiol 1996; 22:141-5.

Riccabona M, Nelson TR, Pretorius DH. Three-dimensional ultrasound: accuracy of distance and volume measurements. Ultrasound Obstet Gynecol 1996; 7:429-34.

Ruano R, Aubry MC, Dumez Y, Zugaib M, Benachi A. Predicting neonatal deaths and pulmonary hypoplasia in isolated congenital diaphragmatic hernia using the sonographic fetal lung volume-body weight ratio. Am J Roentgenol 2008; 190(5):1216-9.

Ruano R, Benachi A, Aubry MC, Dumez Y, Dommergues M. Volume contrast imaging: A new approach to identify fetal thoracic structures. J Ultrasound Med 2004; 23:403-8.

Ruano R, Benachi A, Aubry MC et al. Prenatal diagnosis of pulmonary sequestration using three-dimensional power Doppler ultrasound. Ultrasound Obstet Gynecol 2005; 25:128-33.

Ruano R, Benachi A, Martinovic J et al. Can three-dimensional ultrasound be used for the assessment of the fetal lung volume in cases of congenital diaphragmatic hernia? Fetal Diagn Ther 2004; 19:87-91.

Ruano R, Dumez Y, Benachi A et al. Three-dimensional ultrasonographic assessment of fetal lung volume as prognostic factor in isolated congenital diaphragmatic hernia. BJOG 2004; 111:423-9.

Ruano R, Martinovic J, Aubry MC, Dumez Y, Benachi A. Predicting pulmonary hypoplasia using the sonographic fetal lung volume to body weight ratio - how precise and accurate is it? Ultrasound Obstet Gynecol 2006; 28(7):958-62.

Ruano R, Molho M, Roume J, Ville Y. Prenatal diagnosis of fetal skeletal dysplasias by combining two-dimensional and three-dimensional ultrasound and intrauterine three-dimensional helical computer tomography. Ultrasound Obstet Gynecol 2004; 24:134-40.

Salihagic-Kadic A, Kurjak A, Medi M, Andonotopo W, Azumendi G. New data about embryonic and fetal neurodevelopment and behavior obtained by 3D and 4D sonography. J Perinat Med 2005; 33(6):478-90.

Shih JC, Palacios Jaraquemada JM et al. Role of three-dimensional power Doppler in the antenatal diagnosis of placenta accreta: comparison with gray-scale and color Doppler techniques. Ultrasound Obstet Gynecol 2009; 33:193-203.

Ten MP, Pedregosa PJ, Santacruz B, Adiego B, Barrón E, Sepúlveda W. Three-dimensional ultrasound diagnosis of cleft palate: 'reverse face', 'flipped face' or 'oblique face'- which method is best? Ultrasound Obstet Gynecol 2009; 33:399-406.

Thame M, Osmond C, Bennett F, Wilks R, Forrester T. Fetal growth is directly related to maternal anthropometry and placental volume. Eur J Clin Nutr 2004; 58:894-900.

Thame M, Osmond C, Wilks R, Bennet Fl, Forrester TE. Second-trimester placental volume and infant size at birth. Obstet Gynecol 2001; 98:279-83.

Tonni G, Araujo Jr E. Three-dimensional ultrasound in obstetrics practice: myth or reality? Rev Bras Ginecol Obstet 2014; 36:143-5.

Tonni G, Centini G, Rosignoli L. Prenatal screening for fetal face and clefting in a prospective study on low-risk population: can 3- and 4-dimensional ultrasound enhance visualization and detection rate? Oral Surg Oral Med Oral Pathol Oral Radiol Endad. 2005; 100(4):420-6.

Tonni G, Grisolia D, Santana EF, Araujo Jr E. Assessment of fetus during second trimester ultrasonography using HDlive software: What is its real application in the obstetrics clinical practice? World J Radiol 2016 ; 8(12):922-7.

Vergani P, Andreani M, Greco M, Farina G, Fedeli T, Cuttin S. Two- or three-dimensional ultrasonography: which is the best predictor of pulmonary hypoplasia? Prenat Diagn 2010; 30(9):834-8.

Vintzileos AM, Campbell WA, Rodis JF, Bors- Koefoed R, Nochimson DJ. Fetal weight estimation formulas with head, abdominal, femur, and thigh circumference measurements. Am J Obstet Gynecol 1987; 157:410-4.

Warda A, Deter RL, Duncan G, Hadlock FP. Evaluation of fetal thigh circumference measurements: a comparative ultrasound and anatomical study. J Clin Ultrasound 1986; 14:99-103.

Wayne C, Cook K, Sairam S, Hollis B, Thilaganathan B. Sensitivity and accuracy of routine antenatal ultrasound screening for isolated facial clefts. Br J Radiology 202; 75:584-9.

Werner H, dos Santos JR, Fontes R et al. The use of rapid prototyping didactic models in the study of fetal malformations. Ultrasound Obstet Gynecol 2008; 32:955-6.

Werner H, Lopes J, Tonni G et al. Maternal-fetal attachment in blind women using physical model from three-dimensional ultrasound and magnetic resonance scan data: six serious cases. J Matern Fetal Neonatal Med 2016; 29:2229-32.

Werner H, Mocarzel C, Sá RA et al. Antenatal diagnosis of a large immature abdominal wall teratoma by 2D-3D ultrasound using HDlive and magnetic resonance imaging. Fetal Pediatr Pathol 2016; 35(6):434-41.

Werner Jr H, Dos Santos JL, Belmonte S et al. Applicability of three-dimensional imaging techniques in fetal medicine. Radiol Bras 2016; 49(5):281-7.

Whittle MJ. Ultrasound screening for fetal anomalies in the UK. In: Cockburn F (ed.) Advances in perinatal medicine. London: Parthenon, 1997: 100-5.

Wladimiroff JW. Fetal lung volumetry: a step closer to a clinically acceptable predictor of lung hypoplasia? Ultrasound Obstet Gynecol 2006; 27(2):124-7.

Wong HS, Tait J, Pringle KC. Examination of the secondary palate on stored 3D ultrasound volumes of the fetal face. Ultrasound Obstet Ginecol 2009; 33:407-11.

Yanagihara T, Hata T. Three-dimensional sonographic visualization of the fetal skeleton in the second trimester of pregnancy. Gynecol Obstet Invest 2000; 49:12-6.

Carlos Henrique Mascarenhas Silva
Raquel Pinheiro Tavares
Luíza Meelhuysen Sousa Aguiar

CAPÍTULO 27

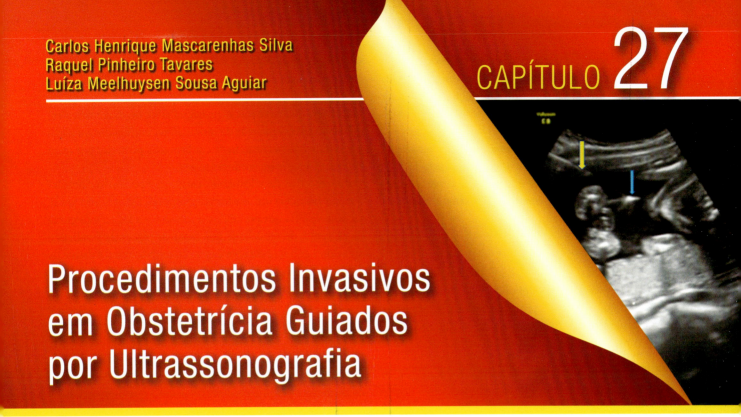

Procedimentos Invasivos em Obstetrícia Guiados por Ultrassonografia

■ INTRODUÇÃO

A assistência pré-natal é um importante componente da atenção à saúde das mulheres no período gravídico-puerperal e, quando de qualidade, resulta em redução importante da morbidade e mortalidade maternas e perinatais. Sabe-se que a incidência de anomalias aparentes e relevantes no momento do nascimento é de 2% a 3%, muitas das quais podem ser detectadas durante o pré-natal. Cada vez mais o diagnóstico pré-natal das anormalidades estruturais ou funcionais do feto adquire relevância e importância.

Integra essa estratégia diagnóstica pré-natal a utilização de testes de rastreamento sequenciais aplicados universal e indistintamente a todas as gestantes para identificação dos fetos com alto risco de portar alguma patologia e que, por isso mesmo, devem ser submetidos aos testes diagnósticos, muitas vezes invasivos. A ultrassonografia é elemento extremamente importante dessa estratégia, pois viabiliza a realização dos testes sequenciais de rastreamento e serve de guia para os diversos testes diagnósticos, além de possibilitar a determinação acurada da idade gestacional, o diagnóstico e a classificação de gestações múltiplas e a avaliação da anatomia e da vitalidade fetal.

Entre os objetivos do diagnóstico pré-natal estão: informar os casais sobre o risco de defeitos congênitos ou distúrbios genéticos no feto, oferecer possibilidades diagnósticas e terapêuticas, informar sobre prognóstico, além de possibilitar que a equipe médica, composta por multiespecialistas, e profissionais de outras áreas se preparem para atender integralmente a família.

Os testes de rastreio são testes não invasivos fundamentados em marcadores já bem estabelecidos por meio da ultrassonografia e também na dosagem bioquímica de algumas substâncias no sangue materno, como proteínas e hormônios, que se alteram quando o feto é portador de aneuploidias ou algumas malformações. O objetivo desses testes é identificar as gravidezes para as quais devem ser oferecidos procedimentos diagnósticos invasivos. A realização desses exames invasivos apenas nas pacientes com rastreio positivo tem por objetivo diminuir a necessidade de testes invasivos, que levam ao risco direto de perda gestacional, e otimizar os recursos.

O rastreio no primeiro trimestre é idealmente realizado entre 11 e 13 semanas mais 6 dias de gestação e consiste na combinação de idade materna, marcadores ultrassonográficos e dosagem bioquímica sérica materna para o cálculo do risco de aneuploidia. Os marcadores ultrassonográficos incluem a medida da translucência nucal e a avaliação da presença e ausência do osso nasal, da impedância ao fluxo no ducto venoso e fluxo vascular através da válvula tricúpide.

As substâncias dosadas no sangue materno são a fração beta livre do hormônio gonadotrofina coriônica humana (β-HCG) e a proteína plasmática A associada à gestação (PAPP-A). Já o rastreio do segundo trimestre consiste na realização do ultrassom morfológico. O chamado teste quádruplo, que consiste na dosagem de alfafetoproteína, inibina A, estriol não conjugado e HCG, está em desuso. As pacientes nas quais o rastreamento evidenciou grande risco de aneuploidias fetais devem ser orientadas e testes diagnósticos devem ser oferecidos.

Mais recentemente, outra linha de testes de rastreamento foi desenvolvida mediante a pesquisa e a identificação de células fetais circulantes no sangue materno, as quais podem ser utilizadas para análise do DNA fetal. Entretanto, esses testes não devem ser confundidos com exames de diagnóstico.

Os métodos de diagnóstico pré-natal incluem a realização de procedimentos invasivos, dentre os quais a biópsia de vilosidades coriônicas, amniocentese e cordocentese, para a aquisição de células fetais, líquido amniótico ou sangue fetal para análise.

■ INDICAÇÕES DOS TESTES INVASIVOS

Além das aneuploidias, existem mais de 2.000 doenças para as quais estão disponíveis testes genéticos. Desse modo, os testes invasivos com estudo genético pré-natal devem ser indicados para gestações em que há risco aumentado de alguma condição genética pré-natal diagnosticável. Isso inclui:

- Idade materna avançada (> 35 anos).
- Pais portadores de condição hereditária.
- Gravidez prévia com feto portador de anormalidade cromossômica ou doença hereditária.
- Mãe portadora de gene de doença recessiva ligada ao X.
- Resultados positivos no rastreio de primeiro ou segundo trimestre.
- Detecção à ultrassonografia de anomalias estruturais do feto.
- Restrição de crescimento fetal (RCF).

Biópsia de vilo corial

A biópsia de vilosidades coriônicas ou biópsia de vilo corial, descrita pela primeira vez na década de 1960, consiste na retirada de uma pequena amostra do córion frondoso, que é geneticamente representativo do feto, para análise genética e molecular.

Esse procedimento é realizado com o objetivo de obter células para análise do cariótipo fetal, seja para os casos de rastreio de primeiro trimestre positivos, seja para o diagnóstico de fetos com risco de apresentar certas condições hereditárias, ou mesmo por desejo materno. Pode ser realizado com segurança entre a 11ª e a 13ª semana mais 6 dias de gestação, evidenciando aqui sua principal vantagem, a possibilidade de diagnóstico precoce em uma gestação ainda inicial. Quando realizado a partir de 12 semanas, alguns autores o denominam biópsia de placenta. A biópsia placentária pode ser realizada mais tarde na gestação para cariotipagem fetal rápida (fornecendo o resultado em 24 a 48 horas) ou diante de oligodrâmnio sem a existência de um bolsão de líquido que possibilite a amniocentese.

Tanto a análise das vilosidades coriônicas como a de células do líquido amniótico coletadas por meio da amniocentese, descrita adiante neste capítulo, oferecem a mesma informação referente a estado cromossômico, níveis enzimáticos e mutações genéticas. Um diagnóstico genético bem-sucedido pode

ser obtido em 99,7% dos casos por meio da biópsia de vilo corial, com taxa de falso-positivos de apenas 11 a cada 10.000 gravidezes. Já a taxa de falso-negativos é de 0,1%, ou seja, 1 a cada 1.000 diagnósticos. A principal falha no diagnóstico está relacionada com áreas de mosaicismo, confinadas ou não à placenta, e que necessitam de confirmação posterior por meio de amniocentese ou cordocentese.

As amostras de vilosidades coriônicas podem ser obtidas por via transcervical ou transabdominal. De maneira geral, escolhe-se a via que possibilite o acesso mais facil à topografia da placenta, de modo que nos casos de placentas fúndicas e anteriores se opta pela abordagem transabdominal e diante de placentas posteriores ou de inserção baixa a abordagem transcervical é a escolhida. Ambas as abordagens são igualmente seguras, apesar de metanálise recente mostrar risco relativo maior (79%) de não se obter material adequado pela via transcervical. Assim, uma ultrassonografia deve ser realizada imediatamente antes do procedimento com o objetivo de, além de avaliar a posição da placenta, determinar a idade gestacional e confirmar a atividade cardíaca fetal, visto que o procedimento deixa de ser justificado diante de um caso de abortamento.

Na técnica transcervical, a paciente é colocada na posição de litotomia e a vulva e a vagina são preparadas assepticamente com solução de povidina e iodo. Um espéculo é então inserido, e o colo do útero é preparado de maneira semelhante. Um cateter de polietileno flexível com um guia metálico é introduzido através do canal cervical em direção à placenta, paralelamente às membranas, sob visibilização ultrassonográfica direta. Ao alcançar a borda placentária, o guia é retirado e uma seringa de 20mL, contendo meio de cultura, é acoplada ao cateter, sendo aplicada pressão negativa com o objetivo de coletar cerca de 10 a 25mg de vilosidades.

O material obtido é inspecionado visualmente a olho nu, visto que estruturas brancas de ramificação das vilosidades flutuam no meio, confirmando a coleta correta. Algumas vezes, no entanto, é necessária a visibilização das amostras em microscópio para confirmar a presença de vilosidades suficientes. A decídua materna tambem é obtida na amostra, mas é facilmente reconhecida por sua aparência amorfa. Se não houver vilosidades suficientes, uma segunda inserção do cateter pode ser feita com efeitos adversos mínimos sob a gestação. A atividade cardíaca fetal deve ser documentada após o término do procedimento.

Para utilização da via transabdominal, o abdome é preparado com solução antisséptica e a pele é infiltrada com anestésico local. O ultrassom contínuo é usado para direcionar uma agulha de 17 ou 18G em direção à placenta com uma seringa acoplada de 20mL com cerca de 2 a 5mL de meio de cultura conectada a ela. A agulha é orientada para frente e para trás através da placenta, com movimentos suaves, enquanto a sucção por pressão negativa é aplicada na seringa, de modo a possibilitar a coleta dos vilos coriais (**Figura 27.1**). Ao contrário da coleta transcervical, que é mais bem realizada antes

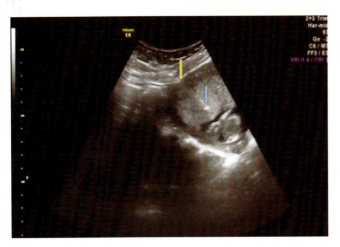

Figura 27.1 A seta amarela mostra o trajeto da agulha na parede e na placenta e a seta azul mostra a ponta da agulha visível. (Imagem gentilmente cedida pelo Dr. Carlos Henrique Mascarenhas Silva.)

de 14 semanas de gestação, o procedimento transabdominal pode, em teoria, ser realizado durante toda a gravidez e, portanto, constitui uma alternativa à amniocentese ou à cordocentese quando é necessário um cariótipo. O material obtido é analisado como na técnica transcervical para verificar se houve amostragem adequada.

Tanto a via cervical como a abdominal são aceitáveis, uma vez que apresentam o mesmo perfil de segurança, porém, além da posição da placenta, em algumas situações uma delas é preferível em detrimento da outra, como nos casos de herpes genital, cervicite, útero bicorno, miomas cervicais, anteversão ou retroversão acentuadas, quando a abordagem transabdominal é a escolhida. Por outro lado, o intestino pode atrapalhar a coleta transabdominal, tornando necessário o acesso cervical.

Com qualquer abordagem invasiva, a imunoglobulina anti-Rh deve ser administrada às pacientes Rh-negativas, Du-negativas, não sensibilizadas. Já as mulheres sensibilizadas devem aguardar até o momento em que uma amniocentese possa ser realizada, tendo em vista os relatos de exacerbação da sensibilização após a biópsia de vilosidades coriônicas.

A biópsia de vilosidades coriônicas é um procedimento seguro. O sangramento após a coleta é a queixa mais comum, podendo ocorrer em 7% a 10% das pacientes nas quais a coleta foi feita por via transcervical. Por outro lado, essa queixa é incomum após a coleta transabdominal, ocorrendo em 1% ou menos dos casos. Em ambos os casos, o sangramento cessa espontaneamente dentro de algumas semanas e raramente é associado a desfecho adverso.

Os hematomas ocorrem quando o cateter utilizado na coleta transcervical é passado muito profundamente próximo à decídua basal, que é muito vascularizada. A coleta próxima a "lagos" placentários provoca sangramento e também pode ocasionar a formação de hematomas. Já a incidência de corioamnionite é extremamente baixa tanto após o procedimento transcervical como após o transabdominal. O uso de um novo cateter estéril para cada inserção transcervical minimiza a ocorrência de infecções. Já a infecção após a biópsia transabdominal pode resultar da perfuração inadvertida do intestino pela agulha. Essas complicações, assim como a rotura de membranas, são extremamente raras em centros experientes.

A taxa de abortamento se aproxima do risco de 1 em 300 para 1 em 500 visto com a amniocentese realizada no segundo trimestre. Isso foi constatado em vários estudos, incluindo estudos randomizados nos EUA e na Itália. A prevalência de RCF, descolamento de placenta e parto prematuro não é maior em mulheres submetidas à biópsia de vilo corial do que na população em geral.

No início dos anos 1990, relatos de associação entre a coleta de vilosidades coriônicas e anomalias congênitas, principalmente redução de membros e hipogenesia do ramo da mandíbula, suscitaram questionamentos e preocupações em relação a esse procedimento. Entretanto, uma série de estudos posteriores demonstrou que, se realizada após 11 semanas de gestação e por médicos experientes, a biópsia de vilosidades coriônicas não está associada a aumento do risco de malformações. A redução de membros pode ocorrer quando o procedimento é realizado mais precocemente na gestação, por volta de 7 semanas. Quando realizada após 9 semanas completas, o risco de redução de membros é baixo e não supera o da população em geral, que é de 6 a cada 10.000 exames.

Em mãos experientes, a biópsia de vilo corial também é considerada segura em gestações múltiplas, com especial atenção à corionicidade no momento da coleta, visto que uma única amostra é suficiente em gestações monocoriônicas. No caso de gestações gemelares dicoriônicas, ambas as placentas devem ser amostradas. Quando elas parecem estar fundidas, pode ser útil identificar os locais de inserção do cordão para evitar a contaminação cruzada do tecido coriônico.

Amniocentese

O líquido amniótico contém células de origem fetal que, após cultivadas, são utilizadas para análise cromossômica, do genoma fetal e também para o diagnóstico genético pré-natal de alguns distúrbios específicos, sendo estas as principais indicações da amniocentese. Os primeiros relatos de punção da cavidade amniótica datam de 1880, quando era utilizada às cegas para descompressão de polidrâmnios. Já foi muito utilizada no passado para dosagem de alfafetoproteína (AFP), para avaliação de defeitos abertos do tubo neural e para espectrofotometria na determinação do grau de anemia fetal.

A partir da década de 1950, a amniocentese passou a ser utilizada como ferramenta para o diagnóstico fetal. Atualmente, além do cariótipo fetal, a obtenção de líquido amniótico é realizada também para o diagnóstico de infecções congênitas através da reação em cadeia da polimerase (PCR) e mais raramente para avaliação da maturidade pulmonar fetal. De modo terapêutico, é usada para drenagem de líquido amniótico nos casos de polidrâmnio e também para amnioinfusão em casos de oligoidrâmnio. Outra utilidade, muito pouca adotada, é para a infusão de um corante, como o índigo carmim, para avaliação da rotura de membranas.

A amniocentese consiste na punção da cavidade amniótica e na aspiração de uma amostra de líquido amniótico por via transabdominal, guiada por ultrassom. Ela é realizada no segundo trimestre, mais especificamente após a 15ª ou 16ª semana de gestação, pois nessa idade gestacional a quantidade de líquido amniótico já é adequada (aproximadamente 150mL) com boa proporção de células viáveis para análise.

A amniocentese precoce, por volta de 11 a 14 semanas de gestação, já foi descrita, mas não deve ser realizada, uma vez que a punção da cavidade amniótica é mais difícil por não haver a fusão entre as membranas coriônicas e as amnióticas, o que aumenta o risco de punção da cavidade celômica, e pela menor disponibilidade de líquido para aspiração e sua associação a taxas mais elevadas de complicações, como abortamento, perda de líquido amniótico e, principalmente, *talipes* equinovaro (pé torto), devendo assim ser evitada e substituída pela biópsia de vilosidades coriônicas.

Antes do procedimento, realiza-se a ultrassonografia obstétrica para verificação da viabilidade fetal e confirmação da idade gestacional, para avaliação do número de fetos e sua posição, do volume de líquido amniótico e da posição da placenta e, finalmente, para determinação do melhor local para a punção. Após a escolha do local de inserção da agulha, o abdome materno é lavado com solução antisséptica, seguido da administração de anestésico local no sítio de punção. Guiada continuamente por ultrassom, uma agulha de 20 ou 22G é introduzida percutaneamente na cavidade amniótica com o cuidado de evitar o feto e o cordão umbilical (**Figura 27.2**).

A visibilização contínua da agulha por meio da ultrassonografia reduz significativamente a incidência de complicações. Aproximadamente 15 a 20mL de líquido amniótico são aspirados, porém os primeiros 1 ou 2mL são coletados e descartados em seringa diferente para evitar a contaminação com células maternas que possam ter permanecido no interior da agulha (**Figura 27.3**). Após o procedimento, a ultrassonografia será utilizada para avaliação do local da punção de modo a se observarem possível sangramento e hematomas, além de documentar a frequência cardíaca e a atividade fetal, servindo ainda para tranquilizar o casal quanto ao bem-estar fetal.

A passagem transplacentária da agulha deve ser evitada sempre que possível, mas quando inevitável, nos casos de placentas anteriores, deve-se escolher a porção mais fina da placenta, longe de seu bordo e da inserção do cordão umbilical. Nesses casos, o Doppler colorido é útil para evitar a punção de grandes vasos fetais. Quando essas recomendações são seguidas, a amniocentese transplacentária não aumenta as taxas de perda fetal nas mãos de operadores experientes.

A amniocentese pode se realizada em gestações múltiplas, sempre com o cuidado e a certeza de que está sendo obtido material genético de cada feto separadamente, evitando puncionar o mesmo saco amniótico repetidas vezes. Se a distinção entre as duas bolsas amnióticas não estiver clara, uma técnica simples para garantir que o mesmo saco não seja puncionado duas vezes consiste em injetar 2 a 3mL de índigo carmim (corante azul) após a aspiração do líquido amniótico do primeiro saco, antes da retirada da agulha. A segunda punção é então realizada em local escolhido após a visibilização das membranas que separam as duas bolsas. A aspiração de líquido claro confirma que a segunda cavidade amniótica foi puncionada e não a primeira. Gestações com mais de dois fetos podem ser avaliadas de maneira semelhante.

Após o procedimento podem ocorrer cólicas abdominais, que duram cerca de 1 a 2 horas. Relatos de desconforto no baixo ventre podem persistir por até 48 horas após o procedimento e, de maneira geral, esse desconforto é leve. Assim, as pacientes podem retornar às suas atividades habituais, em geral, 48 horas após a amniocentese. A imunoglobulina anti-Rh deve ser administrada às pacientes Rh-negativas, Du-negativas, não sensibilizadas, tendo em vista que a isoimunização pode ocorrer em 1% dos casos após a punção da cavidade amniótica.

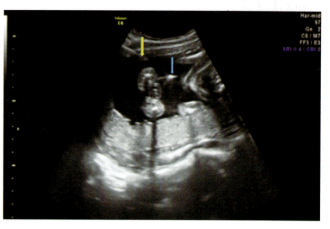

Figura 27.3 A seta amarela mostra a agulha na cavidade amniótica e a seta azul mostra a ponta da agulha visível – área ecogênica. (Imagem gentilmente cedida pelo Dr. Carlos Henrique Mascarenhas Silva.)

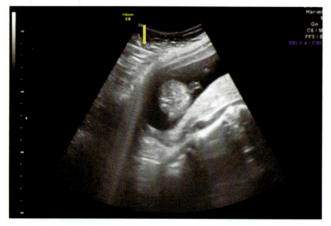

Figura 27.2 A seta mostra a agulha imediatamente antes de inserção na cavidade amniótica. (Imagem gentilmente cedida pelo Dr. Carlos Henrique Mascarenhas Silva.)

A principal complicação associada à amniocentese é o aborto/parto espontâneo, cujo risco é de 1 a cada 300 a 500 perdas relacionadas com o procedimento, o que representa um risco baixo. Essas taxas não parecem aumentar quando a amniocentese é realizada em gestações múltiplas. Alguns estudos demonstraram que a taxa de perda fetal aumenta com o número de punções. Marthin e cols. relataram uma taxa de perda relacionada com a amniocentese de 3,8% após três tentativas, em comparação com 1,2% após uma única punção. As taxas de perda não aumentam com a quantidade de procedimentos separados. Com base nisso, não devem ser feitas mais de duas tentativas de punção por amniocentese. Se essas duas tentativas não obtiverem êxito, a paciente deverá ser orientada a retornar após alguns dias.

Sangramento vaginal e perda de líquido amniótico ocorrem em cerca de 2% a 3% das pacientes e na maioria das vezes são de natureza autolimitada. Ocasionalmente, a perda de líquido amniótico pode persistir durante a gravidez, mas, se o volume de líquido amniótico permanece adequado, isso não interfere no prognóstico da gestação. Outras complicações são raras, incluindo infecção e lesão do feto por punção com agulha, além de hemorragia materna intra-abdominal. A amnionite sintomática ocorre raramente (0,1%). A complicação mais grave é a sepse fulminante (por *Escherichia coli* ou espécies de *Clostridium*), que resulta em mortalidade materna, mas que é extraordinariamente rara.

Cordocentese

A cordocentese, também chamada de amostragem percutânea de sangue umbilical (PUBS), consiste na coleta de sangue diretamente do cordão umbilical, guiada por ultrassonografia.

Esse procedimento, descrito inicialmente por Daffos e cols. em 1983, é utilizado principalmente para avaliação e tratamento da anemia fetal nos casos de aloimunização eritrocitária e na avaliação da hidropisia fetal não imune. No entanto, o sangue coletado também pode ser usado para obtenção de células para análise genética, exames metabólicos e hematológicos, análise ácido-básica, diagnóstico de infecções fetais e exames imunológicos. Essa técnica oferece vantagens consideráveis em termos de eficácia e segurança em relação aos métodos fetoscópicos anteriormente utilizados para obtenção de sangue fetal.

As indicações mais frequentes para a realização da cordocentese são: achado de anomalia fetal pelo estudo ultrassonográfico, falha em obter resultado ou resultado ambíguo na amniocentese ou biópsia de vilo corial, quando é necessária a realização rápida de cariótipo (pode ser realizada em 24 a 48 horas), e avaliação de doenças que só podem ser diagnosticadas por testes bioquímicos em plasma fetal ou células sanguíneas.

Esse procedimento é habitualmente realizado a partir de 18 semanas de gestação e é tecnicamente mais difícil do que a coleta de vilosidades coriônicas e a amniocentese.

Uma ultrassonografia deve ser realizada antes do procedimento para avaliar a vitalidade fetal e sua posição, a localização placentária e do cordão umbilical, além da presença de anomalias tanto fetais como placentárias. O Doppler colorido também é uma importante ferramenta na avaliação do posicionamento do cordão e da placenta.

O sangue é obtido através de uma agulha de 20 a 22G inserida na veia umbilical, situada no cordão umbilical, através do abdome materno, guiada pelas imagens ultrassonográficas (**Figura 27.4**). A veia umbilical é preferida por ser maior do que as artérias e por ser menos provável que sua punção esteja associada a bradicardia fetal, hematomas e hemorragia significativa. A punção do cordão no local de inserção placentária é tecnicamente mais fácil, mas está associada a uma taxa maior de contaminação com sangue materno. As alças livres de cordão e a veia umbilical intra-abdominal são locais alternativos de punção, sendo tecnicamente mais seguro o acesso vascular no abdome fetal.

A posição da agulha é confirmada ultrassonograficamente mediante a observação de sua localização dentro da veia umbilical após a injeção de solução salina. Se a agulha estiver na veia umbilical, as microbolhas podem ser vistas se movendo em direção ao feto.

Outra maneira de confirmar o posicionamento da agulha e a coleta correta de sangue fetal é por meio da análise do volume corpuscular médio (VCM) no sangue coletado, visto que as células do sangue fetal (140fL) são maiores do que as maternas (80fL). O VCM de uma amostra de sangue fetal deve ser no mínimo superior a 100fL. Uma alternativa útil, barata e simples, que pode ser usada quando uma análise de sangue completa não pode ser realizada no momento, é o teste de desnaturação alcalina da hemoglobina, especialmente antes de 28 semanas de gestação. Esse teste é fundamentado na capacidade da hemoglobina fetal de resistir à desnaturação em condições alcalinas em comparação com a hemoglobina materna.

Os movimentos fetais podem interferir no procedimento, o que aumenta o risco de complicações e a necessidade de novas punções do cordão. Por isso, é útil realizar um bloqueio neuromuscular fetal com injeção intravascular (na veia umbilical) ou intramuscular (na coxa fetal) de brometo de pan-

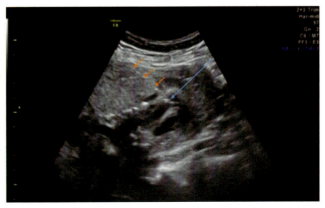

Figura 27.4 As setas alaranjadas mostram o trajeto da agulha na parede e a seta azul, a ponta da agulha visível dentro da veia umbilical. (Imagem gentilmente cedida pelo Dr. Carlos Henrique Mascarenhas Silva.)

curônio (0,1 a 0,3mg/kg de peso fetal estimado), sempre guiado por ultrassonografia, sendo frequentemente realizado nas cordocenteses terapêuticas.

O sangramento do sítio de punção no cordão umbilical é a complicação mais comum da cordocentese (30% a 41%), seguido de bradicardia fetal (4% a 12%) e hematomas (17%). O sangramento no local da punção é maior após a punção arterial do que após a perfuração da veia umbilical, além de apresentar maior incidência após a punção transamniótica do cordão do que após a punção transplacentária. No entanto, a perda de sangue não costuma ser clinicamente significativa em ambos os casos.

A perda fetal é definida como a morte fetal intrauterina dentro de 14 dias do procedimento e sua incidência varia de 1% a 1,6%. No entanto, essas taxas oscilam de acordo com a indicação do procedimento e com a experiência do operador, e o risco exato é difícil de ser determinado, uma vez que muitos dos fetos estudados apresentam malformações congênitas graves ou já apresentam risco basal alto, em razão de suas patologias, para resultados adversos e o óbito, muitas vezes não associado à cordocentese propriamente dita. Ghidini e cols. realizaram uma metanálise que excluiu casos com condições patológicas e determinaram que a taxa de perda em uma população de baixo risco submetida à cordocentese foi de aproximadamente 1,4%. As principais causas de perda fetal são corioamnionite, rotura de membranas, sangramento no sítio de punção, bradicardia grave e trombose.

Outras complicações incluem infecção (1%), hemorragia feto-materna (40%), parto pré-termo (7%), além de sensibilização pelo fator Rh e descolamento prematuro da placenta.

As complicações maternas são raras e incluem corioamnionite e hemorragia transplacentária. Existem relatos de casos de sepse grave, porém são extremamente raros. Embora não existam boas evidências, muitos centros usam antibióticos profiláticos antes do procedimento.

■ SITUACÕES ESPECIAIS

Os vírus transmitidos pelo sangue são uma preocupação durante a realização de procedimentos invasivos em virtude do risco de transmissão materno-fetal. Os testes pré-natais invasivos, no entanto, podem ser realizados em mulheres portadoras de hepatite B ou C, pois, apesar das evidências limitadas, até o momento foi demonstrado que o risco de transmissão para hepatite B parece ser muito baixo e que a transmissão de hepatite C não aumenta após a amniocentese, por exemplo.

Por outro lado, esses procedimentos devem ser evitados em mulheres HIV-positivas, principalmente no terceiro trimestre, quando o risco relativo de transmissão é quatro vezes maior após a realização de um procedimento invasivo. Alguns autores sugerem que os procedimentos realizados no início da gravidez levariam a um risco muito baixo de transmissão, desde que a terapia antirretroviral seja administrada e a carga viral materna seja baixa. Quando um teste invasivo é extremamente necessário, a amniocentese é preferida, e deve-se evitar atravessar a placenta.

Assim, o conhecimento do estado sorológico materno é importante tanto para a indicação de um teste invasivo como para o aconselhamento da paciente sobre os riscos envolvidos e sobre as poucas evidências acerca da transmissão nessa situação.

■ TESTE PRÉ-NATAL NÃO INVASIVO – *NIPT*

Atualmente, sabe-se que após 7 semanas de gestação o soro de uma mulher grávida contém DNA fetal livre, o qual, embora misturado com DNA de origem materna, fornece uma amostra do genoma fetal que está disponível para análise sem a necessidade de um procedimento invasivo. Alguns estudos têm avaliado a possibilidade de sua implantação como ferramenta de primeira linha para o rastreio de aneuploidias, mas esse teste ainda apresenta limitações em virtude de seu alto custo, por não detectar outras malformações estruturais, em razão de seus resultados duvidosos em gestações gemelares e devido ao fato de em 1% a 8% das pacientes não ser possível obter material para análise. Cabe ressaltar ainda que esses não são testes de diagnóstico, devendo essa diferença ser bem explicada aos pacientes.

■ CONSIDERAÇÕES FINAIS

O objetivo central dos exames de diagnóstico pré-natal é fornecer aos casais grávidos informações fidedignas, seguras e de alta confiabilidade, seja em virtude do desejo intrínseco de certificar-se da normalidade do cariótipo, seja para definição da suspeita de distúrbios cromossômicos ou genéticos desencadeados a partir de testes de rastreamento positivos ou de ultrassonografia alterada. Há ainda a possibilidade terapêutica de amnioinfusão e de cordocente, como citado anteriormente. Além da informação ao casal, o diagnóstico de certeza no pré-natal possibilita também que a equipe médica se prepare para atender de maneira mais adequada a família e o(a) filho(a) que vai nascer. Os testes de rastreamento devem preceder os testes invasivos para que sejam rastreados apenas os fetos com risco de portar alguma patologia para serem submetidos aos testes de diagnóstico, de modo que os riscos contrabalancem os benefícios desses procedimentos. A biópsia de vilosidades coriônicas pode ser realizada com segurança entre a 11ª e a 13ª semana mais 6 dias, possibilitando diagnóstico precoce em uma gestação ainda inicial.

A amniocentese consiste em punção da cavidade amniótica e aspiração de uma amostra de líquido amniótico por via transabdominal, guiada por ultrassom, podendo, a partir da 15ª/16ª semanas de gestação, também ser terapêutica, proporcionando alívio em casos de polidrâmnio, e para amnioinfusão em casos de oligoidrâmnio. A cordocentese é utilizada principalmente para diagnóstico e tratamento da anemia fetal nos casos de aloimunização eritrocitária e hidropisia fetal não imune.

No entanto, o sangue coletado também pode ser usado para obtenção de células para análise genética, exames metabólicos e hematológicos, análise ácido-básica, diagnóstico de infecções fetais e exames imunológicos. Por fim, recentemente foi descoberta a presença de células fetais circulantes no sangue materno, as quais podem ser utilizadas para análise do DNA para, em algumas ocasiões, o diagnóstico sem a necessidade de submeter a paciente ao risco de testes invasivos.

Leitura complementar

ACOG Pract Bull No 88. Invasive prenatal testing for aneuploidy. Obstet Gynecol 2007; 110: 1459-67.

Alfirevic Z, Navaratnan K, Mujezinovic F. Amniocentesis and chorionic villus sampling for prenatal diagnosis. Cochrane Database Syst Rev 2017 Sep 4; 9:CD 003252.

American College of Obstetricians and Gynecologists Committee on Genetics. The use of chromosomal microarray analysis in prenatal diagnosis. Obstet Gynecol 2009; 122:1374-77.

American College of Obstetricians and Gynecologists Committee on Genetics. Noninvasive prenatal testing for fetal aneuploidy. Obstet Gynecol 2012; 120:1532-34.

American College of Obstetricians and Gynecologists Committee on Practice Bulletins: screening for fetal chromosomal abnormalities, ACOG Practice Bulletin 77 (Jan 2007). Obstet Gynecol 2007; 109:217

Cunningham FG, Leveno KJ, Bloom SL, Hauth JC, Rouse DJ, Spong CY. Obstetrícia de Williams. 23. ed. Artmed, 2012.

Driscoll AD, Simpson JL, Holzgreve W, Otaño L. Obstetrics: normal and problem pregnancies. Chapter 10; 193-218

Geffen KT, Ben-Zvi O, Weitzner O, Peleg A, Biron-Shental T, Sukenik-Halevy R. The yield and complications of amniocentesis performed after 24 weeks of gestation. Arch Gynecol Obstet. May 2017.

Hamar B. Diagnostic ultrasound, Chapter 46: 1543-55.

Mujezinovic F, Alfirevic Z. Procedure-related complications of amniocentesis and chorionic villous sampling: a systematic review. Obstet Gynecol Sept. 2007; 110(3):687-94.

Nicolaides KH, Sebire NJ, Snijders RJM. The 11–14 week scan. New York: Parthenon, 1999.

Nicolaides KH. Nuchal transparency and other first trimester sonographic markers of chromosomal abnormalities. Am J Obstet Gynecol 2004; 191:45

Nussbaum RL, McInnes RR, Huntington F. Willard PhD. Thompson & Thompson genetics in medicine. Chapter 17: 349-67.

Prefumo F, Jauniaux E. Amniocentesis for fetal karyotyping: the end of an era? BJOG Jan 2016; 123(1):99.

Ronald J, Wapner MD. Creasy and Resnik's maternal-fetal medicine: principles and practice, 30: 417-64.e11

SOGIMIG – Manual de ginecologia e obstetrícia da Associação de Ginecologistas e Obstetras de Minas Gerais. 6. ed. Belo Horizonte: COOPMED, 2017.

Tara F, Lotfalizadeh M, Moeindarbari S. The effect of diagnostic amniocentesis and its complications on early spontaneous abortion. Electron Physician Aug 2016; 8(8):2787-92.

Fernanda Magalhães Menicucci
Raquel Pinheiro Tavares
Camila Silva Nascimento
Lumena Gonçalves Machado

CAPÍTULO 28

Ultrassonografia em Urgências Obstétricas e Ginecológicas

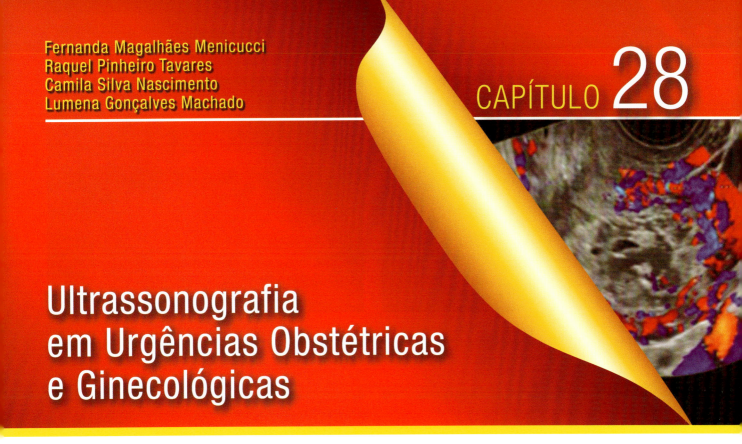

◼ INTRODUÇÃO

A ultrassonografia tem papel importante no diagnóstico e no seguimento de várias condições de urgência, tanto ginecológicas como obstétricas.

A ultrassonografia vem sendo usada há mais de 40 anos, e novas formas de utilização vêm sendo descobertas a todo momento.

Atualmente, é quase impossível um serviço de urgência/emergência ginecológica e obstétrica não contar com um setor de ultrassonografia.

Além de essencial no auxílio ao diagnóstico em casos de urgência, a ultrassonografia é fundamental para acompanhamento e seguimento.

Os recentes avanços tecnológicos, caracterizados pelos transdutores de alta frequência, auxiliam cada vez mais o diagnóstico precoce e algumas vezes evitam procedimentos invasivos, como nos casos de gestação ectópica com tratamento conservador.

Apesar disso, é sempre importante reforçar que a avaliação ultrassonográfica deve ser sempre associada à avaliação clínica para o diagnóstico preciso e o tratamento adequado.

◼ ULTRASSONOGRAFIA EM URGÊNCIAS OBSTÉTRICAS

Segundo dados da Organização Mundial da Saúde (OMS), cerca de 830 mulheres morrem todos os dias no mundo em decorrência de complicações na gestação ou no parto. Uma das principais causas é a hemorragia durante ou após o parto.

O sangramento durante a gravidez é causa importante de morbimortalidade materna e fetal e de parto prematuro. Cerca de 6% de todas as gravidezes são complicadas por sangramentos durante a segunda metade da gestação, o que torna fundamental uma avaliação clínica imediata para garantir um plano diagnóstico e uma intervenção adequada.

As possíveis causas de sangramento durante a segunda metade da gestação e no parto incluem descolamento prematuro de placenta, placenta prévia e *vasa* prévia.

A gestação ectópica é outra causa de urgência obstétrica na primeira metade da gestação e pode evoluir para um quadro materno de abdome agudo hemorrágico. No entanto, apesar do aumento na incidência de gestação ectópica nos últimos anos, houve uma redução na mortalidade por essa causa em virtude de um diagnóstico mais precoce por meio da ultrassonografia.

A ultrassonografia é o principal meio de diagnóstico de urgências obstétricas, possibilitando diferenciar as principais causas de sangramento de modo a se obter um desfecho favorável da gestação.

Descolamento prematuro de placenta

Uma das causas mais temidas de sangramento na segunda metade da gestação é o descolamento prematuro da placenta, importante motivo de mortalidade perinatal. As pacientes podem apresentar sangramento vaginal, dor abdominal e aumento do tônus uterino. Os fatores de risco são hipertensão, rotura prolongada de membranas amnióticas, corioamnionite,

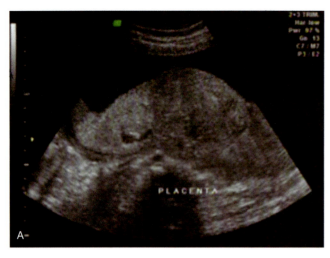 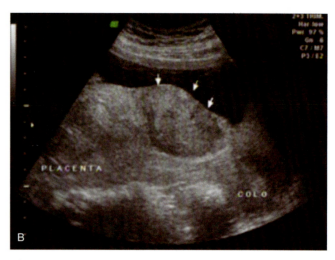

Figura 28.1 Descolamento prematuro da placenta. **A** Distinção entre massa placentária normal e massa hiperecogênica em sua borda (à esquerda da imagem). **B** Mesma lesão (*setas*) hiperecogênica, próximo à borda placentária e ao orifício interno do colo uterino, em um quadro de sangramento de terceiro trimestre de gestação – coágulo.

trauma, trombofilias, uso de substâncias, como tabaco, álcool e cocaína, e idade materna avançada.

O diagnóstico é clínico, pois o hematoma retroplacentário pode ser isoecogênico à placenta e ao miométrio, dificultando sua identificação ao ultrassom. No mínimo 50% dos descolamentos placentários não apresentarão alterações no exame ultrassonográfico. Quando visíveis, no quadro agudo, o sangue e o coágulo retido são hiperecogênicos ou isoecogênicos quando comparados à ecogenicidade da placenta. Um hematoma mais antigo é hipoecogênico e cerca de 2 semanas depois se torna anecoico.

O hematoma pode ser diagnosticado durante o exame dinâmico de ultrassom por meio de um estímulo mecânico. Observada a movimentação da coleção, verifica-se a existência de um coágulo.

O tamanho do hematoma foi relacionado com a mortalidade perinatal, e sua presença à ultrassonografia foi associada ao risco de trabalho de parto prematuro, baixo peso ao nascimento e admissão em unidade de tratamento intensivo (UTI) neonatal. A presença de hematoma retroplacentário com volume > 60cm³ está associada a um risco de 50% ou mais de mortalidade perinatal.

O mais importante é saber que o exame ultrassonográfico normal não exclui o diagnóstico de descolamento da placenta.

O tratamento depende da idade gestacional, da estabilidade hemodinâmica da gestante e do tamanho do hematoma retroplacentário, se visível ao ultrassom. Há um risco associado de coagulação intravascular disseminada (CIVD) e, quanto mais prolongada a distância entre o diagnóstico e a interrupção da gestação, pior o desfecho perinatal (**Figura 28.1**).

Placenta prévia

A placenta prévia consiste na implantação placentária no segmento uterino inferior, podendo recobrir total ou parcialmente o canal cervical interno e cursar com hemorragia quando ocorre dilatação ou esvaecimento desse canal. O posicionamento da placenta só pode ser confirmado após 28 semanas de gestação em razão do processo de "migração placentária".

A placenta prévia pode ser classificada em:

- **Placenta prévia total:** recobre todo o canal cervical.
- **Placenta prévia parcial:** recobre parcialmente o orifício interno do canal cervical.
- **Placenta prévia marginal:** apenas tangencia o canal cervical, não havendo risco aumentado de sangramento.
- **Implantação baixa:** implantada no segmento uterino inferior a uma distância ≤ 2cm do orifício interno do canal cervical.

A placenta prévia acontece em aproximadamente 1 a cada 200 gravidezes, mas há evidências de que sua incidência esteja aumentando, principalmente em razão do número crescente de cesarianas.

Etiopatogenia

Existe uma clara associação entre implantação da placenta no segmento uterino inferior e um dano endometrial prévio que pode ter sido causado por idade materna avançada (> 35 anos), cesarianas sucessivas, cirurgias uterinas, curetagem uterina, abortamento prévio, multiparidade, tabagismo e uso de cocaína. No entanto, a causa é desconhecida na grande maioria dos casos.

Manifestações clínicas

A placenta prévia está relacionada com alto potencial de morbimortalidade materna e/ou fetal, sendo um quadro potencialmente grave.

O quadro clínico consiste em sangramento vaginal no terceiro trimestre da gestação, indolor, embora algumas mulheres experimentem dor secundária às contrações uterinas.

Diagnóstico

A suspeição diagnóstica é clínica, devendo ser aventada em todas as pacientes com sangramento no segundo trimestre de gestação (> 24 semanas). Para confirmação é necessária a realização de exame ultrassonográfico por via transabdominal ou via transvaginal, esta última considerada o padrão-ouro em virtude da alta capacidade de determinar com precisão a localização placentária, apresentando sensibilidade de 87,5% e especificidade de 98,8% (**Figura 28.2**).

Em cerca de 15% das gestações pode ser identificado tecido placentário recobrindo o canal cervical com 17 semanas de gestação; destes, 90% evoluem para ecografia normal com 37 semanas.

Placenta acreta

A placenta acreta está relacionada com a invasão trofoblástica com implantação placentária além da decídua ou da parede uterina. Apresenta como fator predisponente a placenta prévia, sendo considerada uma de suas complicações mais graves.

Existem três formas de acretismo placentário:

- **Placenta acreta:** a placenta alcança a camada basal da decídua, atingindo o miométrio (camada muscular) apenas superficialmente.
- **Placenta increta:** a placenta penetra mais profundamente no útero e se estende para o miométrio.
- **Placenta percreta:** a placenta ultrapassa o miométrio e atinge a serosa uterina (às vezes envolvendo a bexiga ou outros órgãos e vasos pélvicos).

O acretismo placentário está relacionado com idade materna avançada, tabagismo, paridade e, principalmente, placenta prévia e cirurgia uterina prévia.

Diagnóstico

O diagnóstico por meio da ultrassonografia apresenta sensibilidade e especificidade de cerca de 80% e 95%, respectivamente. A ressonância nuclear magnética pode ser útil para confirmação do diagnóstico ou para melhor delineamento da presença ou extensão do acretismo, mas não é utilizada de rotina.

A placenta normal se apresenta homogênea com um limite hipoecoico, que representa o miométrio, entre a placenta e a bexiga, de fácil identificação ao ultrassom. Na placenta acreta ocorre diminuição do miométrio retroplacentário, medindo menos de 1mm no plano sagital, ou mesmo perda desse limite hipoecoico normal. Em geral, há espaços anecoicos intraplacentários (lacunas placentárias) adjacentes à parede uterina envolvida, dando à placenta um aspecto de "queijo suíço", e o local se apresenta com fluxo turbulento ao estudo Doppler. Observa-se irregularidade ou interrupção da interface ecogênica entre a bexiga materna e a serosa uterina (interface bexiga-serosa). Nota-se também perda da área hipoecoica linear normal entre a placenta e a parede do útero, denominada espaço livre retroplacentário (**Figura 28.3**).

Sempre que possível, é importante estabelecer o diagnóstico antes do parto, pois a hemorragia intraoperatória pode ser maciça, aumentando as taxas de morbimortalidade materna e fetal.

Vasa prévia

A *vasa* prévia é uma complicação obstétrica rara, porém extremamente grave, em que vasos fetais atravessam o orifício interno do colo uterino. Esses vasos estão sujeitos à rotura e, quando suas membranas de suporte se rompem, pode ocorrer exsanguinação fetal. Estima-se que a *vasa* prévia afete 1 a cada 1.275 a 8.333 gravidezes.

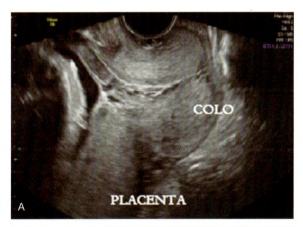
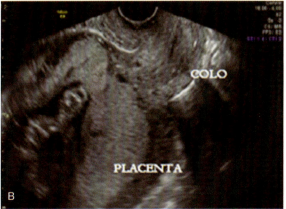

Figura 28.2 Placenta prévia. **A** Placenta prévia marginal. **B** Placenta prévia total. (Imagens gentilmente cedidas pela Dra. Jaqueline Antonelli Dezordi.)

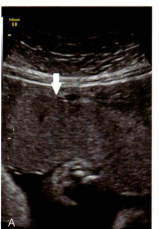
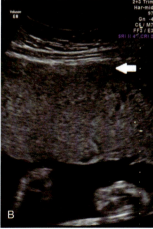

Figura 28.3 Acretismo placentário. **A** Implantação placentária dentro da normalidade, evidenciando o limite hipoecoico entre a placenta e o miométrio (*seta*). **B** Placenta acreta. Observa-se perda da limitação entre a placenta e o miométrio (*seta*).

Etiopatogenia

A *vasa* prévia pode ser decorrente de uma inserção velamentosa do cordão umbilical na placenta com os vasos umbilicais percorrendo as membranas fetais antes de se inserirem no disco placentário e os vasos que não foram inseridos passando por cima do colo do útero. Pode resultar também de placenta bilobada ou suscenturiada. Se não diagnosticada, está associada a uma taxa de mortalidade fetal de quase 60%.

Diagnóstico

O sangramento vaginal é acompanhado de sofrimento e morte fetal quando o parto não é realizado em regime de urgência. O diagnóstico pode ser estabelecido por meio de ultrassonografia entre 23 e 26 semanas de gestação com avaliação do local de implantação placentária, da inserção do cordão e do número de lobos presentes. Para o diagnóstico preciso e para minimizar resultados falso-positivos é crucial que o colo do útero seja claramente demonstrado, e os vasos não devem estar encapsulados pelo cordão ou sobre o tecido placentário. À ultrassonografia, encontra-se um vaso umbilical atravessando o orifício interno do colo do útero, entrando na margem placentária e se conectando à vascularização subcoriônica. O estudo Doppler facilita esse estudo ao diferenciar os vasos fetais dos placentários.

Gravidez ectópica

Na gestação ectópica (**Figura 28.4**), a implantação do blastocisto não ocorreu na cavidade endometrial.

Atualmente, estima-se que cerca de 1% a 2% das gestações são ectópicas, havendo o registro de aumento considerável desde a década de 1970, quando era de 0,5% segundo o Centers por Disease Control (CDC). Cerca de 6% dos óbitos maternos nos EUA estão relacionados com gravidez ectópica, a qual é considerada a principal causa de óbito no primeiro trimestre da gestação.

Quanto à localização, 95% das gestações ectópicas acometem a tuba uterina, 70% das quais estarão na região ampular, 12% na porção ístmica, 11% na região das fímbrias e 2% a 4% na porção intersticial. Outras localizações incluem cérvice, cicatriz miometrial, incluindo cicatriz de cesariana, ovário, cavidade abdominal e regiões retroperitoneal e mediastinal.

As manifestações clínicas clássicas da gestação ectópica incluem dor pélvica, sangramento vaginal e, em 20% a 40% dos casos, presença de massa anexial. Os sintomas se iniciam entre a quinta e a oitava semana de gestação, porém um terço dos casos pode ser assintomático e 9% podem não apresentar sintomas antes da rotura. A ultrassonografia e o valor da fração beta do hormônio gonadotrofina coriônica humana (β-HCG) não são bons preditores de rotura tubária na gestação ectópica.

Diagnóstico

O diagnóstico de gravidez ectópica está fundamentado nos níveis de β-HCG associados à ultrassonografia transvaginal (USTV), sendo imperativa a visibilização da gestação ao ultrassom em caso de níveis de β-HCG > 2.000UI/mL. Assim, se forem encontrados valores > 2.000UI/mL sem identificação de gestação intrauterina, o quadro é de possível gestação ectópica. Se for identificada alguma imagem cística ou sólida em região anexial diante de provável gestação ectópica e visibilizado saco gestacional com ou sem embrião, o diagnóstico certamente é de gravidez ectópica.

O β-HCG costuma duplicar seus valores a cada 48 horas. Em uma gravidez ectópica, o incremento nesse exame é menor, o que também ocorre em gestações intrauterinas inviáveis.

Diante da ausência de gravidez intrauterina à ultrassonografia, o valor de β-HCG > 2.000UI/mL apresenta sensibilidade de 11% e especificidade de 95% para gravidez ectópica.

Exame ultrassonográfico

A USTV apresenta sensibilidade de 87% e especificidade de 94% para identificação de gravidez ectópica.

O primeiro ultrassom na avaliação de gravidez ectópica pode se apresentar normal em 15% a 25% dos casos com o útero vazio, ausência de massas anexiais e ausência de líquido livre na cavidade pélvica.

Uma boa avaliação ultrassonográfica depende da frequência do transdutor, da posição uterina e da prática do ultrassonografista, dentre outros fatores. A frequência ótima do transdutor no exame transvaginal deve estar situada entre 5 e 10MHz. O uso de zona focal múltipla posicionada sobre a imagem ultrassonográfica a ser avaliada melhora também a qualidade do exame, assim como o uso da harmônica. Pode ser necessária a magnificação da área a ser estudada para detalhamento da imagem e a palpação abdominal tanto para a definição do local da dor como para aproximar a lesão da zona focal estudada, além de afastar alças intestinais com conteúdo gasoso, que podem gerar artefatos e prejudicar o exame. A compressão abdominal manual é útil na diferenciação entre um corpo lúteo exofítico e uma gestação ectópica adjacente ao ovário, uma vez que à compressão a gravidez ectópica tipicamente se afastará do ovário.

Como o principal local de implantação de uma gestação ectópica é a tuba uterina, os achados ultrassonográficos mais comumente relacionados são: útero vazio, massa cística, complexa ou sólida anexial, anel tubário, líquido livre anecoico próximo à implantação ou líquido anecoico ou denso em pelve, associado a componentes sólidos ou não.

A imagem de massa anexial na gravidez ectópica pode se apresentar de diversas maneiras:

- 50% a 60% como massa sólida heterogênea;
- 20% a 40% como imagem cística simples que corresponde ao saco gestacional vazio extrauterino;
- 15% a 20% como saco gestacional extrauterino com vesícula vitelínica ou embrião.

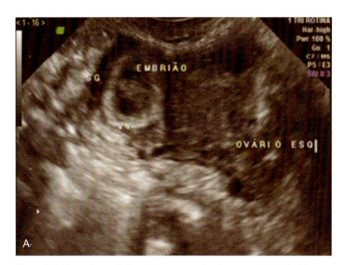 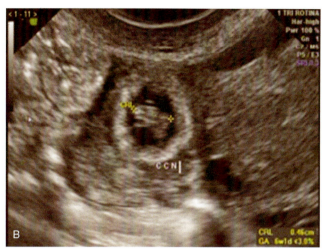

Figura 28.4 Gravidez ectópica. **A** Saco gestacional com embrião identificado em região anexial esquerda, entre útero e ovário esquerdo. **B** Destaque da medida do comprimento crânio-nádegas do embrião no interior do saco gestacional ectópico. (Imagens gentilmente cedidas pela Dra. Laura Torres da Costa Cordoval.)

Quando o saco gestacional não é identificado no interior da cavidade endometrial, é possível estar diante de uma gravidez ectópica, gestação incipiente ou aborto.

Em região anexial, a visibilização de saco gestacional com vesícula vitelínica ou embrião com ou sem batimento estabelece o diagnóstico de gravidez ectópica com valor preditivo positivo de 100%. O achado de anel tubário corresponde a um saco gestacional vazio rodeado por fluido anecoico e apresenta valor preditivo positivo de 95% para gravidez ectópica tubária.

Outra ferramenta útil à ultrassonografia na pesquisa de gravidez ectópica é o estudo Doppler. O fluxo trofoblástico ao estudo Doppler é de baixa impedância, e a captação em anel ao redor de uma massa anexial pode sugerir o diagnóstico de gestação ectópica. Convém identificar o corpo lúteo, uma vez que este também se apresenta como massa cística complexa com captação anelar ao estudo Doppler (**Figura 28.5**).

Em 25% dos casos de gravidez ectópica, o único achado é de líquido livre ecogênico, que pode corresponder a hemoperitônio. Uma paciente com β-HCG positivo e útero vazio à ultrassonografia, mas com hemoperitônio moderado a acentuado, tem 90% de probabilidade de apresentar gestação ectópica. Entretanto, cabe lembrar que o volume do líquido livre tem sensibilidade, especificidade e valor preditivo positivo baixos para rotura tubária (**Figura 28.6**).

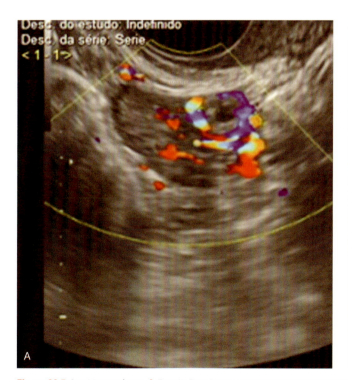 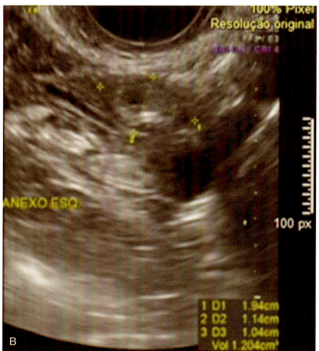

Figura 28.5 Gravidez ectópica. **A** Estudo Doppler de imagem anexial de gestação ectópica evidenciando fluxo anelar. **B** Medidas de imagem anexial anelar. (Imagens gentilmente cedidas pelo Dr. José Tácio Godinho.)

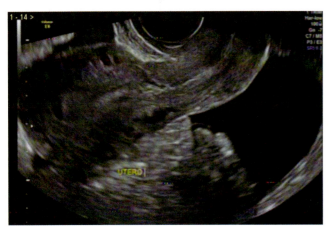

Figura 28.6 Hemoperitônio em caso de gestação ectópica. Observa-se moderada quantidade de líquido anecoico retrocervical e entre bexiga e útero. (Imagem gentilmente cedida pela Dra. Jaqueline Antonelli Dezordi.)

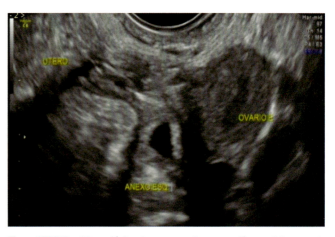

Figura 28.8 Gravidez ectópica. Imagem anelar em região anexial esquerda entre útero e ovário esquerdo.

Algumas dificuldades do exame ultrassonográfico para avaliação de gravidez ectópica incluem pouca experiência do médico ultrassonografista, anomalias uterinas, leiomioma pedunculado, abscesso pélvico, útero retrovertido e hidrossalpinge.

Uma das principais armadilhas consiste na diferenciação entre corpo lúteo exofítico e gravidez ectópica, principalmente porque 80% das gestações ectópicas são ipsilaterais ao ovário com corpo lúteo. O corpo lúteo tem parede mais espessada do que a da tuba uterina com imagem de anel tubário e captação anelar periférica de fluxo ao estudo Doppler, o que também pode estar presente na gravidez ectópica (**Figura 28.7**).

O achado de saco gestacional no interior da cavidade endometrial à ultrassonografia não exclui a possibilidade de gestação ectópica, quadro conhecido como gravidez heterotópica (presença de gravidez tópica simultânea à gravidez ectópica) e que tem incidência mais elevada ante as técnicas de reprodução assistida.

A probabilidade de gravidez ectópica é de 5% quando a paciente apresenta clínica suspeita e exame ultrassonográfico normal (ausência de gravidez intra ou extrauterina) ou achado apenas de imagem cística simples anexial. Por outro lado, a probabilidade é de cerca de 90% se o ultrassom apresenta anel tubário ou massa anexial sólida ou complexa (**Figura 28.8**).

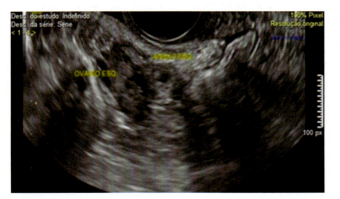

Figura 28.7 Gravidez ectópica. Observa-se imagem anelar de centro hipoecogênico e bordas hiperecogênicas próximo ao ovário esquerdo, sem continuidade com esta. (Imagem gentilmente cedida pelo Dr. José Tácio Godinho.)

Tratamento e seguimento

O tratamento da gestação ectópica consiste em cirurgia ou tratamento clínico medicamentoso com metotrexato. A conduta expectante pode ser realizada em alguns casos sugestivos de abortamento tubário.

No seguimento das pacientes submetidas à terapia com metotrexato, 35% a 60% apresentarão dor pélvica entre o terceiro e o sétimo dia após a administração da medicação em decorrência de infarto do tecido trofoblástico, o que melhora em 24 a 48 horas. O seguimento após tratamento medicamentoso deve ser realizado com exame clínico e dosagem de β-HCG.

À ultrassonografia, a massa anexial pode persistir por longo período, mesmo após negativado o β-HCG, e ainda apresentar pequena vascularização ao estudo Doppler, o que não significa progressão da gestação após o uso de metotrexato. O exame só deve ser repetido diante da suspeita de rotura tubária (**Figura 28.9**).

Gravidez ectópica em topografias não usuais
Gravidez intersticial

A gravidez intersticial acontece quando a implantação trofoblástica ocorre na porção intramural da tuba uterina (porção intersticial) e acomete o miométrio na região cornual do útero. Corresponde a cerca de 2% a 4% das gestações ectópicas. Os fatores de risco incluem salpingectomia prévia, anomalia uterina, fertilização *in vitro* e gestação ectópica prévia.

Ao exame ultrassonográfico, a gestação intersticial é visibilizada lateralmente ao ligamento redondo e à inserção tubária no útero. É possível visibilizar a porção mais lateral do endométrio distante da borda medial do saco gestacional ou massa heterogênea correspondente à gestação ectópica intersticial, além de fina camada de miométrio hipoecogênico periférico. Em alguns casos, o miométrio mais lateral não estará visível,

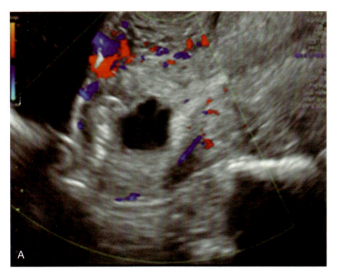
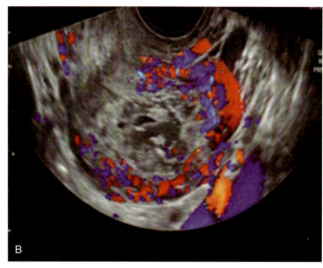

Figura 28.9 Gravidez ectópica. **A** Gestação ectópica com saco gestacional e seu estudo Doppler ao diagnóstico. **B** Saco gestacional heterogêneo (necrose) e seu estudo Doppler 2 semanas após o uso de metotrexato. (Imagens gentilmente cedidas pela Dra. Jaqueline Antonelli Dezordi.)

apenas a serosa uterina associada à distorção do contorno uterino nessa região.

A sintomatologia da gestação ectópica intersticial costuma aparecer mais tarde (em torno da 12ª semana de atraso menstrual) do que na gestação tubária ampular, o que aumenta o risco de rotura e instabilidade hemodinâmica por causa do hemoperitônio maciço.

A morbimortalidade em caso de gestação ectópica intersticial é o dobro da ampular, e a mortalidade materna atinge 2,2%.

A resposta ao tratamento com metotrexato é menor nas gestações ectópicas intersticiais em relação às ectópicas tubárias ampulares; por isso, o tratamento cirúrgico é o mais utilizado.

Gravidez cervical

Gravidez cervical consiste na gestação implantada na parede do colo uterino entre os orifícios interno e externo. Pode ser confundida com abortamento em curso, diferindo por apresentar canal endocervical sem conteúdo, regularidade do saco gestacional com presença de vascularização periférica e batimentos cardíacos embrionários, bem como ausência de movimentação após compressão do colo uterino com o transdutor transvaginal (**Figura 28.10**).

Em caso de diagnóstico tardio, o útero apresentará formato de ampulheta à ultrassonografia em razão da distensão do colo uterino, sendo a região do orifício interno do colo a região da cintura da ampulheta (**Figura 28.11**).

Entre os fatores de risco estão procedimentos uterinos prévios, como curetagem, cesariana, aborto e sinéquias, os quais podem ocasionar traumatismo na parede cervical, futuro ponto de fragilidade que possibilitará a implantação da gestação.

Diante do diagnóstico de gestação cervical, se possível, o uso de metotrexato é muito útil, mas a histeroscopia pode ser necessária para a retirada do saco gestacional, quando muito avançado.

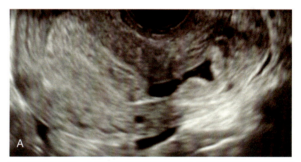
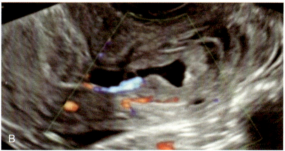

Figura 28.10 Gravidez ectópica cervical. **A** Saco gestacional com vesícula vitelínica em parede cervical posterior. **B** Estudo Doppler de saco gestacional cervical evidenciando captação de fluxo – atividade trofoblástica. (Imagens gentilmente cedidas pela Dra. Jaqueline Antonelli Dezordi.)

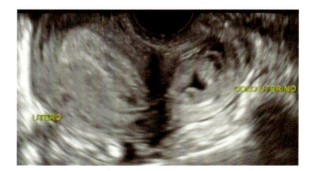

Figura 28.11 Gravidez ectópica cervical. Nota-se imagem do útero em ampulheta. (Imagem gentilmente cedida pela Dra. Jaqueline Antonelli Dezordi.)

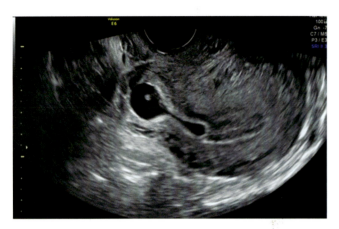

Figura 28.12 Gravidez ectópica em cicatriz de cesariana. Nota-se saco gestacional implantado em região ístmica – local de cicatriz de cesariana prévia. (Imagem gentilmente cedida pela Dra. Jaqueline Antonelli Dezordi.)

Gravidez em cicatriz de cesariana

A incidência de gravidez em cicatriz de cesariana tem aumentado nos últimos anos, provavelmente em razão do aumento do número de procedimentos. Estima-se que cerca de 72% dos casos de gravidez em cicatriz de cesariana ocorrem em pacientes com duas ou mais cesarianas prévias. À ultrassonografia, é possível perceber duas implantações diferentes: uma quando o trofoblasto, apesar de implantado na região da cicatriz, avança também para a cavidade endometrial, e a outra que progride para a serosa uterina. A última é muito mais grave com possibilidade de rotura uterina e hemorragia importante, impondo a necessidade de tratamento precoce. O quadro clínico consiste em dor e sangramento vaginal. Cerca de 50% dos casos evoluirão para aborto de primeiro trimestre.

O diagnóstico é estabelecido por meio da USTV, na qual será visibilizado o saco gestacional ou massa, geralmente triangular, na parede anterior uterina, acima do orifício interno do colo uterino, apresentando trofoblasto funcional ou circulação placentária no estudo Doppler (alta velocidade e baixa pulsatilidade de fluxo), defeito miometrial visível em região de cicatriz de cesariana (afinamento ou ausência) e incapacidade de deslocamento do saco gestacional mediante pressão aplicada pela sonda.

O tratamento pode incluir cirurgia ou o uso de metotrexato, além de conduta expectante, a qual está mais frequentemente relacionada com rotura uterina e hemorragia. Recomenda-se a realização de ultrassonografia de controle 6 semanas após o tratamento estabelecido (**Figura 28.12**).

■ ALGUMAS CONSIDERAÇÕES

As pacientes têm se encaminhado cada vez mais precocemente ao obstetra com o diagnóstico de gestação, e por isso a ultrassonografia vem sendo realizada em fases muito iniciais da gravidez. Esse exame precoce pode resultar em ausência de achados e diagnóstico de gestação de localização incerta. Consequentemente, faz-se necessário o seguimento dessas pacientes por meio de β-HCG seriado e ultrassonografia.

O diagnóstico preciso de gravidez ectópica é de fundamental importância, assim como sua descrição ao ultrassom, uma vez que o tratamento proposto depende de fatores como localização exata, tamanho, presença de embrião com reatividade cardíaca ou não e idade gestacional.

Além disso, vem aumentando a incidência de gestações ectópicas em topografias pouco usuais e heterotópicas, estas últimas relacionadas com a evolução das técnicas de reprodução assistida. Se antigamente essas gestações em topografias pouco usuais eram tardiamente diagnosticadas e envolviam grande risco de hemorragia, hoje, com a descrição dos achados relacionados com a ultrassonografia, tornou-se possível seu diagnóstico mais precoce com risco menor de rotura e colapso circulatório por hemorragia.

A ultrassonografia permanece como importante ferramenta para o diagnóstico da gestação ectópica, a triagem para tratamento e o seguimento das pacientes.

■ ULTRASSONOGRAFIA EM URGÊNCIAS GINECOLÓGICAS

A dor pélvica aguda é uma queixa comum na consulta médica de urgência. O quadro clínico frequentemente inclui náuseas e vômitos. A duração da dor pélvica pode variar de algumas horas a muitos dias. O exame físico apresenta dor à palpação do abdome inferior e à mobilização de útero e anexos.

Diante da suspeita de dor pélvica aguda de causa ginecológica, são essenciais as avaliações clínica e laboratorial. A ultrassonografia é o método de imagem de escolha para avaliação inicial da dor pélvica aguda por promover uma excelente avaliação anatômica e a caracterização de patologias. A doença inflamatória pélvica, a presença e/ou rotura de cistos ovarianos e a torção anexial estão entre as principais causas de dor pélvica aguda, após a exclusão de gravidez.

Doença inflamatória pélvica

A doença inflamatória pélvica (DIP) abrange um espectro de processos infecciosos da pelve, como endometrite, salpingite e abscesso tubovariano, causados pela ascensão de microrganismos da endocervice e da vagina. Os principais agentes etiológicos são *Neisseria gonorrhoeae* e *Chlamydia trachomatis*; entretanto, observa-se alta incidência de coinfecção por outros microrganismos, como *Mycoplasma genitalium*, *Gardnerella vaginalis*, *Streptococcus sp.*, *Escherichia coli* e *Bacteroides sp.*, entre outros.

A DIP é um dos processos infecciosos mais frequentes nas mulheres em idade reprodutiva, podendo ocasionar infertilidade, gravidez ectópica e dor pélvica crônica. A hipótese de DIP deve ser considerada quando a paciente apresenta dor pélvica aguda e secreção purulenta se exteriorizando pelo colo ao exame físico. Pode também apresentar febre, náusea/vômitos, dor à mobilização de útero e anexos e, em casos mais graves, sinais de irritação peritoneal.

A USTV é um método não invasivo, de baixo custo, muito útil na avaliação de dor pélvica aguda. A visibilização das tubas uterinas normais é rara. Assim, a USTV pode ser normal nos estágios iniciais de DIP. Com a progressão da doença e o envolvimento das tubas uterinas é possível identificar algumas alterações ao USTV. Os principais marcadores ultrassonográficos de inflamação das tubas uterinas são:

- Tuba uterina com conteúdo anecoico ou hipoecoico em seu interior, apresentando septos incompletos em sua parede (**Figura 28.13**).
- Sinal da roda dentada, visibilizado em corte transversal (**Figura 28.14**).
- Paredes espessadas: a espessura da parede é definida como espessada quando mede 5mm ou mais. As paredes estão normais quando sua espessura alcança até 5mm.

O processo infeccioso pode se estender até os ovários. O acometimento ovariano pode ser detectado à ultrassonografia mediante a visibilização do complexo tubovariano ou do abscesso tubovariano. O complexo tubovariano é definido a partir da visibilização das tubas uterinas e dos ovários, porém não é possível separá-los com a mobilização do transdutor. Já o abscesso tubovariano é diagnosticado a partir da alteração da arquitetura do ovário e/ou da tuba, em que não é possível delimitar essas estruturas separadamente, formando uma massa complexa cístico-sólida.

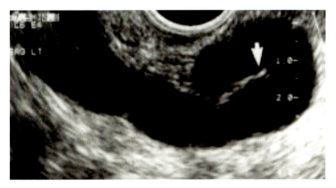

Figura 28.13 Tuba uterina com conteúdo hipoecoico apresentando septos incompletos. (Reproduzida com a permissão da ISUOG.)

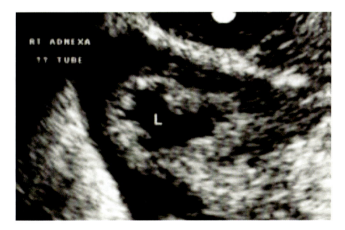

Figura 28.14 Sinal da roda dentada. (Reproduzida com a permissão da ISUOG.)

A presença de líquido livre na pelve ou sob a forma de cisto de inclusão peritoneal também pode ser observada em caso de suspeita de DIP.

A DIP é considerada uma urgência ginecológica em razão do quadro de dor pélvica aguda e da possibilidade de evolução para abscesso tubovariano e sepse, se não for adequadamente tratada. A ultrassonografia é fundamental no diagnóstico de abscesso tubovariano e no diagnóstico diferencial com outras patologias.

CISTOS OVARIANOS FUNCIONAIS E HEMORRÁGICOS

Em geral, os ovários normais na pré-menopausa têm ecotextura homogênea com vários pequenos folículos distribuídos na periferia de seu parênquima. Durante o ciclo menstrual, na fase proliferativa inicial, alguns folículos irão crescer sob a influência do hormônio folículo-estimulante e do hormônio luteinizante. Um desses folículos se torna dominante e continua a crescer até alcançar aproximadamente 25mm de diâmetro. Quando um folículo não dominante falha na absorção do líquido em seu interior e continua a crescer, ou quando não ocorre o processo de ovulação do folículo dominante, origina-se o cisto folicular.

À ultrassonografia, o cisto folicular tem paredes finas e avasculares, é frequentemente unilocular, contém líquido anecoico em seu interior e pode atingir entre 3 e 8cm. O cisto folicular é denominado cisto simples na avaliação ultrassonográfica. A dor secundária ao cisto é justificada pelo rápido crescimento e a presença de hemorragia ou rotura. O cisto folicular costuma ser autolimitado e ter resolução espontânea, quando acompanhado de maneira seriada durante alguns meses. Em caso de persistência do cisto simples, deve-se pensar em outras etiologias de origem epitelial, sendo o cistoadenoma seroso o tipo mais comum (**Figura 28.15**).

O corpo lúteo é formado após a ovulação e involui lentamente até a menstruação. Ocasionalmente, pode acumular líquido em seu interior, resultando em cisto de corpo lúteo. O cisto de corpo lúteo apresenta parede mais espessa em com-

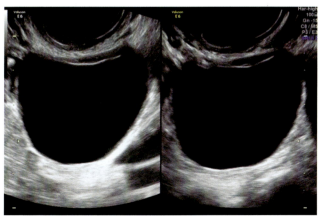

Figura 28.15 Cisto simples.

paração com o cisto simples e geralmente irregular. O estudo Doppler evidencia vascularização periférica por causa das células da teca e da granulosa luteinizadas hipervascularizadas. Apesar de menos comuns do que os cistos simples, os cistos de corpo lúteo tendem a ser maiores e, por isso, mais sintomáticos.

Ambos os cistos ovarianos são causa de dor pélvica aguda em razão de seu tamanho, principalmente quando ocorre hemorragia dentro desses cistos ou rotura de suas paredes. O aspecto ultrassonográfico do cisto ovariano hemorrágico é complexo e variado. Sua aparência evolui lentamente ao longo do tempo, refletindo a mudança gradual do sangramento agudo para subagudo, formação de coágulo e retração do coágulo. O sangue é ecogênico na hemorragia aguda e, à medida que evolui, torna-se progressivamente mais hipoecogênico. O cisto hemorrágico em resolução contém finas traves em seu interior com um padrão em teia de aranha ou reticulado. Ao estudo Doppler, observa-se captação de fluxo apenas na parede do cisto e isso não auxilia o diagnóstico diferencial (**Figura 28.16**).

Em caso de rotura do cisto hemorrágico, pode-se observar líquido livre na pelve. Ocasionalmente, pode resultar em hemoperitônio significativo com sangue presente nos quadrantes superiores do abdome.

■ ENDOMETRIOMA

A endometriose é definida pela presença de tecido endometrial fora do útero, sensível ao estrogênio, que prolifera e sangra de modo sincrônico com o endométrio. Sem a drenagem através da vagina, o sangramento dos implantes de endometriose causa dor pélvica cíclica e é frequentemente motivo de consulta ginecológica de urgência. A endometriose é uma doença exclusiva da pré-menopausa com prevalência aproximada de 10%. Os implantes se localizam preferencialmente nos ovários, nos ligamentos uterossacro, redondo e largo, nas tubas uterinas e no peritônio.

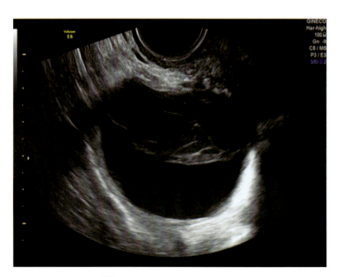

Figura 28.16 Cisto hemorrágico.

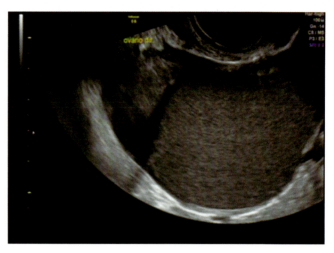

Figura 28.17 Endometrioma.

Assim como os cistos hemorrágicos, os endometriomas são cistos complexos e podem ter apresentação variada à ultrassonografia. A apresentação mais característica do endometrioma é a de um cisto unilocular com conteúdo homogêneo, hipoecogênico, com finos ecos em suspensão, denominado aspecto de vidro fosco. A rotura do endometrioma causa sangramento intra-abdominal que produz aderências e resulta na formação de massas complexas que simulam doença inflamatória pélvica, cisto hemorrágico e até tumores malignos. O estudo Doppler não aumenta a acurácia diagnóstica do endometrioma à ultrassonografia, pois a captação de fluxo ocorre apenas nas paredes do cisto e os índices de resistência e pulsatilidade são normais (**Figura 28.17**).

Torção ovariana

A torção ovariana ou anexial é considerada uma emergência cirúrgica, uma vez que o ovário está parcial ou totalmente rodado em torno do eixo de seu pedículo, o que compromete seu suprimento sanguíneo. A torção é incomum, com prevalência aproximada de 3%, e representa um desafio por exigir um diagnóstico acurado e tratamento imediato.

A torção costuma acometer mulheres jovens, em idade reprodutiva, e é preferencialmente unilateral. Pode acontecer em um ovário normal, porém é mais frequente na presença de massa anexial benigna, como em caso de cistos ovarianos. O risco de torção é maior quando o cisto mede 5cm ou mais.

O quadro clínico de torção ovariana inclui dor pélvica aguda, contínua ou intermitente, que está frequentemente associada a náusea e vômitos. Pode ser identificado um fator desencadeante da dor aguda, como prática de exercício físico ou relação sexual. Diante da suspeita clínica de torção ovariana, a ultrassonografia pode contribuir com alguns achados úteis para a elucidação diagnóstica.

Os achados ultrassonográficos em caso de torção ovariana podem variar significativamente, dependendo do grau de torção do pedículo, do grau de comprometimento vascular, do tempo de evolução e da presença ou não de cistos/massas ovarianas.

Com a torção do pedículo vascular ocorre obstrução dos fluxos linfático e venoso. O ovário aumenta de volume e, em virtude do edema, da hemorragia e da necrose do parênquima ovariano, apresenta-se ao exame ultrassonográfico com ecotextura heterogênea com áreas hipo e hiperecoicas. Líquido livre pode se acumular em torno do anexo acometido ou em fundo de saco de Douglas. O pedículo torcido pode ser visto com aspecto de "redemoinho" tanto no modo B como no estudo Doppler. Alternativamente, o ultrassom pode revelar apenas o cisto ou a massa que levou à torção.

O Doppler colorido e espectral pode mostrar ausência de ambos os fluxos, arterial e venoso, no ovário acometido. Pode também mostrar ausência de fluxo venoso com persistência de fluxo arterial de alta resistência. Esses são sinais de alta especificidade e podem auxiliar o diagnóstico ultrassonográfico de torção ovariana. Entretanto, a presença de fluxo colorido normal não exclui a possibilidade de torção. A persistência de fluxo vascular apesar da torção pode ser explicada pelo duplo suprimento sanguíneo ovariano (artéria ovariana e ramo da artéria uterina). Além disso, a torção pode ser incompleta ou intermitente com restauração do fluxo entre os episódios de torção.

■ CONSIDERAÇÕES FINAIS

A dor pélvica aguda é um sintoma comum em mulheres não grávidas que procuram atendimento ginecológico de urgência. Múltiplas entidades, incluindo alterações fisiológicas, podem causar dor pélvica aguda. A correlação entre a história clínica e os achados ultrassonográficos é eficaz para a elucidação diagnóstica e torna possível a distinção entre as patologias de tratamento cirúrgico de emergência e aquelas de manejo expectante. O início imediato da terapia adequada é fundamental para o sucesso do tratamento de algumas condições, como torção ovariana ou abscesso tubovariano. A ultrassonografia desempenha um importante papel no diagnóstico diferencial e no acompanhamento dessas pacientes por ser livre de radiação e de fácil acesso em serviços de urgência.

Leitura complementar

Agarwal SW, Wisot AL, Garzo G, Meldrum DR. Cornual pregnancies in patients with prior salpingectomy undergoing in vitro fertilization and embryo transfer. Fertil Steril 1996; 65:659-60.

Aich R, Solanki N, Kakadiya K, Bansal A, Joshi M, Nawale A. Ectopic pregnancy in caesarean sections car: A case report. Radiol Case Rep 2015 Dec; 10(4):68-71.

Armstrong V, Hansen WF, Van Voorhis BJ, Syrop CH. Detection of caesarians carsby transvaginal ultrasound. Obstet Gynecol 2003; 101:61e5.

Auslender R, Shen O et al. Doppler and gray-scale sonographic classification of adnexal torsion. Ultrasound Obstet Gynecol 2009; 34:208-11.

Bixby S, Tello R, Kuligowska E. Presence of a yolks acon transvaginal sonography is the most reliable predictor of single-dose methotrexate treatment failure in ectopic pregnancy. J Ultrasound Med 2005; 24:591-8.

Bouyer J, Coste J, Fernandez H et al. Sites ofectopic pregnancy: a 10 year population-based study of 1800 cases. Hum Reprod 2002; 17:3224-30.

Brown DL, Doubilet PM.: Transvaginal sonography for diagnosing ectopic pregnancy: positive criteria and performance characteristics. J Ultrasound Med 1994; 13:259-66.

Callen PW, Norton ME, Scoutt LM, Feldstein A.Callen's ultrasonography in obstetrics and gynecology. 6. ed. Philadelphia, PA: Elsevier; 2017:966-98.

Catanzarite V et al. Diagnosis and management of vasa previa. American Journal of Obstetrics and Gynecology 2016; 214(6):764-4.

Damigos E, Johns J, Ross J. An update on the diagnosis and management of ovarian torsion. The Obstetrician & Gynaecologist 2012; 14:229-36.

De Crespigny LC. Demonstration of ectopic pregnancy by transvaginal ultrasound. British J Obstet Gynaecol 1988; 95:1253.

Dupuis CS, Kim YH. Ultrasonography of adnexal causes of acute pelvic pain in pre-menopausal non-pregnant women. Ultrasonography 2015; 34(4).

Fleischer AC, Pennell RG, McKee MS et al. Ectopic pregnancy: features transvaginal sonography. Radiology 1990; 174:375e8.

Francois KE, Foley MR. Antepartum and postpartum hemorrhage. In: Obstetrics: normal and problem pregnancies. 3. ed.3. 395-424.

Frates MC, Doubilet PM, Peters HE, Benson CB. Adnexal sonographic findings in ectopic pregnancy and their correlation with tubal rupture and HCG levels. J Ultrasound Med 2014; 33:697-703.

Hoover KW, Tao G, Kent CK. Trends in the diagnosis and treatment of ectopic pregnancy in the United States. Obstet Gynecol 2010; 115:495-502.

Hull AD, Resnik R. Placenta previa, placenta accreta, abruptio placentae, and vasa previa. In: Creasy and Resnik's maternal-fetal medicine: principles and practice. 3. ed., 732-42.

Jauniaux E et al. Prenatal diagnosis and management of vasa previa in twin pregnancies: a case series and systematic review. American Journal of Obstetrics and Gynecology 2017; 216(6):568-75.

Jurkovic D, Bourne TH, Jauniaux E. Transvaginal colour Doppler study of blood flows in ectopic pregnancies. Fertil Steril 1992; 57:68-72.

Jurkovic D, Hillaby K, Woelfer B et al. First-trimester diagnosis and management of pregnancies implanted into the lower uterine segment cesarean sections car. Ultrasound Obstet Gynecol 2003; 21:220-7.

Lerner JP et al. Characterization of placenta accreta using transvaginal sonography and color Doppler imaging. Ultrasound Obstet Gynecol 1995; 5:198-201.

Madhra M, Otify M, Horne AW. Ectopic pregnancy. Obstetrics, Gynaecology and Reproductive Medicine (Review) 2017; 27:245-50.

McKenna DA, Poder L, Goldman M, Goldstein RB. Role of sonography in ther ecognition, assessment, and treatment of cesareans car ectopic pregnancies. J Ultrasound Med; 2008; 27:779-83.

Merlino A et al. Placenta previa. Am J Obstet Gynecol 2011.

Monteagudo A, Minior VK, Stephenson C et al. Nonsurgical management of live ectopic pregnancy with ultrasound-guided local injection: a case series. Ultrasound Obstet Gynecol 2005; 25:282-8.

Morin L, Cargill YM, Glanc P. Ultrasound evaluation of first trimester complications of pregnancy. J Obstct Cynaccol Can 2016; 38(10):982 8.

Mussalli, GM et al. Placenta accreta and methotrexate therapy: three case reports. J Perinatol 2000; 20:331-4.

Potter AW, Chandeasekhar CA. US and CT evaluation of acute pelvic pain of gynecologic origin in nonpregnant premenopausal patients. RadioGraphics 2008; 28:1645-59.

Richardson A, Gallos I, Dobson S, Campbell BK, Coomarasam A, Raine-Fenning N. Accuracy of first trimester ultrasound diagnosis of tubal pregnancy in the absence fan obvious extrauterine embryo: systematic view and meta analysis. Ultrasound Obstet Gynecol 2016; 477:28e37.

Rotas MA, Haberman S, Levgur M. Cesareans carectopic pregnancies: etiology, diagnosisand management. Obstet Gynecol 2006; 107:1373-81.

Shipp TD. Sonographic evaluation of the placenta. Diagnostic Ultrasound 44:1499-526.

Silva Filho AL, Quinet BB et al. Doença inflamatória pélvica: atualização. Rev Med Minas Gerais 2012; 22(Supl 5):S50-S54.

Silver RM et al. Maternal morbidity associated with multiple repeat cesarean deliveries. Obstet Gynecol 2006; 107:1226-32.

Smorgick N, Maymon R. Assessment of adnexal masses using ultrasound: a practical review. International Journal of Women's Health 2014; 6.

Sugawara J, Senoo M, Chisaka H, Yaegashi N, Okamura K. Successful conservative treatment of a cesareans car pregnancy with uterine artery embolization. Tohoku J Exp Med 2005; 206-261 e 5.

Tanaka E et al. Vasa previa prenatally diagnosed by ultrasound scanning and magnetic resonance imaging; report of 3 cases. Placenta 2016; 46: 109.

Timor-Tritsch IE, Lerner JP, Monteagudo A, Murphy KE, Heller DS. Transvaginal sonographic markers of tubal inflammatory disease. Ultrasound Obstet Gynecol 1998; 12:56-66.

Timor-Tritsch IE, Monteagudo A, Matera C et al. Sonographic evolution of corneal pregnancies treated without surgery. Obstet Gynecol 1992; 79:1044-9.

Usta IM HEM et al. Placenta previa-accreta: risk factors and complications. Am J Obstet Gynecol 2005; 193:1045-9.

Vial Y, Petignat P, Hohlfeld P. Pregnancy in a caesarians car. Ultrasound Obstet Gynecol 2000; 16:592-3.

Warshak CR et al. Accuracy of ultrasonography and magnetic resonance imaging in the diagnosis of placenta accreta. Obstet Gynecol 2006; 108:573-81.

Xiong X, Buekens P, Wollast E. IUD use in ther is kof ectopic pregnancy: meta--analysis of case-control studies. Contraception 1995; 52(1):23-34.

Zane SB, Kieke BA Jr., Kendrick JS, Bruce C. Surveillance in a time of changing health care practices: estimating ectopic pregnancy incidence in the United States. Matern Child Health J 2002; 6:227-36.

Heron Werner Júnior
Pedro Teixeira Castro
Ana Paula Pinho Matos

CAPÍTULO 29

Ressonância Nuclear Magnética Fetal

■ INTRODUÇÃO

A avaliação fetal por imagem tem se desenvolvido nas últimas décadas. A ultrassonografia (US), em razão do baixo custo, portabilidade, fácil acesso e boa difusão entre os profissionais, permanece como o método de escolha para rastreamento, investigação e avaliação do bem-estar fetal. A avaliação fetal por ressonância nuclear magnética (RNM) acrescenta informações que ultrapassam as limitações inerentes à US, como obesidade materna, oligoidrâmnio e estática fetal desfavorável.

O estudo fetal por RNM torna possível a obtenção de imagens com detalhes anatômicos associada a maior contraste entre tecidos e partes moles. Recentemente, a International Society of Ultrasound in Obstetrics and Gynecology (ISUOG) classificou a RNM como método a ser utilizado como complemento de estudos ultrassonográficos realizados por profissionais experientes, seja para confirmar os diagnósticos, seja para a aquisição de novas informações.

■ DESCRIÇÃO TÉCNICA, VANTAGENS E LIMITAÇÕES DO MÉTODO DIAGNÓSTICO

O princípio físico da RNM consiste na representação digital da composição atômica dos vários tecidos expostos a um potente campo magnético. O campo magnético da terra está entre 0,5 e 1,0 gauss. Os aparelhos de RNM trabalham com campos magnéticos de 0,2 a 3,0 Tesla. Assim, as pacientes são submetidas a campos 2.500 a 30.000 vezes superiores ao da Terra.

Para aquisição de imagens de alta qualidade, o aparelho ideal para avaliação fetal é a RNM de alto campo (1,5 a 3,0 Tesla) com gradientes potentes para sequências ultrarrápidas. Nos primórdios da utilização da RNM para avaliação fetal, os artefatos criados pela movimentação fetal constituíam a principal limitação do método. Esses artefatos eram transpostos pela curarização fetal por cordocentese, mas as complicações da punção fetal restringiam o uso da RNM. No início dos anos 1990, no entanto, a sedação da gestante auxiliou a diminuição de artefatos de imagem com um breve período de apneia materna.

Os exames são realizados com a paciente em decúbito dorsal ou lateral esquerdo, preferencialmente com os pés entrando no magneto (**Figura 29.1**).

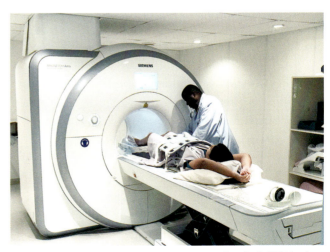

Figura 29.1 Posicionamento da paciente para realização de RNM fetal.

A realização de exames antes da 18ª semana não adiciona informações aos dados já obtidos pela USG. Em alguns casos, o exame antes da 22ª semana pode adicionar informações, mas ele fornecerá mais informações em gestações mais tardias. A maioria dos órgãos pode ser visibilizada com detalhes após a 26ª semana, quando as patologias relacionadas com o desenvolvimento fetal já se manifestam, de acordo com a ISUOG.

Quando indicada corretamente, realizada com a técnica adequada e interpretada com precisão, a RNM contribui não apenas para o diagnóstico fetal, mas também para o planejamento terapêutico, a escolha da via de parto e o aconselhamento materno. É aconselhável que a RNM fetal seja realizada e avaliada por profissional familiarizado com patologias fetais, além da colaboração de equipe multidisciplinar, incluindo profissionais com formação em radiologia pediátrica, perinatologia, neonatologia, genética e especialidades relacionadas com a patologia em estudo. Uma consulta com geneticista e profissionais de outras especialidades pediátricas é recomendada para o melhor aconselhamento dos pais.

A primeira questão a ser considerada diz respeito à segurança do uso de RNM para a gestante e o feto. De acordo com os protocolos da ISUOG, a RNM não está associada a efeitos fetais em qualquer época da gestação, quando realizada sem contraste. Não há efeitos adversos na realização de RNM a 1,5 Tesla. Contudo, quando em 3,0 Tesla, não há estudos em humanos que relatem associação a malformações, apesar de estudos em animais afirmarem sua segurança.

As principais contraindicações à realização da RNM estão resumidas no **Quadro 29.1**.

Atualmente, o estudo fetal é realizado com campo de 1,5 Tesla, que provê imagens com boa resolução mesmo em fetos com 18 semanas. Os estudos em 3,0 Tesla ainda são escassos. Para a realização do exame é sugerida a solicitação de consentimento informado da paciente. A idade gestacional deve ser confirmada, idealmente por meio da USG de primeiro trimestre. Em alguns casos, como na presença de polidrâmnio, pode ser necessária a sedação materna com benzodiazepínicos (5 a 10mg) por via oral cerca de 15 minutos antes do exame, objetivando reduzir uma possível ansiedade materna ou os movimentos fetais, que são os responsáveis pela degradação de uma boa imagem. Uma vez posicionada a paciente no magneto, a localização fetal é inicialmente realizada a partir de sequências multiplanares (planos axial, coronal e sagital). O tempo necessário para o estudo completo do feto é de cerca de 30 minutos.

■ INDICAÇÕES E APLICABILIDADE CLÍNICA
Ressonância nuclear magnética na prática obstétrica

Além do estudo da anatomia fetal, a RNM demonstra utilidade ímpar na avaliação de patologias da gestação.

No terceiro trimestre, pode adicionar informações em caso de suspeita de acretismo placentário, quando a visibilização da decídua basal está prejudicada (**Figura 29.2**).

Em caso de gestação ectópica, a RNM avalia sua extensão e o comprometimento de órgãos adjacentes (**Figura 29.3**).

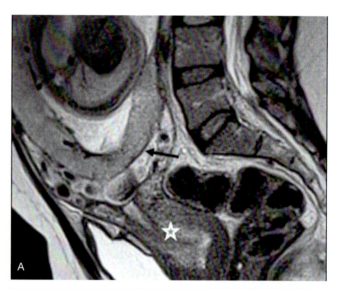

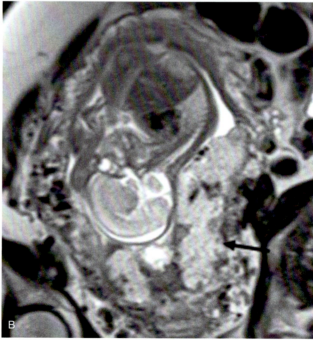

Figura 29.2A Plano sagital T2 demonstrando placenta prévia total sem sinais aparentes de acretismo. Note a placa basal íntegra (*seta*). **B** Placenta prévia acreta. Note a importante invasão miometrial (*seta*).

Quadro 29.1 Contraindicações absolutas ao exame de ressonância nuclear magnética

Contraindicações absolutas	Não estão contraindicados
Marca-passo cardíaco	Próteses ortopédicas
Desfibriladores/cardioversores	Implantes dentários
Implantes otológicos cocleares	Projéteis de arma de fogo não próximos à estrutura vital
Prótese valvar mitral Starr-Edwards	
Clamp poppen-blaylock da artéria carótida	Clipes de aneurisma cerebral não ferromagnético (titânio)
Clipe de aneurisma cerebral ferromagnético	*Stents* e filtros intravasculares após 3 meses de posicionamento

Fonte: Werner e cols., 2003.

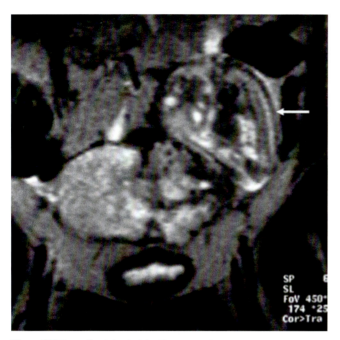

Figura 29.3 Gestação abdominal de 18 semanas. Plano sagital T2 do feto (*seta*) na cavidade abdominal. Note a ausência de líquido amniótico.

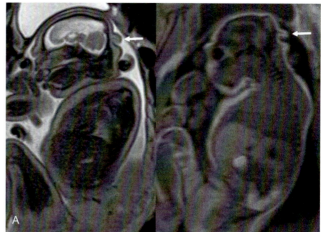

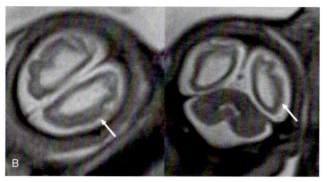

Figura 29.4A Planos sagitais T2 e T1 de feto de 36 semanas portador de Zika. Note a microcefalia e o excesso de pele na região cervical (*seta*). **B** Planos axial e coronal T2 do mesmo feto. Note atrofia cortical, lisencefalia (*seta*) e dilatação ventricular. O cerebelo se encontra normal.

Está indicada, também, a avaliação anexial materna, sendo a RNM de grande importância no estudo e na avaliação terapêutica em caso de massas anexiais.

Na avaliação fetal em casos de natimortos, a necropsia por RNM se revela uma alternativa não invasiva para o estudo das malformações fetais, sendo útil, também, na avaliação da pelve materna para pelvimetria e na avaliação renal materna.

Sistema nervoso central

A RNM é o método ideal para complementação dos estudos de sistema nervoso central (SNC), figurando como a principal indicação, de acordo com a ISUOG. Esse método promove a caracterização de lesões expansivas intracranianas ao possibilitar a melhor definição da anatomia cerebral, da dilatação do sistema ventricular e das lesões expansivas.

O diagnóstico da agenesia de corpo caloso, uma importante comissura que interconecta os hemisférios cerebrais, está entre as principais indicações da RNM fetal. Sua ausência pode ser detectada pela US, porém a RNM consegue delimitar com maior precisão sua ausência completa ou hipoplasia (casos de difícil delimitação por US). O uso da RNM tem sido útil na avaliação de cérebros de fetos com mães portadoras de infecções, principalmente por citomegalovírus e, atualmente, por Zika vírus (**Figura 29.4**).

Uma infecção fetal precoce, exatamente nas primeiras fases de migração neuronal, leva ao desenvolvimento de microcefalia ou, em casos menos graves, lisencefalia. Essas malformações são passíveis de diagnóstico por meio da US, porém, na maior parte dos casos, em razão dos sinais indiretos, como microcefalia e dilatação ventricular. No entanto, a RNM apresenta mais recursos para avaliar um possível atraso na formação dos giros cerebrais.

Em caso de infecção mais tardia pelo citomegalovírus (em torno de 24 semanas), a lesão ocorre na fase de organização neuronal, sendo responsável por displasia cortical e polimicrogíria. Essas alterações não seriam mais identificadas pela US.

Anomalias torácicas, cervicais e abdominais

As principais indicações da RNM fetal estão focadas nas lesões do SNC, porém é crescente sua indicação em casos de lesão além do SNC. Os melhores exemplos são as lesões torácicas e as patologias do trato urinário.

Os pulmões fetais são estruturas bem visibilizadas à RNM, facilitando a avaliação da hipoplasia pulmonar nos casos de hérnia diafragmática e malformações pulmonares congênitas, quando a RNM apresenta melhores resultados com maiores contrastes deciduais entre o tecido pulmonar normal e as malformações (**Figura 29.5**).

Os estudos cardíacos fetais por meio da RNM ainda apresentam baixa definição estrutural em razão dos grandes e rápidos movimentos cardíacos. O fígado é facilmente visibilizado à RNM fetal, e a intensidade da imagem hepática varia com a proximidade do termo, quando há maior concentração de glicogênio no fígado. As estruturas do aparelho digestório alto são visibilizadas com mais facilidade à RNM do que à US, pois são auxiliadas pela deglutição fetal.

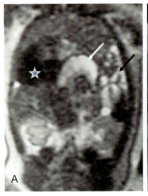 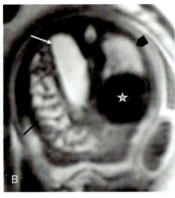

Figura 29.5 Feto de 32 semanas portador de hérnia diafragmática esquerda. **A** Planos coronal e axial T2. Estômago em hipersinal e volvo gástrico (maior curvatura superior à menor curvatura – *setas brancas*). Coração desviado para a direita (*). Alças de delgado na topografia do hemitórax esquerdo (*seta preta*). Pulmão direito com sinal normal e volume discretamente diminuído (*cabeça de seta*). **B** Plano coronal T2 e reconstrução 3D demonstrando coração desviado para a direita (*) e estômago herniado (*seta branca*).

Nos casos de hérnia diafragmática, a RNM assume um papel fundamental no diagnóstico da hipoplasia pulmonar secundária, além de caracterizar melhor do que a US o conteúdo herniário. A RNM demonstra com muita precisão se há ou não a presença do fígado no interior do tórax, tendo impacto importante na avaliação do prognóstico fetal, pois a taxa de mortalidade varia de 57%, quando há parte do fígado no conteúdo herniário, a 7%, quando o fígado se encontra localizado no abdome.

O trato urinário é facilmente identificado à RNM, simplificando o diagnóstico na presença de oligoidrâmnio, como o de agenesia renal bilateral e doença policística renal bilateral. Além disso, complementa os achados à US nos casos de ectopia renal, hipoplasia renal, duplicidades e válvula de uretra posterior (**Figura 29.6**).

Em uma gestação múltipla com malformação de um dos fetos, a USG do gêmeo malformado pode ser extremamente difícil quando próximo ao termo. Assim, a RNM auxilia a avaliação do feto malformado, melhorando a definição do prognóstico e do tratamento (**Figura 29.7**).

Nos casos raros de gemelidade imperfeita, a RNM melhora a identificação das estruturas toracoabdominais, tornando possível uma melhor avaliação do prognóstico, como na definição da viabilidade cirúrgica pós-natal.

■ CONSIDERAÇÕES FINAIS

A RNM é importante método complementar à US e pode adicionar informações para avaliação e diagnóstico das malformações fetais. Auxilia o aconselhamento do casal e adiciona informações quanto às intervenções fetais e ao planejamento do parto. Atualmente, a ISUOG considera a RNM fetal um método seguro e inócuo ao feto, sendo recomendado o exame

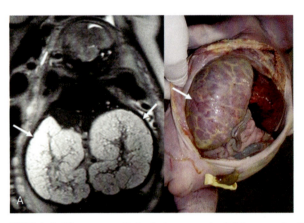 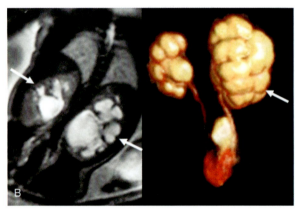

Figura 29.6 Feto de 26 semanas portador de doença renal policística recessiva. **A** Plano coronal T2 e estudo anatomopatológico demonstrando rins de volume aumentado (*setas*), assim como a intensidade do sinal. Note adramnia. Hidronefrose bilateral em feto de 28 semanas (*setas*). **B** Plano coronal T2 e reconstrução 3D.

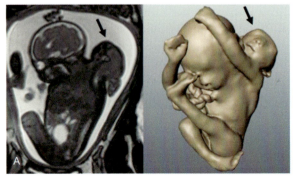 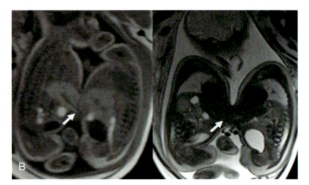

Figura 29.7A Gemelaridade imperfeita de 27 semanas (dicéfalos). Note anencefalia em um dos polos cefálicos (*seta*). Plano coronal T2 e reconstrução 3D. **B** Gemelaridade imperfeita (onfalópagos) de 32 semanas. Plano sagital T1 e T2. Note a união através dos fígados, hipersinal hepático na sequência T1 e hipossinal no T2 (*setas*).

fetal entre a 26ª e a 32ª semana de gestação, de acordo com a patologia a ser estudada.

Leitura complementar

Alamo L, Gudinchet F, Meuli R. Imaging findings in fetal diaphragmatic abnormalities. Pediatr Radiol 2015; 45:1887-900.

Araujo Júnior E, Carvalho FH, Tonni G, Werner H. Prenatal imaging findings in fetal Zika virus infection. Curr Opin Obstet Gynecol 2017; 29:95-105.

Arthurs OJ, Hutchinson JC, Sebire NJ. Current issues in postmortem imaging of perinatal and forensic childhood deaths. Forensic Sci Med Pathol 2017; 13:58-66.

Azour L, Besa C, Lewis S, Kamath A, Oliver ER, Taouli B. The gravid uterus: MR imaging and reporting of abnormal placentation. Abdom Radiol 2016; 41:2411-23.

Leung JWT, Coakley FV, Hrickak H et al. Prenatal MR imaging of congenital diaphragmatic hernia. AJR 2000; 174:1607-12.

Mehrjardi MZ, Poretti A, Huisman TAGM, Werner H, Keshavarz E, Junior EA. Neuroimaging findings of congenital Zika vírus infection: a pictorial review. Jpn J Radiol (In Press). DOI 10.1007/s11604-016-0609-4.

Plunk MR, Chapman T. The fundamentals of fetal MR imaging: Part 1. Curr Probl Diagn Radiol 2014; 43:331-46.

Plunk MR, Chapman T. The fundamentals of fetal MR imaging: Part 2.Curr Probl Diagn Radiol 2014; 43:347-55.

Seminars in ultrasound, CT and MRI. SI: Fetal MRI December 2015; 36(6):451-568.

Weisstanner C, Kasprian G, Gruber GM, Brugger PC, Prayer D. MRI of the fetal brain. Clin Neuroradiol 2015; 25:189-96.

Werner H, Brandão A, Daltro P. Ressonância magnética em obstetrícia e ginecologia. Rio de Janeiro: Revinter, 2003.

Apêndice

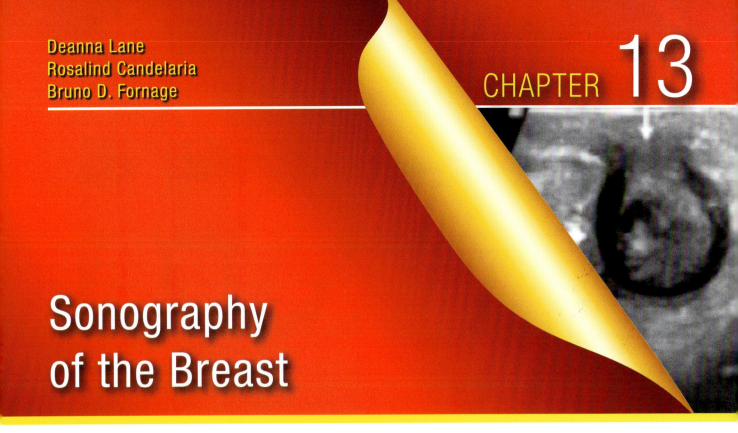

Deanna Lane
Rosalind Candelaria
Bruno D. Fornage

CHAPTER 13

Sonography of the Breast

■ GENERAL CONSIDERATIONS

Imaging of the breast is performed for either screening purposes in asymptomatic women or for diagnostic workup of a clinical problem. Sonography (US) is an essential tool for diagnostic workup of symptomatic patients. It may be used to evaluate a palpable lump, nipple discharge, breast implant integrity, as well as abnormalities identified on mammography. It is the guidance technique of choice for biopsy of breast masses that are identified on US and it allows local and regional staging of breast cancer. Whole-breast US is also used as supplemental screening for women who have dense breast tissue on mammography.

Palpable lumps felt by either the patient or the clinician represent one of the most common indications for breast US. Most of these lumps are benign, particularly in women less than 30 years of age. However, breast cancer does occur in young women and therefore almost all palpable breast masses require US examination. US allows characterization of a lesion as cystic or solid. In case of a solid mass, US features are used to determine the level of suspicion and select appropriate management. If there is no mammographic and US correlate to a questionable palpable nodularity, the negative predictive value of the combination of negative mammographic and US examinations is very high. This is usually reassuring to the patient. However, it is important to note that if the palpable lump is still highly suspicious clinically, then an excisional biopsy should be pursued.

US features of a breast lesion can be described using the Breast Imaging Reporting and Data System (BI-RADS) lexicon (1). Adherence to the BI-RADS lexicon allows uniform terminology and appropriate management based on probability of malignancy. Masses are characterized based on their shape, orientation, margin, echo pattern, and posterior acoustic features. Suspicious US features include an irregular shape, an orientation that is not parallel to the chest wall ("taller-than-wide" shape), ill-defined margins and posterior acoustic shadowing. As a rule, management of a lesion must be based on its worst imaging feature.

■ BENIGN DISEASES
Cysts/Fibrocystic Changes

Cysts are a common cause of palpable nodules, but they may also be seen incidentally while the breast is scanned for another reason. To be classified as a simple cyst, the round or oval fluid-filled mass must be completely anechoic, with circumscribed margins, thin wall, and posterior sound enhancement (**Figure 1**). Settings of the scanner including focal zone placement and gain settings must be optimized to eliminate artifactual internal echoes. For the sound enhancement to be best seen, care must be taken to turn off (or at least minimize) real-time spatial compounding.

Figure 1. Simple cyst. The cyst is anechoic, has a thin wall and is associated with marked distal sound enhancement.

Inspissated cysts contain a viscous or even solid "toothpaste-like" material which is mildly echogenic. A two-tone appearance combining both echogenic and anechoic components, often separated by a flat or undulating interface, is pathognomonic of an inspissated cyst (**Figure 2**). Sound enhancement may be lacking. If criteria for a simple cyst or an inspissated cyst are met, then no further intervention is required.

Figure 2. Inspissated cyst. The cyst has a typical two-tone appearance with a large mildly echogenic component corresponding to the thick internal content and a sliver of anechoic fluid (arrow).

A complex cyst is one that does not meet criteria for a simple or inspissated cyst, usually due to the presence of internal echoes (**Figure 3**). In these cases, the lesion should be carefully examined for suspicious features. If thick internal septa or mural nodules are present, the lesion should be biopsied.

Figure 3. A so-called "complex" cyst. Sonogram shows multiple thin septa in the cystic lesion.

Areas of diffuse fibrocystic changes usually appear as clusters of microcysts. With experience, the breast imager should learn how to identify these areas of benign glandular tissue with interspersed tiny cysts and prominent ducts and thereby may refrain from performing an unnecessary biopsy.

Lactational Changes

US is the first-line imaging modality in pregnant or lactating women who present with a palpable mass (2, 3). During lactation, ducts are distended, especially in the retroareolar region (**Figure 4**).

Figure 4. Lactating patient. Sonogram of the retroareolar region in a lactating patient shows multiple milk-filled distended ducts, some with internal mobile echoes, but without intraductal solid mass or suspicious finding.

Galactoceles are milk-filled cysts. They are the most common breast lesions in lactating women. The US appearance is widely variable, ranging from cystic to solid-appearing. An US-guided aspiration would yield milky fluid and provide pain relief. (**Figure 5**).

Figure 5. Galactocele. Sonogram of a lactating patient with a palpable mass shows a circumscribed, thin-walled, mildly echogenic mass.

Lactating adenomas are benign tumors, which often regress after cessation of breast feeding. The US appearance of lactating adenomas is similar to that of fibroadenomas (**Figure 6**).

Figure 6. Lactating adenoma. Extended-field-of-view sonogram of a palpable lump in a pregnant woman shows an oval shaped, 4.5-cm isoechoic mass with well-circumscribed margins (calipers). Note the sound-through transmission.

While most biopsies performed on palpable lumps in a pregnant or lactating woman yield a benign pathological result, the most important task for the breast imager is to exclude

breast cancer. Prompt diagnosis of breast cancer in pregnant or lactating women is imperative, since these breast cancers may have aggressive tumor biology and any delay in diagnosis may be associated with more advanced disease stage and poorer prognosis. If initial US and/or clinical examinations are suspicious for malignancy, mammography should be performed. Pregnancy or lactation should not delay the biopsy of a suspicious finding.

Mastitis and Abscess

Clinical symptoms of breast infection include pain, erythema, swelling, induration, a palpable mass or nipple changes. Infection may occur in lactating or non-lactating women. US is performed in these patients to confirm or rule out an abscess, which would require drainage. On US, the area of the breast involved with mastitis shows increased echogenicity of the subcutaneous fat and thickening of the skin. Subcutaneous lymphedema can be present (**Figure 7**). Correlation with the clinical history and physical examination is required, and close follow-up to complete resolution is imperative since inflammatory breast cancer can present with similar clinical and imaging findings. If symptoms persist after antibiotic treatment for presumed mastitis, skin punch biopsy should be performed to exclude inflammatory breast cancer.

Figure 7. Mastitis. Extended-field-of-view sonogram shows the marked skin thickening and subcutaneous lymphedema. There is increased echogenicity of the subcutaneous fat. No discrete mass is identified. The sonographic appearance is similar to that of an inflammatory breast cancer.

Abscesses appear as ill-defined cystic masses, sometimes with echogenic solid components and septa or debris that can be mobilized in real time by "shaking" the breast with the transducer (**Figure 8**). Power Doppler US demonstrates increased vascularity at the periphery of the mass. Abscesses are often located in the retroareolar region. US-guided aspiration is performed to confirm the abscess; the aspirated pus is sent to the microbiology laboratory for culture and sensitivity. Small (<3cm) abscesses are often successfully treated with repeated percutaneous aspirations and irrigation with antibiotic solution. Axillary nodes may be enlarged, but they retain a benign US appearance.

Figure 8. 21-year-old woman with palpable mass, pain, swelling and erythema of the breast. A) Grayscale sonogram demonstrates a thick-walled collection with echogenic fluid and thick septum. B) Power Doppler US shows increased vascularity in the thick wall. US-guided aspiration yielded 10 cc of pus.

Fibroadenomas

Fibroadenomas are benign neoplasms containing both epithelial and stromal elements. They are the most common benign solid breast masses and are most commonly seen in young women. Often multiple and bilateral, they may be detected incidentally or present as a palpable lump.

US characteristics of fibroadenomas include circumscribed margins, an oval shape with a few possible gentle lobulations, and an orientation parallel to the chest wall (**Figure 9**) (4). When present, large calcifications appear as bright echoes that cast posterior shadowing. On mammograms, the calcifications have the characteristic coarse "popcorn" appearance. While typical size is 2-3 cm, fibroadenomas may increase in size due to hormonal influence, particularly during pregnancy; they tend to involute after menopause. Juvenile or giant fibroadenomas are variants that can measure up to 15 cm (**Figure 10**).

Figure 9. A small typical 1-cm fibroadenoma. The oval-shaped mass has circumscribed margins and is oriented parallel to the chest wall. Posterior enhancement can be seen with fibroadenomas.

Figure 10. Giant fibroadenoma in a 17-year-old adolescent. Extended-field-of-view sonogram shows a 17-cm circumscribed homogeneous mass. Surgical excision confirmed a giant fibroadenoma.

Management of fibroadenomas depends on both imaging findings and clinical context. If the US appearance is typical of a fibroadenoma, serial 6-month follow-up with US examinations is adequate to document stability (5). If the mass does not have all the expected features of a fibroadenoma, is new, or increases in size, a needle biopsy should be performed.

Phyllodes Tumor

Like fibroadenomas, phyllodes tumors are biphasic fibroepithelial tumors with epithelial and stromal components. However, a phyllodes tumor may continue to grow and be locally aggressive; therefore, surgical excision with adequate margins is required for all phyllodes tumors. While histopathological features of a benign phyllodes tumor may overlap those of a fibroadenoma, the stroma of a phyllodes tumor is more cellular than that of a fibroadenoma. Phyllodes tumors can be benign, borderline, or malignant, and are pathologically classified based on their degree of stromal cellularity, pleomorphism, atypia, and mitotic activity (6).

The mean size of a phyllodes tumor is 4-5 cm; however, they may be much larger and occupy the entire breast, requiring mastectomy. They may also be detected at a smaller size on screening mammograms. On US, phyllodes tumors are oval, round or lobulated masses with circumscribed margins, internal cystic spaces, and occasionally posterior enhancement (**Figure 11**). Since the US appearance of a phyllodes tumor may be indistinguishable from that of a fibroadenoma, surgical excision should be considered for a presumed fibroadenoma which is larger than usual (>2-3 cm) or one that has increased more than 20% in size on a 6-month follow-up US examination (7).

Figure 11. Benign phylloides tumor. The solid mass shows internal cystic spaces.

Papillomas

Papillomas are a common cause of bloody nipple discharge. They most commonly appear as an intraductal mass, often close to the nipple (**Figure 12**) (8). Papillary lesions consist of a proliferation of ductal epithelial and myoepithelial cells supported by a fibrovascular stalk. They range from completely benign to malignant. Imaging cannot reliably distinguish a benign papillary lesion from one associated with atypia or malignancy. Also, heterogeneity within the lesion may make it difficult for the pathologist to confidently distinguish benign papilloma from atypical or malignant papillary lesion on a core biopsy, i.e., without examining the lesion in its entirety. Due to these difficulties and various reported rates of surgical upgrade to atypia or malignancy, benign papillomas diagnosed after US-guided core biopsy are often considered high-risk lesions and optimal management remains controversial. While some advocate for surgical excision of benign papillomas, others feel that benign papillomas can be safely monitored if they were adequately sampled. On the other hand, atypical papillomas should be excised. In some institutions, US-guided vacuum-assisted biopsy (VAB) is performed to remove the entire lesion and for some patients, VAB removal may result in cessation of nipple discharge and symptomatic relief (9).

Figure 12. Papilloma. A) Gray-scale sonogram shows a distended duct containing an intraductal solid mass (arrows). B) Power Doppler demonstrates Doppler signals inside the papilloma, confirming that the mass is a true neoplasm, not debris. US-guided core biopsy revealed a benign papilloma.

Fat Necrosis

Fat necrosis develops after a traumatic injury to the breast fat. It usually results from direct trauma, surgery, or radiation therapy. It may also develop de novo. Fat necrosis may be seen incidentally on imaging or may be at the origin of a palpable mass. It is the most common cause of a mass found in reconstructed breasts.

US appearances of fat necrosis vary greatly depending on the age of injury, and they may evolve over time from a mildly echogenic inhomogeneous solid subcutaneous mass to a calcified oil cyst (**Figures 13, 14**) (10). They may range from an obviously benign-appearing lesion (like an oil cyst) to a malignant-appearing mass. Correlation with mammography is essential and may avoid unnecessary biopsy. However, imaging findings of fat necrosis may be highly suspicious on all imaging modalities and require an US-guided biopsy to establish the final diagnosis (**Figure 15**).

Figure 13. Postoperative fat necrosis. A) Sonogram shows a mildly echogenic lobulated solid mass in the region of a surgical scar (arrows). B) Mammogram confirms the radiolucent fat-containing lesion (arrows), with typical early calcifications.

Figure 14. Calcified oil cyst (fat necrosis). A) Sonography demonstrates a round circumscribed mass with a clean posterior shadow. B) Mammogram shows the egg-shell calcification responsible for the acoustic shadow. The oil-containing cyst is radiolucent.

Figure 15. Fat necrosis mimicking cancer. A) Mammogram shows a spiculated mass at the location of a palpable lump marked by a triangular skin marker. B) Sonogram shows a suspicious mass with irregular margins and some shadowing. US-guided core biopsy confirmed fat necrosis.

■ MALIGNANT LESIONS

With the use of state-of-the-art equipment, invasive carcinomas less than 1 cm in diameter are routinely identified on US, including those that are mammographically occult due to obscuring dense glandular breast tissue.

Invasive Ductal Carcinoma

Invasive ductal carcinomas (IDCs), the most common type of breast cancer, account for 70-80% of all breast cancers. IDC commonly presents as an irregular hypoechoic mass with irregular margins (**Figure 16**). However, approximately 20-40% of IDCs have circumscribed margins. Posterior acoustic shadowing is more common in low-grade tumors, whereas sound enhancement is often associated with high-grade tumors due to the latter's high cellularity. Power Doppler US often reveals internal vascularity associated with the mass (**Figure 17**).

Figure 16. Typical sonograms of invasive ductal carcinomas of various grades. A) Small, grade 1 IDC appears as an irregular, taller-than-wide, hypoechoic mass with a few internal calcifications, and marked posterior acoustic shadowing. Note the "pulling" of the surrounding tissues towards the cancer. B) Grade 2 IDC appears as a relatively flat, ill-defined mass with indistinct margins and no posterior acoustic features. C) Grade 3 IDC appears as a markedly hypoechoic inhomogeneous rounded mass with posterior acoustic enhancement.

Figure 17. Power Doppler US of a grade 3 IDC shows the malignant-type tumor-associated neovascularity. Note the distal sound enhancement.

Ductal Carcinoma In Situ

In ductal carcinoma in situ (DCIS), epithelial cells grow abnormally and accumulate within expanded ducts and lobules, but there is no extension through the basement membrane. DCIS is the direct precursor of some invasive cancers. Historically, DCIS has been classified based on its predominant microscopic architectural growth pattern: comedo, solid, cribriform, micropapillary, and papillary. DCIS can also be classified based on the lesion's nuclear grade: 1, low-grade; 2, intermediate grade; and 3, high-grade. Lastly, DCIS can be categorized by the presence or absence of cell necrosis and by the type of cell necrosis (i.e., comedo type or non-comedo type).

DCIS is usually detected mammographically as calcifications and is sonographically occult. When it gives rise to an US abnormality, it is largely underestimated compared to the mammographic appearance. On US, DCIS can present as a distended duct containing microcalcifications with increased vascularity on power Doppler US (**Figure 18**). Rarely, DCIS can present as an irregular, hypoechoic mass with indistinct margins.

Figure 18. High-grade DCIS. A. Grayscale sonogram shows a duct distended with tumor (arrows). Tiny specular echoes represent intraductal microcalcifications. B) Power Doppler sonogram obtained in another patient shows a duct filled with DCIS (arrows). Note the intense vascularization of the tumor.

Invasive Lobular Carcinoma

Invasive lobular carcinoma (ILC) is the second most common type of breast cancer, accounting for approximately 10-15% of all breast cancers. ILC originates from the breast lobules and has a characteristic single-file growth pattern with little disturbance of the surrounding tissue that is occupied by a large amount of fibrosis. ILC may not cause any symptoms. However, when symptomatic, patients with ILC often complain of a palpable "thickening" in the breast. Patients with ILC are at higher risk for bilateral breast cancer.

Mammographic and US appearances of ILC can be deceiving. On US, ILC often appears as an ill-defined area of shadowing without a discrete mass (**Figure 19**). This lack of defined target mass can make the US-guided core biopsy quite challenging with the risk of false-negative biopsy results if sampling is not exhaustive. US performs better than mammography in the diagnosis of invasive lobular carcinoma but cannot match the accuracy of MRI (11). Whenever US cannot visualize the ILC adequately, the local staging of the disease should be performed with MRI.

Figure 19. Invasive lobular carcinoma. A) Sonogram shows an ill-defined hypoechoic mass (arrows) with acoustic shadowing. B) Subsequent breast MRI showed extensive multicentric disease underestimated by US.

Mucinous Carcinoma

Mucinous carcinoma, which is also called colloid carcinoma, accounts for 1-4% of breast cancers and is more common in older women. There is associated DCIS in 75% of cases. Mucinous carcinoma is a palpable tumor in 50% of patients. It has a favorable prognosis with a 10-year survival rate of 80-100% in patients with pure mucinous carcinoma.

On US, mucinous cancers are often lobulated (**Figure 20**). Pure mucinous carcinoma can have circumscribed margins and be isoechoic to the adjacent fat, which may render their US detection difficult. The mixed types can have indistinct margins and have a complex cystic and solid echo pattern. Posterior acoustic enhancement is present in more than 50% of mucinous carcinoma tumors.

Figure 20. Mucinous cancer in a 77-year-old patient. A) Screening mammogram shows a new high-density, lobulated mass (arrow). B) Sonogram shows a lobulated nonhomogeneous hypoechoic mass.

Papillary Carcinoma

Invasive papillary carcinoma is a rare type of breast cancer, accounting for less than 1% of all breast cancer. It is predominantly diagnosed in postmenopausal women and has a relatively favorable prognosis. Histologically, these tumors display papillary morphology with proliferation of cells around fibrovascular cores and lack of an intact myoepithelial layer within the papillae.

On US, papillary carcinomas often present as a mass of mixed echogenicity with both cystic and solid components, e.g., a cyst with an intracystic mass or with mural nodules (**Figure 21**).

Figure 21. Papillary cancer. US examination shows a cystic lesion (arrows) whose lumen is partially filled with mural nodules. Margins are focally interrupted.

Locoregional Staging of Breast Cancer with US

The accurate locoregional staging of breast cancer allows estimation of prognosis, assists in surgical and radiation planning, determines eligibility for neoadjuvant chemotherapy, and establishes a baseline from which to assess response to neoadjuvant therapy.

A diagnostic mammogram serves as the roadmap for the staging evaluation. Then, a meticulous whole-breast US examination is performed of the breast with proven or suspected malignancy.

Local staging

The goal of local staging of a breast cancer is two-fold: (1) to determine the tumor size (T in the TNM classification of malignant tumors), which aids the medical oncologist in deciding whether the patient should be considered for neoadjuvant therapy, and (2) to determine the extent of disease, which assists the surgeon in deciding the appropriate surgical plan (i.e., breast conserving surgery versus mastectomy). In order to obtain tissue diagnosis, the largest (or index tumor) is subjected to a standard US-guided core needle biopsy (CNB) with placement of a metallic tissue marker ("clip"). If more than one suspicious lesion are present, US-guided biopsy with marker placement of the two lesions that are located farthest from each other is performed to confirm multifocality or multicentricity and to estimate the volumetric extent of disease (**Figure 22**). Multifocal disease is defined as two or more malignant tumors in the same quadrant of the breast. Multicentric disease is defined as two or more malignant tumors are located in different quadrants of the breast or separated by at least 5 cm of normal breast tissue. If a cytopathology service is available, the biopsy of the additional foci of disease can be done with FNA, which provides results within minutes.

Figure 22. US staging of a patient referred with a recently diagnosed invasive lobular carcinoma at 3:00 position in the left breast. A) Sonogram shows the known carcinoma biopsied at the outside facility (arrows). B) Sonogram shows an additional tumor at 5 o'clock position confirming multifocal disease. C) Examination of the contralateral breast detected another breast cancer at the 1 o'clock position (arrows).

Regional staging

Regional staging is performed through the US examination of the ipsilateral regional nodal basins. For over 25 years at MD Anderson, we have included the ipsilateral axilla (including the infraclavicular [level III axillary] nodes) and the internal mammary chains in the US examination of the breast in patients who are suspected of having or have been diagnosed with breast cancer (12). If suspicious nodes are found in the axilla, the examination is extended to include the ipsilateral supraclavicular fossa and the low neck. If supraclavicular or cervical nodes are found, the contralateral regions are also scanned.

Benign axillary nodes (i.e., nodes undergoing benign reactive hyperplasia) present on US with an even thickening of the cortex. In contrast, lymph node metastases from breast cancer appear with focal thickening or deformity of the cortex. As the metastatic deposit enlarges, the rest of the node is progressively replaced with markedly hypoechoic tumor and the echogenic hilum is displaced and later effaced. FNA of lymph nodes is easy to perform because normal as well as abnormal nodes contain abundant cellular material; therefore, CNB of nodes is not needed, unless there is no qualified cytopathologist available to read FNA smears.

The impact of the detection and confirmation via US-guided FNA of a clinically occult metastasis in the regional nodal basins on the staging of breast cancer is paramount (13). For example, the detection of a nonpalpable metastatic lymph node in the axilla makes the disease at least stage II. The detection of a metastasis in an ipsilateral infraclavicular lymph node (N3a), in an ipsilateral internal mammary in the presence of axillary node(s) (N3b), or in an ipsilateral supraclavicular lymph node(s) (N3c) makes the disease stage IIIC regardless of the size of the primary tumor. The detection and diagnosis of an ipsilateral cervical or contralateral nodal metastasis makes it stage IV, since those nodal metastases are considered distant metastases.

The use of breast MRI for the local staging of breast cancer remains controversial. Although breast MRI has superior sensitivity for cancer detection compared with mammography and US, there is no evidence to prove beneficial patient outcomes in terms of re-excision rates, local recurrence rates or survival rates. Nonetheless, breast MRI is usually considered for local staging of patients who have an invasive lobular carcinoma not well seen on US, possible chest wall involvement, or in difficult-to-scan breasts such as breasts with extensive fibrocystic changes, which decreases the ability of US to detect subtle tumors.

■ US-GUIDED INTERVENTIONS

Because of its unique real-time capability, US has become the preferred imaging technique to guide the placement not only of biopsy needles but also of any other percutaneous device, such as ablation probes (14).

US-guided core needle biopsy

CNB is the standard biopsy technique for any suspicious breast mass. It is performed using an automatic spring-loaded biopsy device and a Tru-Cut type cutting needle consisting of an inner needle with a sampling notch and an outer cutting cannula. Various types of such "biopsy guns" are commercially available.

Prior to the CNB, informed consent is obtained from the patient to include discussion of the risks of pain/discomfort, bleeding, infection, and injury to surrounding structures or an implant. Both the patient and the operator must be positioned in a comfortable position, the patient's position varying depending on the location of the target in the breast. The ipsilateral arm of the patient is usually raised comfortably above the head. If the lesion was detected on another imaging modality (usually mammography but possibly also MRI, CT or PET-CT examination) a meticulous targeted US examination of the area of interest is performed to confirm the perfect correlation between the lesion seen on US and the abnormality noted on the other imaging modality that detected it. The targeted US examination serves also to plan the biopsy approach and the trajectory of the needle.

The overlying skin is cleansed with an antiseptic agent prior to injection of local anesthesia (e.g., 1% lidocaine). A small skin nick is made with a scalpel blade only if a 14-gauge cutting needle is used. We have shown that 16-gauge and 18-gauge cutting needles perform as well as 14-gauge needles (15). 18-gauge needles are very sharp and do not require a skin nick. With the coaxial technique, a one-gauge larger trocar-needle is inserted first and placed in contact with the target lesion. Then the obturator is removed and the CNB needle is introduced repeatedly through the cannula left in place during the biopsy, so that it does not traumatize the interposed soft tissues at each pass. This coaxial technique reduces the risk of malignant seeding along the needle tract, especially when biopsying high-grade and triple negative tumors.

Because of the sudden excursion of the CNB needle a little over 2 cm, care must be taken to make sure that there is enough tissue beyond the targeted lesion to accommodate the throw of the biopsy needle. To ensure maximum safety especially when biopsying a lesion in a small breast or close to an implant, the needle must be inserted as parallel to the chest wall (or the implant) as possible.

Once the needle is aligned with the targeted lesion, its tip is brought in contact with the lesion. A pre-firing sonogram is obtained. Then the biopsy gun is activated and a post-firing longitudinal sonogram is obtained to document the position of the needle through the target. The probe is then swiveled 90º to obtain a transverse sonogram confirming that the cross-section of the needle is seen within the target. This transverse view is critical when biopsying very small lesions (**Figure 23**).

Figure 23. US-guided core-needle biopsy of a 0.6 cm suspicious mass. A) Pre-firing longitudinal sonogram shows the needle tip in contact with the targeted mass (arrows). B) Post-firing longitudinal sonogram shows the needle (arrowheads) traversing the mass (arrows). C) Post-firing sonogram after swiveling the probe 90 º shows the cross section of the needle (arrowhead) inside the mass (arrows). Pathology confirmed invasive ductal carcinoma, grade 1.

Once the needle is removed, the retrieved cores are placed temporarily on a Telfa® pad or directly into a formalin filled container. Three or 4 cores from successful passes through the lesion are sufficient. After the biopsy, a metallic tissue marker is placed into the lesion to tag it. In that case, a post-procedural mammogram (craniocaudal and lateral views) is obtained to document the correct placement of the tissue marker in the target.

Once the histopathology report is available, it is essential to determine if the results are concordant with the imaging findings. Surgical excision is recommended if pathology results are malignant, if they indicate a high-risk lesion, and in case of discrepancy with the imaging findings. Resuming a routine screening schedule is appropriate with benign, concordant pathological results.

Ultrasound-guided vacuum-assisted needle biopsy

Similar technique as outlined above under US-guided CNB is used when performing an US-guided VAB. This type of biopsy is performed using larger needles (up to 8-gauge). As the name implies, vacuum is applied during the procedure to draw the targeted tissue into a sampling chamber where it is cut by a rotating hollow coaxial cutter (**Figure 24**). Vacuum is also used to evacuate the freshly cut specimen into a dedicated container before another core is obtained. Newer devices have the capability of delivering undiluted anesthetic solution through the probe. Most devices include a VAB cannula that is attached to a large console providing the vacuum assistance. Miniature battery-powered devices are also available using smaller-gauge cannulas ranging in size from 14g to 10g.

Figure 24. US-guided vacuum-assisted biopsy (VAB). A) Indeterminate solid mass with indistinct margins (arrows). B) Longitudinal sonogram shows the 12-gauge VAB cannula in the open position (arrows) prior to sample collection. Pathology revealed DCIS.

For US-guided biopsy of breast masses, bigger is not better

For the US-guided diagnostic biopsy of a breast mass visible on US, the large volume of the cores obtained with VAB offers no advantage over a standard CNB because the question to answer is: is it an invasive carcinoma or is it benign? This is very different from the stereotactically guided VAB of microcalcifications, for which the larger the volume excised, the more accurate the pathological diagnosis and the less upgrades found at surgical excision.

One specific advantage of VAB is that the needle is inserted inside the breast only once – avoiding multiple insertions as with a CNB device, although skilled breast imagers may limit the number of CNB passes to 3 or even 2 successful ones.

However, the unique superiority of VAB over the other biopsy techniques is the ability to completely excise a small lesion. This can be used for the excision of benign lesions such as papillomas or small fibroadenomas (9, 16).

Ultrasound-guided fine needle aspiration

US-guided FNA of cysts is no longer done except to relieve symptoms, e.g., pain in case of inflammatory cysts. While FNA has been replaced by CNB for the primary diagnosis of breast cancer because cytopathological examination cannot assess the invasiveness of a cancer, FNA remains instrumental in the staging of a patient with breast cancer by confirming the presence of an unsuspected additional focus of malignancy in the breast and confirming or excluding the metastatic involvement of indeterminate lymph nodes within a few minutes, if a rapid onsite evaluation by an experienced cytopathologist is available. US and US-guided FNA have revolutionized the diagnosis of the lymphatic spread of breast cancer to the internal mammary chains (**Figure 25**) (17).

Figure 25. US-guided FNA of a suspicious internal mammary node in a patient with left breast cancer. A) Longitudinal sonogram along the left parasternal region shows a small suspicious node (calipers) in the second intercostal space, indenting the pleura (C, costal cartilage). B) Transverse sonogram shows the small node (N) lateral to the internal thoracic vessels (arrow)(S, left edge of the sternum). C) Color Doppler sonogram better shows the relationship between the node (dashed circle) and the internal thoracic vessels (arrows). The internal thoracic artery lies between the 2 internal thoracic veins. Because the node is lateral to the vessels, FNA can be done safely with a lateral-to-medial approach through the pectoralis major muscle (Pect) (S, left edge of the sternum). D) Sonogram obtained during the US-guided FNA shows the oblique needle (arrows) whose tip has reached the 0.6 cm target. Low-power (E) and high-power (F) photomicrographs of the cytologic specimen obtained via a single FNA pass show metastatic adenocarcinoma consistent with the known breast cancer (Papanicolaou stain). This quick FNA instantly upgraded the stage of the patient to stage IIIA (as no other suspicious regional node was detected in this patient).

For FNA, we use a 20-gauge, 1.5-inch long or a 21-gauge, 2-inch long needle and a 20-cc or 10-cc syringe to create the negative pressure. The cleansing of the overlying skin, the injection of local anesthesia (when applied), and the needle-probe alignment are similar to the steps outlined when performing an US-guided CNB. It is to be noted that in many cases of FNA, local anesthesia is not necessary. Once the needle tip is seen and documented in the targeted lesion, a moderate but permanent continuous suction is applied while the needle is moved in various parts of the target in a fan-like motion to maximize the sampled volume during a single pass. The sampling is stopped as soon as blood-tinted cellular material appears in the transparent hub of the hypodermic needle. This means that the shaft of the needle is loaded with enough material to prepare 3 or 4 cellular smears. The sampling usually does not last more than 30-40 seconds. Preparation and fixation of the slides should be made according to the recommendations of the cytopathologist.

US-guided localization of nonpalpable masses

US has become the standard guidance technique for preoperative localization of nonpalpable masses. Those localizing techniques range from the most simple--a skin marking made over a not-too-deep mass, a wire localization, or the injection of a dye--to the most complex, like the US-guided implantation of radioactive seeds or other radioactive substances and more recently the use of magnetic seeds, radiowaves, or radiofrequency identification tags (14).

Contrasting with those expensive, sophisticated, "high-tech" localizing techniques, breast surgeons are rediscovering the benefits of intraoperative US (IOUS) localization of nonpalpable masses that was first developed at MD Anderson in the early nineties (18, 19). Ironically, IOUS is the modality that is called up urgently by the surgeon during surgery when another localizing technique has failed.

In addition to the precise localization of the nonpalpable mass in the OR immediately prior to surgery, which allows the surgeon to adjust the incision accordingly, an in vitro US examination of the freshly excised specimen can be done to verify the presence of the lesion in it.

US-guided percutaneous ablation techniques

Multiple techniques of percutaneous ablation of breast cancer have been tested, including thermotherapy using radiofrequency currents, laser or microwave irradiation, or high-intensity focused US (HIFU) as well as cryotherapy. With the exception of HIFU, all other techniques of percutaneous ablation require the placement of a probe in or through the tumor and US is the standard guidance technique for that purpose because of its unique real-time imaging capability.

At this time, cryoablation—especially with recent development of argon-based machines employing very thin cryoprobes––has emerged as the technique that has the highest cost-effectiveness ratio and is the most patient-friendly, since it is virtually painless (20). In a recent multicenter study on cryoablation of breast cancer, all small cancers (<1 cm in diameter) were successfully ablated (21).

However, it remains unclear whether percutaneous ablation can replace standard-of-care surgical treatment of early breast cancer, and if so, which patients should be offered that alternative.

■ CONCLUSION

Ultrasound is an invaluable tool for the breast imager and when associated with mammography, it can solve the vast majority of the clinical situations related to the presence of a breast mass. At MD Anderson, it is used routinely to refine the staging of patients with breast cancer in combination with US-guided FNA of suspicious nodes. Its unique real-time capability has made it the imaging technique of excellence to guide virtually all percutaneous procedures aimed at discrete breast masses. Lastly, US is the only breast imaging modality available in the OR.

References

1. Mendelson EB, Böhm-Vélez M, Berg WA, et al. ACR BI-RADS® Ultrasound. In: ACR BI-RADS® Atlas, Breast Imaging Reporting and Data System. Reston, VA, American College of Radiology; 2013.

2. Vashi R, Hooley R, Butler R, Geisel J, Philpotts L. Breast imaging of the pregnant and lactating patient: imaging modalities and pregnancy-associated breast cancer. AJR Am J Roentgenol. 2013;200(2):321-8.

3. Langer A, Mohallem M, Berment H, et al. Breast lumps in pregnant women. Diagn Interv Imaging. 2015;96(10):1077-87.

4. Fornage BD, Lorigan JG, Andry E. Fibroadenoma of the breast: Sonographic appearance. Radiology 1989;172:671-5.

5. Moy L, Heller SL, Bailey L, et al. Expert panel on breast imaging: ACR appropriateness criteria. Palpable breast masses. J Am Coll Radiol 2017;14(5S):S203-S224.

6. Krings G, Bean GR, Chen YY. Fibroepithelial lesions; The WHO spectrum. Semin Diagn Pathol 2017;34(5):438-52.

7. Lee S, Mercado CL, Cangiarella JF, Chhor CM. Frequency and outcomes of biopsy-proven fibroadenomas recommended for surgical excision. Clin Imaging 2017;50:31-6.

8. de Paula IB, Campos AM. Breast imaging in patients with nipple discharge. Radiol Bras 2017;50(6):383-8.

9. Seely JM, Verma R, Kielar A, et al. Benign papillomas of the breast diagnosed on large-gauge vacuum biopsy compared with 14 gauge core needle biopsy - Do they require surgical excision? Breast J 2017;23(2): 146-53.

10. Chala LF, de Barros N, de Camargo Moraes P, et al. Fat necrosis of the breast: mammographic, sonographic, computed tomography, and magnetic resonance imaging findings. Curr Probl Diagn Radiol. 2004;33(3): 106-26.

11. Selinko VL, Middleton L, Dempsey PJ. Role of sonography in diagnosing and staging invasive lobular carcinoma. J Clin Ultrasound 2004;32:323-32.

12. Fornage BD. Local and regional staging of invasive breast cancer with sonography: 25 Years of practice at MD Anderson Cancer Center. Oncologist 2014;19(1):5-15.

13. AJCC Cancer Staging Manual. 8th Ed. Amin MB, Greene FL, Byrd DR, Brookland RK, Washington MK, editors: Springer; 2017.

14. Fornage BD: Interventional Breast US: From biopsy to ablation. New York, Springer, in preparation.

15. Huang ML, Hess K, Candelaria RP, et al. Comparison of the accuracy of US-guided biopsy of breast masses performed with 14-gauge, 16-gauge and 18-gauge automated cutting needle biopsy devices, and review of the literature. Eur Radiol 2017; 27(7): 2928-33.

16. Sperber F, Blank A, Metser U, Flusser G, Klausner JM, Lev-Chelouche D. Diagnosis and treatment of breast fibroadenomas by ultrasound-guided vacuum-assisted biopsy. Arch Surg 2003;138(7):796-800.

17. Fornage BD, Dogan BE, Sneige N, Staerkel GA. Ultrasound-guided fine-needle aspiration biopsy of internal mammary nodes: technique and preliminary results in breast cancer patients. AJR Am J Roentgenol 203(2):W213-20.

18. Fornage BD, Ross MI, Singletary SE, Paulus DD. Localization of impalpable breast masses: value of sonography in the operating room and scanning of excised specimens. AJR Am J Roentgenol 1994; 163:569-73.

19. Bennett IC, Greenslade J, Chiam H. Intraoperative ultrasound-guided excision of nonpalpable breast lesions. World J Surg 2005;29(3):369-74.

20. Fornage BD, Hwang RF. Current status of imaging-guided percutaneous ablation of breast cancer. AJR Am J Roentgenol 2014; 203(2):442-8.

21. Simmons RM, Ballman KV, Cox C, et al. A Phase II Trial Exploring the Success of Cryoablation Therapy in the Treatment of Invasive Breast Carcinoma: Results from ACOSOG (Alliance) Z1072. Ann Surg Oncol 2016;23(8):2438-45.

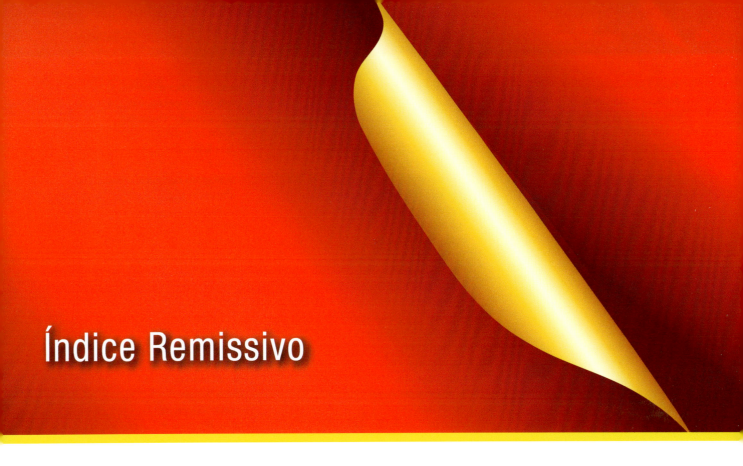

Índice Remissivo

A

Abdome fetal, avaliação ultrassonográfica
- malformações, 285
- primeiro trimestre de gestação, 203
- segundo e terceiro trimestres de gestação, 246, 250
- tridimensional, 337

Abortamento espontâneo, 223
- ameaça, 225
- completo, 226
- incompleto, 226
- inevitável, 226
- *missed abortion* (aborto retido), 226

Abscesso tubovariano, 101
Acidemia, 292
Acrania, 269
Acretismo placentário, 254
Adenomiose uterina, 59
- ultrassonografia em 3D, 144
Aderências, endométrio, 79
Agenesia
- corpo caloso, 267
- renal, 287
Ameaça de abortamento, 225
Amenorreia primária, 38
Amniocentese, 347
Anencefalia, 269
Aneurisma da artéria ilíaca, 123
Anexos embrionários, anatomia ecográfica, 202

Ângulo facial fetal, 213
- alterações e cromossopatias, 214
- avaliação, aspectos técnicos, 214
- definição, 213
- fisiopatologia, 213
- normal, 214

Anoftalmia, 274
Anomalias
- sistema nervoso central fetal, 218
- uterinas, 38
- vaginais, 38

Apendagite epiploica, 113
Apêndice cecal, 110
Apendicite, 41, 110
Ápice do cóccix, 23
Arco tendíneo do músculo levantador do ânus, 23
Artefatos na ultrassonografia, 6
Artérias
- cerebral média, Doppler, 295
- glútea, 24
- ilíaca, 24
- iliolombar, 24
- mesentérica, 25
- obturatória, 24
- ovárica, 25
- pudenda, 24
- retal, 24, 25
- sacral, 24
- umbilical, 24, 25
- - Doppler, 295

- - dopplervelocimetria, 313
- - única, 217, 309
- uterina, 24, 25
- - dopplervelocimetria, 296, 312
- vaginal, 24, 25
- vesical, 24

Articulação
- sacroilíaca, 22

Assistência pré-natal, 345
Atresia
- colo, 39
- distal da vagina, 39

Avaliação ecográfica
- cavidade endometrial, 67-81
- - aderências, 79
- - calcificações, 79
- - carcinoma do endométrio, 77
- - dispositivos intrauterinos, 78
- - hiperplasia endometrial, 76
- - histerossonografia, 80
- - pólipos endometriais, 76
- ovários, 83-97
- - cistos funcionais, 87
- - diagnósticos específicos, 90
- - neoplasias ovarianas, 89
- - neoplasias, 92
- - período neonatal, 83
- - senectude, 83
- primeiro trimestre, 201
- segundo e terceiro trimestres da gestação, 245-260

381

Índice Remissivo

- tubas e anexos uterinos, 99
- - doenças inflamatórias pélvicas, 100
- - estudo da permeabilidade tubária, 103
- - gestação ectópica, 103
- útero, 45-65
- - adenomiose, 59
- - colo, 63
- - leiomiossarcomas, 59
- - malformações, 47
- - miomas, 53

■ B

Bexiga urinária, 25, 27
- avaliação pélvica, 118
Biópsias
- *core biopsy*, 165
- guiadas por ultrassonografia, 182
- vilo corial, 346

■ C

Cabeça fetal
- primeiro trimestre de gestação, 203
- segundo e terceiro trimestres de gravidez, 246
Calcificações
- endométrio, 79
- intra-abdominais, 320
- intracranianas, 318
Canal obturatório, 23
Carcinoide do apêndice, 110
Carcinoma de endométrio, 77
Cardiotocografia, 292
Catarata, 322
Cérebro fetal, avaliação, 246
Circulação uteroplacentária, modificações fisiológicas, 312
Circunferência
- abdominal fetal, 198
- craniana fetal, 198
Cistos
- duplicação intestinal, 114
- ovarianos, 41
- - funcionais, 361
- - hemorrágicos, 361
Citomegalovírus, 324
Cóccix, 23
- ápice, 23
Colite isquêmica, 113
Colo uterino, 63
Cólon sigmoide, 110
Coluna vertebral fetal, avaliação
- malformações, 270
- - escoliose congênita, 272
- - espinha bífida, 271
- - teratoma sacrococcígeo, 273
- primeiro trimestre de gestação, 203
- segundo e terceiro trimestres de gestação, 246, 251
Complexo de Dandy-Walker, 269

Comprimento
- crânio-nádega, 193
Coração fetal, avaliação ultrassonográfica
- malformações, 278
- - defeito de septo atrioventricular, 281
- - tetralogia de Fallot, 281
- - transposição de grandes artérias, 282
- primeiro trimestre de gestação, 203
- segundo e terceiro trimestres de gestação, 249
- tridimensional, 335
Cordão umbilical, avaliação ultrassonográfica, 309
- artéria umbilical única, 309
- primeiro trimestre de gestação, 203
- segundo e terceiro trimestres de gestação, 246, 252
- tamanho, 309
Cordocentese, 349
Coriocarcinoma, 229
Corpo estranho vaginal, 43
Corpo lúteo, 28
Crânio fetal, avaliação, 247
Crescimento fetal, avaliação, 255
- diâmetro transverso do cerebelo, 258
- marcadores
- - anatômicos, 257
- - biométricos, 258
- - complementares, 259
- - funcionais, 257
- restrição, 255

■ D

Defeito septal
- atrioventricular, 281
- ventricular, 280
Derrame pleural, 278
Descolamento prematuro da placenta, 308, 353
Diâmetro
- biparietal, 194, 197
- saco gestacional, 192
Dilatação ventricular, infecção materno-fetal, 317
Disgerminoma, 42
Displasia
- esquelética, ultrassonografia, 283
- - tridimensional, 337
- renal, 287
Dispositivos intrauterinos (DIU)
- endométrio, 78
- ultrassonografia em 3D, 145
Divertículos
- cólicos, 111
- Meckel, 114
Doença
- Crohn, 114
- inflamatória pélvica, 40, 100
- - achados ultrassonográficos, 100
- - definição, 360

- renal policística do adulto, 117
- trofoblástica gestacional, 226
- - apresentação clínica, 230
- - gestação molar, 227, 228
- - neoplasias, 226, 229
- - ressonância nuclear magnética, 232
- - tomografia computadorizada, 232
- - ultrassonografia, 231
Doppler
- amplitude, 11
- contínuo, 10
- pulsátil ou espectral, 10
- sistema duplex, 10
- triplex, 11
Dopplervelocimetria, 295
- aplicação, 10
- artérias
- - umbilical, 313
- - uterinas, 296, 312
- classificação do fluxo, 9
- efeito Doppler, 9
- efeitos biológicos, 13
- hemodinâmica, 9
- informações hemodinâmicas obtidas por meio do Doppler, 12
- pré-eclâmpsia, 311
- restrição do crescimento fetal, 311
- tipos de equipamento, 10
- venosa, 297
Dor pélvica, 39
Drenagem linfática da pelve, 26
Ducto venoso fetal, 208
- alterações do fluxo e cromossopatias, 210
- aspectos técnicos na avaliação, 211
- definição, 208
- fisiologia, 209
- fisiopatologia, 209
- onda de fluxo normal, 210

■ E

Ecografia da pelve feminina, 19
Efeito
- Doppler, 9
- piezoelétrico da ultrassonografia, 3
- - inverso, 3
Embrião, anatomia ecográfica, 202
Eminência iliopúbica, 22
Endométrio
- aderências, 79
- avaliação ecográfica, 67
- calcificações, 79
- carcinoma, 77
- hiperplasia, 76
- normal, características, 75
- pólipos, 76
- ultrassonografia em 3D, 145
Endometrioma, 362
Endometriose, ultrassonografia, 40
- diagnóstico, 127
- ovariana, 129

- profunda, 131
- tridimensional, 146
Enterite, 116
Epoóforo, 28
Escavação retouterina, 28
Escoliose congênita, 272
Espinha
- bífida, 271
- isquiática, 22, 23
Estudo da permeabilidade tubária, 103
Exame
- endovaginal, 15
- pélvico, 15
- transabdominal, 15
Exencefalia, 269
Extremidades, primeiro trimestre de
    gestação, 203

■ F

Face fetal, avaliação ultrassonográfica
- malformações, 273
- primeiro trimestre de gestação, 203
- - ângulo, 213
- segundo e terceiro trimestres de
    gestação, 246, 248
- tridimensional, 333
Fáscia dos músculos profundos do
    períneo, 23
Febre Zika, 325
Fecalomas, 113
Fêmur fetal, comprimento, 198
Fenda labial/palatina, 273
Feto, avaliação da anatomia no primeiro
    trimestre, 203
Fibromas ovarianos, 90
Fibrotecomas, 90
Frequência Doppler, 10
Fundo do útero, 28

■ G

Gastrosquise, 285
Genitália, avaliação ultrassonográfica
- ambígua, 39
- segundo e terceiro trimestres de
    gestacão, 246, 252
- tridimensional, 338
Gestação molar, 228
Gravidez, 40
- ectópica, 103, 235-242, 356
- - abdominal, 240
- - cervical, 239, 359
- - cicatriz de cesariana, 239, 360
- - considerações, 242
- - cornual ou intersticial, 238
- - definição, 235
- - diagnóstico, 236, 356
- - intersticial, 358
- - intramural, 240
- - intrauterina, 237
- - ovariana,240

- - rota, ultrassonografia, 240
- - tratamento clínico, 241
- - tratamento e seguimento, 241, 358
- idade gestacional, determinação, 191-199
- - datação em gestações gemelares, 199
- - primeiro trimestre, 191, 201-220
- - - sangramento, 223
- - segundo trimestre, 197, 245-261
- - sinais da maturidade fetal, 199
- - terceiro trimestre, 197

■ H

Hepatoesplenomegalia, 320
Hermafroditismo verdadeiro, 39
Hérnia diafragmática congênita, 276
Hidátide de Morgagni, 28, 32
Hidronefrose, 117
Hidropisia fetal, 320
Hidrossalpinge, 102
Hidrossonografia, 34
Hiloprosencefalia, 265
Hímen imperfurado, 38
Hiperplasia endometrial, 76
Hipertelorismo, 274
Hipotelorismo, 274
Hipoxemia, 292
Hipoxia fetal, 292
Histerossalpingografia, 104
Histerossalpingossonografia, 104
- bidimensional, 104
- técnica da sono-histerossalpingografia
    contrastada, 105
Histerossonografia, 52, 80

■ I

Idade gestacional, determinação, 191-199
- circunferência
- - abdominal, 198
- - craniana, 198
- comprimento
- - crânio-nádega, 193
- - fêmur, 198
- considerações, 199
- datação em gestações gemelares, 199
- declarações resumidas segundo o Comitê de
    Diagnóstico por Imagem do Canadá, 199
- diâmetro
- biparietal, 194, 197
- - médio do saco gestacional, 192
- exame via transvaginal versus via
    abdominal, 197
- maturidade fetal, sinais, 199
- parâmetro único versus múltiplos
    parâmetros, 198
- primeiro trimestre, 191, 201-220
- recomendações do Comitê de Diagnóstico
    por Imagem do Canadá, 198
- segundo trimestre, 197, 245-261
- terceiro trimestre, 197, 245-261
- vesícula vitelínica, 192

IETA (Grupo Internacional de Análise de
    Tumores Endometriais), 67
Imagem na ultrassonografia
- em espelho, 7
- modos de representação, 8
Infecções materno-fetais,
    ultrassonografia, 317
- alterações no volume do líquido
    amniótico, 321
- anomalias cardíacas, 321
- calcificações
- - intra-abdominais, 320
- - intracranianas, 318
- catarata, 322
- citomegalovírus, 324
- dilatação ventricular, 317
- espessura placentária, 321
- febre Zika, 325
- hepatoesplenomegalia, 320
- hidropisia fetal, 320
- marcadores, 317
- microcefalia, 319
- parvovírus B19, 324
- restrição do crescimento
    intrauterino, 321
- sífilis, 323
- toxoplasmose, 322
Infertilidade, 171
Intestino, 32
- delgado, 114

■ L

Leiomiossarcomas, 59
Ligamentos
- inguinal, 23
- pelve, 27
- púbico, 23
- redondo do útero, 25
- retouterino, 28
- sacrococcígeo, 23
- sacroespinhal, 23
- sacrotuberal, 23, 24
- suspensor do ovário, 25, 28
- transverso do períneo, 23
- umbilical, 24, 25
- útero-ovariano, 28
Limb body-wall complex, 286
Linfonodos
- ilíacos, 26
- inguinal profundo, 26
- lombares, 26
- obturatório, 26
- pélvicos, 26
Lipossarcomas intestinais, 116
Líquido amniótico, avaliação,
    247, 255, 259
- volume, 294

■ M

Macrossomia, 259

Malformações
- fetais, diagnóstico, 216, 263-288
- - abdome, 285
- - acrania, 269
- - adenomatoide cística, 275
- - agenesia
- - - corpo caloso, 267
- - - renal, 287
- - anencefalia, 269
- - anoftalmia, 274
- - anormalidades das mãos, 285
- - aparelho cardiovascular, 278
- - axencefalia, 269
- - cardíacas, 216
- - coluna, 270
- - complexo de Dandy-Walker, 269
- - defeito de septo atrioventricular, 281
- - derrame pleural, 278
- - displasias
- - - esqueléticas, 283
- - - renais, 287
- - escoliose congênita, 272
- - espinha bífida, 271
- - fenda labial/palatina, 273
- - hérnia diafragmática congênita, 276
- - hipertelorismo, 274
- - hipotelorismo, 274
- - holoprosencefalia, 265
- - microftalmia, 274
- - micrognatia, 274
- - obstrução gastrointestinal, 287
- - pé torto congênito, 283
- - polo cefálico, 264
- - primeiro trimestre, 264
- - segundo trimestre, 264
- - sequestro pulmonar, 276
- - sistema musculoesquelético, 283
- - teratoma sacrococcígeo, 273
- - terceiro trimestre, 264
- - tetralogia de Fallot, 281
- - tórax, 275
- - transposição de grandes artérias, 282
- - trato urinário, 287
- - uropatias obstrutivas, 287
- - ventriculomegalia, 264
- - uterinas, 47
- - ultrassonografia em 3D, 142
Mama, ultrassonografia, 155
- ablação percutânea, 169
- abscessos, 157
- alterações da lactação, 156
- aspiração com agulha fina guiada por
  ultrassonografia (PAAF), 167
- carcinomas
- - ductal *in situ*, 161
- - ductal invasivo, 161
- - lobular invasivo, 162
- - mucinoso, 163
- - papilar, 164
- cistos, 155

- *core biopsy*, 165
- estadiamento locorregional do câncer, 164
- fibroadenomas, 158
- localização de massas não palpáveis, 167
- mastites, 157
- necrose gordurosa, 160
- papilomas, 159
- tumor filoide, 159
Mãos, anormalidades, 285
Marcadores de cromossomopatias, 203
- ângulo facial, 213
- ducto venoso, 208
- osso nasal, 206
- regurgitação em válvula tricúspide, 212
- translucência nucal, 203
Massas pélvicas, 41
- origem não ginecológica, 109-125
Maturidade fetal, sinais, 199
Megabexiga, 217
Membros fetal, avaliação ultrassonográfica
- segundo e terceiro trimestres de
  gestação, 246, 252
- tridimensional, 337
Menacme, útero, 45
Meningocele pré-sacral, 121
Menopausa, útero, 46
Mesossalpinge, 28
Mesovário, 28
Microcefalia, 319
Microftalmia, 274
Micrognatia, 274
Miomas, 53
Miométrio, ultrassonografia em 3D, 143
Mobilograma, 292
Mola
- completa, 227
- invasora, 229
- parcial, 227
Morbidade perinatal, 191
Mortalidade perinatal, 191
Movimentação fetal
- corporal, 294
- reatividade da frequência cardíaca, 294
- respiratório, 294
Mucocele do apêndice, 110
Músculos
- iliococcígeo, 23
- isquiococcígeo, 23, 24
- levantador do ânus, 24
- pelve feminina, 22
- piriforme, 23, 24
- psoas maior, 25
- pubococcígeo, 23
- puborretal, 23

■ N

Neoplasias
- ovarianas, 90
- - classificação IOTA, 92
- - epiteliais, 91

- trofoblástica gestacional, 227, 229
- - após gestação molar, 229
- - coriocarcinoma, 229
- - tumor trofoblástico, 230

■ O

Obstrução gastrointestinal, 287
Onfalocele, 216, 286
Osso nasal fetal, 206
- aspectos técnicos da medida, 208
- cromossopatias, 207
- medida normal, 207
- reprodutibilidade da avaliação, 208
Óstio abdominal, 28
Ovários, 25, 30
- adolescência, 35
- avaliação ecográfica, 83
- cistos funcionais, 87
- fibromas, 90
- imagem, 18
- infância, 35
- multifoliculares, 36
- neoplasias, 89
- período neonatal, 83
- policísticos, 36
- senectude, 83
- ultrassonografia em 3D, 145
Ovulação, 85
- monitorização/estimulação
  ovariana, 174
- - endometrial, 175
- - folicular, 174

■ P

Paraganglioma, 123
Parede abdominal, 124
Parvovírus B19, 324
Pé torto congênito, 283
Pelve feminina, 21-35
- anatomia, 22
- diagrama, 22
- drenagem linfática, 26
- exame ultrassonográfico, 15
- - documentação, 19
- - imagens
- - - anecoicas, 16
- - - hiperecoicas, 17
- - - hipoecoicas, 16
- - - isoecoicas, 16
- - laudos, 19
- - transabdominal, 19
- - transvaginal, 19
- ligamentos, 27
- linfonodos, 26
- músculos, 22
- vascularização, 24
Perfil biofísico fetal, 255, 294
Períneo, ultrassonografia em 3D, 146
Período neonatal, útero, 45
Peritônio, 25

Índice Remissivo

Pescoço fetal, avaliação
- primeiro trimestre de gestação, 203
- segundo e terceiro trimestres de gestação, 246, 248

Piossalpinge, 100

Placenta, avaliação ultrassonográfica, 301
- acreta, 303, 355
- circunvalada, 306
- definição, 301
- descolamento prematuro, 308
- formação, 301
- formato, 302
- increta, 303, 355
- percreta, 303, 355
- prévia, 306, 354
- - diagnóstico, 354
- - etiopatogenia, 354
- - manifestações clínicas, 354
- primeiro trimestre de gestação, 203
- segundo e terceiro trimestres de gestação, 247, 253
- - acretismo placentário, 254
- - espessura, 253
- - grau, 254
- - localização, 253
- suscenturiada/bilobada, 306
- textura, 302
- tridimensional, 339

Polidrâmnio, 321

Pólipos
- endometriais, 76
- intestinais, 110

Polo cefálico, 247
- malformações, 264

Power Doppler, 11

Pré-eclâmpsia, rastreamento, 218, 311
- definição, 311

Prega umbilical, 25

Primeiro trimestre da gestação, avaliação ultrassonográfica, 201-220
- abdome, 203
- abordagem, 201
- anatomia fetal, 203
- - associação de marcadores, 215
- - malformações anatômicas e cromossomopatias, 216
- - marcadores de cromossomopatias, 203
- - rastreamento cromossômico por meio de teste pré-natal não invasivo, 215
- anexos embrionários e do embrião, 202
- cabeça, 203
- coluna, 203
- considerações, 219
- coração, 203
- cordão, 203
- extremidades, 203
- face, 203
- malformações detectáveis, 264
- parede abdominal, 203
- pescoço, 203

- placenta, 203
- pré-eclâmpsia, rastreamento, 218
- sangramento, 223
- - abortamento espontâneo, 223
- - doença trofoblástica gestacional, 226
- tórax, 203
- tridimensional, 332

Procedimentos invasivos guiados por ultrassonografia
- ginecologia, 179
- - biópsias e punções, 182
- obstetrícia, 345
- - amniocentese, 347
- - biópsia de vilo corial, 346
- - considerações, 350
- - cordocentese, 349
- - indicações, 346
- - situações especiais, 350
- - teste pré-natal não invasivo – NIPT, 350

Promontório sacral, 22, 23

Pseudo-hermafroditismo feminino ou masculino, 39

Puberdade, 37
- precoce, 37
- útero, 45

Púbis, ramo inferior, 23

Pulmão, ultrassonografia tridimensional, 336

■ R

Rafe do músculo iliococcígeo, 23

Rastreamento cromossômico por meio de teste pré-natal não invasivo, 215

Reatividade da frequência cardíaca à movimentação fetal, 294

Reforço acústico posterior na ultrassonografia, 6

Refração na ultrassonografia, 6

Regurgitação em válvula tricúspide, 212

Remanescentes do ducto mesonéfrico, 32

Reprodução humana, ultrassonografia, 171
- assistida, 176
- - complicações, 176
- basal, 171
- monitorização da ovulação/estimulação ovariana, 174

Resolução na ultrassonografia, 4
- contraste, 5
- detalhes, 4
- temporal, 4

Ressonância nuclear magnética fetal, 365
- aplicabilidade clínica, 366
- descrição técnica, 365
- indicações, 366
- limitações do método diagnóstico, 365
- vantagens, 365

Restrição do crescimento fetal, 255
- dopplervelocimetria, 311
- infecção materno-fetal, 321

Reto, 23, 25, 110

Retocolite ulcerativa, 113

Reverberação na ultrassonografia, 6

Rins, 25
- anomalias, 287

Rubéola, 321

■ S

Saco gestacional, diâmetro médio, 192

Salpingite, 100
- ístmica nodosa, 102

Sangramento
- genital na infância, 43
- primeiro trimestre da gestação, 223-232
- - abortamento espontâneo, 223
- - doença trofoblástica gestacional, 226
- - neoplasia trofoblástica gestacional, 229

Sarcomas intestinais, 115

Segundo e terceiro trimestres da gestação, avaliação ecográfica, 245-261
- anatomia fetal, 247
- considerações, 259
- crescimento fetal, 255
- indicações, 246
- laudo e documentação, 247
- malformações, 264
- protocolo de exame, 247

Septo vaginal transverso, 38

Sequestro pulmonar, 276

Sífilis, 323

Sinal da assinatura intestinal, 109

Síndrome
- feminilização testicular completa, 39
- Mayer-Rokitansky-Küster-Hauser, 39, 49
- Turner, 39

Sínfise púbica, 22-24

Sistema
- musculoesquelético, malformações, 283
- nervoso central, ultrassonografia tridimensional, 334

Som na ultrassonografia, 1
- amplitude, 2
- comprimento de onda, 2
- frequência, 2
- período, 2
- transmissão, 5
- velocidade de propagação, 2

Sombra acústica na ultrassonografia
- lateral, 7
- posterior, 6

Sonoembriologia, 202

Spatial-Temporal Image Correlation (STIC), 330

■ T

Tamoxifeno, 62

Teratoma sacrococcígeo, 273

Teratoma, 42
- císticos maduros, 90

Terceiro trimestre da gestação – Ver Segundo e terceiro trimestres da gestação

Teste pré-natal não invasivo – NIPT, 350

Tetralogia de Fallot, 281
Tomographic Ultrasound Imaging, 328
Tônus fetal, 294
Tórax fetal, avaliação ultrassonográfica
- anatomia normal, 275
- malformações, 275
- - adenomatoide cística, 275
- - derrame pleural, 278
- - hérnia diafragmática congênita, 276
- - sequestro pulmonar, 276
- primeiro trimestre de gestação, 203
- segundo e terceiro trimestres de gestação, 246, 248
- tridimensional, 336
Torção
- anexial, 40
- ovariana, 362
- tubária, 102
Toxoplasmose, 322
Transdutor na ultrassonografia, 8
Translucência nucal, 203
- aspectos técnicos para a medida, 205
- aumentada e cariótipo normal, 205
- medida e rastreamento de cromossopatias, 204
- reflexões sobre a medida, 206
Transposição de grandes artérias, 282
Trato gastrointestinal
- apêndice cecal, 110
- cólon sigmoide e reto, 110
- intestino delgado, 114
- parede abdominal, 124
- retroperitônio, 122
- sinal da assinatura intestinal, 109
- trato urinário, 117
Trato urinário, malformações, 287
Tromboflebite da artéria ovariana, 103
Tubas uterinas, 25, 28, 30
- avaliação ecográfica, 99
- - doenças inflamatórias pélvicas, 100
- - estudo da permeabilidade tubária, 103
- - gestação ectópica, 103
- - imagem, 18
Túber isquiático, 22, 23
Tuberculose tubária, 102
Tumores
- ovarianos, 42
- - metastáticos, 92
- trofoblástico
- - epitelioide, 230
- - sítio placentário, 230

■ U
Ultrassonografia na ginecoloigia e obstetrícia
- basal, 171
- infecções materno-fetais, 317-325
- - citomegalovírus, 324
- - febre Zika, 325
- - marcadores, 317

- - parvovírus B19, 324
- - sífilis, 323
- - toxoplasmose, 322
- mama, 155-169
- - abscessos, 157
- - alterações da lactação, 156
- - aspiração com agulha fina guiada por ultrassonografia (PAAF), 167
- - carcinomas, 161
- - cistos, 155
- - *core biopsy*, 165
- - fibroadenomas, 158
- - localização de massas não palpáveis, 167
- - mastites, 157
- - necrose gordurosa, 160
- - papilomas, 159
- - técnicas de ablação percutânea sob orientação ultrassonográfica, 169
- - tumor filoide, 159
- monitorização da ovulação/estimulação ovariana, 174
- - endometrial, 175
- - folicular, 174
- pélvica, 1
- - artefatos, 6
- - aspectos físicos, 1
- - características, 1
- - considerações, 14
- - dopplervelocimetria, 9
- - - aplicação, 10
- - - classificação do fluxo, 9
- - - efeito Doppler, 9
- - - efeitos biológicos, 13
- - - hemodinâmica, 9
- - - informações hemodinâmicas obtidas por meio do Doppler, 12
- - - tipos de equipamento, 10
- - efeito piezoelétrico, 3
- - endoanal, 149, 153
- - exame, 15
- - imagem em espelho, 7
- - infância e adolescência, 33-44
- - - amenorreia primária, 38
- - - anomalias uterinas e vaginais, 38
- - - apendicite aguda, 41
- - - cistos ovarianos, 41
- - - considerações, 44
- - - corpo estranho vaginal, 43
- - - doença inflamatória pélvica, 40
- - - dor pélvica, 39
- - - endometriose, 40
- - - estudo Doppler, 34
- - - gravidez, 40
- - - hidrossonografia, 34
- - - hímen imperfurado, 38
- - - indicações, 33
- - - massas pélvicas, 41
- - - ovários, 35
- - - puberdade, 37
- - - sangramento genital, 43

- - - técnica, 33
- - - torção anexial, 40
- - - tumores ovarianos, 42
- - - ultrassonografia em 3D, 34
- - - útero, 34
- - - vagina, 35
- - modos de representação da imagem, 8
- - perineal, 149
- - reflexão e transmissão do som, 5
- - reforço acústico posterior, 6
- - refração, 6
- - resolução, 4
- - - contraste, 5
- - - detalhes, 4
- - - temporal, 4
- - reverberação, 6
- - som, 1
- - sombra acústica
- - - lateral, 7
- - - posterior, 6
- primeiro trimestre da gestação, 201-220
- procedimentos invasivos em ginecologia guiados por ultrassonografia, 179
- reprodução humana, 171
- - assistida, 176
- transvaginal, 83, 223
- tridimensional
- ginecologia, 139-147
- - - endométrio, 145
- - - endometriose, 146
- - - limitações, 141
- - - miométrio, 143
- - - ovários, 145
- - - períneo, 146
- - - técnica, 139
- - - trato geniturinário inferior, 146
- - - útero, 142
- obstetrícia, 327-341
- - - abdome, 337
- - - considerações, 341
- - - coração, 335
- - - face, 333
- - - genitália, 338
- - - membros, 337
- - - método de obtenção de imagens pela aquisição do volume multiplanar, 328
- - - placenta, 339
- - - primeiro trimestre, 332
- - - pulmão, 336
- - - sistema nervoso central, 334
- - - *Tomographic Ultrasound Imaging*, 328
- - - tórax, 336
- urgências
- ginecológicas, 353, 360
- obstetrícia, 353
Úraco, 121
Ureter, 31
Uretra, 23, 31, 120
Urgências, ultrassonografia
- ginecológica, 353, 360

- - cistos ovarianos funcionais e hemorrágicos, 361
- - doença inflamatória pélvica, 360
- - endometrioma, 362
- - torção ovariana, 362
- obstetrícia, 353
- - descolamento prematuro de placenta, 353
- - gravidez ectópica, 356
- - placenta
- - - acreta, 355
- - - prévia, 354
- - vasa prévia, 355
Uropatia obstrutiva, 287
Útero, 25, 27
- adolescência, 34
- arqueado, 48
- avaliação ecográfica, 45-65
- - adenomiose uterina, 59
- - anomalias
- - - fusão, 50
- - - reabsorção do septo, 50
- - diagnóstico diferencial dos anomalias müllerianas, 50
- - leiomiossarcomas, 59

- - malformações, 47
- - miomas, 54
- - síndrome de desenvolvimento, 49
- bicorno, 38, 48
- corpo, 28
- didelfo, 38, 48
- hipoplasia/agenesia, 48
- imagem, 17
- infância, 34, 45
- menacme, 45
- menopausa, 46
- período neonatal, 45
- puberdade, 45
- relacionado com DES, 48
- septado, 38, 48
- unicorno, 38, 48, 49

■ V

Vagina, 23, 25, 27
- adolescência, 35
- imagem, 17
- infância, 35
Válvula tricúspide, 212
- avaliação, aspectos técnicos, 213
- regurgitação, 212

Vasa prévia, 305, 355
- diagnóstico, 356
- etiopatogenia, 356
Vascularização da pelve feminina, 24
Vasos
- sacrais, 25
Veia
- cava inferior, 25
- dorsal profunda do clitóris, 23
- renal, 25
Ventriculomegalia, 264
Vesícula vitelínica, 192
Virtual Organ Computer-Aded Analysis (VOCAL), 329
Vitalidade fetal, avaliação, 291-299
- abordagem, 297
- cardiotocografia, 292
- considerações, 299
- dopplervelocimetria, 295
- mobilograma, 292
- perfil biofísico fetal, 294

■ Z

Zika vírus, 325

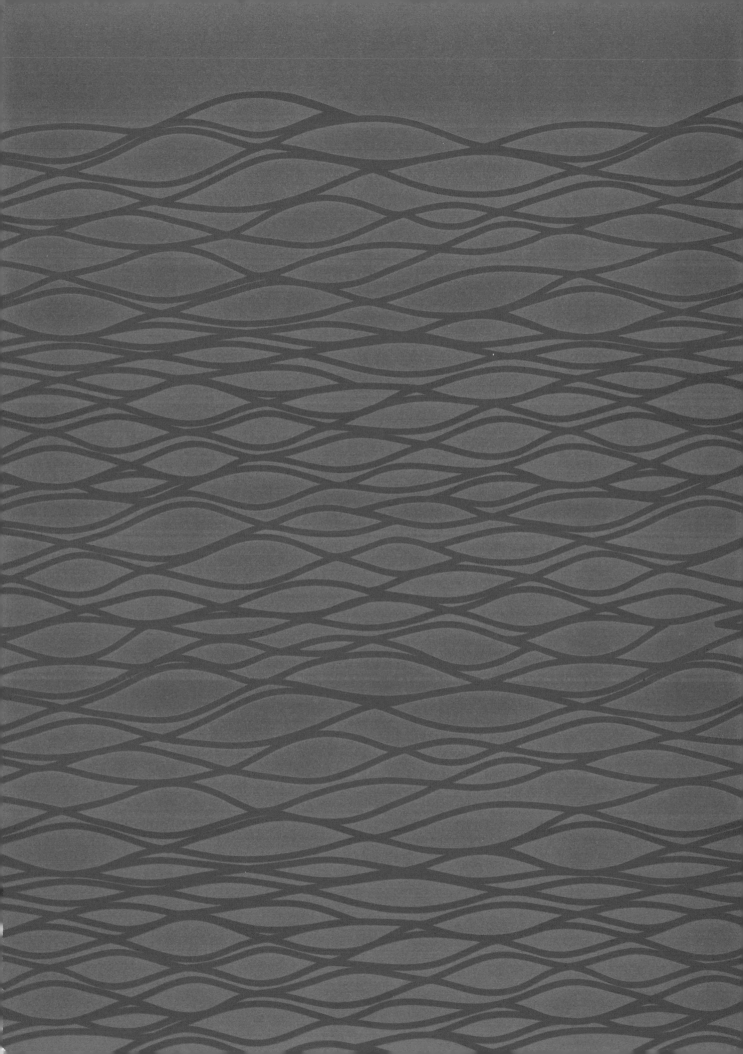

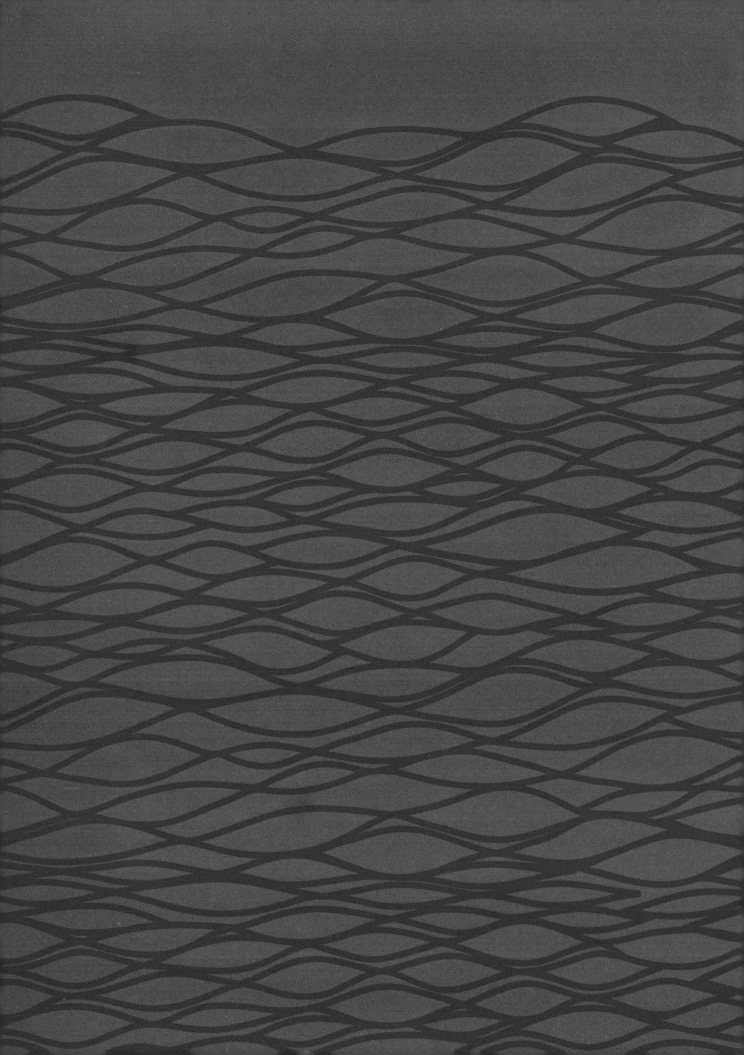